Guide du professionnel de la santé sur la compétence culturelle

DEUXIÈME ÉDITION

Guide du professionnel de la santé sur la compétence culturelle

Révisé par

RANI H. SRIVASTAVA, inf. aut., M. Sc. inf., Ph. D., FACSI

Doyenne, École des sciences infirmières, Université Thompson Rivers
Professeure adjointe, École des sciences infirmières, Université Dalhousie
Professeure adjointe, Faculté de la santé, Université York

ELSEVIER

Guide du professionnel de la santé sur la compétence culturelle
Deuxième édition

ISBN 978-0-443-12346-7

Avis

Les praticiens et les chercheurs doivent toujours se fier à leurs propres expériences et connaissances dans l'évaluation et l'utilisation de l'information, des méthodes, des composés ou des expériences décrits dans le présent ouvrage. En raison des progrès rapides dans les sciences médicales, en particulier, une vérification indépendante des diagnostics et des dosages de médicaments devrait être effectuée. Dans toute l'étendue de la loi, Elsevier, les auteurs, les éditeurs ou les collaborateurs n'assument aucune responsabilité pour toute blessure et/ou tout dommage aux personnes ou propriété résultant de prédispositions inhérentes aux produits, de négligence ou de toute autre raison, ou de tout autre usage ou fonctionnement des produits, méthodes, directives ou idées contenus dans le présent matériel.

Stratégiste principale de contenu (acquisitions, Canada) : Roberta A. Spinosa-Millman
Gestionnaire du développement de contenu : Lenore Gray-Spence
Spécialiste du développement de contenu : Martina van de Velde
Gestionnaire des services de publication : Deepthi Unni
Gestionnaire de projet principale : Manchu Mohan
Direction de la conception : Margaret Reid

Working together to grow libraries in developing countries

www.elsevier.com • www.bookaid.org

Le dernier chiffre est le numéro d'impression : 9 8 7 6 5 4 3 2 1

Découvrir la différence

Nous partons à la recherche de la culture et de significations culturelles
Mais sommes confrontés à des questions d'équité et de pouvoir
Nos expressions cachées et notre manque de conformité
Sont vraiment le reflet des limites
Qui nous sont imposées par un système, une société
Qui dit qu'elle valorise les différences et la diversité
Mais qui, en réalité, veut la conformité
Le problème, c'est le racisme; le défi, la discrimination
Les modèles sont perdus dans les processus de racialisation
Être un « autre », c'est être inférieur
Pourquoi ne peut-il être égal, ou même supérieur
Je fais ce que je fais à cause de qui je suis
Mais aussi à cause de ce que vous avez fait de moi
« Différent » peut être fort ou peut être faible
La réponse, le choix nous appartient
Ce n'est qu'en acceptant la différence
Et en affrontant les forces qui imposent la conformité
Que nous découvrirons les cultures
Et la vraie valeur de la diversité

Rani Srivastava (2006)

TABLE DES MATIÈRES

RANI HAJELA SRIVASTAVA, inf. aut., M. Sc. inf., Ph. D., FACSI

La Dre Rani Srivastava est actuellement doyenne des sciences infirmières à l'Université Thompson Rivers à Kamloops, en Colombie-Britannique. Infirmière dirigeante, elle a été à la tête de nombreux changements en établissant des relations et en traduisant une vision en stratégies concrètes dans l'ensemble des territoires des intervenants. Elle est reconnue pour son leadership en matière de compétence culturelle, pour avoir jeté des ponts entre les milieux universitaire et professionnel, et créé des rôles de recherche axés sur la pratique. Au cours de sa carrière, elle a occupé des postes de haute direction dans les domaines de la pratique professionnelle et de l'amélioration de la qualité.

La Dre Srivastava est passionnée par les soins centrés sur le patient et la famille auprès de populations culturellement diversifiées et marginalisées. En plus d'être l'auteure et l'éditrice du *Guide du professionnel de la santé sur la compétence culturelle* (publié pour la première fois en 2007), elle a rédigé plusieurs chapitres de livres et articles sur des sujets liés à l'identité culturelle, à la religion, à l'éthique et aux soins axés sur la famille.

Elle agit régulièrement à titre de consultante, de conférencière et d'animatrice d'ateliers, et travaille avec des hôpitaux, des universités, ainsi que des associations de réglementation et professionnelles en soins infirmiers, pour élaborer des lignes directrices sur le développement et l'intégration de la culture dans les soins. En 2017, pour son leadership en matière de compétence culturelle, de diversité et d'équité, la Dre Srivastava a été reconnue par l'Association des infirmières et infirmiers du Canada au nombre des 150 infirmières et infirmiers au Canada, solides défenseurs des intérêts et leaders qui encouragent une approche de prestation de soins de santé axée sur les patients. En 2021, la Dre Srivastava a été intronisée à l'Académie canadienne des sciences infirmières. Devenir Fellow de l'Académie canadienne des sciences infirmières (FACSI) représente la plus haute distinction pour les chefs de file en soins infirmiers les plus accomplis du Canada.

Sur le plan personnel, la Dre Srivastava s'identifie comme une immigrante de première génération, une femme racialisée et un parent sud-asiatique devant se frayer un chemin dans les complexités de la tradition, de l'évolution culturelle, de la discrimination et des possibilités de croissance. Sa vie personnelle et ses expériences professionnelles ont été l'inspiration, le catalyseur et la motivation de son travail sur la compétence culturelle, la diversité, l'équité et l'antiracisme.

La Dre Srivastava est titulaire d'un baccalauréat en sciences infirmières avec distinction de l'Université Dalhousie, d'une maîtrise ès sciences en sciences infirmières et d'un doctorat de l'Université de Toronto. Elle occupe également des postes auxiliaires à l'Université York à Toronto, en Ontario, et à l'Université Dalhousie à Halifax, en Nouvelle-Écosse.

BRANKA AGIC, M.D., Ph. D., est directrice de l'échange des connaissances et scientifique indépendante au Centre de toxicomanie et de santé mentale (CAMH). Elle est également professeure adjointe à la Division clinique de la santé publique et directrice associée de la maîtrise ès sciences en santé communautaire (M. Sc. S.C.) du programme de toxicomanie et de santé mentale de la Dalla Lana School of Public Health de l'Université de Toronto. La Dre Agic est titulaire d'un doctorat en sciences de la santé et du comportement et d'une maîtrise en sciences de la santé (M. Sc. S.) de l'Université de Toronto, ainsi que d'un diplôme en médecine de l'Université de Sarajevo, en Bosnie-Herzégovine. La Dre Agic a travaillé sur des initiatives provinciales et nationales clés axées sur les populations d'immigrants et de réfugiés, y compris le Plan d'action national du Canada dans le cadre de la Stratégie mondiale « Beyond Detention » du Haut Commissariat des Nations unies pour les réfugiés (HCR), le Projet de santé mentale des réfugiés financé par Immigration, Réfugiés et Citoyenneté Canada (IRCC), l'Outil d'évaluation de l'impact sur l'équité en matière de santé (EIES) du MSAN, et bien d'autres. Ses recherches principales portent sur la santé mentale et la consommation de substances chez les immigrants, les réfugiés et les groupes ethnoculturels et racialisés, y compris les facteurs qui influent sur l'accès aux soins, la qualité et les résultats des soins.

MICHELLE ANDERSON, B. Sc., M.D., est résidente en psychiatrie à l'Université de Calgary et diplômée du programme de doctorat en médecine de l'Université de l'Alberta. Elle est également titulaire d'un baccalauréat en sciences biologiques et en psychologie de l'Université de l'Alberta. La Dre Anderson a présenté des recherches sur l'éducation 2ELGBTQI+ aux niveaux national et international et a participé à la révision du programme d'études 2ELGBTQI+ dans le cadre du programme de médecine de l'Université de l'Alberta.

R. LISA (MONA) BOURQUE BEARSKIN, inf. aut., Ph. D., professeure agrégée permanente à l'Université Thompson Rivers, est titulaire d'une première chaire des Instituts de recherche en santé du Canada (IRSC) sur la recherche en santé des Autochtones pour les soins infirmiers en Colombie-Britannique, et Fellow de l'Académie canadienne des sciences infirmières (FACSI) et de l'American Academy of Nursing (FAAN). Ses recherches contribuent à soutenir le savoir communautaire en tant que processus génératif pour faire progresser la santé des Autochtones en soins infirmiers. À l'échelle mondiale, la Dre Bourque Bearskin est reconnue pour son approche relationnelle et fondée sur les droits et les forces, et comme un chef de file dans la réconciliation des voies parallèles des soins de santé traditionnels autochtones dans le contexte du bien-être communautaire. Ancienne présidente de l'Association des infirmières et infirmiers autochtones du Canada (AIIAC), elle a dirigé des changements organisationnels axés sur la création de partenariats de collaboration et de mentorat d'infirmières autochtones mettant en œuvre la sécurité culturelle comme résultats éducatifs clés pour améliorer la pratique infirmière. Elle est une fière nehiyaw iskwew (femme crie), qui a survécu à l'époque des pensionnats et de la rafle des années soixante, et qui conserve un lien solide avec sa communauté et ses racines culturelles et ancestrales.

JULIA CHRONOPOULOS, B. Sc., M.D., CCMF, FCMF, est médecin de famille qui travaille au Centre universitaire de santé MacEwan à Edmonton, en Alberta. Elle y est responsable clinique du Rainbow Health Centre, qui fournit des services de santé inclusifs aux membres de la communauté queer et un soutien à la transition pour les diverses identités de genre. La Dre Chronopoulos est professeure clinicienne associée à l'Université de l'Alberta. Elle se consacre à la formation des étudiants et des professionnels de la médecine à la prestation de soins médicaux inclusifs aux personnes sexuellement diversifiées et aux diverses identités de genre. Sa mission est de voir un monde dans lequel chaque porte est la bonne pour toutes les personnes à la recherche de soins médicaux sûrs et de soutien.

LAURIE CLUNE, inf. aut., B.A., B. Sc. inf., M. Éd., Ph. D., est professeure associée à la Faculté des sciences infirmières de l'Université de Regina. Elle a obtenu une bourse postdoctorale à l'Institute for Work and Health de Toronto. La Dre Clune est venue en Saskatchewan en 2013 pour mettre en place un programme de maîtrise en sciences infirmières en collaboration avec l'Université de Regina et l'École polytechnique de la Saskatchewan. Avant de s'installer dans l'Ouest, la Dre Clune était membre du corps enseignant de la Daphne Cockwell School of Nursing de l'Université métropolitaine de Toronto et membre active de l'Association des infirmières et infirmiers autorisés de l'Ontario. Avant de rejoindre le monde universitaire, la Dre Clune a travaillé dans divers contextes tertiaires et ruraux, notamment en pédiatrie, en néonatalogie, en santé des femmes, en gestion de la douleur et de l'anesthésie régionale, en santé des femmes, en soins palliatifs et en soins infirmiers communautaires. Elle y a occupé les fonctions d'infirmière de chevet, de coordinatrice des soins aux patients, d'infirmière gestionnaire, de consultante clinique et d'infirmière clinicienne spécialisée.

SALMA DEBS-IVALL, inf. aut., B. Sc. inf., M. Sc. inf., Ph. D., est fondatrice et présidente de Debs-Ivall Consulting, un cabinet de conseil en gestion situé en Ontario. Elle s'appuie sur son expérience d'infirmière et de dirigeante dans le domaine des soins de santé au cours d'une carrière qui s'étend sur quatre décennies. Elle travaille également comme consultante en matière de diversité et d'inclusion et a participé, au sein d'un groupe d'experts, à l'élaboration de la ligne directrice sur les meilleures pratiques pour un environnement de travail sain de l'Association des infirmières et infirmiers autorisés de l'Ontario, intitulée « Embracing Cultural Diversity: Developing Cultural Competence ». Plus récemment, elle a participé à la formulation des déclarations de l'Association des infirmières et infirmiers du Canada concernant le racisme anti-noir et anti-autochtone.

MELBA SHEILA D'SOUZA, inf. aut., ICMC, Ph. D., M. Phil. inf., M. Sc. inf., B. Sc. inf., est professeure adjointe à l'Université Thompson Rivers et infirmière praticienne à l'Hôpital régional et centre de cancérologie d'Abbotsford. Elle est une personne ethnoculturelle et racialisée, née, élevée et ayant vécu au Royaume de Bahreïn, au Sultanat d'Oman, en Thaïlande et en Inde de l'Est. Elle s'est engagée à améliorer ses pratiques professionnelles au Canada. Cette terre est un lieu de rassemblement pour les nations des peuples autochtones dont l'histoire, les langues et les cultures continuent d'influencer positivement son parcours pour faire des efforts durables dans le domaine de la défense des droits et des soins de santé. La Dre D'Souza a participé au développement de l'autogestion et de la promotion de la santé par le biais de l'engagement des patients dans les soins et dans une optique d'équité. Elle a concentré ses initiatives sur l'application de l'autodétermination et des expériences significatives dans la prise en charge, les soins et la guérison des patients et des soignants. Elle a mis à profit des partenariats et des collaborations vitales pour promouvoir la justice et la souveraineté en s'appuyant sur une analyse culturelle critique et intersectionnelle. La Dre D'Souza a entretenu des liens étroits et favorisé des relations professionnelles optimales pour co-créer une fondation dans le domaine des soins complets contre le cancer.

ROBERT Jr. (R. J.) EDRALIN, inf. aut., B. Sc. inf., M. Nurs., est infirmier clinicien spécialisé pour le programme d'aide médicale à mourir du Réseau universitaire de santé à Toronto. Étant l'un des premiers infirmiers de pratique avancée au Canada à jouer un rôle de pionnier dans le domaine de l'aide médicale à mourir, R. J. a acquis des connaissances spécialisées dans la législation pertinente, la coordination des processus et la collaboration interprofessionnelle dans ce domaine progressif des soins de fin de vie. Il a contribué à l'avancement de la pratique infirmière, de la formation interprofessionnelle et de la prestation de services opérationnels d'aide médicale à mourir dans plusieurs environnements cliniques au sein d'une grande organisation de santé universitaire, tout en maintenant des soins sûrs, compatissants et éthiques pour des populations de patients culturellement diversifiées. R. J. a déjà occupé des fonctions de coordinateur clinique, de gestionnaire de projets et d'infirmier d'urgence. R. J. est titulaire d'un baccalauréat et d'une maîtrise en sciences infirmières de l'Université métropolitaine de Toronto, où il a travaillé en tant que chargé de cours contractuel dans le cadre du programme d'études infirmières de premier et de deuxième cycle.

NIKITA GUPTA, inf. aut., B. Sc. inf., prépare actuellement son diplôme d'études supérieures en sciences infirmières à l'Université Queen's de Kingston, en Ontario. Son expérience clinique comprend le travail en soins intensifs et en cardiologie. Elle participe à l'enseignement du programme de premier cycle. Il s'agit de sa première publication et elle espère poursuivre ses recherches après ses études supérieures.

BARBARA-ANN HAMILTON-HINCH, B. Sc., B. Éd., M.A., Ph. D., est originaire des communautés historiques afro-néo-écossaises de Beechville et de Cherry Brook. La Dre Hamilton-Hinch est professeure associée à la Faculté de santé de l'École de santé et de performance humaine et vice-provisseure adjointe pour l'équité et l'inclusion à l'Université Dalhousie, à Halifax, en Nouvelle-Écosse. Son travail porte sur l'impact du racisme structurel, systémique et institutionnel sur diverses populations, en particulier les personnes d'ascendance africaine. Ses recherches portent sur le « déficit d'opportunités » pour les Afro-Néo-Écossais dans le système scolaire public et sur le soutien à la réintégration des personnes et de leurs familles impliquées dans le système judiciaire, sur la création d'un sentiment d'appartenance pour les étudiants d'origine africaine en médecine et en dentisterie et à la Faculté de santé, ainsi que sur l'optimisation des services pour les communautés qui ont été marginalisées. La Dre Hamilton-Hinch a publié des articles dans les domaines de l'éducation et de l'enseignement supérieur, des loisirs, de la santé mentale, de la santé publique, du racisme et de la santé, et de la nutrition. À l'Université Dalhousie, la Dre Hamilton-Hinch est co-responsable du groupe de recherche sur la santé des personnes d'ascendance africaine au sein du Healthy Populations Institute, l'une des fondatrices de l'Imhotep Legacy Academy (ILA, programme visant à augmenter le nombre d'étudiants d'ascendance africaine dans les domaines des sciences, de la technologie, de l'ingénierie et des mathématiques) et co-présidente de Promoting Leadership in Health for African Nova Scotians (PLANS, programme visant à augmenter le nombre d'étudiants afro-néo-écossais dans le domaine de la santé). La Dre Hamilton-Hinch a été toute sa vie une militante, une chercheuse, une formatrice et une enseignante en équité et en inclusion afin de garantir la santé et le bien-être des individus et des groupes qui ont été marginalisés.

PHILLIP HAU, psychologue agréé, B.A., M.C., est psychologue clinicien en pratique privée à Edmonton, en Alberta. Il travaille avec des patients de tous horizons et se spécialise dans le travail sur les traumatismes et les patients 2ELGBTQI+. Il est titulaire d'un baccalauréat de l'Université de l'Alberta, avec une double spéciali-sation en psychologie et en sociologie, et d'une maîtrise de l'Université d'Athabasca, avec une spécialisation en psychologie du counseling. Ses recherches universitaires ont porté sur des sujets liés à la promotion de la santé émotionnelle et mentale des étudiants de l'enseignement postsecondaire en favorisant la résilience, les liens entre les pairs et les impacts multiculturels. Il a présenté ses recherches lors de conférences régionales, provinciales, nationales et internationales. Il s'intéresse depuis longtemps au développement de l'identité, à la croissance post-traumatique, à la santé mentale, au stress des minorités et au développement de la résilience.

EMMA HILLIER, B. Sc. A., est étudiante en médecine à l'Université de l'Alberta à Edmonton. Auparavant, elle a obtenu un baccalauréat en psychologie et en développement international à l'Université McGill. Outre les soins de santé, elle consacre son temps à la recherche et au bénévolat en faveur des communautés autochtones, des personnes de condition socioéconomique modeste et des communautés 2ELGBTQI+. Elle s'est impliquée, entre autres, dans l'Edmonton Men's Health Collective et l'Indigenous Medical and Dental Students Association. Elle est actuellement membre du conseil Nîsohkamâkewin au sein du service de police d'Edmonton. Elle aborde tout son travail dans une optique intersectionnelle et cherche à déterminer comment les soins de santé peuvent être administrés au mieux dans le respect et la sécurité des cultures.

SONYA L. JAKUBEC, inf. aut., Ph. D., est professeure à la Faculté de santé et d'études communautaires de l'Université Mount Royal, à Calgary, en Alberta. Son domaine de pratique et de recherche est la santé mentale communautaire tout au long de la vie, avec un accent sur les interventions sociales et la promotion de la santé. Dans sa pratique clinique, elle s'est occupée de santé mentale dans les communautés rurales et nordiques du Canada et de l'Afrique de l'Ouest, d'enseignement et de formation initiale et continue, de soins aux réfugiés, de santé mentale en situation de crise et d'urgence, ainsi que d'enseignement et de recher-che. La Dre Jakubec possède 30 ans d'expérience dans le domaine des soins infirmiers communautaires en santé mentale, avec une pratique, un leadership et une recherche dans des contextes ruraux, éloignés et de santé mondiale. Ses recherches se concentrent sur la promotion de la santé tout au long de la vie, y compris les soins palliatifs et les soins aux personnes en deuil, avec un intérêt particulier pour les liens entre la santé et l'environnement. La Dre Jakubec a mené des recherches et publié des ouvrages dans les domaines suiv-ants : services communautaires de santé mentale; personnes âgées et santé communautaire; santé mentale et agressions sexuelles/violences entre partenaires intimes dans les communautés rurales; loisirs communau-taires (y compris les interventions en pleine nature et le jardinage communautaire) et inclusion sociale dans le cadre de la promotion de la santé mentale.

KARIMA KARMALI, inf. aut., B. Sc. inf., MBA, possède plus de 25 ans d'expérience en leadership dans les soins infirmiers et les soins de santé. Elle est actuellement directrice du Centre d'innovation et d'excellence en soins centrés sur l'enfant et la famille à l'Hôpital pour enfants malades (SickKids®) à Toronto. À ce titre, elle assure un leadership stratégique et opérationnel dans la conception et la prestation de soins de santé pédiatriques centrés sur le patient et la famille. Elle défend et dirige des initiatives stratégiques visant à amé-liorer l'expérience des patients et l'équité en matière de santé. Karima a publié des ouvrages et intervient régulièrement dans des conférences nationales et internationales sur ces sujets. Elle est une fervente partisane du bénévolat et donne de son temps tant au niveau local qu'international. Elle est vice-présidente du conseil d'administration de l'Œuvre des Manoirs Ronald McDonald du Canada et a récemment achevé un mandat de quatre ans en tant que vice-présidente du Conseil de l'Aga Khan pour le Canada. Karima est titulaire d'un baccalauréat en sciences infirmières de l'Université McGill et d'un MBA de l'Université de Queens.

ANDREA KENNEDY, inf. aut., Ph. D., est infirmière, éducatrice et chercheuse spécialisée dans la santé et l'équité en éducation des Autochtones. Elle voue un profond respect à ses diverses relations, notamment à ses ancêtres italiens, celtes et métis, ainsi qu'à ses familles hawaïennes Tsuut'ina et hānai, traditionnellement adop-tées. La Dre Kennedy enseigne les soins infirmiers de premier cycle à l'Université Mount Royal en adoptant une approche décolonisatrice qui honore la sagesse des Aînés en tant que détenteurs de savoirs précieux. La Dre Kennedy s'est engagée dans un travail de recherche sur la réconciliation et l'équité dans l'enseignement supérieur et les soins de santé par le biais de l'innovation sociale, du mentorat et de l'apprentissage relationnel avec les communautés.

JULIE LEISING, M.D., termine sa résidence en psychiatrie à l'Université de la Colombie-Britannique au moment de cette publication, après avoir obtenu son doctorat en médecine à l'Université de Toronto. Dans sa recherche et sa pratique, la Dre Leising s'intéresse à l'examen critique des obstacles systémiques aux soins cul-turellement compétents et à la promotion du changement aux niveaux individuel et systémique. Ses recherches ont été publiées dans le *Journal of Clinical Psychopharmacology*.

PAIGE LESLIE, sage-femme aut., B. Sc. S., est diplômée du programme de formation des sages-femmes de l'Université McMaster et travaille actuellement comme sage-femme autorisée dans le sud de l'Ontario. Elle possède une grande expérience du travail avec les populations vulnérables et de la prestation de soins culturellement compétents. Elle s'intéresse vivement à la réussite des étudiantes sages-femmes noires, autochtones et de couleur (PANDC) et, au moment de la mise sous presse, elle participait au cours Clinical Skills for Midwifery Practice à l'Université McMaster, en plus d'exercer sa profession en clinique.

STEPHEN G. LINCOLN, M.A., C.Phil., est actuellement facilitateur de l'engagement des patients au sein de l'équipe de l'expérience des patients et des familles du Centre de toxicomanie et de santé mentale (CAMH). Auparavant, il a également été chargé des relations avec les clients et coordinateur de la gestion des risques. Sociologue et criminologue de formation, il possède une longue expérience de l'enseignement et de la recherche sociale à l'University of California, San Diego (UCSD), ainsi que dans de nombreuses autres institutions gouvernementales et non gouvernementales aux États-Unis et au Canada. Ses recherches et publications ont porté sur des phénomènes aussi divers que la sexualité et la santé sexuelle, la santé mentale et la maladie mentale, la stigmatisation et la discrimination, l'application de la loi et la consommation et l'abus de substances. Il s'intéresse notamment aux efforts plus précis visant à comprendre les motivations situationnelles à l'origine de la criminalité, de la délinquance et de la déviance, en mettant particulièrement l'accent sur les aspects émotionnels et autres aspects expérientiels de ces comportements. Il a reçu le Paul J. Saltman Distinguished Teaching Award (UCSD), le Faculty Excellence in Teaching Award (UCSD) et les Congressional Teaching Citations du Sénat et de la Chambre des représentants des États-Unis.

NANCY MacVICAR, inf. aut., M. Sc. inf., est consultante au ministère de la Santé et du Mieux-être de la Nouvelle-Écosse. Elle possède plus de 15 ans d'expérience dans divers domaines de la santé publique en Ontario et en Nouvelle-Écosse, tels que la réponse à la COVID-19, la protection de la santé, la promotion de la santé et le développement sain. Sa thèse de l'Université d'Ottawa (2006) était intitulée « Exploring the Role and Turnover among Heart Health Coordinators in the Ontario Heart Health Program: A Qualitative Study ». Nancy a travaillé avec des enfants et leurs familles et a enseigné la santé mentale à l'Université du Nouveau-Brunswick.

ALEXANDRA MARSHALL, B. Éd., enseigne depuis plus de 14 ans dans un large éventail de contextes. Elle est titulaire d'un diplôme en éducation de l'Université de l'Alberta et se passionne pour la défense des droits. Elle est coordinatrice de l'éducation rurale à l'Institute for Sexual Minority Studies and Services (ISMSS) de l'Université de l'Alberta.

JANET MAWHINNEY, B.A., M.A., est actuellement directrice de l'engagement communautaire au Centre de toxicomanie et de santé mentale (CAMH). Elle a occupé des postes de direction dans le domaine de l'équité et des droits de la personne au CAMH et a conclu un partenariat de 10 ans sur le renforcement des capacités en matière d'équité avec la Faculté de travail social Factor-Inwentash de l'Université de Toronto. Elle a notamment conseillé de nombreuses organisations de services sociaux et de soins de santé sur les stratégies de changement en matière d'éducation et d'équité.

CATHARINE (KATIE) McCANN, B. Sc., M.D., est médecin résidente en obstétrique et en gynécologie à l'Université de la Colombie-Britannique. Elle est titulaire d'un baccalauréat en sciences de l'Université McGill et d'un doctorat en médecine de l'Université de Toronto. À l'issue de sa résidence, elle poursuivra sa formation en médecine fœto-maternelle à l'Université du Manitoba.

ANN POTTINGER, inf. aut., M. Nurs., possède une vaste expérience dans la prestation de soins infirmiers, en milieu hospitalier et communautaire, à divers patients et familles qui ont connu des maladies mentales et des dépendances. Elle s'est concentrée sur les approches de soins qui respectent les valeurs et les préférences de divers individus et groupes. Ann a occupé des postes cliniques et de direction au Centre de toxicomanie et de santé mentale (CAMH), notamment en tant qu'infirmière de chevet, infirmière de pratique avancée, directrice de la qualité, de la sécurité des patients et des risques, et directrice clinique. En tant qu'éducatrice, Ann a co-conçu des programmes d'enseignement sur la santé mentale, la compétence culturelle et l'équité en matière de santé qu'elle a dispensés à des prestataires de soins de santé interprofessionnels. Ann est actuellement professeure adjointe à l'École des sciences infirmières de la Faculté de santé de l'Université York, où elle dirige le cours de premier cycle sur les soins infirmiers en santé mentale et coordonne le programme d'infirmières formées à l'étranger (IEN).

LINDA PURUSHUTTAM, IAA, B. Sc., a obtenu son diplôme auprès de l'Université de Toronto. Linda s'intéresse à l'équité en matière de santé, à la recherche clinique, aux soins centrés sur le patient et aux thérapies pharmacologiques et complémentaires. Elle a occupé diverses fonctions dans les secteurs de la santé et de l'industrie. Elle a été responsable de la recherche clinique dans le cadre du programme de radiothérapie de l'Hôpital Princess Margaret, responsable clinique au Toronto Institute of Pharmaceutical Technology (TIPT) et responsable des opérations cliniques chez Alpha Medical Research et Pharma Medica Research Inc. Linda a également travaillé pour le Centre de toxicomanie et de santé mentale (CAMH) en tant que gestionnaire de projets et gestionnaire des opérations et des projets spéciaux au bureau de la pratique professionnelle. Linda est chargée de cours dans le programme d'aide à la personne au Toronto Institute of Pharmaceutical Technology et poursuit ses études en vue de l'obtention d'un diplôme de B. Sc. inf.

KAREN SAPPLETON, M. Sc. éd., M.T.S., TSI, est la gestionnaire principale des soins centrés sur l'enfant et la famille, de l'équité en matière de santé et des services d'interprétation au Centre d'innovation et d'excellence en soins centrés sur l'enfant et la famille de l'Hôpital pour enfants malades (SickKids®) à Toronto, en Ontario. Avant de rejoindre SickKids, Karen était éducatrice à New York, spécialisée dans les troubles de l'apprentissage et l'éducation spécialisée pour les élèves de la maternelle à la terminale. Au cours de ses 16 années passées à SickKids, elle a occupé de multiples fonctions au sein de l'hôpital, notamment celles de travailleuse sociale clinique, de gestionnaire de projets de recherche clinique, de spécialiste de la formation interprofessionnelle et de spécialiste de la transition. Actuellement, Karen est responsable de l'Office of the Patient and Family Experience, du Family Centre, de l'Interpreter Services Department, du programme de scolarisation du Toronto District School Board (TDSB) et du partenariat avec le Ronald McDonald House Family Room. Elle est également co-présidente du conseil consultatif des soins centrés sur la famille de l'hôpital. Ces programmes visent à assurer un accès équitable, à améliorer la communication, à renforcer l'engagement des patients et des familles et à garantir la prestation de services qui favorisent des expériences positives et inclusives pour ces patients et familles très diversifiés. Karen a passé plus de 30 ans de sa vie à apprendre, désapprendre et enseigner aux autres les pratiques non biaisées, antiracistes et anti-oppressives. Karen est membre du conseil consultatif de l'Ontario Council on Community Interpreting et s'est engagée activement dans la promotion de la profession d'interprète médical en tant que membre à part entière de l'équipe de soins de santé.

MONAKSHI SAWHNEY, IP-adultes, Ph. D., travaille dans les services de traitement de la douleur en milieu hospitalier depuis 1995 dans divers hôpitaux de Toronto et de Kingston, en Ontario. Ses recherches portent sur la gestion de la douleur après une intervention chirurgicale. La Dre Sawhney est actuellement professeure associée à l'école des sciences infirmières de l'Université Queen's et exerce cliniquement en douleur chronique à l'Hôpital Hôtel-Dieu à Kingston.

ORIANA SHAW, B. Sc. (spécialisé), est inscrite au programme de doctorat en médecine (M.D.) de l'Université de l'Alberta (achèvement prévu en 2022) dans un volet qui comprend une formation supplémentaire en justice sociale et en service communautaire. En 2017, elle a obtenu un B. Sc. (spécialisé) à l'Université de Toronto avec une spécialisation en neurosciences et des mineures en psychologie et en physiologie. Elle a occupé plusieurs postes liés à l'éducation et à la communication scientifique et a travaillé bénévolement avec diverses populations, notamment des personnes ayant subi des abus sexuels et d'autres formes de traumatismes, des personnes handicapées et des jeunes autochtones. Elle a mené des recherches à l'Université de Toronto et à l'Université de l'Alberta, dans le cadre d'études allant de la recherche cellulaire aux essais cliniques et aux groupes de discussion. Elle est coauteure de plusieurs publications et a présenté ses travaux lors de conférences locales et internationales.

Il est difficile de croire que 15 ans se sont écoulés depuis la première édition. La réaction des étudiants, du corps professoral et des organismes communautaires a été réconfortante et au-delà de mes attentes. Je leur en suis infiniment reconnaissante. Je remercie toutes les personnes qui ont adopté, applaudi, adapté et remis en question ma pensée, et qui en ont débattu au cours des 15 dernières années. J'ai beaucoup appris de toutes ces conversations et de tous ces commentaires. Cette nouvelle et deuxième édition, qui reflète cet apprentissage, est offerte avec ma gratitude.

Bien que beaucoup de choses aient changé au cours des 15 dernières années, beaucoup d'autres restent semblables. Cette deuxième édition offre un contenu élargi et approfondi. Les paroles du poème *Discovering the Difference (Découvrir la différence)* sont toujours vraies. Au fil des ans, les vers *« Je fais ce que je fais à cause de qui je suis / Mais aussi à cause de ce que vous avez fait de moi »* revêtent une plus grande importance par rapport à la compréhension de la culture et de la compétence culturelle. Alors que l'édition précédente reconnaissait clairement l'impact de la dynamique de la différence, la présente édition donne une description explicite de la culture comme modèles et comme pouvoir. Au fil des chapitres, des discussions plus nombreuses traitent des privilèges, du colonialisme, de l'intersectionnalité, de l'équité et de l'impact des déterminants sociaux, notamment le racisme et la marginalisation, sur la santé. En outre, de nouveaux chapitres portent sur la santé des Autochtones, la diversité sexuelle et de genre, ainsi que la santé communautaire.

Cette édition reflète la grande diversité d'ordre géographique, d'identité culturelle, de discipline professionnelle et de perspectives de ses contributeurs, qui sont étudiants, éducateurs, cliniciens et leaders politiques (veuillez consulter les biographies des contributeurs). Les styles d'écriture variés au fil des chapitres témoignent de la diversité des voix et expériences. Cette diversité est importante et a grandement enrichi le propos. Je suis convaincue que les lecteurs profiteront des diverses voix et idées qui accompagnent la mosaïque d'expériences personnelles et professionnelles. Je suis reconnaissante envers tous les auteurs qui ont partagé si généreusement leur temps et leur expertise malgré les exigences sans précédent que la pandémie mondiale a fait peser sur les fournisseurs de soins de santé et la société.

La deuxième édition marque une autre étape importante d'un voyage qui a commencé il y a près de 40 ans, lorsque je suis devenue infirmière. Débordante d'enthousiasme et engagée à dispenser les meilleurs soins possible, je me suis rendu compte que les patients provenaient d'un éventail de milieux ethnoculturels, religieux et sociaux, et je ne me sentais pas préparée à fournir des soins adaptés à toutes ces cultures différentes. En raison de la mondialisation et de la diversité croissante, ainsi que des preuves d'iniquités en matière de santé, l'intégration de la culture dans les soins demeure une priorité urgente. Reconnaître l'importance de l'influence de la culture sur des soins sécuritaires et efficaces a été, et continue d'être, la force motrice de ce travail.

L'année 2020 est devenue une période déterminante de l'histoire en raison de l'éclosion d'une pandémie mondiale qui a fait ressortir les inégalités dans tous les aspects de la société, de mouvements sociaux mettant l'accent sur le racisme, de la discrimination et des iniquités dans un certain nombre de populations, et, peut-être le plus important, d'un changement de la réponse sociétale, passant du déni et de la minimisation à la reconnaissance, à l'acceptation, à la réconciliation et à un engagement à mieux faire. Peut-être s'agira-t-il d'un tournant de l'histoire, où des changements et des transformations significatifs se produiront et où les objectifs de sécurité culturelle, de compétence culturelle et d'équité en matière de santé ne seront plus insaisissables.

Ce livre est écrit principalement pour les étudiants dans les disciplines de la santé et pour les fournisseurs de soins de santé qui souhaitent approfondir leur compréhension de la compétence culturelle en soins cliniques. La santé est définie au sens large et comprend de nombreux services sociaux qui visent à remédier aux iniquités et à favoriser le bien-être des personnes, des familles et des communautés. Il est également conçu pour les éducateurs qui souhaitent intégrer les enjeux propres à la culture et à la diversité dans leurs programmes de soins de santé.

Le terme *compétence culturelle* peut prendre des significations différentes selon les personnes. Une variété de perspectives théoriques sous-tendent les discussions sur la diversité culturelle et toutes doivent être comprises en fonction de leurs forces comme de leurs limites. Ce livre adopte une approche intégrée de la compétence culturelle, tout en soulignant au passage les lacunes ainsi que les forces de diverses approches, et en reconnaissant que notre compréhension de la pédagogie de l'équité et de la compétence culturelle dans les soins de santé continue d'évoluer. Je crois sincèrement que l'objectif concernant l'équité et les soins adaptés à la culture est ce qui compte le plus. J'encourage humblement les lecteurs à aller au-delà de la terminologie et à se concentrer sur les concepts de base, les processus inclusifs et les options de soins de santé intégratifs qui permettront d'atteindre les résultats souhaités dans la prestation des soins. La langue est importante, et elle est limitative.

Format et style

Le *Guide du professionnel de la santé sur la compétence culturelle* est divisé en trois sections : la première porte sur les principes fondamentaux de la compétence culturelle clinique, la deuxième sur la connaissance culturelle des processus et des populations, qui est nécessaire dans tous les milieux cliniques, et la troisième section traite de la compétence culturelle dans le travail auprès de populations cliniques précises. Les trois sections reflètent toutes une application des principes fondamentaux de la compétence culturelle clinique et des connaissances culturelles génériques. En conséquence, lorsqu'il y a un chevauchement dans les chapitres, cela illustre le fait que des questions similaires prennent différentes formes en fonction de différentes populations. Le style du livre présente une démarche visant à intégrer la théorie dans la pratique, en utilisant des outils d'apprentissage intitulés « Considérations culturelles dans les soins » et « La compétence culturelle en action ». Le but de ces outils et exercices est d'inviter à la réflexion. Les activités à la fin des chapitres sont un moyen de mettre à l'essai l'apprentissage et de le consolider. Développer la compétence culturelle signifie développer de nouveaux yeux, de nouvelles oreilles et de nouvelles façons de penser[1]. Les lecteurs sont invités à utiliser de leurs nouveaux yeux, nouvelles oreilles et nouvelles façons de penser pour remettre en question leurs propres hypothèses et pour explorer quotidiennement d'autres significations et possibilités. Explorer les raisons derrière les réponses nous aidera à mieux saisir diverses dimensions de notre propre identité culturelle. Prêtez attention aux émotions qui peuvent surgir. L'apprentissage se fait par l'engagement. Remettez en question les idées du livre avec ce que vous voyez et expérimentez dans la pratique.

Pour fournir aux patients, aux familles et aux communautés des soins adaptés à leur culture, il faut des fournisseurs de soins de santé compétents et des organismes réceptifs qui soutiennent cette pratique. Ce livre, cependant, vise en grande partie les praticiens sur le plan individuel, ce qui reflète la conviction selon laquelle chacun des fournisseurs de soins se trouve au cœur même des soins de santé. Des fournisseurs de soins de santé compétents et engagés fournissent, et continueront d'assurer, un leadership en vue d'un changement plus large à l'échelle du système. Il est nécessaire d'influencer les décideurs. Les fournisseurs de soins de santé sont encouragés à remettre en question et à développer leurs propres pratiques et à agir comme catalyseurs d'un changement plus vaste à l'échelle de l'équipe et du système.

---

[1]Je remercie Felix Munger et l'équipe Diversity Level II : Clinical Cultural Competence Education Team du Centre de toxicomanie et de santé mentale, à Toronto, pour cette métaphore.

Organisation

Les trois sections de ce livre se décomposent comme suit :

La section I, *Premières pierres*, donne un aperçu de la culture en tant que déterminant de la santé, des concepts et de la terminologie connexes, et des approches de la sécurité culturelle, de la compétence culturelle et des soins centrés sur les patients. Elle aborde les mythes communs, les idées fausses et les perspectives en évolution sur le multiculturalisme, la diversité et l'équité, ainsi que les événements clés dans l'expérience de colonisation des Autochtones qui façonnent le discours et la pratique contemporains. Des points de vue variés sur la diversité sont présentés, qui servent de cadre de compréhension à ce que nous tentons de faire, à nos écueils et aux façons dont nous pouvons aller de l'avant. Cette section contient également une introduction au cadre des soins culturels, une approche d'intégration de la culture dans les soins de santé. Le cadre décrit les éléments de la sensibilité culturelle, de la connaissance culturelle et des ressources culturelles, tout en reconnaissant la dynamique de leurs différences inhérentes. Cette section se termine par une discussion sur les stratégies permettant de gérer les différences au niveau de l'individu, de l'équipe et de l'organisation, ainsi que sur les incidences sur les alliances et l'élaboration de politiques.

La section II, *Connaissances culturelles universellement applicables*, porte sur des connaissances fondamentales pertinentes à propos des groupes culturels et des populations cliniques. La communication interculturelle, la prestation de soins à des familles diversifiées et la compréhension fondamentale de ce que la santé et la maladie peuvent signifier pour les différentes populations sont autant d'éléments importants de la compétence culturelle. La section comprend également des chapitres sur les Autochtones, les immigrants et les réfugiés, ainsi que sur les membres des communautés de minorités sexuelles et de genre. Bien que ces groupes puissent être considérés comme des populations distinctes, les fournisseurs de soins de santé travailleront avec les patients et les familles de ces groupes dans l'ensemble du système de soins de santé. Chaque groupe est également considérablement diversifié; il est donc essentiel de reconnaître les éventuels besoins, défis et forces uniques des personnes dont nous nous occupons.

La section III, *Considérations culturelles spécifiques*, traite des considérations culturelles dans certaines populations cliniques particulières. Les chapitres de cette section sont le fruit du travail de personnes expertes et passionnées par des domaines de pratique spécialisés. Chaque chapitre reflète l'expérience des auteurs et met en lumière des questions importantes pour la population clinique et les processus de soins associés. L'objectif est d'illustrer comment la compréhension de base de la culture et de la diversité doit être alliée aux connaissances culturelles de base pour examiner les questions et les approches concernant des groupes précis. Les lecteurs sont invités à réfléchir à ce que ce processus pourrait ou serait pour la ou les populations avec lesquelles ils peuvent travailler.

Champ d'application

Le présent livre, comme tous les livres, a une portée limitée. La culture est un terme large, et au cours d'une carrière professionnelle, on peut s'attendre à rencontrer de nombreux groupes culturels, dont certains sont facilement visibles et d'autres invisibles de prime abord. Les lecteurs sont invités à développer leur compréhension de la culture et à réfléchir à son application aux cultures qui ne sont pas abordées explicitement dans ce livre. Les principes sont les mêmes, mais les approches peuvent varier. Les lecteurs aborderont ce livre avec différents niveaux de connaissances et points de vue sur la culture et la diversité. Développer un terrain d'entente pour le dialogue signifie que parfois, les informations peuvent sembler trop élémentaires pour certains. L'objectif n'est pas d'insulter l'intelligence d'un lecteur, mais seulement de rendre explicite ce qui peut être évident pour certaines personnes et difficile à voir pour d'autres.

Hypothèses et partis pris de l'éditrice et des contributeurs

La connaissance prend diverses formes, et bien que tous les auteurs aient puisé dans la littérature, qui est théorique, basée sur la recherche ou représentant l'opinion d'experts, nous nous sommes également inspirés de nos propres expériences en tant que praticiens et êtres culturels. Dans mon cas (celui de l'éditrice), il s'agit de l'expérience d'une infirmière au sein d'une société multiculturelle, travaillant dans les soins intensifs pédiatriques et auprès d'adultes atteints de maladies chroniques, et de celle d'une éducatrice, administratrice et gestionnaire de soins de santé. Mon point de vue reflète également l'expérience d'une jeune personne à l'éducation biculturelle, qui développe sa propre identité dans une société multiculturelle eurocentrique, d'une femme immigrante de couleur et d'un parent immigrant racialisé. Bon nombre des exemples utilisés dans le texte sont tirés des expériences et de la pratique des auteurs. La mention de groupes culturels particuliers ne vise pas à stéréotyper ni à limiter l'exemple à ce groupe seulement. Le groupe culturel sert de point de référence afin d'illustrer la question. C'est la question qui doit être comprise dans le contexte de la culture. Les lecteurs sont invités à utiliser les exemples pour susciter des discussions qui déclenchent une prise de conscience individuelle et collective, non seulement sur la réalité, mais aussi sur la façon dont la réalité pourrait être façonnée différemment dans un contexte différent.

Remarque sur la terminologie

Pour terminer, une remarque sur la terminologie. La communication ne se résume pas à ce qu'on veut dire et à ce qu'on dit, mais elle concerne aussi ce qui est perçu ou entendu. Le contenu du texte et les mots utilisés reflètent évidemment le point de vue de l'auteure. Le langage évolue au fil du temps et doit être interprété dans son contexte. Le langage « correct » change et évolue. Au fil des ans, le terme *communautés ethnoculturelles* a été remplacé par *communautés ethnoraciales, racialisées* et enfin, par groupes *marginalisés, mal desservis* et *visés par l'équité*. Le terme *population autochtone* a été remplacé par *les Autochtones* dans certains contextes. Il y a aussi des incohérences dans la façon dont les termes sont compris. Par exemple, la « santé multiculturelle » peut être comprise de manière superficielle comme les croyances et rituels, ou comme un concept plus complexe qui englobe des facteurs sur les plans de l'individu et du système. Dans la mesure du possible, les termes ont été définis (voir le glossaire). Tous les lecteurs qui estiment qu'il y a des omissions flagrantes ou que la terminologie est insuffisante sont invités à transmettre leurs commentaires.

Les auteurs et les contributeurs du texte reconnaissent les diverses histoires des premiers peuples des terres appelées maintenant le Canada. Il est reconnu que chacune des communautés s'identifie de différentes manières. Dans le présent texte, le terme *Autochtones* est utilisé pour désigner tous les peuples des Premières Nations, les Inuits et les Métis au Canada, à moins que des résultats de recherche ne soient présentés de manière à faire référence à une population donnée.

Site Evolve sur le Guide du professionnel de la santé sur la compétence culturelle

Situé à l'adresse suivante : http://evolve.elsevier.com/Srivastava/competenceculturelle/, le site Web Evolve de ce manuel comprend le matériel suivant à l'intention des chargés de cours et des étudiants :

Pour les chargés de cours

Bibliothèque d'images
Diapositives PowerPoint
Réponses aux études de cas

Pour les étudiants

Questions de révision
Études de cas sur le raisonnement et le jugement cliniques
Réponses aux questions de révision dans le texte

REMERCIEMENTS

Plusieurs personnes ont contribué à ce livre et ont travaillé pour que la deuxième édition devienne réalité. J'ai été touchée par les notes de remerciement et les demandes d'étudiants, de pairs et de collègues de mettre à jour le contenu afin qu'ils puissent continuer à l'utiliser comme outil et ressource dans leurs salles de classe et leurs milieux cliniques. Je vous remercie de vos encouragements et de votre soutien. Cette édition est pour vous!!

Je dois exprimer ma plus profonde gratitude aux membres de ma famille, Rajiv, Ratika, Raman et Reji, pour leurs questions continues, leurs encouragements et leurs critiques bienveillantes (merci, Raman beta) et pour avoir cru en moi quand j'avais des doutes. Vous avez été mon soutien, ma motivation et mon inspiration, sans lesquels ce livre n'aurait pas été possible. À ma famille et à mes amis, merci d'avoir toujours été là pour les conversations, les histoires et pour écouter mes idées. Je suis reconnaissante envers mes parents et je suis désolée que mon père ne soit pas en vie pour voir cette étape importante, mais son amour et sa foi en moi m'ont accompagnée tout au long de ce travail.

Des remerciements particuliers s'adressent à la Dre Madeline Leininger, une mentore que j'ai également eu le privilège d'appeler une amie, pour avoir fourni la base sur laquelle ce travail est construit ainsi que pour sa bénédiction et son soutien pour la première édition. Merci aux nombreux collègues et élèves de toutes les disciplines de la santé, dont les histoires, les commentaires, les questions, les idées et les défis ont façonné les idées.

Je désire exprimer toute ma reconnaissance à l'ensemble du personnel d'Elsevier Canada. Je tiens tout particulièrement à remercier Roberta Spinosa-Millman (stratégiste principale de contenu) d'avoir rendu possible la deuxième édition et Lenore Gray-Spence (spécialiste du développement de contenu) pour son soutien constant, ses suggestions et sa gestion de la logistique qui ont transformé ce projet en réalité. Merci également à Nadhiya Sekar (cheffe de projet principale).

Le livre serait incomplet sans le travail précieux des contributeurs, et il en va de même pour les réviseur(e)s, dont les questions réfléchies, les suggestions et les mots d'encouragement ont été inestimables. Je vous remercie de votre rétroaction et votre confiance à l'égard de la valeur de ce travail. Merci, thank you, shukriya, dhanyavaad, gracias, meegwetch, kia-ora et kukwstsétsemc.

Rani Srivastava
Kamloops (Colombie-Britannique)

Guide du professionnel de la santé sur la compétence culturelle

Premières pierres

Rani H. Srivastava

Aperçu de la section

1. Compétence culturelle dans les soins de santé : aperçu des enjeux
2. Mythes, idées fausses et perspectives en évolution
3. Le cadre des soins culturels
4. Gérer les différences

Cette section introductive porte sur les questions qui nous aident à comprendre et à développer l'ensemble des comportements, attitudes et politiques connus sous le nom de compétence culturelle. Chaque chapitre s'appuie sur le(s) chapitre(s) précédent(s) pour jeter les bases d'une bonne compréhension et d'une bonne gestion des différences et des complexités culturelles dans les soins.

Le chapitre 1 examine le besoin de compétence culturelle et la signification du terme. Le chapitre commence par une brève discussion sur l'influence de la culture sur la santé ainsi que sur les problèmes historiques et démographiques qui en font un impératif fondamental. La culture en tant que déterminant de la santé est examinée au moyen du concept d'équité en santé et en expliquant la différence entre l'équité et l'égalité. Nous discutons de l'évolution des concepts de sécurité culturelle et de compétence culturelle ainsi que de leurs limites. Le concept insaisissable de la culture est défini et décrit en termes de modèles ainsi que de pouvoir. Des concepts clés comme la diversité, l'équité, le racisme, l'intersectionnalité, la marginalisation et les préjugés inconscients sont également explorés. Nous examinons les divers degrés de compétence culturelle (ou l'absence de compétence culturelle), ainsi que l'interdépendance de la compétence culturelle entre les niveaux individuel, organisationnel et du système. Le chapitre se termine par une brève discussion sur la différenciation de la sécurité culturelle et de la compétence culturelle par rapport aux soins centrés sur le patient.

Le chapitre 2 examine l'évolution de la pensée et des connaissances concernant la culture et la diversité. Le chapitre commence par une discussion sur certains mythes et idées fausses courants à propos de la culture. Nous explorons les perspectives sociales et universitaires en développement sur la culture et la diversité grâce à une discussion sur l'évolution du multiculturalisme au Canada et à un historique parallèle des lois pertinentes affectant la santé et le bien-être des peuples autochtones. Ces perspectives en évolution permettent de mieux comprendre la complexité et les paradoxes associés à l'intersection des questions culturelles, raciales et sociales et à leur influence sur la santé.

Le chapitre 3 présente le cadre des soins culturels en tant qu'approche pratique pour comprendre les questions culturelles et intégrer les connaissances culturelles aux soins de santé. Le cadre a évolué grâce à la pratique et l'expérience et a été utilisé dans des milieux de pratique pour rendre la culture visible. Le cadre des soins culturels offre aux fournisseurs de soins de santé une approche pour comprendre les complexités et les influences culturelles sur la santé et les soins de santé, et en tenir compte dans leur travail. En s'appuyant sur la compréhension fondamentale de la « culture » dans les chapitres précédents, le chapitre 3 donne un aperçu du cadre en ce qui a trait à ses trois principaux éléments : la sensibilité culturelle, les connaissances culturelles et les ressources culturelles. Pendant trop longtemps, comprendre les questions culturelles signifiait généralement apprendre sur l'« autre » sans examiner notre propre influence sur toute interaction culturelle. La sensibilité culturelle est axée sur le respect, l'humilité, la prise de conscience et la compréhension. La conscience de soi ne concerne pas seulement nos propres valeurs, préjugés et réactions aux différences, mais aussi la façon dont nous pourrions être perçus par les autres. Les connaissances culturelles comprennent la connaissance d'autres cultures et la connaissance des héritages, structures et systèmes qui continuent de perpétuer les iniquités en santé. Les ressources culturelles doivent être développées au niveau individuel ainsi qu'au niveau organisationnel au moyen d'une évaluation critique des renseignements et de contacts collaboratifs.

Le chapitre 4 complète la discussion sur le cadre des soins culturels et porte sur la gestion des différences au niveau individuel, de l'équipe et organisationnel. Comprendre les questions culturelles est une première étape, mais la compétence culturelle exige l'application de cette compréhension. Nous explorons des obstacles comme le privilège et les préjugés inconscients au niveau individuel et organisationnel, et discutons de stratégies pour rendre l'inconscient visible et pour participer à l'alliance inclusive et à la défense des droits. Gérer les différences dans la pratique renforce et intègre les compétences cliniques, de leadership et de pratique, et nécessite l'exploitation intentionnelle des ressources dans les domaines personnel, professionnel, organisationnel et social. Le chapitre se termine par une discussion sur les dimensions clés qui nécessitent une attention au niveau organisationnel pour atteindre l'objectif de soins culturellement congruents et équitables pour tous.

CHAPITRE 1

Compétence culturelle dans les soins de santé : aperçu des enjeux

Rani H. Srivastava

OBJECTIFS D'APPRENTISSAGE

À la fin de ce chapitre, l'apprenant sera en mesure de :

- Reconnaître le besoin de compétence culturelle dans les soins de santé
- Décrire la diversité culturelle qui existe dans la société canadienne
- Décrire la culture comme un déterminant de la santé
- Définir les termes *culture, compétence culturelle, sécurité culturelle, imposition culturelle, diversité, ethnicité, ethnocentrisme, équité en santé* et *vision du monde*
- Identifier les similitudes et les différences entre la compétence culturelle, la sécurité culturelle et les soins centrés sur le patient[1]
- Discuter de l'interdépendance entre les niveaux micro, méso et macro de la compétence culturelle

TERMES CLÉS

Cécité culturelle
Compétence culturelle
Continuum de la compétence culturelle
Culture
Culture occidentale
Destructivité culturelle
Discrimination
Diversité
Équité en santé
Ethnicité
Ethnocentrisme
Humilité culturelle
Imposition culturelle

Incapacité culturelle
Inégalité en santé
Iniquité en santé
Intersectionnalité
Maîtrise culturelle
Marginalisation
Microagressions
Minorité
Minorités visibles
PANDC (personnes autochtones, noires et de couleur)
Pré-compétence culturelle
Préjugé

Préjugés culturels
Préjugés implicites
Préjugés inconscients
Race
Racisme
Racisme culturel
Racisme institutionnel
Racisme ordinaire
Racisme structurel
Racisme systémique
Sécurité culturelle
Stéréotype
Vision du monde

---

[1]Nous reconnaissons que, bien que certains puissent avoir une préférence, dans ce texte, les soins centrés sur le patient sont utilisés de manière interchangeable avec les soins centrés sur le client.

Le Canada est une nation colonialiste et se targue d'être une nation mosaïque ethnoculturelle qui valorise et célèbre la diversité. Tous les aspects de la société, y compris les soins de santé, sont culturellement diversifiés. La culture, la santé et la maladie sont inextricablement liées, et la culture est reconnue comme un déterminant de la santé (gouvernement du Canada, 2020). Cependant, nos antécédents en matière de soins aux patients de diverses cultures ont été, au mieux, incohérents, ce qui a entraîné une mauvaise qualité des soins et de mauvais résultats en matière de santé pour de nombreux groupes, personnes et communautés. Le besoin de compétence culturelle dans les soins de santé a été exprimé à l'échelle mondiale et dans une variété de disciplines de la santé, y compris les soins infirmiers, la médecine, le travail social, la diététique et la pharmacie (Alizadeh et Chavan, 2016; Azzopardi et McNeill, 2016; Cai, 2016; Danso, 2018; Jongen et coll., 2018; Kurtz et coll., 2018; McCabe et coll., 2020; Okoro et coll., 2015; Olaussen et Renzaho, 2016; Shepherd et coll., 2019; Tehee et coll., 2020; Watt et coll., 2016; Yoshikawa et coll., 2020).

Les peuples autochtones sont les premiers habitants du Canada. Ils avaient des systèmes sociaux, politiques, économiques et culturels bien établis longtemps avant l'arrivée des colons européens sur cette terre. Cependant, avec l'établissement des Blancs et la colonisation, une grande partie de leurs traditions et de leur culture ont été perdues ou modifiées d'une manière qui a eu, et continue d'avoir, des conséquences négatives importantes pour les individus et les communautés dans tous les aspects de la vie, y compris la santé et le bien-être (Allan et Smylie, 2015; Centre de collaboration nationale des déterminants de la santé, 2017; Commission de vérité et réconciliation [CVR], 2015b).

L'étude des questions culturelles remonte à loin dans le domaine de l'anthropologie. Au début des années 1970, Madeleine Leininger, anthropologue et infirmière théoricienne, et Arthur Kleinman, psychiatre et anthropologue médical, ont identifié la nécessité d'intégrer des aspects de l'anthropologie dans les soins de santé. Leininger (1991) a proposé la théorie de la diversité et de l'universalité des soins culturels et a lancé le domaine des soins infirmiers transculturels. La théorie de Leininger est discutée plus en détail dans les chapitres 3 et 4.

Kleinman et coll. (1978) ont souligné les limites du modèle biomédical de la pratique clinique occidentale traditionnelle (qui est fondée sur les sciences biologiques et physiologiques), plaidant en faveur de l'application des sciences sociales à la pratique médicale, et ont fait valoir la nécessité de se concentrer sur l'expérience de la maladie du patient. Depuis, on a beaucoup écrit sur la nécessité de reconnaître et d'aborder l'importance des questions culturelles dans les soins de santé dans diverses disciplines de la santé. Au cours des dernières années, il y a eu un appel croissant à la reconnaissance et à la réconciliation de l'impact de la colonisation sur la santé et le bien-être des peuples autochtones (CVR, 2015a). Il y a eu une résurgence de la recherche, de la reconnaissance et de la promotion de la santé des Autochtones par le biais d'enseignements et de façons d'être traditionnels.

Le présent chapitre a pour but de donner un aperçu des enjeux liés à la nécessité d'une compétence culturelle dans les soins de santé. Le chapitre commence par une brève discussion de l'impact de la culture sur la santé et les soins de santé, ainsi que des problèmes historiques et actuels et des données démographiques qui en font un impératif essentiel. La culture en tant que déterminant de la santé est examinée au moyen du concept d'équité en santé et explique la différence entre l'équité et l'égalité. Le chapitre explore les concepts clés qui doivent être compris ainsi que des termes tels que *la diversité, l'équité, le racisme, l'intersectionnalité, la marginalisation* et *les préjugés inconscients*. La terminologie dans ce domaine est en constante évolution, avec l'émergence de nouveaux termes et de nouvelles interprétations. Nous encourageons le lecteur à ne pas se concentrer excessivement sur la terminologie, mais plutôt à comprendre l'essence du concept tout en sondant comment il pourrait être utilisé différemment au fil du temps et du contexte. Nous explorons l'origine et l'approche de cadres tels que la sécurité culturelle et la compétence culturelle, ainsi que leurs limites et critiques. La compétence culturelle est discutée en ce qui concerne les niveaux micro, méso et macro et en tant que continuum allant de la destructivité culturelle à la maîtrise culturelle. Le chapitre se termine par une brève discussion sur la différenciation de la sécurité culturelle et de la compétence culturelle des soins centrés sur la personne. Les chapitres suivants présentent des discussions plus approfondies sur bon nombre des questions soulevées dans ce chapitre.

Impact de la culture sur la santé

La culture et la santé sont inextricablement liées. La culture influe sur la santé et le comportement de la maladie, y compris la façon dont la maladie est perçue et vécue, quels symptômes sont signalés, quels remèdes sont recherchés et qui est consulté dans le processus. Cependant, les systèmes de santé au Canada reposent en grande partie sur un modèle biomédical occidental de croyances en matière de santé et de prestations de soins de santé (y compris qui est considéré comme un fournisseur légitime de services de soins de santé); par conséquent, il est souvent difficile pour les fournisseurs de soins de santé de comprendre toutes les croyances et attentes ethnoculturelles en matière de santé et de s'y adapter.

Le choc culturel entre le système de soins de santé canadien, avec ses racines dans la **culture occidentale**[2], et les valeurs et croyances de chaque patient, ainsi que le fait que le fournisseur de soins de santé ne reconnaisse pas les diverses façons d'exprimer la détresse, peuvent mener à une mauvaise communication, à un mauvais diagnostic et à des soins inappropriés (Centre de collaboration nationale des déterminants de la santé, 2017; Agence de la santé publique du Canada, 2018). Par exemple, le fait de ne pas reconnaître que certaines cultures orientales présentent une détresse psychologique par des symptômes physiques peut entraîner un surtraitement des symptômes physiques et ne pas identifier la cause profonde. En même temps, la façon dont la santé et la maladie sont perçues dans différentes cultures peut poser un défi au modèle biomédical et au système de soins de santé occidental. Dans de nombreuses cultures, la maladie et le rétablissement sont considérés comme des signes de Dieu, de l'univers ou d'un autre pouvoir et reflètent souvent les bonnes ou mauvaises actions passées, et la guérison implique des connexions naturelles et spirituelles ainsi que l'utilisation de plantes et de minéraux. Par conséquent, les organismes de soins de santé ont du mal à fournir des soins culturellement appropriés à diverses communautés, tandis que les communautés sont aux prises avec des problèmes liés à l'accès et à la capacité de recevoir des soins de santé culturellement appropriés (Khanalou et coll., 2017; Shepherd et coll., 2019; Turpel-Lafond, 2020; Yoshikawa et coll., 2020).

L'approche initiale du système de soins de santé pour comprendre les communautés culturellement diversifiées consistait à se concentrer sur l'apprentissage de l'étranger culturel, l'« autre », dont les façons de faire étaient différentes de ce qui était considéré comme la norme dominante. Les questions culturelles étaient perçues comme une « différence problématique » (idées fausses et croyances ou pratiques inhabituelles), souvent perçues comme un obstacle à une compréhension commune et considérées comme appartenant exclusivement aux patients. Les préoccupations culturelles ont ensuite été objectivées et les fournisseurs de soins de santé ont pu se distancier de la nécessité de s'attaquer aux problèmes culturels. Aborder la diversité culturelle dans le système de soins de santé a été perçu comme une bonne chose à faire, mais non essentielle. L'hypothèse non déclarée était que le problème venait du patient, et les valeurs, les hypothèses et les approches inhérentes au système et au sein des fournisseurs n'ont pas été remises en question ni contestées. Ces hypothèses sont révélatrices à la fois de l'ethnocentrisme et des préjugés culturels. L'**ethnocentrisme** fait référence à la croyance que ses propres valeurs culturelles, croyances et comportements sont les meilleurs, les préférés et les plus supérieurs. Les **préjugés culturels**, un concept étroitement lié, font référence à l'opinion selon laquelle les valeurs et les croyances d'une culture particulière doivent guider la situation ou

---

[2]Le terme *culture occidentale* est utilisé pour décrire les valeurs et les normes sociales associées à la culture européenne et à la religion chrétienne, où les technologies modernes, l'efficacité et les approches scientifiques sont soulignées et considérées comme progressistes.

les décisions (Leininger, 1995). Dans une certaine mesure, nous sommes tous ethnocentriques et biaisés en faveur de notre propre culture. Nous préférons notre propre façon de faire les choses, croyant que c'est la meilleure; cependant, des problèmes surgissent lorsque l'ethnocentrisme et les préjugés sont si forts que nous sommes incapables d'envisager des points de vue alternatifs et que ces points de vue sont imposés aux autres. Ce dernier point est considéré comme une **imposition culturelle**.

Au fil des ans, on reconnaît de plus en plus que la culture du fournisseur de soins de santé et du système de soins de santé est aussi importante que celle du patient. En 2003, un rapport historique intitulé *Unequal Treatment* (« *Traitement inégal* ») a été publié par l'Institute of Medicine (IOM) qui a identifié les différences dans les résultats de santé, en fonction de la race et de l'origine ethnique, entre les populations géographiques et cliniques documentées dans la littérature. Le rapport de l'IOM (2003) a ensuite identifié trois ensembles possibles de facteurs qui ont contribué à ces différences : (1) la préférence des patients (ce que les gens considèrent comme de bons soins); (2) les structures, les politiques et le contexte réglementaire du système de soins de santé (c.-à-d., où et comment les soins sont fournis); et (3) les préjugés et les stéréotypes de la part de fournisseurs de soins de santé bien intentionnés et compétents. Bien que le rapport de l'IOM soit basé aux États-Unis, il a eu une influence extrême sur l'amplification d'un discours aux États-Unis, au Canada et à l'échelle internationale qui avait été précédemment basé sur des preuves anecdotiques et moins solides. Il est devenu clair que lorsqu'il s'agit de qualité et de résultats en matière de santé, la culture est importante, et la culture du système de soins de santé et du fournisseur de soins de santé est aussi importante que la culture du patient et de la communauté qu'il sert (Srivastava et Srivastava, 2019). Les différences culturelles doivent tenir compte des antécédents personnels et professionnels du fournisseur de soins de santé, ainsi que du contexte social de la pratique (Yoshikawa et coll., 2020). Les défis culturels découlent des différences entre les valeurs, les croyances et les attentes du patient et du fournisseur de soins de santé en matière de santé, de maladie et de traitement. Les attitudes culturelles des fournisseurs de soins de santé et du système de soins de santé ont une incidence sur le diagnostic, le traitement et l'organisation des services, y compris les heures et les types de services offerts, qui ont tous une incidence notable sur l'accès aux services de soins de santé, sur la qualité et l'efficacité de ceux-ci.

Considérations culturelles dans les soins

Comment traitez-vous un rhume?

Si vous attrapez un rhume, que faites-vous?
a) Ne rien faire; il passera tout seul.
b) Manger une soupe au poulet bien chaude.
c) Boire un thé au gingembre.
d) Prendre des médicaments, des vitamines et des suppléments pour raccourcir la durée.
e) Prendre l'air et faire de l'exercice.

   Comment êtes-vous arrivé à votre méthode préférée? Était-ce quelque chose que vous avez vécu dans votre enfance? Est-ce qu'elle a changé au fil des ans? Que se passe-t-il si vos options préférées ne sont pas disponibles pour vous en cas de besoin?

Bien que le besoin de soins de santé adaptés à la culture soit reconnu depuis longtemps au Canada, ce besoin est devenu de plus en plus urgent pour de multiples raisons, notamment :

- L'évolution démographique du pays, en ce qui a trait aux patients ainsi qu'aux effectifs des soins de santé, signifie que la diversité est plus visible et plus fréquemment rencontrée.
- Une quantité croissante de documents fait état de la persistance et, dans de nombreux cas, de l'élargissement des écarts dans les résultats en matière de santé pour divers groupes culturels (p. ex., Ramraj et coll., 2016; Veenstra et Patterson, 2016; Veenstra et coll., 2020).

- Les recommandations de la Commission de vérité et réconciliation (CVR) préconisent une formation accrue sur les compétences culturelles pour tous les professionnels de la santé, qui reflète le respect, la compréhension et l'intégration des pratiques et des capacités de guérison autochtones afin de s'attaquer efficacement aux droits de la personne, aux conflits culturels et au racisme (CVR, 2015a).
- On reconnaît de plus en plus le racisme envers les Noirs et les Autochtones, ainsi que la compréhension de l'impact du racisme sur la santé; le mouvement social Black Lives Matter (BLM) a émergé en réponse à la brutalité policière et à la violence à motivation raciale contre les Noirs (Maynard, 2017; Potvin, 2020; Turpel-Lafond, 2020; Williams et coll., 2019).

Par conséquent, la nécessité de tenir compte de la culture dans les soins de santé est passée d'une considération supplémentaire à une considération urgente et nécessaire.

Évolution démographique

La société canadienne, en raison de ses Premières Nations et de son patrimoine en matière d'immigration, a été décrite comme un kaléidoscope de cultures, de langues et de nationalités. Le Canada est l'un des pays les plus multiculturels au monde, ayant accepté 341 180 résidents permanents en 2019 provenant de nombreux pays différents (Immigration, Refugiés et Citoyenneté Canada, 2020). Au début de ce siècle, les statistiques indiquaient que près de 20 % de la population canadienne était née à l'étranger; en 2016, le pourcentage était semblable, s'établissant à 21,9 % (Statistique Canada, 2017d). Les données du recensement de 2016 ont permis d'identifier plus de 250 groupes en ce qui concerne l'ascendance ethnique (Statistique Canada, 2017b), ce qui valide clairement l'identité du Canada en tant que société multiculturelle.

Bien que l'immigration ait toujours fait partie du patrimoine du Canada, les tendances en matière d'immigration ont changé au cours des dernières décennies. Avant 1961, 90 % des immigrants au Canada venaient d'Europe et seulement 3 % étaient nés en Asie. En 2016, ces chiffres ont changé radicalement : moins de 12 % des immigrants récents venaient d'Europe et près de 62 % venaient d'Asie et du Moyen-Orient (Statistique Canada, 2017d). Il y a maintenant une plus grande proportion d'immigrants récents d'Afrique que de nouveaux arrivants d'Europe (Statistique Canada, 2017d). En 2019, les cinq principaux pays d'origine des immigrants étaient l'Inde, la Chine, les Philippines, le Nigéria et le Pakistan (Immigration, Réfugiés et Citoyenneté Canada, 2020). L'évolution des tendances en matière d'immigration et d'établissement se traduit par des variations considérables de la diversité à l'échelle du pays. Dans certaines régions, comme Regina, en Saskatchewan, les résidents descendent en grande partie de la première vague de colons européens, tandis qu'à Richmond, en Colombie-Britannique, les **minorités visibles**[3], principalement des Chinois, des Sud-Asiatiques et des Philippins, représentent plus de 75 % de la population totale (Statistique Canada, 2017c). Les nouveaux arrivants renforcent également les différences croissantes entre le Canada urbain et le Canada rural, car environ 91 % des immigrants s'établissent dans des régions métropolitaines (Statistique Canada, 2017d : Tableau 1). Les tableaux 1.1 et 1.2 montrent le pourcentage et la répartition de certains groupes de minorités visibles au Canada.

Selon le recensement de 2016, les Autochtones (y compris les Premières Nations, les Métis et les Inuk [Inuits]) représentaient 4,9 % des Canadiens (Statistique Canada, 2017a). La population d'environ 1,7 million d'habitants augmente et est relativement jeune comparativement à la population non autochtone (Statistique Canada, 2017a). Au moins 70 langues autochtones sont

---

[3]*Minorité visible* est un terme de Statistique Canada qui désigne les personnes qui ne sont pas blanches, à l'exclusion des Autochtones (Statistique Canada [2017e]. *Guide de référence sur les minorités visibles et le groupe de population : Recensement de la population, 2016.* N° 98-500-X2016006 au catalogue de Statistique Canada).

TABLEAU 1.1 ■ **Pourcentage de minorités visibles par rapport à la population totale (2016)**

Province/territoire	% de minorités visibles
Terre-Neuve-et-Labrador	2,3
Île-du-Prince-Édouard	4,8
Nouvelle-Écosse	6,5
Nouveau-Brunswick	3,4
Québec	13
Ontario	29,3
Manitoba	17,5
Saskatchewan	10,8
Alberta	23,5
Colombie-Britannique	30,3
Yukon	8,5
Territoires du Nord-Ouest	9,6
Nunavut	2,5

Statistique Canada. (2016). *Immigration et diversité ethnoculturelle – Faits saillants en tableaux : Minorités visibles, données du recensement de 2016.* https://www12.statcan.gc.ca/census-recensement/2016/dp-pd/hlt-fst/imm/Tableau.cfm?Lang=F&T=41&Geo=00&SP=1&vismin=2&age=1&sex=1.

TABLEAU 1.2 ■ **Groupes de minorités visibles classés en pourcentage de la population totale (2016)**

Groupe de minorités visibles	% le plus élevé	Deuxième % le plus élevé	Troisième % le plus élevé
Chinois	11,2 % – C.-B.	5,7 % – Ontario	4 % – Alberta
Sud-Asiatique	8,7 % – Ontario	8 % – C.-B.	5,8 % – Alberta
Philippin	6,4 % – Manitoba	4,2 % – Alberta	3,4 % – Yukon
Noir	4,7 % – Ontario	4 % – Québec	3,3 % – Alberta
Arabe	2,7 % – Québec	1,6 % – Ontario	1,4 % – Alberta
Amérique latine	1,7 % – Québec	1,5 % – Ontario	1,4 % – Alberta

Statistique Canada. (2016). *Immigration et diversité ethnoculturelle – Faits saillants en tableaux : Minorités visibles, données du recensement de 2016.* https://www12.statcan.gc.ca/census-recensement/2016/dp-pd/hlt-fst/imm/Tableau.cfm?Lang=F&T=41&Geo=00&SP=1&vismin=2&age=1&sex=1.

parlées au Canada; toutefois, le pourcentage d'Autochtones ayant une connaissance de ces langues a diminué depuis 2006 (Statistique Canada, 2017a, 2019a).

La population noire du Canada augmente également et a doublé pour atteindre près de 1,2 million au cours des 20 années précédant le recensement de 2016, ce qui représente maintenant 3,5 % de la population totale du Canada (Statistique Canada, 2019b). Environ 44 % de cette population sont nés au Canada et environ 9 % ont un statut multigénérationnel (Statistique Canada, 2019b). Depuis 2001, la majeure partie de la population noire est originaire de pays africains (p. ex., le Nigéria, l'Éthiopie et la Somalie), alors qu'avant 1991, une proportion plus élevée d'immigrants provenaient des régions des Caraïbes et des Bermudes, bien que la Jamaïque et Haïti soient demeurés les principaux pays d'origine en 2016 (Statistique Canada, 2019b).

En plus de la race et de l'ethnicité, la diversité existe également en fonction de l'identification du genre, de l'orientation sexuelle, du handicap, de la classe sociale, de la religion et de nombreuses autres variables. Les affrontements culturels et la racialisation ne se limitent pas aux personnes originaires de pays étrangers; elles peuvent se produire dans un grand nombre de communautés perçues comme des minorités. Pendant la pandémie de COVID-19, on a signalé une exacerbation de l'impact des iniquités sur les populations minoritaires (Statistique Canada, 2020).

La culture comme déterminant de la santé

La culture est reconnue comme un déterminant clé de la santé (Agence de la santé publique du Canada, 2018). Elle peut également légèrement modifier l'impact d'autres facteurs sociaux tels que les perceptions du statut social, la capacité d'obtenir un emploi et un logement stables, les rôles et les obligations de la famille, et l'héritage historique de la discrimination, des préjudices et des traumatismes (Kirmayer et Jarvis, 2019). La perspective de la santé des Autochtones reconnaît les interconnexions entre les dimensions physiques, sociales, environnementales et spirituelles et souligne l'influence de la culture sur tous les aspects de la santé et du bien-être. Trois niveaux de déterminants sociaux sont reconnus : (1) les déterminants proximaux, qui ont une incidence directe sur la santé (p. ex., les comportements liés à la santé); (2) les déterminants intermédiaires, qui sont à l'origine des déterminants proximaux (p. ex., l'infrastructure communautaire, les réseaux de parenté, les cérémonies et le partage des connaissances); et (3) les déterminants distaux ou structurels, qui représentent les contextes politiques, économiques et sociaux, y compris le colonialisme, le racisme, les visions du monde autochtones et l'autodétermination (Agence de la santé publique du Canada, 2018).

Les barrières linguistiques constituent une menace majeure pour la sécurité des patients et la qualité des soins (Alimezelli et coll., 2015; Gil et coll., 2016; Minnican et O'Toole, 2020; Yoshikawa et coll., 2020). Le Canada est un pays bilingue avec deux langues officielles, le français et l'anglais. Selon les statistiques de 2016, 22,8 % de la population a déclaré le français comme première langue officielle. La majorité des francophones (environ 85 %) vivent dans la province du Québec, et la province du Nouveau-Brunswick est la seule province officiellement bilingue (Patrimoine canadien, 2019). Bien qu'il s'agisse d'une langue officielle, les services de santé en français sont limités à l'extérieur de ces deux provinces et les francophones, qui sont une minorité de langue officielle, éprouvent des difficultés à obtenir des soins de qualité et un risque accru d'événements indésirables en raison d'obstacles linguistiques et culturels (de Moissac et Bowen, 2018).

Le processus de réinstallation des immigrants et des réfugiés présente des défis inhérents, car ces personnes éprouvent des difficultés en matière d'emploi, de logement et d'accès au soutien social. Les personnes peuvent également faire face à des risques pour la santé en raison de la marginalisation et du manque d'accès à une alimentation, à des activités et à des services de soins de santé adaptés à leur culture. Les perturbations des modes de vie traditionnels et la discrimination peuvent entraîner une plus grande exclusion sociale et un risque accru de consommation de substances; le manque de services culturellement appropriés peut retarder la recherche d'aide; la crainte de voir les symptômes minimisés ou ignorés peut mener à un manque de suivi des traitements prescrits (McKenzie et coll., 2016). Il faut souligner que, bien que la culture soit considérée comme un déterminant de la santé, elle ne doit pas être confondue avec le fait d'être la *cause* d'une maladie ou d'iniquités en santé; les iniquités sont plutôt enracinées dans les facteurs sociaux et structurels qui peuvent et doivent être abordés. La culture est souvent un médiateur positif qui est « … associée de façon significative et positive à la santé physique, au bien-être social et émotionnel, et réduit les comportements à risque » (Bourke et coll., 2018, p. 11), et des difficultés surviennent lorsque la culture est ignorée.

Équité en santé

La reconnaissance croissante de questions telles que l'iniquité en santé a rendu le besoin de compétence culturelle plus impérieux. Il est important de faire la distinction entre l'inégalité en santé et l'iniquité de santé. **L'inégalité en santé** fait référence aux différences des états de santé entre différents groupes. Ces différences peuvent être attribuées à de nombreux facteurs, y compris des facteurs biologiques, des choix individuels et le hasard. Cependant, il existe des preuves irréfutables que les différences peuvent également être attribuées à « la répartition inégale des facteurs sociaux et économiques qui influencent la santé », comme le revenu, le niveau de scolarité, l'emploi et les conditions sociales, qui échappent en grande partie au contrôle individuel et qui sont reconnues comme inéquitables ou injustes (Agence de la santé publique du Canada, 2018, p. 16). **L'iniquité en santé** fait référence à ce sous-ensemble de facteurs qui sont jugés « inéquitables ou injustes ». **L'équité en santé** fait référence à « l'absence de différences injustes et évitables ou remédiables dans l'état de santé de groupes de population définis par des conditions sociales, économiques, démographiques ou géographiques » (Agence de la santé publique du Canada, 2018, p. 16). L'équité en santé crée l'égalité des chances d'être en bonne santé pour tous en (1) diminuant l'effet négatif des déterminants sociaux de la santé et (2) en améliorant les services pour améliorer l'accès et réduire l'exclusion.

L'équité en santé peut se produire lorsque toutes les disparités en matière de santé ont été abordées et éliminées (Fiscella et Sanders, 2016). Fournier et Karachiwalla (2020) déterminent comment les principaux déterminants de la santé influent sur la santé et l'équité. Par exemple, le manque de logements et de revenus convenables peut entraîner une exposition dangereuse aux contaminants environnementaux et une augmentation du stress. Les expériences de racisme et de discrimination peuvent entraîner un manque d'accès à des services de santé appropriés et un sentiment d'exclusion et de marginalisation accrue. Bien qu'il soit reconnu que l'élimination des disparités nécessite des solutions systémiques, telles que l'élargissement de la couverture d'assurance-maladie et des stratégies à plusieurs niveaux qui mobilisent les patients, les communautés, les fournisseurs de soins de santé et les organisations de santé (Fiscella et Sanders, 2016), les fournisseurs de soins de santé doivent également reconnaître les effets individuels de l'iniquité et comprendre comment ils peuvent changer les choses grâce à des actions qui favorisent l'engagement, l'autonomisation et la défense des intérêts. L'outil d'Évaluation de l'impact sur l'équité en matière de santé (EIES) est une excellente ressource qui peut être utilisée par les planificateurs et les dirigeants des soins de santé pour appuyer la prise de décisions et être vigilants pour reconnaître les conséquences imprévues des décisions concernant les services de santé (ministère de la Santé et des Soins de longue durée de l'Ontario, 2019). Les fournisseurs de soins de santé peuvent promouvoir l'équité en santé en reconnaissant les besoins et les forces culturels, en comprenant la vulnérabilité, en éliminant les obstacles inutiles dans les soins et en appuyant des choix éclairés.

Au Canada, il est évident que les personnes racialisées, les Autochtones, les personnes des minorités sexuelle et de genre, les immigrants et les personnes ayant un handicap souffrent d'iniquités en santé (Agence de la santé publique du Canada, 2018). Le racisme et la discrimination à l'égard des Canadiens noirs ont été associés à des taux plus élevés de diabète et d'hypertension (Veenstra et Patterson, 2016). Les mauvaises conditions socio-économiques et l'héritage de la colonisation ont entraîné des taux élevés de diabète, de maladies cardiovasculaires et de tuberculose (Greenwood et coll., 2018; Agence de la santé publique du Canada, 2018; Ramraj et coll., 2016). Une étude récente sur les infections à la COVID-19 au Canada indique que les minorités visibles sont touchées de façon disproportionnée en raison de leur statut socio-économique inférieur et de leur plus grand risque d'exposition au virus (Subedi et coll., 2020).

Au cours des deux dernières décennies, il a été démontré que les populations immigrantes sont en meilleure santé à leur arrivée que les personnes nées au Canada. Connu sous le nom d'« effet de l'immigrant en bonne santé », cet avantage est largement attribué au processus de sélection associé à l'immigration. Cependant, il est également clair que l'effet de l'immigrant en bonne santé ne dure pas et que la santé des immigrants commence à se détériorer sur une période de 10 ans, en particulier pour ceux provenant de pays non européens. Les raisons de la détérioration de l'effet de l'immigrant en bonne santé ne sont pas bien comprises, mais on pense qu'elles sont liées à l'acculturation, y compris les changements potentiels dans le régime alimentaire et le mode de vie, ainsi qu'à l'interaction de facteurs sociaux tels que le sous-emploi, le chômage, le racisme, la discrimination et le manque de services de santé adaptés à la culture (Fung et Guzder, 2018; McKenzie et coll., 2016; Vang et coll., 2017).

Explorer les concepts culturels dans les soins de santé

L'une des plus grandes difficultés associées au développement de la compétence culturelle dans les soins de santé a été un manque de clarté quant à la signification des termes *culture* et *compétence culturelle*, ainsi que des termes connexes tels que *diversité, minorité, ethnicité* et *race*. Certaines discussions sur la culture utilisent les termes *culture, race* et *ethnicité* de manière interchangeable, tandis que d'autres plaident pour une plus grande spécificité et préconisent l'utilisation de termes tels que *ethnoculturel* et *ethnoracial*. Les termes *diversité* et *minorité* sont également utilisés de plus en plus fréquemment comme concepts alternatifs qui transcendent la culture, la race et l'ethnicité. Afin de développer la compréhension d'un concept, nous devons comprendre à la fois la définition du terme et sa signification contextuelle. La compétence culturelle exige une compréhension de base de concepts fondamentaux tels que la culture, la race, l'ethnicité, la diversité, la marginalisation et la minorité. Chacun de ces concepts est examiné brièvement dans la discussion qui suit. L'intention est de présenter le sens des termes afin que les lecteurs puissent comparer et remettre en question leurs propres hypothèses et interprétations et, en même temps, reconnaître lorsque les significations sont similaires ou différentes.

La compétence culturelle en action

Comment interprétez-vous ces termes?

Qu'est-ce qui vous vient à l'esprit lorsque vous entendez les termes suivants : *race, ethnicité, diversité* et *culture*? Notez les descripteurs auxquels vous pensez ainsi que vos sentiments ou vos émotions. Quels étaient certains des sentiments : la peur, la confusion, la frustration, la colère, le défi ou l'excitation? Y a-t-il des termes avec lesquels vous êtes plus à l'aise ou que vous préférez? Quels sont-ils? Y a-t-il des termes connexes que vous préférez et, dans l'affirmative, quels sont-ils?

La première étape vers le développement de la compétence culturelle est d'accroître votre propre conscience de ce que les différents termes signifient et des émotions qu'ils suscitent. Lorsque vous comparez vos réponses avec celles d'un collègue, notez les similitudes et les différences dans vos points de vue. Quelles expériences de vie ont pu façonner vos perspectives?

RACE

Le terme **race** « fait référence à un groupe de personnes qui partagent les mêmes caractéristiques physiques telles que la couleur de peau, la texture des cheveux et les traits du visage » (Turpel-Lafond, 2020, p. 8). Cependant, il est important de reconnaître que les attributs physiques sont souvent liés au comportement social et au statut, en grande partie basés sur des hypothèses et des stéréotypes. Ainsi, dans le discours contemporain, le concept de race est reconnu comme un « moyen socialement construit de catégoriser les gens qui sert de base pour la discrimination en situant les êtres humains dans une hiérarchie de valeur sociale » (Turpel-Lafond, 2020, p. 8). Par le passé, la littérature sur les soins de santé faisait référence au fondement biologique de la race; cela est de plus en plus contesté et le langage évolue maintenant vers l'ascendance (Reich, 2018). Les enfants de couples d'origines mixtes peuvent avoir divers degrés de pigmentation de la peau et des caractéristiques physiques communes, mais ils partagent des similitudes dans la constitution génétique et la culture sociale. Lorsque la race est utilisée comme variable d'identification, il est important d'être prudent et d'explorer le sens et l'intention derrière le terme afin de déterminer son utilité et sa pertinence.

RACISME

Le terme *racisme* en est venu à signifier beaucoup de choses différentes. Essentiellement, le racisme se produit lorsque les jugements ou les opinions (préjugés) préconçus et défavorables sont formés sur la base de caractéristiques telles que la couleur de la peau, les traits du visage ou l'origine ethnique. Le **racisme** peut être défini comme un système social organisé dans lequel le groupe dominant utilise son pouvoir et ses privilèges pour dévaloriser et déresponsabiliser les groupes raciaux ou ethniques et répartir différemment les ressources entre ces derniers, ce qui entraîne un manque d'opportunités et de ressources pour ceux qui sont considérés comme inférieurs et moins méritants (Paradies et coll., 2015; Williams et coll., 2019).

Le racisme peut prendre de nombreuses formes. Il s'agit à la fois d'une attitude et d'un comportement résultant de cette attitude. Alors que le racisme au niveau individuel peut être vu dans les actes et les attitudes des individus, le **racisme institutionnel** (également connu sous le nom de **racisme systémique**) est moins visible et se manifeste dans les politiques et les pratiques organisationnelles; le **racisme structurel** fait référence à des facteurs plus larges dans la société et à la « discrimination par le biais de systèmes qui se renforcent mutuellement [tels que] le logement, l'éducation, l'emploi… [et] les soins de santé » qui mènent à une répartition inéquitable des ressources et des résultats (Bailey et coll., 2017, p. 1453). Le racisme structurel privilégie la « blanchité », est insidieux et persiste même s'il n'y a pas d'intention ou d'individu(s) qui expriment explicitement ces points de vue (Bailey et coll., 2017; Hardeman et coll., 2016; Williams et coll., 2019).

Le racisme culturel se manifeste par des préjugés implicites ou inconscients (Williams et coll., 2019) et constitue la base du racisme individuel et institutionnel. Le **racisme culturel** affirme l'infériorité des cultures non dominantes par le biais de politiques et de pratiques ou de représentations négatives stéréotypées des valeurs, de la langue, de l'imagerie, des symboles et des visions du monde. Grâce aux préjugés conscients et inconscients, la discrimination est ensuite normalisée (Williams et coll., 2019). Le racisme culturel peut également mener à un racisme intériorisé ou à des stéréotypes personnels, où « certains membres de populations raciales stigmatisées réagissent aux stéréotypes raciaux négatifs omniprésents dans la culture en les acceptant comme vrais » (Williams et coll., 2019, p. 111). Les membres des groupes minoritaires peuvent être encouragés à tourner le dos à leur propre culture et à se faire absorber par la culture majoritaire.

Contrairement aux formes manifestes de racisme qui sont plus faciles à reconnaître, le racisme systémique est plus difficile à aborder, car il se reproduit en grande partie par des pratiques routinières et tenues pour acquises dans la vie quotidienne. Le **racisme ordinaire**, un concept introduit par Essed (2000), met en évidence les injustices quotidiennes qui se reflètent dans des hypothèses inconscientes (comme le fait de croire que certains groupes sont paresseux, immoraux ou manquent d'ambition) et des pratiques qui excluent systématiquement les individus d'événements ou d'opportunités particuliers. Les injustices persistantes peuvent être difficiles à cerner et sont donc difficiles à corriger, mais la nature persistante de tels événements peut avoir un impact négatif sur la santé mentale et physique (Bourabain et Verhaeghe, 2021). Les actes de racisme ordinaire sont également décrits comme des **microagressions**, lesquelles sont des interactions quotidiennes qui transmettent un préjugé négatif envers un groupe marginalisé. Bien qu'à première vue, ces interactions ne soient généralement pas un « gros problème » (d'où le terme « *micro* ») et soient donc difficiles à contester sans que la personne ne soit étiquetée comme étant hypersensible, elles sont néanmoins humiliantes et favorisent l'exclusion (Hook et coll., 2016). Les microagressions peuvent également être décrites comme des « actes subtils d'exclusion » (Jana et Baran, 2020) ou du racisme occasionnel (Australian Human Rights Commission, 2014). Les microagressions peuvent être réparties dans trois catégories : les microassauts, les micro-insultes et les micro-invalidations. Les *microassauts* sont des actes manifestes intentionnels comme le fait de raconter une blague raciste en disant que ce n'est qu'une blague. Les *micro-insultes* sont plus subtiles et font référence à des actes désobligeants et insultants – des commentaires tels que « Vous parlez bien l'anglais » ou « Votre famille doit être très fière de votre réussite en tant que xxx ». Les *micro-invalidations* sont des actes d'exclusion ou de rejet; les exemples incluent des questions telles que « D'où venez-vous vraiment? » qui impliquent une contestation de l'appartenance, des déclarations impliquant qu'une personne racialisée est hypersensible aux commentaires racistes, ou le fait de contrer la discussion Black Lives Matter par « toutes les vies comptent », niant ou rejetant ainsi les expériences vécues par les Noirs (Ehie et coll., 2021; Hopper, 2019).

Les examens de la recherche sur les effets du racisme sur l'identité, la santé et le bien-être indiquent que le racisme perçu met en danger la santé de ceux qui le subissent. Le racisme est lié à une mauvaise santé mentale et physique (Paradies et coll., 2015). Les expositions multiples à la discrimination raciale peuvent avoir une incidence importante sur la santé mentale et avoir un effet durable (Wallace et coll., 2016). Les microagressions peuvent avoir un impact cumulatif sur les individus et ont été associées à une diminution des résultats en matière de santé mentale, y compris l'idéation suicidaire, une alliance thérapeutique compromise avec les conseillers et une diminution de l'intention de demander des soins (Hollingsworth et coll., 2017; Hook et coll., 2016). Le racisme est également reconnu comme étant « inextricablement lié » à la colonisation (Allan et Smylie, 2015, p. 5), et la santé et le bien-être des Autochtones continuent d'être grandement compromis en raison d'hypothèses et de stéréotypes raciaux négatifs (Leyland et coll., 2016).

STÉRÉOTYPES, PRÉJUGÉS ET DISCRIMINATION

Les stéréotypes, les préjugés et la discrimination sont des termes connexes qui mènent à l'exclusion et aux iniquités. Un **stéréotype** est « une généralisation préconçue d'un groupe de personnes. Cette généralisation attribue les mêmes caractéristiques à tous les membres du groupe, indépendamment de leurs différences individuelles » (Fondation canadienne des relations raciales, 2019). Le **préjugé** est une croyance, un sentiment ou une attitude, généralement négatif et manquant de légitimité, envers une ou plusieurs autres personnes (Fondation canadienne des relations raciales, 2019). La **discrimination** fait référence à des actes ou comportements, fondés sur des stéréotypes et des préjugés, qui reflètent un accès inégal et injuste et un traitement inégal et injuste des personnes et qui mènent à des résultats inéquitables (Fondation canadienne des relations raciales, 2019). La relation entre les trois concepts est décrite à la fig. 1.1.

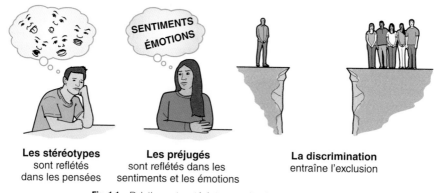

Les stéréotypes sont reflétés dans les pensées   **Les préjugés** sont reflétés dans les sentiments et les émotions   **La discrimination** entraîne l'exclusion

Fig. 1.1   Relation entre stéréotype, préjugé et discrimination.

MARGINALISATION

Marginaliser les gens consiste à les confiner à une limite ou à un bord extérieurs (les marges), remettant ainsi en question leur droit d'appartenance et d'être des participants à part entière. La **marginalisation** est un processus social d'exclusion qui fait référence à l'expérience de « personnes n'appartenant pas au" groupe dominant, d'être confrontées à des obstacles qui les empêchent de participer pleinement et de manière équitable à la vie de la société. Décrit également le fait d'être laissé pour compte ou d'être socialement réduit au silence » (Fondation canadienne des relations raciales, 2019). La marginalisation est souvent le résultat de préjugés inconscients. Les **préjugés inconscients** ou **implicites** « décrivent des associations ou des attitudes qui modifient par réflexe nos perceptions, affectant ainsi le comportement, les interactions et la prise de décision » (Marcelin et coll., 2019, S62). En d'autres termes, le préjugé n'est pas intentionnel; cependant, les perceptions modifiées ont une incidence sur les actions et les décisions. La recherche en neurosciences a montré que les attitudes implicites se forment dans le développement précoce et les préjugés inconscients « semblent être le résultat d'avoir grandi dans une culture de racisme subtil » (Stevens et Abernethy, 2018, p. 563). Même lorsqu'il y a une reconnaissance des préjugés raciaux et que le racisme explicite est contrôlé, les préjugés inconscients et implicites peuvent subsister. Un examen de la littérature sur les préjugés inconscients dans les soins de santé aux États-Unis a révélé que la plupart des fournisseurs de soins de santé ont « des préjugés inconscients envers les personnes noires, hispaniques, amérindiennes et à la peau foncée » (Maina et coll., 2018, p. 224). Il n'y a aucune raison de croire que le Canada est très différent. En plus de la race, les préjugés inconscients existent également parmi d'autres caractéristiques identitaires telles que le sexe, l'orientation sexuelle et la religion.

Les préjugés inconscients mènent à la marginalisation et à des actes subtils d'exclusion; la marginalisation, à son tour, entraîne la poursuite d'iniquités sociales et structurelles ayant des effets nocifs sur la santé (Browne et coll., 2016). Au Canada, les références aux groupes marginalisés comprennent les membres des communautés de minorités visibles, les immigrants, les réfugiés, les Autochtones, les sans-abri, les minorités sexuelles et les personnes ayant un handicap physique ou mental. Les groupes marginalisés sont également appelés « populations vulnérables », car ils sont plus susceptibles d'être exposés à des environnements nocifs pour la santé ou de ne pas en être protégés et sont moins susceptibles de recevoir des soins appropriés. Browne et coll. (2016) notent qu'en ce qui concerne les peuples autochtones, « la marginalisation est ancrée dans l'histoire des relations entre les peuples autochtones et l'État-nation, ce qui entraîne un fardeau disproportionné de mauvaise santé et de souffrance sociale au sein des populations autochtones » (p. 14).

MINORITÉ

Dans le contexte des soins de santé, le statut de groupe minoritaire est associé au statut marginalisé, ce qui signifie que ces groupes ont un accès limité aux possibilités, au pouvoir et aux ressources, y compris aux services de soins de santé. Le statut de groupe minoritaire ne fait donc pas simplement référence à une population qui est numériquement petite; il peut plutôt s'agir de populations désavantagées, défavorisées, discriminées, exploitées ou déresponsabilisées dans les structures de gouvernance de la société dominante en raison du manque d'accès au pouvoir ou de la capacité d'influencer le(s) résultats (Fondation canadienne des relations raciales, 2019). Même dans les cas où le nombre réel de personnes ayant le statut de groupe minoritaire atteint 50 % ou plus de la population, comme la population des minorités visibles dans les grandes villes canadiennes comme Toronto, elles sont toujours susceptibles de subir des iniquités systémiques au sein des systèmes sociaux dominants. Le terme *racialisé* est souvent préféré, parce qu'une communauté racialisée dans une région donnée peut ne pas être une « **minorité** » numérique; il reconnaît également que les obstacles auxquels les gens sont confrontés reflètent des préjugés sociaux historiques, et non des insuffisances individuelles ou de groupe (McKenzie et coll., 2016).

Le terme **PANDC** (**personnes autochtones, noires et de couleur**) a également gagné en popularité en 2020. Considéré comme un terme générique pour désigner les personnes qui sont victimes de racisme à cause de leur couleur de peau, le terme est inadéquat dans la représentation d'autres groupes racialisés (p. ex., les personnes d'orientation sexuelle ou d'identité de genre minoritaires). Bien qu'il aspire à être inclusif, le terme *personnes de couleur* est controversé et le regroupement de groupes disparates sous un même terme générique rend les expériences individuelles invisibles, exacerbant encore la difficulté de rendre le racisme visible.

ETHNICITÉ

Bien que certains utilisent le terme *ethnicité* de manière interchangeable avec *la race*, l'**ethnicité** est un terme plus large et fait référence à la « multiplicité des croyances, des comportements et des traditions tenus en commun par un groupe de personnes liées par une homogénéité linguistique, historique, géographique, religieuse ou raciale particulière » (Fondation canadienne des relations raciales, 2019). Les caractéristiques peuvent inclure l'ascendance, la langue, la parenté, les rituels familiaux, les préférences alimentaires, les vêtements et des célébrations particulières.

INTERSECTIONNALITÉ

L'**intersectionnalité** est une approche ou un cadre permettant de comprendre comment de multiples identités sociales telles que la race, le sexe, l'orientation sexuelle et le handicap interagissent les unes avec les autres et influencent l'expérience individuelle. Il est important de comprendre que chaque identité peut refléter différents niveaux de pouvoir, de privilège et d'oppression (c.-à-d., racisme, sexisme, hétérosexisme, classisme) au niveau macro-social structurel (Overstreet et coll., 2020). Les identités sociales multiples ne peuvent pas simplement être ajoutées les unes aux autres; elles interagissent plutôt les unes avec les autres pour créer quelque chose de nouveau en ce qui concerne l'exclusion et le préjudice (Henry et coll., 2017). Par exemple, considérons l'inégalité sociale entre les hommes et les femmes; maintenant, considérons également les inconvénients supplémentaires auxquels une femme noire, autochtone ou asiatique pourrait être confrontée. Bien qu'il n'y ait que deux variables – la race et le sexe –, la combinaison peut changer radicalement l'expérience d'une personne en matière de discrimination, de pouvoir et d'inclusion (voir Wilson et coll., 2016 pour plus de détails).

DIVERSITÉ

La **diversité** est un terme large lié à la culture. Le terme peut simplement faire référence à des différences ou des variations entre les individus et les groupes sociaux. Cependant, dans un contexte social, la diversité ne renvoie pas simplement à la différence, mais implique plutôt la différence par rapport à la majorité qui est censée être la norme. Dans ce contexte, divers groupes et communautés font référence à un statut marginalisé au sein de la société et les initiatives de diversité deviennent presque synonymes d'une absence de discrimination, protégeant les droits de la personne, la justice sociale et l'équité en santé (Beagan, 2015). En tant que terme, la *diversité* a gagné en popularité dans le discours culturel en tant qu'expansion du discours multiculturel qui a étroitement aligné la culture avec l'ethnicité; ainsi, la diversité en est venue à être considérée comme un terme post-multiculturel plus large qui reconnaît l'intersectionnalité et la complexité de la diversité au Canada (Fleras, 2019).

Une vision large de la diversité peut être problématique. L'un des défis liés à l'association de tous les groupes marginalisés sous le terme générique de diversité est que la diversité réelle au sein de divers groupes peut facilement être négligée. Par exemple, les termes *minorité visible* ou *personnes de couleur* regroupent un vaste groupe hétérogène de personnes qui ne sont pas blanches dans une seule catégorie, masquant ainsi les différences ethniques. Bien que diverses communautés puissent être similaires en ceci qu'elles partagent un statut marginalisé, elles continuent de différer en termes d'histoire, de traditions, de croyances et de valeurs. En d'autres termes, chaque communauté a sa propre culture et il est tout aussi important de comprendre les similitudes ainsi que les différences entre les communautés. Le terme *diversité* ne peut donc pas remplacer le terme *culture*. Dans toute référence à divers groupes, il est important d'être explicite sur le contexte et de noter les différences auxquelles nous faisons référence et pourquoi et comment ces différences sont importantes.

CULTURE

La **culture** est un concept difficile à définir. Elle est complexe, insaisissable et parfois paradoxale. Les définitions de la culture font généralement référence à des valeurs, des normes et des traditions qui sont communes, à des degrés divers, à un groupe de personnes et qui servent à guider les comportements dans la vie quotidienne (Cai, 2016; Sharifi et coll., 2019). Bien que certaines définitions assimilent la culture uniquement à l'ethnicité, à la race, à la religion ou au pays d'origine, il s'agit d'une vision étroite qui est problématique, car elle peut renforcer une vision statique de la culture et ne reconnaît pas la diversité qui existe au sein des groupes (Srivastava et Srivastava, 2019). Il est important de reconnaître que la culture est dynamique et comprend des identités sociales plus larges telles que le statut socio-économique, le sexe, l'orientation sexuelle, la citoyenneté et l'âge (Blanchet Garneau et Pepin, 2015; Cai, 2016; Srivastava et Srivastava, 2019).

On dit que la culture constitue plusieurs couches. La première couche superficielle reflète le comportement et représente la culture explicite. C'est ce qui est vu et interprété par les autres. La deuxième couche, plus profonde et plus implicite, est celle des valeurs, et le noyau de la culture est formé par des hypothèses de base qui sont souvent cachées, même à ceux qui appartiennent au groupe culturel. Deux analogies courantes peuvent être utilisées pour transmettre les complexités de la culture (fig. 1.2 et 1.3). La fig. 1.2 utilise l'image d'un iceberg pour expliquer

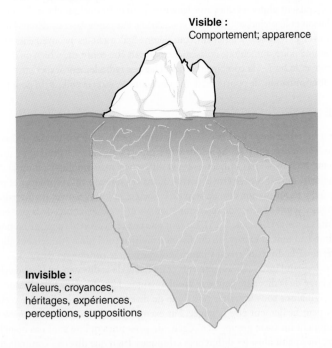

Visible :
Comportement; apparence

Invisible :
Valeurs, croyances, héritages, expériences, perceptions, suppositions

Fig. 1.2   L'analogie de la culture de l'iceberg.

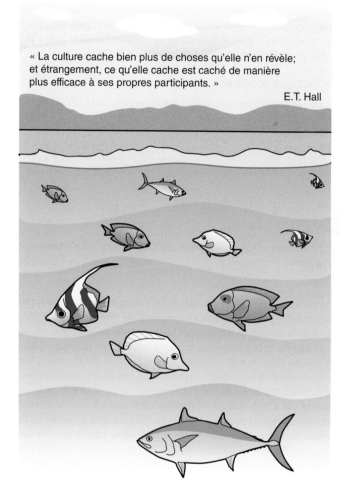

« La culture cache bien plus de choses qu'elle n'en révèle; et étrangement, ce qu'elle cache est caché de manière plus efficace à ses propres participants. »

E.T. Hall

Fig. 1.3 Culture décrite selon l'analogie du poisson dans l'eau.

le concept de culture et met en évidence trois points clés : (1) les aspects de la culture que nous voyons, tels que les comportements et l'apparence, ne sont qu'une petite partie de ce qui existe réellement; (2) ce que nous voyons est influencé par ce qui n'est pas facilement visible (c.-à-d. que les valeurs et les croyances déterminent le comportement); (3) pour comprendre la culture, nous devons aller plus loin et chercher ce qui n'est pas facilement visible. Lorsqu'un conflit culturel ou une synergie se produit, ils sont dus aux aspects de la culture qui ne sont pas facilement visibles.

La fig. 1.3 décrit la culture en utilisant l'analogie du poisson dans l'eau. Les points clés associés à cette analogie sont (1) le poisson, en tant qu'être culturel, est immergé dans l'eau, mais il ne voit pas l'eau (la culture est souvent invisible pour ceux qui sont dedans); (2) l'eau est nécessaire pour que le poisson survive – être un « poisson hors de l'eau » conduit à se sentir mal à l'aise et en danger et peut finalement conduire à la mort. De même, le lien avec la culture et l'identité culturelle est considéré comme une nécessité pour le bien-être et la croissance, tandis qu'une perte de culture et d'identité culturelle peut entraîner un préjudice irréparable.

La culture en tant que modèles

Une description simple de la culture est reflétée par les lettres *C.U.L.T.U.R.E.*

> **Description de la culture**
> La culture est…
> *Commonly*
> *Understood*
> *Learned*
> *Traditions and*
> *Unconscious*
> *Rules of*
> *Engagement* (En français : Traditions et règles de l'engagement inconscientes communément comprises et apprises)

La culture est quelque chose qui est communément compris par ceux qui la partagent – c'est la vision du monde, les valeurs et les croyances communes qui sont claires pour ceux qui font partie du groupe culturel, mais étrangères aux autres. Une **vision du monde** est la « façon dont un individu ou un groupe regarde et comprend son monde à son sujet en tant que valeur, position, image ou perspective sur la vie ou le monde » (Leininger, 2002, p. 83). En d'autres termes, c'est la façon dont nous percevons, interprétons et nous rapportons au monde qui nous entoure.

La culture s'apprend dès la naissance, par l'acquisition de la langue et la socialisation. Les individus ne naissent pas avec la culture; ils naissent dans une culture. De même, les fournisseurs de soins de santé sont socialisés dans les cultures professionnelles à mesure qu'ils apprennent et adoptent les normes, les valeurs et les attentes de la profession. La culture, c'est aussi les traditions et les rituels : ce qui est fait, quand c'est fait (ou pas fait) et comment c'est fait. Différents groupes ont des façons différentes de faire les choses.

La culture n'est pas seulement communément comprise, mais elle est inconsciente et automatique. Elle reflète une norme basée sur des valeurs et des hypothèses sur le monde qui sont tenues pour acquises et rarement examinées ou promulguées consciemment. Souvent, ce n'est que lorsque nous sommes confrontés à la différence que les traditions et les rituels sont reconnaissables pour ce qu'ils sont et ce qu'ils représentent.

Enfin, les valeurs culturelles déterminent les normes identitaires ou les règles d'engagement avec différentes situations et événements dans nos vies, y compris la maladie et les soins de santé. Les valeurs culturelles influencent la perception et la réaction des personnes, des événements et des situations, y compris ce qui est jugé acceptable et inacceptable.

La description qui précède, tout comme l'analogie de l'iceberg, souligne l'existence de modèles de comportement explicites ou implicites qui influencent les pensées et les actes. Cependant, il est essentiel de reconnaître que la culture est un concept dynamique : les modèles culturels existent, mais varient d'un individu à l'autre et peuvent également changer au fil du temps. Attribuer automatiquement de tels modèles à des comportements ou à des normes est stéréotypé et néfaste. Cette question sera examinée plus en détail au chapitre 3.

La compétence culturelle en action

La nature changeante et immuable des valeurs

Identifiez deux valeurs que vos parents (ou aînés) vous ont enseignées lorsque vous étiez jeune. Tenez compte de valeurs comme l'indépendance, la coopération, le devoir, le désir, l'obéissance, le respect, l'honneur, l'individualité, l'allégeance à la famille et la remise en question ou la contestation du statu quo.

Dans la liste ci-dessus, identifiez deux valeurs que vous aimeriez enseigner à vos enfants (ou à votre nièce ou neveu, ou aux jeunes en général). Les valeurs sont-elles les mêmes que celles qui vous ont été enseignées? Sont-elles différentes? Pouvez-vous identifier les raisons des différences? Le sexe de l'enfant ou de la personne influence-t-il votre réponse?

Cet exercice met en évidence la nature dynamique de la culture. Alors que certaines valeurs et préférences peuvent rester les mêmes d'une génération à l'autre, d'autres peuvent changer au fil du temps en fonction des circonstances et des expériences vécues.

La compétence culturelle en action

Valeurs et prise de décisions

Supposons que vous ayez gagné 1 000 $ à la tombola. Comment dépenseriez-vous vos gains imprévus?
a) Donnez-les à la famille.
b) Partez en vacances.
c) Remboursez vos dettes ou conservez-les pour des dépenses futures.
d) Achetez des chaussures ou des vêtements.
e) Sortez dîner dans un restaurant chic.

Réfléchissez à vos réponses : Certaines des options semblent-elles frivoles ou ridicules? Auriez-vous fait les mêmes choix il y a cinq ans? Qu'est-ce qui pourrait influencer vos choix? Discutez de vos réponses avec des collègues qui auraient pu faire un choix différent. Identifiez un ou deux facteurs qui ont permis de déterminer ce qui est « juste ». Notez que la « bonne » réponse n'est pas toujours bonne pour tout le monde en tout temps.

La culture comme pouvoir

Il est important de noter que la culture n'est pas seulement une question de modèles (visions du monde ou façons d'être); elle est aussi une question de pouvoir. La culture est une construction sociale et « doit donc être considérée dans des contextes historiques, sociaux, politiques et économiques » (Blanchet Garneau et Pepin, 2015, p. 10). Dans une société diversifiée, les différences culturelles conduisent à des relations de pouvoir inégales. La façon dont nous naviguons dans le monde est façonnée par nos visions du monde et par nos expériences. Faire partie de la culture dominante peut mener à la sécurité et aux privilèges, tandis que le statut de groupe minoritaire peut mener à des expériences de discrimination et d'exclusion, qui à leur tour influencent les actes et les comportements dans différentes circonstances (Srivastava et Srivastava, 2019). Ainsi, les aspects de l'identité sont également des sites de « différence, d'oppression, de marginalisation et de privilège via des systèmes et des pratiques de pouvoir » (Overstreet et coll., 2020, p. 780).

Compétence culturelle et sécurité culturelle

Les concepts de compétence culturelle et de sécurité culturelle sont tous deux utilisés comme lignes directrices pour assurer des soins équitables axés sur le patient au Canada et dans le monde. La sécurité culturelle est née en Nouvelle-Zélande dans un « but et un contexte strictement autochtones » et « exige une reconnaissance explicite et détaillée de l'identité culturelle des peuples autochtones » (Yeung, 2016, p. 4). L'objectif principal de la **sécurité culturelle** est l'impact du colonialisme et des déséquilibres de pouvoir qui ne tiennent pas compte des façons d'être et de connaître (y compris les croyances en matière de santé et de maladie) des peuples autochtones et qui nient l'autodétermination. La sécurité culturelle a été considérée comme le résultat de la compétence culturelle (Sharifi et coll., 2019) ou comme une approche distincte axée sur le pouvoir social et politique qui met l'accent sur l'autodétermination dans la relation fournisseur-patient (Berg et coll., 2019). Bien que la définition théorique et les origines de la sécurité culturelle soient distinctes de la compétence culturelle, les deux sont d'application similaire (Yeung, 2016), la sécurité culturelle étant principalement appliquée aux soins de santé pour les peuples autochtones. Un aspect clé de la sécurité culturelle est qu'elle doit être comprise du point de vue de la personne servie ou soignée.

La **compétence culturelle** peut être décrite comme « un ensemble de comportements, d'attitudes et de politiques harmonieux qui sont réunis dans un système, un organisme ou entre les professionnels et leur permettent de travailler efficacement dans des situations interculturelles » (Cross et coll., 1989, p. 13). En tant que concept, la compétence culturelle « fait preuve d'adaptabilité aux différentes interactions de groupes ethnoculturels » (Yeung, 2016, p. 4) et reconnaît la nécessité d'adapter les approches d'évaluation et de traitement pour atteindre l'équité dans la qualité et les résultats de la santé. La compétence culturelle est souvent décrite comme un processus ou un parcours, et non comme une destination ou un résultat.

La compétence culturelle exige une compréhension des concepts de culture et de compétence. Comme nous l'avons vu précédemment, la « culture » fait référence aux « modèles intégrés de comportement humain » et la « compétence » implique d'avoir les connaissances, les compétences et le jugement requis pour fonctionner efficacement (National Center for Cultural Competence, s.d.). Par conséquent, la compétence culturelle ne devrait pas être considérée comme sachant tout sur chaque culture ou n'importe quelle culture; la compétence implique plutôt la transformation des connaissances et de la compréhension en réactions ou interventions efficaces en matière de soins de santé. À cet égard, la compétence culturelle est identique à la compétence clinique et nécessite également un apprentissage continu tout au long de la vie.

La nature complexe, insaisissable et ambiguë de la culture et de la compétence culturelle a conduit à de nombreuses critiques du concept (Beagan, 2018; Blanchet Garneau et coll., 2016; Danso, 2018). Ces critiques peuvent être résumées comme suit :

- Définition étroite et statique de la culture qui se concentre sur la race et l'ethnicité, en ignorant les autres identités
- Mettre l'accent sur l'individu et ne pas reconnaître les déterminants structurels ou sociaux de la santé
- Se concentrer sur « l'autre » et centrer le problème sur « l'autre » tout en omettant de reconnaître ou d'examiner la culture dominante
- Une approche simpliste et biculturelle qui dépeint tous les fournisseurs de soins de santé comme des membres du groupe dominant et rendant « invisibles les professionnels racialisés et des minorités ethniques » (Beagan, 2018, p. 123)
- Mesurer la compétence culturelle uniquement en termes de confort et de confiance des fournisseurs ne peut être assimilé à un travail efficace

Ces critiques sont valables, mais elles manquent de rigueur analytique. Elles sont valables dans la mesure où elles devraient servir de prudence pour les définitions étroites et les interprétations simplistes de la culture ou de la compétence culturelle. Danso (2018) soutient que les critiques de la compétence culturelle sont souvent basées sur des hypothèses non valides ou contradictoires : « Peut-être que le problème de la compétence culturelle n'est pas le concept lui-même, mais plutôt la myriade de façons dont différents chercheurs et praticiens de différents endroits et à différents moments ont (mal) conceptualisé, (mal) compris et (mal) interprété le concept » (p. 9). L'auteur note en outre qu'il n'est pas réaliste de s'attendre à ce que la compétence culturelle soit une « construction fourre-tout ou souveraine capable de résoudre tous les problèmes liés à la culture ou à la structure » (p. 9).

Les alternatives à la compétence culturelle comprennent l'humilité culturelle, la compétence structurelle et la compétimilité culturelle (mélange de compétence culturelle et d'humilité culturelle) (Campinha-Bacote, 2019). En tant que concept, l'**humilité culturelle** met l'accent sur la conscience de soi, en particulier en ce qui concerne les questions de pouvoir et de privilège professionnels. L'humilité culturelle met l'accent sur la compréhension des structures sociales et de leur impact sur les patients, et appelle à la défense des changements systémiques. En mettant l'accent sur l'autocritique et la réflexion critique, l'humilité culturelle souligne le privilège associé à l'expertise professionnelle et aux structures institutionnelles (Beagan, 2015; Danso, 2018). L'humilité culturelle est un concept important, mais ce n'est pas un modèle ou un cadre solide qui offre un avantage significatif sur la compétence culturelle. (Voir le chapitre 9 pour plus de détails sur l'humilité culturelle.) L'autoréflexion critique, le respect de la différence, la prise en compte du pouvoir dans les relations entre le fournisseur et le patient, le partenariat avec les patients et les familles et l'apprentissage des patients sont tous des principes fondamentaux de la pratique professionnelle dans toutes les disciplines de la santé, ainsi que des éléments fondamentaux de la pratique anti-oppressive et des caractéristiques des soins centrés sur le patient (Danso, 2018). En tant que caractéristique, l'humilité consiste à être humble et sans prétention. En termes de compétence culturelle, l'humilité consiste à remettre en question son propre ethnocentrisme et à valoriser les connaissances et la sagesse qui existent chez diverses personnes et communautés. Bien que la compétence culturelle ne soit peut-être pas un concept parfait, elle offre un moyen d'aller de l'avant pour relever les défis des différences culturelles et des inégalités systémiques et structurelles. Tehee et coll. (2020), à la suite d'une analyse et d'un examen exhaustifs de la compétence culturelle, recommandent « aux chercheurs et aux praticiens d'adopter la complexité de cette construction et de résister à l'envie de trouver un concept de remplacement avec une définition soignée, mais plutôt d'intégrer de nouvelles connaissances et conceptualisations au fur et à mesure qu'elles apparaissent et de célébrer la compréhension plus profonde et plus large qui résulte de concepts ajoutés » (p. 20). Le succès dépendra d'une solide compréhension, d'une application réfléchie et d'une évaluation critique.

Les interconnexions entre la culture, la diversité, l'équité en santé et la compétence culturelle sont présentées dans le tableau 1.3.

Niveaux de compétence culturelle

La recherche et l'érudition dans le domaine de l'administration publique et des soins de santé reconnaissent trois niveaux étroitement liés pour l'analyse, l'élaboration d'objectifs et de stratégies et la mise en œuvre de mesures pour atteindre les résultats souhaités. Le niveau macro fait référence à l'ensemble des politiques, des priorités et des processus à l'échelle nationale (p. ex., la couverture des soins de santé et le remboursement); le niveau méso fait référence au niveau de l'établissement où les priorités sont adoptées par le biais de la structure et de la stratégie, et le niveau micro reflète les relations et les interactions entre les personnes et comprend les approches, les options et les interventions de soins aux patients (Sawatzky et coll., 2021).

Dans la documentation sur les soins de santé, il est reconnu que la compétence culturelle est nécessaire au niveau du fournisseur individuel (micro) et à l'échelle de l'organisation et du système (macro) en général (McCalman et coll., 2017; Srivastava et Srivastava, 2019; Tehee et coll., 2020). La majorité de la documentation sur la compétence culturelle s'adresse explicitement ou implicitement au fournisseur de soins de santé individuel qui exerce ses activités dans le contexte plus large de la pratique professionnelle afin de comprendre les enjeux et de les appliquer dans la pratique.

TABLEAU 1.3 ■ **Interconnexions entre la culture, la diversité, l'équité en santé et la compétence culturelle**

Culture	Modèles et expériences partagés qui façonnent nos façons d'être et de faire
Diversité	Comprend les multiples façons d'être et les opérations intersectionnelles du pouvoir, du privilège et de la marginalisation aux niveaux individuel, institutionnel et systémique
Équité en santé	Examine comment la diversité des identités et des lieux sociaux influent sur l'état de santé, en mettant l'accent sur l'accès et les résultats, et fournit une perspective pour intégrer la sensibilisation et les connaissances sur la diversité dans les livrables (plus équitables) en matière de santé
Compétence culturelle clinique	Peut être compris comme un ensemble spécifique de pratiques dans la conception et la prestation des soins, basées sur une sensibilisation et une connaissance de la culture, de la diversité et du pouvoir de soutenir des résultats de santé équitables. En d'autres termes, la compétence culturelle est une stratégie de pratique pour atteindre les objectifs d'équité en santé éclairés par la culture et la diversité.

Adapté de Mawhinney, J. (2013). Diversity and equity competencies in clinical practice. Dans Herie, M., et Skinner, W.J. (éditeurs), *Fundamentals of addiction: A practical guide for counsellors* (p. 43-62). CAMH.

Un niveau non reconnu pour la compétence culturelle est celui du niveau d'équipe (méso). C'est important, d'autant plus que les soins de santé sont en grande partie fournis par des équipes. La compétence culturelle au niveau de l'équipe signifie créer un environnement qui favorise un dialogue sain sur les différences en mettant en place des mécanismes dans le processus de soins qui permettent l'échange de points de vue et de connaissances divers pour développer des interventions innovantes et transformatrices (Srivastava, 2008). Les compétences au niveau de l'équipe sont considérées comme nécessaires pour lier les valeurs adoptées par l'organisation à la pratique quotidienne des soins. La mise en place de politiques est souvent entravée par des priorités différentes de chaque membre du personnel, en particulier ceux qui occupent des postes de direction ou plus autoritaires et de leadership. Par exemple, les tentatives d'évaluation culturelle d'une personne peuvent ne pas être valorisées ou considérées comme légitimes si cela ne fait pas partie du protocole habituel ou si le processus prend trop de temps et est donc considéré comme peu pratique. La compétence culturelle au niveau de l'équipe rend les valeurs du groupe explicites, établit et/ou clarifie les normes du groupe et s'appuie sur la force du collectif pour soutenir la culture du groupe.

La compétence culturelle en action

Comment défendre les intérêts d'un patient

Helen est une infirmière autorisée (IA) relativement nouvelle dans une unité de santé mentale achalandée d'un hôpital urbain. Elle reconnaît que M. Yuen a des problèmes de communication en raison de la maîtrise limitée de l'anglais; cependant, malgré cette barrière de communication, il est généralement coopératif et hoche beaucoup la tête pendant les conversations. Sa famille lui rend visite régulièrement et aucune plainte n'a été formulée. Dans les rondes d'équipe, il est évident qu'il y a peu d'informations sur comment M. Yuen se sent, car aucun membre de l'équipe n'a eu l'occasion d'avoir une conversation directe avec lui. Helen sait que l'hôpital a accès à des services d'interprétation et veut utiliser ce service pour M. Yuen. Cependant, lorsqu'elle en parle à l'infirmière responsable, on lui dit que ce n'est pas nécessaire : les interprètes sont coûteux et pas toujours fiables, et il n'y a pas de problème immédiat exigeant de recourir à un interprète. Comment Helen pourrait-elle défendre l'accès de l'équipe et de M. Yuen aux services d'interprétation? Est-ce nécessaire? Pourquoi ou pourquoi pas?

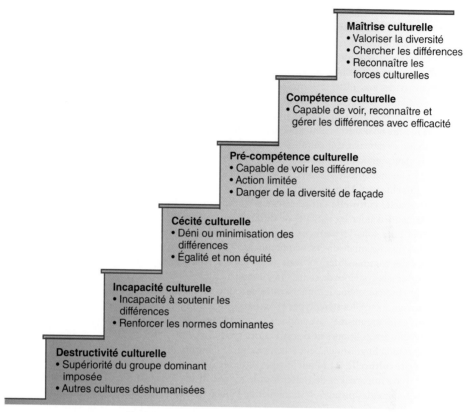

Fig. 1.4 Continuum de la compétence culturelle.

Au niveau organisationnel, la compétence culturelle peut être comprise comme « un effort stratégique fait au niveau des systèmes pour répondre aux besoins des employés et des patients de divers horizons » (Kumra et coll., 2020, p. 109). Bien qu'il existe une abondante documentation sur les cadres et les lignes directrices concernant la diversité institutionnelle ou organisationnelle, il y a un manque général de recherche empirique sur la diversité organisationnelle, en particulier dans un contexte canadien. Les interventions organisationnelles abordent les problèmes de systèmes de la façon suivante : (1) accroître l'accès – grâce au soutien linguistique, aux heures et au lieu de service, en éliminant ainsi la complexité des renvois; et (2) renforcer les capacités – au moyen de stratégies telles que l'engagement des utilisateurs, la formation de la main-d'œuvre, l'amélioration de la diversité de la main-d'œuvre, les activités de sensibilisation et la coordination avec les guérisseurs traditionnels. Bien que les preuves que les stratégies organisationnelles mènent à des résultats positifs pour les patients soient limitées, elles sont prometteuses et continuent d'être un domaine d'examen et de développement plus approfondis (McCalman et coll., 2017).

Le continuum de la compétence culturelle

Étant donné que la compétence culturelle est un processus et un parcours continu, il s'ensuit qu'elle peut être décrite sur un continuum. Contrairement à d'autres approches qui préconisent la compétence culturelle comme méthode d'amélioration de la qualité et de l'efficacité des soins, le **continuum de la compétence culturelle** (fig. 1.4), développé par Cross et coll. (1989), souligne clairement qu'un manque de compétence peut être néfaste et destructeur. En d'autres termes, la compétence culturelle est un ingrédient nécessaire pour des soins efficaces et ne peut pas simplement être assimilée à la cerise sur le gâteau. Bien que le continuum soit présenté de façon linéaire, il ne devrait pas être interprété comme une série de phases rigides prédéterminées; il présente plutôt des moyens possibles de répondre aux différences culturelles et les individus peuvent être à différents stades avec différents groupes (Goode, 2004).

À l'extrémité du continuum, la **destructivité culturelle** fait référence aux attitudes, aux pratiques et aux politiques organisationnelles qui mettent l'accent sur la supériorité d'une culture dans la mesure où d'autres cultures sont déshumanisées et détruites. On peut trouver des exemples historiques de destructivité culturelle à l'égard des peuples autochtones au Canada et du retrait forcé d'enfants autochtones de leur famille pour les placer dans des pensionnats ou des familles d'accueil non autochtones. L'objectif explicite de cette politique était d'éradiquer la culture et la langue autochtones (Allan et Smylie, 2015).

L'**incapacité culturelle** fait référence à l'incapacité des fournisseurs de soins de santé et des établissements d'aider les patients de différentes cultures. Le groupe de patients dominant sert de norme pour tous les soins et les préjugés systémiques conduisent au paternalisme ou aux approches d'exclusion de diverses communautés. Les messages subtils et moins subtils sont que les membres des communautés qui sont différentes ne sont pas les bienvenus, valorisés ou capables de s'intégrer aux systèmes de soins. On s'attend à ce que la ou les cultures minoritaires s'adaptent, acceptent et soient même reconnaissantes des soins prodigués. L'incapacité culturelle est caractérisée par l'ignorance, les stéréotypes et les peurs irréalistes fondées sur la race (Goode, 2004). Les individus et les organismes se comportent comme des « agents de l'oppression » en appliquant et en soutenant des politiques et des structures racistes (Cross, 1988, p. 2). Le manque de services d'interprétation linguistique peut être un exemple d'incapacité culturelle.

La **cécité culturelle** se produit lorsque les différences culturelles sont minimisées ou niées dans un désir d'être impartial et de traiter tout le monde de la même manière. La cécité culturelle ne tient pas compte des préjugés systémiques de longue date et ne reconnaît pas la nécessité de pratiques équitables. Ceci est discuté plus en détail au chapitre 2 (voir Le mythe de la ressemblance). Au stade de la **pré-compétence culturelle**, il y a une prise de conscience ou une reconnaissance des besoins fondés sur la culture; toutefois, la capacité de prendre les mesures appropriées est limitée. Les organisations et les individus manifestent un véritable désir d'apprentissage et d'engagement à l'égard de politiques et d'initiatives inclusives; cependant, il y a un risque d'un faux sentiment d'accomplissement ou de diversité de façade. Les initiatives isolées n'entraînent pas de changement fondamental dans la pratique ou au sein d'une organisation. Il existe également un risque de démoralisation à ce stade, lorsque les fournisseurs rencontrent des défis lors d'activités ou d'initiatives. Si de tels défis sont considérés comme des échecs, il pourrait y avoir une réticence à faire d'autres efforts, puis le continuum est compromis (Goode, 2004).

Le stade de la compétence culturelle se caractérise par la reconnaissance et le respect de la différence et un effort continu d'auto-évaluation, d'amélioration de la sensibilisation et de renforcement des connaissances et des compétences afin de « fournir des soins de santé sûrs et de qualité aux patients ayant des origines culturelles différentes » (Cai, 2016, p. 269). Le dernier stade du continuum de la compétence culturelle est décrit comme la **maîtrise culturelle**. À ce stade, les praticiens et les organisations accordent de l'importance à la diversité et cherchent à obtenir le rôle positif que la culture peut jouer dans la santé et les soins de santé (Goode, 2004). Plutôt que de simplement fournir des soins impartiaux, les fournisseurs et les organismes de soins de santé culturellement compétents recherchent des forces culturelles et des occasions de créer de nouvelles connaissances et des pratiques novatrices. Ils reconnaissent et remettent en question les iniquités en santé dans différentes populations et différents groupes. La diversité culturelle est adoptée et peut conduire à un changement transformateur qui comprend des changements dans les éléments structurels impliquant le pouvoir et l'oppression. Parmi les exemples d'interventions transformatrices, mentionnons les programmes qui font participer les communautés culturelles à la conception et à la prestation des soins de santé, avec un plan de durabilité piloté par les groupes culturels.

Il ressort clairement de la discussion précédente que la compétence culturelle est un parcours dans lequel la non-observation ou l'absence de la compétence culturelle peut être néfaste ou destructrice; l'acceptation du statu quo perpétue les iniquités; et la compétence culturelle, l'intégration et l'innovation tirent parti de la force des cultures pour identifier les approches et les solutions dont les avantages s'étendent au-delà des cultures dont elles sont issues. Le tableau 1.4 fournit un bref outil d'auto-évaluation qui peut être utilisé par les individus comme un début d'exploration de leur sensibilisation, de leurs connaissances et de leurs compétences en ce qui concerne le développement de la compétence culturelle.

TABLEAU 1.4 ■ **Auto-évaluation de la compétence culturelle**

La compétence interculturelle est un processus d'apprentissage continu. Il n'y a pas de bonnes ou de mauvaises réponses. Pendant que vous effectuez cette évaluation, demandez-vous POURQUOI vous choisissez une note plutôt qu'une autre. Notez les possibilités de changement.
ÉCHELLE: 1 = Très bien 2 = Bien 3 = Assez bien 4 = Pas du tout

1. Je peux identifier les cultures auxquelles j'appartiens et l'importance de cette appartenance.	1	2	3	4
2. Je peux reconnaître quand l'impact de mes attitudes, de mes croyances et de mes valeurs peut interférer avec la prestation du meilleur service/soin aux patients.	1	2	3	4
3. Je peux identifier mes réactions émotionnelles, mes stéréotypes et mes notions préconçues au sujet d'individus et de groupes qui sont différents de moi.	1	2	3	4
4. Je suis conscient de mon statut social et de mes privilèges par rapport à mes collègues et à mes patients.	1	2	3	4
5. Je suis conscient des connaissances culturelles spécifiques des diverses populations avec lesquelles je travaille, y compris les visions du monde, les traditions de guérison, les forces et les croyances en matière de santé.	1	2	3	4
6. Je peux expliquer les concepts de culture, d'équité en santé, d'inclusion et de déterminants sociaux de la santé.	1	2	3	4
7. Je reconnais les effets et les implications du racisme, du sexisme et de l'hétérosexisme dans la société et sur les soins que je prodigue.	1	2	3	4
8. Je peux identifier les privilèges et la marginalisation dans la société en raison des intersections de la race, de l'ethnicité, du statut socio-économique, du sexe et du genre, de l'orientation sexuelle, du langage et des capacités physiques.	1	2	3	4
9. Je sais où chercher de l'information crédible sur la santé au sujet des cultures avec lesquelles je travaille.	1	2	3	4
10. Je peux défendre les intérêts des personnes qui estiment avoir été victimes de discrimination.	1	2	3	4
11. Je reconnais que nos services et nos approches en matière de soins de santé reflètent des perspectives culturelles particulières.	1	2	3	4
12. Je comprends et je respecte que l'âge, le sexe et les rôles familiaux peuvent varier d'une culture à l'autre et doivent être pris en compte dans les interactions.	1	2	3	4
13. Je reconnais comment la signification et la valeur du traitement médical et de l'éducation à la santé peuvent varier d'une culture à l'autre.	1	2	3	4

Adapté de la Régie de la santé de la Nouvelle-Écosse. (2016). Diversity lens toolkit, fondée sur Alberta Health Services (2009). *Enhancing cultural competency: A resource kit for health care professionals* (p. 124-136).

Différencier la compétence culturelle des soins centrés sur la personne

Une question que les fournisseurs de soins de santé se posent souvent est de savoir en quoi la compétence culturelle clinique est différente des soins « centrés sur le patient » ou « centrés sur la personne ». Dans une revue, Håkansson Eklund et coll. (2019) ont identifié neuf thèmes présents dans les soins centrés sur la personne ainsi que dans les soins centrés sur le patient : (1) l'empathie; (2) le respect; (3) l'engagement; (4) la relation; (5) la communication; (6) la prise de décision partagée; (7) l'orientation holistique; (8) la mise au point individualisée; (9) des soins coordonnés. Clarke et coll. (2017) ont effectué un examen explicatif critique de la documentation sur les soins centrés sur le patient et ont expliqué six éléments de la relation entre le patient et le fournisseur de soins de santé : (1) faire participer le patient en tant que personne dans son ensemble; (2) reconnaître les émotions et y répondre; (3) favoriser une alliance thérapeutique; (4) favoriser l'échange de renseignements; (5) la prise de décision partagée; (6) permettre la continuité des soins. En théorie, il y a un chevauchement important entre les soins centrés sur le patient et la compétence culturelle; cependant, comme l'ont fait remarquer Mathers et Bansal (2016), les soins axés sur le patient peuvent être difficiles dans le meilleur des cas, et c'est particulièrement difficile avec « une personne d'une culture très différente de la sienne » (p. 2). Les approches centrées sur la personne et le patient décrivent la personne en termes de facteurs bio-psycho-sociaux avec une certaine référence aux préférences ou au contexte de la personne; toutefois, dans les examens cités précédemment, il n'y avait aucune référence explicite à la culture (du patient ou du fournisseur) ou aux questions de pouvoir, de privilège, d'accès ou d'équité. L'approche centrée sur le patient et la personne est un excellent début pour des soins culturellement appropriés ou réactifs; cependant, sans l'attention explicite et intentionnelle à la culture, on peut soutenir que les fournisseurs de soins de santé cliniquement compétents et attentionnés fournissent, sans le savoir, des soins qui sont culturellement inefficaces ou dangereux. La documentation sur les iniquités en santé appuierait un tel argument. Les actions liées aux thèmes et aux principes qui sous-tendent les soins centrés sur le patient et la personne sont grandement influencées par l'héritage de la colonisation et de la discrimination ainsi que par les différences dans les façons d'être et de faire. L'ajout d'une perspective de compétence culturelle aux soins centrés sur le patient et la personne est essentiel pour réaliser la promesse de soins de santé de qualité pour tous.

Résumé

Ce chapitre présente un aperçu des principaux termes et enjeux associés à la compétence culturelle et des raisons pour lesquelles il est essentiel d'intégrer la compétence culturelle dans les soins de santé. La société canadienne se diversifie de plus en plus. On reconnaît de plus en plus que les facteurs historiques et sociaux ont mené à un accès inégal aux soins de santé et à de moins bons résultats en matière de santé pour de nombreux groupes minoritaires. Compte tenu de l'évolution des perspectives, la culture est maintenant pleinement reconnue comme un déterminant important de la santé. Les données probantes croissantes et la reconnaissance accrue de l'impact de la colonisation et de la perte de culture pour les peuples autochtones ont suscité un engagement renouvelé à l'égard de la réconciliation, de la justice sociale et des résultats équitables en matière de santé pour toutes les communautés culturelles.

La prestation de soins de qualité dans un contexte culturellement diversifié exige une compréhension de la culture, de la justice sociale, du racisme et de nombreux autres concepts connexes qui ont une incidence sur l'objectif d'équité en santé et de soins de qualité. La culture est un concept large et ambigu qui est associé aux *modèles* ou aux façons d'être, ainsi qu'au *pouvoir* ou aux façons dont les individus et les groupes vivent l'inclusion, l'exclusion, les privilèges et la marginalisation.

Des cadres tels que les soins centrés sur le patient et la personne, la sécurité culturelle et la compétence culturelle sont tous axés sur la prestation de soins de haute qualité aux patients et présentent de nombreuses similitudes en ce qui concerne l'engagement significatif avec ceux dont nous prenons soin et que nous servons. Cependant, les approches de soins centrées sur le patient et la personne ignorent souvent la culture et son impact sur la santé. Bien que la sécurité culturelle et la compétence culturelle aient des origines différentes en ce qui concerne les populations et les groupes pour lesquelles elles ont été élaborées, ces cadres sont similaires des façons suivantes : (1) reconnaître le besoin d'humilité et d'inclusion; (2) comprendre l'histoire, les traditions et les croyances uniques des individus et des groupes; (3) tenir compte de l'impact des déterminants sociaux sur la santé; (4) communiquer de manière respectueuse et culturellement appropriée.

Le continuum de la compétence culturelle souligne qu'un manque de respect pour la diversité et la culture est en fait préjudiciable aux individus et aux groupes, tandis que la capacité d'intégrer les forces culturelles peut mener à l'innovation et à une transformation positive pour les individus et les services fournis par une équipe ou un organisme. La culture et la compétence culturelle existent au niveau de l'individu (micro), de l'équipe (méso) et de l'organisation ou de l'institution (macro). Il est important de comprendre l'interaction entre ces niveaux. La compétence culturelle ne se limite pas à accepter la diversité; elle exige de remettre en question les obstacles systémiques et de modifier les structures et les pratiques existantes qui perpétuent l'intolérance, l'oppression et l'iniquité.

 http://evolve.elsevier.com/Srivastava/competenceculturelle/

Questions à des fins d'examen et de discussion

1. Résumez les différences entre la compétence culturelle et les soins centrés sur la personne. Décrivez pourquoi il est important d'ajouter une perspective de compétence culturelle aux soins centrés sur la personne.
2. Décrivez brièvement les aspects clés de la culture qui sont évidents à travers l'analogie de l'iceberg.
3. Quels sont les aspects clés de la culture qui peuvent être décrits par l'analogie de la culture comme un poisson dans l'eau?
4. Décrivez la différence entre l'équité en santé et l'égalité en santé.
5. Énumérez trois raisons pour lesquelles la compétence culturelle et la sécurité culturelle sont essentielles à la qualité des soins.

Activité expérientielle ou de réflexion de groupe

Cette activité expérientielle peut être réalisée en petits groupes ou individuellement en tant qu'activité de réflexion.

Les microagressions sont des interactions quotidiennes qui véhiculent un préjugé négatif envers un groupe marginalisé. Elles font partie des injustices quotidiennes qui se reflètent dans des hypothèses inconscientes (comme le fait de croire que certains groupes sont paresseux, immoraux ou manquent d'ambition) et des pratiques qui excluent systématiquement les individus d'événements ou d'opportunités particuliers.

En petits groupes de travail, regardez l'une des vidéos suivantes :

https://www.youtube.com/watch?v=ZahtlxW2CIQ

https://www.youtube.com/watch?v=ICrPkfwbMAc

Discutez de vos idées et de vos sentiments. Pouvez-vous donner des exemples de racisme ordinaire que vous avez observé dans votre vie quotidienne?

Avez-vous été témoin d'exemples de microagressions dirigées contre une autre personne?

Avez-vous vécu des microagressions personnellement? Quelle a été votre réaction?

Énumérez des exemples de microagressions vécues ou observées personnellement par les membres de votre groupe.

Réfléchissez aux façons dont vous et les membres de votre groupe pourriez accroître la sensibilisation à ces hypothèses inconscientes.

Références

Agence de la santé publique du Canada. (2018). *Les principales inégalités en santé au Canada : un portrait national*. Initiative pancanadienne sur les inégalités en santé. https://www.canada.ca/content/dam/phac-aspc/documents/services/publications/science-research/key-health-inequalities-canada-national-portrait-executive-summary/hir-full-report-fra.pdf.

Alimezelli, H. T., Leis, A., Denis, W., et coll. (2015). Lost in policy translation: Canadian minority Francophones and health disparities. *Canadian Public Policy, 41*, 44–52.

Alizadeh, S., et Chavan, M. (2016). Cultural competence dimensions and outcomes: A systematic review of the literature. *Health & Social Care in the Community, 24*(6), e117–e130.

Allan, B., et Smylie, J. (2015). *First Peoples, second class treatment: The role of racism in the health and well-being of Indigenous people in Canada*. Wellesley Institute.

Australian Human Rights Commission. (2014). *What is casual racism?* https://humanrights.gov.au/about/news/what-casual-racism.

Azzopardi, C., et McNeill, T. (2016). From cultural competence to cultural consciousness: Transitioning to a critical approach to working across differences in social work. *Journal of Ethnic & Cultural Diversity in Social Work, 25*(4), 282–299.

Bailey, Z. D., Krieger, N., Agénor, M., et coll. (2017). Structural racism and health inequities in the USA: Evidence and interventions. *Lancet, 389*(10077), 1453–1463.

Beagan, B. L. (2015). Approaches to culture and diversity: A critical synthesis of occupational therapy literature. *Canadian Journal of Occupational Therapy, 82*(5), 272–282.

Beagan, B. L. (2018). A critique of cultural competence: Assumptions, limitations, and alternatives. Dans Frisby, C., et O'Donohue, W. (éditeurs), *Cultural competence in applied psychology*. Springer. https://doi.org/10.1007/978-3-319-78997-2_6.

Berg, K., McLane, P., Eshkakogan, N., et coll. (2019). Perspectives on Indigenous cultural competency and safety in Canadian hospital emergency departments: A scoping review. *International Emergency Nursing, 43*, 133–140.

Blanchet Garneau, A., Browne, A. J., et Varcoe, C. (2016). *Integrating social justice in health care curriculum: Drawing on antiracist approaches toward a critical antidiscriminatory pedagogy for nursing*. Sydney (Australie) : 2nd International Critical Perspectives in Nursing and Healthcare Conference.

Blanchet Garneau, A., et Pepin, J. (2015). Cultural competence: A constructivist definition. *Journal of Transcultural Nursing, 26*(1), 9–15.

Bourabain, D., et Verhaeghe, P.-P. (2021). The conceptualization of everyday racism in research on the mental and physical health of ethnic and racial groups: A systematic review. *Journal of Racial and Ethnic Health Disparities, 8*, 648–660. https://doi.org/10.1007/s40615-020-00824-5.

Bourke, S., Wright, A., Guthrie, J., et coll. (2018). Evidence review of Indigenous culture for health and wellbeing. *The International Journal of Health, Wellness, and Society, 8*(4), 11–27.

Browne, A. J., Varcoe, C., Lavoie, J., et coll. (2016). Enhancing health care equity with Indigenous populations: Evidence-based strategies from an ethnographic study. *BMC Health Services Research, 16*(1), 544.

Cai, D.-Y. (2016). A concept analysis of cultural competence. *International Journal of Nursing Sciences, 3*(3), 268–273.

Campinha-Bacote, J. (2019). Cultural competemility: A paradigm shift in the cultural competence versus cultural humility debate, Part I. *Online Journal of Issues in Nursing, 24*(1). https://doi.org/10.3912/OJIN.Vol24No01PPT20.

Centre de collaboration nationale des déterminants de la santé. (2017). *Le racisme et l'équité en santé : Parlons-en*. Centre de collaboration nationale des déterminants de la santé, Université St. Francis Xavier. https://nccdh.ca/images/uploads/comments/Lets-Talk-Racism-and-Health-Equity-FR.pdf.pdf.

Clarke, S., Ells, C., Thombs, B. D., et coll. (2017). Defining elements of patient-centered care for therapeutic relationships: A literature review of common themes. *European Journal for Person Centered Healthcare, 5*(3), 362–372.

Commission de vérité et réconciliation du Canada. (2015a). Dans *Commission de vérité et réconciliation du Canada : Appels à l'action*. Auteur.

Commission de vérité et réconciliation du Canada. (2015b). Dans *Honorer la vérité, réconcilier pour l'avenir*. Auteur.

Cross, T. (1988). Cultural competence continuum. *Focal Point: The Bulletin of the Research and Training Center*, Regional Research Institute for Human Services, Portland State University, *3*(1), 1–4.

Cross, T. L., Bazron, B. J., Dennis, K. W., et coll. (1989). *Towards a culturally competent system of care: A monograph on effective services for minority children who are severely emotionally disturbed.* Georgetown University Child Development Center.

Danso, R. (2018). Cultural competence and cultural humility: A critical reflection on key cultural diversity concepts. *Journal of Social Work, 18*(4), 410–430.

de Moissac, D., et Bowen, S. (2018). Impact of language barriers on quality of care for official language minority Francophones in Canada. *Journal of Patient Experience, 6*(1), 24–32. https://doi.org/10.1177/2374373518769008.

Ehie, O., Muse, I., Hill, L., et coll. (2021). Professionalism: Microaggression in the health setting. *Current Opinion in Anaesthesiology, 34*(2), 131–136. https://doi.org/10.1097/ACO.0000000000000966.

Essed, P. (2000). *Towards a methodology to identify converging forms of everyday discrimination.* https://www.un.org/womenwatch/daw/csw/essed45.htm.

Fiscella, K., et Sanders, M. R. (2016). Racial and ethnic disparities in the quality of health care. *Annual Review of Public Health, 37*, 375–394.

Fleras, A. (2019). 50 years of Canadian multiculturalism: Accounting for its durability, theorizing the crisis, anticipating the future. *Canadian Ethnic Studies, 51*(2), 19–59.

Fondation canadienne des relations raciales. (2019). *Glossaire de la FCRR.* https://crrf-fcrr.ca/fr/glossaire-de-la-fcrr/.

Fournier, B., et Karachiwalla, F. (2020). *Shah's public and preventive health care in Canada* (6e éd.). Elsevier.

Fung, K., et Guzder, J. (2018). Canadian immigrant mental health. Dans Moussaoui, D., Bhugra, D., et Ventriglio, A. (éditeurs), *Mental Health, Mental Illness and Migration.* Série Mental Health and Illness Worldwide. Springer.

Gil, S., Hooke, M., et Niess, D. (2016). The limited English proficiency patient family advocate role: Fostering respectful and effective care across language and culture in pediatric oncology setting. *Journal of Pediatric Oncology Nursing, 33*(3), 190–198.

Goode, T. D. (2004). *Cultural competence continuum.* National Center for Cultural Competence. https://nccc.georgetown.edu/.

Gouvernement du Canada. (2020). *Déterminants sociaux de la santé et inégalités en santé.* https://www.canada.ca/fr/sante-publique/services/promotion-sante/sante-population/est-determine-sante.html.

Greenwood, M., de Leeuw, S., et Lindsay, N. (2018). Challenges in health equity for Indigenous people in Canada. *The Lancet, 391*, 1645–1648.

Håkansson Eklund, J., Holmström, I. K., Kumlin, T., et coll. (2019). "Same Kulin or different?" A review of reviews of person-centered and patient-centered care. *Patient Education and Counseling, 102*(1), 3–11.

Hall, J., Stevens, P., et Meleis, A. (1994). Marginalization: A guiding concept for valuing diversity in nursing knowledge development. *Advances in Nursing Science, 16*(4), 23–41.

Hardeman, R. R., Medina, E. M., et Kozhimannil, K. B. (2016). Structural racism and supporting Black lives—the role of health professionals. *New England Journal of Medicine, 375*(22), 2113–2115.

Henry, F., Dua, E., Kobayashi, A., et coll. (2017). Race, racialization and Indigeneity in Canadian universities. *Race Ethnicity and Education, 20*(3), 300–314.

Hollingsworth, D. W., Cole, A. B., O'Keefe, V. M., et coll. (2017). Experiencing racial microaggressions influences suicide ideation through perceived burdensomeness in African Americans. *Journal of Counseling Psychology, 64*(1), 104–111.

Hook, J. N., Farrell, J. E., Davis, D. E., et coll. (2016). Cultural humility and racial microaggressions in counseling. *Journal of Counseling Psychology, 63*(3), 269–277.

Hopper, E. (2019). *What is a microaggression? Everyday insults with harmful effects.* https://www.thoughtco.com/microaggression-definition-examples-4171853.

Immigration, Refugiés et Citoyenneté Canada. (2020). *Rapport annuel au Parlement sur l'immigration, 2020.* Immigration, Refugiés et Citoyenneté Canada N° de catalogue Ci1F-PDF. https://www.canada.ca/fr/immigration-refugies-citoyennete/organisation/publications-guides/rapport-annuel-parlement-immigration-2020.html.

Institute of Medicine. (2003). *Unequal treatment: Confronting racial and ethnic disparities in health care.* The National Academies Press.

Jana, T., et Baran, M. (2020). *Subtle acts of exclusion: How to understand, identify, and stop microaggressions.* Berrett-Koehler.

Jongen, C., McCalman, J., et Bainbridge, R. (2018). Health workforce cultural competency interventions: A systematic scoping review. *BMC Health Services Research, 18*, 232.

Khanlou, N., Haque, N., Skinner, A. et coll. (2017). Scoping review on maternal health among immigrant and refugee women in Canada: Prenatal, intrapartum, and postnatal care. *Journal of Pregnancy, 2017*, 8783294. https://doi.org/10.1155/2017/8783294.

Kirmayer, L. J., et Jarvis, G. E. (2019). Culturally responsive services as a path to equity in mental health care. *HealthcarePapers, 18*(2), 11–23.

Kleinman, A., Eisenberg, L., et Good, B. (1978). Culture, illness, and care: Clinical lessons from anthropologic and cross cultural research. *Annals of Internal Medicine, 88*, 251–258.

Kumra, T., Hsu, Y. J., Cheng, T. L., et coll. (2020). The association between organizational cultural competence and teamwork climate in a network of primary care practices. *Health Care Management Review, 45*(2), 106–116.

Kurtz, D., Janke, R., Vinek, J., et coll. (2018). Health sciences cultural safety education in Australia, Canada, New Zealand, and the United States: A literature review. *International Journal of Medical Education, 9*, 271–285. https://doi.org/10.5116/ijme.5bc7.21e2.

Leininger, M. (1991). The theory of culture care diversity and universality. Dans Leininger, M. (éditeure), *Culture care diversity and universality: A theory of nursing* (p. 5–72). National League for Nursing.

Leininger, M. (1995). Transcultural nursing perspectives: Basic concepts, principles, and culture care incidents. Dans Leininger, M. (éditeure), *Transcultural nursing: Concepts, theories, research and practice* (2e éd., p. 57-92). McGraw-Hill.

Leininger, M. (2002). Theory of culture care and the ethnonursing research method. Dans Leininger, M., et McFarland, M. R. (éditeures), *Transcultural nursing: Concepts, theories, research and practice* (3e éd., p. 71-98). McGraw-Hill.

Leyland, A., Smylie, J., Cole, M., et coll. (2016). *Health and health care implications of systemic racism on Indigenous peoples in Canada: Indigenous health working group [Fact sheet].* The College of Family Physicians of Canada.

Maina, I. W., Belton, T. D., Ginzberg, S., et coll. (2018). A decade of studying implicit racial/ethnic bias in healthcare providers using the implicit association test. *Social Science & Medicine, 199*, p. 219-229.

Marcelin, J. R., Siraj, D. S., Victor, R., et coll. (2019). The impact of unconscious bias in healthcare: How to recognize and mitigate it. *The Journal of Infectious Diseases, 220*(2), S62–S73.

Mathers, N., et Bansal, A. (2016). Patient-centered care in a multicultural world. *Family Medicine and Community Health, 4*(4), 1–3.

Maynard, R. (2017). *Policing Black lives: State violence in Canada from slavery to the present.* Fernwood.

McCabe, C. F., O'Brien-Combs, A., et Anderson, O. S. (2020). Cultural competency training and evaluation methods across dietetics education: A narrative review. *Journal of the Academy of Nutrition and Dietetics, 120*(7), 1198–1209.

McCalman, J., Jongen, C., et Bainbridge, R. (2017). Organisational systems' approaches to improving cultural competence in healthcare: A systematic scoping review of the literature. *International Journal for Equity in Health, 16*, 78.

McKenzie, K., Agic, B., Tuck, A., et coll. (2016). *Arguments en faveur de la diversité : Favoriser l'amélioration des services de santé mentale pour les immigrants, les réfugiés et les groupes ethnoculturels ou racialisés.* Commission de la santé mentale du Canada.

Ministère de la Santé et des Soins de longue durée de l'Ontario. (2019). *L'évaluation de l'impact sur l'équité en matière de santé de l'Ontario.* https://www.ontario.ca/fr/page/levaluation-de-limpact-sur-lequite-en-matiere-de-sante-de-lontario.

Minnican, C., et O'Toole, G. (2020). Exploring the incidence of culturally responsive communication in Australian healthcare: The first rapid review on this concept. *BMC Health Services Research, 20*, 20. https://doi.org/10.1186/s12913-019-4859-6.

National Center for Cultural Competence. (s.d.). *Definition of terms.* Georgetown University Center for Child and Human Development. https://nccc.georgetown.edu/culturalbroker/8_Definitions/index.html.

Okoro, O., Odedina, F., et Smith, W. T. (2015). Determining the sufficiency of cultural competence instruction in pharmacy school curriculum. *American Journal of Pharmaceutical Education, 79*(4), 50.

Olaussen, S. J., et Renzaho, Andre M. N. (2016). Establishing components of cultural competence healthcare models to better cater for the needs of migrants with disability: A systematic review. *Australian Journal of Primary Health, 22*, 100–112. https://doi.org/10.1071/PY14114.

Overstreet, N. M., Rosenthal, L., et Case, K. A. (2020). Intersectionality as a radical framework for transforming our disciplines, social issues, and the world. *Journal of Social Issues, 76*, 779–795. https://doi.org/10.1111/josi.12414.

Paradies, Y., Ben, J., Denson, N., et coll. (2015). Racism as a determinant of health: A systematic review and meta-analysis. *PLoS ONE, 10*(9), e0138511.

Patrimoine canadien. (2019). *Quelques faits sur la francophonie canadienne.* https://www.canada.ca/fr/patrimoine-canadien/services/langues-officielles-bilinguisme/publications/faits-francophonie-canadienne.html.

Potvin, L. (2020). Black lives matter in Canada too! *Canadian Journal of Public Health, 111*, 633–635.

Ramraj, C., Shahidi, F. V., Darity, W., et coll. (2016). Equally inequitable? A cross-national comparative study of racial health inequalities in the United States and Canada. *Social Science & Medicine, 161*, 19–26.

Reich, D. (23 mars 2018). How genetics is changing our understanding of 'race'. *The New York Times.* https://www.nytimes.com/2018/03/23/opinion/sunday/genetics-race.html.

Sawatzky, R., Kwon, J., Barclay, R., et coll. (2021). Implications of response shift for micro-, meso-, and macro-level healthcare decision-making using results of patient-reported outcome measures. *Quality of Life Research.* https://doi.org/10.1007/s11136-021-02766-9.

Sharifi, N., Adib-Haijbaghery, M., et Najafi, M. (2019). Cultural competence in nursing: A concept analysis. *International Journal of Nursing Studies, 99*, p. 1-8.

Shepherd, S. M., Willis-Esqueda, C., Newton, D., et coll. (2019). The challenge of cultural competence in the workplace: perspectives of healthcare providers. *BMC Health Services Research, 19*, 135.

Srivastava, R. (2008). *Influence of organizational factors on clinical cultural competence.* [Thèse de doctorat inédite]. Institut des sciences médicales, Université de Toronto.

Srivastava, R., et Srivastava, R. (2019). Impact of cultural identity on mental health in post-secondary students. *International Journal of Mental Health and Addiction, 17*, 520–530.

Statistique Canada. (2017a). Dans *Les peuples autochtones au Canada : faits saillants du Recensement de 2016.* N° 11-001-X au catalogue de Statistique Canada.

Statistique Canada. (2017b). Dans *Les origines ethniques et culturelles des Canadiens, le portrait d'un riche héritage.* N° 98–200-X2016016 au catalogue de Statistique Canada.

Statistique Canada. (2017c). Dans *Série « Perspective géographique », Recensement de 2016.* N° 98–404-X2016001 Produits de données, Recensement de 2016.

Statistique Canada. (2017d). Dans *L'immigration et la diversité ethnoculturelle : faits saillants du Recensement de 2016.* N° 11-001-X au catalogue de Statistique Canada.

Statistique Canada. (2017e). Dans *Guide de référence sur les minorités visibles et le groupe de population, Recensement de la population, 2016.* N° 98–500-X2016006 au catalogue de Statistique Canada.

Statistique Canada. (2019a). Dans *Portrait des communautés autochtones selon le Recensement de 2016 – Canada.* N° 41260001 au catalogue de Statistique Canada.

Statistique Canada. (2019b). Dans *Diversité de la population noire au Canada : un aperçu.* N° 89–657-X2019002 au catalogue de Statistique Canada.

Statistique Canada. (2020). Dans *Expériences de discrimination durant la pandémie de COVID-19.* N° 11-001-X au catalogue de Statistique Canada.

Stevens, F. L., et Abernethy, A. D. (2018). Neuroscience and racism: The power of groups for overcoming implicit bias. *International Journal of Group Psychotherapy, 68*, 561–584.

Subedi, R., Greenberg, L., et Turcotte, M. (2020). Dans *Taux de mortalité attribuable à la COVID-19 dans les quartiers ethnoculturels du Canada.* N° 45280001 au catalogue de Statistique Canada.

Tehee, M., Isaacs, D., et Domenech Rodríguez, M. M. (2020). The elusive construct of cultural competence. Dans Benuto, L., Gonzalez, F., et Singer, J. (éditeurs), *Handbook of cultural factors in behavioral health* (p. 11–24). Springer.

Turpel-Lafond, M. E. (2020). *In plain sight: Addressing Indigenous-specific racism and discrimination in B.C. health care.* Government of British Columbia. https://www.bcchr.ca/sites/default/files/group-opsei/in-plain-sight-full-report.pdf.

Vang, Z. M., Sigouin, J., Flenon, A., et coll. (2017). Are immigrants healthier than native-born Canadians? A systematic review of the healthy immigrant effect in Canada. *Ethnicity et Health, 22*(3), 209–241.

Veenstra, G., et Patterson, A. C. (2016). Black-White health inequalities in Canada. *Journal of Immigrant and Minority Health, 18*(1), 51–57.

Veenstra, G., Vas, M., et Sutherland, D. K. (2020). Asian-White health inequalities in Canada: Intersections with immigration. *Journal of Immigrant and Minority Health, 19*, 300–306.

Wallace, S., Nazroo, J., et Bécares, L. (2016). Cumulative effect of racial discrimination on the mental health of ethnic minorities in the United Kingdom. *American Journal of Public Health, 106*(7), e1–e7. https://doi.org/10.2105/AJPH.2016.303121.

Watt, K., Abbott, P., et Reath, J. (2016). Developing cultural competence in general practitioners: An integrative review of the literature. *BMC Family Practice, 17*, 158.

Williams, D. R., Lawrence, J. A., et Davis, B. A. (2019). Racism and health: Evidence and needed research. *Annual Review of Public Health, 40*, 105–125.

Wilson, C., Flicker, S., Restoule, J.-P., et coll. (2016). Narratives of resistance: (Re) telling the story of the HIV/AIDS movement – because the lives and legacies of Black, Indigenous, and People of Colour communities depend on it. *Health Tomorrow, 4.*

Yeung, S. (2016). Conceptualizing cultural safety: Definitions and applications of safety in health care for Indigenous mothers in Canada. *Journal for Social Thought, 1*, 1–13.

Yoshikawa, K., Brady, B., Perry, M. A., et coll. (2020). Sociocultural factors influencing physiotherapy management in culturally and linguistically diverse people with persistent pain: A scoping review. *Physiotherapy, 107*, 292–305.

CHAPITRE 2

Mythes, idées fausses et perspectives en évolution

Rani H. Srivastava

OBJECTIFS D'APPRENTISSAGE

À la fin de ce chapitre, l'apprenant sera en mesure de :

- Identifier les mythes et les idées fausses courants associés à la culture
- Discuter de l'évolution de la politique sur le multiculturalisme au Canada
- Décrire les principaux événements liés aux droits des Autochtones qui influencent le discours et la pratique contemporains
- Discuter des principaux points de vue sur la culture et la diversité et de leur influence sur l'intégration de la culture dans les soins de santé
- Reconnaître les dilemmes paradoxaux associés à la compétence culturelle

TERMES CLÉS

Antiraciste et anti-oppression
Assimilation
Colons
Équité
Généralisations
Groupes méritant l'équité

Inclusivité
Jumelage ethnique
Littératie culturelle
Modèle explicatif de la maladie
Mosaïque culturelle
Multiculturalisme

Organismes ethnospécifiques
Perspectives
Sécurité culturelle
Stéréotypes

Le but de ce chapitre est de donner un aperçu de l'évolution de la pensée et des connaissances concernant la culture et la diversité. Au fil des ans, il y a eu différents points de vue sur la meilleure façon de comprendre et d'appliquer la compétence culturelle dans les pratiques de soins de santé. Les **perspectives** peuvent être considérées comme des paysages conceptuels ou des ensembles d'idées qui forment le portrait global d'un sujet donné. Pour comprendre notre pensée actuelle sur la culture et la diversité, il est important de comprendre l'évolution des perspectives sociales et académiques sur le sujet.

Ce chapitre commence par une discussion de certains mythes et idées fausses courants sur la culture. Elle est suivie d'une exploration du multiculturalisme et de la façon dont il a évolué au fil du temps. Une façon d'examiner l'évolution du contexte social de la diversité est d'examiner les politiques gouvernementales. Pour le Canada, cela signifie un examen du multiculturalisme, tel qu'il a évolué dans la législation et tel qu'il est vécu par les Canadiens. Dans le présent chapitre, le contexte législatif est examiné séparément des perspectives conceptuelles en matière de soins de santé pour en faciliter la compréhension, mais en réalité, les deux sont liés. Le discours sur la culture dans les soins de santé a changé au fil du temps. La façon dont nous comprenons et voyons la culture a été débattue à partir de points de vue variés, et souvent contradictoires. Il s'agit notamment de l'approche de la littératie culturelle, de l'approche relationnelle, de l'approche antiraciste/anti-oppression et enfin, d'une approche de justice sociale intégrative. Ces perspectives changeantes ont permis de mieux comprendre la complexité et les paradoxes associés à l'intersection des questions culturelles et sociales, et la façon dont elles se répercutent sur la santé et le bien-être.

Idées fausses et mythes[1]

Malgré des décennies de discours sur les concepts de culture et de diversité, il continue d'y avoir des mythes et des idées fausses qui doivent être identifiés et remis en question pour bien comprendre les problèmes liés à la culture et aux approches des soins de santé.

MYTHE N° 1 : LE MYTHE DE L'ÉGALITÉ

Ce mythe renvoie à l'opinion selon laquelle l'équité signifie un traitement égal pour tous. Il est caractéristique de ce qui est souvent décrit comme une perspective *méritocrate* qui valorise le travail assidu, l'autonomie et l'individualisme. Une perspective méritocrate cite des histoires de réussite dans lesquelles des individus de toutes les origines ethniques, raciales et de genre ont atteint des objectifs et des résultats en fonction de leur travail rigoureux et de leur mérite. L'argument est que tous sont égaux et si certains peuvent réussir, tous le peuvent aussi. Toutefois, ce point de vue manque de conscience et de sensibilité à l'égard des obstacles systémiques et du racisme institutionnel. De plus, il place la responsabilité de la réussite uniquement sur la personne sans reconnaître les iniquités systémiques et peut mener à des préjugés inconscients ainsi qu'à des préjugés contre les personnes et les groupes qui sont incapables d'atteindre les résultats souhaités.

Il est largement reconnu que, bien que toutes les personnes puissent être créées égales, elles ne sont pas créées de la même manière. Par conséquent, l'égalité doit être différenciée et, dans la plupart des cas, remplacée par le concept d'équité. L'**équité** fait référence à l'égalité en ce qui concerne les possibilités, l'accès et les résultats en fonction des besoins individuels. Pour atteindre l'équité, il faut souvent un traitement différent des individus pour obtenir les mêmes résultats (voir la fig. 2.1).

Dans le paradigme de *l'égalité* (fig. 2.1), la ressource (dans ce cas, la caisse sur laquelle se tenir) est partagée à égalité entre trois personnes. Si l'objectif était d'aider les gens à voir par-dessus la clôture, le succès n'a été atteint que pour l'une des trois personnes et les deux tiers de la ressource n'ont servi à rien. La personne la plus grande n'avait pas besoin de la caisse, la personne de taille moyenne a bénéficié du soutien, et pour la plus petite, il est resté impossible de voir le match de baseball. Dans le paradigme de *l'équité*, la ressource est distribuée en fonction des besoins, où une personne ne reçoit rien et une autre reçoit deux fois plus; en conséquence, l'objectif d'accéder au match de baseball est atteint pour tous. Enfin, dans le paradigme de la *justice*, la barrière elle-même est examinée et modifiée pour faciliter l'accès. Dans ces exemples, la différence d'accès est attribuée à la hauteur. Cependant, si l'on considère la différence basée sur l'identité sociale ou culturelle, il est important de reconnaître que la raison pour laquelle les gens n'ont pas un accès égal n'est pas due à leur limitation ou à leur lacune, mais plutôt au fait que le terrain sur lequel ils se trouvent n'est pas au même niveau. Comme le montre la fig. 2.2, la personne la plus grande commence avec un avantage considérable et la plus petite part avec un désavantage considérable créé par la société; elles ne commencent pas au même niveau. Il est important de reconnaître que de nombreuses populations

[1]Bon nombre des mythes présentés ici ont été initialement identifiés par le Dr Ralph Masi (Masi, R. [1996]. Inclusion: How can a health care system respond to diversity? Dans S. A. Ziebarth [éditeure], *Pinched: A management guide to the Canadian health care archipelago* [p. 147-157]. Pinched Press).

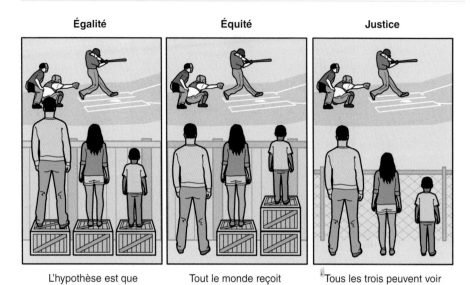

Égalité	Équité	Justice
L'hypothèse est que tout le monde profite des mêmes soutiens. C'est l'égalité de traitement.	Tout le monde reçoit le soutien dont il a besoin, produisant ainsi l'équité.	Tous les trois peuvent voir (accéder) le match, sans dispositifs de soutien ni d'aménagements, car la barrière menant à l'iniquité a été corrigée.

Fig. 2.1 Égalité, équité et justice. Adapté du concept original de Craig Froehle. https://www.storybased-strategy.org/the4thbox.

font face à des obstacles importants à une participation égale à la société en raison de facteurs tels que l'âge, l'origine ethnique, le handicap, la situation économique, le sexe, la nationalité, la race, l'orientation sexuelle et le statut de transgenre. Ces populations, qui subissent des désavantages créés socialement, sont appelées *populations marginalisées* ou plus récemment, **groupes méritant l'équité**[2].

MYTHE N° 2 : LE MYTHE DU RACISME INVERSÉ

Le mythe du *racisme inversé* est né d'une réponse de certains à l'égard de l'action positive ou d'initiatives d'équité ciblées et suggère que le racisme inversé est vécu lorsqu'une personne d'un groupe privilégié, comme un homme blanc, est ignorée pour une opportunité (emploi, admission à un programme concurrentiel, etc.) parce que la préférence est donnée à une personne d'un groupe historiquement sous-représenté ou d'un groupe méritant l'équité (par exemple, femme, personne de couleur ou d'origine autochtone). Cela est inexact pour deux raisons : (1) le racisme inversé suppose que le monde offre des chances équitables à tous, et (2) il ignore la question fondamentale du pouvoir et des privilèges (Alberta Civil Liberties Association, s.d.). S'il est vrai qu'une personne du groupe dominant peut être victime de discrimination en tant qu'individu, dire que ceux qui ont des années de privilège sont victimes de racisme implique que « l'injustice de ne pas obtenir un emploi particulier ou de ne pas entrer dans une école particulière est en quelque sorte moralement équivalente aux plus de 350 ans d'esclavage » (Suiter, 2016, p. 18). Les politiques visant l'embauche

---

[2]Le terme *méritant l'équité* a été suggéré par le professeur Wisdom Tettey, vice-président et principal de l'Université de Toronto à Scarborough, lors de son discours d'installation en 2019. Voir https://utsc. utoronto.ca/news-events/inspiring-inclusive-excellence-professor-wisdom-tetteys-installation-address.

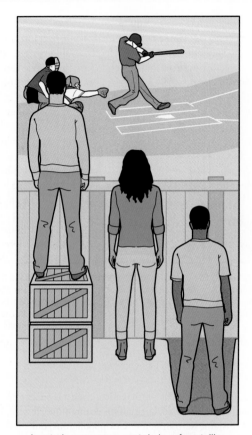

Les trois personnes sont de la même taille.
L'accès, ou l'absence de celui-ci, au match
dépend du niveau du sol sur lequel ils se trouvent.
Ainsi, l'avantage ou l'inconvénient réside dans
l'environnement (structurel), et non dans la personne.

Fig. 2.2   Privilège, équité et réalité.

axée sur l'équité sont des tentatives de mesures correctives aux injustices sociales et ne sont pas du racisme. Les appels au racisme inversé se produisent souvent dans des circonstances où les Blancs peuvent être en minorité numérique, ou les gens estiment que comme ils n'ont pas personnellement ou intentionnellement opprimé quelqu'un, ils ne font pas partie du système de racisme. Cela peut également être considéré comme un évitement d'avoir à reconnaître son privilège ou l'existence d'obstacles systémiques pour les populations marginalisées.

MYTHE Nº 3 : LE MYTHE DE LA RESSEMBLANCE

Ce mythe suggère que les patients reçoivent les meilleurs soins des fournisseurs de soins de santé issus du même contexte qu'eux. La tentative de jumeler des patients et des fournisseurs de soins de santé de la même origine ethnique est parfois appelée **jumelage ethnique**. En partant du principe que les différences culturelles entre le patient et le fournisseur de soins de santé peuvent mener à une mauvaise communication, à un mauvais diagnostic et à des soins inappropriés, le jumelage ethnique tente de minimiser la différence en ayant un fournisseur de la même origine ethnique. Khambhaita, Willis et

Pathak (2017) désignent cela en termes de connaissance et de compréhension *d'initiés*; toutefois, la prémisse est limitée et ne tient pas compte de la nature dynamique et intersectionnelle de l'identité culturelle. Kirmayer et Jarvis (2019) notent que l'hypothèse du jumelage ethnique peut mener à d'autres stéréotypes et à « des hypothèses injustifiées de similitude et de compréhension mutuelle, ou même de ségrégation de facto dans le système de soins de santé » (p. 16). Bien que les preuves empiriques sur le jumelage ethnique ne soient pas concluantes et souvent contradictoires, il existe un certain soutien pour le jumelage racial en tant que « pratique viable pour améliorer l'expérience psychothérapeutique » (Steinfeldt et coll., 2020, p. 2). Les auteurs notent que l'identité raciale prend en compte les expériences au sein d'un environnement sociopolitique et culturel plus large où « le pouvoir est différencié par la race » (Steinfeldt et coll., 2020, p. 2).

L'hypothèse selon laquelle une personne qui partage l'origine ethnique du patient fournira des soins de santé plus efficaces est sujette à controverse. La similitude visible peut se limiter à la couleur de la peau; les personnes n'ont pas forcément en commun la langue, la culture, la religion ou d'autres aspects de l'identité qui sont importants. De plus, étant donné que la capacité de traiter avec une culture particulière dépend des individus, elle est transitoire – à mesure que les gens partent, la capacité de fournir des soins de santé adaptés à la culture est considérablement réduite, ce qui entraîne des défis continus en matière de continuité et de durabilité des soins. Il est toutefois important de reconnaître l'impact positif qu'une main-d'œuvre diversifiée peut avoir sur la lutte contre les iniquités en santé. L'augmentation de la diversité de la main-d'œuvre est une approche fréquemment citée pour que les services de santé deviennent plus sûrs et adaptés à la culture; cependant, une main-d'œuvre diversifiée est l'une des multiples stratégies et s'accompagne souvent d'une formation des fournisseurs de soins de santé (Federation of Ethnic Communities' Councils of Australia [FECCA], 2019; McCalman et coll., 2017; Commission de vérité et réconciliation [CVR], 2015).

De même, l'établissement de partenariats avec des **organismes ethnospécifiques** (organismes desservant des groupes culturels particuliers) est un aspect clé du soutien culturel organisationnel. Les organismes ethnospécifiques ont souvent des ressources limitées et fournissent des services ciblés (Mukhtar et coll., 2016). Un modèle de dépendance exclusive ou excessive à l'égard de ces services n'est pas non plus réaliste ou réalisable, compte tenu des divers besoins de la population desservie (Radermacher et coll., 2009). De plus, il est important de ne pas faire d'hypothèses sur la ressemblance dans les besoins et les préférences des individus (Radermacher, 2009). Il existe toutefois des preuves manifestes que l'accès à des services fondés sur la culture peut être très positif, en particulier lorsque les services sont conçus et développés intentionnellement et en partenariat avec la population particulière qu'ils desservent (Churchill et coll., 2020; Khanlou et coll., 2017). Tous les fournisseurs de soins de santé, quels que soient leurs antécédents personnels, doivent acquérir les compétences nécessaires pour fournir des soins de qualité à une société diversifiée et multiculturelle, et ce, en collaboration avec les patients, les familles et les organismes culturels. En fin de compte, c'est la qualité du respect et du lien qui mènera aux expériences de sécurité culturelle.

Considérations culturelles dans les soins

La similarité n'est pas toujours similaire

Julie, étudiante en soins infirmiers, arrive pour sa deuxième journée de pratique clinique. Elle avait établi une bonne relation en travaillant avec son patient la veille et avait hâte de poursuivre le plan de soins. Cependant, en arrivant dans l'unité, elle apprend que son affectation a changé. Elle s'occupe maintenant d'un Chinois âgé admis la veille dont la première langue est le cantonais. L'équipe pensait que Julie serait très bien placée pour prendre soin de ce patient, car elle est également d'origine chinoise (deuxième génération). Julie essaie d'expliquer à son instructeur qu'elle ne parle pas la langue, mais celui-ci l'encourage à « faire de son mieux ».

- Quel est l'impact de ce changement sur Julie? Sur le patient? Sur l'équipe?
- Quelles hypothèses ont été faites en apportant ces changements aux affectations de Julie par l'équipe? Comment pourrait-on y remédier?

Le mythe de la ressemblance ne tient pas compte non plus des préférences et des besoins des patients. L'expérience de pratique de l'auteure indique qu'il existe de nombreux cas où les patients préféreront *ne pas* chercher un fournisseur de la même culture pour des raisons de confidentialité, de distance sociale et de préjugé culturel perçu de la part du fournisseur. Les communautés culturelles sont souvent petites et soudées, et les patients expriment parfois des préoccupations quant à la possibilité de violations de la confidentialité lorsqu'ils s'attendent à rencontrer leurs fournisseurs de soins de santé dans des situations sociales. De plus, si des affections, des maladies ou des traitements sont considérés comme culturellement inacceptables ou sont stigmatisés, les patients peuvent hésiter à chercher un fournisseur de soins de santé issu de cette culture.

La compétence culturelle en action

Lorsque la « ressemblance » est problématique

Rita était infirmière autorisée (IA) gestionnaire dans un service de soins médicaux aigus. Elle avait remarqué qu'un patient, Henry, un Antillais de 38 ans, semblait avoir du mal à établir une relation avec l'équipe infirmière. Rita était préoccupée, car bon nombre de ses employés étaient antillais et elle ne comprenait pas l'obstacle potentiel à la relation. De plus, Henry avait demandé que les infirmières antillaises ne lui soient pas affectées. Après une enquête plus approfondie, Rita a découvert que la qualité des soins n'était pas en cause; cependant, Henry était préoccupé par la confidentialité. Il était séropositif et craignait que cette information ne soit divulguée à sa communauté. Il comprenait l'éthique professionnelle et savait que les fournisseurs de soins de santé étaient tenus de protéger la vie privée des patients; cependant, il était toujours préoccupé. La situation a été abordée par chaque infirmière qui s'occupait de lui individuellement, renforçant leur engagement à l'égard de la confidentialité. Les infirmières l'ont également informé que si jamais ils se rencontraient dans un cadre communautaire, l'infirmière ferait comme si elle ne connaissait pas Henry, à moins qu'il n'amorce l'interaction. Les infirmières voulaient s'assurer qu'Henry contrôlait la situation et qu'elles ne l'ignoraient pas ou ne lui manquaient pas de respect de quelque façon que ce soit.

Le mythe de la ressemblance présente d'autres défis. Non seulement le jumelage ethnique peut aller à l'encontre des meilleurs intérêts du patient, mais il peut être contraire à l'intérêt supérieur du fournisseur de soins de santé. Il est important d'être conscient de la dynamique et des attentes qui peuvent être créées pour les patients. Les patients peuvent avoir des attentes différentes à l'égard des fournisseurs de soins de santé qui partagent leur propre patrimoine ethnoculturel que des autres fournisseurs de soins de santé. Les patients peuvent croire que la similitude se traduira par une meilleure compréhension et une capacité à fournir quelque chose de plus ou de différent que les soins de routine. De telles attentes peuvent mener à des défis pour le fournisseur de soins de santé dans le maintien des frontières professionnelles. L'attente voulant que certains fournisseurs de soins de santé travaillent principalement avec les membres de leur propre communauté peut souvent limiter et affecter les possibilités de carrière professionnelle et d'évolution pour les fournisseurs de soins de santé. Bien que l'utilisation ciblée des ressources en personnel puisse être utile, en particulier à court terme, l'objectif à long terme devrait être axé sur l'augmentation de la diversité de la main-d'œuvre, ainsi que sur la capacité des fournisseurs de soins de santé individuels et du système à soigner les patients dans tous les groupes culturels.

Considérations culturelles dans les soins

Un lien spécial avec le patient

Mme Singh, une Indienne de l'Est de 23 ans, a été aiguillée vers le programme de néphrologie pour une insuffisance rénale chronique. Elle avait besoin d'une dialyse jusqu'à ce qu'une greffe de rein soit possible.

L'équipe de néphrologie était composée d'un médecin (d'origine britannique), d'une travailleuse sociale (une Canadienne blanche) et d'une infirmière clinicienne spécialisée (ICS) d'origine indienne de l'Est. La première langue de la patiente était le pendjabi, mais elle était capable de communiquer en anglais. L'ICS parlait couramment l'hindi et connaissait un peu le pendjabi, et la patiente avait une connaissance suffisante de l'hindi pour pouvoir communiquer avec l'ICS dans un mélange d'hindi et de pendjabi; par la suite, ces deux personnes ont développé un lien spécial.

Mme Singh a commencé à considérer l'ICS comme une grande sœur, ce qu'elle a même déclaré à plus d'une occasion. De ce fait, la patiente a commencé à divulguer des renseignements personnels concernant son mariage et sa famille, mais a insisté pour que ces renseignements ne soient pas communiqués à d'autres membres de l'équipe de soins de santé. La travailleuse sociale a participé aux soins de santé de Mme Singh en ce qui a trait à l'aide au soutien financier et à la planification des fournitures de dialyse. La patiente ne parlait pas de ses préoccupations conjugales et familiales avec la travailleuse sociale, car elle n'était pas à l'aise de parler de ses affaires personnelles avec des étrangers, et elle craignait également que les problèmes soient sortis du contexte culturel et créent des difficultés pour les membres de sa famille.

Des frictions se sont produites au sein de l'équipe. La travailleuse sociale est devenue frustrée et a estimé qu'elle était sous-utilisée par la patiente et que l'ICS sabotait son rôle. Plus tard, la patiente a reçu une greffe; cependant, elle n'était pas disposée à renoncer à l'ICS et a continué de lui adresser ses questions et préoccupations au lieu de parler à l'équipe de transplantation. Mme Singh laissait souvent des messages à l'ICS, ce qui entraînait des retards dans la réponse globale aux problèmes de la patiente et interférait avec la communication et la relation avec l'équipe de transplantation. L'ICS se sentait également ment déchirée : d'un côté, elle voulait assurer la continuité des soins et du soutien à la patiente, mais de l'autre côté, la relation engendrait des difficultés.

- Discutez de ce scénario d'après le point de vue de la patiente, de l'ICS et des autres membres de l'équipe.
- Déterminez les stratégies qui pourraient faire le meilleur usage de la diversité au sein de l'équipe et prévenir certaines des difficultés rencontrées.

MYTHE Nº 4 : LE MYTHE DE LA CULTURE COMME OBSTACLE

Dans le domaine des soins de santé, les questions de culture et de diversité ont été largement perçues d'un point de vue négatif, en mettant l'accent sur les différences culturelles et les problèmes qui en découlent. La culture est souvent considérée comme un obstacle à surmonter. Il est vrai que les différences dans les valeurs culturelles peuvent parfois conduire à des conflits, mais il est important de se rappeler que les valeurs et les croyances jouent des rôles positifs importants dans la vie des gens. Les difficultés et les défis sont attribués à la culture du patient plutôt qu'à l'incapacité du système à répondre aux problèmes et aux besoins culturels. La vision de la culture comme un obstacle ou un problème peut limiter la capacité du fournisseur de soins de santé à comprendre les aspects positifs des croyances et des valeurs, en particulier lorsqu'ils sont différents de ceux du fournisseur de soins de santé.

Voir la culture comme un obstacle conduit souvent à une réaction d'évitement. Considérez ce que la plupart des gens font lorsqu'ils rencontrent un obstacle : ils ont tendance à le contourner ou à le franchir, dans l'espoir d'arriver de l'autre côté le plus rapidement et efficacement possible. Lorsque la culture est considérée comme un obstacle à surmonter, le fournisseur de soins de santé est susceptible de se concentrer sur les moyens d'amener le patient à accepter des objectifs ou des solutions prédéterminés. Cependant, l'expérience montre que les gens finissent par choisir ce qu'ils jugent bon pour eux. Bien qu'un fournisseur de soins de santé puisse réussir à minimiser l'influence des valeurs et des croyances culturelles à court terme, les problèmes culturels sont susceptibles de refaire surface à long terme.

Il serait plus efficace de reconnaître que les obstacles ne découlent pas de la culture du patient, mais plutôt des valeurs et des croyances inhérentes à la culture biomédicale, d'une formation professionnelle insuffisante, ainsi que des obstacles sociaux et structurels au sein du système de soins de santé. Une autre perspective consiste à considérer la culture non pas comme un problème à surmonter, mais comme un point de levier – un point qui peut influer sur le résultat de manière significative si l'énergie est concentrée sur elle. Bien que beaucoup d'entre nous puissent être marginalisés en raison de certains aspects de notre identité (p. ex., l'orientation sexuelle, la race, le sexe, la religion, les [in]capacités ou l'origine ethnique), ce sont généralement ces mêmes aspects qui peuvent servir de source de force ou de communauté. Les traditions et les approches culturelles apportent souvent du réconfort et des conseils, en particulier en cas de maladie, et servent de source de force pour le patient et sa famille. De même, un manque de soutien culturel peut être un obstacle au rétablissement. Des études sur les expériences de santé des populations autochtones montrent que pour les Autochtones, la santé est comprise d'une manière holistique qui comprend des composantes physiques, mentales, émotionnelles et spirituelles; le fait de se concentrer uniquement sur un seul aspect (physique) ou de ne pas reconnaître les valeurs et les besoins culturels peut donner lieu à des sentiments de soins impersonnels, inappropriés et culturellement dangereux (Auger, 2019). Mettre l'accent sur la culture en tant que force et ressource et l'intégrer dans les soins peut être une stratégie puissante pour fournir des soins de grande qualité centrés sur le patient.

MYTHE Nº 5 : LE MYTHE SELON LEQUEL « TOUT DOIT ÊTRE ACCEPTABLE – OU NON »

De nombreux fournisseurs de soins de santé sont aux prises avec les limites de ce qui est acceptable lorsqu'il s'agit de questions culturelles. On considère que si quelque chose est une *valeur culturelle*, il faut l'accepter. Ce n'est tout simplement pas vrai et le contexte est crucial pour la compréhension. Il ne faut pas confondre respect et acceptation. Les soins de santé doivent être fournis dans les limites des frontières légales et professionnelles. Les patients doivent être informés des comportements inacceptables et de leurs conséquences. Cependant, dans la mesure du possible, cela doit être fait de manière à continuer de reconnaître le respect et de favoriser la relation entre le fournisseur de soins de santé et le patient pour les interactions futures (voir l'exemple de la mutilation génitale féminine au chapitre 12).

De plus, les fournisseurs doivent comprendre les pratiques dans le contexte des questions culturelles et sociales. Viero et coll. (2019) et Killion (2017) utilisent l'exemple de la violence faite aux enfants pour illustrer cette idée fausse. Les pratiques culturelles telles que « gratter la maladie », où les ecchymoses sont causées par des ventouses et où des éraflures sont créées en faisant glisser une pièce de monnaie sur la peau dans le but de soulager la fièvre ou la maladie, sont considérées comme une technique de guérison dans certaines cultures, mais peuvent être interprétées à tort comme de la violence faite aux enfants. La maltraitance des enfants est clairement inacceptable dans notre société; cependant, il est important que les fournisseurs de soins de santé fassent une évaluation précise fondée sur la connaissance des systèmes de croyances spécifiques avant d'étiqueter quelque chose comme de la maltraitance. Bien entendu, les fournisseurs de soins de santé doivent examiner les préoccupations relatives à d'éventuels mauvais traitements; cependant, la nécessité de comprendre ses propres préjugés, le manque de connaissances et le contexte culturel de ces pratiques sont essentiels.

Un autre exemple est celui du partage du lit. La pratique du partage d'un lit par les parents et les enfants est considérée comme nuisible dans la société nord-américaine, en grande partie en raison des préoccupations concernant le syndrome de mort subite du nourrisson (SMSN) (Ball, 2017). Cependant, cette pratique est commune à beaucoup et considérée comme un aspect naturel et stimulant de la vie familiale (Mileva-Seitz et coll., 2017). Il est important que les fournisseurs de soins de santé reconnaissent qu'il s'agit d'une question controversée, comprennent les données probantes et collaborent avec les familles d'une manière qui favorise la prise de décisions éclairées.

MYTHE Nº 6 : LE MYTHE SELON LEQUEL TOUTES LES GÉNÉRALISATIONS SONT INACCEPTABLES

De nombreux professionnels affirment que les généralisations sur n'importe quel groupe culturel sont inappropriées, parce qu'elles ignorent les variations au sein d'un groupe culturel et, par conséquent, stéréotypent les individus. Le terme *culture* fait référence à des valeurs, des croyances, des normes et des modèles communs; les valeurs communes n'excluent pas les différences individuelles. Les généralisations sont parfois nécessaires pour comprendre les groupes, mais elles ne doivent pas être imposées aux individus au sein des groupes et nécessitent une prudence dans l'utilisation.

Il est important de faire la différence entre les généralisations et les stéréotypes. Les **généralisations** peuvent être un point de départ utile, indiquant les tendances et les schémas qui nécessitent des renseignements supplémentaires quant à leur pertinence et à leur applicabilité à des personnes et à des situations particulières; les **stéréotypes** sont un « point final » où les complexités ne sont pas explorées et où les suppositions sont imposées (Galanti, 2019). Les généralisations sont souvent utiles pour aider les fournisseurs de soins de santé à entamer une conversation avec une certaine compréhension des traits communs qui peuvent être relativement uniformes au sein des populations et entre elles. Les stéréotypes ferment les conversations et le développement des connaissances et imposent des caractéristiques spécifiques aux individus. Comme nous le rappellent Beagan et coll. (2012), « les généralisations sont un point de départ pour comprendre une personne. Les praticiens ne peuvent pas comprendre un individu à partir de généralisations, mais les généralités peuvent sensibiliser les infirmier/ère/s aux modèles probables et aux problèmes de différence sociale, les conduisant à poser des types de questions particuliers » (p. 60). Par exemple, connaître les restrictions alimentaires associées à une religion particulière peut être une information utile lorsqu'elle est utilisée pour se renseigner sur la planification des repas; cependant, supposer qu'une personne suivra un régime particulier et le commander pour elle revient à pratiquer un stéréotype, même si cela part d'une bonne intention. Les stéréotypes et l'absence d'évaluation individualisée sont deux raisons principales pour lesquelles les fournisseurs de soins de santé doivent faire preuve de prudence à l'égard des généralisations. Toutefois, il ne faut pas confondre la nécessité de faire preuve de prudence avec le caractère déplacé. Découvrir les besoins des patients atteints d'un cancer ne signifie pas stéréotyper tous les patients atteints de cancer comme ayant les mêmes besoins, ni exclure des soins individualisés. Les fournisseurs de soins de santé n'imposent pas les connaissances ou l'intervention prédéterminée au patient sans valider le besoin et la pertinence. De même, en savoir plus sur les communautés en fonction de caractéristiques communes autres que la maladie ou le diagnostic ne devrait pas être considéré comme problématique.

MYTHE Nº 7 : LE MYTHE DE LA FAMILIARITÉ EN TANT QUE COMPÉTENCE

La mondialisation et l'accroissement de la diversité dans les sociétés signifient une familiarité accrue avec de nombreuses cultures et de nombreux pays. Cela peut nous rendre complaisants et trop confiants quant à notre compréhension des cultures et de la diversité. Souvent, les étudiants et les fournisseurs de soins de santé déclarent qu'ils sont à l'aise avec la diversité, étant donné qu'ils ont été éduquées dans un environnement très multiculturel ou qu'une clientèle diversifiée est une caractéristique régulière de leur pratique. Cependant, l'expérience de la pratique indique que de nombreux fournisseurs sont incapables de décrire l'impact de la diversité sur leurs soins, en particulier en ce qui concerne la façon dont ils interagissent avec le patient et les soins de santé et les traitements offerts (Srivastava, 2008). Paradoxalement, la familiarité avec la différence rend la différence invisible. De même, l'exposition internationale par les voyages peut être utile, mais ce n'est pas la même chose que le développement systématique des connaissances et de la compréhension culturelles. La compétence culturelle exige un désir et un engagement d'apprendre à la fois sur et à partir des cultures auxquelles on est exposé localement, nationalement et internationalement.

Multiculturalisme : le contexte social et législatif

Le **multiculturalisme** au Canada est un fait sociologique, une idéologie et une politique (Brosseau et Dewing, 2018). En tant que fait sociologique, le terme fait référence à « la préservation de différentes cultures ou identités culturelles au sein d'une société unifiée » (Dictionary.com, 2020). Les données du recensement de 2016 montrent que la population du Canada comprend plus de 250 origines ethniques, près de 22 % de la population étant nés en dehors du Canada et près de 20 % des Canadiens parlant plus d'une langue à la maison (Brosseau et Dewing, 2018; Statistique Canada, 2017).

Sur le plan idéologique, le multiculturalisme s'est concentré sur les valeurs de compassion, d'amour et de compréhension, en célébrant la diversité du pays, en tolérant et en respectant les différences culturelles, et en créant un espace social qui permet aux cultures minoritaires de s'identifier à la langue et à la culture de leur choix tout en favorisant la citoyenneté. Au fil du temps, le multiculturalisme est devenu synonyme d'identité canadienne (Paris, 2018).

En tant que politique, le multiculturalisme fait référence à la gestion de la diversité culturelle au moyen d'initiatives officielles aux échelles nationale, provinciale, territoriale et municipale locale (Brosseau et Dewing, 2018). Les origines du multiculturalisme au Canada remontent à la Commission royale d'enquête sur le bilinguisme et le biculturalisme du gouvernement de Lester B. Pearson. Au milieu des années 1960, les relations entre les Canadiens français et les Canadiens anglais étaient très agitées. Bien que la Commission royale ait été créée pour examiner le biculturalisme et le bilinguisme, ce qu'elle a entendu allait au-delà des relations entre le français et l'anglais. Le résultat a été un nouveau modèle de citoyenneté basé sur l'acceptation publique de la différence et le soutien du pluralisme (existence de nombreuses cultures). Contrairement au modèle du creuset des États-Unis, qui favorisait l'**assimilation** (processus par lequel un groupe minoritaire adopte graduellement les coutumes et les attitudes de la culture dominante), le Canada préférait l'idée de l'intégration et d'une **mosaïque culturelle**[3], dans laquelle les différentes cultures ont été encouragées à préserver et à célébrer leur patrimoine. Le terme *mosaïque culturelle* décrit un tissu social de communautés multiethniques faisant partie de l'identité canadienne. La politique du multiculturalisme a été introduite par le premier ministre Pierre Trudeau dans un cadre de « deux langues officielles […] [mais] aucune culture officielle » (Jedwab, 2020).

Le multiculturalisme a été adopté en tant que politique nationale au Canada en 1971 dans le but de promouvoir l'intégration par : a) la conservation et la promotion de l'identité; b) l'élimination des obstacles à la participation; c) la promotion des échanges et du partage entre les communautés; d) l'encouragement des groupes minoritaires à acquérir au moins une langue officielle (Griffith, 2017). Depuis lors, la politique a évolué à travers plusieurs phases, chacune reflétant et influençant le climat social de l'époque. Le tableau 2.1 présente les jalons multiculturels du Canada en ce qui a trait aux politiques et aux lois officielles. Le tableau 2.2 décrit l'évolution du multiculturalisme en ce qui a trait à l'orientation, au contexte et à l'évolution des priorités. Une brève description des phases clés suit.

MULTICULTURALISME ETHNIQUE

Le début des années 1970 est décrit comme la première phase de la politique multiculturelle, celle de la préservation et du renforcement de la culture reflétant la métaphore de la mosaïque culturelle. Bien que la politique ait été initialement établie pour répondre aux besoins des groupes d'immigrants principalement européens, à mesure que le Canada devenait plus diversifié, le soutien a été étendu

---

[3]Le terme *mosaïque culturelle* peut être attribué à la chroniqueuse de voyages Victoria Hayward, comme discuté par McKenney, R., et Bryce, B. (2016). *Creating the Canadian mosaic*. https://activehistory.ca/2016/05/creating-the-canadian-mosaic/.

TABLEAU 2.1 ■ Jalons multiculturels canadiens

1867 : Confédération
- Le français et l'anglais se voient accorder un statut constitutionnel officiel.

1960 : *Déclaration canadienne des droits*
- Interdiction de la discrimination par les organismes fédéraux fondée sur la race, l'origine nationale, la couleur de la peau, la religion ou le sexe

1962 : Modifications à la *Loi sur l'immigration* du Canada
- En conséquence, l'immigration est devenue moins européenne et le mélange des pays d'origine s'est déplacé vers des pays du sud de l'Europe, de l'Asie et des Antilles.

1969 : *Loi sur les langues officielles*
- Protection des droits linguistiques de la minorité

1971 : Adoption du multiculturalisme comme politique officielle
- Reconnaissait la réalité du pluralisme culturel au Canada
- A permis de renverser la tentative antérieure d'assimiler les immigrants
- Confirmé les droits des peuples autochtones et du statut des deux langues officielles
- Fournissait des programmes et des services pour appuyer les associations ethnoculturelles et aider les personnes à surmonter les obstacles à leur pleine participation à la société canadienne

1982 : *Charte canadienne des droits et libertés*
- Multiculturalisme considéré comme constitutionnel
- Droits à l'égalité sans discrimination (en particulier fondée sur la race, l'origine nationale ou ethnique, la couleur de la peau, la religion, le sexe, l'âge ou le handicap mental ou physique)
- L'article 27 stipule explicitement que la présente Charte doit être interprétée d'une manière compatible avec la préservation et la mise en valeur du patrimoine multiculturel des Canadiens; en vertu de cet article de la Charte, le Canada est devenu un État constitutionnel multiculturel.

1986 : *Loi sur l'équité en matière d'emploi*
- Établi pour atteindre l'égalité en milieu de travail afin que personne ne se voit refuser des possibilités d'emploi ou des avantages pour des raisons non liées à la capacité
- A établi le principe selon lequel l'équité en matière d'emploi ne se limite pas à traiter les personnes de la même manière, mais exige également des mesures spéciales et l'acceptation des différences
- Identification de quatre groupes désignés considérés comme défavorisés en matière d'emploi : les femmes, les Autochtones, les personnes handicapées et les personnes appartenant à une minorité visible

1988 : *Loi sur le multiculturalisme canadien*
- Reconnaissait le multiculturalisme comme une caractéristique fondamentale de la société canadienne et précise le droit de toute personne de s'identifier au patrimoine culturel de son choix, tout en conservant « une participation pleine et équitable […] dans le… façonnement de tous les aspects de la société canadienne »

1996 : Création de la Fondation canadienne des relations raciales (FCRR)
- Établi dans le cadre de l'Entente de redressement à l'égard des Canadiens japonais de 1988 pour lutter contre toutes les formes de discrimination raciale au Canada, en mettant l'accent sur la discrimination systémique dans l'éducation et l'emploi

2005 :
- Le gouvernement a publié *Un Canada pour tous : Plan d'action canadien contre le racisme* dans le but de renforcer la cohésion sociale et de démontrer le leadership fédéral dans la lutte contre le racisme et les crimes motivés par la haine.
- Le Canada est devenu le premier pays à adopter la *Convention sur la protection et la promotion de la diversité des expressions culturelles* de l'Organisation des Nations Unies pour l'éducation, la science et la culture (UNESCO).

Modifié de Brosseau, L., et Dewing, M. (2018). *Le multiculturalisme canadien*. Bibliothèque du Parlement, Ottawa. Publication n° 2009-20-F. https://lop.parl.ca/sites/PublicWebsite/default/fr_CA/ResearchPublications/200920E.

TABLEAU 2.2 ■ Évolution du multiculturalisme canadien

	Cible	Point de référence	Mandat	Source du problème	Solution	Métaphore
Ethnicité (années 1970)	Célébrer la différence	Culture	Ethnicité	Préjugés	Sensibilité culturelle	Mosaïque
Équité (années 1980)	Gestion de la diversité	Structure de l'organisation	Relations interraciales	Discrimination systémique	Équité en matière d'emploi	Règles du jeu équitables
Civique (années 1990)	Engagement constructif	Construction de la société	Citoyenneté	Exclusion	Inclusivité	Appartenance
Intégratif (années 2000)	Citoyenneté inclusive	Identité canadienne	Intégration	Choc des cultures	Dialogue/ compréhension mutuelle	Harmonie
Cohésion (2006 à 2015)	Cohésion sociale	Valeurs canadiennes	Cohésion	Conflits entre la foi et la culture	Harmonie	Conformité
Inclusion (depuis 2016)	Inclusion sociale	Citoyenneté inclusive	Inclusivité	Obstacles	Valeurs communes, universalistes	Adoption

Adapté de Griffith, A. (2017). *Multiculturalism: Evolution & challenges*. http://www.thepearsoncentre.ca/platform/multiculturalism-in-canada-evolution-effectiveness-and-challenges/. Source originale : Adapté de Fleras, A., et Kunz, J. L. (2001). *Media and minorities: Representing diversity in a multicultural Canada*. Thompson Educational Publishing.

à d'autres communautés ethniques minoritaires (Jedwab, 2020). Bien que la notion sous-jacente selon laquelle « tout le monde a une culture » soit inhérente à la définition du multiculturalisme, la culture était généralement perçue comme appartenant à des minorités ou à divers groupes ethniques. Pendant cette période, les groupes ethnoculturels, qui avaient peut-être déjà eu du mal à préserver leurs valeurs culturelles et leurs modes de vie, ont pu les célébrer en public grâce au financement et au soutien législatif. Ainsi, la culture est devenue synonyme d'ethnicité. En mettant l'accent sur les célébrations culturelles, les communautés ethnoculturelles ont pu affirmer leurs identités religieuses et ethniques et, pour de nombreux Canadiens, le multiculturalisme en est venu à être considéré comme les quatre D : habillement (*dress*), danse, dialecte et alimentation (*diet*). Bien que les communautés ethnoculturelles vivaient côte à côte, rien n'encourageait spécifiquement l'interaction ou la compréhension entre elles, et un cinquième D potentiel, pour le « dialogue », restait non réalisé.

MULTICULTURALISME DE L'ÉQUITÉ

Vers la fin des années 1970 et le début des années 1980, les tendances de l'immigration canadienne ont commencé à connaître un changement considérable, avec un plus grand nombre de nouveaux immigrants provenant de l'Asie, de l'Afrique et des Antilles et étant plus « visibles ». À mesure que la composition ethnique du pays changeait, la politique sur le multiculturalisme a été obligée de répondre aux préoccupations du nombre croissant de minorités visibles[4]. Les communautés

---

[4]Le terme *minorité visible* est typiquement canadien et est utilisé au Canada depuis les années 1980. Il est défini dans la *Loi sur l'équité en matière d'emploi* comme « les personnes, autres que les Autochtones, qui ne sont pas de race blanche ou qui n'ont pas la peau blanche ». Il est couramment utilisé par Statistique Canada (https://www23.statcan.gc.ca/imdb/p3Var_f.pl?Function=DEC&Id=45152).

nouvelles et émergentes étaient plus préoccupées par les questions d'équité et de discrimination que par la reconnaissance et la préservation de leur patrimoine. Le multiculturalisme devait aller au-delà de l'appui à l'enrichissement culturel pour éliminer les préjugés raciaux et la discrimination. Les relations raciales sont devenues une partie de l'ordre du jour officiel. Avec l'adoption de la *Charte canadienne des droits et libertés* en 1982, le multiculturalisme a été considéré comme un droit constitutionnel. La loi protégeait l'égalité, garantissait l'absence de discrimination et reconnaissait la nécessité de s'attaquer à la discrimination systémique – la métaphore s'est déplacée pour assurer des « règles du jeu équitables » à tous (Brosseau et Dewing, 2018; voir le tableau 2.2).

La période de la fin des années 1980 et des années 1990 peut être caractérisée comme la phase antiraciste et anti-oppression du multiculturalisme. Les politiques et les programmes fédéraux de multiculturalisme ont mis l'accent sur l'élimination des obstacles à la participation économique et sociale des immigrants et des groupes minoritaires désignés afin de promouvoir l'inclusion et l'appartenance (Jedwab, 2020). Cette période est également connue comme l'ère civique du multiculturalisme, en mettant l'accent sur la cohésion sociale.

MULTICULTURALISME INTÉGRATIF

Au début du 21e siècle, le multiculturalisme est entré dans une ère qui intégrait les phases précédentes. Les attaques terroristes du 11 septembre qui se sont produites aux États-Unis en 2001 ont suscité des préoccupations accrues en matière de sécurité aux États-Unis et au Canada, reconnaissant la nécessité de renforcer l'intégration par l'inclusivité. Des responsabilités ont été ajoutées au discours sur les droits du multiculturalisme afin de réduire les menaces d'extrémisme et de radicalisation (Brosseau et Dewing, 2018). Au cours des deux dernières décennies, les discours universitaires et sociaux ont évolué davantage vers l'inclusion par la promotion de la justice sociale et le passage de la tolérance et de l'acceptation à l'adoption de la diversité. Des mouvements comme Black Lives Matter (BLM) ont gagné le soutien et la solidarité de personnes non noires ainsi que d'institutions et d'organisations (privées et publiques), ce qui a conduit à la reconnaissance du racisme systémique et à la nécessité pour les individus et les institutions de réfléchir, d'apprendre, de défendre et de changer (voir l'Association des infirmières et infirmiers du Canada [2020] à titre d'exemple). Le langage du multiculturalisme a été largement remplacé par des appels à la justice sociale et à l'équité. Alors que nous nous dirigeons vers la prochaine décennie, Fleras (2019) note que les Canadiens passent d'une société multiculturelle à une société post-multiculturelle qui est « complexement diversifiée ». Dans un contexte multiculturel, l'inclusion signifie ne pas exclure qui que ce soit en essayant de l'intégrer dans les systèmes existants, alors que dans un monde post-multiculturel, l'**inclusivité** exige que le système s'ajuste « précisément à cause de… besoins, réalités ou valeurs fondés sur la différence » (p. 42).

Relations avec les Autochtones au Canada

En tant que nation, le Canada est fondé sur des terres autochtones. La relation entre les peuples autochtones et les **colons** (des gens de différentes terres qui sont venus vivre ici) était initialement fondée sur des intérêts mutuels; cependant, cela a changé à la fin des années 1800 lorsque les peuples autochtones ont été étiquetés comme « culturellement inférieurs » et un « problème » qui devait être contrôlé ou éradiqué. Des efforts intensifs pour « civiliser l'Indien » et assimiler les membres des Premières Nations au christianisme et à la société britannique ont mené à l'adoption de lois comme la *Loi sur les Indiens* (1867) et l'établissement subséquent de pensionnats indiens. Il est ironique de constater que même si la politique multiculturelle canadienne faisait la promotion de notions de respect de toutes les cultures et d'une mosaïque culturelle plutôt que d'assimilation, l'approche à l'égard des peuples autochtones au Canada était à l'opposé.

Les pensionnats indiens ont été créés dans les années 1870 dans le but précis d'assimiler les enfants autochtones à la culture dominante, en retirant et en isolant de force les enfants de leur foyer, de leur communauté et de leur culture. Les pensionnats ont commencé à fermer dans les années 1970 et la dernière école gérée par le gouvernement fédéral a finalement fermé ses portes en 1996 (Affaires autochtones et du Nord Canada, 2018). Parmi les diverses politiques coloniales, la politique sur les pensionnats indiens a été particulièrement préjudiciable à la santé et au bien-être des peuples autochtones, ayant une incidence importante sur « tous les niveaux d'expérience, de l'identité individuelle et de la santé mentale à la structure et à l'intégrité des familles, des communautés, des bandes et des nations » (Kirmayer et coll., 2003, p. 4). Wilk et coll. (2017) ont mené un examen de la portée des effets négatifs sur la santé des pensionnats indiens chez les anciens élèves et les générations suivantes. Sur la base de 61 études, les chercheurs ont montré les effets négatifs sur la santé (physique, mentale et émotionnelle) des pensionnats indiens, tant chez les anciens élèves que chez les générations suivantes (Wilk et coll., 2017). Plus récemment, en 2021, il y a eu des découvertes de tombes non marquées d'enfants et d'adultes sur des propriétés de pensionnats qui ont ravivé le traumatisme des pensionnats indiens et ont conduit à des appels à un engagement et à des actions plus forts en faveur de la réconciliation (Migdal, 2021). L'incidence des pensionnats indiens sur les familles autochtones et les traumatismes intergénérationnels est examinée plus en détail au chapitre 7. Le tableau 2.3 donne un bref aperçu de certains événements clés dans les relations avec les Autochtones des années 1960 à nos jours.

TABLEAU 2.3 ■ Relations avec les Autochtones au Canada

Les relations avec les Autochtones au Canada : un bref aperçu des événements clés

Années 1960	La rafle des années 1960, au cours de laquelle des milliers d'enfants et de bébés autochtones ont été enlevés de force à leur foyer et placés dans des pensionnats ou des foyers d'accueil de familles euro-canadiennes
Années 1970	La plupart des pensionnats indiens cessent leurs activités au milieu des années 1970.
1982	L'Assemblée des Premières Nations est formée pour promouvoir les intérêts des Premières Nations dans le domaine de l'autonomie gouvernementale et du respect. *Loi constitutionnelle de 1982* : Les droits ancestraux et issus de traités sont intégrés à la loi suprême du Canada.
Années 1990	Enquête sur les pensionnats indiens La Commission royale sur les peuples autochtones : rapport lancé en 1991, recommandant la mise en place d'une enquête publique sur les effets des pensionnats indiens en 1996 Fermeture des derniers pensionnats indiens administrés par le gouvernement fédéral en 1996
2007	La Convention de règlement relative aux pensionnats indiens, qui comprenait la création de la Commission de vérité et réconciliation ayant pour mandat d'apprendre la vérité sur ce qui s'était passé dans les pensionnats indiens et d'informer tous les Canadiens de ce qui s'était passé dans les écoles
2008	Excuses officielles du premier ministre Stephen Harper aux survivants des pensionnats indiens et à leurs familles
2012	Le mouvement « Idle No More », qui a commencé comme une protestation contre le démantèlement des lois sur la protection de l'environnement par le gouvernement canadien, est rapidement devenu un mouvement social de peuples autochtones et non autochtones comme moyen d'attirer l'attention et de lutter pour les droits des Autochtones.
2015	Publication du rapport de la Commission de vérité et réconciliation du Canada, contenant 94 appels à l'action dans tous les secteurs de la société, y compris l'éducation et les soins de santé
2016	Le Canada appuie la Déclaration des Nations Unies sur les droits des peuples autochtones. La déclaration reconnaît un large éventail de droits autochtones, allant des droits fondamentaux de la personne à la terre, à la langue et aux droits à l'autodétermination.

| 2019 | Publication du rapport de l'Enquête nationale sur les femmes et les filles autochtones disparues et assassinées |
| 2021 | Découverte de tombes non marquées d'enfants et d'adultes sur des propriétés de pensionnats indiens dans un certain nombre de provinces, ce qui a mené à de nouveaux appels à l'action sur la diffusion de documents historiques, à la recherche continue de tombes non marquées dans tous les pensionnats indiens, à la reconnaissance des traumatismes intergénérationnels et à des mesures significatives en vue de la réconciliation et de la guérison transformatrice. Le 30 septembre est déclaré jour férié fédéral appelé Journée nationale de la vérité et de la réconciliation. |

Adapté de https://www.ictinc.ca/blog/a-brief-timeline-of-the-history-of-indigenous-relations-in-canada; https://www.thecanadianencyclopedia.ca/fr/chronologie/first-nations; https://nctr.ca/a-propos/histoire-de-la-cvr/site-web-de-la-cvr/?lang=fr; https://www.cbc.ca/news/canada/british-columbia/bc-remains-residential-school-interior-1.6085990.

Perspectives sur la culture dans les soins infirmiers et les soins de santé

Le besoin de soins de santé culturellement adaptés et appropriés est reconnu depuis longtemps dans la société canadienne et dans la littérature des soins de santé depuis les années 1970. Depuis, la compréhension de ce que l'on entend par culture et l'approche d'intégration de la culture dans les soins a évolué et s'est transformé à mesure que le milieu des soins de santé débattait de la « bonne » approche pour répondre aux besoins. Au fil des ans, le langage de la *différence*, de la *diversité*, de *l'équité* et de l'intersectionnalité de multiples oppressions a remplacé le langage de la culture, du multiculturalisme et du pluralisme culturel. Les perspectives évolutives peuvent être largement regroupées en trois grandes catégories : la littératie culturelle, l'approche relationnelle et l'approche antiraciste/anti-oppression[5]. L'approche réaliste sociale intégrative, une quatrième perspective plus intégrative axée sur la justice sociale et l'équité en santé, est récemment apparue comme la voie à suivre. Le tableau 2.4 résume brièvement ces approches. Il est important de noter que chacune des trois approches a des forces et a contribué à l'approche intégrative actuelle.

TABLEAU 2.4 ■ Approches de la culture et de la diversité

Approche	Cible de l'approche et de l'intervention	Stratégie d'apprentissage	Objectif
Littératie culturelle	Individuel	En savoir plus sur les autres	Réduire les obstacles culturels en adaptant les interventions
Relationnelle	Individuel	Apprendre des autres	Éviter les stéréotypes et l'imposition culturelle
Antiraciste et anti-oppression	Organisation ou système	Remettre en question le pouvoir et la hiérarchie ainsi que les attitudes racistes aux niveaux personnel et institutionnel	Déconstruire les obstacles pour promouvoir l'équité, l'accès et la justice sociale
Réaliste sociale intégrative	Individuel et système	Reconnaître l'impact du colonialisme Compréhension intersectionnelle de la culture, de la race et de la diversité	Équité et inclusivité en santé Honorer les façons de savoir et d'être des Autochtones Respect des traditions culturelles

[5]Cette catégorisation a été faite par l'auteure pour faciliter le discours.

LITTÉRATIE CULTURELLE

Les premiers modèles de compréhension de la culture reflétaient la perspective anthropologique et se concentraient sur l'apprentissage des variations dans les valeurs et les croyances concernant la maladie, la santé et les soins de santé de différentes cultures. Connue sous le nom d'approche axée sur la **littératie culturelle**, propre à la culture ou multiculturelle, cette perspective a encouragé les fournisseurs de soins de santé à en apprendre davantage sur les *étrangers culturels* en ce qui concerne les valeurs, les croyances, les modes de vie et les croyances et comportements en matière de santé déterminés par la culture (Azzopardi et McNeill, 2016; Jongen et coll., 2018). Au niveau individuel, la littératie culturelle a encouragé les fournisseurs de soins de santé à se concentrer sur la connaissance d'autres cultures et ces efforts ont souvent été soutenus par la création de profils culturels pour les principaux groupes desservis. Ces ressources regroupent habituellement les personnes par pays d'origine (p. ex., Cambodgiens) ou par région (Amérique centrale et Amérique du Sud) et fournissent de l'information sur ce groupe en ce qui concerne les croyances en matière de santé et de maladie, les rôles familiaux et d'autres questions qui peuvent avoir une incidence sur la prise de décisions en matière de santé et de maladie (voir Kongnetiman et Eskow, 2009, à titre d'exemple).

Les critiques en sont venues à considérer la voie de la littératie culturelle comme une approche de « livre de cuisine » des soins de santé, avec les valeurs et les croyances comme ingrédients identifiés. L'approche de la littératie culturelle repose sur l'hypothèse que la culture est statique et « là-bas » à découvrir. Selon la façon dont la culture était définie, il y avait inévitablement une trop grande importance sur un aspect singulier de la culture (p. ex., la religion ou l'ethnicité) sans tenir compte des variations au sein du groupe, ou des questions liées à l'acculturation ou aux différences générationnelles ou régionales. On craignait beaucoup que la connaissance des valeurs culturelles n'entraîne une augmentation des stéréotypes de la part du fournisseur de soins de santé (Azzopardi et McNeill, 2016; Blanchet Garneau et Pepin, 2015; Jongen et coll., 2018). Bien que de nombreux partisans de la littératie culturelle, y compris Madeleine Leininger (1991), aient clairement expliqué le concept de cultures professionnelles et la nécessité de comprendre les croyances que l'infirmier/ère ou le fournisseur de soins de santé apporte à l'interaction, l'accent a été mis sur la découverte des valeurs des soins de santé et des modèles d'expression liés à la santé et à la maladie de groupes culturels spécifiques. Ainsi, le travail de Leininger est souvent assimilé à la littératie culturelle et à une vision essentialiste de la culture. Malgré les appels à la pensée critique et à l'utilisation réfléchie des connaissances culturelles, il était facile pour les fournisseurs de soins de santé, qui avaient du mal à comprendre la culture dans les soins et qui souhaitaient compléter leur répertoire de connaissances, de se concentrer sur la recherche d'information comme réponse à leurs difficultés. Il était également difficile pour les fournisseurs, dont les soins reflétaient en grande partie une perspective dominante, de « voir » leur culture (personnelle ou professionnelle); ainsi, l'accent est resté sur la culture du patient et sur la façon de « surmonter » les défis qui surgissaient dans les interactions (Shepherd et coll., 2019; Watt et coll., 2016). La perspective de la littératie culturelle ne reconnaît ou n'aborde pas non plus les problèmes de discrimination, d'oppression et de racisme (Srivastava et Srivastava, 2019).

APPROCHE RELATIONNELLE

La reconnaissance croissante des limites associées à l'approche traditionnelle de la littératie culturelle et la peur des stéréotypes ont donné lieu à une perspective alternative qui a mis en évidence la nature relationnelle des interactions culturelles. La contribution et la critique de l'approche de la littératie culturelle ont soulevé d'importantes questions sur les différences culturelles. Les différences culturelles entre les gens devraient-elles être mises en évidence ou minimisées? Alors que les fournisseurs de soins de santé se débattaient avec la façon d'appliquer les connaissances d'un groupe culturel à un patient individuel sans rencontrer les défis des stéréotypes, l'accent a été mis sur le sens et la communication. Le langage est passé de la *culture* à la *différence*, et la culture et le rôle du fournisseur de soins de santé ont également été reconnus.

L'approche relationnelle est basée sur la croyance que la culture est individuellement et socialement construite, plutôt qu'une entité statique à découvrir. Cette approche met l'accent sur la structure et le contenu de la rencontre clinique entre le fournisseur de soins de santé et le patient. Ce point de vue a mis en évidence la nature en constante évolution de la ou des cultures et remis en question les *connaissances culturelles* du fournisseur de soins de santé. Plutôt que d'avoir des connaissances supérieures ou des idées préconçues sur le patient, on s'attend à ce que le fournisseur de soins de santé aborde le patient d'une position d'ignorance, avec la curiosité et le désir d'apprendre de lui (Azzopardi et McNeill, 2016). La position de « ne pas savoir » a été considérée comme un tampon contre l'essentialisme et les stéréotypes (Danso, 2018). L'approche relationnelle met l'accent sur le développement de significations communes en reconnaissant et en respectant les différences entre le fournisseur de soins de santé et le patient. Dans l'approche de la littératie culturelle, il incombe au fournisseur de soins de santé de comprendre l'étranger culturel; dans l'approche relationnelle, il incombe aux fournisseurs de soins de santé de se considérer comme l'étranger, de reconnaître leurs propres préjugés et de respecter les différences. La communication devient le processus fondamental par lequel les valeurs culturelles sont comprises et reconnues dans le plan de soins. La culture n'est pas perçue comme quelque chose qui est possédé par les individus, mais plutôt comme un processus dynamique d'engagement qui est soumis à de nombreuses influences (Blanchet Garneau et Pepin, 2015).

Promouvoir les soins holistiques

Au sein des soins infirmiers et d'autres disciplines, des appels ont été lancés en faveur du renforcement de la pratique relationnelle (Doane et Varcoe, 2007), de l'utilisation de la pratique fondée sur les forces (Gottlieb, 2014) et de l'adoption d'une philosophie de la science bienveillante (Watson, 2008) comme moyen de promouvoir les soins (par rapport à la guérison) d'une manière holistique. La culture était implicite dans l'orientation holistique de ces approches. L'approche scientifique bienveillante de Jean Watson postule une « vision du monde profondément relationnelle qui inclut les relations entre humains ainsi que les relations entre humain et environnement » et honore le paradoxe des différences et des similitudes (Watson, 2008, p. 58). L'approche holistique de la bienveillance et de la guérison est guidée par des actions bienveillantes qui incluent l'utilisation créative et authentique de soi pour pratiquer la bienveillance aimante et co-créer un environnement de guérison qui cultive la santé, la guérison et l'holisme (Goldberg et coll., 2018). Goldberg et coll. (2018) ont identifié trois processus qui lient la conscience de soi à la justice sociale : la *réflexivité* (examen approfondi de la connaissance de soi et des préjugés de soi), la *compassion* (pratique de la bienveillance aimante) et la *politisation* (compréhension du positionnement politico-historique des autres) qui peuvent conduire à des inégalités dans les soins.

Doane et Varcoe (2007) soutiennent que les relations infirmier/ère-patient doivent s'étendre au-delà des soins et de la présence et reconnaître le contexte culturel, social, politique et historique unique qui « façonne l'identité de cette personne » (p. 198). La pratique relationnelle reconnaît trois obligations infirmières clés et interreliées : (a) être réflexive et intentionnelle, (b) ouvrir l'espace relationnel pour la difficulté, et (c) agir à tous les niveaux pour avoir un impact sur la santé et la guérison (Doane et Varcoe, 2007). L'approche des sciences infirmiers fondées sur les forces (ASFF) est décrite comme axée sur la valeur pour les soins infirmiers, fondée sur les principes de l'autonomisation, de l'auto-efficacité et de l'espoir (Gottlieb, 2014). Gottlieb et Gottlieb (2017) notent que l'ASFF est semblable à d'autres approches interprofessionnelles, comme le modèle de rétablissement en santé mentale (Jacob, 2015), l'approche axée sur les solutions (Cockburn et coll., 1997) et la psychologie positive (Seligman et Csikszentmihalyi, 2000). L'ASFF reconnaît la relation intégrale entre la personne et son environnement, passé et présent; elle apprécie le caractère unique de chaque personne et valorise l'autodétermination et les partenariats de collaboration (Gottlieb et Gottlieb, 2017).

Bien que le modèle relationnel se concentre sur la compréhension du caractère unique du patient, il a été critiqué pour imposer un fardeau supplémentaire au patient, soit celui d'« éduquer » le fournisseur de soins de santé (Srivastava et Srivastava, 2019). L'hypothèse inhérente est que le patient et le fournisseur de soins de santé ont une relation réciproque et peuvent communiquer et comprendre mutuellement les points de vue de l'autre. En réalité, l'hypothèse selon laquelle tous les fournisseurs de soins de santé ont le désir et la capacité d'être conscients de leurs propres préjugés est fausse. Dans une revue de la littérature pour comprendre la relation entre la science bienveillante telle qu'elle est décrite dans les cadres et la culture européens, Albarran et coll. (2011) notent que bien qu'il puisse y avoir « une hypothèse tacite que les aspects culturels de la bienveillance sont centraux et font partie intégrante des valeurs et des croyances philosophiques » de la science bienveillante, il n'y avait aucune mention explicite de la culture dans aucun des 22 articles examinés (Albarran et coll., 2011). De même, Pashaeypoor et coll. (2019) ont exploré les obstacles à la mise en œuvre du modèle bienveillant de Watson en Iran et ont identifié le manque de connaissance des cultures et les barrières linguistiques comme des défis pour atteindre les objectifs de la science bienveillante. Comme solution proposée, les auteurs encouragent à développer une appréciation de la diversité et une familiarité avec les modèles de soins culturels des patients (ou une certaine littératie culturelle).

En plus des limites de la capacité des fournisseurs de soins de santé à développer une compréhension culturelle, des obstacles peuvent également exister du point de vue du patient. L'expérience de la pratique indique que souvent, les patients ne veulent pas ou ne peuvent pas donner d'informations sur leurs besoins culturels et leurs valeurs, surtout lorsqu'ils sont déjà confrontés à la maladie et peuvent être particulièrement vulnérables. Les problèmes de stigmatisation et les préoccupations liées au racisme peuvent avoir une incidence supplémentaire sur l'échange et la divulgation de l'information. De plus, lorsque la relation avec les fournisseurs de soins de santé est caractérisée par un profond respect pour l'expertise professionnelle, les préférences du patient peuvent ne pas être exprimées et réalisées. Même lorsque les croyances sont exprimées par le patient, elles sont sujettes à interprétation par le fournisseur de soins de santé. Comme l'a fait remarquer le physicien Robert Shaw, « vous ne voyez pas quelque chose tant que vous n'avez pas la bonne métaphore pour le percevoir » (voir : https://quotefancy.com/quote/1679670/Robert-Shaw-You-don-t-see-something-until-you-have-the-right-metaphor-to-perceive-it). Ainsi, sans la connaissance contextuelle de la culture, les chances de mal interpréter les problèmes de santé des patients augmentent considérablement. L'accent mis sur l'individualisation des problèmes obscurcit davantage le contexte social de la maladie au détriment de la prestation de bons soins de santé (voir le mythe n° 5 plus haut).

Comprendre les modèles explicatifs de la maladie

Malgré les défis, l'accent mis sur l'apprentissage du patient est un concept important conforme aux points de vue contemporains sur les soins centrés sur le patient. À la fin des années 1970, des chercheurs comme Katon et Kleinman (1980) ont noté que les facteurs socioculturels exercent une influence majeure sur la construction de la maladie et ont fait valoir les arguments en faveur de l'application des sciences sociales à la pratique médicale. La maladie a été reconnue comme un phénomène à la fois social et biologique. Reconnaissant que l'expérience de la maladie est supérieure à l'expérience de l'affection et que le modèle biomédical des soins de santé est considérablement plus étroit que l'approche bio-psychosociale, Katon et Kleinman (1980) ont proposé une méthode clinique composée de trois étapes principales :

1. Détermination de la perception de la maladie par le patient
2. Détermination des problèmes de la maladie
3. Négociation des soins et du traitement

La première étape de la détermination de la perception de la maladie par le patient suscite le **modèle explicatif de la maladie** du patient. Le modèle explicatif de la maladie comprend non seulement les perceptions de la cause de la maladie, mais aussi les perceptions de la gravité de la maladie, le traitement attendu et le pronostic. Le modèle explicatif détermine ainsi les significations et les attentes associées à la maladie. La deuxième étape consiste à déterminer les problèmes supplémentaires qui surviennent en raison de l'expérience de la maladie (p. ex., les problèmes expérientiels, familiaux, économiques, interpersonnels, professionnels et de la vie quotidienne causés par la maladie). La troisième étape comprend la négociation entre les préférences du patient en matière de soins de santé et les recommandations du fournisseur de soins de santé. Cependant, Katon et Kleinman (1980) soulignent que les négociations entre les fournisseurs de soins de santé et les patients sont fondées sur des relations de pouvoir inégales et des variables telles que la classe sociale. La détermination des préférences des patients est un aspect essentiel du processus de négociation, tout comme la détermination de la personne (patient ou membre[s] clé[s] de la famille) considérée comme la partie appropriée avec laquelle négocier. Les auteurs mettent toutefois en garde contre le fait que même si cette approche socioculturelle plus large permet d'envisager un plus large éventail d'options de traitement, la plupart des fournisseurs de soins de santé ont leur propre préférence en ce qui concerne l'approche thérapeutique et courent donc le risque de construire des symptômes de manière à justifier leur intervention préférée. Les symptômes du patient sont faits pour correspondre à la théorie (Katon et Kleinman, 1980). Bien que le travail de Katon et Kleinman soit largement basé sur la psychiatrie, il a été largement adopté dans toutes les disciplines de la santé. Bien que leur approche repose sur l'apprentissage du patient plutôt que sur une connaissance préformée des cultures, elle ne se limite pas à simplement écouter le patient. L'approche exige un effort intentionnel pour obtenir des types précis d'information sur la maladie et l'expérience de la maladie de la part du patient et implique une sensibilisation et une compréhension complexes des problèmes socioculturels (Jongen et coll., 2018). Bien que l'approche de Katon et Kleinman soit centrée sur le patient et crée une occasion d'apprendre du patient, elle est fondée sur une approche basée sur une maladie ou une problème et l'obtention de forces est une partie implicite plutôt qu'explicite de l'approche.

Approche antiraciste et anti-oppression

À la fin des années 1980 et au début des années 1990, de nombreux auteurs ont souligné que le véritable défi auquel étaient confrontés les patients en soins de santé et la société en général n'était pas la culture, mais la racialisation ou l'oppression qui existait dans la société. La soi-disant « différence des groupes minoritaires » a commencé à être reconnue comme l'oppression des groupes minoritaires. On a constaté que le comportement était moins influencé par les traditions que par la façon dont le groupe et les individus au sein du groupe étaient traités dans la société en général. La perspective est passée de la promotion de la diversité culturelle à la remise en question du pouvoir et des privilèges associés à la domination, qui étaient tous synonymes de « blancheur » (Yee et Dumbrill, 2003).

Bien que l'antiracisme et l'anti-oppression ne soient pas la même chose, ils ont des cadres globalement similaires. Pour certains, l'accent mis sur la race comme point de départ peut être limitatif et l'approche anti-oppression est considérée comme une approche plus large qui reconnaît l'intersection de la race avec d'autres formes d'oppression, y compris le sexe, la classe et la sexualité (Corneau et Stergiopoulos, 2012). Les cadres **antiraciste et anti-oppression** s'éloignent de l'individu et se concentrent plutôt sur les structures institutionnelles et sociales dans lesquelles les gens vivent leur vie et où les soins de santé sont dispensés. Le langage de la culture est souvent considéré comme une excuse et comme une logique codée pour le racisme, et mettre l'accent sur les différences culturelles est considéré comme passant sous silence l'identité personnelle ou la réalité sociale du patient.

Dans la perspective antiraciste, la définition de la culture a été élargie au-delà des frontières ethniques et a commencé à mettre en évidence l'influence de variables « non ethniques » telles que la race, la classe, le sexe, l'orientation sexuelle et les capacités physiques. Les termes *multiculturel* et *transculturel* ont été remplacés par des termes tels que *ethnoracial* et *diversité*. Les communautés multiculturelles ont été appelées communautés *ethnoraciales* ou *diversifiées* et, en fin de compte, l'idée de culture a été remplacée par le langage du pouvoir, de l'iniquité et de la différence.

La perspective antiraciste a clairement mis en évidence le fait que le concept de pouvoir était absent du point de vue culturel. La perspective est passée de la promotion de la diversité culturelle à la remise en question du pouvoir et des privilèges associés à la domination. Bien que la perspective antiraciste ait apporté des contributions majeures aux perspectives culturelles, elle a également des limites. L'approche antiraciste est plus difficile à traduire en pratique clinique, parce qu'elle est généralement appliquée à un niveau systémique ou organisationnel, et non au niveau individuel. Même lorsque nous comprenons les problèmes de santé en les plaçant dans le contexte plus large de la nécessité d'un changement systémique, on ne sait pas exactement comment le fournisseur de soins de santé devrait agir afin de faire la différence pour un patient en particulier. Et ce, malgré le fait que les fournisseurs de soins de santé soient conscients des différences de valeurs, de croyances et d'attentes et qu'ils soient préoccupés par une mauvaise communication potentielle, un mauvais diagnostic et des soins inappropriés. Corneau et Stergiopoulos (2012) proposent trois stratégies générales pour relever ces défis : l'autonomisation, l'éducation et la création d'alliances.

En plus des défis de l'application clinique, l'approche antiraciste a également été critiquée pour être une forme de « connaissance professionnelle » dérivée de personnes en position dominante, qui « … ne sont pas forcément les mieux placées pour juger ce qui est considéré comme de l'oppression », faisant taire les voix qui « ne s'inscrivent pas dans la dichotomie Noir/Blanc » et renforçant potentiellement un stéréotype ou une approche paternaliste selon laquelle les individus et les groupes racialisés doivent être pris en charge (Corneau et Stergiopoulos, 2012, p. 275). Malgré les critiques, le discours anti-oppression continue d'apporter une contribution majeure aux objectifs de justice sociale et d'équité.

Approche réaliste sociale intégrative

Les années 1990 ont également vu l'émergence du discours sur la sécurité culturelle. Le terme est originaire de la Nouvelle-Zélande en tant qu'approche pour répondre aux besoins de la population autochtone maorie (Churchill et coll., 2020). En tant qu'approche, la **sécurité culturelle** attire l'attention sur les effets négatifs dévastateurs de la colonisation sur les peuples autochtones en ce qui concerne tous les aspects de la vie et de la culture, y compris la santé. L'approche réaliste sociale intégrative est similaire à l'approche antiraciste et anti-oppression en ceci qu'il y a une reconnaissance explicite des déséquilibres de pouvoir ainsi que de la discrimination institutionnelle et culturelle. Compte tenu de l'attention croissante portée aux relations du Canada avec les peuples autochtones et de la reconnaissance des modes de savoir et d'être autochtones, on met davantage l'accent sur le concept d'équité en tant que concept clé pour comprendre l'impact de la colonisation, de la discrimination, du racisme et de l'exclusion. La mondialisation et la diversité croissante dans la société ont conduit à un environnement socioculturel où il y a un mélange croissant d'origines nationales, de races, d'ethnicités et d'autres traits d'identité. Avec la reconnaissance croissante de la nature intersectionnelle de la diversité, la culture et l'identité culturelle sont considérées comme des concepts dynamiques et multidimensionnels, où les aspects saillants de l'identité changent au fil du temps et du lieu.

L'identité culturelle peut donc être comprise comme une réalité négociée basée sur le contexte et le pouvoir social.

Comme en témoignent les discussions ci-dessus, les points de vue sur la diversité ont eux-mêmes évolué avec le temps, chaque approche mettant en évidence les aspects de la culture et de la diversité, et chacune contribuant à une compréhension de plus en plus sophistiquée de la culture et de son rôle dans la maladie, la santé et les soins de santé. Pendant trop longtemps, les fournisseurs de soins de santé ont eu du mal à trouver le « bon » langage et la bonne approche pour aborder efficacement les questions de culture et de diversité dans les soins de santé. Les perspectives évolutives ont conduit à une compréhension plus sophistiquée des questions culturelles ainsi que de la dynamique associée à l'environnement social plus large. On demande également de plus en plus d'examiner les résultats en matière de santé, et pas seulement les approches en matière de soins de santé. Les concepts de justice sociale, d'équité en santé, de pouvoir et de privilège, d'intersectionnalité et d'inclusivité doivent être compris et inclus dans toute approche visant à améliorer les résultats en matière de santé pour une population culturellement diversifiée.

Paradoxes culturels et pensée complexe

Les perspectives variées, les mythes et les idées fausses sur la culture révèlent clairement que les questions culturelles sont des phénomènes dynamiques, complexes et souvent paradoxaux. La culture concerne les groupes dans un système ainsi que les individus, où l'individu fait simultanément partie du groupe et en est séparé. Au sein d'un groupe, les modèles culturels sont à la fois universels et diversifiés. La nature paradoxale des questions culturelles peut être comprise à travers les principes de la pensée complexe : une façon de penser qui cherche simultanément à distinguer (mais pas à séparer) et à se relier. « La complexité est reconnue comme un attribut d'un système qui le rend dynamique, imprévisible et supérieur à la somme de ses parties » (Bird et Strachan, 2020, p. 50). La pensée complexe est caractérisée par trois principes clés : (1) le principe dialogique, (2) le principe de récursivité et (3) le principe hologrammique.

Le terme *dialogique* signifie que deux logiques peuvent exister ensemble sans que la double nature ne soit perdue. Le principe dialogique permet à des notions contradictoires de coexister. La pensée complexe soutient la vision post-moderniste de « multiples réalités basées sur les perspectives des individus qui sont influencées par les croyances, l'expérience et la vision du monde » (Bird et Strachan, 2020, p. 51).

Le principe de récursivité remet en question la notion linéaire de cause à effet et reconnaît que les causes entraînent des effets, mais sont simultanément façonnées par des effets (Cruz et coll., 2017). La culture est créée par les individus d'un groupe ou d'une société et influence ensuite le comportement des individus et de la société. Dans le principe hologrammique, des parties et des touts coexistent simultanément. Il est identique au principe dialogique en ceci que les parties sont présentes dans l'ensemble; la différence est que le tout se reflète également dans les parties. La culture d'un groupe est mieux comprise par les individus au sein du groupe qui reflètent les divers attributs de la culture; en même temps, chaque individu fait partie du groupe culturel. La culture se reflète dans l'individu et les individus déterminent collectivement la culture.

La pensée complexe nous apprend à embrasser l'incertitude et l'existence de multiples réalités et visions du monde tout en cherchant à comprendre les contradictions apparentes. Elle reconnaît également que les interactions en matière de soins de santé sont « imprégnées de liens imprévisibles » et fondées sur des relations dans les processus de soins (Cruz et coll., 2017, p. 225). Les interactions entre le patient et le fournisseur de soins peuvent avoir un impact à la fois sur la relation et sur l'environnement lui-même. La façon dont nous abordons et comprenons une situation influencera ce qui est conceptualisé comme un problème et sa résolution possible.

La compétence culturelle en action

Une attitude défensive et l'invalidation renforcent le racisme

Simon, un homme racialisé, se rend pour la première fois au cabinet d'un spécialiste pour effectuer une évaluation. Alors qu'il est dans la salle d'attente, il remarque un certain nombre de brochures sur l'arthrite et décide d'en prendre trois ou quatre pour un parent âgé qui souffre d'arthrite. Le lendemain, Simon est stupéfait de recevoir un message sur sa boîte vocale professionnelle d'un appelant non identifié qui comprend des déclarations telles que « Je ne comprends pas comment les gens comme vous peuvent se servir sans aucun scrupule dans ce qui appartient aux autres… vous devriez avoir honte ». Il se rend compte que la voix ressemble beaucoup à un message précédent sur sa boîte vocale venant du cabinet du fournisseur de soins de santé lui rappelant le rendez-vous. Après avoir digéré cet événement et consulté d'autres personnes, il décide de communiquer directement avec le fournisseur de soins de santé en lui demandant de l'appeler au sujet d'un problème urgent. Le fournisseur le rappelle le même jour. Pendant que Simon lui raconte ce qui s'est passé, il lit l'enregistrement vocal du message et demande s'il a fait quelque chose de mal en prenant les brochures. Le fournisseur de soins de santé rassure Simon en lui disant qu'il n'a rien fait de mal en prenant les brochures, qui sont des documents pédagogiques destinés aux patients; toutefois, il demande à Simon s'il avait la permission d'enregistrer le message vocal.

- Quels sont les facteurs en jeu ici du point de vue de Simon?
- Comment le fournisseur de soins de santé a-t-il formulé le problème? Étant donné que le message a été laissé sur la boîte vocale de Simon, par choix, pourquoi la permission pose-t-elle un problème?
- Quel est l'impact potentiel de cet événement et de l'approche du fournisseur de soins de santé sur la confiance de Simon à l'égard du système de soins de santé dans son ensemble et dans les interactions futures?
- Comment ce problème pourrait-il être géré différemment par le fournisseur de soins de santé?

Voir la culture et la compétence culturelle à travers le prisme de la complexité signifie que le développement de la compétence culturelle est une approche ou une stratégie, et non un programme rempli de contenus et d'informations spécifiques. L'approche reconnaît le besoin de comprendre le contexte ainsi que les interactions, la réflexion, la connaissance de soi, la volonté de découvrir et la « flexibilité dans les actions de soins » (Cruz et coll., 2017, p. 226).

Le cadre des soins culturels décrit au chapitre 3 est présenté comme une approche pour développer la compétence culturelle. Il s'agit d'une stratégie qui peut être appliquée par les fournisseurs de soins de santé pour développer leur compréhension des cultures et appliquer les principes dans leurs rencontres cliniques. Il n'y a pas de méthodes universelles qui fonctionnent dans toutes les circonstances ou dans toutes les cultures. Le cadre guidera le fournisseur de soins de santé dans l'exploration du monde incertain des cultures et dans la gestion des complexités afin de permettre de nouvelles découvertes et, en fin de compte, d'améliorer les résultats en matière de santé.

Résumé

Ce chapitre a présenté l'évolution de la pensée sur la culture et la diversité. Les mythes et les idées fausses courants qui peuvent entraver le développement de la compétence culturelle ont été examinés. En plus de discuter de la politique multiculturelle canadienne et de l'histoire des relations avec les Autochtones au Canada, trois grandes perspectives et approches à l'égard de la culture et des soins de santé en ce qui concerne leurs forces, leurs limites et leurs contributions à la réflexion actuelle sur la compétence culturelle ont été examinées : (1) L'approche traditionnelle de la littératie culturelle nous aide à reconnaître qu'il existe différentes visions du monde et différentes façons d'être qui sont essentielles à l'expérience de la santé du patient. Cette perspective souligne la nécessité de négocier les soins en fonction des valeurs du patient et de reconnaître que les valeurs du fournisseur de soins de santé peuvent être différentes. (2) L'approche relationnelle soutient que les cultures doivent être comprises dans leur contexte et permet d'alerter les fournisseurs de soins de santé d'une mauvaise communication potentielle, d'une erreur de diagnostic et de soins inefficaces. L'approche reconnaît également l'importance des partenariats avec les patients et de l'obtention de forces. (3) L'approche antiraciste et anti-oppression aide à déterminer la nécessité d'examiner le pouvoir, les obstacles inhérents au système de soins de santé et l'impact de multiples facteurs et oppressions sur l'expression et l'expérience de la maladie et de la santé. L'évolution des politiques et des discours a conduit à une compréhension plus complexe et plus profonde des questions et reconnaît la valeur des traditions culturelles ainsi que la nécessité de s'attaquer aux structures et aux systèmes sociaux pour obtenir des soins culturellement appropriés et équitables. Enfin, les principes de la pensée complexe illustrent les paradoxes des questions culturelles et demandent que la compétence culturelle soit reconnue comme une approche des soins plutôt que comme un programme de connaissances.

 http://evolve.elsevier.com/Srivastava/competenceculturelle/

Questions à des fins d'examen et de discussion

1. Expliquez la différence entre l'équité et l'égalité et pourquoi il est important de comprendre la distinction.
2. Réfléchissez à vos propres expériences de recevoir des soins de la part de praticiens qui étaient « différents » de vous, d'une manière ou d'une autre. Avez-vous connu des points positifs ou des hésitations en fonction de cette différence?
3. Que signifie considérer la culture comme un point de levier? Pensez à un exemple qui illustre cela.
4. « La culture est créée par les individus d'un groupe ou d'une société et influence ensuite le comportement des individus et de la société. » Discutez brièvement de ce que cet énoncé signifie pour vous. Comment voyez-vous la relation entre une personne et sa ou ses cultures?

Activité expérientielle ou de réflexion de groupe

Réfléchissez au mythe du « racisme inversé ». Réfléchissez au contexte dans lequel vous avez peut-être déjà entendu ce terme. Discutez du mythe du racisme inversé avec vos pairs du point de vue d'une personne ayant une identité socialement dominante et d'une personne qui fait partie d'un groupe méritant l'équité.

Références

Affaires autochtones et du Nord Canada. (2018). *L'histoire des Autochtones au Canada*. https://www.rcaanc-cirnac.gc.ca/fra/1100100013778/1607903934135.

Albarran, J., Rosser, E., Bach, S., et coll. (2011). Exploring the development of a cultural care framework for European caring science. *International Journal of Qualitative Studies on Health and Well-being, 6*(4). https://doi.org/10.3402/qhw.v6i4.11457.

Alberta Civil Liberties Association. (s.d.). *The myth of reverse racism*. http://www.aclrc.com/myth-of-reverse-racism.

Association des infirmières et infirmiers du Canada. (2020). *Messages clés de l'AIIC sur le racisme à l'égard des personnes noires dans les soins infirmiers et la santé*. https://www.cna-aiic.ca/fr/representation-et-politiques/priorites-en-matiere-de-repesentation/racisme-dans-les-soins-de-sante.

Auger, M. D. (2019). 'We need to not be footnotes anymore': Understanding Métis people's experiences with mental health and wellness in British Columbia, Canada. *Public Health, 176*, 92–97.

Azzopardi, C., et McNeill, T. (2016). From cultural competence to cultural consciousness: Transitioning to a critical approach to working across differences in social work. *Journal of Ethnic & Cultural Diversity in Social Work, 25*(4), 282–299.

Ball, H. (2017). The Atlantic divide: Contrasting U.K. and U.S. recommendations on cosleeping and bed-sharing. *Journal of Human Lactation, 33*(4), 765–769. https://doi.org/10.1177/0890334417713943.

Beagan, B., Fredericks, E., et Goldberg, L. (2012). Nurses' work with LGBTQ clients: "They're just like everybody else, so what's the difference?". *The Canadian Journal of Nursing Research, 44*(3), 44–63.

Bird, M., et Strachan, P. H. (2020). Complexity science education for clinical nurse researchers. *Journal of Professional Nursing, 36*(2), 50–55.

Blanchet Garneau, A., et Pepin, J. (2015). Cultural competence: A constructivist definition. *Journal of Transcultural Nursing, 26*(1), 9–15.

Brosseau, L., et Dewing, M. (2018). Dans *Le multiculturalisme canadien*. Ottawa : Bibliothèque du Parlement. Publication n° 2009-20-F. https://lop.parl.ca/sites/PublicWebsite/default//fr_CA/ResearchPublications/2 00920E.

Churchill, M. E., Smylie, J. K., Wolfe, S. H., et coll. (2020). Conceptualising cultural safety at an Indigenous-focused midwifery practice in Toronto, Canada: Qualitative interviews with Indigenous and non-Indigenous clients. *BMJ Open, 10*(9), e038168. https://doi.org/10.1136/bmjopen-2020-038168.

Cockburn, J. T., Thomas, F. N., et Cockburn, O. J. (1997). Solution-focused therapy and psychosocial adjustment to orthopedic rehabilitation in a work hardening program. *Journal Occupational Rehabilitation, 7*, 97–106. https://doi.org/10.1007/BF02765880.

Commission de vérité et réconciliation. (2015). *Commission de vérité et réconciliation du Canada : Appels à l'action*. https://publications.gc.ca/collections/collection_2015/trc/IR4-8-2015-fra.pdf.

Corneau, S., et Stergiopoulos, V. (2012). More than being against it: Anti-racism and anti-oppression in mental health services. *Transcultural Psychiatry, 49*(2), 261–282.

Cruz, R. A. O., Araujo, E. L. M., Nascimento, N. M., et coll. (2017). Reflections in the light of the complexity theory and nursing education. *Revista Brasileira de Enfermagem, 70*(1), 224–227.

Danso, R. (2018). Cultural competence and cultural humility: A critical reflection on key cultural diversity concepts. *Journal of Social Work, 18*(4), 410–430.

Dictionary.com. (2020). *Multiculturalism*. https://www.dictionary.com/browse/multiculturalism?s=t.

Doane, G. H., et Varcoe, C. (2007). Relational practice and nursing obligations. *Advances in Nursing Science, 30*(3), 192–205.

Federation of Ethnic Communities' Councils of Australia. (2019). *Cultural competence in Australia: A guide*. http://fecca.org.au/wp-content/uploads/2019/05/Cultural-Competence-in-Australia-A-Guide.pdf.

Fleras, A. (2019). 50 years of Canadian multiculturalism: Accounting for its durability, theorizing the crisis, anticipating the future. *Canadian Ethnic Studies, 51*(2), 19–59.

Galanti, G-A. (2019). *Concepts – understanding cultural diversity in healthcare*. https://www.ggalanti.org/basic-concepts-key-variations/.

Goldberg, L., Rosenburg, N., et Watson, J. (2018). Rendering LGBTQ+ visible in nursing: Embodying the philosophy of caring science. *Journal of Holistic Nursing, 36*(3), 262–271. https://doi.org/10.1177/0898010117715141.

Gottlieb, L. N. (2014). Strengths based nursing. *AJN, 114*(8), 24–32.

Gottlieb, L. N., et Gottlieb, B. (2017). Strengths based nursing: A process for implementing a philosophy into practice. *Journal of Family Nursing, 23*(3), 319–340.

Griffith, A. (2017). *Multiculturalism: Evolution & challenges*. http://www.thepearsoncentre.ca/platform/multiculturalism-in-canada-evolution-effectiveness-and-challenges/.

Jacob, K. S. (2015). Recovery model of mental illness: A complementary approach to psychiatric care. *Indian Journal of Psychological Medicine, 37*, p. 117–119. https://doi.org/10.4103/0253-7176.155605.

Jedwab, J. (2020). *Multiculturalisme*. L'Encyclopédie canadienne. https://www.thecanadianencyclopedia.ca/fr/article/multiculturalisme.

Jongen, C., McCalman, J., et Bainbridge, R. (2018). Health workforce cultural competency interventions: A systematic scoping review. *BMC Health Services Research, 18*, 232.

Katon, W., et Kleinman, A. (1980). Doctor–patient negotiation and other social science strategies in patient care. Dans Eisenberg, L., et Kleinman, A. (éditeurs), *The relevance of social science for medicine* (p. 253–279). D. Reidel Publishing.

Khambhaita, P., Willis, R., Pathak, P., et coll. (2017). *Recruitment of South Asian research participants and the challenges of Khambhaita ethnic matching: Age, gender and migration history*. Centre for Research on Ageing, Faculty of Social Human and Mathematical Sciences, University of Southampton. https://eprints.soton.ac.uk/408510/.

Khanlou, N., Haque, N., Skinner, A., et coll. (2017). Scoping review on maternal health among immigrant and refugee women in Canada: Prenatal, intrapartum, and postnatal care. *Journal of Pregnancy, 2017*.

Killion, C. M. (2017). Cultural healing practices that mimic child abuse. *Annals of Forensic Research and Analysis, 4*(2), 1042.

Kirmayer, L., et Jarvis, G. E. (2019). Culturally responsive services as a path to equity in mental healthcare. *HealthcarePapers, 18*(2), 11–23.

Kirmayer, L., Simpson, C., et Cargo, M. (2003). Healing traditions: Culture, community and mental health promotion with Canadian Indigenous people. *Australasian Psychiatry, 11*(supplément). https://doi.org/10.1046/j.1038-5282.2003.02010.x.

Kongnetiman, L., et Eskow, E. (2009). *Enhancing cultural competency: A resource kit for health care professionals.* Alberta Health Services.

Leininger, M. (1991). The theory of culture care diversity and universality. Dans Leininger, M. (éditeure), *Culture care diversity and universality: A theory of nursing* (p. 5–72). National League for Nursing.

McCalman, J., Jongen, C., et Bainbridge, R. (2017). Organisational systems' approaches to improving cultural competence in healthcare: A systematic scoping review of the literature. *International Journal for Equity in Health, 16*, 78. https://doi.org/10.1186/s12939-017-0571-5.

Migdal, A. (2021). *182 unmarked graves discovered near residential school in B.C.'s Interior, First Nation says.* https://www.cbc.ca/news/canada/british-columbia/bc-remains-residential-school-interior-1.6085990.

Mileva-Seitz, V. R., Bakermans-Kranenburg, M. J., Battaini, C., et coll. (2017). Parent-child bed sharing: The good, the bad, and the burden of evidence. *Sleep Medicine Reviews, 32*, 4–27. https://doi.org/10.1016/j.smrv.2016.03.003.

Mukhtar, M., Dean, J., Wilson, K., et coll. (2016). "But many of these problems are about funds…": The challenges immigrant settlement agencies (ISAs) encounter in a suburban setting in Ontario, Canada. *International Migration & Integration, 17*, 389–408. https://doi.org/10.1007/s12134-015-0421-5.

Paris, E. (2018). Canada's multiculturalism is our identity. *The Globe and Mail.* https://www.theglobeandmail.com/opinion/article-canadas-multiculturalism-is-our-identity/.

Pashaeypoor, S., Baumann, S. L., Hoseini, A. S., et coll. (2019). Identifying and overcoming barriers for implementing Watson's human caring science. *Nursing Science Quarterly, 32*(3), 239–244. https://doi.org/10.1177/0894318419845396.

Radermacher, H., Feldman, S., et Browning, C. (2009). Mainstream versus ethno-specific community aged care services: It's not an 'either or'. *Australasian Journal on Ageing, 28*(2), 58–63. https://doi.org/10.1111/j.1741-6612.2008.00342.x.

Seligman, M. E., et Csikszentmihalyi, M. (2000). Positive psychology: An introduction. *American Psychologist, 55*, 5–14. https://doi.org/10.1037/0003-066X.55.1.5.

Shepherd, S. M., Willis-Esqueda, C., Newton, D., et coll. (2019). The challenge of cultural competence in the workplace: Perspectives of healthcare providers. *BMC Health Services Research, 19*, 135.

Srivastava, R. (2008). *Influence of organizational factors on clinical cultural competence.* [Thèse de doctorat inédite]. Institut des sciences médicales, Université de Toronto.

Srivastava, R., et Srivastava, R. (2019). Impact of cultural identity on mental health in post-secondary students. *International Journal of Mental Health and Addiction, 17*, 520–530.

Statistique Canada. (2017). *Diversité linguistique et plurilinguisme au sein des foyers canadiens.* Nº 98-200-X2016010 au catalogue de Statistique Canada.

Steinfeldt, J. A., Clay, S. L., et Priester, P. E. (2020). Prevalence and perceived importance of racial matching in the psychotherapeutic dyad: A national survey of addictions treatment clinical practices. *Substance Abuse Treatment, Prevention, and Policy, 15*, 76. https://doi.org/10.1186/s13011-020-00318-x.

Suiter, T. (2016). Reverse racism: A discursive history. Dans Kiuchi, Y. (éditeur), *Race still matters: The reality of African American lives and the myth of postracial society* (p. 3–40). State University of New York Press.

Viero, A., Amadasi, A., Blandino, A., et coll. (2019). Skin lesions and traditional folk practices: A medico-legal perspective. *Forensic Science, Medicine and Pathology, 15*, 580–590.

Watson, J. (2008). Social justice and human caring: A model of caring science as a hopeful paradigm moral justice for humanity. *Creative Nursing, 14*(2), 54–61.

Watt, K., Abbott, P., et Reath, J. (2016). Developing cultural competence in general practitioners: An integrative review of the literature. *BMC Family Practice, 17*, 158.

Wilk, P., Maltby, A., et Cooke, M. (2017). Residential schools and the effects on Indigenous health and well-being in Canada—a scoping review. *Public Health Reviews, 38*, 8. https://doi.org/10.1186/s40985-017-0055-6.

Yee, J. Y., et Dumbrill, G. (2003). Whiteout: Looking for race in Canadian social work practice. Dans Al-Krenawi, A., et Graham, J. R. (éditeurs), *Multicultural social work in Canada* (p. 98–121). Oxford University Press.

CHAPITRE 3

Le cadre des soins culturels

Rani H. Srivastava

Ce chapitre décrit le **cadre des soins culturels** (CSC) comme une approche qui facilite le développement et l'application de la compréhension culturelle. L'objectif du CSC est de rendre la culture visible et de donner aux fournisseurs de soins de santé un moyen de comprendre et de travailler avec les complexités et les influences culturelles sur la santé et les soins de santé. Basé sur les concepts fondamentaux de la théorie de la culture, de la diversité et de l'universalité de Madeleine Leininger (Leininger, 1978), le cadre est une approche intégrative et pratique qui reflète les questions de pouvoir ainsi que les modèles culturels. Pour obtenir un aperçu de la théorie de Leininger, d'un point de vue historique ainsi que développemental, les lecteurs sont invités à consulter McFarland et Wehbe-Alamah (2019) et Busher Betancourt (2015). Ce chapitre présente et décrit les principaux éléments du cadre. Leur application est examinée plus en détail au chapitre 4.

Les éléments clés de la théorie de Leininger (Leininger, 1978; McFarland et Wehbe-Alamah, 2019) qui sont intégrés au CSC sont (1) le concept d'universalité et de diversité de la culture et des soins – Leininger a noté qu'il y avait à la fois des similarités *et* des différences entre les populations en ce qui a trait aux valeurs, aux croyances, aux significations et aux modèles; (2) la reconnaissance du fait que les valeurs, les croyances et les pratiques en matière de soins culturels sont influencées par la vision du monde et des facteurs sociaux tels que la religion, la spiritualité, l'environnement et la politique; (3) reconnaître que les groupes culturels ont leurs propres connaissances et valeurs en matière de soins de santé (perspective locale « *émique* » ou d'initié) et travaillent avec les connaissances professionnelles des autres (perspective « *étique* », comme celle des fournisseurs de soins de santé); (4) trois modes de décisions et d'actions utilisables pour fournir des soins qui intègrent les valeurs et les connaissances culturelles dans les soins.

Le CSC a été initialement développé par l'auteure en 1996 pour tenter d'appliquer et d'enseigner la compréhension culturelle dans des situations cliniques. Il propose une approche intégrative et pratique qui se concentre sur l'application des concepts clés de la théorie de Leininger dans un contexte de soins multiculturels et diversifiés, où les fournisseurs de soins de santé sont susceptibles de s'occuper de patients et de familles de plusieurs cultures au cours d'une même journée. Le cadre a évolué à partir de la pratique, la théorie guidant l'exploration, la compréhension et l'articulation des concepts et de la signification. Il continue d'être affiné grâce au dialogue avec les patients, les familles et les fournisseurs de soins de santé dans diverses disciplines, à la rétroaction des éducateurs et des étudiants, ainsi qu'à la recherche et aux initiatives basées sur la pratique et à la documentation. Les fournisseurs de soins de santé qui exercent dans une société diversifiée sont parfaitement conscients de la nécessité de fournir des soins conformes aux valeurs culturelles des patients; toutefois, il est plus difficile de les appliquer dans la pratique, en particulier dans des environnements au rythme rapide. La fig. 3.1 présente les principes directeurs qui sous-tendent le cadre. La théorie de Leininger définit les soins comme « des expériences ou des idées d'assistance, de soutien et d'habilitation envers les autres » (McFarland et Wehbe-Alamah, 2019); de la même manière, dans le CSC, les « soins » sont interprétés au sens large et incluent les services. L'établissement d'une relation ou l'engagement des personnes est un aspect fondamental des soins ou des services, quel que soit le rôle que l'on joue dans le domaine des soins de santé.

Leininger (1995) a défini les **soins culturels** comme « des valeurs, des croyances et des modes de vie appris et transmis subjectivement et objectivement qui aident, soutiennent, facilitent ou permettent à un autre individu ou groupe de maintenir le bien-être et la santé, d'améliorer la condition humaine et le mode de vie, ou de faire face à la maladie, aux handicaps et à la mort » (p. 105). En bref, le terme *soins culturels* reflète l'objectif d'intégrer les questions de culture dans tous les aspects des soins de santé. Ce besoin est d'autant plus urgent que de nombreuses populations sont confrontées à des inégalités en matière de santé. Le tableau 3.1 met en évidence les principales caractéristiques du CSC.

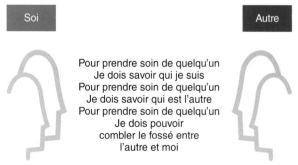

Fig. 3.1 Principe directeur du cadre des soins culturels. (Données d'Anderson, J. [1987]. The cultural context of caring. *Canadian Critical Care Nursing Journal, 4*[4], p. 7-13.)

TABLEAU 3.1 ■ **Principales caractéristiques du cadre des soins culturels**

- Intègre les modèles et les perspectives de pouvoir de la diversité culturelle
- Se concentre sur la connaissance de soi
- Permet de « connaître l'autre »
- Reconnaît les interactions entre l'individu et le contexte (passé et présent)
- Suggère des stratégies pour combler le fossé entre soi et les autres
- Permet de passer de la compréhension et de la sensibilisation à l'application

Vue d'ensemble du cadre des soins culturels (CSC)

Un cadre est essentiellement un modèle mental ou un plan qui peut être utilisé pour identifier les concepts fondamentaux, faciliter la compréhension entre les concepts et guider les actions et les décisions. Les universitaires et les praticiens s'accordent généralement à dire que la compétence culturelle nécessite un développement dans les domaines de la sensibilisation (domaine affectif), des connaissances (domaine cognitif) et des aptitudes (domaine comportemental) (voir Hall et Theriot, 2016; Shen, 2015; Shepherd et coll., 2019; Sue et coll., 2009). Il y a cependant moins de clarté et d'accord sur ce qui est inclus dans chaque domaine. Il est également essentiel de reconnaître que les complexités de la compétence culturelle nécessitent une compréhension profonde et large de concepts tels que la dynamique de la différence et de l'équité. Le CSC reconnaît la culture en termes de modèles (visions du monde) et de pouvoir (dynamique des différences, des diversités et des iniquités). Une vue d'ensemble du CSC est présentée dans la fig. 3.2. Ce cadre se compose de trois grands éléments – la sensibilité culturelle, les connaissances culturelles et les ressources culturelles – et affirme que ces trois éléments sont nécessaires pour fournir des soins

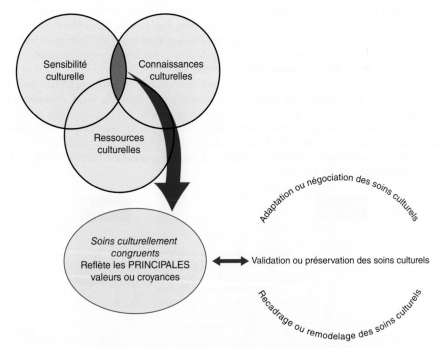

Fig. 3.2 Vue d'ensemble du cadre des soins culturels. Pour une discussion complète des termes *adaptation/négociation*, *validation/préservation* et *recadrage/remodelage*, veuillez vous reporter au chapitre 4.

efficaces et culturellement adaptés. Le développement de la compétence culturelle des fournisseurs de soins de santé nécessite un apprentissage intentionnel dans chacun des trois domaines. Les modes d'action constituent des approches utiles pour traduire la sensibilisation et les connaissances en soins. Ceux-ci sont examinés au chapitre 4.

La **sensibilité culturelle** fait référence à la conscience, à la compréhension et au respect de la culture et de son influence sur les personnes et les processus. La sensibilité culturelle met l'accent sur l'individu. Les **connaissances culturelles** reconnaissent que la compétence culturelle est un soin fondé sur les connaissances. Les connaissances culturelles ont deux composantes : les **connaissances culturelles génériques** ou les connaissances fondamentales qui peuvent être appliquées à toutes les populations culturelles et cliniques, et les **connaissances culturelles spécifiques**, qui sont axées sur des populations culturelles spécifiques et les soins dont elles peuvent avoir besoin, ou les processus de soins associés à des populations cliniques spécifiques qui peuvent être particulièrement affectées par des différences de valeurs et de visions du monde. Les connaissances culturelles spécifiques sont également influencées par le contexte des soins. Le troisième élément, les **ressources culturelles**, reconnaît que ce qui se passe dans une interaction clinique particulière dépend non seulement de la compétence culturelle du fournisseur de soins de santé, mais aussi du contexte des soins et des ressources dont disposent les fournisseurs dans leur environnement personnel et professionnel. Les éléments du cadre sont interconnectés : la sensibilité et la sensibilisation sont également des aspects de la connaissance; la compétence culturelle exige d'apprendre de soi-même et des autres, et surtout, la compétence culturelle exige de désapprendre. Le **désapprentissage** fait référence au choix conscient de se débarrasser d'une ancienne croyance ou d'un modèle mental et d'en adopter un autre (Bonchek, 2016). Une célèbre citation souvent attribuée à Mark Twain dit : « Ce n'est pas ce que vous ne savez pas qui vous attire des ennuis. C'est ce que vous savez avec certitude et qui n'est pas vrai » (Young, 2018). À bien des égards, il peut être plus difficile de désapprendre que d'apprendre de nouvelles choses.

Le CSC est orienté vers l'action. L'acquisition de connaissances, de la compréhension et de compétences culturelles doit être appliquée pour faire la différence. Le changement n'est souvent pas facilement visible. L'amélioration de la sensibilité et de la sensibilisation peut commencer par le simple fait de voir ou d'entendre les choses différemment, ou de penser différemment en remettant en question les suppositions. Les nouvelles perspectives conduisent à faire les choses différemment (fig. 3.3). Les stratégies permettant de gérer les différences et de combler le fossé entre les cultures sont examinées au chapitre 4.

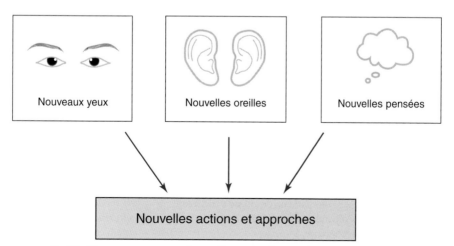

Fig. 3.3 Nouveaux yeux + nouvelles oreilles + nouvelles pensées = nouvelles actions.

La compétence culturelle en action

Désapprendre la grammaire pour promouvoir l'inclusion

Martha, technologue en radiologie et imagerie médicale, a compris que pour faire preuve de respect et d'inclusivité, il fallait utiliser les pronoms préférés, mais il lui était difficile de le faire. Un collègue préférait le pronom « iel* », ce qui posait problème à Martha. Dès son enfance, Martha avait appris que les pronoms « il » ou « elle » étaient utilisés au référence à une seule personne. Elle ne connais pas le pronom singulier « iel ». Aujourd'hui, le langage neutre remet en question sa connaissance de la grammaire française!

Cependant, Martha a continué à réfléchir à son malaise et a commencé à remarquer que d'autres collègues respectés, y compris son directeur, utilisaient le pronom préféré. Elle a compris que l'utilisation du pronom « iel » pour désigner une personne ne signifiait pas qu'elle ne connaissait pas la grammaire; il s'agissait plutôt de faire preuve de respect et de créer un environnement inclusif pour son collègue et les autres. Martha a décidé de s'engager intentionnellement à faire attention et à utiliser ce pronom lorsque la situation s'y prêtait, en reconnaissant que même si cela pouvait lui sembler gênant au départ, ce serait plus confortable pour d'autres.

---

*L'Office québécois de la langue française « ne conseille pas le recours aux néologismes comme le pronom de troisième personne iel … que la rédaction non binaire emploie, en complément de la formulation neutre. Ces néologismes restent propres aux communautés de la diversité de genre. » https://vitrinelinguistique.oqlf.gouv.qc.ca/25421/la-redaction-et-la-communication/feminisation-et-redaction-epicene/redaction-epicene/formulation-neutre/redaction-epicene-formulation-neutre-redaction-non-binaire-et-ecriture-inclusive

L'une des difficultés associées à la mise en pratique de la sensibilisation culturelle, en particulier dans le domaine des soins de santé, est l'incertitude quant à l'objectif exact ou à l'aspect de la réussite. Dans le CSC, l'objectif des soins est identifié comme étant des soins équitables et culturellement congruents. La notion de congruence est importante, car elle suggère une « adéquation » entre deux ou plusieurs parties. Leininger a décrit les soins culturellement congruents comme des soins qui reflètent une utilisation appropriée et sensible des connaissances culturelles pour fournir des soins qui correspondent aux valeurs culturelles, aux croyances et aux modes de vie des patients (McFarland et Wehbe-Alamah, 2019). En termes simples, les **soins culturellement congruents** peuvent être décrits comme des soins qui intègrent les valeurs et croyances clés du patient dans la situation. Les fournisseurs de soins de santé ne sont pas censés connaître tous les aspects de la culture d'un patient; il s'agit plutôt d'identifier les valeurs fondamentales du patient et du fournisseur qui peuvent influer sur la situation. L'objectif de la congruence culturelle rappelle aux fournisseurs de soins qu'ils doivent veiller à ce que ces valeurs soient explicitées et que les soins reflètent les objectifs du patient ainsi que ceux fixés par l'équipe clinique. Les fournisseurs peuvent utiliser ce critère pour vérifier la compétence culturelle de leur propre pratique.

L'intégration de la culture dans les soins est complexe et difficile. Dans le cadre d'une étude doctorale, il a été demandé à des cliniciens interprofessionnels (infirmières, travailleurs sociaux, médecins) de décrire à quoi ressemblaient des soins culturellement compétents dans leur pratique. Les résultats ont montré que, bien qu'ils reconnaissent l'importance de l'intégration de la culture dans les soins, les participants avaient du mal à décrire ce qu'était la compétence culturelle dans leur pratique. Même en reconnaissant qu'ils servaient une population très diversifiée en termes de race, d'ethnicité, d'orientation sexuelle et d'identité de genre, la plupart des cliniciens continuaient d'appliquer l'approche ou les protocoles de soins standard, à moins que des problèmes ou des difficultés ne fassent surface (Srivastava, 2008). Shepherd et coll. (2019) ont noté des résultats similaires dans une étude sur les travailleurs de la santé, où 80 % ($n = 56$) ont parfois ou souvent trouvé difficile de s'engager avec des patients de cultures différentes de la leur ou de les traiter, pourtant 95 % pensaient qu'ils répondaient toujours ou souvent aux besoins culturels. Cette incongruence peut être attribuée à l'ignorance, à un excès de confiance ou à des « normes culturelles dominantes bien ancrées » (Shepherd et coll., 2019, p. 8).

Différentes approches peuvent être adoptées pour obtenir les valeurs et les objectifs des patients et pour parvenir à la congruence; elles seront examinées plus en détail dans le chapitre suivant, consacré au rapprochement entre les cultures. Les soins culturellement congruents reconnaissent l'importance d'honorer ces valeurs et ces objectifs. Les soins équitables favorisent les meilleurs résultats possibles en reconnaissant et en réduisant les obstacles à l'accès (à l'information, aux soins et aux mesures de soutien) et en renforçant les possibilités de participation et d'autodétermination.

Considérations culturelles dans les soins

Se connaître soi-même

Reportez-vous à l'exercice du tableau 1.4 (chapitre 1). Quels sont vos forces? Quels sont les domaines de connaissance que vous souhaitez approfondir? Que savez-vous des ressources qui peuvent soutenir les communautés culturellement diversifiées?

Vous pouvez également réfléchir à une interaction récente avec un patient dont la culture est différente de la vôtre et de la culture dominante. Comment savez-vous que cette interaction reflète une sensibilité culturelle? Les croyances, valeurs ou objectifs culturels du patient ont-ils été évoqués au cours de l'entretien? Dans le cas contraire, comment auriez-vous pu modifier votre approche?

SENSIBILITÉ CULTURELLE

Le concept de sensibilité culturelle est large et inclut la notion de sensibilisation culturelle. « La sensibilisation culturelle fait référence au développement de la conscience des infirmier/ère/s [et des autres fournisseurs de soins de santé] des différentes valeurs, croyances, normes et modes de vie des clients » (Cai, 2016, p. 270). La sensibilisation culturelle comprend la conscience de soi, la conscience de l'impact de la culture sur l'identité et le comportement, la conscience et le respect des différentes visions du monde et façons d'être, ainsi que la conscience des structures sociopolitiques plus larges sur les expériences de marginalisation et d'oppression (Danso, 2018; Federation of Ethnic Communities' Councils of Australia [FECCA], 2019).

Dans le CSC, la **sensibilisation culturelle** est considérée comme un ensemble complexe de perceptions et de réalisations concernant la culture et soi-même, ainsi que la dynamique associée aux questions de différence. Bien que la sensibilisation culturelle puisse être considérée comme un « savoir que », la sensibilité exige un plus grand degré de compétence et comprend un « savoir comment ». Les concepts de « savoir que » et de « savoir comment » ont été discutés par des auteurs tels que Patricia Benner (1984) dans le contexte du développement des compétences infirmières du novice à l'expert. Le « savoir que » est décrit comme une connaissance théorique acquise par l'examen systématique d'un phénomène, tandis que le « savoir comment » est considéré comme une connaissance pratique et des compétences acquises par l'expérience et la pratique. La sensibilité culturelle comprend la *capacité démontrée* d'embrasser la différence et d'examiner comment sa culture affecte la pratique (Danso, 2018).

Comme le montre la fig. 3.4, la sensibilité culturelle exige de faire preuve de perspicacité en ce qui a trait aux points suivants :

- Comprendre les concepts de diversité, de culture et de différence en termes d'impact sur la santé
- Comprendre sa propre culture et son identité culturelle en termes de modèles et de pouvoir
- Comprendre la dynamique de la différence et comment aborder les questions de privilège, de confiance et d'équité

COMPRENDRE LA CULTURE ET L'IDENTITÉ CULTURELLE

Comme nous l'avons vu dans les chapitres précédents, la culture est un concept difficile à saisir. En tant que concept, la culture est dynamique : elle peut être complexe, évasive et parfois paradoxale. La culture comprend l'ethnicité, la race et la situation sociale, mais ne s'y limite pas. La culture existe au niveau de l'individu, du groupe, de l'organisation et de la société et remplit une double fonction, les valeurs et croyances intégratives donnant à un individu les règles d'engagement avec le monde environnant ainsi qu'un sentiment d'identité (Srivastava et Srivastava, 2019).

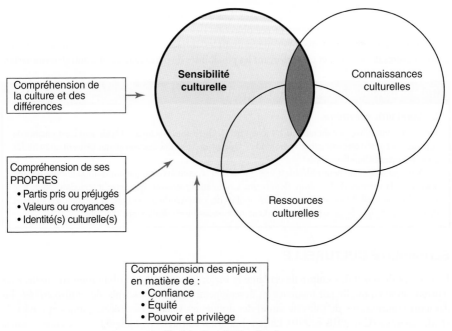

Fig. 3.4 Sensibilité culturelle.

La culture en tant qu'identité

La *culture* fait référence à des identités communes basées sur des valeurs, des croyances, des normes et d'autres caractéristiques. La mesure dans laquelle des traits spécifiques sont partagés varie d'un individu à l'autre au sein d'un groupe culturel; ainsi, bien que la culture soit commune, il n'y a pas deux personnes identiques au sein d'une même culture. La culture est à la fois individuelle et collective. Pour comprendre la culture d'un individu, il faut comprendre le concept d'identité.

Il existe de nombreux types d'identités, chacun reflétant un ensemble différent de critères qui peuvent être utilisés pour différencier les individus ou pour renforcer la ressemblance. Presque quotidiennement, chacun d'entre nous négocie et navigue entre plusieurs identités, comme celle de parent, d'étudiant, de médecin, d'infirmière, de travailleur social, d'immigré ou de personne de couleur. Les principales caractéristiques de l'identité sont les suivantes :

1. Différentes identités sont mises en évidence dans différentes circonstances.
2. Les intersections d'identités peuvent influencer de manière significative l'expérience (par exemple, un fournisseur de soins de santé qui s'identifie comme autochtone ou personne de couleur peut vivre une situation différemment d'un autre fournisseur de soins de santé d'une autre origine ou d'une personne de couleur qui n'est pas fournisseur de soins de santé).
3. Les identités sont souvent attribuées par d'autres et peuvent avoir une signification différente pour les autres que pour les personnes évaluées ou étiquetées. Les étiquettes sont intrinsèquement problématiques et il est important de déterminer comment les individus se perçoivent et se décrivent.
4. L'identité culturelle, comme la culture, est également dynamique et peut évoluer dans le temps et l'espace.

La fig. 3.5 illustre comment les individus sont à la fois uniques et similaires. La fig. 3.6 présente une image visuelle de la culture comme étant composée de multiples dimensions de l'identité.

Chaque personne est, à certains égards

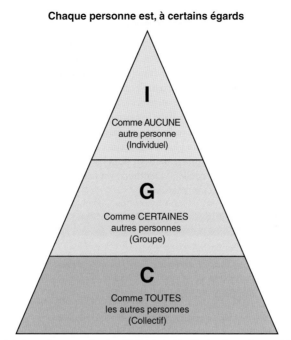

Fig. 3.5 L'identité : à la fois unique et collective. (Adapté de Kluckhohn, C., et Murray, H. A. [1962]. *Personality in nature, society and culture*. Alfred A. Knopf.)

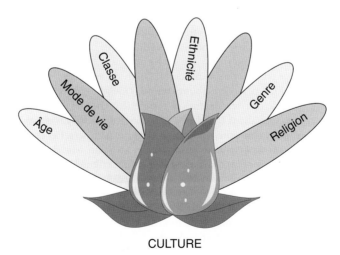

CULTURE

Fig. 3.6 Conceptualisation de la culture en tant qu'identités multidimensionnelles (culture en tant que modèles).

Comment peut-on commencer à comprendre la culture d'un individu? La reconnaissance de l'existence d'identités multiples au sein de l'individu permet aux fournisseurs de soins de santé d'explorer les différentes identités susceptibles d'avoir un impact sur une situation donnée. Il devient ainsi possible d'identifier les cultures et les valeurs et croyances clés associées qui pourraient influencer l'interaction. La sensibilité culturelle ne consiste pas à comprendre une étiquette culturelle ou un aspect de l'identité (par exemple, la race); elle exige plutôt la reconnaissance et une compréhension intersectionnelle des diverses identités et de la manière dont elles influencent une interaction donnée. Par exemple, il est important d'évaluer l'impact sur une situation des différentes identités que sont l'âge, le sexe, la race, l'appartenance ethnique, l'orientation sexuelle, etc. Certaines identités peuvent prendre plus d'importance que d'autres dans le contexte sanitaire actuel. Parfois, des défis et des opportunités naissent de la combinaison d'identités; il devient donc essentiel d'examiner non seulement quelle(s) identité(s) est (sont) la (les) plus importante(s), mais aussi l'impact potentiel de la (des) combinaison(s).

La compétence culturelle en action

Comprendre ma culture

Comment décririez-vous votre identité culturelle? À quels groupes ressemblez-vous? Tenez compte du sexe, de l'âge, du rôle professionnel, de la situation familiale, du statut d'immigrant, de l'orientation sexuelle, de la race, de l'ethnicité, de l'acculturation, etc.

Si vous deviez discuter de vos réponses au sein d'un groupe, y a-t-il des identités dont vous seriez à l'aise de parler et d'autres dont vous ne seriez pas à l'aise de parler? Pourquoi?

Choisissez deux identités et discutez de certaines des caractéristiques qui leur sont associées. Au cours de la discussion, notez dans quelle mesure les différentes personnes ont des croyances similaires ou différentes sur les identités. Pourquoi pensez-vous qu'il en est ainsi?

L'identité culturelle peut être comprise en termes de sentiment de soi qui est autocréé, attribué par d'autres et formé par des forces sociales, passées et présentes (Anderson-Lain, 2017), qui peuvent être uniques à l'expérience de l'individu ou à la perception de sa situation (Groen et coll., 2018). « L'identité culturelle se concentre sur les normes et les valeurs qui constituent l'image qu'un individu a de [soi], qui pousse un individu à décider de ce qui est bien ou mal, quel type de comportement est approprié ou non, ainsi que sur les normes et les valeurs qui sont négociées au sein du groupe (ethnique ou ethnoreligieux) auquel l'individu appartient et au sein de la société locale » (Groen et coll., 2018, p. 70). En d'autres termes, l'identité culturelle est un composé de la manière dont les aspects de diverses identités se manifestent chez les individus et des significations attachées à ces manifestations (Srivastava et Srivastava, 2019). En conséquence, l'identité culturelle est façonnée, et non prescrite, par l'héritage et les expériences. Les expériences de préjugés et de discrimination peuvent conduire certains à nier ou à taire leur identité culturelle, tandis que d'autres peuvent s'identifier plus fortement à leur groupe culturel et rechercher un sentiment d'appartenance. Les expériences culturelles de pouvoir social peuvent renforcer l'identification au(x) groupe(s) culturel(s) (Srivastava et Srivastava, 2019).

L'identité culturelle influence l'interprétation des événements et les interactions avec les autres et est associée à des expériences de marginalisation ou de privilège en fonction du pouvoir social ou de l'importance associés à cette identité. La fig. 3.7 illustre le concept d'identité culturelle comme une fleur : le centre fait référence à la norme dominante dans la société et chaque pétale représente une catégorie d'identité où l'on peut se placer – soit près du centre, soit plus loin – en fonction de sa similarité ou de sa différence avec ce qui est considéré comme la « norme » en ce qui concerne le pouvoir social.

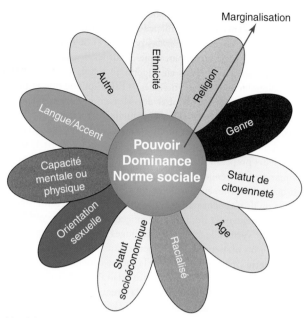

Fig. 3.7   Identité culturelle en fonction de la situation sociale (culture en tant que pouvoir).

Considérations culturelles dans les soins

Réflexion sur l'autobiographie raciale

Les questions ci-dessous ont pour but d'encourager la réflexion. Notez les réponses pour vous-même. Notez également toutes les idées que cela pourrait susciter; vous pourrez y revenir plus tard. N'hésitez pas à discuter de vos réponses avec des collègues ou des amis avec lesquels vous vous sentez à l'aise.

- Quand avez-vous réalisé pour la première fois que vous étiez _____ (indiquez votre identité raciale ou ethnique)?
- Quand avez-vous réalisé pour la première fois que vous pouviez être traité différemment en raison de la couleur de votre peau?
- Quand avez-vous réalisé pour la première fois que les personnes d'autres identités racialisées étaient traitées différemment dans certaines circonstances?
- Observez le groupe de personnes que vous fréquentez habituellement : à quel(s) groupe(s) racial(aux)/ethnique(s) appartiennent-elles? Comment cela a-t-il influencé votre compréhension de l'identité raciale/ethnique et de vos expériences dans la société?
- Lorsque vous avez lu cette activité, avez-vous pensé qu'elle incluait ou excluait les lecteurs blancs? Considérez-vous le fait d'être blanc comme une identité raciale? Pourquoi ou pourquoi pas?

Adapté de Whites for Racial Equality. (2019). *Awareness activities: Racial autobiography and reflection.* https://whitesforracialequity.org/1-awareness-activity-reflection-questions/.

Comprendre ses propres valeurs, partis pris, préjugés et privilèges

La conscience de soi est une composante essentielle de la compétence culturelle. Les dynamiques culturelles font partie de toutes les interactions, qu'elles soient reconnues ou non. Nos points de vue sont influencés par des « histoires uniques », une expression utilisée par l'auteur Chimamanda Adichie (2009) pour décrire les fausses perceptions et les stéréotypes qui se forment sur la base de nos expériences. Ces perceptions peuvent concerner des personnes ou des processus. Lorsque Adichie, écrivaine d'origine nigériane, a commencé à écrire lorsqu'elle était enfant, toutes ses histoires incluaient de la neige, le fait de manger des pommes et de boire de la bière au gingembre, et des personnages blancs aux yeux bleus, parce que c'était les histoires qu'elle lisait. Comme elle l'indique, « cela malgré le fait que je vivais au Nigéria. Je n'avais jamais quitté le Nigéria. Nous n'avions pas de neige. Nous mangions des mangues ». Elle explique que sa propre perception du peuple mexicain a été façonnée par les histoires des Mexicains, dépeints comme des « immigrés abjects », et qu'elle a conservé ce préjugé jusqu'à ce qu'elle s'est rendue au Mexique et découvrait une réalité différente. Les histoires uniques montrent les gens d'une seule manière, ce qui conduit à une vision étroite, et à mesure que l'histoire est répétée dans notre esprit, le stéréotype devient un fait. En reconnaissant leurs propres valeurs et préjugés culturels, les fournisseurs de soins de santé peuvent mieux comprendre et atténuer les influences involontaires.

Il est important que les fournisseurs de soins de santé comprennent non seulement ce qu'ils estiment, mais aussi ce qu'ils n'aiment pas, ce qu'ils craignent ou ce contre quoi ils ont des préjugés. Tout le monde a des préjugés et des idées préconçues. L'une des façons dont les fournisseurs de soins de santé peuvent vérifier leurs propres préjugés est de se poser la question suivante : « Pourquoi est-ce que je crois ou pense ce que je pense dans cette situation? Est-ce que quelqu'un d'autre qui examinerait cette situation arriverait à la même conclusion, ou pourrait-il donner une interprétation différente? » Les réponses peuvent être éclairantes et révéler des suppositions et des préjugés implicites qui influencent la perception de la situation. Des chercheurs de l'université de Harvard ont mis au point le test d'association implicite (IAT), qui permet aux individus de mieux comprendre leurs propres préjugés sur un certain nombre de dimensions (voir https://implicit.harvard.edu/implicit/canada/takeatest.html).

Héritages et couches

Notre perception du monde est influencée par notre propre histoire (ce que nous avons appris et vécu) ainsi que par l'histoire de nos ancêtres et prédécesseurs. Les **héritages** sont des événements historiques marquants vécus par nos ancêtres, notre famille et notre communauté d'origine et qui continuent d'avoir des répercussions dans nos vies aujourd'hui. La colonisation, l'esclavage, les traumatismes, la saisie et la redistribution des terres, l'Holocauste et le mouvement des droits civiques sont autant d'exemples d'héritages. Même si ces événements se sont produits il y a plusieurs dizaines d'années, leur impact a été si fort que leur influence s'étend à travers le temps et les générations. L'héritage peut avoir une influence considérable sur la façon dont les individus se perçoivent et sur les interactions qui s'ensuivent.

Dans un article examinant l'influence d'Erik Erickson sur la culture, la race et l'ethnicité, Syed et Fish (2018) situent les héritages de l'esclavage et du colonialisme « non seulement comme des facteurs du passé qui ont un impact résiduel, mais plutôt comme des forces oppressives permanentes qui façonnent les opportunités de développement positif » (p. 278). Ils notent que le contexte historique de l'esclavage pour les Afro-Américains peut conduire à un manque d'identité ou à une identité négative, identifiant ainsi un besoin d'affirmation de la personnalité, de la valeur et de l'agence dans le cadre du développement de l'identité et du bien-être – une tâche rendue plus difficile par les expériences continues de racisme et de domination par la majorité blanche. Si l'héritage du colonialisme se traduit par une perte culturelle pour les populations autochtones, les Afro-Américains (ou certains Noirs) peuvent avoir le sentiment de n'avoir jamais existé lorsqu'il s'agit de leurs ancêtres et de leur culture. Les héritages peuvent également s'accompagner de forces qui mettent en évidence la survie et la capacité à créer un changement social par le biais du leadership et de l'action collective (Schwartz et Sánchez, 2016).

Les **couches** s'apparentent à la notion d'intersectionnalité et peuvent être décrites comme les différents aspects de notre identité et de nos expériences de vie qui façonnent la perception. Comme indiqué précédemment, il peut s'agir de la race, de l'appartenance ethnique, du sexe, de l'âge, de la situation matrimoniale, du niveau d'éducation, du statut socio-économique, de la religion, de l'orientation sexuelle et de la profession. Les couches et les héritages s'entremêlent de manière dynamique et contribuent à nos idées et croyances sur une variété de questions, y compris celles liées à la culture, à la diversité et à la santé. Pour les fournisseurs de soins de santé, il est essentiel de prendre en compte toutes les couches d'identité ainsi que les héritages qui conduisent à des suppositions et à des préjugés de la part de toutes les personnes impliquées.

Comme indiqué au chapitre 2, l'une des idées fausses les plus répandues en matière de compétence culturelle est qu'il faut tout accepter. Ce n'est tout simplement pas vrai. Respecter les choix d'autrui ne signifie pas approuver ces choix ou les valeurs qu'ils impliquent. Cela ne signifie pas non plus qu'il faut renoncer à nos propres valeurs. En fait, la conscience de soi et la compréhension personnelle peuvent renforcer l'appréciation de notre propre culture tout en développant le respect des autres cultures. Les chocs culturels sont souvent moins liés à des valeurs différentes qu'à la manière dont ces différences sont traitées. Considérez la différence entre avoir des goûts discriminatoires et être discriminatoire : le premier est généralement considéré de manière positive et constitue souvent un trait de caractère souhaité, tandis que le second est généralement considéré de manière négative et jugé inacceptable. La différence réside dans l'*impact* des choix. Avoir des goûts discriminatoires est généralement associé au fait d'être sélectif et d'avoir des attentes ou des normes élevées ou uniques. L'impact se ressent surtout sur soi-même. Par contre, le fait d'être discriminatoire a un impact sur les autres. Il s'agit d'une imposition de choix personnels sur les autres, associée à l'exclusion et qui a un effet négatif sur la capacité des autres à participer pleinement à leur environnement.

La compréhension de notre culture va au-delà de la clarté de nos propres valeurs et croyances. Il est également essentiel de comprendre les héritages historiques et les niveaux actuels de pouvoir, de privilège et de position sociale. Syed et Fish (2018) soulignent que le contexte historique peut être « l'aspect le plus fondamental » des identités lorsqu'il s'agit des Amérindiens, des Afro-Américains et probablement d'autres groupes (p. 278). Les fournisseurs de soins de santé doivent reconnaître quand et comment leurs opinions personnelles et professionnelles peuvent, consciemment et inconsciemment, affecter négativement les autres, et se remettre en question et remettre les autres en question en conséquence.

Comprendre la dynamique de la différence

En tant qu'êtres humains, nous réagissons souvent à l'inhabituel et à l'inconnu avec vigilance et méfiance. Les réactions aux différences sont généralement automatiques, souvent inconscientes et fondées sur des suppositions culturelles intrinsèques. La peur et le manque de connaissance ou d'expérience sont les obstacles les plus courants à la prestation de soins culturellement adaptés. La peur est souvent liée à la crainte de perdre quelque chose, comme le contrôle, le pouvoir, les valeurs ou les traditions. Dans les situations cliniques, on peut craindre de perdre le contrôle sur le processus de prestation des soins ou sur son statut d'expert en matière de soins de santé. La connaissance peut diminuer la peur, mais ne favorise pas nécessairement la compréhension.

Identifier et comprendre la dynamique de la différence est la première étape pour gérer cette dynamique de manière à minimiser les aspects négatifs et à optimiser les opportunités positives associées à la diversité culturelle. Il est important de se rappeler que la différence est liée à une vision du monde différente ainsi qu'à un jugement d'infériorité de la différence. Les fournisseurs de soins de santé doivent comprendre la dynamique de la différence à plusieurs niveaux. Comme indiqué dans les chapitres 1 et 2, la perte de culture et la marginalisation dans la société peuvent entraîner des risques accrus pour la santé des patients et des communautés. Il est tout aussi important que les fournisseurs de soins de santé reconnaissent la dynamique des différences au sein de la relation entre le fournisseur de soins et le patient qui peut conduire à ce que les valeurs et les choix du patient soient ignorés ou exclus des soins de santé fournis.

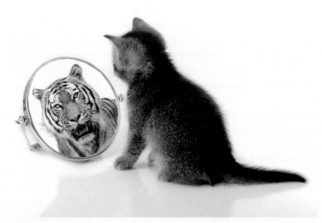

Fig. 3.8   Comment les autres vous voient-ils? (Avec la permission de iStock.com/ewastudio.)

Réfléchissez à cette paraphrase d'une citation de Ralph Waldo Emerson : « Ce que tu es en dit si long que je n'arrive pas à entendre ce que tu dis ». Plusieurs interprétations sont possibles, dont les suivantes :

- Les actes sont plus éloquents que les mots.
- Nous sommes définis par nos actes.
- Nos croyances (stéréotypes) sur les personnes déterminent nos jugements sur leurs capacités et leur crédibilité; il ne s'agit pas nécessairement de mots ou d'actions, mais plutôt de l'interprétation ou de la signification attribuée aux mots ou aux actions par d'autres personnes.

La sensibilité culturelle exige que les fournisseurs de soins de santé prennent conscience de leurs propres suppositions et évitent d'étiqueter et de juger les gens. Elle exige également que les fournisseurs prennent conscience des suppositions que les autres peuvent avoir ou faire à leur sujet. Comme l'illustre la fig. 3.8, les fournisseurs de soins de santé peuvent se considérer comme un chaton réconfortant : digne de confiance, avec des intentions positives et de l'expertise; cependant, nos patients et clients peuvent voir autre chose et réagir avec crainte ou inquiétude.

Lorsque les fournisseurs de soins de santé savent comment ils peuvent être perçus par les autres dans des situations particulières, ils peuvent mieux comprendre et gérer la dynamique de manière proactive, ce qui permet de minimiser ou d'éviter les interprétations erronées ou les influences involontaires. Par exemple, lorsque nous savons que certains patients peuvent dire « oui » simplement pour montrer qu'ils respectent l'autorité du fournisseur de soins de santé et ne pas poser de questions, des questions supplémentaires peuvent être utilisées pour connaître les points de vue et les préoccupations du patient. Cette question est examinée plus en détail au chapitre 4.

De nombreux facteurs influencent la dynamique d'une interaction. Le CSC se concentre sur trois éléments : le privilège, la confiance et l'équité, qui sont tous importants dans les interactions en matière de soins de santé et affectent les relations entre le fournisseur et le patient. La compréhension de la dynamique des différences doit être appliquée tout au long des processus de soins, depuis l'examen et l'intervention jusqu'aux résultats et à l'évaluation.

Privilège

Le **privilège** peut être défini comme un droit ou un avantage accordé à une ou plusieurs personnes bien précises ou à un groupe restreint qui surpasse les avantages offerts aux autres (Dictionary.com, 2020). Le privilège est omniprésent et il est difficile de le rendre visible et de le reconnaître. Il est souvent décrit comme une sensation de naturel, d'avoir le choix, le confort d'une couverture bien chaude ou quelque chose qui permet d'avancer plus facilement. Le **privilège blanc** peut être décrit comme un pouvoir non acquis qui est ancré dans les valeurs de la société blanche dominante et attribué aux Blancs sans demande spécifique de la part des individus (Teelucksingh, 2018). Il est associé à un avantage économique, social et environnemental et à une absence de conséquences du racisme systémique (Dudzinski, 2018; Funnell et coll., 2020; Russell, 2020). L'une des caractéristiques du privilège blanc est la capacité de ne pas s'engager dans des conversations sur le privilège, l'équité et la discrimination. Le privilège est souvent immérité (par exemple, le privilège blanc ou le privilège masculin); cependant, il peut parfois être fondé sur un travail rigoureux (par exemple, l'éducation postsecondaire). Même dans l'exemple du privilège de l'éducation qui est acquis grâce à un travail rigoureux, il est important de reconnaître les autres facteurs qui ont contribué à l'accès à l'éducation et de se rappeler que les avantages qu'elle confère deviennent invisibles et peuvent être facilement considérés comme acquis.

La compétence culturelle en action

Explorer le privilège et la marginalité

Voir la fig. 3.7. Dans chaque pétale, marquez un « X » à l'endroit où votre situation sociale est reflétée[1]. Par exemple, dans le pétale du statut de citoyenneté, un citoyen canadien de naissance serait proche du centre, un citoyen canadien naturalisé serait un peu plus loin, un résident permanent encore plus loin, un détenteur d'un visa temporaire (visa d'étudiant) encore plus loin, et un demandeur d'asile ou un détenteur d'un visa expiré à l'extrémité du pétale. Procédez de la même manière pour tous les autres pétales. Une fois que vous avez terminé, reliez tous les X par un trait.

Que remarquez-vous en ce qui concerne la forme du trait : s'agit-il d'un cercle, d'un ovale ou d'une ligne irrégulière? Quelles sont les émotions qui vous ont traversé l'esprit pendant que vous faisiez cette activité?

Pour la plupart des gens, la ligne de démarcation entre les identités est en dents de scie, en ce sens qu'ils sont plus proches du centre et donc privilégiés pour certaines identités, et plus éloignés ou marginalisés pour d'autres. Il est souvent surprenant pour les individus de reconnaître que le privilège et la marginalisation peuvent coexister et de « voir » le privilège qu'ils peuvent avoir. Pour certains individus (généralement des hommes ou femmes blancs), le trait est plus régulier et plus proche du centre, indiquant un grand nombre de privilèges, ce qui peut également conduire à des sentiments de culpabilité qui peuvent être paralysants ou perçus comme un « fardeau indu » (Dudzinski, 2018, p. 4). Aucune de ces réponses n'est utile; l'important est de reconnaître et d'accepter le privilège et de réfléchir à la façon dont il peut être utilisé de manière positive pour lutter contre les inégalités, le racisme et la discrimination. (Voir également la discussion sur l'alliance inclusive dans le chapitre 4).

Il est important de noter que le privilège blanc, comme le privilège dans les autres identités, est vécu différemment par les individus. Par exemple, le privilège blanc vécu par une mère célibataire blanche vivant dans un quartier défavorisé sera ressenti différemment de celui d'une famille de classe moyenne vivant dans un quartier aisé. Pour la mère célibataire, il est plus facile de reconnaître la marginalisation, qui peut être associée au quartier et au revenu, que le privilège blanc. Tout comme la culture, le privilège est également invisible et souvent caché à ceux qui le détiennent. L'**autoréflexivité** renvoie aux processus d'autoexamen critique de façon continue. Accepter la notion de privilège, c'est renoncer à la notion de **méritocratie** (croyance selon laquelle la réussite individuelle repose uniquement sur le mérite, le travail, les capacités et les réalisations). Cela peut s'avérer particulièrement difficile pour une société qui valorise la réussite individuelle, la liberté, les opportunités et l'égalité, mais il s'agit d'une étape essentielle dans le développement de la compétence culturelle. La compétence culturelle exige un examen de notre propre réalité,

---

[1]Il est important de faire l'activité en ce qui concerne la façon dont vous êtes situé dans la société en général, pas votre propre sens de l'autonomisation liée à l'identité particulière.

des suppositions sur lesquelles elle repose et un engagement à utiliser le privilège pour atteindre l'objectif d'équité.

Confiance

La **confiance** est un concept quotidien avec une signification implicite. Elle est fondamentale pour aider toutes les relations entre les disciplines de santé et est associée à des résultats positifs pour les patients (Chandra et coll., 2018; Hawley et Morris, 2017). Dans le domaine des soins de santé, la confiance des patients repose sur les attentes selon lesquelles le fournisseur de soins de santé sera bien informé, compatissant et fiable; il assumera la responsabilité des soins nécessaires et les soins produiront de bons résultats (Chandra et coll., 2018). Les fournisseurs peuvent avoir l'impression que leur rôle et leur statut professionnels leur permettent automatiquement de mériter ou d'être digne de confiance. Cette supposition est erronée. Les héritages des mauvais traitements passés et du racisme et de la discrimination constants, tant au niveau individuel que sociétal, font qu'il est très difficile pour de nombreuses populations de faire confiance au système de soins de santé (Hawley et Morris, 2017; Turpel-Lafond, 2020). La méfiance culturelle peut se reporter sur le ou les fournisseurs individuels qui font partie du système (Baker, 2020; Johnstone et coll., 2018; Khullar et coll., 2020; Wesson et coll., 2019).

Le système de soins de santé attend des patients qu'ils divulguent un grand nombre d'informations, dont certaines ne leur paraissent pas pertinentes, du moins lors de la première visite. La confiance influence ce que les patients divulguent, ainsi que le moment où ils le font et à qui. Les patients peuvent avoir du mal à faire confiance à un système inconnu avec lequel ils ne peuvent pas interagir efficacement et qui ne semble pas les comprendre.

Bien que la confiance prenne souvent du temps à se développer, l'impact de la première impression ne doit pas être sous-estimé. L'expérience avec les patients non anglophones montre que ces derniers ont tendance à déterminer la fiabilité du fournisseur au tout début de l'interaction. Il est important de « bien faire les choses dès le départ » (Johnstone et coll., 2018, p. 765). Il est crucial de consacrer suffisamment de temps et d'efforts, dès le début de la relation, pour gagner (ou confirmer) la confiance du patient, au lieu de considérer cette confiance comme acquise. En plus d'être gagnée, la confiance doit être cultivée et maintenue (Chandra et coll., 2018; Wesson et coll., 2019). Les étapes clés de l'instauration de la confiance peuvent inclure la reconnaissance de la méfiance potentielle du patient à l'égard du système de soins de santé, la prise de conscience des variations dans les préférences et les priorités du patient, le développement d'une relation respectueuse et sans jugement, et l'établissement de partenariats avec humilité et un engagement de co-apprentissage (Hawley et Morris, 2017; Johnstone et coll., 2018; Wesson et coll., 2019). Le tableau 3.2 résume les thèmes clés de la confiance.

TABLEAU 3.2 ■ **Principales caractéristiques de la confiance**

1. La confiance nécessite une intention consciente et des efforts pour la construire et la maintenir.
2. La confiance repose sur la connaissance du patient de manière holistique et unique, ce qui nécessite la reconnaissance des héritages culturels et le respect des couches culturelles et des préférences individuelles.
3. La confiance et une bonne communication sont inextricablement liées. La confiance nécessite une bonne écoute et un engagement empathique.
4. La confiance exige de croire en la crédibilité du fournisseur et l'engagement à fournir des soins sûrs.
5. La confiance nécessite des partenariats de collaboration avec un engagement de co-apprentissage.

Adapté de Johnstone, M. J., Rawson, H., Hutchinson, A. M., et coll. (2018). Fostering trusting relationships with older immigrants hospitalised for end-of-life care. *Nursing Ethics*, 25(6), p. 760-772.

La compétence culturelle en action

Gérer les perceptions des autres

A. Evelyn

Evelyn est une infirmière d'origine asiatique. Elle s'est rendu compte que les personnes de son milieu ne font souvent pas la différence entre les pronoms genrés « il » et « elle » comme le font les anglophones de longue date. La différence de pronoms a entraîné des difficultés de communication avec les collègues lorsqu'elle parlait de ses patients pendant les visites, ainsi que des difficultés avec les familles lorsqu'elle utilisait par inadvertance le mauvais pronom genré (par exemple, en désignant la fille par « il »).

Depuis qu'Evelyn a pris conscience de l'impact négatif que sa culture peut avoir sur l'efficacité de sa communication, elle a développé deux stratégies pour minimiser cet impact négatif :

1. Elle essaie d'éviter les problèmes de pronoms en désignant les patients par leur nom (ou par leur lien de parenté, comme « votre mère ») lorsqu'elle s'adresse aux familles.
2. Elle a reconnu cette difficulté auprès de ses collègues et leur a demandé de la prévenir s'ils n'étaient pas certains de savoir de qui elle parlait (auparavant, les collègues étaient réticents à l'idée de paraître impolis).

B. Saira

Saira est une éducatrice sanitaire passionnée par son travail et emportée dans ses discussions. Cependant, elle a reconnu que son emportement peut être interprété à tort comme de la colère et qu'elle peut être intimidante pour les autres. Son « volume sonore » peut être une barrière qui empêche les autres d'entendre le message qu'elle souhaite transmettre. Cela devenait également problématique dans sa vie personnelle, car les « attentes culturelles » de son partenaire exigent que les femmes s'expriment d'une voix douce. Saira gère désormais ce risque de mauvaise communication en surveillant deux aspects du comportement :

1. Son propre comportement
2. La réaction des autres à son égard

Auparavant, lorsqu'elle voyait quelqu'un s'éloigner d'elle, elle supposait que cette personne ne comprenait pas ou n'était pas intéressée; sa réaction naturelle était donc de s'animer davantage. Aujourd'hui, elle est plus attentive aux signaux des autres et essaie un style d'engagement plus doux. Bien qu'elle ait expliqué à son partenaire que son « intensité » est due à la passion, et non à la colère, elle reconnaît que les réactions culturelles sont inconscientes et difficiles à changer. Le couple a donc mis au point un système qui permet à son partenaire de lui faire part de ses commentaires sans que cela n'interfère avec la communication. Désormais, lorsque Saira et son partenaire ont une discussion passionnée et animée qui devient « trop bruyante » pour lui, il lui rappelle simplement qu'ils sont dans la même pièce et l'un à côté de l'autre. L'intensité sonore est abordée de manière non menaçante afin que chacun puisse entendre ce que l'autre dit vraiment. Saira a pu appliquer cette compréhension à son travail clinique en expliquant à ses patients qu'elle peut être très animée et en leur demandant de la prévenir lorsque cela commence à nuire à la clarté du message. En outre, elle se concentre intentionnellement sur les réponses verbales et non verbales des patients et les utilise comme des indices pour guider son propre comportement.

L'équité : obstacles et éléments constitutifs

Le concept d'équité a été abordé dans les chapitres 1 et 2. L'égalité est ancrée dans le concept d'égalité des chances, une valeur chère à la société nord-américaine, et se concentre sur l'*égalité dans le processus*. En revanche, l'**équité**, également ancrée dans l'égalité des chances, se concentre sur l'*égalité des résultats*. La sensibilité culturelle exige que les fournisseurs comprennent la différence entre l'équité et l'égalité de manière à pouvoir reconnaître les forces culturelles et s'attaquer aux obstacles à l'équité. Dans le domaine des soins de santé, il est amplement démontré que « l'égalité » ou « le même traitement pour tous » entraîne des résultats sanitaires inéquitables pour certains (voir le chapitre 1). Pour garantir l'égalité d'accès aux soins de santé pour tous, nous devons examiner de plus près les obstacles à l'équité.

Au début des années 1990, le secrétariat ontarien à l'antiracisme a identifié cinq obstacles à l'équité qui peuvent être transformés en éléments constitutifs (ministère des Affaires civiques de l'Ontario, 1995). Ces obstacles ou éléments constitutifs potentiels sont notamment les suivants :

1. Information
2. Connexions
3. Expérience et expertise
4. Ressources
5. Prise de décision

Les éléments constitutifs peuvent également être considérés comme des éléments ou des sources de pouvoir.

Information. La plupart d'entre nous s'accordent à dire que l'information est un pouvoir. Les fournisseurs de soins de santé doivent tenir compte non seulement des questions relatives à l'accès à l'information (par exemple, la langue et l'alphabétisation), mais aussi du type d'information auquel les gens ont accès, des sources d'information ou de connaissances et du type d'information considéré comme légitime ou pertinent (par exemple, enseigner la nutrition en se basant sur le régime alimentaire canadien typique peut ne pas être utile à une personne qui a récemment déménagé de la Jamaïque et qui mange différemment). Il est également important de se rappeler que les patients d'origine raciale, ethnique ou culturelle non dominante ont moins de chances d'être entendus et sont désavantagés en ce qui concerne leur capacité à défendre leurs intérêts (Hawley et Morris, 2017).

La barrière de l'information peut être transformée en élément constitutif lorsque son influence est reconnue et utilisée à bon escient pour améliorer ce qui suit :

- *Accessibilité* (par exemple, lorsque l'information est transmise dans la langue du patient et à un niveau d'alphabétisation approprié, et d'une manière qui permet d'évaluer la compréhension et d'inviter à poser des questions; une communication de promotion de la santé largement répandue par l'intermédiaire de médias ethniques peut également s'avérer utile)
- *Crédibilité* (c'est-à-dire que l'information provient de sources jugées crédibles et dignes de confiance, telles que les chefs de la communauté et les guérisseurs)
- *Pertinence* (c'est-à-dire que les informations utilisent des concepts familiers et importants pour le patient et s'appuient dessus; les perspectives et les besoins du patient sont reconnus en ce qui concerne les questions et les priorités)

Connexions. Une grande partie de la communication se fait de manière informelle par le biais des réseaux. Les groupes exclus des réseaux dominants risquent de manquer des informations ou des opportunités. Les relations peuvent être essentielles pour accéder aux informations et aux ressources et pour développer la crédibilité. Les connexions servent également à renforcer les pensées et peuvent donc contribuer à renforcer le statu quo ou les idées dominantes ou à remettre en question les perspectives. Les fournisseurs de soins de santé doivent tenir compte des liens qu'entretient un patient et des influences potentielles de ces liens. Par exemple, un patient dont la communauté stigmatise la maladie mentale peut avoir des difficultés à demander et à accepter de l'aide, ainsi qu'à se réinsérer dans la société. Reconnaître les forces et les limites des connexions nous aide également à identifier les perspectives qui peuvent manquer dans nos interactions quotidiennes. Par exemple, les patients qui ne connaissent pas une option de traitement particulière peuvent se sentir rassurés en entrant en contact avec des membres de leur propre communauté qui ont déjà suivi ce type de traitement.

Les fournisseurs de soins de santé doivent également réfléchir à leurs propres connexions. Discuter de situations avec des personnes partageant les mêmes idées aboutira probablement à un degré d'accord élevé. Cependant, la recherche de personnes susceptibles d'avoir une perspective différente risque d'aboutir à un éventail plus large d'interprétations et de possibilités. Le développement et l'utilisation délibérés des connexions peuvent élargir la vision du monde du fournisseur de soins de santé et du patient. Les fournisseurs de soins de santé qui recherchent des informations sur une communauté particulière et sur les influences culturelles sur les soins sont mieux à même d'améliorer leurs propres compétences en matière d'évaluation, de développer leur crédibilité et de fournir des soins plus efficaces à des populations diversifiées.

Expérience/Expertise. Dans toute interaction en matière de santé, il est essentiel de reconnaître les compétences qui sont valorisées et celles qui peuvent être rejetées par le patient, le fournisseur de soins de santé ou les deux. Par exemple, les fournisseurs de soins de santé peuvent poser des questions sur l'expérience d'un patient avec un médicament ou un traitement particulier, mais ne pas penser à poser des questions similaires sur les plantes médicinales ou d'autres agents non pharmacologiques ou formes de traitement. Les histoires des patients ne sont souvent pas entendues, parce que les fournisseurs de soins de santé ne recherchent que des informations spécifiques et que les autres perceptions ou croyances du patient ne sont pas considérées comme valables ou légitimes. Les patients peuvent accorder plus d'importance au fait qu'un fournisseur de soins semble digne de confiance qu'à ses références professionnelles.

La compétence culturelle en action

Les patients peuvent aussi être des experts

Gcina s'est rendue chez son médecin de famille avec sa fille, Thoka, et lui a fait part de ses antécédents de la manière suivante : « Depuis quatre jours, ma fille a une légère fièvre pendant la journée, qui monte en flèche le soir. » Le médecin l'interrompt alors et lui demande si elle a pris la température avec un thermomètre et si elle l'a notée sur un papier pour voir la tendance qu'elle décrit. Gcina a répondu « non ». Le médecin a répondu en disant : « Vous pouvez donc déterminer la température par le toucher, n'est-ce pas? ». Gcina a été gêné et a perçu cette réponse comme un mépris. Elle n'a pas su comment répondre et a peu parlé pendant le reste de l'entretien.

Considérez cette situation du point de vue du médecin : ses attentes en matière de mesure et d'enregistrement de la température sont-elles appropriées et légitimes? Comment Gcina a-t-elle pu contribuer à cette attente? Cela fait-il une différence de savoir que Gcina est infirmière et qu'elle a une expérience considérable dans le domaine de la pédiatrie?

Comment le médecin pourrait-il gérer différemment cette interaction afin de bénéficier de l'expertise de la mère sur son enfant et de répondre au besoin de données spécifiques sur lesquelles fonder un diagnostic et une intervention? Et si le médecin avait demandé plus d'informations sur ce qui permettait de distinguer l'absence de fièvre, la fièvre légère et le pic, sans porter de jugement?

Considérations culturelles dans les soins

La tenue de documents écrits ne ravit pas tout le monde

La société nord-américaine dominante s'appuie fortement sur les données et les tendances, comme le montrent les graphiques. Pour l'autogestion des soins, les patients sont souvent invités à tenir un journal ou à consigner leurs symptômes ou leur réaction au traitement (par exemple, en consignant leur pression artérielle, leur glycémie, leur consommation de liquide ou leur température). Toutefois, les préférences relatives à la documentation écrite et son utilité varient d'une personne à l'autre. Il existe une réelle possibilité que les patients se présentent à des rendez-vous de suivi avec des dossiers incomplets ou pire, avec des dossiers qui ont été remplis pour faire plaisir au fournisseur de soins de santé et qui peuvent être inexacts.

Prise de décision. Les décisions en matière de soins de santé et les comportements de santé sont influencés par les valeurs culturelles (Levin-Zamir et coll., 2017). Pour parvenir à l'équité, il est important de réfléchir à la manière dont les décisions sont prises. Qui a son mot à dire et qui est présent à la table des négociations lorsque différentes options sont envisagées? Le rôle des consultations dans la décision finale doit également être clair. La consultation ou la contribution est-elle recherchée simplement pour éclairer la décision de quelqu'un d'autre, ou s'attend-on à ce que la contribution soit reflétée dans le résultat? Il est également important de tenir compte du décideur et de la base sur laquelle les décisions sont prises. Souvent, le contexte influence considérablement la capacité des personnes à participer efficacement à la prise de décision (Khanlou et coll., 2017). Un patient qui ne parle pas anglais et n'a pas accès à un interprète n'est pas en mesure de participer efficacement aux décisions concernant les soins de santé. De même, si un patient ne peut pas comprendre le traitement proposé, la barrière culturelle demeure et la prise de décision éclairée est compromise, même si un interprète est utilisé pour surmonter la barrière linguistique. Les patients peuvent également souhaiter consulter d'autres personnes avant de prendre des décisions, et si certaines consultations peuvent être reconnues et soutenues par le milieu de soins (par exemple, les consultations avec la famille proche), d'autres peuvent ne pas l'être (par exemple, les consultations avec la famille élargie, les guérisseurs de la communauté ou les Aînés).

Considérations culturelles dans les soins

Décisions : besoins et conséquences

Prenons le cas d'un patient qui choisit de ne pas prendre de médicaments pendant une période de jeûne. Quelle décision est prise ici : respecter le jeûne ou ne pas tenir compte des médicaments? Quelles sont les conséquences de cette décision pour la santé physique et spirituelle du patient et pour ses relations avec l'équipe soignante, en particulier si certains membres de l'équipe perçoivent le refus de prendre des médicaments comme une « non-observance »?

Ressources. Les ressources sont essentielles pour parvenir à l'équité et les fournisseurs doivent réfléchir à la manière dont les ressources sont accessibles et allouées. Par exemple, si les fournisseurs de soins de santé disposent de services d'interprétation, mais qu'il n'existe pas de mécanisme clair pour informer les patients qu'ils peuvent demander un interprète ou prendre des dispositions à cet effet, l'accès est toujours compromis.

Dans certains cas, les fournisseurs de soins de santé estiment que si un patient demande de l'aide dans un service d'urgence ou une clinique sans rendez-vous, il accepte de son plein gré le traitement proposé. Cette supposition est erronée. Il se peut que le patient ne sache pas à l'avance à quoi s'attendre ou qu'il ne connaisse pas le traitement proposé. Même si les patients savent qu'une approche médicale est différente de celle à laquelle ils sont habitués, il se peut qu'ils ne sachent pas quoi faire d'autre ou qu'ils n'aient pas accès à d'autres ressources. Les patients accèdent donc à ce qu'ils peuvent, même si c'est avec un mélange de crainte, d'inquiétude et d'espoir.

En résumé, la sensibilité culturelle se concentre sur la première partie des principes directeurs; savoir « qui je suis » (voir la fig. 3.1) et la conscience de soi inclut la manière dont on se situe dans un contexte personnel et professionnel plus large. Elle exige également de l'humilité et la capacité de développer des relations au-delà des différences pour servir de base à des partenariats de collaboration et à l'engagement avec les patients, les familles et les communautés.

Connaissances culturelles

Les connaissances culturelles sont largement reconnues comme un élément essentiel de la compétence culturelle, mais ce qui constitue exactement la base de ces connaissances n'est pas clair. Qu'entendons-nous, par exemple, par *connaissance*? Le terme peut être défini comme « la familiarité, la conscience ou la compréhension acquise par l'expérience ou l'étude » (American Heritage Dictionaries, 2020). Souvent, les opinions des fournisseurs de soins de santé sont perçues comme des connaissances professionnelles qui reflètent l'aboutissement de ce qui a été appris dans le cadre de la formation et de la socialisation professionnelles et qui s'appuie sur l'expérience clinique. À l'inverse, lorsqu'il s'agit des patients, leurs points de vue sont qualifiés de croyances culturelles. Une *croyance* est définie comme l'acceptation mentale et la conviction de la vérité, de l'actualité ou de la validité de quelque chose (American Heritage Dictionaries, 2020). L'implication est que les connaissances détenues par les fournisseurs de soins de santé sont supérieures aux croyances des patients. Bien qu'il s'agisse d'une affirmation raisonnable pour les connaissances cliniques, il est important que les fournisseurs de soins de santé examinent attentivement leurs propres sources de connaissances et acceptent les connaissances culturelles des patients comme légitimes, même si elles ne font pas partie de la vision du monde du fournisseur de soins de santé. Les soins de santé privilégient également les « données probantes » issues de la recherche, alors que de nombreux patients et communautés préfèrent les connaissances et la sagesse transmises de génération en génération ou fondées sur l'expérience vécue.

La connaissance culturelle est un domaine clé de la compétence culturelle; cependant, la documentation n'est pas claire sur la façon dont la connaissance culturelle est définie et comprise. Les définitions implicites des connaissances culturelles les limitent souvent à des informations sur les cultures – compréhension des différentes croyances, valeurs, visions du monde, étiquettes (y compris les choses à faire et à ne pas faire), aspects culturels de l'incidence des maladies et variations bioculturelles (Alizadeh et Chavan, 2016; Cai, 2016; Khanlou et coll., 2017; Rising, 2017; Yu et coll., 2020). Cependant, il existe également des conceptualisations élargies qui incluent la culture de la biomédecine (Almutairi et coll., 2017), la connaissance des processus de marginalisation (Wesp et coll., 2018) et la reconnaissance de la nature dynamique des identités sociales complexes ainsi que des similitudes et des différences entre les groupes culturels (Higginbottom et coll., 2011).

Les généralités culturelles ne doivent pas être utilisées pour masquer les différences individuelles, mais elles sont utiles pour reconnaître et comprendre les modèles culturels. Prenons l'exemple de Thomas Khun : « On ne voit pas quelque chose tant qu'on n'a pas la bonne métaphore pour le percevoir » (Gleick, 1987, p. 262). La connaissance culturelle consiste à comprendre une variété de visions du monde afin d'élargir notre propre répertoire de métaphores. La reconnaissance des modèles est plus facile lorsque le modèle est familier et significatif. Leininger (1995) parle de cette compréhension des modèles culturels comme d'une **connaissance détenue** par le fournisseur de soins et utilisée pour réfléchir aux idées et aux expériences, et non pour porter des jugements stéréotypés. Cela s'apparente à la notion de « non-connaissance éclairée », décrite dans la documentation sur le travail social comme une connaissance des groupes qui « peut être utile pour sensibiliser les travailleurs sociaux aux pratiques et expériences culturelles potentielles des individus sans les essentialiser » (Azzopardi et McNeill, 2016, p. 288). Les fournisseurs de soins de santé ont toujours étudié des facettes de groupes (par exemple, les préoccupations psychosociales des patients cardiaques) et des modèles (par exemple, les étapes du deuil) sans s'attendre à ce que tous les patients appartenant au groupe général (par exemple, les patients cardiaques et les personnes en deuil) présentent des comportements identiques; au lieu de cela, ces connaissances sont « détenues » par les fournisseurs et utilisées dans les soins de manière sélective, lorsqu'elles sont pertinentes. De même, les connaissances culturelles sont des connaissances sur les populations qui doivent être utilisées de manière sélective pour mieux comprendre et gérer la rencontre clinique.

Il est important de prendre en compte la manière dont les connaissances culturelles sont développées. Le développement des connaissances est souvent attribué aux rencontres personnelles et professionnelles, mais celles-ci peuvent être limitatives. La recherche intentionnelle et l'examen critique des informations sont importants pour comprendre l'applicabilité. Plus important encore, il est essentiel de valider l'applicabilité des informations aux patients et aux rencontres individuelles. La grande variété et la quantité d'informations culturelles peuvent être écrasantes. Le CSC propose une approche simplifiée qui permet aux fournisseurs de soins de santé de se concentrer sur deux grands domaines de connaissances culturelles :

1. *Connaissances culturelles génériques :* connaissances de base sur les domaines et processus culturels qui s'appliquent à une grande variété de groupes culturels. Parmi les exemples de connaissances culturelles génériques, citons la compréhension des héritages historiques tels que le colonialisme, l'esclavage et l'holocauste, les barrières systémiques et structurelles qui perpétuent les inégalités en matière de santé, la communication interculturelle, les processus de soins façonnés par la culture, et les questions culturelles liées aux familles. Les connaissances culturelles génériques s'appliquent à tous les environnements culturels et permettent aux fournisseurs de voir des similitudes et des différences nuancées entre les groupes. Cela peut ensuite conduire à une meilleure compréhension des environnements culturels (Stadler, 2017).

2. *Connaissances culturelles spécifiques :* connaissances axées sur les groupes culturels spécifiques ou sur les aspects des soins qui sont influencés par la culture. Les connaissances culturelles spécifiques sont souvent souhaitées, car elles sont ciblées et fréquemment plus concrètes; toutefois, l'utilisation sans discernement de connaissances culturelles spécifiques risque de passer à côté d'informations contextuelles essentielles et de donner lieu à des stéréotypes (Stadler, 2017). Des exemples de connaissances culturelles spécifiques pourraient consister à se concentrer sur les valeurs et les croyances de groupes culturels spécifiques tels qu'une nation autochtone ou la communauté musulmane dans une région particulière du pays, sur les problèmes de santé rencontrés par des populations particulières telles que les immigrants et les réfugiés, ou sur la prise en charge de la douleur à travers les cultures.

Dans un examen critique du développement de la compétence interculturelle spécifique à la culture par rapport au développement de la compétence interculturelle générale dans un monde global, Stadler (2017) note que les deux approches ont leurs forces et leurs limites et plaide en faveur d'une approche intégrée et combinée. De même, le CSC soutient que les deux types de connaissances sont nécessaires au développement de la compétence culturelle en matière de soins de santé (fig. 3.9). Les domaines génériques et spécifiques vont de pair, car une bonne maîtrise des connaissances culturelles génériques avertit le fournisseur de soins de santé des problèmes potentiels qu'il doit explorer et des informations qui peuvent être nécessaires dans des situations cliniques spécifiques.

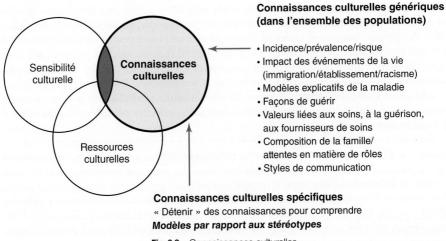

Connaissances culturelles génériques (dans l'ensemble des populations)
- Incidence/prévalence/risque
- Impact des événements de la vie (immigration/établissement/racisme)
- Modèles explicatifs de la maladie
- Façons de guérir
- Valeurs liées aux soins, à la guérison, aux fournisseurs de soins
- Composition de la famille/attentes en matière de rôles
- Styles de communication

Sensibilité culturelle

Connaissances culturelles

Ressources culturelles

Connaissances culturelles spécifiques
« Détenir » des connaissances pour comprendre
Modèles par rapport aux stéréotypes

Fig. 3.9 Connaissances culturelles.

TABLEAU 3.3 ■ **Processus de soins de santé façonnés par la culture**

Dimensions de la culture telles que l'individualisme et le collectivisme et la distance de pouvoir
Communication : contexte élevé par rapport à contexte faible
Incidence, prévalence, physiologie et pharmacologie
Espace personnel (public/privé; ce qui est divulgué)
Points de vue sur les soins, la guérison et les soignants
Rituels/coutumes liés au traitement, y compris le régime alimentaire et la prière
Modèles de maladie et systèmes de guérison
Orientation temporelle

CONNAISSANCES CULTURELLES GÉNÉRIQUES

Différents auteurs ont identifié différents domaines de la culture comme des composantes importantes à comprendre pour les fournisseurs de soins de santé (voir Alizadeh et Chavan, 2016; Cai, 2016; Olaussen et Renzaho, 2016; Yu et coll., 2020). Les *connaissances culturelles génériques* consistent à comprendre comment la culture façonne les processus clés, comme indiqué dans le tableau 3.3. Ces connaissances culturelles (c'est-à-dire pour comprendre une variété de processus de soins de santé, de la communication aux rituels ou coutumes comme le régime alimentaire et la prière) sont plus communément applicables à l'ensemble des populations cliniques et des environnements de soins de santé. Les connaissances requises pour comprendre les variations culturelles de l'incidence, de la prévalence, de la physiologie et de la pharmacologie varient considérablement en fonction du contexte clinique; cependant, il est important que tous les fournisseurs de soins de santé aient une compréhension de base du fait que ces processus peuvent être sujets à des variations culturelles.

La discussion qui suit explique brièvement comment les variations interculturelles peuvent influer sur ces processus. (Nous examinons cette question plus en profondeur dans les sections II et III du livre.)

Dimensions de l'individualisme et du collectivisme

Dans les années 1970, Hofstede a commencé à étudier les systèmes de valeurs dans différents pays et a identifié des différences selon les dimensions culturelles[2], y compris celles de l'individualisme, du collectivisme et de la distance de pouvoir. Les travaux originaux et ultérieurs de Hofstede ont également identifié les dimensions de l'incertitude, de l'évitement, de la masculinité/féminité, de l'orientation à long terme par rapport à l'orientation à court terme, et de l'indulgence par rapport à la retenue (voir Hofstede, 2011). Toutes les dimensions ont des implications potentielles pour les soins de santé; cependant, la discussion qui suit se limite principalement à l'individualisme et au collectivisme. Bien que les concepts soient présentés de manière dichotomique, ils existent sur un continuum, la plupart des cultures présentant un éventail de caractéristiques.

La dimension de l'individualisme et du collectivisme décrit les modèles d'intégration du groupe dans une société (c'est-à-dire l'équilibre entre les objectifs individuels et la dépendance à l'égard de l'unité sociale plus large). La culture individualiste considère l'individu comme l'unité centrale et les liens entre les personnes sont lâches. Par exemple, le langage met l'accent sur le « je », la famille comprend généralement la famille nucléaire, les décisions sont basées sur ce qui est bon pour la personne, l'opinion et le questionnement sont attendus et la vie privée est une valeur chérie. À l'inverse, les cultures collectivistes se caractérisent par une plus grande interdépendance entre

---

[2]La *dimension* est décrite comme un aspect d'une culture qui peut être mesuré par rapport à d'autres cultures (Hofstede, G. [2011]. Dimensionalizing cultures: The Hofstede Model in context. *Online Readings in Psychology and Culture, 2*[1]. https://doi.org/10.9707/2307-0919.1014).

TABLEAU 3.4 ■ Différences entre les sociétés individualistes et collectivistes

Société individualiste	Société collectiviste
L'élément central est l'individu	L'élément central est le groupe
Conscience « je »	Conscience « nous »
Droit à la vie privée	Met l'accent sur le sentiment d'appartenance
Autosoins/autonomie	Soins/confiance au sein de la famille
La tâche plutôt que la relation	La relation plutôt que la tâche
Droits individuels, les confrontations peuvent être saines	Harmonie collective
Communication à contexte faible (tout doit être spécifié)	Communication à contexte élevé (beaucoup de choses sont évidentes)
Faible distance de pouvoir	Distance de pouvoir élevée

Hofstede, G. (2011). Dimensionalizing cultures: The Hofstede Model in context. *Online Readings in Psychology and Culture, 2*(1). https://doi.org/10.9707/2307-0919.1014.

l'individu et sa communauté. Le langage est axé sur le « nous », les familles sont élargies plutôt qu'immédiates, les décisions sont prises dans l'intérêt de la collectivité plutôt que de l'individu, et l'appartenance est privilégiée par rapport à la vie privée (tableau 3.4). L'individualisme est associé aux valeurs eurocentriques et prédomine dans les pays occidentaux tels que les États-Unis et le Canada, tandis que le collectivisme est plus répandu dans les pays de l'Est et parmi les populations autochtones du Canada (Hofstede, 2011).

L'impact de l'individualisme est évident dans l'ensemble du système de santé canadien, où l'autonomie et les droits individuels prévalent en ce qui concerne la vie privée, l'accès à l'information et la prise de décision. Les soins personnels et l'indépendance sont très prisés et les services sont largement orientés vers l'individu, la famille étant considérée comme un élément contextuel. Dans les cultures collectivistes, l'individualisme peut être considéré comme un comportement égocentrique et insensible, et le fait de s'occuper des membres de la famille est considéré comme une obligation morale pour préserver l'honneur de la famille. Dans les cultures collectivistes, la recherche de soins professionnels et l'institutionnalisation peuvent être associées à la honte personnelle et au déshonneur familial, et par conséquent, les individus peuvent être réticents à demander de l'aide pour la prestation de soins, même lorsqu'ils ont du mal à s'en sortir (Hanssen et Tran, 2019).

Considérations culturelles dans les soins

Nous prenons soin des nôtres

Mme Chen est une immigrante chinoise de première génération âgée de 55 ans qui vit avec son mari. M. Chen souffre de problèmes de santé chroniques et, au cours de l'année écoulée, sa mobilité s'est considérablement réduite. Il a récemment été hospitalisé pour des problèmes cardiaques et, alors que l'équipe planifie sa sortie, Mme Chen vous dit qu'elle a beaucoup de mal à s'en sortir chez elle et qu'elle ne sait pas comment s'occuper de lui. Elle a beaucoup de larmes dans la voix pendant cette conversation. Lorsque vous en parlez au Dr Wong lors de la réunion d'équipe, il est très surpris, car il venait d'avoir une conversation avec Mme Chen la veille au soir et elle n'a rien dit. Il fait également remarquer que « les Chinois prennent soin des leurs ».
- Pourquoi pensez-vous que Mme Chen transmet des messages différents aux différents membres de l'équipe?
- Comment pouvez-vous défendre les intérêts de la famille en ce qui concerne les aides nécessaires? Une option à envisager est de faire remarquer au Dr Wong qu'elle pourrait être mal à l'aise à l'idée de lui faire part de ses difficultés, parce qu'elle se sent peut-être triste ou honteuse de ne pas être en mesure

de s'occuper de son mari. Le médecin est également chinois; elle peut donc penser qu'il sera déçu si elle ne peut pas continuer à s'occuper de son mari. Dans une telle situation, il serait utile que le Dr Wong entame une discussion sur les options possibles, y compris des mesures de soutien supplémentaires ou un éventuel placement en établissement. Il peut utiliser son autorité et son ascendance chinoise de manière positive en lui donnant la permission de parler de ce dont elle pourrait avoir honte. Mme Chen peut alors se sentir à l'aise pour explorer les besoins et les options nécessaires.

Les dimensions individualisme/collectivisme peuvent également avoir un impact significatif sur la communication en matière de soins de santé. Par exemple, lorsqu'une personne issue d'une culture individualiste fait une déclaration telle que « vous avez besoin de… », on considère qu'il s'agit d'une communication simple et directe d'un besoin. Cela peut être considéré par un collectiviste comme impoli ou irrespectueux, parce que la déclaration peut être interprétée comme une directive personnalisée. De même, un collectiviste peut aborder une situation en demandant « que devrions-nous faire? » pour respecter les relations. Cela pourrait être perçu à tort comme un manque de capacité ou de responsabilité personnelle, et les styles de communication indirecte peuvent être facilement interprétés comme de l'incompétence (Ong-Flaherty, 2015).

La **distance de pouvoir** décrit la mesure dans laquelle le pouvoir est censé être réparti de manière égale (ou non) au sein de la famille et de la société. L'individualisme est associé à une faible distance de pouvoir, ce qui se traduit par une plus grande probabilité de consultation, de questions et d'expression de désaccords, tandis que le collectivisme est associé à une forte distance de pouvoir, ce qui se traduit par une moins grande attente de consultation et une plus grande attente que ceux qui détiennent l'autorité peuvent dire aux autres ce qu'ils doivent faire. Dans les cultures où la distance de pouvoir est élevée, le niveau d'inégalité de la société est approuvé par les suiveurs autant que par les leaders (Hofstede, 2011). Cela a des implications potentielles sur la manière dont les patients peuvent s'engager avec les fournisseurs en ce qui concerne les questions et l'engagement dans les décisions de soins. Les patients d'orientation collectiviste peuvent hésiter à exprimer leur désaccord avec un plan de soins et de traitement proposé et attendre davantage du fournisseur qu'il détermine les objectifs du traitement et les interventions.

Communication

Une communication efficace est essentielle pour des soins cliniques de qualité. La culture et la diversité influent sur de nombreux aspects de la communication, le plus évident étant le langage, qu'il soit verbal ou non verbal, y compris le contact visuel, les gestes de la main, les expressions faciales et le ton de la voix. La communication n'affecte pas seulement ce qui est dit, mais aussi la manière dont cela est dit, à qui cela est dit et ce qui n'est pas dit.

L'anthropologue américain et chercheur interculturel Edward Hall a décrit la relation entre la culture et la communication comme étant inséparable et a décrit deux types de communication caractérisés par le degré d'explicitation (verbal) ou d'implicitation (non verbal) du message. Ces différences dans les styles de communication peuvent avoir un impact sur l'établissement de relations et les négociations (Manrai et coll., 2019). La communication à contexte faible est associée aux cultures individualistes, où les tâches sont prioritaires et où l'on cherche à être direct et efficace. L'accent est mis sur les mots utilisés pour transmettre le message. À l'inverse, la communication à contexte élevé est associée aux cultures collectivistes, où le message n'est pas seulement dans les mots, mais plutôt dans les facteurs contextuels tels que qui, pourquoi, quand, où et à qui (Manrai et coll., 2019). Dans une communication à contexte élevé, le ton et l'attitude non verbale ainsi que *ce qui n'est pas dit* peuvent être tout aussi importants que ce qui est dit. Les aptitudes à la communication interculturelle sont fondamentales pour la compétence culturelle, car sans une communication efficace, chaque phase de la rencontre clinique peut être compromise, de l'établissement de la relation thérapeutique à la réalisation d'une évaluation et au suivi des interventions. Les questions de communication interculturelle et le travail efficace avec les interprètes sont abordés de manière plus approfondie dans les chapitres 5 et 6.

Orientation temporelle

L'orientation à contexte élevé/faible est également associée à l'orientation temporelle. Les cultures à contexte faible, comme le Canada et les États-Unis, sont associées au temps monochromatique (temps M), qui se caractérise par des horaires, une structure, une logique, une pensée linéaire et la rationalité. En revanche, les cultures à contexte élevé sont associées au temps polychromatique (temps P), où les horaires sont moins importants que les relations, où plusieurs tâches peuvent être effectuées en même temps et où les schémas de pensée circulaires (non linéaires) s'accompagnent d'une vision selon laquelle la vérité émerge à travers un processus de découverte sans application explicite de la rationalité (Manrai et coll., 2019).

Les organismes et les fournisseurs de soins de santé notent souvent qu'ils sont confrontés à des variations difficiles dans la ponctualité des patients à leurs rendez-vous et dans la valeur que les patients accordent au temps en général. Les systèmes de soins de santé, en particulier les hôpitaux, dépendent fortement des rendez-vous et des horaires, avec peu de flexibilité pour accueillir les personnes qui se présentent à des heures non prévues. La société nord-américaine dominante est fortement axée sur l'horloge de 24 heures : la ponctualité est une valeur chère et le non-respect des horaires est interprété comme un manque de respect ou associé à un manque d'engagement. Cependant, les patients ayant une orientation culturelle de type temps P peuvent accorder une valeur différente au temps. Dans certaines cultures, les horaires peuvent être perçus comme des lignes directrices plutôt que comme des règles strictes, et le fait d'être en retard, surtout lorsque c'est justifié, est considéré comme approprié. Outre l'orientation culturelle, de nombreuses autres raisons peuvent expliquer ou aggraver l'incapacité des patients à respecter les heures des rendez-vous. Il s'agit notamment de :

- Questions liées au transport et à l'accessibilité
- Questions liées au travail
- Impossibilité de trouver un service de garde d'enfants
- Il faut plus de temps pour trouver un ami ou un membre de la famille qui les accompagnera pour les soutenir et les orienter dans le système.
- Questions liées aux jours religieux ou peu propices (inopportuns/mal choisis)

Plutôt que de se contenter de donner une heure de rendez-vous, il est important de prendre quelques minutes pour vérifier que l'heure convient, proposer des alternatives si ce n'est pas le cas et fournir les informations nécessaires pour modifier le rendez-vous si nécessaire. D'autres mesures utiles consistent à anticiper les difficultés potentielles et à aider les patients à planifier les systèmes de soutien et les ressources nécessaires, et à y accéder.

L'orientation temporelle peut également influer sur les habitudes de médication du patient, notamment en ce qui concerne l'intervalle entre les doses. Les fournisseurs de soins de santé peuvent enseigner aux patients les heures optimales de prise des médicaments, leur demander à quel moment précis ils pensent pouvoir les prendre, leur expliquer la marge de manœuvre qui existe dans l'horaire et discuter des problèmes liés à l'omission de doses (par exemple, le jeûne). Il est important d'aborder ces questions dans un esprit de soutien et sans porter de jugement. Malgré les explications et l'accompagnement, certains patients peuvent encore avoir des difficultés à gérer leur temps ou à suivre des instructions dictées par l'horloge.

Espace personnel

La quantité d'espace personnel avec laquelle nous sommes à l'aise varie selon les cultures (Marin et coll., 2018); il en va de même pour ce que nous considérons comme privé et les activités avec lesquelles nous sommes à l'aise en présence d'autres personnes. De nombreux processus de soins de santé nécessitent un contact physique étroit et des discussions de nature intime; les limites personnelles peuvent donc être particulièrement importantes en ce qui concerne la divulgation d'informations par le patient et sa coopération aux activités. Les questions relatives à l'espace personnel et au genre font souvent surface lors d'activités impliquant une évaluation physique et des soins personnels. Les prestataires de soins de santé doivent faire preuve de sensibilité et discuter avec les patients pour trouver les approches qui correspondent le mieux à leurs besoins en matière de soins de santé et à leurs préférences personnelles. L'expérience personnelle et professionnelle de l'auteure lui a permis de constater que les règles culturelles relatives aux activités personnelles et intimes peuvent varier considérablement d'une culture à l'autre. Par exemple, une personne peut se sentir mal à l'aise lorsqu'elle se déshabille devant d'autres personnes, y compris des personnes de son propre sexe, mais être tout à fait à l'aise lorsqu'elle partage un lit avec des membres de sa famille du même sexe. Dans de nombreuses cultures, il est normal que les nourrissons et les enfants partagent le lit de leurs parents ou d'autres membres de la famille chaque nuit. Cette situation contraste fortement avec la société nord-américaine, où les parents et les enfants dorment séparément, où seuls les partenaires intimes partagent un lit la nuit et où, dans les vestiaires, un certain degré de nudité devant des membres du même sexe n'est pas considéré comme inapproprié.

Incidence, prévalence, physiologie, pharmacologie

Ces dernières années, la recherche a reconnu les différences d'incidence, de prévalence, d'expression de la maladie et d'efficacité des médicaments en fonction du sexe, de la race et de l'origine ethnique. Les raisons de ces différences devraient être étudiées. Par exemple, Schofield et coll. (2019) notent des taux élevés de psychose dans la communauté noire et l'attribuent à des facteurs de stress tels que la discrimination, la privation socio-économique, le manque de soutien social, la stigmatisation intériorisée et « un traitement inéquitable de la part des services de santé mentale et une tendance à surdiagnostiquer les minorités ethniques » (p. 970). Des recherches ont également mis en évidence un risque plus élevé de maladie cardiaque dans la population sud-asiatique. Les Sud-Asiatiques sont plus susceptibles de développer une maladie cardiaque à un âge plus jeune, avec des preuves d'un risque plus élevé de décès cardiovasculaire par rapport à d'autres groupes ethniques (Fernando et coll., 2015). Cette population présente également un risque plus élevé de diabète, qui peut être attribué aux changements de régime alimentaire et de mode de vie survenus après l'émigration, ainsi qu'à d'éventuels facteurs génétiques. La compréhension des implications spécifiques de la maladie pour les groupes culturels, y compris les facteurs génétiques et environnementaux, permettra d'améliorer l'évaluation et le traitement et pourrait réduire le fardeau de la maladie.

On a également constaté que l'ethnicité et le sexe influençaient les réactions à certains médicaments (Ramamoorthy et coll., 2015; Tamargo et coll., 2017). La réaction différentielle peut être attribuée au taux de métabolisation, ce qui conduit à des exigences de posologie différentes pour certaines populations. Des médicaments tels que la codéine, les antipsychotiques, les antihypertenseurs et les anticoagulants ont été associés à des réactions différentielles. Les personnes originaires du Japon, de Chine, de Thaïlande et de Malaisie peuvent avoir besoin de doses plus faibles de médicaments tels que la codéine, les personnes d'origine asiatique peuvent avoir besoin de doses plus faibles d'agents antipsychotiques, et les personnes noires peuvent avoir une réaction moins favorable aux antihypertenseurs (Abuatiq, 2018). Mak et coll. (2019) ont mis en évidence une différence dans la posologie des anticoagulants tels que la warfarine chez les Blancs, les Hispaniques et les Asiatiques, et Cazzola et coll. (2018) ont noté une réactivité moindre aux médicaments contre l'asthme dans les populations afro-américaines et hispaniques (par rapport aux Blancs). Des différences entre les sexes ont été observées pour les médicaments cardiovasculaires et les analgésiques (Pieretti et coll., 2016; Tamargo et coll., 2017). Dans l'ensemble, ces différences sont généralement attribuées à une combinaison d'influences génétiques et environnementales. Il est important que les fournisseurs de soins de santé évaluent toujours la réaction individuelle à la posologie et les effets indésirables des médicaments; cependant, la connaissance des modèles de variations ethnoculturelles associés aux principales classifications des médicaments peut également permettre un meilleur suivi.

Soins/guérison/soignants

Les normes culturelles influencent nos préférences personnelles en ce qui concerne la personne qui fournit les soins et le type de soins ou de traitement. Le rôle des différents membres de la famille dans les décisions et les interventions en matière de soins de santé varie également d'une culture à l'autre. La société nord-américaine met fortement l'accent sur la capacité des individus à maintenir ou à atteindre l'indépendance et à prendre soin d'eux-mêmes (Hofstede, 2011). Dans de nombreuses cultures, la notion de maladie est synonyme de dépendance et de prise en charge, et la prise en charge des autres fait partie du rôle de la famille. Certains aînés s'attendent à ce qu'on s'occupe d'eux et considèrent que c'est le devoir des enfants. Les parents considèrent souvent que « faire pour » est une expression d'amour et de soutien; d'autres, en particulier les fournisseurs de soins de santé, peuvent interpréter le même comportement comme favorisant la dépendance (Manrai et coll., 2019). Des conflits peuvent survenir en cas de divergences entre les membres de la famille et entre la famille et les fournisseurs de soins de santé. Il est important que les fournisseurs de soins de santé déterminent et expliquent les raisons des comportements souhaités et s'efforcent de maintenir un équilibre entre l'indépendance des patients et le sentiment qu'on s'occupe d'eux.

Considérations culturelles dans les soins

Formation en dialyse – avec une touche réfléchie

La société nord-américaine accorde une grande importance à l'indépendance. Souvent, les traitements visent à aider les personnes à devenir le plus autonomes possible. Songez à ce qui se passe lorsque nous rencontrons une personne qui attache une signification différente à l'indépendance.

Un programme de dialyse à domicile enseignait aux patients comment se maintenir sous dialyse péritonéale continue ambulatoire. L'un des principaux avantages de cette thérapie par rapport aux autres types de dialyse est qu'elle permet aux patients d'effectuer eux-mêmes la dialyse et d'être ainsi totalement indépendants. Cependant, le personnel s'est rapidement rendu compte que de nombreux patients plus âgés, en particulier ceux issus des pays de l'Est, comptaient sur leur conjoint ou leurs enfants pour effectuer la procédure. Cette situation était préoccupante, car les conjoints et les enfants n'avaient pas reçu de formation sur la manière d'effectuer la procédure en toute sécurité.

Dans un premier temps, l'équipe a réagi en insistant sur la nécessité que le patient effectue la procédure lui-même et en exprimant sa désapprobation lorsque ce n'était pas le cas. Certains patients ont continué à faire appel à d'autres membres de leur famille pour la procédure. En prenant le temps de réfléchir à ce qui se passait, les membres de l'équipe ont compris le problème différemment et ont intégré une plus grande flexibilité dans le programme pour permettre de former non seulement le patient, mais aussi le(s) membre(s) clé(s) de la famille susceptible(s) d'effectuer la procédure. Le souci de la sécurité des patients a été pris en compte, de même que le besoin de la famille de s'occuper de son proche malade.

Dans certaines cultures, il est courant de faire appel à des soignants professionnels; dans d'autres, la norme est de s'en remettre uniquement à sa famille ou à sa communauté. Comprendre comment travailler efficacement avec des familles de différentes cultures est un aspect essentiel des connaissances culturelles génériques et sera abordé plus en détail au chapitre 7.

En ce qui concerne la guérison, les patients peuvent avoir des attentes différentes quant au type de soins ou de traitement qu'ils espèrent recevoir. Le traitement souhaité variera en fonction du ou des objectifs de santé privilégiés, qui peuvent inclure les éléments suivants :

■ Renforcer la capacité de l'organisme à lutter contre les maladies
■ Maintenir l'équilibre entre la santé physique, spirituelle et émotionnelle
■ S'attaquer aux symptômes de la maladie
■ S'attaquer à la cause profonde de la maladie

Considérons les traitements courants du rhume : alors que certaines personnes préfèrent les liquides chauds (par exemple, le thé ou la soupe de poulet), d'autres préconisent les jus d'agrumes (généralement servis froids en Amérique du Nord), et d'autres encore cherchent à prendre des médicaments pour renforcer leur système immunitaire ou contrôler les symptômes liés au rhume.

En ce qui concerne les soignants eux-mêmes, les systèmes de santé canadien et américain reposent sur une approche d'équipe, les différents membres de l'équipe ayant des rôles différents, souvent avec des limites claires en termes de responsabilités. De nombreuses cultures sont cependant habituées à un seul soignant, qui peut être un guérisseur spirituel, un médecin ou une personne âgée de confiance. Il se peut donc que les patients ne connaissent pas les types de rôles qui composent une équipe ou que leur perception de rôles spécifiques soit en contradiction avec la réalité à laquelle ils sont maintenant confrontés. Par exemple, dans certaines cultures, les infirmières sont considérées comme les assistantes des médecins et les travailleurs sociaux peuvent être considérés comme des représentants de l'État plutôt que comme des défenseurs des patients. Il est essentiel que les fournisseurs de soins de santé ne présument pas que le patient sait ce qu'ils font et qu'ils prennent le temps de discuter de leur rôle d'une manière qui soit pertinente pour le patient.

La compétence culturelle en action

Les pratiques opposées ont un fil conducteur

Pendant votre enfance, comment votre famille réagissait-elle lorsqu'un enfant avait de la fièvre? Ont-ils mis des couches supplémentaires de vêtements ou en ont-ils enlevé? Comment la pratique a-t-elle été expliquée?

Les deux réponses peuvent sembler totalement opposées, mais elles ont en fin de compte un objectif similaire. L'objectif déclaré de l'ajout de couches est d'encourager le corps à transpirer, ce qui le refroidit pendant que la sueur s'évapore. Ceux qui préfèrent enlever des couches essaient également de favoriser le refroidissement du corps par la perte de chaleur. Il est intéressant de noter que la pratique qui vous est la plus familière est probablement celle qui vous permet de vous sentir plus à l'aise, tant sur le plan physique qu'émotionnel.

Systèmes de soins de santé et modèles de maladie

Un **modèle explicatif de la maladie** est la manière dont un patient conceptualise un épisode de maladie (Abitz, 2016; Kleinman et coll., 1978) (voir le chapitre 2). Les modèles explicatifs sont influencés par des concepts, des croyances et des valeurs culturelles. Les croyances concernant l'étiologie ou la cause de la maladie sont susceptibles de déterminer le type de soins ou de thérapie recherché. Si la maladie est attribuée à une bactérie, à un virus ou à une croissance cellulaire anormale (c'est-à-dire à une invasion interne ou externe de l'organisme), l'approche consistera probablement à attaquer et à vaincre, par des moyens mécaniques ou chimiques. Par ailleurs, si la maladie est considérée comme un châtiment pour les actes commis, le remède peut être la pénitence et les symptômes sont tolérés et acceptés.

Le système biomédical de soins de santé en Amérique du Nord (également appelé *allopathie*) est souvent considéré comme le traitement conventionnel; cependant, il ne s'agit que de l'un des nombreux systèmes de guérison fondés sur la science. Parmi les autres systèmes de guérison fondés sur des approches philosophiques et scientifiques figurent la médecine autochtone, la médecine traditionnelle chinoise, l'ayurveda (une forme de médecine traditionelle hindoue) et la naturopathie. Bien qu'il soit impossible pour un fournisseur de soins de santé de maîtriser tous les systèmes de guérison, il peut être utile de connaître les principaux systèmes et les concepts clés qui leur sont associés. Il est important de respecter les fondements sur lesquels ils sont construits et les thérapies qu'ils impliquent (ceci est discuté plus en détail dans le chapitre 8). Les individus ont souvent recours à plus d'une source de soins au cours d'un épisode de maladie. Tout en s'adressant à des fournisseurs de soins de santé biomédicaux, les patients peuvent simultanément consulter des guérisseurs traditionnels et utiliser des remèdes à base de plantes ou d'autres thérapies complémentaires.

CONNAISSANCES CULTURELLES SPÉCIFIQUES

Conformément à l'approche en deux étapes du CSC en matière de développement des connaissances culturelles, la discussion précédente s'est concentrée sur les questions fondamentales que les fournisseurs de soins de santé doivent être en mesure de reconnaître et d'explorer plus avant. Cependant, il est également important de développer des connaissances plus approfondies sur les populations et les questions propres à sa pratique. Les deux types de connaissances sont imbriqués : la connaissance des cultures et des questions spécifiques nous permet de réfléchir aux processus génériques, et la compréhension des processus génériques fournit un contexte dans lequel nous pouvons reconnaître le spécifique (Stadler, 2017). Le fait de pouvoir reconnaître les deux types de connaissances culturelles favorise également une approche critique. Les fournisseurs de soins de santé doivent toujours évaluer les situations afin de déterminer dans quelle mesure les questions en jeu peuvent être classées comme (1) propres à l'individu, (2) reflétant la ou les cultures plus larges, et/ou (3) reflétant les processus culturels en général.

Les *connaissances culturelles spécifiques* renvoient à des connaissances approfondies sur des groupes ou des populations (Stadler, 2017). Dans le CSC, le terme inclut également la connaissance spécifique des processus de soins qui peuvent être influencés par la culture. Les populations peuvent être définies par une spécialité clinique (par exemple, la santé mentale), un groupe culturel basé sur l'identité ethnique (par exemple, les peuples autochtones), un groupe social non dominant (par exemple, les personnes transgenres) ou le lieu où les soins de santé sont accessibles (par exemple, l'hôpital ou la communauté). Chaque population a des problèmes qu'il est particulièrement important de comprendre pour les fournisseurs de soins de santé.

La section III du présent ouvrage propose une série d'exemples spécifiques à la population. Les connaissances spécifiques à la population doivent également être utilisées avec prudence. Il est important de comprendre que les connaissances culturelles spécifiques sont sensibles au contexte et continuent d'évoluer dans le temps et l'espace; il est donc essentiel de comprendre le contexte spécifique, l'histoire, les problèmes, les besoins et les forces associés au(x) groupe(s) particulier(s) avec lesquels on travaille.

En résumé, les connaissances culturelles commencent à répondre à la seconde moitié du principe directeur qui sous-tend le CSC : « Pour prendre soin de quelqu'un, je dois savoir qui est l'autre » (voir la fig. 3.1). Les connaissances culturelles génériques et spécifiques peuvent nous aider à connaître l'autre, mais uniquement en ce qui concerne la personne que l'autre *pourrait* être. Les connaissances culturelles exigent également de comprendre la culture professionnelle et les processus de soins qui sont influencés par les variations des visions du monde ainsi que par les processus de marginalisation. Une étape essentielle de la connaissance de l'autre consiste à appliquer cette connaissance culturelle aux évaluations individuelles. Cette question sera examinée plus en détail au chapitre 4.

Ressources culturelles

Les ressources culturelles constituent le troisième élément du CSC. Comprendre et développer ces ressources est un élément essentiel du parcours de la compétence culturelle. Aucun fournisseur de soins de santé n'est censé avoir toutes les réponses. La compétence culturelle exige la capacité de rechercher et de développer des ressources et des soutiens dans l'environnement de la pratique afin de fournir des soins opportuns, appropriés et efficaces. S'il est essentiel que les fournisseurs de soins de santé développent leur propre sensibilité, leurs connaissances et leurs compétences culturelles, personne ne peut le faire seul. La compétence culturelle exige la capacité de rechercher et

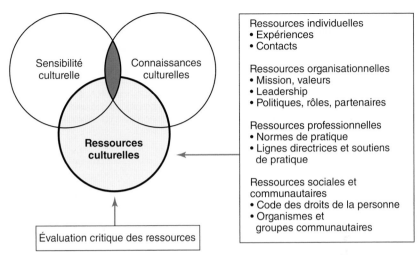

Fig. 3.10   Ressources culturelles.

de développer des ressources et des soutiens dans l'environnement de la pratique afin de fournir des soins de qualité. Les ressources culturelles existent dans les domaines personnel, organisationnel, professionnel et social et peuvent fournir une orientation inestimable (fig. 3.10).

RESSOURCES AU NIVEAU INDIVIDUEL

Les fournisseurs de soins de santé peuvent développer leur compétence culturelle de plusieurs manières :

- En recherchant des informations
- En réfléchissant aux expériences vécues
- En développant diverses connexions

Les expériences et les contacts pertinents sont essentiels pour développer la confiance et la compétence nécessaires pour fournir des soins de qualité à toutes les populations. La première condition est un véritable désir d'apprendre *de* l'autre, et pas seulement *sur* l'autre – en d'autres termes, de s'engager dans un réseau culturel. Comme les autres réseaux personnels, les réseaux culturels se développent au fil du temps. Chercher des occasions d'interagir avec des personnes (y compris des collègues) appartenant à des communautés culturelles différentes est un bon début; il est toutefois important d'aller au-delà de la danse, du dialecte, de la tenue vestimentaire et du régime alimentaire pour engager un dialogue avec les gens et s'informer sur les différentes visions du monde et approches de la santé, de la maladie, de la prise en charge et de la guérison. Cela implique de prendre le risque d'être mal accueilli et de ne pas se sentir offensé ou découragé si cela se produit. La possibilité d'examiner les raisons et les processus à l'origine d'un manque d'accueil constitue une occasion unique d'apprentissage.

L'apprentissage d'une seconde langue, l'apprentissage de l'héritage et de l'histoire de différents groupes et la réflexion permanente sur ce qui doit être désappris pour qu'un nouvel apprentissage puisse avoir lieu sont d'autres moyens de renforcer la capacité d'un individu à entrer en contact avec des groupes diversifiés. Les films, les livres et les autres médias sont également de riches sources de connaissances culturelles. Les fournisseurs de soins de santé peuvent accéder à diverses ressources d'information disponibles sur Internet par l'intermédiaire de diverses associations et groupes d'intérêt (tableau 3.5). Le Canada est en effet un pays diversifié, et cette diversité a le potentiel d'enrichir nos connaissances et nos réseaux personnels et professionnels d'innombrables façons. La clé réside dans la manière dont nous choisissons de nous engager et d'apprendre de la diversité qui nous entoure.

TABLEAU 3.5 ■ Sélection de sites Web fournissant des ressources culturelles

Cette liste est basée sur une recherche en ligne avec le terme *compétence culturelle* et ensuite *pays*. Ces sites Web constituent un bon début et les lecteurs sont encouragés à consulter les ressources au niveau provincial, par l'intermédiaire des associations professionnelles et réglementaires et des principales autorités sanitaires et organisations de services de santé.

https://enfantsneocanadiens.ca/culture/competence

Développé par la Société canadienne de pédiatrie, ce site Web s'adresse aux professionnels de la santé qui s'occupent d'enfants, de jeunes et de familles immigrés et réfugiés.

https://www.ccnsa.ca/fr/

Le Centre de collaboration nationale de la santé autochtone (CCNSA) est une organisation nationale autochtone financée par l'Agence de la santé publique du Canada (ASPC) pour soutenir le renouvellement de la santé publique des Premières nations, des Inuits et des Métis et l'équité en santé par l'application et l'échange des connaissances. Le mandat de l'organisation est de favoriser les liens entre les données probantes, les connaissances, la pratique et la politique tout en faisant progresser l'autodétermination et les connaissances autochtones en faveur d'une santé et d'un bien-être optimaux. L'approche est holistique, coordonnée et fondée sur les forces.

https://thinkculturalhealth.hhs.gov/resources

Parrainé par le Bureau de la santé des minorités du département de la Santé et des Services sociaux des États-Unis, ce site Web fournit des informations et des possibilités de formation continue aux fournisseurs de soins de santé afin qu'ils en apprennent davantage sur les services culturellement et linguistiquement appropriés. Ce site est disponible en anglais seulement.

https://nacchocommunique.files.wordpress.com/2016/12/cultural_respect_framework_1december2016_1.pdf

Le Cultural Respect Framework (CRF) 2016-2026 a été élaboré par le National Aboriginal and Torres Strait Islander Health Standing Committee (NATSIHSC) pour le compte de l'Australian Health Minister's Advisory Council (AHMAC). Ce cadre est destiné à être utilisé par le secteur de la santé afin d'orienter les stratégies visant à améliorer les services respectueux de la culture. Ce site est disponible en anglais seulement.

https://healthify.nz/healthcare-providers/c/cultural-safety-hcps/

Health Navigator est une initiative communautaire à but non lucratif qui combine les efforts d'un large éventail d'organisations partenaires et de soutien. Ce lien fournit des informations et des ressources pédagogiques aux fournisseurs de soins de santé sur la compétence culturelle et la sécurité culturelle. Ce site est disponible en anglais seulement.

RESSOURCES AU NIVEAU ORGANISATIONNEL

Même si les ressources développées par les individus (telles que les contacts personnels) peuvent être inestimables, une dépendance excessive à l'égard de ces ressources peut s'avérer contre-productive. Imaginez un système de soins de santé dans lequel l'orientation vers d'autres organismes, communautés ou services spécialisés ne peut avoir lieu tant que les membres de l'équipe n'ont pas commencé à rechercher les services ou les spécialistes nécessaires pour effectuer l'orientation. Cette situation entraîne non seulement des retards dans l'accès des patients aux services, mais aussi un dédoublement des efforts et des orientations inappropriées, ce qui compromet l'efficience et l'efficacité des soins de santé. Les ressources culturelles doivent être considérées de la même manière. La compétence culturelle organisationnelle est examinée plus en détail au chapitre 4.

Les ressources organisationnelles peuvent être à la fois internes et externes à l'organisation. Les ressources internes comprennent les politiques et les lignes directrices qui créent une attente de compétence culturelle dans les soins cliniques. Les ressources organisationnelles internes comprennent également le soutien par une main-d'œuvre diversifiée, ainsi que des services d'interprétation, des soins religieux et spirituels multiconfessionnels et des services proposant des thérapies complémentaires. S'il est important de disposer de ressources, il l'est tout autant de réfléchir à la manière de les utiliser à bon escient. Le fait de disposer d'une main-d'œuvre diversifiée peut accroître la capacité potentielle d'une organisation à répondre aux besoins d'une population diversifiée (FECCA, 2019), mais dans la pratique, cela peut également accroître le potentiel de conflit. Si elle ne reconnaît pas ce potentiel et ne met pas en place de processus efficaces pour gérer les conflits, une organisation risque d'avoir une main-d'œuvre diversifiée qui reste une ressource inexploitée. Les fournisseurs de soins de santé doivent être en mesure de tirer parti de cette expertise et de créer un environnement propice à l'apprentissage des autres. Comme indiqué dans le chapitre 1, il est important de développer la compétence culturelle au niveau de l'équipe, mais cela ne peut se faire que si les membres de l'équipe s'engagent et se soutiennent mutuellement. Les patients et les familles peuvent également constituer d'excellentes ressources pour les fournisseurs de soins de santé, à condition que ces derniers reconnaissent et valorisent leur expérience et leur expertise.

Les ressources organisationnelles externes peuvent inclure les services mentionnés ci-dessus (par exemple, les services d'interprétation ou le soutien religieux) et divers partenariats (par exemple, avec des dirigeants et des groupes communautaires, des organismes de soins de santé non conventionnels et des prestataires de thérapies alternatives). Les stratégies de développement de ces partenariats sont similaires aux stratégies de développement des réseaux personnels. Il est important d'identifier les ressources potentielles présentes dans la communauté – en particulier les individus et les groupes qui ne sont peut-être pas liés à l'organisme de soins de santé – et d'explorer les possibilités de partenariat avec elles. Cet engagement doit s'accompagner d'humilité et d'échanges réciproques, les organisations traditionnelles pouvant partager leurs ressources et leur expertise en échange de la sagesse et des services des groupes et organisations culturels et communautaires.

Lorsque nous travaillons avec des ressources telles que des services culturels spécifiques, une question qui se pose souvent est celle de l'équilibre entre l'orientation vers un service et la recherche de conseils auprès d'un service. Si les services ethnospécifiques peuvent être privilégiés en raison de leur capacité à mieux comprendre et traiter le contexte culturel, ils ont souvent une capacité limitée et les organismes génériques doivent développer une plus grande réactivité ainsi que des partenariats efficaces avec les groupes culturels et communautaires (Radermacher et coll., 2009). Il est essentiel que les fournisseurs de soins de santé considèrent ces services comme des ressources d'apprentissage qui les aident à développer leurs propres capacités et comme une ressource que les patients peuvent utiliser pour recevoir des soins.

RESSOURCES PROFESSIONNELLES ET SOCIALES

La reconnaissance de la compétence culturelle et de l'équité en matière de santé dans les professions de santé a conduit à l'élaboration d'outils et de ressources par divers organismes de réglementation des disciplines de santé et associations professionnelles aux niveaux provincial et national. Des conseils sont également accessibles auprès des associations de spécialistes, des hôpitaux et des autorités sanitaires, des organismes de financement de la recherche, ainsi que de diverses communautés et nations autochtones. Les ressources sociales comprennent également les groupes et organismes communautaires ainsi que des documents tels que les *Codes des droits de la personne* provinciaux et le rapport de la Commission de vérité et réconciliation (CVR) et ses appels à l'action. De nouvelles informations sont constamment produites et les lecteurs sont encouragés à établir leurs propres listes de sources d'information en fonction de leurs centres d'intérêts et de leurs objectifs.

Évaluation critique et utilisation des ressources

L'accès aux ressources est essentiel pour fournir des soins culturellement appropriés; cependant, les fournisseurs de soins de santé doivent également faire preuve d'esprit critique pour évaluer l'applicabilité de la ressource. En ce 21e siècle technologiquement enrichi, où divers moteurs de recherche Internet proposent des informations provenant de nombreuses sources, le défi consiste à évaluer la qualité, l'adéquation et l'applicabilité de ces informations. Lorsque nous utilisons une ressource culturelle, quelle qu'en soit la forme – imprimée, électronique, humaine ou expérientielle –, nous devons exercer une évaluation individualisée permanente. Une expérience unique avec une culture ne nous renseigne que sur cette rencontre; l'expérience peut ou non être typique ou semblable à d'autres expériences avec cette culture. Un seul individu d'une culture peut être un informateur précieux, mais aucun individu ne représente tous les aspects d'une culture. La culture est une affaire de modèles possibles, pas de vérités universelles. Les ressources peuvent nous aider à reconnaître des modèles, à interpréter des informations ou à générer des hypothèses, mais en fin de compte, l'interprétation doit être vérifiée avec le patient et affinée en fonction de la situation particulière.

Résumé

Ce chapitre présente le CSC comme une approche du développement de la compétence culturelle. Les trois éléments que sont la sensibilité culturelle, les connaissances culturelles et les ressources culturelles sont nécessaires pour aider les fournisseurs de soins de santé à identifier les valeurs culturelles clés qui influent sur la rencontre clinique. La sensibilité culturelle exige une compréhension de la culture, en tant que modèle et pouvoir, et reconnaît qu'apprendre « qui je suis » est le premier pas vers le développement d'une compétence culturelle. La sensibilité culturelle met l'accent sur le respect, l'humilité, la sensibilisation et la compréhension, non seulement de nos propres valeurs et réactions à la différence, mais aussi de la manière dont nous pouvons être perçus par les autres. Le cadre décrit également la dynamique de la différence créée par les obstacles systémiques à l'équité. Les fournisseurs de soins de santé culturellement sensibles possèdent à la fois des connaissances théoriques (« savoir que ») et des connaissances pratiques (« savoir comment »). Ils valorisent la diversité de tous les individus, comprennent la dynamique de la différence et peuvent utiliser leurs connaissances et leur compréhension pour transformer les obstacles en éléments constitutifs.

Les connaissances culturelles sont à la fois des connaissances sur d'autres cultures et des connaissances sur les héritages, les structures et les systèmes qui continuent à perpétuer les iniquités en santé. Il est important que les fournisseurs de soins de santé développent des connaissances culturelles génériques qui s'appliquent à l'ensemble des populations et des connaissances axées sur des cultures ou des populations cliniques bien précises. Les ressources culturelles doivent être développées au niveau de l'individu et de l'organisation. Les différents exercices et réflexions présentés dans ce chapitre ont pour but de favoriser l'autoréflexion critique. Les étudiants et les fournisseurs de soins de santé peuvent continuer à développer leur propre sensibilité culturelle, leurs connaissances et leurs ressources au moyen d'une réflexion et d'un dialogue permanents avec eux-mêmes et avec d'autres membres de leur communauté.

Jusqu'à présent, la discussion sur le CSC s'est concentrée sur les trois éléments que sont la sensibilité, les connaissances et les ressources. Cependant, le succès réside dans la mise en pratique de la sensibilisation et des connaissances afin de naviguer efficacement dans les différences et de combler les fossés qui peuvent exister entre les cultures. Ce point sera abordé au chapitre 4.

e http://evolve.elsevier.com/Srivastava/competenceculturelle/

Questions à des fins d'examen et de discussion

1. En réfléchissant à la culture dans laquelle vous avez grandi, identifiez deux valeurs, traditions et modes de connaissance qui étaient/sont importants pour vous et votre famille, mais qui pourraient ne pas être compris par des personnes extérieures à votre culture.

Qu'aimeriez-vous que les autres comprennent à propos de qui vous êtes et de ce que vous pratiquez? Si possible, discutez avec un pair ou réfléchissez à la manière dont une telle interaction peut se dérouler dans un cadre d'apprentissage positif.

2. Citez quelques stratégies que vous appliquez pour faire connaissance avec des personnes d'autres groupes culturels. Pensez à l'observation, aux questions et à la conversation, à la lecture, etc. Comment déterminez-vous si votre compréhension est propre à la personne ou à la situation, ou si elle peut s'appliquer plus largement au groupe?

3. Réfléchissez à l'approche « nouveaux yeux, nouvelles oreilles, nouvelles pensées, nouvelles actions ». Au fur et à mesure que vous terminez ce chapitre et les chapitres précédents, comment votre façon de penser a-t-elle évolué? Qu'est-ce que vous remarquez maintenant qui n'était pas si évident auparavant? Y a-t-il quelque chose que vous avez « désappris » grâce à de nouvelles connaissances?

4. Reportez-vous à la fig. 3.8. Lorsque vous pensez à vous dans le cadre de votre activité professionnelle, comment vous voyez-vous? Quels mots utiliseriez-vous pour vous décrire? Comment pensez-vous que les autres vous voient?

5. Où vous situez-vous sur le continuum individualisme-collectivisme? Est-il similaire ou différent de celui de vos pairs? Comment cela affecte-t-il vos interactions?

Activité expérientielle ou de réflexion de groupe

En petit groupe, choisissez un groupe culturel sur lequel vous aimeriez en savoir plus. Comment faites-vous pour rechercher des informations? Comment portez-vous un regard critique sur ce que vous apprenez? Qu'avez-vous appris sur les visions du monde ou les modèles culturels de ce groupe? Qu'avez-vous appris sur les dynamiques de pouvoir sociopolitiques vécues par ce groupe dans son ensemble? Comment votre apprentissage peut-il être appliqué dans votre pratique?

Références

Abitz, T. L. (2016). Cultural congruence and infusion nursing practice. *Journal of Infusion Nursing, 39*(2), 75–79.

Abuatiq, A. (2018). Cultural competency in ethno pharmacology. *Chronicles of Pharmaceutical Science, 2*(4), 617–621.

Adichie, C. N. (2009). *The dangers of a single story*. TEDGlobal 2009. https://www.ted.com/talks/chimamanda_ngozi_adichie_the_danger_of_a_single_story.

Alizadeh, S., et Chavan, M. (2016). Cultural competence dimensions and outcomes: A systematic review of the literature. *Health & Social Care in the Community, 24*(6), e117–e130.

Almutairi, A. F., Adlan, A. A., et Nasim, M. (2017). Perceptions of the critical cultural competence of registered nurses in Canada. *BMC Nursing, 16*, 47.

American Heritage Dictionaries. (2020). *The American Heritage dictionary of the English Language*. Houghton Mifflin Harcourt. https://ahdictionary.com/.

Anderson-Lain, K. (2017). Enacting the self-awareness imperative in intercultural communication. *Communication Teacher, 31*(3), 131–136. https://doi.org/10.1080/17404622.2017.1314529.

Azzopardi, C., et McNeill, T. (2016). From cultural competence to cultural consciousness: Transitioning to a critical approach to working across differences in social work. *Journal of Ethnic & Cultural Diversity in Social Work, 25*(4), 282–299.

Baker, D. W. (2020). Trust in health care in the time of COVID-19. *JAMA, 324*(23), 2373–2375.

Benner, P. (1984). *From novice to expert*. Addison Wesley.

Bonchek, M. (2016). Why the problem with learning is unlearning. *Harvard Business Review*, 2–4. Digital Articles.

Busher Betancourt, D. A. (2015). Madeleine Leininger and the transcultural theory of nursing. *The Downtown Review, 2*(1). https://engagedscholarship.csuohio.edu/tdr/vol2/iss1/1.

Cai, D.-Y. (2016). A concept analysis of cultural competence. *International Journal of Nursing Sciences, 3*(3), 268–273.

Cazzola, M., Calzetta, L., Matera, M. G., et coll. (2018). How does race/ethnicity influence pharmacological response to asthma therapies? *Expert Opinion on Drug Metabolism & Toxicology, 14*(4), 435–446.

Chandra, S., Ward, P. R., et Mohammadnezhad, M. (2018). Trust and communication in a doctor-patient relationship: A literature review. *Journal of Healthcare Communications, 3*(3), 36.

Danso, R. (2018). Cultural competence and cultural humility: A critical reflection on key cultural diversity concepts. *Journal of Social Work, 18*(4), 410–430.

Dictionary.com. (2020). *Privilege.* https://www.dictionary.com/browse/privilege.

Dudzinski, D. M. (2018). White privilege and playing it safe. *The American Journal of Bioethics, 18*(6), 4–5.

Federation of Ethnic Communities' Councils of Australia (FECCA). (2019). *Cultural competence in Australia— A guide.* http://fecca.org.au/wp-content/uploads/2019/05/Cultural-Competence-in-Australia-A-Guide.pdf.

Fernando, E., Razak, F., Lear, S. A., et coll. (2015). Cardiovascular disease in South Asian migrants. *The Canadian Journal of Cardiology, 31*(9), 1139–1150.

Funnell, S., Kitty, D., et Schipper, S. (2020). Moving toward anti-racism. *Canadian Family Physician, 66*(8), 617.

Gleick, J. (1987). *Chaos.* Viking Books.

Groen, S. P., Richters, A., Laban, C. J., et coll. (2018). Cultural identity among Afghan and Iraqi traumatized refugees: Towards a conceptual framework for mental health care professionals. *Culture, Medicine and Psychiatry, 42*(1), 69–91. https://doi.org/10.1007/s11013-016-9514-7.

Hall, J. C., et Theriot, M. T. (2016). Developing multicultural awareness, knowledge, and skills: Diversity training makes a difference? *Multicultural Perspectives, 18*(1), 35–41. https://doi.org/10.1080/15210960. 2016.1125742.

Hanssen, I., et Tran, P. T. M. (2019). The influence of individualistic and collectivistic morality on dementia care choices. *Nursing Ethics, 26*(7–8), 2047–2057.

Hawley, S. T., et Morris, A. M. (2017). Cultural challenges to engaging patients in shared decision making. *Patient Education and Counseling, 100*(1), 18–24.

Higginbottom, G. M., Richter, M. S., Mogale, R. S., et coll. (2011). Identification of nursing assessment models/tools validated in clinical practice for use with diverse ethno-cultural groups: an integrative review of the literature. *BMC Nursing, 10*, 16.

Hofstede, G. (2011). Dimensionalizing cultures: The Hofstede Model in context. *Online Readings in Psychology and Culture, 2*(1). https://doi.org/10.9707/2307-0919.1014.

Johnstone, M. J., Rawson, H., Hutchinson, A. M., et coll. (2018). Fostering trusting relationships with older immigrants hospitalised for end-of-life care. *Nursing Ethics, 25*(6), 760–772.

Khanlou, N., Haque, N., Skinner, A., et coll. (2017). Scoping review on prenatal health among immigrant and refugee women in Canada: Prenatal, intrapartum, and postnatal care. *Journal of Pregnancy, 2017*:8783294. https://doi.org/10.1155/2017/8783294.

Khullar, D., Darien, G., et Ness, D. L. (2020). Patient consumerism, healing relationships, and rebuilding trust in health care. *JAMA, 324*(23), 2359–2360.

Kleinman, A., Eisenberg, L., et Good, B. (1978). Culture, illness, and care: Clinical lessons from anthropologic and cross-cultural research. *Annals of Internal Medicine, 88*(2), 251–258.

Leininger, M. (1978). *Transcultural nursing: Concepts, theories, and practices.* John Wiley and Sons.

Leininger, M. (1995). Overview of Leininger's culture care theory. Dans Leininger, M., et McFarland, M. R. (éditeures), *Transcultural nursing: concepts, theories, research and practice* (2e éd., p. 93-114). McGraw Hill.

Levin-Zamir, D., Leung, A., Dodson, S., et coll. (2017). Health literacy in selected populations: Individuals, families, and communities from the international and cultural perspective. *Information Services & Use, 37*, 131–151. https://doi.org/10.3233/ISU-170834.

Mak, M., Lam, C., Pineda, S. J., et coll. (2019). Pharmacogenetics of warfarin in a diverse patient population. *Journal of Cardiovascular Pharmacology and Therapeutics, 24*(6), 521–533.

Marin, C. R., Gasparino, R. C., et Puggina, A. C. (2018). The perception of territory and personal space invasion among hospitalized patients. *PLoS ONE, 13*(6), e0198989. https://doi.org/10.1371/journal.pone.0198989.

Manrai, L. A., Manrai, A. K., Lascu, D., et coll. (2019). Determinants and effects of cultural context: a review, conceptual model, and propositions. *Journal of Global Marketing, 32*(2), 67–82.

McFarland, M. R., et Wehbe-Alamah, H. B. (2019). Leininger's theory of culture care diversity and universality: an overview with a historical retrospective and a view toward the future. *Journal of Transcultural Nursing, 30*(6), 540–557. https://doi.org/10.1177/1043659619867134.

Ministère des Affaires civiques de l'Ontario. (1995). *Building blocks to equity*. Auteur.

Ong-Flaherty, C. (2015). Critical cultural awareness and diversity in nursing: A minority perspective. *Nurse Leader, 13*(5), 58–62.

Olaussen, S. J., et Renzaho, A. (2016). Establishing components of cultural competence healthcare models to better cater for the needs of migrants with disability: A systematic review. *Australian Journal of Primary Health, 22*, 100–112. https://doi.org/10.1071/PY14114.

Pieretti, S., Di Giannuario, A., Di Giovannandrea, R., et coll. (2016). Gender differences in pain and its relief. *Annali dell'Istituto Superiore di Sanita, 52*(2), 184–189.

Radermacher, H., Feldman, S., et Browning, C. (2009). Mainstream versus ethno-specific community aged care services: it's not an 'either or'. *Australasian Journal on Ageing, 28*(2), 58–63. https://doi.org/10.1111/j.1741-6612.2008.00342.x.

Ramamoorthy, A., Pacanowski, M. A., Bull, J., et coll. (2015). Racial/ethnic differences in drug disposition and response: Review of recently approved drugs. *Clinical Pharmacology and Therapeutics, 97*(3), 263–273.

Rising, M. L. (2017). Truth telling as an element of culturally competent care at end of life. *Journal of Transcultural Nursing, 28*(1), 48–55.

Russell, G. (2020). Reflecting on a way of being: anchor principles of cultural competence. Dans Frawley, J., Russell, G., et Sherwood, J. (éditeurs), *Cultural competence and the higher education sector*. Springer.

Schofield, P., Kordowicz, M., Pennycooke, E., et coll. (2019). Ethnic differences in psychosis—Lay epidemiology explanations. *Health Expectations: An International Journal of Public Participation in Health Care and Health Policy, 22*(5), 965–973.

Schwartz, M., et Sánchez, E. (2016). *Social movement and their leaders that changed our world*. https://www.globalcitizen.org/en/content/movements-social-change-apartheid-civil-rights-suf/.

Shen, Z. (2015). Cultural competence models and cultural competence assessment instruments in nursing: a literature review. *Journal of Transcultural Nursing, 26*, 308–321. https://doi.org/10.1177/1043659614524790.

Shepherd, S. M., Willis-Esqueda, C., Newton, D., et coll. (2019). The challenge of cultural competence in the workplace: Perspectives of healthcare providers. *BMC Health Services Research, 19*, 135.

Srivastava, R. (2008). *Influence of organizational factors on clinical cultural competence*. [Thèse de doctorat inédite]. Institut des sciences médicales, Université de Toronto.

Srivastava, R., et Srivastava, R. (2019). Impact of cultural identity on mental health in post-secondary students. *International Journal of Mental Health and Addiction, 17*, 520–530.

Stadler, S. (2017). Which competence? A comparative analysis of culture-specific vs. culture-generic intercultural competence development. *Advances in Economics and Business, 5*(8), 448–455. https://doi.org/10.13189/aeb.2017.050803.

Sue, S., Zane, G., Nagayama, H., et coll. (2009). The case for cultural competency in psychotherapeutic interventions. *Annual Review of Psychology, 60*, 525–548. https://doi.org/10.1146/annurev.psych.60.110707.163651.

Syed, M., et Fish, J. (2018). Revisiting Erik Erikson's legacy on culture, race, and ethnicity. *Identity, 18*(4), 274–283.

Tamargo, J., Rosano, G., Walther, T., et coll. (2017). Gender differences in the effects of cardiovascular drugs. *European Heart Journal-Cardiovascular Pharmacotherapy, 3*(3), 163–182.

Teelucksingh, C. (2018). Dismantling white privilege: The Black Lives Matter movement and environmental justice in Canada. *Kalfou: A Journal of Comparative and Relational Ethnic Studies, 5*(2), 304.

Turpel-Lafond, M. E. (2020). *In plain sight: Addressing Indigenous-specific racism and discrimination in B.C. health care*. Government of British Columbia. https://www.bcchr.ca/sites/default/files/group-opsei/in-plain-sight-full-report.pdf.

Wesp, L. M., Scheer, V., Ruiz, A., et coll. (2018). An emancipatory approach to cultural competency: The application of critical race, postcolonial, and intersectionality theories. *Advances in Nursing Science, 41*(4), 316–326.

Wesson, D. E., Lucey, C. R., et Cooper, L. A. (2019). Building trust in health systems to eliminate health disparities. *JAMA, 322*(2), 111–112.

Young, S. H. (2018). The art of unlearning. https://www.scotthyoung.com/blog/2018/04/12/the-art-of-unlearning/?fbclid=IwAR2EM4a8zlRyJvQVabE6Whb2N8V3URzHrhRZeCvaCBUS0xXvEmipA1KwIO8.

Yu, Z., Steenbeek, A., Biderman, M., et coll. (2020). Characteristics of Indigenous healing strategies in Canada: A scoping review. *JBI Evidence Synthesis, 18*(12), 2512–2555.

CHAPITRE 4

Gérer les différences

Rani H. Srivastava, Janet Mawhinney

OBJECTIFS D'APPRENTISSAGE

À la fin de ce chapitre, l'apprenant sera en mesure de :

- Reconnaître les domaines individuel (micro), d'équipe (méso) et organisationnel ou de système (macro) de la gestion des différences
- Déterminer l'importance des préjugés inconscients et du désapprentissage dans la conception et la mise en œuvre des stratégies de compétence culturelle
- Discuter de la façon dont les stratégies de préservation des soins culturels, d'adaptation ou de négociation des soins culturels et de recadrage des soins culturels peuvent être utilisées pour combler l'écart à l'échelle des cultures
- Décrire le cadre LEARN comme une approche visant à promouvoir la congruence culturelle dans les soins
- Reconnaître la façon d'être un allié efficace
- Faire la distinction entre être un allié, un défenseur et un activiste
- Déterminer les domaines prioritaires pour le développement de la compétence culturelle organisationnelle

TERMES CLÉS

Activiste	Connaissances émiques	Préjugés inconscients
Adaptation ou négociation des soins culturels	Connaissances étiques	Privilège inconscient
Alliance inclusive	Défenseur	Recadrage ou remodelage des soins culturels
Allié	LEARN	Risque inégal
Approche du double regard	Modèle explicatif de la maladie	Validation ou préservation des soins culturels

Le cadre des soins culturels (CSC) reconnaît la nécessité d'aller au-delà de la connaissance de soi-même et de l'autre pour combler les écarts culturels entre le fournisseur de soins de santé et le patient. Les chapitres précédents ont présenté des concepts clés qui sont importants pour combler l'écart (p. ex., humilité, respect et négociation); toutefois, les interprétations pratiques et les lignes directrices comportementales sont importantes pour l'application de ces concepts dans la pratique des soins de santé.

Gérer les différences commence par reconnaître les préjugés inconscients au niveau individuel et apprécier la dynamique des différences existant au sein d'une équipe, et s'étend à aborder les préjugés cachés qui existent dans nos systèmes et processus. Les **préjugés inconscients** font référence aux attitudes, aux croyances et aux perceptions qui influencent le comportement, les interactions et la prise de décisions (Marcelin et coll., 2019; voir également le chapitre 1). Le revers de la médaille des préjugés inconscients est le **privilège inconscient**. De par sa nature même, le privilège est invisible et caché surtout à ceux qui l'ont. « C'est difficile pour les personnes privilégiées de cerner le privilège, et ensuite de savoir ce qu'il faut en faire. » (Russell, 2020, p. 34). Le privilège donne accès à des possibilités, à des contacts et à des ressources. Il crée un sentiment d'appartenance, une voix au chapitre et une immunité contre les défis quotidiens de gérer son environnement social. Il existe de nombreuses formes de privilèges et de systèmes intersectionnels de domination et de suprématie. Les formes les plus critiques de préjugés et de privilèges inconscients sont les manifestations d'iniquités structurelles et systémiques, et leurs effets se font ressentir au-delà de l'environnement individuel et local, se répercutant sur l'ensemble de la société. Le privilège blanc peut être décrit selon la façon dont il se présente (p. ex., « une couverture de pouvoir qui enveloppe tout ce qu'on connaît comme une journée enneigée ») (Russell, 2020, p. 34) ainsi que par les absences qu'il permet. Avoir le privilège blanc signifie avoir la capacité d'ignorer les conséquences du racisme, comme un manque de possibilités, un contrôle ou un interrogatoire trop minutieux en ce qui a trait à l'appartenance, des actes subtils d'exclusion ou la violence. En raison d'un privilège inconscient et non reconnu, il est difficile pour ceux qui ont le privilège de reconnaître que d'autres n'ont pas les mêmes avantages et les mêmes possibilités (Holm et coll., 2017; Nixon, 2019).

Comme il a été mentionné dans les chapitres précédents, la culture peut être décrite en termes de modèles *et* de pouvoir. Les modèles sont la variation des visions du monde et des traditions. Le pouvoir prend plusieurs formes différentes, y compris le statut et la position ou l'autorité, mais il représente en fait les manifestations toujours présentes de l'héritage historique et actuel des iniquités systémiques, y compris celles fondées sur la race, l'origine ethnique, le sexe, l'identité de genre, la classe et la capacité. La culture existe au niveau de l'individu (micro), du groupe (méso), ainsi que de l'institution et de la société au sens large (macro); il est donc important de comprendre la dynamique des différences aux différents niveaux, de travailler avec et de reconnaître l'interaction entre les niveaux. Dans la pratique, la gestion des différences s'appuie sur les compétences cliniques, de leadership et de pratique que les fournisseurs possèdent déjà ou qu'ils sont en train d'acquérir, et les intègre. Comme toute compétence, la compétence culturelle exige des connaissances, des compétences, du jugement et des possibilités d'application. Il ne s'agit pas d'un domaine d'expertise mystérieux ou distinct.

Ce chapitre explique en détail certains des domaines clés de la gestion des différences dans la pratique, ancrés dans les connaissances et les compétences professionnelles et existantes. Nous discutons des enjeux et des stratégies qui peuvent aider les fournisseurs de soins de santé à gérer les différences et à combler le fossé culturel aux niveaux individuel, de l'équipe et organisationnel. L'élimination des obstacles nécessite des actions qui s'attaquent à la cause de l'exclusion et déplacent le pouvoir de manière à avoir un effet durable. La discussion qui suit est organisée en trois grandes sections : gérer les différences au niveau individuel, au niveau de l'équipe et au niveau organisationnel. Étant donné que les obstacles et les défis à la sécurité et à l'équité culturelles sont anciens, structurels et systémiques, le travail à faire nécessite une intervention directe ainsi qu'un soutien indirect aux autres par le biais des rôles d'allié et de défenseur.

Nous rédigeons ceci à une époque d'activisme et de sensibilisation accrus sur plusieurs fronts, y compris les mouvements axés sur le racisme anti-Noir[1] (p. ex., Black Lives Matter [BLM]); travail de réconciliation avec les Premières Nations, les Inuits et les Métis[2]; et les mouvements #MoiAussi et Il est temps,[3] en plus des preuves solides des disparités en matière de santé (voir le chapitre 1). Grâce à ces mouvements sociaux et politiques, nous constatons des attentes accrues

---

[1]https://www.bcg.com/en-ca/publications/2020/reality-of-anti-black-racism-in-canada.

[2]https://www.cihi.ca/fr/a-propos-de-licis/sante-des-premieres-nations-des-inuits-et-des-metis.

[3]Les mouvements #MoiAussi et Il est temps (#*MeToo* et *Time's Up*) sont similaires, car ils attirent l'attention sur la violence et le harcèlement sexuels, en grande partie contre les femmes, et ont des objectifs similaires de renforcer la voix et l'autonomisation. Il est temps vise à créer un changement concret menant à la sécurité et à l'équité au travail et peut donc être considéré comme une prochaine étape axée sur l'action pour #MoiAussi (Langone, 2018).

TABLEAU 4.1 ■ **Principes clés pour gérer les différences**

- S'engager à l'apprentissage et au désapprentissage continus
- Aborder les différences avec humilité et intentionnalité pour apprendre *ce qui importe le plus*
- Reconnaître le besoin de désapprentissage ainsi que le besoin d'un nouvel apprentissage qui pourrait être unique à la situation
- Réaliser l'existence de l'inégalité des connaissances, de la compréhension et du privilège entre les personnes, au sein des groupes et dans les organisations
- Équilibrer la demande d'information par une réflexion critique et l'auto-questionnement
- Reconnaître les risques inégaux dans la création d'espaces plus sûrs pour les personnes et les groupes
- Comprendre qu'il n'y a pas de liste de contrôle; l'approche doit être contextuelle et relationnelle
- Développer et utiliser ses ressources intérieures et celles des patients, de la profession et de la communauté
- Comprendre que les obstacles peuvent aussi être des éléments constitutifs (voir le chapitre 3)

et des engagements renforcés pour créer des changements dans la conception, la prestation, le leadership et les résultats des services pour les communautés et les populations qui ont été marginalisées et dont les résultats en matière de santé sont moins bons. Il y a un engagement accru à « bien faire les choses », mais souvent cela se traduit simplement par la recherche de renseignements et d'éducation sans les efforts associés aux changements qui sont nécessaires au niveau de l'équipe et de l'organisation. Il est important de se rappeler que le développement de la compétence culturelle et de la sensibilisation à l'équité (connaissances et compétences) est non seulement réalisable, mais qu'il constitue aussi une exigence fondamentale pour la pratique dans l'ensemble des normes de pratique professionnelles et éthiques. Selon la vérité absolue populaire, personne ne naît raciste, sexiste, homophobe ou capacitiste, cela est enseigné et appris; par conséquent, le désapprentissage est nécessaire pour voir les choses d'une manière différente, voire paradoxale (voir la pensée complexe au chapitre 2). Bien que l'engagement et l'intérêt accrus soient prometteurs, les réponses superficielles dont les propos ne sont pas appuyés par des actions décisives ne seront pas efficaces ou ne conduiront pas au changement. Gérer les différences à tous les niveaux exige des compétences qui sont intrinsèquement développementales et nécessitent un engagement, une orientation et de la pratique. La compétence culturelle est autant une façon d'être qu'une façon de faire (Russell, 2020) et requiert toujours l'adoption d'une mentalité d'apprenant. Le tableau 4.1 présente les principes clés qui sont des guides fondamentaux pour ce travail.

Gérer les différences au niveau individuel

La première étape pour combler le fossé culturel consiste à comprendre les similitudes et les différences entre l'interprétation de la situation par le patient et par le fournisseur de soins de santé. La théorie de Leininger sur la diversité et l'universalité des soins culturels reconnaît explicitement les interactions entre les pratiques génériques de soins populaires (émiques) des patients et les pratiques de soins-cure (étiques) des fournisseurs de soins de santé (Leininger, 1995). Leininger (1995) note qu'il est important d'obtenir les **connaissances émiques** d'un patient (connaissances culturelles locales, d'initiés ou autochtones) avant de réfléchir aux **connaissances étiques** (connaissances d'un inconnu ou d'un étranger, y compris celles du fournisseur de soins de santé). Cela permet au fournisseur de soins de santé de « découvrir » la signification des soins et de procéder de manière à éviter d'imposer ses valeurs (Leininger, 1995). Bien que cela puisse sembler être une attente irréaliste dans un environnement de soins de santé surchargé, obtenir et comprendre le point de vue et les priorités du patient est fondamental pour fournir des soins centrés sur le patient et assurer une efficience et une efficacité accrues à long terme.

TABLEAU 4.2 ■ **Comprendre les modèles explicatifs de la maladie et de soins du patient**

1. À votre avis, qu'est-ce qui a causé le problème?
2. À votre avis, pourquoi a-t-il commencé à ce moment particulier?
3. À votre avis, quels sont les effets de la maladie sur vous? Comment se manifeste-t-elle?
4. Quelle est la gravité de la maladie? Sera-t-elle de courte ou de longue durée?
5. Quels sont les principaux problèmes ou difficultés que la maladie a causés dans votre vie?
6. Qu'avez-vous fait pour résoudre ce problème jusqu'à présent?
7. Qui d'autre devrait être consulté ou participer aux soins?
8. Quels sont les résultats les plus importants que vous espérez obtenir de ce traitement?
9. Qu'est-ce que vous craignez le plus de la maladie ou du traitement?

Adapté de Kleinman, A., Eisenberg, L., et Good, D. (1978). Culture, illness, and care: Clinical lessons from anthropologists and cross cultural research. *Annals of Internal Medicine, 88*, p. 251–258.

Kleinman et coll. (1978) désignent la compréhension des points de vue des patients comme la compréhension de leurs « intentions » et proposent un cadre pour élaborer les **modèles explicatifs de la maladie** et des soins des patients au moyen d'une série de questions qui peuvent être facilement intégrées à diverses approches d'évaluation (voir le tableau 4.2).

Les questions du tableau 4.2 sont adaptables et peuvent se concentrer sur la maladie ainsi que sur des aspects particuliers du traitement, ainsi que sur les espoirs et les craintes. Elles sont ouvertes, portant d'abord sur le problème actuel, puis allant au-delà afin d'inclure ce qui peut être important. La nature ouverte des questions permet une perspective plus large et globale au-delà de l'orientation de la maladie et renforce le besoin de valoriser l'expertise du patient dans l'interaction. Les questions sont un outil et servent de guide qui peut être utilisé de manière sélective par les fournisseurs, qui peuvent modifier les mots et le ton au besoin pour s'adapter à la situation et à la relation. Une stratégie utile consiste à écouter les mots que le patient utilise et à les inclure dans les questions. Par exemple, le patient peut désigner le problème comme un problème, une maladie, une pathologie ou un trouble; le fournisseur de soins de santé peut utiliser le même mot comme moyen de reconnaître l'expertise du patient et d'établir une compréhension mutuelle. L'ordre des questions n'est pas critique et tous les renseignements n'ont pas besoin d'être recueillis au cours de la première interaction. Parfois, il est utile de dépersonnaliser les questions. Dans certaines circonstances, les patients peuvent être réticents à divulguer leurs propres croyances, mais être plus disposés à parler de celles de la communauté en général ou de certaines personnes au sein de la communauté. Dans de telles circonstances, les questions peuvent être formulées de manière à demander la façon dont le problème serait traité dans la famille ou la communauté, ou ce que le patient pense que les autres craignent au sujet de la maladie ou du traitement. De même, lorsque vous travaillez avec des membres de la famille, les questions peuvent être modifiées pour obtenir les points de vue de divers membres de la famille. Utiliser la liste de questions avec différents membres de la famille peut alerter le fournisseur de soins de santé sur des points de vue contradictoires au sein de la famille, ce qui peut ensuite influencer l'acceptation des interventions suggérées.

Explorer le modèle explicatif de la maladie du patient est un moyen utile de déterminer les valeurs et les problèmes clés qui peuvent influencer la rencontre sur les soins de santé et qui devraient être inclus dans le plan de soins. Par exemple, si la maladie est perçue comme un déséquilibre dans l'environnement, un plan de soins efficace doit alors inclure des stratégies pour rétablir l'équilibre; par ailleurs, si la maladie est considérée comme un châtiment divin ou le résultat d'actions passées, les interventions doivent inclure un soutien spirituel ou religieux et ne pas se limiter aux soins du corps. Les questions créent également un espace où le fournisseur peut faire preuve d'humilité en sollicitant l'expertise des patients et en participant à la fois au désapprentissage et à l'acquisition d'un nouvel apprentissage.

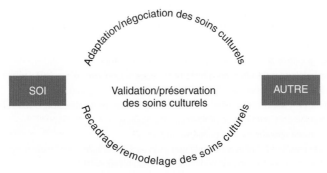

Fig. 4.1   Stratégies pour combler l'écart.

Modes d'action et de décision

Les modes d'action identifiés dans le cadre des soins culturels sont basés sur le travail original de Leininger et se concentrent sur **la validation ou la préservation des soins culturels,
l'adaptation ou la négociation des soins culturels** et **le recadrage ou le remodelage des soins
culturels** (Leininger, 1995; voir la fig. 4.1). Le ou les modes choisis doivent s'adapter aux
visions du monde du patient (connaissances émiques) et intégrer l'expertise du fournisseur (connaissances étiques) qui peut bénéficier au patient. La théorie de Leininger ne fait pas explicitement référence au pouvoir, au privilège ou à la dynamique des différences (comme nous l'avons vu
au chapitre 3); cependant, l'approche utilisée pour ces modes d'action est une approche de respect,
d'humilité et d'inclusion.

VALIDATION OU PRÉSERVATION DES SOINS CULTURELS

La *préservation* des soins culturels fait référence aux actions et aux décisions qui aident les patients
à conserver leurs valeurs et modes de vie significatifs en matière de soins (Leininger, 1995). Cette
approche consiste à faire des efforts pour intégrer les préférences d'un patient dans le plan de
soins lorsque celles-ci sont importantes pour sa santé physique, spirituelle ou émotionnelle.
Le cadre des soins culturels utilise le terme supplémentaire *validation* pour souligner le besoin
que les valeurs du patient soient explicitement reconnues comme des préférences légitimes, et
pas seulement comme des convictions idiosyncrasiques. Avec l'acceptation des recommandations de la Commission de vérité et réconciliation (CVR, 2015a,b) et l'engagement à parvenir à
des soins de santé équitables pour les peuples autochtones, le fait de reconnaître et de préserver
les traditions et valeurs culturelles est maintenant considéré comme une exigence fondamentale
en matière de soins. La recommandation 22 de la CVR souligne spécifiquement la nécessité
de « reconnaître la valeur des pratiques de guérison autochtones et d'utiliser ces pratiques dans
le traitement de patients autochtones, en collaboration avec les aînés et les guérisseurs autochtones,
lorsque ces patients en font la demande » (CVR, 2015a, p. 3). L'importance de la validation
s'étend à toutes les populations culturelles (Churchill et coll., 2020).

Il convient de noter que le fait de reconnaître et de soutenir les autres dans la préservation de
leurs valeurs, traditions ou pratiques ne signifie pas que le fournisseur de soins de santé doit être
d'accord avec ces pratiques ou les approuver. La validation ou la préservation des soins culturels
encouragent les fournisseurs de soins de santé à découvrir les valeurs et les pratiques qui sont
importantes pour le patient et, dans la mesure du possible, à utiliser ces valeurs et pratiques comme
fondement de l'établissement d'objectifs communs. Lorsqu'il n'est pas possible de préserver ou
de soutenir des pratiques ou préférences particulières, il est toujours important de témoigner
notre respect pour les valeurs et d'expliquer les raisons pour lesquelles elles ne peuvent pas être

soutenues. Il est essentiel que cela se fasse sans porter de jugement et sans compromettre le respect envers le patient et la relation patient-fournisseur. La validation ou la préservation culturelle se produit lorsque les fournisseurs de soins de santé présentent des renseignements de manière et dans des lieux qui sont acceptables et valorisés dans la culture du patient. Il pourrait s'agir de respecter le rôle de certains membres de la famille ou de reconnaître l'importance des pratiques spirituelles dans le cadre des soins.

Même si reconnaître les préférences des patients est un fondement d'une bonne pratique, les fournisseurs de soins de santé sous-utilisent généralement cette approche, surtout quand les valeurs en question ne posent pas de problème et demeurent donc invisibles. Toutefois, reconnaître ou valider les valeurs de soins qui sont importantes pour les patients peut avoir des effets extrêmement positifs en ce qui concerne la relation. Cela signale également au patient que le fournisseur de soins de santé comprend et respecte sa culture, ce qui augmente la probabilité d'une divulgation ultérieure sur des questions qui peuvent être plus personnelles ou controversées. De même, un manque de reconnaissance et de validation peut avoir une incidence négative importante sur le patient et sa famille. La validation sert ainsi à insuffler le respect et la sécurité (pour divulguer les préoccupations et les perspectives) dans l'espace interactionnel.

Considérations culturelles dans les soins

L'exorcisme dans le cadre du plan de soins

Dans le milieu de la santé mentale, les patients et les familles peuvent avoir des concepts de maladie qui sont très différents de ceux des fournisseurs de soins de santé.

En obtenant le modèle explicatif de la maladie du patient et de la famille, il est devenu évident que le patient et la famille croyaient que des forces surnaturelles étaient responsables de la maladie et souhaitaient qu'un exorcisme soit effectué par un chef spirituel. Même si le psychiatre ne croyait pas à l'exorcisme ou ne souscrivait pas à ce modèle explicatif, il a reconnu que la situation actuelle était dans une impasse, car la famille refusait le traitement proposé (médicaments). Il comprenait que la famille avait besoin d'une intervention spirituelle et a négocié avec eux une période en dehors de l'hôpital afin que le traitement puisse être effectué à l'extérieur. Il a souligné ses préoccupations au sujet du manque continu de traitement et a demandé à la famille de revenir et d'informer l'équipe des progrès réalisés après une telle intervention. Cela a permis de maintenir une relation de confiance avec les membres de la famille et de les garder actifs dans les soins.

Cette approche démontre le respect des valeurs du patient et ne devrait pas être considérée comme l'acceptation ou l'approbation par l'équipe ou le psychiatre d'un traitement particulier; c'est plutôt une question de respect des choix des patients, même lorsqu'ils ne sont pas compris ni approuvés par le fournisseur de soins de santé.

La compétence culturelle en action

L'importance des connaissances religieuses

Un patient de 18 ans est arrivé aux urgences à la suite d'un accident d'automobile. En consultant la feuille d'admission, l'infirmière a noté que la religion déclarée du patient était l'islam. Au cours de l'évaluation nutritionnelle, l'infirmière s'est renseignée sur les préférences alimentaires du patient et lui a demandé s'il jeûnait pendant le ramadan et de quelle façon cela pourrait affecter les soins qu'il pourrait recevoir à l'hôpital.

Le patient a été extrêmement surpris. En plus de connaître la tradition islamique du jeûne pendant le ramadan, qui est un mois spécial de l'année où le jeûne est obligatoire pour plusieurs musulmans, l'infirmière était prête à examiner la façon dont cette pratique pourrait être intégrée dans la planification des soins. Cette question initiale a renforcé la confiance au sein de la relation infirmière-patient et a permis au patient d'être plus à l'aise pour discuter de ses besoins nutritionnels, spirituels et autres.

ADAPTATION OU NÉGOCIATION DES SOINS CULTURELS

Le terme *adaptation* signifie rendre convenable ou adapter. Cependant, cela peut aussi impliquer de faire une faveur ou d'être obligeant envers quelqu'un. Il est important de reconnaître que l'adaptation des soins culturels n'est pas une question d'obligation; il s'agit plutôt d'aider les patients et les fournisseurs de soins de santé à adapter leurs façons de faire pour inclure des plans d'action qui étaient peut-être auparavant inconnus ou inaccessibles au patient. Dans ce mode d'action, les fournisseurs sont encouragés à explorer des façons de soutenir le choix et l'accès des patients en minimisant les obstacles, les risques et les préoccupations. Voici quelques exemples courants d'adaptation : avoir recours à des interprètes pour appuyer la participation des patients aux soins, autoriser plusieurs différents membres de la famille à visiter le patient ou à participer aux soins, et planifier les interventions et les examens en fonction des heures de prière ou des visites ou événements importants.

Tout comme la validation, l'acte de négociation lui-même peut être très utile pour réduire le déséquilibre de pouvoir dans la relation fournisseur de soins de santé-patient en signalant que les valeurs, les préférences et les perspectives du patient sont importantes. La première étape de la négociation clinique consiste à instaurer la confiance dans la relation thérapeutique (Kleinman et coll., 1978). La négociation suppose une conciliation des priorités concurrentes et se produit lorsqu'il y a des différences entre les préférences du patient et celles du fournisseur de soins de santé, et que ce dernier croit fermement que ses interventions médicales sont essentielles aux soins du patient. Il faut d'abord rendre ces préférences et priorités explicites en obtenant le modèle explicatif de la maladie du patient. Si le fournisseur de soins de santé ne comprend pas le modèle explicatif du patient, la négociation peut se dérouler en parallèle, avec le fournisseur de soins de santé se concentrant sur un problème et le patient se concentrant sur d'autres questions liées à la maladie. L'échange d'information et l'éducation sont essentiels à la réalisation de choix éclairés et à la réussite de la négociation. La négociation se produit souvent autour des thérapies comme des médicaments que le patient peut être réticent à accepter en raison d'une préférence pour des traitements à base de plantes ou d'autres types de traitements, ou par crainte des effets indésirables. Il est important que les fournisseurs de soins de santé se renseignent et fournissent des renseignements sur les diverses thérapies envisagées. Pour une discussion plus approfondie sur les thérapies complémentaires et alternatives, voir le chapitre 8.

Lorsqu'ils envisagent le mode d'adaptation ou de négociation des soins culturels, les fournisseurs de soins de santé devraient éviter de voir les stratégies sous la forme « soit ceci, soit cela » et plutôt explorer l'approche « ceci et… ». Une question utile à poser est : « Que faudrait-il pour ____? »; le blanc peut être rempli avec les préférences et les valeurs du patient. La réponse peut ensuite générer une autre question « Que faudrait-il pour____? ». Prenons l'exemple d'une famille du Moyen-Orient qui demande à ce que son père ne soit pas soigné par des infirmières. Si l'on pose la question « Que faudrait-il pour____? », la première réponse serait évidemment un infirmier. Toutefois, si aucun infirmier n'avait été prévu pour ce quart de travail, il serait impossible de prendre des mesures d'adaptation à court terme. Il devient alors important de négocier avec la famille à propos des besoins en soins qui doivent être prodigués et de la personne qui peut les prodiguer. La question pourrait alors devenir : « Que faudrait-il pour fournir les soins d'une manière culturellement acceptable? » Dans certains cas, les hommes de la famille peuvent être disposés à assumer certaines responsabilités pendant que les infirmières effectuent d'autres interventions médicales. D'autres réponses aux questions « Que faudrait-il pour____? » pourraient être de demander qu'un infirmier soit membre temporaire du personnel. Cependant, cela pourrait ne pas être possible en raison de contraintes budgétaires (dans ce cas, la famille pourrait être prête à assumer le coût d'infirmiers en soins privés si l'hôpital est d'accord) ou du manque de disponibilité (les seules personnes qualifiées sont des infirmières). Même si la demande d'adaptation n'est pas satisfaite, la famille est susceptible d'accepter davantage la limitation quand elle croit que de véritables efforts ont été faits pour tenir compte de ses souhaits; les fournisseurs de soins de santé et la famille pourraient ensuite travailler ensemble pour déterminer les mesures appropriées compte tenu des circonstances. Parfois, la réponse à « Que faudrait-il pour____? » nécessite un changement de politique ou la mise au point ou l'expansion d'une ressource. Soulever la question devient la première étape pour répondre au besoin, et bien que le changement puisse ne pas se produire à temps pour être bénéfique au patient qui a posé la question, cela peut bénéficier à d'autres patients à l'avenir.

La compétence culturelle en action

Organiser les visites familiales

Mme Porkapolos est une femme âgée d'origine grecque qui reçoit souvent la visite de plusieurs membres de sa famille en même temps, malgré les panneaux affichés qui limitent clairement le nombre de visiteurs par patient. La famille est souvent très bruyante et dérange l'autre patient dans la chambre. Le personnel infirmier n'est pas sûr de la façon de gérer cette situation.

Certains membres du personnel autorisent les visiteurs supplémentaires afin de répondre aux besoins culturels du patient. Ils reconnaissent que la famille proche dans cette culture comprend des membres de la famille élargie et que le rôle de la famille est important dans les soins. D'autres fournisseurs de soins de santé, cependant, sont préoccupés par les besoins de l'autre patient et les perturbations causées par la famille. L'incohérence entraîne de la frustration tant pour la famille que pour le personnel de l'hôpital.

Comment géreriez-vous cette situation? Plusieurs stratégies peuvent être essayées. La considération la plus importante est d'avoir un plan de soins cohérent, élaboré en collaboration avec le patient, afin que les fournisseurs de soins de santé individuels ne soient pas tenus de prendre des décisions de manière indépendante ou arbitraire. Reconnaître et faire participer la famille est essentiel, mais cela peut être fait en évitant d'autoriser plusieurs visiteurs. Le personnel peut reconnaître la valeur du soutien familial tout en soulevant ses propres préoccupations et limites. Voici des solutions possibles : aider Mme Porkapolos à se rendre au salon pendant les heures de visite afin de minimiser l'incidence sur l'autre patient, encourager les membres de la famille à se relayer plutôt que de la visiter tous ensemble, et déterminer si un ou deux membres de la famille pourraient servir de porte-parole et de coordonnateurs des activités familiales.

RECADRAGE OU REMODELAGE DES SOINS CULTURELS

Le remodelage des soins culturels aide les patients à réorganiser, à changer ou à modifier leurs modes de vie pour découvrir de nouvelles possibilités et façons d'atteindre des objectifs de santé. Le mode d'action consiste à recadrer les idées préconçues pour découvrir de nouvelles significations et de nouveaux modèles, d'où le terme « recadrage ». Le *recadrage* consiste à voir quelque chose différemment; le *remodelage* consiste à changer nos modèles pour faire les choses différemment. Le recadrage et le remodelage des soins culturels doivent être différenciés de l'imposition culturelle, où le point de vue du fournisseur de soins de santé est censé être en quelque sorte supérieur et où des efforts sont faits pour convaincre le patient d'accepter ce point de vue.

Le recadrage offre au patient d'autres façons de comprendre le comportement et de découvrir de nouveaux modèles et de nouvelles significations s'il choisit de l'essayer. Par exemple, la société occidentale est fortement axée sur l'individu et l'importance de veiller à son propre bien-être. Comme il a été mentionné précédemment, dans plusieurs autres cultures, la valeur comparable est de prendre soin des autres. Dans ces cultures, penser à soi en premier n'est pas considéré comme une priorité et peut même être perçu comme un comportement égoïste, surtout par les femmes. Les femmes de cultures orientales hésitent souvent à demander des soins de santé pour des troubles perçus comme mineurs ou à prendre du temps pour s'occuper d'elles en vue d'améliorer leur propre santé et leur bien-être. Les fournisseurs de soins de santé qui travaillent dans ce contexte doivent reconnaître l'importance de prendre soin des autres, mais aussi présenter l'autre explication qu'être en bonne santé est indispensable pour pouvoir prendre soin des autres. Une analogie des pratiques de sécurité aérienne peut être utilisée pour illustrer ce point. Dans les consignes de sécurité sur tous les vols, les passagers sont avisés que si des masques à oxygène deviennent nécessaires, les adultes doivent mettre leur masque avant d'aider les enfants ou d'autres personnes ayant besoin d'aide.

Un autre exemple est quand l'inaction se produit parce que la maladie est interprétée comme étant le reflet de la volonté de Dieu. Dans de tels cas, il peut être utile de faire participer des collègues externes, comme des chefs communautaires et religieux (p. ex., aumônier chrétien, imam, rabbin ou prêtre hindou). Les chefs religieux sont souvent considérés comme des instruments de Dieu et des interprètes des Écritures, et sont des guides de confiance pour la communauté (Almukhaini et coll., 2020; Lewis Hall et Hill, 2019; McEvoy et coll., 2017).

Le mode de recadrage et de remodelage des soins culturels ne se limite pas aux patients; il peut s'appliquer également aux fournisseurs de soins de santé. Dans plusieurs cultures, on dit que parler explicitement de la maladie en phase terminale et de la mort accélère la mort (Rising, 2017). Par conséquent, les familles pourraient demander que ce genre de nouvelles ne soient pas communiquées directement au patient. Certains fournisseurs de soins de santé considèrent que se conformer à cette demande revient à cacher la vérité et pourraient se sentir obligés d'ignorer les souhaits de la famille et révéler cette information au patient. Cependant, d'autres considèrent qu'aller à l'encontre des souhaits de la famille reviendrait à imposer la vérité. Reconnaître différentes façons de cadrer une situation peut permettre aux deux parties d'envisager une troisième option, celle d'offrir la vérité comme demandé et de permettre au patient de déterminer la quantité et le genre de renseignements qu'il souhaite avoir afin de prendre des décisions concernant ses soins. Cochran et coll. (2017) présentent un cas où un père pakistanais demande à l'équipe médicale de ne pas communiquer le pronostic fatal de leur enfant à sa femme, car il la connaît mieux et croit qu'elle ne sera pas en mesure de gérer une telle nouvelle dans sa situation actuelle. Le cas est présenté d'après plusieurs points de vue (y compris celui du père), notamment en remettant en question la supposition selon laquelle chaque parent veut tout savoir. Les auteurs notent que « les facteurs culturels qui pourraient initialement être perçus comme des obstacles pourraient être mieux compris comme des possibilités de traitement amélioré et personnalisé » (Cochran et coll., 2017, p. 4). La discussion renforce le besoin d'engagement, de participation active et d'apprentissage continu. Le mode de recadrage ou de remodelage est basé sur la nécessité de continuellement remettre en question les anciennes suppositions et de créer de nouvelles possibilités et options pour les patients, les fournisseurs de soins de santé et le système de soins de santé.

En résumé, les modes de prise de décision offrent des stratégies concrètes qui peuvent être explorées pour fournir des soins culturellement congruents. Comme l'ont fait remarquer Jeffreys et Zoucha (2018), bien que le besoin de compétence culturelle soit de plus en plus reconnu, « les stratégies d'action culturellement congruentes pour créer le changement et faire avancer positivement les choses dans ses sphères d'influence [demeurent] obscures » (p. 120). Les auteurs fournissent plusieurs exemples de cas de soins culturellement incongruents et culturellement congruents pour illustrer leur point (Jeffreys et Zoucha, 2018). Les stratégies de validation, d'adaptation/de négociation et de recadrage fournissent des directives concrètes sur les mesures qui peuvent être prises par les fournisseurs de soins de santé avec et entre les cultures.

La compétence culturelle en action

Quand ce sont les partenaires masculins qui parlent

Nancy est une infirmière qui travaille dans le cadre du programme de consultation externe pour femmes dans un hôpital desservant un grand nombre de réfugiées et d'immigrantes récentes au Canada. Dans sa pratique, Nancy rencontre fréquemment des situations dans lesquelles le partenaire masculin accompagne la femme à son rendez-vous, répond aux questions à sa place et, essentiellement, ne permet pas à la femme d'interagir directement avec les fournisseurs de soins de santé.

Nancy a trouvé cela extrêmement frustrant. Bien qu'elle reconnaisse que plusieurs cultures ont des rôles et comportements de genre différents, elle estime qu'à partir du moment où les femmes sont maintenant au Canada, les fournisseurs de soins de santé doivent leur permettre de réclamer l'égalité de statut. Nancy est également inquiète du point de vue de la pratique. Elle est consciente du potentiel accru de la violence familiale dans les communautés d'immigrants qui a été associée au stress de la migration, du sous-emploi et de l'évolution des rôles familiaux, et trouve difficile d'évaluer ce risque sans avoir la possibilité d'interagir avec la femme seule.

Dans une discussion sur la compétence culturelle, Nancy se rend compte qu'une bonne partie de sa réaction a été influencée par ses propres antécédents féministes, ses convictions liées aux rôles de genre et les antécédents liés aux droits des femmes dans la société. Cependant, elle trouve toujours que cette situation est extrêmement difficile à gérer.

Quels conseils donneriez-vous à Nancy pour l'aider à gérer cette situation? Seriez-vous d'accord pour dire que le comportement du partenaire masculin est oppressif et que son influence doit être minimisée? Existe-t-il d'autres explications qui justifieraient le comportement du partenaire masculin?

Dans votre discussion, imaginez le scénario suivant : vous avez voyagé dans un pays étranger avec quelqu'un que vous aimez beaucoup (p. ex., partenaire, enfant, frère ou sœur ou parent). Votre proche tombe malade et a besoin de soins de santé; cependant, la langue ainsi que le système de soins de santé ne vous sont pas familiers. Dans la recherche de soins de santé, accompagneriez-vous votre proche? Existe-t-il des circonstances dans lesquelles vous pourriez parler en son nom (en gardant à l'esprit que de nombreux Canadiens de naissance le font lorsqu'ils pensent que leur proche ne présentera pas ses symptômes de manière claire ou complète)? Comment réagiriez-vous si vous sentiez que les gens s'évertuaient à vous séparer de votre proche?

Ce scénario illustre que ce qui peut être qualifié de comportement oppressif pourrait en fait être l'expression d'une bienveillance. Les tentatives de Nancy d'ignorer le partenaire masculin ou de le tenir à distance risquent d'avoir l'effet inverse, en augmentant la méfiance. L'autre explication ne signifie pas que la première hypothèse était erronée, mais elle met en garde contre un jugement prématuré et suggère la nécessité de données supplémentaires. Le désir de Nancy d'autonomiser les femmes (ou du moins de donner le ton) lors de leurs premières visites reflète sa priorité et pas nécessairement celle de sa patiente. Si, toutefois, Nancy réussit à développer une relation avec la femme et le partenaire masculin, la femme est susceptible de se sentir plus en sécurité et, dans les interactions ultérieures, pourrait partager toute préoccupation qu'elle a concernant son partenaire ou le stress et la maltraitance à la maison.

La discussion précédente sur les modes d'action et de décision offre une approche pratique pour combler les écarts que les différences culturelles pourraient avoir créés. Les modes dont nous avons discuté peuvent servir de pont pour franchir le fossé culturel. Il est important de reconnaître qu'il n'existe pas de réponses ou de stratégies claires qui fonctionnent en toutes circonstances. Il faudra plutôt utiliser plusieurs stratégies simultanément pour valider, adapter et recadrer les valeurs et les significations qui sous-tendent le comportement. Des interactions fructueuses se traduiront par des expériences d'apprentissage positives pour le patient *ainsi que* le fournisseur de soins de santé. Ces stratégies s'appliquent à tous les niveaux de compétence culturelle.

Un conseil utile pour guider la mise en œuvre des stratégies ci-dessus peut être résumé par l'acronyme anglais **LEARN** : Listen (écouter), Explain (expliquer), Acknowledge (reconnaître), Recommend (recommander), et Negotiate (négocier) (Berlin et Fowkes, 1983). Dans les milieux de soins de santé achalandés, il règne une pression exigeant que les questions considérées comme importantes par les fournisseurs soient abordées en premier lieu et qu'ensuite, les fournisseurs puissent prendre le temps d'écouter toute autre préoccupation que les patients pourraient avoir. Les explications sont considérées comme des conditions préalables à une interrogation éclairée de la part des patients. Cependant, le cadre LEARN nous rappelle qu'il faut écouter d'abord, comprendre les priorités des patients, et ensuite donner des explications qui correspondent aux problèmes discernés. Il est également important de reconnaître les valeurs du patient ainsi que les différences et les écarts qui peuvent exister entre les soins souhaités et ce qui est possible. Dans l'esprit de l'approche centrée sur le patient et pour éviter d'imposer leurs propres points de vue, les fournisseurs hésitent souvent à présenter leurs propres recommandations; cependant, il est important de reconnaître et de partager l'expérience et l'expertise des fournisseurs. Fournir ces explications comme alternatives à considérer peut être une excellente occasion d'élargir la vision du monde du patient et les options qui s'offrent à lui.

Gérer les différences au niveau du groupe

Gérer les différences au niveau de l'équipe signifie reconnaître la dynamique des différences qui peut exister au sein d'une équipe en ce qui concerne les identités culturelles variées et les visions du monde et niveaux de privilège ou de marginalisation associés. Il est important de reconnaître la dynamique et l'incidence des diverses identités sur le fonctionnement du groupe. La dynamique du pouvoir inhérente au sein d'un groupe entraîne non seulement des possibilités inégales, mais aussi du **risque inégal** pour les individus. Par exemple, une personne qui est nouvelle dans une équipe, qui est racisée ou qui reflète une tranche d'âge différente de celle de la plupart des membres de l'équipe, sera confrontée à un niveau de risque plus élevé lorsqu'elle contestera une norme ou présentera une autre perspective, en raison des préjugés inconscients, des stéréotypes et d'autres expressions d'iniquité auxquels elle est déjà soumise. En d'autres termes, un risque inégal se produit parce que les personnes sont plus vulnérables et moins susceptibles d'être protégées par un privilège systémique.

Gérer les différences en tant que minorité « autre »

L'augmentation de la diversité de la main-d'œuvre est une stratégie fréquemment identifiée pour développer la compétence culturelle organisationnelle, renforcer la capacité organisationnelle et gérer efficacement les questions de culture et de discrimination dans les soins de santé (Handtke et coll., 2019; McCalman et coll., 2017). Les recommandations de la CVR préconisent également une « accroissement du nombre de professionnels autochtones travaillant dans le domaine des soins de santé » (CVR, 2015a, 23.i, p. 3). Bien qu'en théorie, ces personnes apportent des forces et des points de vue essentiels, diversifiés et indispensables à un système qui doit changer, elles sont également à risque d'être victime du racisme et de l'exclusion qui existent dans le système (Hunter et Cook, 2020; Turpel-Lafond, 2020).

Le scénario ci-dessous a été présenté par une étudiante en soins infirmiers dans le cadre d'un projet sur les relations thérapeutiques adaptées à la culture qui comprenait des discussions en petits groupes au fil du temps. Malheureusement, des expériences similaires continuent d'être une réalité dans toutes les disciplines de la santé.

Considérations culturelles dans les soins

Être la minorité « autre »

Quand je suis arrivée à Toronto [pour étudier] il y a environ trois ans, j'étais enthousiasmée et impressionnée par la diversité de la culture, de l'ethnicité et des langues. Cependant, la joie d'être dans un environnement culturel différent a rapidement été remplacée par des sentiments de frustration et de vulnérabilité en raison des obstacles à la communication. Mon estime de soi a été sérieusement ébranlée par les réactions négatives découlant de mes interactions avec certaines personnes. Je n'en comprenais pas la cause. Par exemple, il y avait un précepteur qui démontrait une réticence à m'enseigner; il traitait les autres étudiants différemment. Quand ce modèle se manifestait constamment, j'ai réalisé qu'il y avait quelque chose qui n'allait pas. Cependant, je ne m'étais pas [rendu compte] que j'étais impliquée dans une question culturelle. Dans un autre exemple tiré d'un milieu clinique différent, un précepteur m'a souvent rabaissée en disant : « Vous êtes une cause perdue, parce que vous êtes une étudiante étrangère. Les gens ne vous accepteront jamais, car il existe un "grand fossé culturel". » Je me suis sentie profondément insultée et impuissante. J'ai mis en doute ma compétence en tant qu'étudiante-infirmière; par conséquent, j'ai évité de chercher du soutien. À cette

> époque, ma compréhension d'être culturellement compétente portait simplement sur ma relation avec les patients, comme le respect de la culture, de l'ethnicité et des valeurs de mes patients, parce que je comprenais leur vulnérabilité et mes obligations en tant qu'étudiante-infirmière. J'étais satisfaite de mes interactions avec les patients; cependant, je n'étais pas consciente de ma propre vulnérabilité en tant qu'étudiante-infirmière non dominante et de l'incidence potentielle sur ma pratique infirmière. Mon sentiment de confiance de devenir une infirmière compétente a été ébranlé à maintes reprises par ces situations, même si les professeurs et les instructeurs cliniques ont reconnu mes performances académiques et cliniques.
>
> Grâce aux séances d'éducation, ma compréhension de ce que signifiait être culturellement compétente s'est élargie et approfondie. Je reconnais qu'être culturellement compétente signifie beaucoup plus que respecter les valeurs et la dignité des patients [et comprend] d'être capable de faire face à des problèmes liés à la culture dans plusieurs autres situations, comme des mentors du personnel culturellement incompétents.

Dans un rapport de 2020 qui documente le racisme propre aux Autochtones en Colombie-Britannique, l'une des principales conclusions était que « les travailleurs de la santé autochtones font face à un racisme et à une discrimination importants dans leurs milieux de travail et d'étude » (Turpel-Lafond, 2020, p. 91) et que « le racisme vécu par les étudiants et les travailleurs en soins de santé autochtones a une incidence négative sur leur santé et leur bien-être. Exprimer des préoccupations au sujet du racisme peut entraver leur carrière et avoir des répercussions professionnelles négatives, et mener à la décision de quitter leur profession. Ceux qui soulèvent des préoccupations sont souvent traumatisés par l'expérience » (p. 91). Bien que le rapport documente des histoires de racisme et de discrimination de la part d'étudiants et de praticiens en médecine et en soins infirmiers, les expériences existent probablement dans toutes les professions. Les défis comprennent un manque de soutiens culturels, des expériences directes de racisme et de discrimination, un traumatisme supplémentaire associé au fait d'être témoin d'un tel comportement et le fardeau de la défense des droits qui entraîne souvent des répercussions négatives.

De même, dans une enquête qualitative sur les expériences des infirmières maories, Hunter et Cook (2020) ont décrit les expériences sous quatre thèmes : te tuakiri Māori, identité culturelle; kawenga taumaha, porter le fardeau; te kaikiritanga, racisme; et tauutuutu, réciprocité. Les infirmières ont décrit comment leur identité culturelle a façonné leur approche de la pratique professionnelle, bien que cela ait parfois créé un conflit avec les limites professionnelles occidentalisées. L'identité culturelle a également influencé les possibilités de croissance professionnelle. Les infirmières ont déclaré avoir été témoins de « pratiques quotidiennes routinières qui diminuaient, rabaissaient et paralysaient l'identité unique et le bien-être des Maoris, et qui pourtant n'ont pas été reconnues comme culturellement dangereuses » (p. 15). Elles ont également éprouvé un profond sentiment d'obligation et le fardeau émotionnel de la défense des droits. Le thème de la réciprocité a été décrit par des interactions au cours desquelles leur plaidoyer a été adopté et a mené à de meilleurs résultats en matière de soins aux patients ou à des changements au niveau du système (Hunter et Cook, 2020). Des résultats similaires de discrimination, y compris des micro-agressions de la part des patients, des pairs et du corps professoral, ont été signalés dans des recherches américaines réalisées auprès des infirmiers, des infirmières et des élèves en soins infirmiers appartenant à des minorités (Graham et coll., 2016; Iheduru-Anderson et coll., 2021) ainsi que les médecins résidents minoritaires (Osseo-Asare et coll., 2018). Une discussion approfondie des expériences des fournisseurs en matière de racisme dans les soins de santé dépasse la portée du présent chapitre; cependant, il est important de reconnaître qu'il s'agit d'un problème pour *tous* les fournisseurs de soins de santé. La compréhension est la première étape vers l'autonomisation et la capacité de remettre le système en question.

Renforcer la diversité de la main-d'œuvre est une stratégie importante, mais sa force et son efficacité ne seront pas pleinement réalisées tant que les membres du système de soins de santé ne commenceront pas à vraiment valoriser et soutenir une main-d'œuvre diversifiée. Les changements nécessaires surviendront lorsque les groupes dominants et non dominants apprendront à « voir », à comprendre et à aborder la culture, la discrimination et les iniquités qui existent au sein des équipes de soins de santé. À l'heure actuelle, au Canada et dans d'autres pays, des efforts et des initiatives considérables sont en cours dans les organismes de soins de santé et les établissements d'enseignement afin de mieux informer et soutenir les professionnels de la santé de toutes les identités culturelles. Il est important pour toutes les personnes de participer à un dialogue authentique, bien que parfois inconfortable, pour le désapprentissage et le nouvel apprentissage nécessaires pour assurer le succès vers l'inclusion et l'équité. Rendre le racisme visible et mettre fin au silence sur le racisme (Iheduru-Anderson et coll., 2021) sont des étapes essentielles pour soutenir une main-d'œuvre diversifiée et en tirer profit.

Responsabilisation, alliance inclusive et défense des droits

Anicha et coll. (2018) reconnaissent trois « grandes idées » qui sont essentielles à la réalisation de l'équité et de la justice sociale : la défense des droits, l'alliance inclusive et la responsabilisation. Ils notent que « la responsabilisation envers ou avec les "autres" marginalisés est déterminée comme étant cruciale, parce que des compréhensions claires des comportements et des systèmes qui perpétuent les (in)justices sociales émergent rarement spontanément dans l'esprit des individus privilégiés. Au contraire, les personnes qui éprouvent directement des désavantages non mérités deviennent des cartographes du paysage des privilèges » (p. 157). Les auteurs préconisent qu'une telle responsabilisation exige à la fois l'alliance inclusive et la défense des droits.

Un **allié** est défini et décrit comme « une personne, une équipe ou une nation qui est associée à une autre ou à d'autres en faveur d'une cause ou d'un but communs » (Dictionary.com, 2020). « L'**alliance inclusive** est la pratique active, cohérente et ardue du désapprentissage et de la réévaluation, dans laquelle une personne en position de privilège et de pouvoir cherche à fonctionner en solidarité avec un groupe marginalisé » (The Anti-Oppression Network, s.d.). Il s'agit d'une pratique d'engagement actif et stratégique qui est enracinée dans la reconnaissance de l'inégalité structurelle et des antécédents d'oppression et de domination spécifiques auxquels on s'oppose en solidarité avec ceux qui sont marginalisés. Étant donné que dans différents contextes, la ou les questions politiques saillantes varient, l'identité des personnes alliées varie également. Par exemple, une personne racisée peut être l'alliée d'une personne blanche sur des questions de handicap, de pauvreté ou d'identité de genre.

Dans un contexte de justice sociale, un allié est un membre d'un groupe dominant qui utilise son privilège pour soutenir les membres du ou des groupes opprimés ou marginalisés. Le privilège peut provenir d'un ou de plusieurs aspects de son identité et de sa situation sociale qui font partie du ou des groupes dominants. Le soutien peut prendre plusieurs formes. Il peut être actif et visible en s'exprimant en public pour remettre en question le statu quo et tenter de modifier la dynamique d'une situation donnée, il peut être privé en défendant les droits en coulisses pour appuyer des individus et des groupes, ou il peut consister à démanteler ou à modifier les structures et les processus qui perpétuent les iniquités (Juntanamalaga et coll., 2019; Melton, 2018; Zuzelo, 2020). La principale caractéristique est que les alliés utilisent leur compréhension et le pouvoir associé à leur identité pour soutenir les personnes marginalisées et les enjeux liés à la marginalisation (Melton, 2018). Il est important de noter que les alliés n'agissent pas à la place des autres; ils soutiennent plutôt les autres pour qu'ils acquièrent du pouvoir et exercent leur pouvoir (Juntanamalaga et coll., 2019). Dans cette perspective, les alliés sont des facilitateurs qui aident

---

TABLEAU 4.3 ■ **Description succincte d'un allié**

Restez toujours axé sur la personne touchée et permettez-lui de définir le problème.
Écoutez les personnes qui vivent une situation d'oppression, apprenez d'elles et interagissez avec elles.
Misez sur votre privilège et reconnaissez les enjeux.
Cédez la parole et apportez du soutien; il ne s'agit pas de vous!

Adapté de Reed, K. (2021, 11 mars). *A succinct description of an ally* [En ligne]. Twitter. https://twitter.com/ iKaylaReed/status/742243143030972416.

TABLEAU 4.4 ■ **Conseils pour être un allié efficace**

1. Reconnaissez qu'être un allié n'est pas une étiquette; c'est un processus.
2. Identifiez votre pouvoir et votre privilège d'agir en tant qu'allié efficace.
3. Suivez et soutenez autant que possible les membres des groupes marginalisés.
4. Lorsque vous faites une erreur, excusez-vous, corrigez-vous et passez à autre chose.
5. Passez du temps à vous instruire et utilisez vos connaissances pour vous aider.
6. Prenez le temps de réfléchir et d'analyser la situation.
7. Essayez de comprendre la perception par rapport à la réalité.
8. Prenez position.
9. Travaillez à changer les problèmes à l'échelle du système.
10. Exploitez d'autres pouvoirs d'autorité.

Tiré d'Axner, M. (s.d.). *Learning to be an ally for people from diverse groups and backgrounds.* https://ctb. ku.edu/en/table-of-contents/culture/cultural-competence/be-an-ally/main. University of Nevada Library. (2021). *Becoming an ally.* https://guides.library.unlv.edu/c.php?g=604186&p=4187428.

---

les autres à accéder à l'information, aux contacts, aux ressources, aux tables des prises de décision et à la capacité de puiser dans la sagesse et la voix intérieures. Les alliés peuvent également assumer le rôle de partenaires, de champions et d'amplificateurs. Ce qui suit a été communiqué par un consommateur parlant au nom d'un allié pour le mouvement des consommateurs en santé mentale : « Et elle *m'a encadré et m'a soutenu* [emphase ajoutée] pour pouvoir le faire. Et très souvent, dans les réunions, elle disait : "Et vous? *Quel est votre avis à ce sujet?*" … Alors je parlais de mon expérience et de la façon dont elle était liée à la situation. Et… *parce que c'était tellement important pour elle que je m'exprime, … parce qu'elle occupait un rôle de premier plan, d'autres personnes ont saisi cela* [emphase ajoutée] et ont commencé à écouter aussi et à prêter attention » (Juntanamalaga et coll., 2019, p. 861). Cet exemple illustre les stratégies permettant d'autonomiser le soutien, d'amplifier la voix et d'utiliser son rôle et ses privilèges pour définir les attentes.

Être un allié efficace dépend du contexte; par conséquent, il n'existe aucune liste de contrôle simple. Le tableau 4.3 fournit une description concise d'un allié et le tableau 4.4 propose des conseils pour être un allié efficace.

Être un allié exige engagement et vulnérabilité. Des actions comme exprimer son indignation dans les médias sociaux, se sentir coupable, humilier les autres et parler au nom des autres ne sont pas des comportements d'allié, car ils déplacent l'attention vers soi-même (Phillips, 2020); au contraire, les alliés accordent toujours la priorité aux intérêts des groupes qu'ils soutiennent plutôt qu'à leur intérêt personnel. Être un allié ne signifie pas non plus être infaillible; les alliés feront des erreurs et il est important que les critiques soient acceptées avec grâce et un engagement continu à apprendre.

La compétence culturelle en action

De la prise de conscience à l'action pour devenir un allié

Nadia, une étudiante blanche, a remarqué que l'une de ses paires, Toya, qui est racisée, était souvent silencieuse pendant les discussions de groupe clinique. C'était surprenant pour elle, car elle avait de bonnes conversations avec Toya et avait toujours apprécié ses idées. Après réflexion, elle a commencé à remarquer que souvent Toya disait quelque chose, mais que ses propos n'étaient pas entendus ou reconnus par les autres (ni par elle). Quelqu'un d'autre aurait fait valoir un point similaire et aurait reçu une reconnaissance positive. Nadia avait l'impression que le comportement du groupe continuait de marginaliser Toya et elle a commencé à chercher des occasions de reconnaître la contribution de Toya, et même de l'encourager à partager son point de vue et ses idées.

Que peut faire d'autre Nadia pour soutenir Toya d'une manière respectueuse et efficace?

Bien que les alliés viennent généralement de l'extérieur de la communauté qu'ils soutiennent, les défenseurs peuvent être des initiés ou des étrangers. Les **défenseurs** ont toutes les caractéristiques des alliés et leurs activités sont généralement plus publiques. Alors que les alliés se concentrent à renforcer les voix des personnes concernées et peuvent interrompre les situations discriminatoires ou d'exclusion ou s'interposer, les défenseurs assument le rôle de lobbyisme pour le changement en solidarité avec les autres. À l'heure actuelle, la défense des droits est passée d'une orientation sociopolitique à l'utilisation du pouvoir des médias sociaux « au nom des autres vulnérables » pour attirer l'attention sur les problèmes et dénoncer les comportements des individus et des groupes. Bien que les médias sociaux puissent exercer une vaste et importante influence, ils posent également un risque de superficialité en attirant l'attention sur le défenseur plutôt que sur le problème ou les personnes qui subissent les iniquités ou les injustices (Anicha et coll., 2018).

Un **activiste** est quelqu'un qui travaille à apporter des changements sociaux ou politiques, souvent au moyen d'activités qui agitent et créent des tensions, dans le but d'« alerter les masses de la souffrance ignorée » des autres (Melton, 2018, p. 3). Pour être productif et pas simplement réactionnaire, l'activisme en matière de soins de santé doit être encadré dans un cadre de justice sociale (Cabrera et coll., 2017). Musolino et coll. (2020) décrivent l'activisme dans le domaine de la santé comme étant composé des thèmes suivants : créer un mouvement pour exploiter les autres au-delà de son milieu de travail, renforcer les capacités par l'établissement de relations avec les autres pour développer une culture et un objectif communs, organiser des campagnes de sensibilisation et de dialogue sur les politiques, et générer et diffuser des connaissances pour éclairer les politiques publiques. Les rôles d'allié, de défenseur et d'activiste se chevauchent et peuvent être considérés comme un continuum d'activité, d'agitation et de pouvoir (Zuzelo, 2020). Pour être un allié, il faut aller au-delà de la sensibilisation et des connaissances pour exploiter l'identité sociale et le pouvoir afin d'appuyer la sécurité et l'équité culturelles. Alors qu'un défenseur peut défendre des questions au nom des autres et des changements sociétaux, un activiste peut étendre la défense des droits à une campagne qui comprend de l'agitation et des demandes pour redresser les torts du passé par le changement politique ou social (Melton, 2018).

Zuzelo (2020) note que « plusieurs infirmières ne se sentent probablement pas prêtes à diriger ou à participer en tant qu'agents militants qui bousculent le statut » (p. 191). Cependant, être un allié et un défenseur ne devrait pas être considéré comme une action militante; il s'agit plutôt de simplement parler en faveur de soins axés sur la personne et équitables *pour tous*, une attente et une aspiration des fournisseurs de soins de santé, quels que soient leur rôle ou leur discipline. Utiliser les connaissances pour éclairer la pratique et les politiques est un aspect attendu de la pratique. Goldberg et coll. (2017) nous rappellent également que, grâce à des pratiques autoréflexives et compatissantes, les infirmières ont une « compréhension approfondie de la façon dont le positionnement socioculturel-politique et historique de soi, des autres et de la communauté mondiale en général est pertinent » (p. 270). Cela offre de meilleures possibilités de prendre soin des

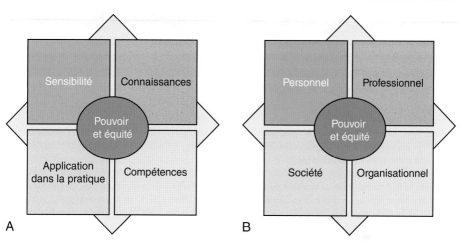

Fig. 4.2 Un modèle en quatre parties ou quadripartite illustre la façon de comprendre et de gérer les dimensions essentielles de la compétence culturelle. (A) La sensibilité culturelle, les connaissances et les compétences sont renforcées par la création explicite d'une dimension d'application pratique. (B) Les domaines personnel, professionnel, organisationnel et sociétal sont illustrés. L'application pratique nécessite une compréhension des ressources et des obstacles dans chacun de ces quatre domaines.

communautés historiquement et actuellement sous-représentées et harmonise la pratique infirmière avec le mandat de la profession de fournir des soins équitables pour tous (Goldberg et coll., 2017).

Comme il a été mentionné précédemment dans le chapitre, le travail pour mettre en pratique l'équité et la compétence culturelle se déroule au niveau individuel (micro), au niveau de l'équipe (méso) et au niveau global de l'organisation et du système (macro). Une compréhension de la relation intégrale entre les trois niveaux est essentielle à la réussite. La fig. 4.2 présente un modèle en quatre parties ou quadripartite qui illustre la façon de comprendre et de gérer les dimensions essentielles de la compétence culturelle. La fig. 4.2A présente les éléments du cadre des soins culturels dans un format différent : la sensibilité culturelle, les connaissances et les compétences sont renforcées par la création explicite d'une dimension d'application pratique. Cela souligne notre conviction que sans application, les connaissances et la compréhension sont incomplètes. D'après notre expérience, les interventions se concentrent souvent sur la sensibilisation ou l'acquisition de connaissances au niveau individuel ou d'équipe, mais sans effort conscient pour traduire ces connaissances en compétences et les appliquer à la pratique, le travail est simplement édifiant, sans incidence sur les résultats. Les difficultés d'application peuvent être mieux comprises dans la fig. 4.2B, qui identifie les domaines personnel, professionnel, organisationnel et sociétal. Dans chaque domaine, il existe des forces et des obstacles qui doivent être remis en question et exploités pour atteindre l'objectif d'équité. Les domaines se croisent et ont une incidence cumulative sur ce qui se passe dans la pratique. Étant donné que la pratique fonctionne à tous ces niveaux, chacun des domaines clés doit être exploité de façon stratégique pour assurer l'efficacité. Par exemple, bien que les préjugés personnels et le manque de connaissances puissent constituer un obstacle, l'engagement à changer et la capacité de rechercher des connaissances sont une ressource. Bien que toutes les professions de la santé aient un héritage étroitement lié au colonialisme et à l'oppression, il existe des lignes directrices de pratique, des ressources et des outils qui peuvent aider les praticiens à mieux comprendre et à appliquer leurs connaissances pour atteindre l'objectif de l'équité en santé. De même, les organisations ont des énoncés de mission et des mandats ainsi que la responsabilité de fournir un service équitable. Bien que la société soit pleine de « -ismes », il existe de l'optimisme ainsi que des possibilités dans la diversité, tout comme des engagements de pluralisme culturel et des conseils grâce aux ouvrages comme le rapport de la CVR. Il est essentiel que nous voyions le centrage du pouvoir comme toujours présent (comme discuté au chapitre 3) et l'équité comme l'objectif reconnu.

La compétence culturelle en action

Combattre le racisme par la compréhension

Vous travaillez au sein d'une équipe interdisciplinaire qui fournit des services aux patients et aux communautés qui sont diversifiés et marginalisés[4] de nombreuses façons. Votre programme est efficace dans l'ensemble; cependant, vous avez remarqué que lorsque les choses « tournent mal », les personnes et l'équipe interdisciplinaire dans son ensemble ne gèrent pas bien les problèmes. Un exemple récent vous mène à croire que cela doit changer.

En dirigeant un groupe de nutrition et de budgétisation alimentaire pour les personnes à faible revenu et diabétiques, vous avez vu un patient crier sur Mahreen, une collègue racisée. Le patient (un homme blanc plus âgé) a élevé la voix et n'arrêtait pas de répéter : « Je ne veux pas vous parler, je veux parler à une vraie infirmière. » Puis il lui a crié : « Ne me touchez pas, XXXXX. » Votre collègue Mahreen est une infirmière née au Canada dont les parents sont originaires du Bangladesh. Une autre membre de l'équipe, Clara, une travailleuse sociale qui est blanche et également née au Canada, est intervenue à ce moment-là et a fermement dit au patient que Mahreen était pleinement qualifiée et que sa réaction n'était pas acceptable. Le patient a alors dit : « Elle [Mahreen] devrait rentrer chez elle. » Les deux collègues étaient visiblement bouleversées.

Considérez le rôle de chaque clinicienne dans ce scénario. Clara aurait-elle dû intervenir? Pourquoi? Qu'est-ce que l'équipe pourrait faire pour élaborer des approches à ce sujet? Qui d'autre dans ce scénario pourrait avoir besoin d'un certain soutien? De quelle façon les concepts de responsabilité d'équipe, d'alliance inclusive et d'autonomisation influencent-ils les réponses potentielles?

Gérer les différences au niveau de l'organisation ou du système

L'invisibilité du privilège s'étend à nos équipes, à nos systèmes et à nos structures où des règles écrites et non écrites renforcent certaines normes et créent des obstacles pour d'autres, renforçant ainsi les iniquités (Nixon, 2019). La culture de l'organisation a une incidence sur l'expérience individuelle du patient et du fournisseur. Dans une étude américaine sur les expériences du personnel infirmier LGBTQ en milieu de travail, Eliason et coll. (2011) ont illustré le lien entre les expériences individuelles et les politiques organisationnelles plus larges. Les participants à l'étude ont décrit la ville dans laquelle ils se trouvaient comme étant libérale ou conservatrice; l'appartenance religieuse de l'organisation; et les politiques et pratiques organisationnelles discriminatoires (avantages pour les partenaires) ou inclusives (énoncés sur la diversité et langage inclusif dans les politiques). Il convient de noter que dans cette étude, la référence des participants à un environnement convivial signifiait un environnement non hostile plutôt qu'un environnement inclusif (Eliason et coll., 2011).

Il est essentiel de reconnaître les obstacles et les catalyseurs qui existent au sein d'une organisation et d'un système pour un changement transformationnel. Par exemple, les systèmes d'enseignement supérieur privilégient le savoir occidental d'une manière qui entraîne des environnements injustes et dangereux pour d'autres, y compris les peuples autochtones (Russell, 2020).

---

[4]Comme il a été mentionné précédemment, la terminologie évolue et est sujette à interprétation. Nous sommes à l'aise avec le terme *marginalisation*, car il continue de nous rappeler la nécessité de prêter attention à ceux qui se trouvent à la périphérie et de centrer leurs voix. Plus récemment, les termes *groupes méritant l'équité* et *groupes prioritaires en matière d'équité* ont été ajoutés au discours. Le défi du terme « méritant l'équité » lorsqu'il est utilisé de manière globale est la notion que tous les groupes devraient mériter l'équité. Le terme « prioritaire en matière d'équité » reconnaît où se situe le plus grand besoin.

Le système de soins de santé canadien privilégie l'approche biomédicale de la maladie et la « médecine fondée sur des données probantes » pour le traitement; tout le reste est considéré comme moins légitime (voir le chapitre 8). Parallèlement, plusieurs autorités et organismes de santé participent activement à l'élargissement des services offerts pour inclure les pratiques de guérison autochtones (par exemple, voir www.camh.ca/en/driving-change/shkaabe-makwa) ou l'adaptation culturelle de traitements fondés sur des données probantes comme la thérapie cognitivo-comportementale (Naeem et coll., 2019). Il est important de reconnaître que l'objectif de l'équité en santé ne peut être atteint sans changement au niveau organisationnel. Les services offerts doivent être adaptés à la culture et accessibles à tous.

Le cheminement organisationnel vers l'équité doit être compris du point de vue du changement de la pratique ainsi que du changement organisationnel, et inclure les normes, outils, modèles et cadres associés à l'appui de ce travail. McEvoy et coll. (2017) présentent une initiative visant à améliorer l'accès aux soins de santé mentale dans une communauté juive orthodoxe au Royaume-Uni. Leur réflexion critique souligne l'importance des éléments clés comme créer des relations, encourager le dialogue et décentraliser le leadership. Le processus a permis de découvrir et d'examiner des suppositions, de nouvelles idées et l'importance de respecter l'autonomie de l'autre, même si cela signifiait qu'un « alignement complet des objectifs des différents groupes ne serait pas toujours possible » (p. 12).

Les territoires, régions et comtés ont des approches variées en ce qui a trait aux modèles de système de santé et de prestation de soins. Cela s'étend à la mesure dans laquelle il existe des normes officielles ou des lignes directrices de pratique professionnelle. Dans les domaines de l'équité en matière de santé et de la compétence culturelle, nous constatons une augmentation des cadres juridiques, des énoncés de politique de santé et, dans certains cas, des normes et des lignes directrices. Il s'agit d'un exemple de la composante « organisationnel » du modèle quadripartite (voir la fig. 4.2B) et cela peut être utilisé pour influencer et permettre le travail au niveau organisationnel.

Dans le domaine des soins de santé, les États-Unis ont élaboré des normes nationales pour des services culturellement et linguistiquement appropriés (CLAS) qui fournissent des attentes, des conseils et du soutien aux organisations dans leur cheminement vers la compétence culturelle. Les normes sont organisées en quatre grandes catégories : 1) norme principale; (2) gouvernance, leadership et main-d'œuvre; (3) soutien à la communication et linguistique; (4) engagement, amélioration continue et responsabilisation. Ce modèle démontre une cartographie robuste de la mesure et de la responsabilisation du système de santé par rapport à un ensemble précis de questions d'équité – dans ce cas précis, la culture et la langue. Notez que la culture ici n'inclut pas les minorités sexuelles et de genre.

Au Canada, les lignes directrices proviennent de diverses sources. Dans le contexte canadien, il est de plus en plus question de l'équité comme une dimension fondamentale des soins de qualité (BC Patient Safety and Quality Council, 2020; ministère de la Santé et des Soins de longue durée de l'Ontario, 2018). Il existe également des directives sous la forme de recommandations ciblées de la CVR. Ces recommandations demandent au gouvernement de fournir un financement durable aux centres de guérison autochtones, d'exiger des changements au sein du système de soins de santé afin de reconnaître la valeur des pratiques de guérison autochtones et d'appuyer leur utilisation en collaboration avec les guérisseurs et les Aînés autochtones, d'appuyer le recrutement et le maintien en poste de professionnels autochtones dans les soins de santé, et d'offrir une formation en soins culturels à tous les fournisseurs de soins de santé (CVR, 2015). Ces appels à l'action mènent lentement à une plus grande disponibilité et acceptation des traditions de guérison autochtones. Des lignes directrices sont également disponibles auprès d'organismes comme Agrément Canada et d'autres organismes d'agrément, ainsi que d'organismes de réglementation et d'organismes professionnels qui établissent des normes de pratique et fournissent des lignes directrices pour les soins. Voir le tableau 4.5 pour des exemples sélectionnés. Il est important de noter que les ressources en matière de directives et de normes continuent d'évoluer.

TABLEAU 4.5 ■ **Ressources sélectionnées pour la compétence culturelle organisationnelle**

Australie
Cultural Respect Framework :
https://apo.org.au/sites/default/files/resource-files/2016-01/apo-nid256721.pdf

Canada
Commission de vérité et réconciliation du Canada : Appels à l'action :
https://nctr.ca/wp-content/uploads/2021/04/4-Appels_a_l-Action_French.pdf
Construire une fondation pour le changement : La stratégie canadienne de lutte contre le racisme 2019–2022 :
https://www.canada.ca/fr/patrimoine-canadien/campagnes/mobilisation-contre-racisme/strategie-contre-racisme.html
L'équité, la diversité et l'inclusion dans le système de recherche :
https://cihr-irsc.gc.ca/f/52543.html

Nouvelle-Zélande
Guidelines for Cultural Safety, the Treaty of Waitangi and Māori Health in Nursing Education and Practice :
https://www.nccih.ca/634/Guidelines_for_Cultural_Safety,_the_Treaty_of_Waitangi_and_Maori_Health_in_Nursing_Education_and_Pra....nccih?id=1141
Health Quality and Safety New Zealand :
https://www.hqsc.govt.nz/our-programmes/patient-safety-day/previous-psw-campaigns/psw-2019/cultural-safety-and-cultural-competence

Royaume-Uni
The Equality and Health Inequalities Hub :
https://www.england.nhs.uk/about/equality/equality-hub

États-Unis
CLAS Standards (Normes CLAS) :
https://thinkculturalhealth.hhs.gov/clas
Health Equity for People with Disabilities :
https://www.cdc.gov/ncbddd/humandevelopment/health-equity.html
Institute for Health Improvement : Achieving Health Equity: A Guide for Health Care Organizations (Atteindre l'équité en matière de santé : Guide à l'intention des organismes de soins de santé) :
http://www.ihi.org/resources/Pages/IHIWhitePapers/Achieving-Health-Equity.aspx

Organisation mondiale de la santé
Santé des femmes :
https://www.who.int/health-topics/women-s-health

Au Canada, il n'y a pas d'exigence législative en matière de soutien linguistique pour les patients, à l'exception de l'interprétation requise pour les patients sourds à la suite d'une décision de la Cour suprême en 1997 (Stradiotto, 1998). Bien que le Canada soit une nation bilingue, l'exigence de parler français ne s'applique qu'aux organismes désignés. Cependant, la plupart des organismes de soins de santé au Canada reconnaissent l'importance du soutien linguistique et donnent accès à des interprètes dans la plupart des principales langues (voir aussi le chapitre 6).

La documentation canadienne sur la compétence culturelle organisationnelle est limitée. On reconnaît les dimensions organisationnelles clés qui doivent être abordées pour réussir dans ce cheminement. Ces dimensions incluent les valeurs et normes organisationnelles, le leadership, le recrutement et la rétention, la formation et l'éducation de tout le personnel, les programmes et services accessibles, y compris le soutien linguistique, les partenariats communautaires et la collaboration, l'adaptation de l'environnement physique et social, les données qui rendent visibles les progrès (ou l'absence de progrès), et des rôles ciblés qui soutiennent la gestion et la défense des droits des patients (courtage culturel) (Cherner et coll., 2014; Fung et coll., 2012; Handtke et coll., 2019). D'après notre expérience de travail avec les établissements de soins de santé et d'enseignement, les éléments essentiels de la compétence culturelle organisationnelle

comprennent le leadership, l'engagement communautaire et les partenariats, une stratégie de perfectionnement de la main-d'œuvre qui tient compte du recrutement et de la formation du personnel, et l'utilisation des données. Lorsque ces quatre éléments existent, d'autres changements
suivent.

Les dirigeants à tous les niveaux de l'organisation ont un rôle clé à jouer pour traduire
l'intention et l'engagement en stratégie et en action afin d'atteindre les objectifs énoncés. Ils créent
des attentes et peuvent insuffler les principes nécessaires dans la structure institutionnelle en ce qui
a trait aux politiques, à la culture, à l'environnement et aux autres aspects de l'organisation. La compétence culturelle est à la fois une façon d'être et une façon de faire. En plus de changer les cœurs
et les esprits, il s'agit également de changer les comportements et les pratiques; les attentes en
matière de pratique sont établies, surveillées et renforcées par le leadership. Le cheminement vers
la compétence culturelle organisationnelle nécessite des partenariats de collaboration avec divers
communautés et groupes. Ces partenariats sont essentiels pour accroître la prestation de services et
appuyer l'élaboration de programmes et de services accessibles nécessaires pour atteindre les objectifs d'équité. Le perfectionnement de la main-d'œuvre est une autre stratégie organisationnelle clé.
Cependant, le recrutement et l'éducation ne seront pas couronnés de succès sans le soutien continu
et l'engagement de l'organisation à élargir et à transformer les soins et les services fournis. Enfin,
nous préconisons l'utilisation de données, aussi bien quantitatives que qualitatives. Elles peuvent
servir à documenter et à rendre visible les changements et les progrès qui permettent à une organisation, qui était culturellement aveugle et traitait tout le monde de la même manière, de devenir
une organisation qui maîtrise culturellement les partenariats, qui a la capacité de fournir des soins
en fonction des besoins identifiés, qui s'appuie sur son propre savoir-faire et sur celui des autres, et
qui mesure les progrès vers l'atteinte de l'objectif d'équité en santé.

En plus de déterminer les domaines de changement, il est également important de tenir compte
de la *façon* dont le changement est amorcé, soutenu et maintenu. Les dimensions susmentionnées
fournissent des lignes directrices sur les domaines d'action prioritaires, et les cadres de changement organisationnel peuvent guider la façon dont le changement se déroule de manière efficace
et durable. La portée du présent chapitre n'inclut pas de discussion sur les cadres de changement
organisationnel et la plupart des cadres ne sont pas fondés sur l'équité; cependant, la sagesse de
ce domaine sur ce qui soutient un changement important peut être un outil supplémentaire pour
le travail de compétence culturelle. Un exemple est offert par McEvoy et coll. (2017). La clé est
d'élaborer une approche qui met l'accent sur l'apprentissage ainsi que sur le désapprentissage au
niveau individuel et au niveau organisationnel et qui adopte une approche « les deux, ainsi que »
qui valorise l'expertise des professionnels et celle des patients, des familles et de la communauté.
Il y a beaucoup à apprendre de la sagesse autochtone de l'**approche du double regard**,[5] qui reconnaît les forces des modes de connaissance occidentaux et autochtones et les utilise ensemble pour
fournir des soins efficaces pour tous (Bartlett et coll., 2012).

Résumé

Ce chapitre souligne les problèmes, les approches et les stratégies pour gérer les différences aux
niveaux individuel, d'équipe et organisationnel. Les niveaux micro, méso et macro de ce travail
sont une réalité de la pratique et notre approche doit reconnaître les interdépendances entre les
niveaux et nous permettre de planifier et de fonctionner stratégiquement dans le cadre de ces
complexités. La compétence culturelle est une stratégie de pratique visant à atteindre les objectifs
d'équité en santé, qui est éclairée par une compréhension de la culture en termes de modèles et de

---

[5]Le principe de l'approche du double regard a été avancé par l'Aîné Albert Marshall, un Aîné mi'kmaq
d'Unama'ki (île du Cap-Breton).

pouvoir; par conséquent, nos stratégies doivent intentionnellement aborder les deux dimensions de différences et leur incidence contextuelle sur les individus, les groupes et les communautés.

La reconnaissance des privilèges et des préjugés inconscients au niveau individuel et systémique est un aspect fondamental du travail efficace dans toutes les cultures. Le cadre des soins culturels présente trois grandes approches pour combler l'écart entre les cultures. La préservation et la validation des soins culturels, l'adaptation et la négociation des soins culturels et le recadrage des soins culturels sont des approches qui peuvent être utilisées intentionnellement pour améliorer la confiance, collaborer avec les patients et les familles, et profiter de l'expertise des fournisseurs et des patients. Un aspect clé de la compétence culturelle consiste à rendre visible l'invisible et à identifier explicitement les valeurs, les croyances et les objectifs qui peuvent influencer les décisions dans des contextes particuliers, ou les politiques et les processus qui peuvent être exclusifs et défavorables à des individus et à des groupes particuliers. Bien que le travail consistant à gérer les différences commence au niveau de l'individu, il faut l'étendre aux groupes et à la transformation du système. L'alliance inclusive et la défense des droits sont des processus clés qui peuvent soutenir ce cheminement et les objectifs souhaités.

Au niveau organisationnel, nous identifions les domaines clés et les domaines prioritaires (leadership, partenariats de collaboration, perfectionnement de la main-d'œuvre et utilisation des données pour surveiller les progrès vers l'atteinte des objectifs) nécessitant une attention particulière pour faciliter et soutenir le développement de la compétence culturelle. Nous croyons que le travail visant la compétence culturelle et l'équité peut être intégré dans les modèles et les boîtes à outils pour le développement de la pratique ainsi que dans les cadres et les approches pour le développement et le changement organisationnels, afin de réaliser la transformation nécessaire pour offrir des soins culturellement congruents et équitables.

ⓔ http://evolve.elsevier.com/Srivastava/competenceculturelle/

Questions à des fins d'examen et de discussion

1. Donnez un exemple de chacun des modes de prise de décision que vous pourriez appliquer en milieu clinique.
2. Réfléchissez à votre propre éducation. Votre famille vous a-t-elle déjà parlé de modèles « explicatifs » de santé et de maladie qui pourraient être différents par rapport à vos connaissances professionnelles? Comment conciliez-vous les deux?
3. Réfléchissez aux termes suivants : *marginalisé, méritant l'équité* et *prioritaire en matière* d'équité. Que signifient-ils pour vous? Y a-t-il un terme que vous préférez aux autres? Pourquoi ou pourquoi pas?
4. Décrivez brièvement deux stratégies qui peuvent être mises en œuvre par les dirigeants organisationnels pour aider les fournisseurs de soins de santé à prodiguer des soins équitables et culturellement compétents.

Activité expérientielle ou de réflexion de groupe

Pensez à un exemple ou à une situation où vous vous êtes trouvé en présence de différences et d'expériences culturelles ayant des résultats inéquitables réels ou potentiels. À l'aide du modèle quadripartite des fig. 4.2A et 4.2B, évaluez les forces et les difficultés dans chaque domaine pour votre scénario. Où sont les obstacles? Où sont les possibilités? Faites d'abord cet exercice individuellement, puis discutez-en en groupe. Comparez les réponses et discutez en groupe. Notez les similitudes, les différences et les possibilités de collaboration pour l'apprentissage. Élaborez des stratégies d'approches pour des situations futures similaires.

Références

Almukhaini, S., Goldberg, L., et Watson, J. (2020). Embodying caring science as Islamic philosophy of care: Implications for nursing practice. *Advances in Nursing Science, 43*(1), 62–74. https://doi.org/10.1097/ANS.0000000000000300.

Anicha, C., Bilen-Green, C., et Burnett, A. (2018). Advocates and allies: The succession of a good idea or what's in a meme? *Studies in Social Justice, 12*(1), 152–164.

The Anti-Oppression Network. (s.d.). *Allyship.* https://theantioppressionnetwork.com/allyship.

Bartlett, C., Marshall, M., et Marshall, A. (2012). Two-eyed seeing and other lessons learned within a co-learning of bringing together Indigenous and mainstream knowledge and ways of knowing. *Journal of Environmental Studies and Sciences, 2*(4), 331–340.

BC Patient Safety and Quality Council. (2020). *What is quality?* https://bcpsqc.ca/what-is-quality.

Berlin, E. A., et Fowkes, W. A., Jr. (1983). A teaching framework for cross-cultural health care. Application in family practice. *The Western Journal of Medicine, 139*(6), 934–938. https://www.ncbi.nlm.nih.gov/pmc/articles/PMC1011028/.

Cabrera, N. L., Matias, C. E., et Montoya, R. (2017). Activism or slacktivism? The potential and pitfalls of social media in contemporary student activism. *Journal of Diversity in Higher Education.* https://doi.org/10.1037/dhe0000061.

Cherner, R., Olavarria, M., Young, M., et coll. (2014). Evaluation of the organizational cultural competence of a community health center: A multimethod approach. *Health Promotion Practice, 15*(5), 675–684. https://doi.org/10.1177/1524839914532650.

Churchill, M. E., Smylie, J. K., Wolfe, S. H., et coll. (2020). Conceptualising cultural safety at an Indigenous-focused midwifery practice in Toronto, Canada: Qualitative interviews with Indigenous and non-Indigenous clients. *BMJ Open, 10*(9), e038168. https://doi.org/10.1136/bmjopen-2020-038168.

Cochran, D., Saleem, S., Khowaja-Punjwani, S., et coll. (2017). Cross-cultural differences in communication about a dying child. *Pediatrics, 140*(5), e20170690.

Commission de vérité et réconciliation du Canada. (2015a). Dans *Commission de vérité et réconciliation du Canada : Appels à l'action.* Auteur.

Commission de vérité et réconciliation du Canada. (2015b). Dans *Honorer la vérité, réconcilier pour l'avenir.* Auteur. Dictionary.

Dictionary.com. (2020). *Ally.* Dictionary.com, LLC. https://www.dictionary.com/browse/ally?s=t.

Eliason, M. J., Dejoseph, J., Dibble, S., et coll. (2011). Lesbian, gay, bisexual, transgender, and queer/questioning nurses' experiences in the workplace. *Journal of Professional Nursing, 27*(4), 237–244. https://doi.org/10.1016/j.profnurs.2011.03.003.

Fung, K., Lo, H. T., Srivastava, R., et coll. (2012). Organizational cultural competence consultation to a mental health institution. *Transcultural Psychiatry, 49*, 165–184.

Goldberg, L., Rosenburg, N., et Watson, J. (2017). Rendering LGBTQ+ visible in nursing: Embodying the philosophy of caring science in nursing. *Journal of Holistic Nursing, 36*(3), 262–271. https://doi.org/10.1177/0898010117715141.

Graham, C. L., Phillips, S. M., Newman, S. D., et coll. (2016). Baccalaureate minority nursing students perceived barriers and facilitators to clinical education practices: An integrative review. *Nursing Education Perspectives, 37*(3), 130–137. https://doi.org/10.1097/01.NEP.0000000000000003.

Handtke, O., Schilgen, B., et Mösko, M. (2019). Culturally competent healthcare – a scoping review of strategies implemented in healthcare organizations and a model of culturally competent healthcare provision. *PLoS ONE, 14*(7), e0219971. https://doi.org/10.1371/journal.pone.0219971.

Holm, A. L., Gorosh, M. R., Brady, M., et coll. (2017). Recognizing privilege and bias: An interactive exercise to expand health care providers' personal awareness. *Academic Medicine, 92*, 360–364. https://doi.org/10.1097/ACM.0000000000001290.

Hunter, K., et Cook, C. M. (2020). Cultural and clinical practice realities of Māori nurses in Aotearoa New Zealand: The emotional labour of Indigenous nurses. *Nursing Praxis in Aotearoa New Zealand, 36*(3), 7–23. https://doi.org/10.36951/27034542.2020.011.

Iheduru-Anderson, K., Shingles, R. R., et Akanegbu, C. (2021). Discourse of race and racism in nursing: An integrative review of literature. *Public Health Nursing, 38*, 115–130. https://doi.org/10.1111/phn.12828.

Jeffreys, M. R., et Zoucha, R. (2018). Cultural congruence in the workplace, health care, and academic settings for multiracial and multiheritage individuals. *Journal of Cultural Diversity, 25*(4), 113–126.

Juntanamalaga, P., Scholz, B., Roper, C., et coll. (2019). 'They can't empower us': The role of allies in the consumer movement. *International Journal of Mental Health Nursing, 28*(4), 857–866.

Kleinman, A., Eisenberg, L., et Good, D. (1978). Culture, illness, and care: Clinical lessons from anthropologists and cross cultural research. *Annals of Internal Medicine, 88*, 251–258.

Langone, A. (2018). #MeToo and Time's Up founders explain the difference between the 2 movements — and how they're alike. Time Magazine. https://time.com/5189945/whats-the-difference-between-the-metoo-and-times-up-movements.

Leininger, M. (1995). Overview of Leininger's theory of culture care. Dans Leininger, M. (éditeure), *Transcultural nursing: Concepts, theories, research and practice* (2e éd., p. 93–114). McGraw-Hill.

Lewis Hall, M. E., et Hill, P. (2019). Meaning-making, suffering, and religion: A worldview conception. *Mental Health, Religion & Culture, 22*(5), 467–479. https://doi.org/10.1080/13674676.2019.1625037.

Marcelin, J. R., Siraj, D. S., Victor, R., et coll. (2019). The impact of unconscious bias in healthcare: How to recognize and mitigate it. *The Journal of Infectious Diseases, 220*(2), S62-S73.

McCalman, J., Jongen, C., et Bainbridge, R. (2017). Organisational systems' approaches to improving cultural competence in healthcare: A systematic scoping review of the literature. *International Journal for Equity in Health, 16*, 78. https://doi.org/10.1186/s12939-017-0571-5.

McEvoy, P., Williamson, T., Kada, R., et coll. (2017). Improving access to mental health care in an Orthodox Jewish community: A critical reflection upon the accommodation of otherness. *BMC Health Services Research, 17*, 557. https://doi.org/10.1186/s12913-017-2509-4.

Melton, M. L. (2018). Ally, activist, advocate: Addressing role complexities for the multiculturally competent psychologist. *Professional Psychology: Research and Practice, 49*(1), 83–89.

Ministère de la Santé et des Soins de longue durée. (2018). *About the Excellent Care for All Act.* https://www.health.gov.on.ca/en/pro/programs/ecfa/legislation/act.aspx.

Mueller, G., Palli, C., et Schumacher, P. (2019). The effect of therapeutic touch on back pain in adults on a neurological unit: an experimental pilot study. *Pain Management Nursing, 20*(1), 75–81.

Musolino, C., Baum, F., Freeman, T., et coll. (2020). Global health activists' lessons on building social movements for Health for All. *International Journal for Equity in Health, 19*, 116. https://doi.org/10.1186/s12939-020-01232-1.

Naeem, F., Phiri, P., Rathod, S., et coll. (2019). Cultural adaptation of cognitive behaviour therapy. *BJPsych Advances, 25*, 387–395. https://doi.org/10.1192/bja.2019.15.

Nixon, S. A. (2019). The coin model of privilege and critical allyship: Implications for health. *BMC Public Health, 19*, 1637. https://doi.org/10.1186/s12889-019-7884-9.

Osseo-Asare, A., Balasuriya, L., Huot, S. J., et coll. (2018). Minority resident physicians' views on the role of race/ethnicity in their training experiences in the workplace. *JAMA Network Open, 1*(5), e182723. https://doi.org/10.1001/jamanetworkopen.2018.2723.

Phillips, H. (2020). *Outrage isn't allyship.* https://forge.medium.com/outrage-isnt-allyship-ed7d3f874790.

Reed, K. (12 juin 2016). https://twitter.com/iKaylaReed/status/742243143030972416.

Rising, M. L. (2017). Truth telling as an element of culturally competent care at end of life. *Journal of Transcultural Nursing, 28*(1), 48–55.

Russell, G. (2020). Reflecting on a way of being: Anchor principles of cultural competence. Dans Frawley, J., Russell, G., et Sherwood, J. (éditeurs), *Cultural competence and the higher education sector* (p. 31–42). Springer. https://doi.org/10.1007/978-981-15-5362-2_3.

Stradiotto, R. A. (1998). Supreme court determines failure to provide sign language interpretation during medical care unconstitutional. *Hospital Quarterly, 1*(3), 74–76.

Turpel-Lafond, M. E. (2020). *In plain sight: Addressing Indigenous-specific racism and discrimination in B.C. Health Care.* Government of British Columbia. https://www.bcchr.ca/sites/default/files/group-opsei/in-plain-sight-full-report.pdf.

Zuzelo, P. R. (2020). Ally, advocate, activist, and adversary: Rocking the status quo. *Holistic Nursing Practice, 34*(3), 190–192.

Connaissances culturelles universellement applicables

Rani H. Srivastava

Aperçu de la section

Cette section présente sept chapitres qui examinent systématiquement la communication, l'interprétation, la famille, les croyances sur la maladie et les moyens de guérison. La section II traite également des problèmes rencontrés par les Autochtones, les populations d'immigrants et de réfugiés, et les personnes considérées comme appartenant à une minorité sexuelle ou non binaires. Les questions et les stratégies discutées sont considérées comme des connaissances culturelles génériques (une exigence fondamentale pour la compétence culturelle), peu importe la population culturelle ou clinique spécifique avec laquelle un fournisseur de soins de santé peut travailler. Bien que les personnes qui s'identifient comme Autochtones, comme immigrants ou réfugiés, et comme ayant une orientation sexuelle ou une identité de genre non prédominante puissent être considérées comme des groupes culturels spécifiques, la réalité de notre société diversifiée est que chaque fournisseur de soins de santé, indépendamment de la géographie ou de la spécialité clinique, doit être équipé pour fournir des soins respectueux et efficaces aux personnes de ces communautés. Des références à des groupes culturels ethnoraciaux spécifiques apparaissent tout au long des chapitres à des fins d'illustration seulement et il est rappelé aux lecteurs de rester attentifs aux variations individuelles lorsqu'ils travaillent avec des patients afin d'éviter les stéréotypes. Il est également important que les lecteurs restent constamment conscients des problèmes présentés dans chaque discussion.

Le chapitre 5 examine la communication interculturelle et la complexité de la communication dans les soins de santé. Une communication efficace est essentielle à la prestation de soins de qualité aux patients. Ce chapitre traite des questions de communication dans les soins de santé en général et plus particulièrement en ce qui concerne les différences linguistiques et culturelles. Les styles de communication, à la fois verbaux et non verbaux, les différences dans les valeurs et les approches, les types de communication et les personnes avec lesquelles la communication a lieu, ainsi que les obstacles à la communication sont discutés. Le chapitre se termine par une exploration de l'influence de la technologie numérique et présente des stratégies qui peuvent être utilisées pour des interactions interculturelles efficaces.

Le chapitre 6 traite des barrières linguistiques qui peuvent mener à des expériences et à des résultats négatifs en matière de santé, de la différence entre la traduction et l'interprétation, et de cinq étapes fondamentales pour déterminer le besoin d'interprétation et travailler efficacement avec les interprètes. Différents modes d'interprétation, rôles des interprètes et stratégies efficaces de communication entre les patients, les fournisseurs de soins de santé et les interprètes sont discutés. Bien que le chapitre porte principalement sur l'interprétation en langue parlée, bon nombre des questions et des stratégies s'appliquent également à la collaboration avec les clients qui dépendent de la langue des signes.

Le chapitre 7 examine l'influence de la culture sur les familles, leur rôle dans la santé et la maladie, ainsi que leur capacité et leur potentiel à obtenir des résultats équitables en matière de santé. Il commence par une exploration de la diversité au sein des structures familiales, des rôles et des visions du monde et de la façon dont ceux-ci peuvent être affectés par des processus tels que la migration et l'acculturation. Le chapitre traite de l'impact important de la colonisation sur les familles autochtones. Les traumatismes intergénérationnels sont explorés en ce qui concerne les peuples autochtones et d'autres, y compris les réfugiés et les communautés racialisées. Le chapitre se termine en présentant des lignes directrices pour l'évaluation des familles et pour travailler efficacement avec diverses familles.

Le chapitre 8 explore l'impact de la culture, de la religion et de la spiritualité sur la santé et le bien-être. Il présente un aperçu des principales traditions de guérison de la médecine allopathique, de l'Ayurveda, de la médecine autochtone et de la médecine traditionnelle chinoise. Le chapitre comprend une discussion sur les thérapies complémentaires, y compris la naturopathie et la médecine chiropratique, ainsi que sur les défis et les possibilités qui existent avec les soins intégrés. Le chapitre favorise une compréhension élargie des soins holistiques, qui s'étend au monde spirituel, intergénérationnel et naturel.

Le chapitre 9 explore la façon dont les fournisseurs de soins de santé peuvent acquérir des connaissances et des compétences en matière de sécurité culturelle avec les peuples autochtones. Ce chapitre traite des concepts clés de la connaissance constructiviste et anticoloniale, et de la relationnalité avec les peuples autochtones qui sont à la base de la compréhension des impacts historiques et sociopolitiques du colonialisme. Un aperçu de la santé des peuples autochtones au Canada souligne la nécessité de s'engager dans des pratiques anti-oppressives et de défendre les intérêts, individuellement et au sein des systèmes, pour faire progresser l'équité en santé. L'humilité culturelle, la pratique relationnelle et les soins tenant compte des traumatismes sont essentiels à la promotion de la compétence culturelle et de la sécurité culturelle dans les communautés autochtones.

Le chapitre 10 explore les disparités communes en matière de santé et les besoins en soins de santé des personnes de diverses identités sexuelles et de genre. Il passe en revue les termes courants utilisés dans les discussions entourant la diversité sexuelle et de genre (DSG) et familiarise les lecteurs avec le langage, le contexte culturel et de nombreux changements réalisables essentiels pour rendre les soins de santé plus inclusifs pour les personnes DSG. Le chapitre se concentre sur la façon dont les fournisseurs de soins de santé peuvent améliorer l'expérience des personnes DSG dans des milieux de soins de santé spécifiques et à des étapes particulières de la vie. Le chapitre décrit les principes clés qui peuvent être utilisés par les fournisseurs de soins de santé pour orienter les interactions en faveur de soins plus efficaces et équitables.

Le chapitre 11 traite des déterminants de la santé des immigrants et des réfugiés. Il donne un aperçu des différentes catégories d'immigrants et de réfugiés au Canada et examine de multiples facteurs en interaction qui influent sur la santé et le bien-être des immigrants et des réfugiés au Canada. L'effet de l'immigrant en bonne santé et les facteurs post-migratoires, comme le revenu, le niveau de scolarité, l'emploi, l'exclusion sociale, l'accès aux services de soins de santé, la culture, la langue et les identités croisées, qui influent sur la santé des immigrants et des réfugiés sont examinés. Les répercussions pour les décideurs, les planificateurs de programmes et les fournisseurs de services de soins de santé sont soulignées.

CHAPITRE 5

Communication interculturelle

Karima Karmali, Karen Sappleton, Rani H. Srivastava

OBJECTIFS D'APPRENTISSAGE

À la fin de ce chapitre, l'apprenant sera en mesure de :
- Identifier l'influence de la culture sur la communication verbale et non verbale
- Faire la distinction entre les styles de communication à contexte élevé et les styles de communication à contexte faible et déterminer des stratégies pour travailler avec chacun d'eux
- Identifier l'impact du pouvoir et de l'autorité sur la communication
- Acquérir des compétences pratiques pour améliorer la communication avec les patients qui ont une maîtrise limitée des langues officielles[1]
- Décrire les caractéristiques d'une conversation efficace
- Faire la différence entre les réponses curieuses et les réponses détournées
- Reconnaître l'influence de la technologie numérique sur la communication interculturelle

TERMES CLÉS

Collectivisme

Communication à contexte élevé

Communication à contexte faible

Conversations bidirectionnelles

Culture de la santé

Distance de pouvoir

Écoute active

Évitement de l'incertitude

Face

Idiomes

Individualisme

Masculinité – féminité

Réponses curieuses

Temps monochronique (temps M)

Temps polychronique (temps P)

La communication est cruciale dans les soins de santé et essentielle à la prestation de soins de qualité aux patients. La communication en matière de soins de santé est complexe. Au niveau le plus élémentaire, la communication nécessite un échange d'information bidirectionnel entre le patient et le fournisseur de soins de santé. Les patients et les familles doivent être en mesure de faire part de leurs préoccupations et de leurs plaintes; les fournisseurs de soins de santé doivent être en mesure de comprendre et d'interpréter l'information avec exactitude afin de déterminer le traitement approprié; et les fournisseurs doivent être en mesure de transmettre l'information appropriée pour assurer un suivi efficace en ce qui concerne le traitement et les mesures préventives pour la gestion future de la santé (Ratna, 2019).

---

[1] La version originale anglaise fait référence du terme « maîtrise limitée de l'anglais ». Nous avons retenu ce terme dans les cas spécifiques ici. Dans d'autres cas, nous faisons référence à « maîtrise limitée des langues officielles » ou « maîtrise limitée de la langue dominante ».

La communication peut être décrite comme un ensemble de processus qui aboutissent à un « échange d'informations et de sens entre les personnes » (Chichirez et Purcărea, 2018). Cependant, il ne s'agit en rien d'un processus simple, car l'envoi et la réception des messages se produisent simultanément, les deux processus s'influençant mutuellement (Ruben, 2016). La communication interpersonnelle comprend plusieurs composantes, y compris les formes verbales (langage des mots), les formes non verbales (gestes, posture) et les formes paraverbales (ton, rythme, intonation, débit verbal), qui se produisent de manière intégrée (Chichirez et Purcărea, 2018). La culture affecte toutes ces composantes.

La communication en matière de soins de santé est encore compliquée par son contexte. Il existe une forte interdépendance entre le contenu (le « quoi ») et le processus (le « comment ») de la communication (Cox et Li, 2020). De plus, les interactions se produisent souvent dans des environnements qui peuvent être inconnus, dont les degrés d'intimité varient et qui débordent d'activités susceptibles d'être distrayantes ou pénibles pour les patients et leur famille. La communication est également influencée par la relation entre le fournisseur de soins de santé et le patient, et bien que l'importance de la relation soit facilement reconnue, dans notre système de soins de santé actuel, les processus de soins sont structurés de manière à compromettre la relation. Les soins en équipe signifient que les patients et les familles reçoivent des soins de plusieurs fournisseurs de soins de santé qui travaillent à des degrés divers d'harmonisation et de contraintes de temps. Il existe également des différences dans les points de vue des patients (« voix du monde de la vie » ou les préoccupations quotidiennes) et les points de vue plus dominants des fournisseurs de soins de santé (« voix de la médecine ») reflétant le programme médical et le raisonnement (Cox et Li, 2020). Il est important de reconnaître que la dynamique de pouvoir inhérente associée aux rôles du fournisseur de soins de santé (autorité experte) et du patient (qui demande de l'aide) peut influencer tous les aspects de la communication.

Ce chapitre commence par une brève discussion sur le rôle vital que joue la communication dans les soins de santé et l'influence de la culture sur la communication des soins de santé. La connaissance de la communication interculturelle peut être considérée comme une connaissance générique qu'il est important que tous les fournisseurs de soins de santé possèdent afin d'assurer des soins de qualité. Les différences dans les normes et les styles de communication entre les cultures sont examinées en termes de caractéristiques et de valeurs culturelles. Les questions linguistiques, y compris celles associées à une maîtrise limitée de la langue dominante, sont également présentées; celles-ci sont examinées plus en détail au chapitre 6. Aux fins du présent chapitre, la langue dominante présumée est l'anglais. L'influence de la technologie numérique sur la communication interculturelle est explorée brièvement. Le chapitre se termine par une discussion sur les stratégies pour des conversations interculturelles efficaces.

Culture, communication et soins de santé

La communication en matière de soins de santé est complexe, même lorsque le patient et le fournisseur de soins de santé parlent la même langue. Les malentendus et les mauvaises communications ne sont pas rares dans les rencontres médicales et cette probabilité est aggravée par les différences culturelles et linguistiques (Bowen, 2015). Pour fournir des soins de qualité et culturellement compétents, les fournisseurs de soins de santé doivent prendre des mesures pour naviguer dans les différences linguistiques et culturelles et améliorer la communication interculturelle. Les soins de santé impliquent des **conversations bidirectionnelles**, étant donné que l'information circule du patient au fournisseur de soins de santé, et inversement, et qu'elle est donc influencée par les attributs des deux. Un facteur clé pour les patients qui a une incidence sur la communication dans les soins de santé est la culture de la santé. La **culture de la santé** peut être définie comme « la capacité du patient à obtenir, à saisir, à communiquer et à comprendre l'information et les services de base en matière de soins de santé » (Ratna, 2019, p. 2). La culture de la santé est encore contrecarrée par la complexité du système de soins de santé et un contexte de soins souvent rempli d'incertitude et de vulnérabilité de la maladie et des trajectoires de traitement (Ratna, 2019).

Le rapport influent de l'Institute of Medicine, *Crossing the Quality Chasm: A New Health Care System for the 21st Century* (*Traverser le gouffre de la qualité : un nouveau système de soins de santé pour le 21e siècle*), a identifié six objectifs clés de qualité qui ont été largement adoptés par les organisations de soins de santé et sont considérés comme fondamentaux pour la prestation de soins de qualité. Selon le rapport, pour fournir des soins de santé de qualité, ceux-ci doivent être sûrs, opportuns, efficients, efficaces, équitables et centrés sur le patient. Le rapport définit les soins centrés sur le patient comme « des soins respectueux et adaptés aux préférences, aux besoins et aux valeurs individuels du patient et qui veillent à ce que les valeurs du patient guident toutes les décisions » (Institute of Medicine Committee on Quality of Health Care in America, 2001, p. 40); ainsi, les soins centrés sur le patient sont « hautement personnalisés et intègrent la compétence culturelle » (p. 49). De bonnes compétences en communication sont essentielles pour les soins centrés sur le patient et associées à de meilleurs résultats pour la santé, à une meilleure satisfaction des patients et à une meilleure expérience des soins, ainsi qu'à des environnements de travail plus sûrs (Merlino, 2017).

La capacité du fournisseur de soins de santé de communiquer efficacement avec le patient est essentielle à la prestation de soins centrés sur le patient et la famille (SickKids Centre for Innovation & Excellence in Child and Family-Centred Care, 2021). Les données probantes semblent indiquer que les perceptions des patients à l'égard de la qualité des soins de santé reçus sont influencées par la qualité de leurs interactions avec le fournisseur de soins de santé et l'équipe de soins de santé (Bowen, 2015; Ruben, 2016). De plus, une expérience positive et des interactions de qualité peuvent améliorer l'engagement des patients, l'observance du traitement et l'autogestion (Golda et coll., 2018; Paternotte et coll., 2015).

La communication est essentielle aux processus d'établissement de la confiance et d'engagement (Brooks et coll., 2019; Habadi et coll., 2019; Ladha et coll., 2018; Loriéa et coll., 2017), à la prise de décisions (Ruben, 2016) et à l'autogestion des maladies chroniques (Ratna, 2019). Le fournisseur de soins de santé doit être en mesure d'utiliser ses compétences en communication pour obtenir de l'information sur le principal problème de santé du patient et formuler un diagnostic, comprendre l'impact du problème sur la vie et le bien-être du patient, discuter des options de traitement, fournir des renseignements pertinents afin d'obtenir un consentement éclairé pour le traitement, et fournir des renseignements que le patient peut utiliser pour gérer son problème de santé. Des études montrent qu'une communication efficace et empathique a un impact positif sur l'établissement de la confiance et d'une relation thérapeutique entre le patient et le fournisseur de soins de santé (Merlino, 2017).

Plusieurs facteurs peuvent avoir un effet néfaste sur la capacité du patient à comprendre ce qui lui est communiqué. Il s'agit notamment de l'anxiété et des niveaux de stress des patients, de l'utilisation du jargon médical par les fournisseurs de soins de santé et des rencontres précipitées entre fournisseurs et patients en raison de contraintes de temps. Une mauvaise communication est reconnue comme l'une des principales causes d'événements indésirables (The Joint Commission, 2015). L'Institut canadien pour la sécurité des patients (ICSP) considère la communication comme l'un des six domaines de la sécurité des patients et soutient qu'elle est « avantageuse pour les patients et les prestataires de soins de santé, [qu'elle] crée la confiance et [qu'elle constitue] une condition préalable à l'obtention du consentement du patient » (ICSP, 2020, p. 16). Il est important de reconnaître que la sécurité des patients ne se limite pas à la prévention ou la réduction des événements indésirables; elle comprend également l'utilisation de pratiques exemplaires pour optimiser les résultats pour les patients (de Moissac et Bowen, 2019). Les problèmes de communication, y compris les barrières linguistiques, peuvent mener à un traitement plus prudent, ce qui entraîne des investigations supplémentaires qui, en fin de compte, augmentent la demande sur le patient et le système (Bowen, 2015).

Les différences linguistiques et culturelles entre le patient et le fournisseur de soins de santé peuvent aggraver les problèmes associés à une communication inefficace et médiocre dans les soins de santé (Al Shamsi et coll., 2020). Les recherches semblent indiquer qu'au Canada anglophone et aux États-Unis, les patients ayant une maîtrise limitée de l'anglais sont plus susceptibles que les patients anglophones de subir des événements indésirables sur le plan de la sécurité, causés par des erreurs de communication (de Moissac et Bowen, 2019). Même si le Canada est une nation bilingue, ces difficultés s'étendent à la population francophone dans la majeure partie du pays. Les barrières linguistiques et culturelles entre les patients et les fournisseurs de soins de santé peuvent entraîner des lacunes dans l'évaluation, le diagnostic, le consentement éclairé et l'enseignement des soins de santé (Bowen, 2015; de Moissac et Bowen, 2019; Terui, 2017).

Bien que la langue représente une difficulté évidente et souvent citée pour la communication interculturelle, il est important de se rappeler que la communication est un concept multidimensionnel qui ne se limite pas à la parole. Les défis de la communication interculturelle peuvent être attribués à plusieurs facteurs, y compris des compréhensions et des attentes différentes de l'interaction, des signaux non verbaux et différents styles de communication. Dans une revue de la littérature sur la communication interculturelle entre médecins et patients, Paternotte et coll. (2015) ont identifié quatre mécanismes ou thèmes entourant les difficultés de communication : les différences linguistiques, les différences dans la perception de la maladie, la composante sociale de la communication (y compris le rôle de la famille et de l'émotion), et les préjugés et suppositions. Les différences dans les modèles et les styles de communication sont souvent attribuées à des différences dans les valeurs culturelles, les perspectives et les modèles sociaux (Barker, 2016).

Différences dans le style de communication

La communication se fait à différents niveaux de conscience. De nombreuses interactions se produisent à de très faibles niveaux de conscience; ce sont des choses que nous faisons automatiquement sans vraiment y penser. Bien que nous modulions nos méthodes de communication en fonction de la situation, les modèles et les préjugés inconscients ont tendance à faire surface, à moins que nous ne fassions intentionnellement l'effort de comprendre et d'agir différemment. La discussion qui suit examine les tendances associées aux dimensions clés de la variabilité culturelle. Il est important de souligner qu'il existe de nombreux facteurs influençant la communication et que des différences individuelles existent au sein de ces modèles. Parmi celles-ci, il y a l'impact de l'emplacement social et des expériences (passées ou présentes) de racisme et de discrimination qui influencent la mesure dans laquelle les individus peuvent soulever des préoccupations, exprimer des désaccords ou s'engager dans toute interaction pouvant potentiellement être considérée comme conflictuelle ou entraîner des représailles.

COMMUNICATION À CONTEXTE ÉLEVÉ ET À CONTEXTE FAIBLE

Dans les années 1950, l'anthropologue et chercheur interculturel Edward Hall a élaboré un modèle théorique de variabilité culturelle – façons dont les cultures diffèrent – basé sur les concepts de traitement de l'information, l'orientation temporelle et les modèles d'interaction utilisés par des cultures particulières. Identifiant ces dimensions comme des « langages silencieux » et leur impact sur la communication, Hall a noté que la culture et la communication étaient inextricablement liées et que le contexte était essentiel pour comprendre la signification de l'information (Hall, 1959; Manraia et coll., 2019). Les modèles de variabilité culturelle les plus souvent mentionnés sont les dimensions du contexte de communication faible à élevé et les valeurs de l'individualisme et du collectivisme (Gudykunst, 2004).

Bien que chaque culture ait ses propres modèles culturels et styles de communication uniques, il existe des « similitudes et des différences systématiques » (Gudykunst, 2004). Sur la base d'observations selon lesquelles des personnes de cultures différentes utilisent différents systèmes de traitement de l'information pour l'information qu'elles reçoivent, Hall a proposé un continuum de styles de communication axés sur les contextes faible et élevé. Les deux styles diffèrent comme suit :

1. **Communication à contexte faible :** l'accent est mis sur le contenu ou le « quoi » du message (Manraia et coll., 2019). L'hypothèse est que les connaissances de l'interlocuteur sont limitées ou sans importance et que le message doit tout inclure. Le message se trouve dans la parole et doit être explicite (Gudykunst, 2004). L'expression caractérisante pourrait être « écoutez mes paroles ».

2. **Communication à contexte élevé :** reflète une reconnaissance des facteurs contextuels qui comprennent les « qui, pourquoi, quand, où, à qui et comment » ainsi que les signaux non verbaux (Manraia et coll., 2019). L'hypothèse est que l'interlocuteur comprend les circonstances pertinentes et dispose donc des renseignements généraux nécessaires pour comprendre les préoccupations et les messages clés. Le message n'est pas tant dans la parole qu'intégré au contexte (Gudykunst, 2004). L'expression caractérisante pourrait être « ce n'est pas ce qui est dit qui est le plus important, mais la façon dont c'est dit, y compris ce qui n'est pas dit. »

Un exemple de communication à contexte élevé est la conversation quotidienne entre partenaires (de vie ou professionnels) qui ont vécu tellement de choses ensemble qu'ils se comprennent sans se dire grand-chose. Les situations d'enseignement-apprentissage, dans lesquelles chaque détail est rendu explicite, fournissent un exemple de communication à contexte faible; les enseignants commencent par définir ce qui sera examiné, puis ils examinent le contenu et, en conclusion, répètent les points clés. Les modèles de communication à contexte élevé et faible sont considérés comme un continuum, différents pays et cultures étant placés sur le continuum en fonction du modèle de communication prédominant dans ce groupe. Par exemple, des pays comme le Canada, les États-Unis, l'Australie, la Nouvelle-Zélande et le Royaume-Uni sont associés à des communications à contexte faible, tandis que les pays d'Asie (Japon, Chine, Inde, Corée), d'Amérique du Sud (Brésil, Argentine) et du Moyen-Orient (Arabie saoudite) sont associés à des cultures à contexte élevé (Gudykunst, 2004). Être conscient de ces modèles et associations peut être utile; cependant, il est important de reconnaître que la mondialisation et l'acculturation signifient que toutes les formes de modèles de communication seront évidentes dans notre société. Les peuples autochtones du Canada sont plus susceptibles d'afficher des modèles de communication à contexte élevé. Le tableau 5.1

TABLEAU 5.1 ■ **Caractéristiques de la communication à contexte élevé et à contexte faible**

Communication à contexte élevé	Communication à contexte faible
■ La majeure partie du message est dans le contexte physique ou intériorisé dans la personne, et moins du message est explicite.	■ La plupart des informations sont rendues explicites dans la langue utilisée.
■ Mettre davantage l'accent sur ce qui n'est pas dit; plus susceptible de « déchiffrer » les interactions	■ L'information est souvent répétée pour insister afin de s'assurer qu'il n'y a pas de malentendu (si elle est pertinente et importante, elle doit être énoncée; si elle n'est pas déclarée, elle n'est pas pertinente).
■ On se fie moins à la communication verbale – l'évidence n'a pas besoin d'être énoncée.	■ La responsabilité de la communication incombe clairement à l'orateur; il vaut mieux trop communiquer et être clair que de laisser les choses non dites.
■ Plus de responsabilité pour celui qui écoute : entendre, interpréter, puis agir	
■ Plus grand besoin de silence; des pauses plus longues (pour refléter, comprendre le contexte et traiter le message)	■ Le silence et les pauses sont souvent mal interprétés et pris comme des signes d'accord ou un manque d'intérêt.

présente les caractéristiques des cultures à contexte élevé et à contexte faible. Les fournisseurs de soins de santé doivent être conscients de ces tendances et adopter une approche intentionnelle de la communication qui met davantage l'accent sur l'écoute et l'attention aux signaux verbaux et non verbaux.

En général, les cultures à contexte élevé ont tendance à se soucier davantage de la qualité émotionnelle globale de l'interaction que du sens de mots et de phrases particuliers. La façon dont quelque chose est dit et ce qui n'est pas dit sont tout aussi importants que ce qui est dit. Les personnes de ce groupe sont plus susceptibles de donner une réponse conciliante et agréable à une question si la réponse factuelle est considérée comme embarrassante ou désagréable. Le sens des expressions d'accord telles que « Oui » peuvent aller de « Je comprends ce que vous dites », sans accord ni engagement à donner suite, à « Je suis d'accord », avec le patient qui suit jusqu'au bout. Cela peut être particulièrement difficile dans les soins de santé, où l'établissement d'objectifs mutuels et un plan de soins négocié sont des éléments importants des services fournis. L'absence subséquente de suivi peut être considérée comme une rupture de contrat et entraîner de la frustration et des étiquettes de non-respect. Les cultures à contexte élevé ont également plus souvent recours aux silences que les cultures à contexte faible. La pause est nécessaire à la création du sens. Il est essentiel que les fournisseurs de soins de santé reconnaissent le rôle précieux que joue le silence dans la communication à contexte élevé en favorisant la réflexion et qu'ils ne perturbent pas le silence par des questions ou des commentaires.

Étant donné que dans les sociétés canadiennes et américaines, la communication à contexte faible est le style de communication prédominant, il s'ensuit que les normes sociales favorisent la communication directe à faible contexte. Il y a une propension à considérer le contexte faible comme l'approche « correcte » ou supérieure et à présumer que la communication à contexte élevé est inefficace ou inférieure. Des expressions courantes telles que « dites ce que vous pensez et pensez ce que vous dites » ou « allez droit au but » sont très appréciées. Cependant, « les messages indirects peuvent être très efficaces dans les cultures collectivistes, parce que les membres de ces cultures savent interpréter les indices contextuels qui leur disent ce que signifient les messages indirects » (Gudykunst, 2004, p. 59). Les difficultés surviennent lorsque les indices contextuels ne sont pas interprétés efficacement en raison d'une méconnaissance du contexte culturel ou de l'incapacité de reconnaître ou d'apprécier le modèle de communication. La clé n'est pas de juger le style de communication, mais de travailler avec le style préféré pour assurer une compréhension claire et précise (Gudykunst, 2004).

Orientation temporelle

L'orientation à contexte élevé et faible est également liée à la vue du temps, qui peut varier du **temps monochronique (temps M)** ou linéaire au **temps polychronique (temps P)** ou circulaire (Hall, 1976, cité dans Manraia et coll., 2019). Le temps M est associé aux cultures à faible contexte et met l'accent sur les horaires, les rendez-vous, la rapidité et l'exécution des choses de manière structurée dans l'optique « une chose à la fois ». Les personnes du temps P (associé à la culture à contexte élevé et aux cultures autochtones) sont plus aptes à faire plusieurs choses à la fois et valorisent plus la participation des autres que les horaires et les rendez-vous (Gudykunst, 2004; Manraia et coll., 2019). Par conséquent, les personnes du temps P peuvent se présenter en retard à des rendez-vous ou changer fréquemment d'horaires, à la grande frustration de leurs collègues ou fournisseurs de soins de santé du temps M, qui peuvent considérer cela comme un manque de respect, d'organisation ou d'intérêt pour participer. Les cultures à contexte élevé sont également associées à une plus grande formalité et peuvent assimiler les titres de politesse formels (p. ex., Dr., M., Mme, Mlle) au respect, tandis que les cultures à faible contexte peuvent considérer la familiarité comme un signe de proximité et d'amitié.

> **La compétence culturelle en action** •
>
> *Titres de politesse privilégiés*
>
> On apprend aux fournisseurs de soins de santé à respecter les souhaits des patients en ce qui concerne les titres de politesse privilégiés.
>
> Rita, une infirmière autorisée, a travaillé dans une unité avec plusieurs patients plus âgés et s'est toujours adressée aux patients en les appelant par leurs titres et leurs noms de famille (par exemple, M. X ou Mme Y). Un patient, Robert Smith, a indiqué qu'il préférait qu'on l'appelle Bob et a fait part de cette préférence directement à Rita. Rita était d'origine sud-asiatique et avait grandi dans une culture où les aînés étaient rarement désignés par leurs prénoms; elle avait donc du mal à utiliser les prénoms de ses patients plus âgés. Cependant, elle a respecté la préférence du patient et accepté d'utiliser son prénom, mais elle a vite repris l'habitude de l'appeler M. Smith.
>
> Après la troisième demande de Bob d'utiliser son prénom, Rita a décidé d'expliquer son problème et lui a parlé de son éducation et de la difficulté qui en découle d'appeler par leur prénom des patients qui lui rappelaient ses aînés. Pour Rita, le titre de politesse était une forme de respect et ne visait pas à mettre une distance dans la relation ni à ignorer la préférence du patient. Une fois que Bob a su ce que signifiait le titre de politesse pour Rita, il lui a dit : « Oh, dans ce cas, appelez-moi M. Smith – ça me plaît bien. »
>
> Ce scénario illustre l'influence de la culture personnelle du fournisseur de soins de santé, le dilemme qu'elle peut créer et l'importance de développer des significations communes.

INDIVIDUALISME ET COLLECTIVISME

Décrits pour la première fois par Harry Triandis dans les années 1980, l'individualisme et le collectivisme constituent une dimension majeure de la variabilité culturelle qui influence de nombreux aspects du comportement, y compris la communication (Gudykunst, 2004). L'**individualisme** est un modèle social dans lequel les individus sont principalement motivés par leurs propres préférences, besoins, droits et désirs et se considèrent largement comme étant indépendants du collectif plus large. Les cultures individualistes mettent davantage l'accent sur les objectifs et les réalisations individuels, et favorisent la réalisation de soi pour leurs membres (Gudykunst, 2004; Manraia et coll., 2019). Dans les cultures individualistes, le langage met en valeur le « je ». Dans le **collectivisme**, les individus se considèrent comme faisant partie d'un ou de plusieurs groupes et sont motivés principalement par les normes du groupe (par rapport aux plaisirs individuels) et par les devoirs et les attentes imposés collectivement (par rapport aux préférences et désirs individuels). Dans les cultures collectivistes, le langage privilégie le « nous », même lorsque la personne peut seulement ne parler que d'elle-même. Le tableau 5.2 met en évidence les caractéristiques contrastées associées à l'individualisme et au collectivisme. L'individualisme est associé aux cultures à faible contexte et les cultures collectivistes sont principalement associées à la communication à contexte élevé.

Il est important de noter que les valeurs individualistes et collectivistes ne sont pas toujours en conflit et que la promotion d'une forme de valeurs n'a pas à se faire au détriment de l'autre. Bien que les individus et les sociétés puissent avoir des tendances individualistes et collectivistes, un seul style a tendance à prédominer. Au Canada et aux États-Unis, l'individualisme prédomine, tandis que de nombreuses cultures asiatiques, sud-américaines et africaines sont collectivistes, où l'accent est mis sur le groupe (Gudykunst, 2004; Manraia et coll., 2019). Les communautés autochtones du Canada reflètent également une orientation collectiviste.

Dans les soins de santé, l'influence de l'individualisme et du collectivisme est évidente dans des domaines tels que la participation de la famille aux soins et à la prise de décisions. Pour les personnes ayant une orientation collectiviste, la famille représente une partie importante des soins de la personne et la prise de décision est un processus plus consultatif et plus long. Les cultures individualistes prendront souvent des décisions en fonction de l'intérêt supérieur du

TABLEAU 5.2 ■ **Caractéristiques associées à l'individualisme et au collectivisme**

L'individualisme met l'accent sur le « je »	Le collectivisme met l'accent sur le « nous »
Souligne	*Souligne*
■ Objectifs, besoins, points de vue de l'individu	■ Objectifs, besoins, points de vue du groupe
■ Préférences, droits et plaisir individuels	■ Croyances communes au sein du groupe
■ Initiatives et résultats individuels	■ Coopération avec les membres du groupe
	■ Harmonie
Récompense l'initiative et les réalisations individuelles	*Récompense* le soutien du groupe et la réalisation collective
Approche universaliste, où les mêmes valeurs s'appliquent à tous	*Approche pluraliste*, où des normes de valeur différentes s'appliquent aux membres du « groupe interne (endogroupe) » et du « groupe externe (exogroupe) »
L'influence des points de vue et des valeurs de groupe sur l'individu est limitée en intensité et en portée (les normes de groupe affectent le comportement individuel dans des circonstances très particulières).	*L'influence* des points de vue et des valeurs de groupe est plus intense et plus étendue (les normes de groupe influent sur le comportement dans de nombreux aspects différents de la vie d'une personne).

patient, tandis que les cultures collectivistes peuvent considérer les besoins des autres membres de la famille ou de la famille en tant qu'unité lors de la prise de décisions importantes. Il n'est pas rare que le décideur soit une figure d'autorité dans la famille immédiate ou élargie. Lorsque les fournisseurs de soins de santé comprennent les processus décisionnels d'une famille et s'assurent que les membres appropriés participent dès le début aux discussions sur les soins, les décisions opportunes et éclairées sont plus probables (voir le chapitre 7 pour en savoir plus sur le travail avec les familles).

Les membres des cultures collectivistes et à contexte élevé sont susceptibles d'adopter un style de communication indirect qui inclut l'hésitation, même lorsque des sentiments positifs sont exprimés, ce qui rend difficile pour les fournisseurs de soins de santé de déterminer dans quelle mesure une chose est désirée ou valorisée. Lorsqu'ils travaillent avec des patients et des familles qui utilisent l'approche de communication indirecte, les fournisseurs de soins de santé peuvent avoir besoin d'établir des liens avec les patients dès le début par l'intermédiaire des membres de la communauté et des amis. Ces patients peuvent être réticents à poser des questions directement et sont plus susceptibles de faire appel à des intermédiaires dans les soins; les questions peuvent ne pas susciter de réponses immédiates.

Le style de communication directe/indirecte devient particulièrement important dans les activités de promotion de la santé impliquant l'éducation des patients, de la famille ou de la communauté. Lorsque le style de communication indirecte prédomine, il est essentiel d'écouter d'abord, puis d'expliquer (voir le chapitre 4 pour la discussion sur le cadre LEARN). Une autre approche consiste à offrir des messages ou des points de vue d'une manière qui invite à la considération et au dialogue, et non sous la forme d'une imposition ou d'une directive. Voici des exemples des deux approches pour encadrer les messages :

■ « Quelqu'un qui a un tel problème pourrait faire ceci » (approche de considération)
■ « Voici ce que vous devez faire » (approche directive)

Les valeurs culturelles influencent la façon dont les conflits sont perçus et traités. Certaines cultures considèrent le conflit comme un facteur positif, tandis que d'autres le considèrent comme quelque chose d'indésirable et à éviter. Les cultures canadienne, américaine et européenne préfèrent souvent traiter les conflits directement, dans le cadre de réunions en personne et directement avec les personnes concernées. En revanche, dans de nombreuses cultures orientales, les conflits ouverts sont perçus comme embarrassants ou humiliants. Le style préféré de gestion des conflits est ancré dans les valeurs culturelles plus larges de l'individualisme, du collectivisme et de la distance de pouvoir, et il exige de garder à l'esprit le concept de face (voir plus loin) pendant la négociation.

La compétence culturelle en action

Inventaire des styles de communication interculturelle

Instructions :

Utilisez le tableau 5.3 (Inventaire des styles de communication interculturelle) pour effectuer cet exercice.

a) Considérez votre propre style de communication au travail (à l'école) et indiquez vos préférences sur les éléments ci-dessous en plaçant un *X* sur chaque ligne. Ensuite, reliez vos X entre eux pour former un profil.

b) Maintenant, pensez à une personne d'une culture différente avec qui vous avez eu une certaine interaction (peut-être un patient ou un collègue). Mettez un X sur chaque ligne représentant le style de l'autre personne. Il est préférable d'utiliser une encre d'une autre couleur pour mettre en évidence la différence. Tracez une ligne pointillée pour relier les X afin de former le profil de l'autre personne. Où votre profil vous aide-t-il ou vous gêne-t-il en tant que communicateur ?

Comparez les profils pour analyser l'interaction de vos deux styles. Y a-t-il des domaines de similitude ou de différence ? Pouvez-vous réfléchir à vos interactions passées et considérer l'impact des différences de style de communication sur votre relation ? Quels changements de style pouvez-vous faire pour réconcilier les différences et communiquer plus efficacement avec cette personne ?

Tiré de Gardenswartz, L., Rowe, A., Digh, P., et coll. (2003). *The global diversity desk reference: Managing an international workforce* (p. 152). John Wiley & Sons Inc./Pfeiffer. Reproduit avec autorisation.

TABLEAU 5.3 ■ **Inventaire des styles de communication interculturelle**

	Verbal	
Franchise : Implicite, indirecte		Explicite, directe
Sujets : Auto-divulgation personnelle et considérable		Impersonnelle, peu d'auto-divulgation
Formalité : Formelle		Informelle
	Non verbal	
Gestes : Expression faciale et physique considérable		Peu d'expression faciale et physique
Contact visuel : Direct, soutenu		Non direct ni soutenu
Proximité : Proche		À distance
Tactile : Beaucoup de contacts physiques		Pas de contact
Rythme : Lent		Rapide
Hauteur/tonalité : Élevée (fort)		Basse (doux)
Silence : Pauses fréquentes, beaucoup de silences		Quelques pauses, peu de silences

Tiré de Gardenswartz, L., Rowe, A., Digh, P., et coll. (2003). *The global diversity desk reference: Managing an international workforce* (p. 152). John Wiley & Sons Inc./Pfeiffer.

Face

Le concept de face peut également être important dans les cultures collectivistes. Le terme **face** fait référence à l'image projetée de soi-même dans une situation relationnelle impliquant deux parties ou plus et est associé à l'honneur ainsi qu'à des émotions connexes telles que le respect, la honte, l'orgueil, la dignité et la culpabilité (Xu et Davidhizar, 2004). Dans les cultures collectivistes, la face concerne non seulement les individus, mais aussi la famille, l'unité de travail et la communauté; dans les cultures individualistes, la face a tendance à se limiter aux individus et à la situation. La notion de face varie en importance d'une culture à l'autre, et ainsi préserver, garder ou sauver la face devient un principe de communication clé. La face est un concept crucial dans de nombreuses cultures asiatiques où sauver, garder et préserver la face est d'une extrême importance et peut même être plus important que les questions de fond dans la situation de conflit (Xu et Davidhizar, 2004). Il est important que les fournisseurs de soins de santé comprennent que les situations conflictuelles peuvent contenir à la fois un problème de conflit et une question de face, car il y a toujours un risque de conflit au sein d'une équipe et avec les étudiants, les patients et les familles.

Évitement de l'incertitude

L'**évitement de l'incertitude** fait référence à une tolérance à l'ambiguïté. Les personnes dans les cultures d'évitement de l'incertitude élevé préfèrent les structures et les règles dans toutes les situations, y compris les interactions. Il y a un plus grand désir de règles formelles et de vérité absolue en ce qui concerne ce qui est juste, et moins de tolérance pour les comportements qui sont en dehors de la norme et donc considérés comme déviants (que ce soit positif ou négatif). L'évitement de l'incertitude n'est pas la même chose que l'évitement des risques – en fait, comme le fait remarquer Gudykunst (2004), les gens peuvent adopter des comportements plus risqués pour réduire l'incertitude (p. ex., « chercher la bagarre » plutôt que « voir comment les choses évoluent ») (p. 61). Cela peut avoir des répercussions importantes dans les milieux de soins de santé caractérisés par l'incertitude et une approche souvent attentiste de l'efficacité du traitement. L'évitement de l'incertitude élevé est également associé à une plus grande expression émotionnelle (qui pourrait être interprétée à tort comme de l'anxiété), à de plus grands écarts entre les générations et à une hésitation à interagir avec des inconnus jusqu'à ce que les attentes quant à la façon dont l'interaction pourrait se dérouler soient plus claires (Gudykunst, 2004).

Distance de pouvoir

La **distance de pouvoir** fait référence à la mesure dans laquelle il y a une acceptation d'une répartition égale du pouvoir dans l'ensemble du groupe, en particulier par les membres puissants du groupe (Gudykunst, 2004; Manraia et coll., 2019). Les personnes ayant une orientation de distance de pouvoir élevée se perçoivent comme étant responsables des actions des autres, telles que les subordonnés ou les personnes plus jeunes au sein du groupe. Une distance de pouvoir élevée est également associée à une plus grande valorisation de l'expertise, de sorte qu'il est important de savoir qui transmet le message (c.-à-d., la source). Cela peut également avoir une incidence sur la mesure dans laquelle une personne ou une famille peut se sentir à l'aise dans la prise de décision partagée, en particulier pour les décisions qui sont perçues comme étant mieux entre les mains d'experts ou de personnes d'autorité. Les distances de pouvoir élevées sont généralement associées aux cultures à contexte élevé.

Masculinité – féminité[2]

La dimension de **masculinité – féminité** est associée au degré de compétitivité et aux rôles définis des genres. Les cultures masculines sont associées à l'affirmation de soi, à la compétitivité et à

---

[2]Les termes sont utilisés comme une caractéristique descriptive, bien que stéréotypée, selon l'œuvre originale. L'intention n'est pas de refléter l'attribution de genre ou l'identité des individus.

l'indépendance et se concentrent sur les gratifications matérielles, tandis que les cultures féminines privilégient le consensus, la coopération, la modestie, l'interdépendance et l'éducation (Gudykunst, 2004; Manraia et coll., 2019). L'implication de cette caractéristique est potentiellement évidente dans les interactions entre les genres au sein d'une famille ou avec des inconnus et peut également influencer la prise de décision. Comme d'autres dimensions, cela existe également sur un continuum.

La compétence culturelle en action

Communication directe et rétroaction

Un domaine de pratique dans lequel les différences dans la communication directe/indirecte et le concept de face sont souvent évidentes est celui de la rétroaction. Dans le développement de la compétence culturelle clinique, la rétroaction est donc un domaine important sur lequel les fournisseurs de soins de santé doivent se concentrer.

L'hypothèse occidentale habituelle est que la meilleure approche pour fournir une rétroaction est immédiate et directe. On pense que la rétroaction verbale est moins intimidante que la rétroaction écrite, car cette dernière est souvent associée à une discipline progressive. Cependant, les personnes, qu'il s'agisse de patients ou qu'elles fassent partie du système de soins de santé, ne perçoivent pas toutes la rétroaction verbale directe de la même manière. Les individus peuvent préférer un courriel ou une note, car cela leur permet de contrôler quand prendre connaissance du message et de réagir en privé. Dans la mesure du possible, il est important de déterminer les moyens de communication préférés ou de donner aux gens des options sur la façon dont ils souhaitent interagir et recevoir une rétroaction.

COMMUNICATION NON VERBALE

Les gens du monde entier utilisent leurs mains, leur tête et leurs yeux pour communiquer de manière expressive. Souvent, on pense que les aspects non verbaux de la communication transmettent des messages plus forts que les messages verbaux, en renforçant ou en contredisant le message verbal. Par exemple, lorsqu'un gestionnaire indique verbalement qu'il a le temps de parler à un membre du personnel et qu'il utilise le geste non verbal de regarder constamment sa montre, il est susceptible d'indiquer au personnel qu'il n'a pas le temps, et la réponse verbale est interprétée comme étant polie, mais fausse. Dans une autre situation, un geste de la main peut suffire comme salutation, sans que les mots soient nécessaires. Les expressions faciales, le contact visuel, les gestes et le toucher sont des méthodes de communication non verbales courantes.

Toucher

Bien que tous les êtres humains aient besoin d'être touchés, les normes et les contextes culturels déterminent ce qui est considéré comme une quantité appropriée de contacts. La quantité d'espace personnel dont nous avons besoin est également fortement influencée par la culture. De nombreuses cultures utilisent le toucher dans le cadre des salutations (par exemple, poignées de main, étreintes et baisers), tandis que d'autres cultures expriment le respect et l'émotion par un contact moins direct. Dans les cultures où la distance personnelle est plus grande, des gestes de salutation non tactiles sont utilisés (p. ex., s'incliner ou saluer avec les mains jointes). De nombreuses cultures désapprouvent les démonstrations publiques d'affection, en particulier entre les sexes.

Le toucher est également utilisé pour transmettre le respect et le pouvoir. Des exemples de différenciations de pouvoir comme message dans le langage corporel sont la tape amicale sur l'épaule, la main qui caresse la tête, le bras autour de l'épaule, et s'incliner pour toucher les pieds. Les règles relatives au sexe et à l'âge peuvent également dicter les circonstances dans lesquelles des gestes « liés au pouvoir » ou des contacts physiques étroits (comme une étreinte ou un baiser) peuvent se produire. Par exemple, certaines cultures interprètent la main qui caresse la tête comme une bénédiction donnée par les aînés aux jeunes (il est donc inapproprié pour les jeunes de le faire aux aînés), tandis que les membres plus jeunes peuvent transmettre le respect en touchant les pieds des aînés.

Le contact physique est une partie importante des soins de santé à des fins de diagnostic et de traitement. Les expériences de toucher varient en fonction du sexe, de l'âge, des parties du corps qui sont touchées et de la façon dont le message du toucher est interprété. Bien que la plupart des patients interprètent le toucher d'un fournisseur de soins de santé comme un geste bienveillant, le toucher physique (y compris une poignée de main ferme) peut également être interprété comme un contrôle ou un exercice du pouvoir. Le toucher peut également jouer un rôle positif pour transmettre la chaleur et le respect et instaurer la confiance (Loriéa et coll., 2017). Comprendre les normes culturelles du fournisseur et du patient en ce qui concerne le toucher aidera non seulement les fournisseurs de soins de santé à assurer le respect et la bienveillance, mais peut également aider à mieux comprendre les relations du patient avec les autres.

La compétence culturelle en action

Culture, communication et interprétations

Le tableau 5.4 énumère certains comportements qui sont fréquemment rencontrés dans divers milieux de soins de santé. Dans la colonne du milieu (A), notez ce que le comportement signifie pour vous. Après avoir réfléchi à votre connaissance d'autres cultures, écrivez ce que le même comportement pourrait signifier pour quelqu'un d'une culture ou d'un milieu différent.

À la fin de cet exercice, discutez de vos réponses avec un collègue ou en petit groupe. Avez-vous eu des interprétations similaires? Avez-vous découvert des interprétations que vous n'aviez pas envisagées auparavant?

Tiré de Diversity level II: Clinical Cultural Competence Education, Workshop I, 2005, présenté par le Centre de toxicomanie et de santé mentale, 23 mars 2004.

TABLEAU 5.4 ■ **Comportements**

Comportement	Colonne A : Ce que cela signifie pour moi	Colonne B : Ce que cela pourrait signifier pour une autre personne
1. Ne pas établir de contact visuel		
2. Dire « oui » ou hocher la tête quand il/elle ne comprend pas		
3. Donner une poignée de main molle		
4. Se tenir très près en parlant		
5. Passer du temps à parler de banalités au lieu d'en venir au motif de la visite		
6. Arriver en retard à un rendez-vous		
7. Amener des membres de la famille à un rendez-vous		
8. S'adresser à vous en tant que Dr/M./Mme/Mlle/ Infirmier/ère plutôt que par votre prénom		
9. Donner des informations inexactes ou vagues		
10. Ne pas prendre de décision sans consulter d'autres membres de la famille qui ne sont pas présents		

Tiré de Diversity level II: Clinical Cultural Competence Education, Workshop I, 2005, présenté par le Centre de toxicomanie et de santé mentale, 23 mars 2004.

DIVULGATION

Il existe des variations culturelles en ce qui concerne la divulgation de renseignements personnels et intimes. D'après notre propre expérience et notre propre pratique, nous avons noté que les conditions préalables à la divulgation comprennent un élément de confiance et l'établissement d'une relation et de valeurs communes. Même lorsqu'il existe une relation sûre, les patients hésitent à discuter de questions spécifiques en raison de l'âge, du sexe ou de l'autorité du fournisseur. Le personnel infirmier de la santé publique et les travailleurs sociaux/peuvent être considérés comme des représentants de l'État, par exemple, et donc considérés suspicion. Les patients dont le statut de résidence est incertain (réfugiés, visiteurs ou sans papiers) hésitent souvent à divulguer des informations, de peur que cela n'affecte leur résidence. De plus, la divulgation peut être limitée dans les situations impliquant des émotions, de l'intimité et des conflits. Fournir des informations sélectives pour garder la face est souvent considéré comme une attente et une norme culturelles; par conséquent, ce n'est pas considéré comme un mensonge par omission ou un fait mensonger. Les patients des cultures aux styles de communication indirects peuvent se sentir mal à l'aise si on leur pose des questions directes ou considérer la pratique impolie et indigne d'une réponse complète.

Dans les rencontres interculturelles, des difficultés surviennent fréquemment en ce qui concerne la divulgation de mauvaises nouvelles aux patients. De nombreuses cultures croient que parler de maladies et de conséquences futures les amènera à réussir, et d'autres estiment qu'il vaut mieux cacher la vérité pour éviter d'affliger davantage le patient. Même si la préférence pour la non-divulgation est un geste bienveillant et protecteur, elle entre en conflit avec les normes de nos pratiques de soins de santé. Il est important de prendre un moment pour réfléchir au langage qui se dégage sur cette question. Dans le domaine des soins de santé, nous avons noté que le discours peut être formulé comme « dire la vérité », « cacher la vérité » ou « collusion familiale », une terminologie qui est clairement chargée de valeurs, potentiellement incendiaire et critique. Il est important que les fournisseurs de soins de santé réfléchissent à leur propre compréhension de la question et envisagent d'utiliser une terminologie plus neutre, comme la « divulgation », dans la mesure du possible.

Rosenberg et coll. (2017) ont exploré la vérité dans toutes les cultures dans le contexte de maladies pédiatriques incurables et ont noté qu'au sein de la profession médicale aux États-Unis (et le Canada n'est pas différent), il existe une forte valeur et une forte attente de divulgation en tant qu'impératif professionnel et moral. Cependant, les auteurs soulignent que cela a évolué au fil du temps. Dans les années 1960, la plupart des médecins croyaient que « la divulgation d'un diagnostic de cancer pouvait être trop pénible et potentiellement néfaste pour les patients, 90 % préférant la non-divulgation » (p. 1115). Cependant, à la fin des années 1970, il y a eu un revirement important, les médecins favorisant la divulgation complète et, dans les années 1980, le concept d'honnêteté était intégré aux codes de conduite professionnels. Les auteurs soulignent qu'il est important de reconnaître que le changement n'était pas dû à un changement de valeurs, mais plutôt à des preuves. La valeur de « l'intérêt supérieur du patient » demeure primordiale; cependant, le changement peut être attribué à des preuves montrant que la plupart des patients « (1) étaient déjà au courant de leur diagnostic grave; (2) imaginaient le pire en l'absence de détails précis; et (3) se sont vu refuser à la fois la possibilité de faire des plans pour l'avenir ainsi qu'un environnement ouvert et honnête pour explorer leurs peurs et leur espoir » (p. 1115). Il est essentiel que les fournisseurs de soins de santé soient informés par de telles données probantes lorsqu'ils négocient avec les familles au sujet de la divulgation.

Zolkefli (2018) explique trois valeurs qui sous-tendent l'éthique de la vérité. Il s'agit notamment (1) de dire la vérité comme preuve de respect pour la prise de décisions éclairées; (2) dire la vérité comme le maintien du devoir et de la confiance; et (3) dire la vérité pour promouvoir l'engagement des patients dans les soins, menant à une meilleure santé physique et psychologique. Cependant, l'auteur soulève la question des obligations des fournisseurs de soins de santé à l'appui de l'autonomie du patient et du « droit de ne pas savoir » (Zolkefli, 2018, p. 137). Bien que la non-divulgation puisse être « contre-productive » pour la prise de décisions éclairées, il y a aussi une question au sujet de l'obligation du fournisseur de soins de santé de ne pas causer de détresse en « imposant la vérité » (Faith, 2018; Rosenberg et coll., 2017; Zolkefli, 2018). Les fournisseurs de soins de santé équilibrent constamment la quantité d'information qui est transmise pour soutenir la prise de décisions éclairées sans accabler les patients et les familles ni causer une surcharge d'information qui peut être paralysante.

En fin de compte, l'approche de la divulgation est une approche où, plutôt que de se fier à des hypothèses, les fournisseurs prennent le temps de comprendre les valeurs et les préférences du patient et de la famille et d'agir d'une manière qui cadre avec leurs obligations professionnelles. La participation active au dialogue avec les familles permettra d'explorer les points de vue des patients, des familles et des fournisseurs, et d'élaborer une approche mutuellement acceptable. Pour de nombreuses personnes, les décisions de vie ou de mort ne sont attribuées qu'à un pouvoir supérieur, et l'interruption du traitement par les fournisseurs de soins de santé, par exemple, n'est pas acceptable.

Communiquer par la langue

La méconnaissance de la langue est peut-être l'obstacle de communication le plus identifié dans une société multiculturelle. Au Canada, quatre groupes de population font face à des obstacles à l'accès aux soins de santé en raison de la langue : les Autochtones, les immigrants, les personnes qui utilisent la langue des signes et les personnes qui parlent l'une des langues officielles du Canada, mais qui vivent dans une région où l'autre langue prédomine (p. ex., les personnes francophones vivant dans un environnement à prédominance anglophone, et vice versa) (Bowen, 2015). Dans les paragraphes suivants, nous examinerons les questions et les stratégies de travail avec les patients qui ont une maîtrise limitée de la langue dominante. Le chapitre 6 met l'accent sur le travail avec les interprètes.

Les questions linguistiques, particulièrement dans le contexte des soins de santé, sont beaucoup plus complexes que la question de savoir si nous pouvons parler une langue particulière ou non. Dans chaque culture, de nombreuses phrases et expressions qui sont communément comprises par les membres du groupe culturel peuvent être ambiguës ou déroutantes pour les autres. Par exemple, les fournisseurs de soins de santé utilisent souvent des expressions comme « vous êtes stable », « vous faites du sur-place » ou « vous êtes sorti du bois », qui peuvent toutes être mal interprétées par les patients. La connaissance de la langue ne garantit pas la compréhension des significations et des comportements correspondants.

QUESTIONS RELATIVES À LA LANGUE SECONDE

Il y a peu de recherches sur l'impact des problèmes de langue seconde dans les soins de santé. Bien que les personnes puissent maîtriser une langue seconde pour les interactions quotidiennes, d'autres défis surviennent dans le contexte des soins de santé en raison du manque potentiel de maîtrise de la terminologie médicale et de la santé, et de la nécessité d'exprimer des sentiments et des concepts nuancés ou plus profonds, souvent dans des conditions stressantes. Les recherches indiquent que les patients plus âgés peuvent revenir à leur langue maternelle dans des conditions de stress ou de troubles cognitifs (Bowen, 2015).

Dans notre pratique, nous avons observé que les périodes de crise ou de stress peuvent souvent compromettre la maîtrise d'une langue seconde. Aux urgences, les fournisseurs de soins de santé sont souvent frustrés par les patients qui sont incapables de communiquer en la langue dominante, même s'ils peuvent transmettre et comprendre des informations de base à d'autres moments. Il est également important de se rappeler qu'une maîtrise limitée d'une langue seconde signifie souvent que les individus ont besoin de plus de temps pour répondre, parce qu'ils doivent d'abord traduire la question en la langue dominante dans leur propre langue, préparer une réponse dans leur propre langue, puis la traduire en la langue dominante. Malheureusement, ces personnes risquent d'être étiquetées comme n'étant pas engagées ou incapables de fournir les renseignements souhaités.

Karuthan et coll. (2020) ont étudié les interactions infirmière-patient avec des infirmières en Malaisie utilisant l'anglais comme langue seconde. Pour s'adapter, les infirmières ont utilisé des stratégies telles que parler plus lentement, bien articuler, répéter des phrases ou des mots, éviter le jargon familier et s'appuyer sur des gestes non verbaux et des fiches aide-mémoire. Les chercheurs ont noté que des mesures d'adaptation étaient nécessaires de la part des infirmières et des patients pour améliorer la clarté de la communication; cependant, ce ne sont pas tous les patients qui étaient disposés à le faire, peut-être en raison de préjugés personnels ou de stéréotypes négatifs. Compte tenu de la diversité de la société canadienne, il est probable que l'anglais soit la langue seconde de nombreux patients, fournisseurs de soins ou les deux. Une évaluation et une attention minutieuses sont nécessaires dans de telles circonstances afin d'assurer une communication efficace pour la sécurité des patients et la qualité des soins.

Considérations culturelles dans les soins

Il ne suffit pas de fournir des instructions

Un jeune couple tamoul a amené aux urgences de l'hôpital son fils de 18 mois qui souffrait de fièvre et d'irritabilité. L'enfant se tirait également l'oreille. Les deux parents avaient une maîtrise limitée du français et les services d'interprétation n'étaient ni demandés ni offerts.

À la suite d'une évaluation, les parents ont été informés que l'enfant avait une infection dans l'oreille droite et ont reçu une ordonnance pour un antibiotique oral qu'ils ont été chargés de donner à l'enfant toutes les six heures. On a demandé à plusieurs reprises aux parents s'ils comprenaient les instructions et chaque fois ils ont systématiquement répondu « oui ». Deux jours plus tard, les parents sont revenus aux urgences dans une plus grande détresse. Ils ont dit qu'ils avaient suivi attentivement les instructions, mais que l'état de l'enfant empirait. L'infirmière au triage a remarqué un écoulement jaunâtre dans l'oreille droite.

Les parents avaient suivi les instructions telles qu'ils les avaient comprises. Ils avaient apporté l'ordonnance dans une pharmacie et avaient reçu un flacon de médicament liquide avec un compte-gouttes pour l'administrer. Bien que le médecin ait insisté sur l'instruction d'administrer 2,5 mL toutes les 6 heures, la voie d'administration n'avait pas été communiquée explicitement. Les parents ont utilisé le compte-gouttes pour administrer les 2,5 mL directement dans l'oreille droite de l'enfant plutôt que par voie orale.

Dans ce scénario, le problème de communication n'était pas ce qui avait été dit, mais plutôt ce qui était supposé et non dit. Les fournisseurs de soins de santé n'ont pas dit explicitement que le médicament devait être pris par voie orale et les parents ont supposé qu'il devait être appliqué sur la zone touchée, comme c'était souvent le cas dans leur pays d'origine.

Influence des médias numériques dans la communication des soins de santé

Les médias sociaux et la technologie numérique changent la façon dont les gens reçoivent et partagent l'information. Le monde est plus connecté, avec un accès accru à l'information et une exposition à différentes cultures par le biais des médias populaires, y compris la télévision et les films. Lifintsev et Wellbrock (2019) ont examiné les opportunités offertes par la numérisation pour faciliter les processus de communication interculturelle. Les résultats indiquent que les compétences en communication interculturelle sont fortement souhaitées par la jeune génération et que la numérisation facilite la communication interculturelle. Les outils numériques peuvent simplifier le processus en évitant la communication directe en face à face; au lieu de cela, la communication en ligne peut être prise en charge par un logiciel de traduction, la « correction automatique » de l'orthographe et même la prise en charge de la grammaire, et peut conduire à un plus grand sentiment de confiance dans de telles interactions. Les interactions numériques ont également leurs limites. L'absence de contact en personne modifie la nature de la relation et peut compromettre la confiance. De plus, même si la communication numérique semble plus soignée, les mots ne sont qu'une composante de la « création de sens », de sorte que les individus peuvent avoir des interprétations différentes de ce qui est dit, et sans les indices non verbaux ou la possibilité interactionnelle de vérifier le sens, la communication plus lisse peut être une mauvaise communication (Lifintsev et Wellbrock, 2019). Néanmoins, un accès accru aux cultures et au soutien linguistique par des moyens numériques est un atout certain pour la communication interculturelle. Les fournisseurs et les organismes de soins de santé utilisent également les médias numériques pour mieux informer de l'existence des services, accroître l'accès grâce aux soins virtuels et soutenir la culture de la santé, souvent dans plusieurs langues.

La communication et la pandémie mondiale

Nous écrivons ce chapitre à un moment sans précédent de l'histoire, alors que le monde connaît une pandémie mondiale d'une ampleur inimaginable. Par conséquent, les personnes, les familles et les collectivités vivent dans l'isolement et ont de plus en plus souvent recours aux soins virtuels dans un environnement caractérisé par l'incertitude, l'anxiété et les tragédies de plus ou moins grande ampleur. L'impact sera plus visible dans les mois et les années à venir; cependant, deux domaines sont mis en évidence ici. Premièrement, les limites des contacts physiques ont entraîné une perte de contact pour de nombreuses personnes, en particulier celles qui vivent seules et qui ont été très limitées dans leurs interactions avec leurs amis et leur famille. Bien que les interactions virtuelles soient devenues la norme, elles sont difficiles pour beaucoup et peuvent accentuer les obstacles déjà existants. Deuxièmement, les exigences de porter un masque dans les interactions peuvent remettre en question la communication verbale; le masque nuit à la clarté de la communication, en particulier pour ceux qui ont des difficultés auditives et des barrières linguistiques. Bien que la pandémie prendra fin, l'utilisation de masques a toujours fait partie des soins de santé; il est donc important que les fournisseurs de soins de santé réfléchissent à l'impact de cette pratique sur la communication, en particulier la communication interculturelle.

La compétence culturelle en action

Les problèmes de sécurité peuvent « masquer » la communication

John, étudiant en soins infirmiers auxiliaires, est ravi de commencer un stage dans un établissement de soins de longue durée. Il est un peu nerveux d'entrer dans un établissement de soins de santé pendant une pandémie mondiale, mais il est également impatient de terminer ses études et de rejoindre le marché du travail. John est un étudiant international au Canada et l'anglais n'est pas sa langue maternelle. Il a parfois du mal à comprendre les autres et à se faire comprendre; cependant, il ne voit pas cela comme un obstacle majeur.

Au cours de sa deuxième semaine de pratique, John s'occupe de M. Wallace, un patient de 75 ans. John entre dans la pièce pour aider M. Wallace à prendre son bain et lui dit que c'est le « jour du bain (bath day) ». John est choqué de la réaction de colère de M. Wallace, qui déclare d'une voix forte, que ce n'est pas son anniversaire (birthday) aujourd'hui, puis se demande si John a bien lu son plan de soins et comprend ses besoins.

- Quels sont les facteurs qui contribuent à la mauvaise communication?
- Quelles suggestions avez-vous pour John?

Stratégies pour une communication interculturelle efficace

L'approche d'une communication interculturelle efficace est une combinaison de sensibilité culturelle, de connaissances et de ressources. Lorsque les fournisseurs de soins de santé accordent de l'importance à la communication et à l'expression de la voix du patient, ils sont plus susceptibles d'utiliser des stratégies supplémentaires pour assurer une communication significative et précise. Il ne suffit pas que les fournisseurs de soins de santé aient l'impression de comprendre le contexte de leurs patients; une communication empathique et efficace exige qu'une telle compréhension soit communiquée aux patients et vérifiée. La compétence culturelle exige que les fournisseurs de soins de santé acquièrent des connaissances individuelles et systémiques pour aborder les complexités et les iniquités associées à la culture et à la différence.

L'ENGAGEMENT

Les conversations efficaces commencent par un accent intentionnel et un engagement à s'assurer que les messages envoyés sont reçus et compris de la manière prévue. Dans une analyse conceptuelle de la communication sensible à la culture, Brooks et coll. (2019) ont identifié les antécédents suivants de la communication culturellement sensible : l'environnement et la culture du pavillon, les structures et les politiques organisationnelles, l'éducation et l'expérience de communication des cliniciens, les caractéristiques socioculturelles des patients, des familles et des fournisseurs de soins de santé, et les caractéristiques personnelles et expériences professionnelles des fournisseurs de soins de santé. Il est donc important de noter que, bien que les obstacles à la communication puissent être attribués au patient, de multiples facteurs au sein du système entraînent des préjugés et des défis; les fournisseurs de soins de santé doivent assumer la responsabilité individuelle et collective de relever ces défis afin d'assurer la prestation de soins de qualité.

L'engagement à l'égard de communications efficaces exige également que les fournisseurs de soins de santé comprennent les enjeux du point de vue des patients et des familles. La documentation révèle que les fournisseurs de soins de santé surestiment souvent leurs compétences et leur capacité de communication adaptée à la culture. Dans une revue de la littérature sur la communication adaptée à la culture, Minnican et O'Toole (2020) notent que même s'ils ont signalé un manque de confiance dans la communication adaptée à la culture et adopté une approche générique universelle, les fournisseurs de soins de santé ont toujours estimé qu'ils avaient réalisé des soins adaptés à la culture; toutefois, les perceptions des utilisateurs de services étaient différentes et décrivaient la communication comme condescendante, utilisant un jargon excessif et manquant de sensibilité culturelle. Il est important que les fournisseurs de soins de santé remettent en question leur propre ethnocentrisme, sollicitent des commentaires et comprennent les besoins de communication du point de vue du patient et de la famille. Les principales caractéristiques des fournisseurs de soins de santé pour une communication adaptée à la culture comprennent la réflexivité, la flexibilité, la conscience de soi et de l'autre, l'honnêteté et la transparence, la fiabilité et la volonté d'apprendre (Minnican et O'Toole, 2020).

La compétence culturelle en action

Demande de renseignements ou hypothèse

Janice a travaillé dans une clinique pédiatrique externe qui desservait de nombreuses familles de nouveaux immigrants et des personnes au statut socio-économique inférieur. Au fil du temps, Janice a appris à développer des partenariats authentiques avec les parents et a toujours essayé de voir l'expérience de la maladie à travers les yeux des parents. L'équipe travaillait avec une famille de nouveaux immigrants dont l'enfant devait suivre un programme strict et prendre des médicaments trois fois par jour (petit

Suite

déjeuner, déjeuner et dîner). Cependant, malgré des tentatives répétées d'explications avec les parents, la routine n'était pas suivie (la dose du soir était souvent manquée ou retardée, ce qui affectait l'horaire du lendemain) et la santé de l'enfant était compromise. Le médecin était très frustré et a suggéré à Janice de faire appel à la Société d'aide à l'enfance (SAE) pour qu'elle intervienne. Cependant, Janice a plaidé au nom de la famille et convaincu l'équipe d'avoir une réunion de famille où elle a pris les devants, en commençant par reconnaître d'abord la préoccupation de la famille pour l'enfant, puis en posant ensuite une question visant à obtenir des renseignements.

Janice a commencé par : « Pouvez-vous me dire à quoi ressemble votre routine quotidienne? » Grâce à la réponse de la famille, l'équipe a appris que la famille attendait toujours que le père rentre chez lui le soir avant de dîner. Cela était variable et se produisait souvent vers 20 ou 21 heures, parfois plus tard. La mère avait compris que le médicament devait être pris au dîner, mais pour la famille, ce n'était pas une heure fixe. Le médecin s'est rendu compte que le problème n'était pas une question de négligence ou d'indifférence, mais plutôt l'hypothèse que les enfants dînaient vers 18 heures.

- Comment ce malentendu aurait-il pu être évité?
- Quels facteurs ont pu entrer en jeu dans la suggestion de faire appel à la SAE?
- Comment les actions de Janice démontrent-elles la compétence culturelle?

CONSCIENCE DE SOI

La prise de conscience des forces et des limites de son propre style de communication préféré est une autre étape essentielle dans le développement d'une communication adaptée à la culture. L'observation des interactions entre les patients et les familles et avec l'équipe de soins de santé permettra aux fournisseurs de soins de santé de comprendre les modèles de communication entre le patient et la famille et de saisir les indices concernant les normes de communication. Il est important de se rappeler que la communication entre les cultures est influencée par la façon dont les messages sont formulés et transmis, ainsi que par la relation entre le fournisseur de soins de santé et le patient (Baker et coll., 2017). Habadi et coll. (2019) identifient trois objectifs dans une communication efficace entre le fournisseur de soins de santé et le patient : une bonne relation interpersonnelle, l'échange d'information et l'engagement des patients dans la prise de décision. Il est donc important de s'occuper de la relation ainsi que des informations qui doivent être recherchées ou transmises. En reconnaissant et en utilisant leurs privilèges et leur expertise, les fournisseurs peuvent créer un espace sûr et inclusif pour que les patients et les familles puissent exprimer leurs questions et leurs préoccupations qui mènent à une prise de décision éclairée.

Le tableau 5.5 énumère certaines stratégies de communication adaptées à la culture. Traiter tous les points de vue et tous les styles de communication avec respect, indépendamment de ce que l'on en pense, est fondamental. D'autres stratégies clés comprennent la bidirectionnalité, l'utilisation de réponses curieuses, la reconnaissance et l'équilibrage (dans la mesure du possible) de la dynamique du pouvoir, et la vérification de la compréhension.

BIDIRECTIONNALITÉ ET ÉCOUTE ACTIVE

La bidirectionnalité signifie que l'information circule dans les deux sens, du fournisseur au patient et à la famille, et vice versa. Les conversations bidirectionnelles exigent que les fournisseurs de soins de santé développent davantage leurs capacités d'écoute et utilisent leur esprit ainsi que leur cœur pour comprendre non seulement ce qui est dit, mais aussi ce que cela signifie pour les patients, et ce que cela reflète sur les points de vue des patients sur qui ils sont ou ce qu'ils sont. Tous ces points de vue et significations doivent être entendus, reconnus et pris en compte, le cas échéant.

TABLEAU 5.5 ■ Stratégies pour des conversations interculturelles efficaces

- Comprendre vos valeurs et votre style de communication et acquérir de l'aisance avec d'autres méthodes de communication.
- Observer et adopter, s'il y a lieu, le style de communication général du patient; être attentif aux signaux verbaux et non verbaux.
- Utiliser des questions ouvertes et des réponses curieuses.
- Utiliser votre privilège et votre autorité pour soulever des questions qui peuvent être difficiles à soulever pour les patients.
- Equilibrer ou reconnaître le « pouvoir » dans la relation en reconnaissant l'expertise patient-famille.
- Gagner la confiance en répondant directement aux questions, en fournissant des explications ainsi que des informations sur la coordination des soins et la navigation dans le système, en anticipant les difficultés et en suggérant des options.
- Reconnaître les points de vue et les difficultés, et discuter des solutions de rechange.
- Gérer les attentes et s'assurer que la relation de travail repose sur la confiance et une relation de partenariat.

La bidirectionnalité est améliorée par l'utilisation de réponses curieuses et de questions ouvertes. Les **réponses curieuses** sont des réponses qui cherchent à en savoir plus sur les points de vue du patient et invitent à approfondir la conversation. Souvent, ce que nous demandons et la façon dont nous posons une question peuvent prématurément mettre fin aux conversations. Les patients peuvent ne pas continuer à parler s'ils perçoivent que leur histoire n'est pas entendue ou comprise, ou s'ils ont peur que leurs points de vue soient jugés, banalisés ou ignorés.

L'écoute est une compétence puissante qui est souvent sous-utilisée. Rivers (2015) déclare qu'« écouter les autres aide les autres à écouter ». Les patients sont plus à même d'écouter les fournisseurs de soins de santé une fois qu'ils ont fait part de leurs préoccupations. L'**écoute active** peut être décrite comme une écoute attentive et intentionnelle pour entendre les messages verbaux et non verbaux de manière engagée. L'écoute active est associée à l'empathie et favorise la conscience de soi (Haley et coll., 2017). Le tableau 5.6 fournit quelques conseils pour l'écoute active.

TABLEAU 5.6 ■ Conseils pour l'écoute active

- Concentrez-vous toujours sur l'interlocuteur, ne vous laissez pas distraire et ne vous écartez pas de votre sujet. N'oubliez pas qu'« écouter les autres aide les autres à écouter ».
- Écoutez le message (pas ce que vous voulez ou escomptez entendre), dans l'intention de comprendre.
- Soyez conscient du biais de jugement – prêtez attention au langage corporel de votre interlocuteur ainsi qu'au vôtre.
- Reconnaissez ce que vous entendez en le résumant dans vos propres mots. Reconnaître n'est pas la même chose qu'un accord ou une approbation, et c'est particulièrement important s'il y a des différences de points de vue.
- Posez des questions de clarification pour assurer une compréhension précise. Si vous n'êtes pas sûr du sentiment exprimé, essayez de le deviner et invitez votre interlocuteur à vous corriger (par exemple, « On dirait que vous êtes en colère/frustré/triste…; est-ce que je comprends bien?) ».
- Ne commencez pas à formuler une réponse avant d'avoir entendu, compris et vérifié le message.

Tiré de Rivers, D. (2015). *Cooperative communication skills for success at home and at work*. https://newconversations.net/sevenchallenges.pdf; Tennant, K., Long, A., et Toney-Butler, T. J. (2020). Active listening. Dans *StatPearls* [Internet]. StatPearls Publishing.

GÉRER LE POUVOIR ET LES PRIVILÈGES

La reconnaissance des différences de pouvoir entre le patient et le fournisseur de soins de santé est importante. Les stratégies visant à équilibrer le pouvoir comprennent l'attention portée au contexte physique et interpersonnel. Il est important d'évaluer la protection de la vie privée afin de promouvoir le confort et la sécurité. Lorsqu'ils communiquent avec des enfants, de nombreux adultes se penchent automatiquement pour être au même niveau que l'enfant ou utilisent un langage adapté à l'âge; avec les adultes, il vaut mieux s'asseoir avec la personne que de se tenir au-dessus d'elle (Golda et coll., 2018).

Équilibrer le pouvoir peut également signifier utiliser le privilège et l'autorité pour soulever des questions qui sont difficiles à aborder pour un patient. Par exemple, lorsque le patient a divulgué un aspect d'une identité culturelle, le fournisseur de soins de santé peut poursuivre par des énoncés du genre : « Vous avez indiqué être bouddhiste. Pouvez-vous me dire ce que je dois savoir sur la religion et comment elle pourrait influencer vos soins? » ou « Beaucoup de mes patients utilisent des plantes médicinales ou d'autres remèdes. Y a-t-il quelque chose que vous utilisez ou souhaitez utiliser qui pourrait être utile? » La clé n'est pas de stéréotyper ou d'imposer des caractéristiques particulières à une identité donnée, mais plutôt d'utiliser la connaissance des modèles afin d'évaluer l'applicabilité et la pertinence pour chaque personne. Ces énoncés sont interrogateurs, mais reflètent également une indication d'intérêt et d'acceptation et l'utilisation du pouvoir du fournisseur pour légitimer les questions. Éviter le jargon médical, reconnaître l'expertise patient-famille et inviter à collaborer constituent des stratégies utiles pour équilibrer le pouvoir dans la relation patient-fournisseur et favoriser l'engagement. Des énoncés tels que « Je possède une expertise de diététiste, mais vous et votre famille saurez ce qui fonctionne le mieux pour vous; il est important pour moi de comprendre que… » peuvent être utilisés pour promouvoir l'engagement et la prise de décisions éclairées. Enfin, il est important que les fournisseurs de soins de santé soient honnêtes et reconnaissent leurs propres limites ou difficultés. Par exemple, lorsqu'ils sont confrontés à plusieurs membres de la famille qui posent des questions, plutôt que d'être frustrés ou condescendants, les fournisseurs de soins de santé peuvent reconnaître la difficulté et suggérer des solutions de rechange. Des énoncés tels que « Je reconnais que vous êtes une famille proche et que tout le monde est engagé; cependant, il m'est difficile de communiquer régulièrement avec plusieurs personnes. Est-il possible de… » peuvent être utiles.

Considérations culturelles dans les soins

Les relations et la confiance sont importantes

Jasmine, travailleuse sociale, a travaillé dans une clinique pédiatrique des maladies métaboliques et s'est engagée avec les familles sur une variété de questions, y compris le renforcement des compétences chez les enfants et les jeunes pour l'autogestion, afin de faciliter une transition en douceur des services pour enfants aux services pour adultes. Deux ans après avoir quitté ce poste, elle a rencontré une famille dont elle s'était occupée dans un autre hôpital situé à 200 km de là. Elle était heureuse de les voir et leur a demandé comment ils allaient, se demandant ce qui les avait amenés aussi loin de chez eux. Elle a été stupéfaite d'apprendre que peu de temps après avoir quitté son poste, la famille avait également cessé d'aller dans cet hôpital pour chercher des soins dans un autre hôpital. Pour s'y rendre, ils devaient conduire pendant plus de deux heures, souvent dans des conditions météorologiques épouvantables. La famille, un jeune couple autochtone, a fait face à de multiples défis dans la grande ville en essayant de prendre soin d'un enfant atteint d'une maladie chronique et de s'établir en tant qu'adultes qui travaillent. Jasmine les avait trouvés très attentionnés et travailleurs. Ils ont également reçu le soutien d'un organisme communautaire autochtone pour des services tels que le transport et le soutien culturel. Elle était heureuse de voir qu'ils allaient bien, mais ne comprenait pas ce qui avait poussé la famille à chercher des soins si loin de chez elle. Qu'était-il arrivé à la relation que la famille avait avec l'équipe de soins de santé de l'hôpital d'origine?

Jasmine s'est souvenue que dans un cours sur la sécurité culturelle, elle avait appris la grande importance que les peuples autochtones accordent aux relations et à la confiance, en particulier compte tenu des injustices et des iniquités historiques qu'ils ont vécues. Elle pensait avoir été attentive en transmettant le relais à son successeur, mais la famille n'avait pas développé une relation de confiance avec la nouvelle personne. Bien qu'ils aient continué de recevoir un excellent soutien de l'organisme communautaire autochtone, la dépendance excessive de l'équipe de l'hôpital à l'égard de l'organisme a peut-être mené à l'échec de la relation avec la famille. De ce fait, le fardeau de la maladie a été amplifié pour cette famille, en particulier sur le fait d'avoir à conduire deux heures dans chaque sens pour se rendre dans un autre hôpital pour leurs rendez-vous suivis.

TRAVAILLER AVEC DES PATIENTS QUI ONT UNE MAÎTRISE LIMITÉE DES LANGUES OFFICIELLES

Lorsque vous travaillez avec des patients qui ont une maîtrise limitée des langues officielles, il est important d'évaluer et de rechercher des ressources telles que des services d'interprétation. D'autres stratégies comprennent de parler lentement (pas fort), en utilisant des phrases courtes et simples, en évitant d'utiliser du jargon et des idiomes, en répétant l'information, et en recherchant la compréhension par le patient et les interprétations de l'information présentée. Le tableau 5.7 présente certaines stratégies de communication avec les patients qui ont une maîtrise limitée des langues officielles en l'absence d'interprétation linguistique. Il est recommandé d'engager des interprètes pour les interactions dans lesquelles l'information susceptible d'influencer l'évaluation et le diagnostic est transmise par le patient, ou lorsque les membres de l'équipe de soins de santé doivent transmettre des informations médicales importantes ou fournir un enseignement.

TABLEAU 5.7 ■ La compétence culturelle en action : stratégies pour améliorer la communication directe avec les patients ayant une maîtrise limitée des langues officielles

1. *Parlez lentement, pas fort.* Une voix forte implique la colère et dans la plupart des cultures, le fournisseur de soins de santé occupe une position élevée de respect et d'autorité. Lorsque les patients sentent que la « figure d'autorité » est en colère, ils ont tendance à devenir anxieux ou à se sentir intimidés et commencent à répondre aux questions de la manière qui, selon eux, plaira à cette personne plutôt que de donner une image juste de la plainte. Parler lentement ne signifie pas articuler les mots à l'excès, car c'est souvent plus déroutant qu'utile.

2. *Faites face à la personne et utilisez une communication non verbale* telle que des gestes, des images et des expressions faciales. De même, surveillez attentivement le visage, les yeux et les autres communications non verbales du patient. Lorsque celles-ci ne correspondent pas aux paroles du patient, renseignez-vous davantage. Ne supposez pas que la communication non verbale utilisée dans votre culture est la même que celle de la culture du patient.

3. *Évitez les mots difficiles et peu courants* ainsi que les expressions idiomatiques. Les **idiomes** sont des phrases ou des expressions qui sont basées sur la culture plutôt que sur la somme des significations de chaque mot. Le français canadien foisonne d'idiomes tels que « être vite sur ses patins » que veut dire capable de s'adapter rapidement.

4. *Soyez conscient des mots souvent mal compris*, tels que « anxiété », « dépression », « vertiges » et des mots qui décrivent des sensations (par exemple, « avoir des fourmis »).

5. *Ne compliquez pas la communication* avec des mots ou des informations inutiles. Dans cette situation, moins vous en dites, mieux c'est. Dites les choses simplement.

6. *Organisez ce que vous dites pour rester accessible.* Utilisez des phrases courtes et simples, en commençant par le sujet et en le faisant suivre du plus près possible par le verbe et un complément d'objet simple. Une bonne règle de base est que les gens ont tendance à se souvenir de l'information dans une courbe de cloche inversée : on se souvient mieux de ce qui est dit au début et à la fin, tandis que l'information du milieu est manquée ou rapidement oubliée.

Suite

TABLEAU 5.7 ■ La compétence culturelle en action : stratégies pour améliorer la communication directe avec les patients ayant une maîtrise limitée des langues officielles — *suite*

7. *Répétez quand vous n'avez pas été compris.* Si vous avez dit quelque chose le plus simplement possible, essayez d'abord de répéter la même phrase; changer les mots peut être déroutant pour le patient.

8. *Reformulez et résumez souvent.* Résumez ce que vous comprenez de ce que vous dit la personne et vérifiez auprès du patient si vous avez bien compris. Lorsque vous donnez de l'information, posez des questions et essayez de dire la même chose ou de poser la même question d'au moins deux ou trois façons différentes.

9. *Ne posez pas de questions auxquelles on peut répondre par « oui » ou par « non ».* La réponse de la personne vous dira uniquement si la question a été entendue ou non, pas si elle a été comprise. Si vous formulez des questions d'une manière qui exige que la personne réponde par des informations (quoi, où, quand, pourquoi et comment), elle ne peut répondre raisonnablement que si elle a compris la question. Utilisez des expressions telles que « parlez-moi de ».

10. *Accueillez le client dans sa propre langue* pour établir un contact.

Tiré de Breen, L. (1999). What should I do if my patient does not speak English? *Journal of the American Medical Association, 282*(9), p. 819; McPhee, S. (2002). Caring for a 70-year-old Vietnamese woman. *Journal of the American Medical Association, 287*(4), p. 495–503; Putsch, R. W. (1985). Cross-cultural communication. The special case of interpreters in health care. *Journal of the American Medical Association, 254*(23), p. 3344–3348.

Il est de plus en plus évident que les barrières linguistiques, lorsqu'elles ne sont pas réglées par l'engagement d'interprètes, peuvent poser un risque pour la sécurité des patients lorsque des renseignements médicaux doivent être transmis au patient, y compris par l'enseignement et le counseling. Le chapitre 6 expose plus en détail ces risques et les avantages de travailler avec des interprètes.

Résumé

Une communication efficace est essentielle à la qualité des soins. Le présent chapitre traite des questions de communication dans les soins de santé en général et plus particulièrement en ce qui concerne les différences linguistiques et culturelles. Dans l'environnement des soins de santé, la communication peut être compromise par la détresse physique et émotionnelle du patient ainsi que par le jargon professionnel et les contraintes de temps des fournisseurs de soins de santé. Les différences de communication peuvent mener à une communication inefficace, ce qui contribue ensuite à un diagnostic erroné, à un enseignement inadéquat de la santé, à l'incapacité d'obtenir un consentement éclairé, à une relation compromise entre le fournisseur de soins de santé et le patient, à l'insatisfaction à l'égard des soins et à des événements indésirables liés à la sécurité.

La communication interculturelle se caractérise non seulement par des différences dans les styles de communication (verbaux et non verbaux), mais aussi par des différences fondamentales dans les valeurs et l'approche qui influencent la façon dont la communication se produit, le type de communication qui se produit et avec qui. Les principaux éléments de la communication interculturelle comprennent une compréhension du rôle du contexte et du pouvoir, ainsi que des valeurs liées à l'individualisme ou au collectivisme et à la divulgation.

Les obstacles liés la maîtrise limitée des langues officielles peuvent être éliminés par les fournisseurs de soins de santé en étant intentionnels et en utilisant des stratégies délibérées. Les caractéristiques des conversations interculturelles efficaces demeurent les mêmes dans toutes les cultures et comprennent l'accent mis sur le respect, l'écoute, l'empathie, les réponses curieuses et, plus important encore, la reconnaissance qu'une communication efficace est essentielle à la qualité, à la sécurité, à l'équité et aux soins centrés sur le patient. Les fournisseurs de soins de santé doivent également reconnaître l'importance de valoriser les points de vue de leurs patients.

Questions à des fins d'examen et de discussion

1. « La communication ne se limite pas à un échange verbal. » Réfléchissez à cet énoncé et identifiez les facteurs non verbaux qui influencent la communication.
2. Considérez le scénario présenté dans l'encadré « Considérations culturelles dans les soins : Il ne suffit pas de fournir des instructions ». Décrivez trois stratégies qui auraient pu être utilisées par les fournisseurs de soins de santé pour s'assurer que les instructions de soins données aux parents étaient comprises et qu'il n'y avait pas de malentendu.
3. Identifiez deux différences entre les styles de communication à contexte élevé et à contexte faible et identifiez des stratégies pour travailler avec chacun d'eux.
4. Décrivez brièvement trois obstacles à une communication efficace.
5. Énumérez deux façons dont la communication numérique peut améliorer la qualité des soins.

Activité expérientielle ou de réflexion de groupe

1. En petits groupes, discutez des stratégies pour communiquer plus efficacement avec les patients dans des situations interculturelles. Comment vous engagerez-vous à améliorer la communication avec les patients et les familles dans des situations interculturelles ? À l'aide du tableau 5.7 « La compétence culturelle en action : stratégies pour améliorer la communication directe avec les patients ayant une maîtrise limitée des langues officielles » comme référence, discutez des compétences pratiques pour améliorer la communication avec les patients qui ont une maîtrise limitée des langues officielles.
2. En petits groupes, discutez des comportements et des gestes que vous avez rencontrés dans des situations interculturelles. Avec le recul, y a-t-il des situations que vous avez peut-être mal comprises à cause des gestes utilisés dans la communication ? Y a-t-il des gestes et des comportements que vous utilisez qui pourraient être mal compris par les autres ?

Références

Al Shamsi, H., Almutairi, A. G., Al Mashrafi, S., et coll. (2020). Implications of language barriers for healthcare: A systematic review. *Oman Medical Journal, 35*(2), e122. https://doi.org/10.5001/omj.2020.40.

Baker, S. C., Watson, B. M., et Gallois, C. (2017). Exploring intercultural communication problems in health care with a communication accommodation competence approach. Dans Chen, L. (éditeure), *Intercultural communication*. De Gruyter Mouton. http://doi.org/10.1515/9781501500060-022.

Barker, G. (2016). Cross-cultural perspectives on intercultural communication competence. *Journal of Intercultural Communication Research, 45*(1), 13–30. https://doi.org/10.1080/17475759.2015.1104376.

Bowen, S. (2015). *The impact of language barriers on patient safety and quality of care. Final report prepared for the Société Santé en français* (p. 1–46). http://www.santefrancais.ca/wp-content/uploads/2018/11/SSF-Bowen-S.-Language-Barriers-Study-1.pdf.

Breen, L. (1999). What should I do if my patient does not speak English? *Journal of the American Medical Association, 282*(9), 819.

Brooks, L. A., Manias, E., et Bloomer, M. J. (2019). Culturally sensitive communication in health care: A concept analysis. *Collegian, 26*, 383–391.

Centre de toxicomanie et de santé mentale / Centre for Addiction and Mental Health. (2005). Diversity level II: Clinical cultural competence education, Workshop I. Toronto, presented March 23, 2004.

Chichirez, C. M., et Purcărea, V. L. (2018). Interpersonal communication in healthcare. *Journal of Medicine and Life, 11*(2), 119–122.

Cox, A., et Li, S. (2020). The medical consultation through the lenses of language and social interaction theory. *Advances in Health Sciences Education, 25*, 241–257. https://doi.org/10.1007/s10459-018-09873-2.

de Moissac, D., et Bowen, S. (2019). Impact of language barriers on quality of care and patient safety for official language minority francophones in Canada. *Journal of Patient Experience, 6*(1), 24–32. https://doi.org/10.1177/2374373518769008.

Faith, K. (2018). Truth telling. *Rehab and Community Care Medicine, 27*(1), 20. https://www.rehabmagazine.ca/ethics/truth-telling/.

Golda, N., Beeson, S., Kohli, N., et coll. (2018). Recommendations for improving the patient experience in specialty encounters. *Journal of the American Academy of Dermatology, 78*(4), 653–659.

Gudykunst, W. B. (2004). Understanding cultural differences. Dans Gudykunst, W. B. (éditeur), *Bridging differences: Effective intergroup communication* (p. 41–73). Sage.

Habadi, M. I., Mahanash, F. A., Alkhudidi, A. J., et coll. (2019). Patient-physician communication: Challenges and skills. *EC Microbiology, 15*(12), 1–10.

Haley, B., Heob, S., Wright, P., et coll. (2017). Relationships among active listening, self-awareness, empathy, and patient-centered care in associate and baccalaureate degree nursing students. *NursingPlus Open, 3*, 11–16.

Hall, E. (1959). *The silent language.* Doubleday.

Hall, E. (1976). *Beyond cultures.* Anchor Press.

Institut canadien pour la sécurité des patients (ICSP). (2020). Les compétences liées à la sécurité des patients (2e éd.). https://www.healthcareexcellence.ca/media/3oydkq2w/cpsi-safetycompetencies_fr_digital-final-ua.pdf.

Institute of Medicine Committee on Quality of Health Care in America. (2001). *Crossing the chasm: A new health system for the 21st century.* National Academies Press. https://pubmed.ncbi.nlm.nih.gov/25057539/.

The Joint Commission. (2015). Human factors analysis in patient safety systems. *The Source, 13*(4). https://www.jointcommission.org/-/media/deprecated-unorganized/imported-assets/tjc/system-folders/assetmanager/humanfactorsthe_sourcepdf.

Karuthan, A., Kaur, S., Krishnan, K., et coll. (2020). Communication accommodation: Do nurses and patients speak the same language? *ASM Science Journal, 13*(5), 175–182. https://www.akademisains.gov.my/asmsj/article/communication-accommodation-do-nurses-and-patients-speak-the-same-language/.

Ladha, T., Zubairi, M., Hunter, A., et coll. (2018). Cross-cultural communication: Tools for working with families and children. *Paediatrics & Child Health, 23*(1), 66–69.

Lifintsev, D., et Wellbrock, W. (2019). Cross-cultural communication in the digital age. *Estudos em Comunicação, 28*(1), 93–104. https://doi.org/10.25768/fal.ec.n28.a05.

Loriéa, A., Reineroa, D. A., Phillips, M., et coll. (2017). Culture and nonverbal expressions of empathy in clinical settings: A systematic review. *Patient Education and Counseling, 100*, 411–424.

Manraia, L. A., Manraia, A. K., Lascub, D., et coll. (2019). Determinants and effects of cultural context: A review, conceptual model, and propositions. *Journal of Global Marketing, 32*(2), 67–82.

McPhee, S. (2002). Caring for a 70-year-old Vietnamese woman. *Journal of the American Medical Association, 287*(4), 495–503.

Merlino, J. (2017). Communication: A critical competency. *Patient Safety & Quality Health Care.* https://www.psqh.com/analysis/communication-critical-healthcare-competency/.

Minnican, C., et O'Toole, G. (2020). Exploring the incidence of culturally responsive communication in Australian healthcare: The first rapid review on this concept. *BMC Health Services Research, 20*, 20. https://doi.org/10.1186/s12913-019-4859-6.

Paternotte, E., van Dulme, S., et van der Lee, N. (2015). Factors influencing intercultural doctor–patient communication: A realist review. *Patient Education and Counseling, 98*, 420–445.

Putsch, R. (1985). Cross cultural communication: The special case of interpreters in health care. *JAMA, 254*(23), 3344–3348.

Ratna, H. (2019). The importance of effective communication in healthcare practices. *Harvard Public Health Review, 23*, 1–6. https://www.jstor.org/stable/48546767.

Rivers, D. (2015). *Cooperative communication skills for success at home and at work.* https://newconversations.net/sevenchallenges.pdf.

Rosenberg, A. R., Starks, H. S., Unguru, Y., et coll. (2017). Truth telling in the setting of cultural differences and incurable pediatric illness. *AMA Pediatrics, 171*(11), 1113–1119. https://doi.org/10.1001/jamapediatrics.2017.2568.

Ruben, B. D. (2016). Communication theory and health communication practice: The more things change, the more they stay the same. *Health Communication, 31*, 1–11.

SickKids Centre for Innovation et Excellence in Child and Family-Centred Care. (2021). Our care philosophy. https://www.sickkids.ca/en/patients-visitors/care-philosophy/.

Tennant, K., Long, A., et Toney-Butler, T. J. (2020). Active listening. Dans *StatPearls* [Internet]. StatPearls Publishing. https://www.ncbi.nlm.nih.gov/books/NBK442015/.

Terui, S. (2017). Conceptualizing the pathways and processes between language barriers and health disparities: Review, synthesis, and extension. *Journal of Immigrant and Minority Health, 19*, 215–224. https://doi.org/10.1007/s10903-015-0322-x.

Xu, Y., et Davidhizar, R. (2004). Conflict management styles of Asian and Asian American nurses: Implications for nurse managers. *The Health Care Manager, 23*(1), 46–53.

Zolkefli, Y. (2018). The ethics of truth-telling in health-care settings. *Malaysian Journal of Medical Science, 25*(3), 135–139. https://doi.org/10.21315/mjms2018.25.3.14.

CHAPITRE 6

Travailler avec des interprètes dans des milieux de soins de santé

Karen Sappleton, Karima Karmali, Rani H. Srivastava

OBJECTIFS D'APPRENTISSAGE

À la fin de ce chapitre, l'apprenant sera en mesure de :

- Reconnaître les services d'interprétation et de traduction comme faisant partie intégrante de l'équité dans des services de soins de santé de qualité
- Distinguer l'interprétation linguistique, la traduction et l'interprétation culturelle
- Expliquer la valeur des interprètes médicaux formés pour les milieux de soins de santé
- Décrire les situations dans lesquelles des personnes non formées peuvent convenir pour la prestation de soins de santé
- Décrire les techniques requises pour travailler efficacement avec des interprètes professionnels ou une personne bilingue parlant une langue moins répandue (langues rares)
- Discuter des erreurs d'interprétation courantes et des stratégies appropriées pour les surmonter

TERMES CLÉS

Biculturel	Interprétation à distance	Interprète médical
Bilingue	Interprétation consécutive	Interprètes improvisés
Communication triadique	Interprétation culturelle	Séance préalable
Concordance linguistique	Interprétation linguistique	Traduction
Contre-traduction	Interprétation simultanée	Traduction à vue
Interprétation	Interprétation simultanée chuchotée	

Travailler avec des interprètes dans le domaine des soins de santé nécessite une connaissance des enjeux et des normes en matière d'interprétation, ainsi que l'engagement de l'organisation à fournir un soutien linguistique pour s'assurer que tous les patients et toutes les familles ayant une maîtrise limitée des langues officielles[1] reçoivent des soins de qualité et équitables. En 2001, l'Institute of Medicine a présenté son cadre de qualité, qui inclut l'équité au nombre de ses six dimensions clés pour s'assurer que les systèmes de santé développent des services de soins de qualité (Agency for Healthcare Research and Quality [AHRQ], 2018). L'objectif était de veiller à ce que les personnes aient accès à des soins de santé de qualité, quelles que soient leurs caractéristiques personnelles et leurs conditions

---

[1]La version originale anglaise fait référence du terme « maîtrise limitée de l'anglais ». Nous avons retenu ce terme dans les cas spécifiques ici. Dans d'autres cas, nous faisons référence à « maîtrise limitée des langues officielles » ou « maîtrise limitée de la langue dominante ».

de vie (c.-à-d., les déterminants sociaux de la santé). Après tout, l'accès à des soins de santé de qualité et sécuritaires est un aspect fondamental du droit à la santé tel qu'établi par le Haut-Commissariat des Nations Unies aux droits de l'homme et l'Organisation mondiale de la Santé (HCDH, 2018). Cependant, près de deux décennies plus tard, les personnes vivant dans un endroit anglophone et ayant une maîtrise limitée de l'anglais continuent de recevoir des soins inéquitables en raison de barrières linguistiques (Basu et coll., 2017; de Moissac et Bowen, 2018; Yeheskel et Rawal, 2019), de la sous-utilisation d'interprètes formés et professionnels (Brandl et coll., 2020; Jacobs et coll., 2018; Nápoles et coll., 2015; Ryan et coll., 2017) et de problèmes inhérents aux systèmes et processus (Fox et coll., 2020; Goenka, 2016; Green et Nze, 2017). L'Institut Wellesley au Canada a indiqué que l'intégration de l'équité dans les politiques et pratiques institutionnelles entre les ministères du secteur de la santé constituait une approche intersectorielle importante de l'équité en santé, c'est-à-dire l'amélioration de la communication, des services de traduction et des stratégies d'interprétation au sein des systèmes de santé (Anderson et Um, 2016) de manière à ce qu'il y ait un engagement organisationnel cohésif en faveur de ces services. Veiller à ce que les patients et les familles ayant une maîtrise limitée de l'anglais puissent communiquer dans la langue de soins de leur choix leur permet un accès équitable aux services de soins de santé (Basu et coll., 2017). L'accès équitable est essentiel à des soins sécuritaires et de qualité (Green et Nze, 2017). En outre, la recherche montre que les barrières linguistiques ont une incidence négative sur la sécurité des patients, la qualité des soins de santé et la satisfaction des patients et des fournisseurs de soins de santé (Al Shamsi et coll., 2020). Cependant, même avec l'engagement des organismes d'intégrer les services d'interprétation dans les soins de santé, il reste des problèmes de sécurité et de qualité liés aux services linguistiques. Des facteurs tels que des ressources limitées, un décalage entre l'offre et la demande, des défis liés au flux de travail, la qualité variable de l'interprétation et des problèmes liés à la mauvaise gestion des services peuvent constituer des obstacles à l'amélioration de la sécurité et de la qualité des soins de santé (Fox et coll., 2020). Une communication réussie avec des patients qui ne parlent pas la même langue que le fournisseur de soins de santé nécessite différents niveaux de planification, des ressources dédiées et une gestion des flux de travail. Il est nécessaire de s'assurer que l'accès aux services linguistiques est disponible à l'avance ou sur demande, et que les organisations accordent aux patients et aux familles ayant une maîtrise limitée des langues officielles la priorité d'utiliser les services d'interprétation en permanence.

Les barrières linguistiques contribuent de manière importante aux disparités en matière de santé pour les patients et les familles ayant une maîtrise limitée de l'anglais (Goenka, 2016; Green et Nze, 2017; Lindley et coll., 2017) et la sous-utilisation des interprètes médicaux peut augmenter les hospitalisations (Njeru et coll., 2015) et la durée du séjour (Abbato et coll., 2019). Les interprètes peuvent réduire considérablement l'écart linguistique. Toutefois, trouver un interprète approprié quand on en a besoin et utiliser les services d'interprétation de la façon la plus efficace possible reste un défi constant. Ce chapitre traite des étapes de base qui sont essentielles pour déterminer le besoin de recourir à un interprète et les éléments essentiels pour travailler efficacement avec les interprètes médicaux et culturels. La discussion vise largement l'interprétation de la langue parlée, mais bon nombre des questions et des stratégies s'appliquent également au travail avec les patients qui comptent sur la langue des signes. De plus amples renseignements sur la langue des signes sont donnés plus loin dans le chapitre et les lecteurs sont dirigés vers les Services canadiens de l'ouïe.

Bien que les langues officielles du Canada soient le français et l'anglais, 22 % des Canadiens ont une autre langue maternelle (Patrimoine canadien, 2016). Le niveau de bilinguisme varie dans tout le pays et la nécessité pour de nombreux Canadiens de recourir à des services d'interprétation dans leurs rencontres de soins de santé est indéniable, puisque 215 autres langues étaient parlées au Canada en 2016. Les personnes qui parlent une langue différente de la ou des langues dominantes sont mieux à même de transmettre leurs pensées, leurs idées et leurs sentiments dans leur langue maternelle ou leur langue principale (Tannenbaum et Har, 2020). La recherche montre également que lorsque les immigrants ont vécu un traumatisme, ils ont plus de facilité à décrire leurs émotions dans leur langue maternelle et le font de manière plus détaillée et directe que dans leur langue seconde (Bailey et coll., 2020). Cela reflète la nécessité de demander aux patients et aux familles la langue qu'ils préfèrent pour leurs rencontres en matière de soins de santé. De nombreux groupes d'immigrants, des patients autochtones, des personnes qui s'expriment en langue des signes, et même ceux qui parlent une langue officielle, comme le français, dans une région à prédominance anglophone éprouvent d'importantes difficultés linguistiques et de communication (de Moissac et Bowen, 2018). Quel que soit le groupe linguistique minoritaire, les expériences et les résultats en matière de soins de santé de ces groupes sont similaires en raison des barrières linguistiques auxquelles ils sont confrontés (Bowen, 2015).

Un nombre important de recherches a documenté l'impact négatif des barrières linguistiques sur les soins de santé des patients (Berdahl et Kirby, 2019; Bowen, 2015; Rawal et coll., 2019). Dans une étude sur le sujet à Toronto, en Ontario, une ville incroyablement diversifiée sur le plan linguistique où les membres de la communauté parlent plus de 160 langues (Patrimoine canadien, 2016), Rawal et coll. (2019) ont montré que les patients qui ne maîtrisaient pas l'anglais, soit la langue dominante, étaient plus susceptibles de devoir revenir aux urgences lorsqu'ils se présentaient pour une insuffisance cardiaque. C'était également le cas des personnes souffrant d'une insuffisance cardiaque ou d'une maladie pulmonaire obstructive chronique et ayant une maîtrise limitée de l'anglais. Cela appuie davantage le besoin d'une approche intersectorielle de l'équité en santé, qui reconnaît la nécessité d'améliorer tous les aspects de nos organisations et de notre système de soins de santé pour offrir des soins de qualité à des populations de diverses langues (Anderson et Um, 2016). À ce titre, la compétence culturelle en matière de soins de santé est une stratégie qui devrait être utilisée pour rehausser et améliorer les soins de santé à l'intention des populations de diverses langues, la communication étant un élément clé de cette stratégie. Des soins culturellement compétents signifient communiquer efficacement et travailler en collaboration pour fournir les meilleurs soins de santé possible, en fonction des besoins des individus (Ladha et coll., 2018). L'absence de stratégies efficaces pour répondre aux besoins linguistiques de nos diverses populations risque de compromettre la sécurité des patients et la qualité des soins.

Poussant plus loin ses travaux antérieurs sur l'accès en fonction de la langue, Bowen (2015) a publié une analyse critique de l'impact des barrières linguistiques sur la sécurité des patients et la qualité des soins. Elle a montré que la recherche au Canada sur les barrières linguistiques et les soins de santé est limitée, mais que la recherche effectuée est cohérente avec celle menée aux États-Unis et ailleurs, comme l'ont montré Al Shamsi et coll. (2020) dans leur examen systématique de l'impact des barrières linguistiques. Parmi les conclusions importantes de l'étude de Bowen (2015), mentionnons que les barrières linguistiques nuit à l'accès, ce qui fait référence « non seulement à la disponibilité des services, mais aussi à leurs caractéristiques qui rendent possible ou facilitent leur utilisation pour les personnes en ayant besoin » (p. 13). Les barrières linguistiques nuisent à l'accès en limitant la capacité de la personne relativement aux éléments suivants :

- Connaître et comprendre les conditions et les services
- Trouver un fournisseur de soins de santé habituel
- Participer aux activités de promotion et de prévention de la santé
- Participer au dépistage du cancer
- Recevoir les soins préventifs recommandés
- Accéder aux services de santé mentale
- Accéder à d'autres formes de services ou à des services de remplacement

En plus des barrières linguistiques qui limitent l'accès aux soins de santé, la satisfaction des patients et des familles ayant une maîtrise limitée des langues officielles est également moins grande et la communication avec les fournisseurs laisse à désirer, ce qui entraîne une compréhension limitée de ce qui est dit. Une étude réalisée par Yeheskel et Rawal (2019) montre comment les obstacles à la communication et les barrières linguistiques nuisent à l'expérience des patients, un élément clé de la qualité des soins de santé. Dans une analyse d'Aelbrecht et coll. (2019), les études ont montré que les personnes ayant un faible niveau de scolarité et des compétences linguistiques limitées avaient des interactions plus négatives avec les cliniciens. En fin de compte, cela entraîne un risque pour la sécurité des patients et la qualité des soins, qui donne lieu aux aspects suivants (Bowen, 2015) :

- Évaluation inexacte ou incomplète du patient
- Mauvaise gestion des maladies et mauvais résultats
- Risque accru d'erreurs de médication et de complications
- Risque accru d'effets secondaires
- Consentement éclairé et confidentialité compromis
- Erreurs par omission et dans les instructions

Une conclusion clé dont parle Bowen (2015) est le risque de l'« illusion de communication » (p. 25). Lorsque le patient ou la famille parle un peu anglais ou un anglais limité, les fournisseurs au milieu anglophone supposent qu'ils comprennent et qu'aucun interprète n'est nécessaire. Cette situation présente des risques accrus pour la personne ayant une compréhension limitée de l'anglais, car c'est alors à elle et à sa famille de comprendre, plutôt qu'aux fournisseurs d'être mieux formés et informés sur les barrières linguistiques et la communication culturellement compétente.

Malgré des preuves convaincantes de la nécessité d'un soutien linguistique, les organismes de soins de santé n'abordent pas cette question de façon uniforme. Par conséquent, les besoins non satisfaits en matière de services d'interprétation sont très importants, même dans des situations traumatisantes et difficiles comme les urgences (Taira, 2019). Le coût entre en ligne de compte pour toutes les organisations de soins de santé qui tentent de surmonter les barrières linguistiques et d'assurer l'équité en santé. Cependant, compte tenu des coûts exorbitants potentiels liés aux mauvais résultats pour la santé découlant d'une absence d'interprètes, les organismes de soins de santé ont tout intérêt de fournir des interprètes médicaux professionnels (Brandl et coll., 2020), d'autant plus que les patients ayant une maîtrise limitée de l'anglais nécessitant des interprètes se rendent plus fréquemment au service des urgences et sont plus souvent hospitalisés (Njeru et coll., 2015). Un **interprète médical** est un professionel formé ayant des compétences en interprétation ainsi qu'en terminologie médicale. Bien que les barrières linguistiques soient reconnues à l'échelle mondiale comme des iniquités ayant une incidence sur les expériences et les résultats de santé des patients et des familles ayant une maîtrise limitée de la langue (Berdahl et Kirby, 2018; Hilder et coll., 2019; Krupic et coll., 2017; Tannenbaum et Har, 2020; van Rosse et coll., 2016), il n'existe pas de norme mondiale régissant les attentes, les exigences ou les ressources sur la façon dont les organismes de soins de santé devraient intégrer les services d'interprétation afin de réduire les disparités vécues par les populations linguistiques diversifiées dans toutes les régions du monde.

Cependant, en Amérique du Nord, il existe des exemples de normes nationales, d'organisations de soins de santé individuelles et de coalitions qui défendent le professionnalisme de l'interprétation, ainsi que des exigences gouvernementales obligatoires limitées en matière de prestation de services d'interprétation. En 2013, le Department of Health and Human Services et l'Office of Minority Health des États-Unis ont amélioré les services culturellement et linguistiquement appropriés (CLAS) de 2000 dans le cadre des normes nationales CLAS. Quatre des quinze normes sont axées sur la communication et l'aide linguistique pour promouvoir la qualité des soins et l'équité en santé (Office of Minority Health, 2018). Les lois fédérales et étatiques, y compris la *Loi sur les droits civils (Civil Rights Act)* de 1964, exigent que les organisations de soins de santé fournissent un accès linguistique et des services aux patients ayant une maîtrise limitée de l'anglais, bien que la conformité à ces lois laisse à désirer (Ollove, 2019). Toutefois, le Canada (à l'exception des services d'interprétation pour les patients sourds) n'a pas établi catégoriquement le droit des patients d'avoir des interprètes en santé qualifiés. Il n'existe pas de cadre législatif global exigeant d'offrir un accès linguistique à toutes les communautés linguistiques. Les différents groupes linguistiques (communautés autochtones, immigrants et réfugiés au Canada, personnes sourdes et sourdes-aveugles, et minorités de langue officielle) fonctionnent souvent de manière isolée et leurs droits d'accès varient. Les exigences particulières sont régies par différentes lois et varient selon la province ou le territoire (Bowen, 2015). Par conséquent, il existe des variations considérables dans la disponibilité des services et l'élaboration de normes et de responsabilités entre les organismes de soins de santé et les administrations provinciales.

Au Canada, l'affaire *Eldridge c. Colombie-Britannique*, qui a fait jurisprudence en 1997, a mis en lumière les inégalités et la discrimination dont sont victimes les personnes sourdes ou malentendantes dans le système de soins de santé lorsqu'elles ne bénéficient pas des mêmes droits garantis par la Charte canadienne des droits et libertés que les patients entendants. Robin Eldridge et John et Linda Warren, des appelants sourds, préféraient communiquer par la langue des signes. Avant 1990, ils avaient reçu des services d'interprétation par l'intermédiaire d'un organisme à but non lucratif et le gouvernement n'avait pas prévu de fournir les mêmes services une fois le financement de cet organisme terminé (ni au moyen de l'*Hospital Insurance Act* ni de la *Medical and Health Care Services Act* en Colombie-Britannique). Par conséquent, les appelants n'ont pas été en mesure de communiquer avec leur médecin, ce qui a diminué la qualité et la sécurité des soins qu'ils recevaient. La Cour suprême a statué qu'il est inconstitutionnel de ne pas fournir d'interprètes en langue des signes aux personnes sourdes en raison de leur handicap physique, et que les hôpitaux et les organes dirigeants de la santé provinciale devraient veiller à ce que des interprètes en langue des signes soient offerts gratuitement aux personnes sourdes ou malentendantes (Weinstein, 2020). À ce titre, chaque autorité sanitaire et les organes dirigeants provinciaux ont leurs propres lois en place. Aucune personne sourde ou malentendante qui a besoin d'un interprète en langue des signes ne devrait se voir refuser de tels services en raison de problèmes de financement (le manque d'interprètes ou de ressources est une autre affaire). En Ontario, par exemple, la *Loi sur l'accessibilité pour les personnes handicapées de l'Ontario* régit ce mandat qui consiste à veiller à ce que tous les Ontariens reçoivent des biens et des services sans qu'il soit nécessaire de procéder à des aménagements pour tenir compte de leur handicap. Comme le Canada est un pays bilingue, en Ontario, des interprètes en American Sign Language (ASL) et en langue des signes québécoise (LSQ) sont fournis au besoin dans le cadre du programme Service d'interprétation de l'Ontario, qui relève des Services canadiens de l'ouïe.

Considérations culturelles dans les soins

Effet dévastateur des barrières linguistiques

Les obstacles à la communication dans un cabinet médical ou un service d'urgence en raison d'une maîtrise limitée de la langue pourraient avoir de graves conséquences, comme le montrent les exemples suivants.

En 1980, Willie Ramirez, un étudiant de 18 ans, joueur de baseball, un frère et un fils, est soudainement tombé malade après avoir mangé un hamburger dans un établissement de restauration rapide. Il a été immédiatement transporté au service des urgences dans le sud de la Floride, où sa famille a dit en espagnol qu'il était « intoxicado », ce qui signifie « malade à cause de ce qu'il avait mangé ». Aucun interprète ni clinicien hispanophone n'était sur place. Le médecin a compris, d'après ce qui a été dit, que Willie était intoxiqué par une surdose de drogue. Il avait peut-être des préjugés inconscients sur les jeunes Cubains et la consommation de drogues, ne sachant pas que Willie était un joueur de baseball vedette en très bonne santé et motivé par des objectifs. Sans interprète, il n'y avait aucun moyen de clarifier les malentendus, et ni la famille de Willie ni celle de sa petite amie n'étaient en mesure d'expliquer au médecin qu'il ne souffrait pas d'une surdose de drogue. Willie a été laissé dans un état comateux pendant deux jours alors qu'il souffrait d'une hémorragie cérébrale. En conséquence, Willie est devenu quadriplégique. Cette affaire continue d'être un excellent exemple de l'absence de soutien linguistique nécessaire aux patients et aux familles ayant une maîtrise limitée de l'anglais, ce qui peut entraîner une mauvaise communication, un événement indésirable grave et un très important procès pour faute professionnelle (Price-Wise, 2015).

En septembre 2020, Joyce Echaquan a subi de mauvais traitements et est décédée à cause des effets indésirables de la morphine. Elle avait tenté d'exprimer ses préoccupations au sujet de l'administration de morphine, mais elle a été ignorée, puis insultée par des employées qui ont fait des commentaires racistes à son sujet juste avant son décès dans un hôpital du Québec. Elle s'était rendue aux urgences pour des douleurs à l'estomac et, en raison de rencontres antérieures avec des fournisseurs de soins de santé dont elle ne comprenait pas pleinement la langue, ainsi que pour documenter les mauvais traitements qu'elle subissait, elle a diffusé en direct ses derniers instants. Dans cette vidéo, que son cousin a enregistrée, on entend une infirmière et une aide-soignante lui dire des choses racistes, sexistes et inhumaines tout en ignorant les préoccupations de Joyce au sujet de la morphine qui lui a été fournie. En plus de devenir une vidéo dénonçant du racisme envers les Autochtones, l'enregistrement a été motivé par des barrières linguistiques et culturelles. Par conséquent, les deux membres du personnel qui ont été licenciés et l'hôpital font l'objet d'une enquête suivie. Cette affaire nous rappelle que les systèmes de soins de santé doivent faire mieux pour mettre fin à la violence médicale que de nombreux Autochtones subissent depuis tant de générations (Bettache et Shaheen-Hussain, 2020).

Les deux exemples illustrent les conséquences dévastatrices que peut avoir un soutien linguistique et culturel inadéquat sur les résultats des soins de santé. Bien que les barrières linguistiques n'entraînent pas systématiquement de tels résultats, nous savons que le manque de services linguistiques a une incidence négative sur l'accès à de nombreux aspects des soins de santé (Bowen, 2015). Après toutes ces années d'iniquités persistantes, nos systèmes de soins de santé en savent plus et devraient agir pour mettre en œuvre des programmes tels que des services d'interprétation afin de s'assurer que les patients et leurs familles se sentent entendus, compris et puissent communiquer de la manière qui leur convient.

Traduction ou interprétation

Les barrières linguistiques peuvent être levées au moyen de la traduction et de l'interprétation. La **traduction** est « le fait de transposer la signification d'un texte écrit à partir d'une langue (source) vers une autre langue (cible) en rédigeant un texte cible équivalent qui conserve les éléments liés à la signification, à la forme et au ton du texte d'origine » (National Standard Guide for Community Interpreting Services [NSGCIS], 2007). L'**interprétation** est une communication verbale visant à transmettre le message d'origine de la langue source vers la langue cible entre deux parties ou plus qui ne parlent pas la même langue. Un autre aspect clé de l'interprétation est la traduction à vue, que les interprètes professionnels peuvent être invités à faire dans de nombreuses rencontres de soins de santé. La **traduction à vue** consiste à lire à haute voix dans une langue un document lu dans une autre langue.

En général, l'interprétation ne vise que l'interaction verbale, sans omission, ajout, commentaire ou toute distorsion de sens (NSGCIS, 2007). Cependant, il y a des moments où il est tout aussi important de comprendre le sens véhiculé par les mots, le ton et les gestes que de comprendre ce qui est dit. Par conséquent, une distinction doit être faite entre les éléments suivants :

- **Interprétation linguistique**, dans laquelle seule la parole est interprétée
- **Interprétation culturelle**, dans laquelle un interprète peut offrir des informations supplémentaires sur la culture

Les interprètes linguistiques comprennent la langue, mais peuvent ne pas comprendre toutes les subtilités du contexte culturel. Les interprètes culturels comprennent non seulement la langue parlée, mais ils saisissent et communiquent également le contexte culturel, y compris la significa-tion des regards et des gestes. Les interprètes culturels peuvent aider à faciliter les conversations. Sans diriger la conversation, les interprètes culturels sont en mesure de fournir des interpréta-tions claires et précises qui comprennent des nuances de sens et des signaux non verbaux (Ladha et coll., 2018). La latitude dans laquelle un interprète linguistique ou culturel fonctionne (ou devrait fonctionner) dépend d'une variété de facteurs qui seront discutés plus loin dans le chapitre. N'oubliez pas qu'il existe des interprètes culturels, appelés parfois médiateurs culturels, aux États-Unis et dans d'autres provinces du Canada, mais qu'en Ontario, le *National Standard Guide for Community Interpreting Services*, publié par le Healthcare Interpretation Network (qui fait main-tenant partie des services du Ontario Council on Community Interpreting [OCCI]), stipule que l'obligation éthique d'un interprète communautaire de fournir une interprétation impartiale est compromise lorsqu'on lui demande d'agir à titre d'interprète culturel. De plus amples renseigne-ments sur les normes et le code d'éthique seront fournis plus loin dans le chapitre.

Il est important de noter que les normes visant les services de traduction s'appliquent aux organisations, et non aux traducteurs individuels. Les individus doivent satisfaire à un ensemble différent d'exigences pour devenir traducteurs certifiés. Ces deux aspects sont importants pour s'assurer que les fournisseurs de soins de santé se sentent en confiance lorsqu'ils utilisent des documents traduits avec leurs patients. Les cabinets de traduction agréés fournissent une assurance qualité et une exactitude au moyen de la traduction directe (de la langue source à la langue cible), de la contre-traduction et des processus de rapprochement (Language Scientific, 2020). Une fois que le texte original a été traduit dans la langue cible, la **contre-traduction** est réalisée en donnant le texte traduit à un autre traducteur indépendant (qui ne sait rien sur le texte original) pour qu'il le retraduise dans la langue source (originale). Le rapprochement est la troisième étape du processus, au cours duquel le document original est comparé au document retraduit afin de déterminer si le sens et l'intention sont similaires ou si plus de travail est nécessaire. En raison des différences linguistiques, les traductions ne peuvent pas être faites mot à mot, mais elles doivent tenir compte du sens et du contexte du texte original qui sont essentiels à la transmission du message. Pour fournir une consultation supplémentaire et garantir l'exactitude du sens, on pourrait ajouter à ce processus la traduction à vue par un interprète, car les interprètes prennent automatiquement en compte le contexte et le sens du message au lieu de se contenter d'une traduction mot à mot.

Reconnaître le besoin de recourir à un interprète

Pour travailler efficacement avec un interprète, la première étape consiste à reconnaître le besoin d'utiliser ses services. Le manque d'accès à un processus d'interprétation efficace demeure un obstacle majeur à des soins de santé de qualité pour de nombreuses communautés (Bowen, 2015; Taira, 2019; Walji et Flegel, 2017). Dans la plupart des cas, la décision de demander ou non un interprète est souvent laissée à chaque fournisseur de soins de santé (et, dans une moindre mesure, au patient). Souvent, le besoin de recourir à un interprète est clairement indiqué, mais dans de nombreuses occasions, il n'est pas mentionné ou est sous-estimé. Les patients peuvent également ne pas demander ce service en pensant qu'il faut le payer. Il ne suffit pas que les prestataires de soins de santé demandent aux patients la langue qu'ils préfèrent; des affiches, des signets et des panneaux en différentes langues indiquant aux patients et aux clients que les services d'interprétation sont gratuits sont des outils importants à utiliser.

Les facteurs suivants peuvent contribuer à sous-estimer le besoin d'utiliser un interprète par un fournisseur de soins de santé :
- Excès de confiance dans l'interprétation des comportements non verbaux
- Fausse maîtrise de la langue ou illusion de communication (surestimation de ses capacités à comprendre ou à parler une langue seconde) de la part du patient ou du fournisseur de soins de santé (Bowen, 2015)

Les patients et les fournisseurs de soins de santé qui ont une maîtrise limitée d'une langue peuvent être en mesure de communiquer efficacement dans des situations sociales, mais ont souvent plus de difficulté dans le contexte des soins de santé, en raison du jargon, de la terminologie médicale et du stress. Dans de telles situations, les patients peuvent ne pas reconnaître leurs propres besoins ou hésiter à parler de leurs difficultés en raison de leurs propres attentes élevées ou de la peur d'être jugés négativement par le système. En même temps, les fournisseurs de soins de santé peuvent présumer que le patient maîtrise bien la langue en fonction de ses antécédents et de sa présentation initiale. Le fait que le patient prononce certains mots anglais ne devrait pas être pour le fournisseur de soins de santé anglophone le signe faussement rassurant de la compréhension exacte des informations (Bowen, 2015).

Il est également important de noter que, bien que nous puissions déterminer dans une étude le nombre de patients susceptibles d'avoir besoin d'un interprète, il est difficile de savoir si de tels chiffres reflètent la réalité en l'absence d'une évaluation et d'une reconnaissance systématiques de ces besoins linguistiques (Blay et coll., 2018). La recherche continue de démontrer la valeur des services linguistiques, mais la reconnaissance de ce besoin peut en effet constituer un obstacle si l'on ne pose pas le bon type de questions (p. ex., « Quelle est votre langue préférée pour parler à votre fournisseur de soins de santé? »). Une revue systématique a montré que des parents d'enfants malades, qui avaient des interprètes professionnels en raison d'une maîtrise limitée de l'anglais, amélioraient leurs connaissances en santé, avaient une meilleure communication avec les fournisseurs de soins de santé, comprenaient mieux l'état de l'enfant et avaient une meilleure satisfaction en tant que patients (Boylen et coll., 2020). Cependant, il est intéressant de noter que les parents de patients pédiatriques, ayant une maîtrise limitée de l'anglais, estimaient que la qualité des soins reçus était inférieure à celle des parents anglophones. Cela n'est pas surprenant, surtout si l'accès à la langue était un fardeau qui leur incombait et que les services d'interprétation n'ont pas été fournis facilement ou l'ont été à contrecœur.

Même lorsque le besoin d'un interprète est reconnu, les fournisseurs de soins de santé préfèrent souvent s'en passer, pensant que travailler avec des interprètes prend trop de temps, que les interprètes représentent une dépense évitable ou peuvent poser problème sur le plan de l'exactitude et de la confidentialité (Ahmed et coll., 2017; Jungner et coll., 2019). La surestimation de ses propres capacités, combinée au manque de connaissances des répercussions d'une interprétation inefficace sur l'expérience et les résultats en matière de soins de santé, a pour résultat de sous-estimer le besoin d'interprètes et de réduire leur utilisation.

Normes et code d'éthique

Bien qu'il soit essentiel de reconnaître le besoin de recourir à des interprètes, il est également crucial de veiller à ce qu'ils agissent de manière éthique et suivent les normes de pratique pour promouvoir la qualité, l'impartialité et l'équité. En 2005, le National Council on Interpreting in Health Care, aux États-Unis, a établi des normes nationales de pratique pour les interprètes en soins de santé, un an après avoir créé le National Code of Ethics for Interpreters in Health Care (NCIHC, 2005). Ces normes ont été créées en raison de l'absence de normes et d'exigences établies en matière d'interprétation. Fait intéressant, l'International Medical Interpreters Association (IMIA), également basée aux États-Unis, a élaboré des normes de pratique d'interprétation médicale en 1995, révisées pour la dernière fois en 2007 (IMIA, 2007). Les deux fournissent d'excellentes lignes directrices et normes de pratique pour les interprètes médicaux aux États-Unis. En 2007, le Healthcare Interpretation Network (maintenant membre de l'OCCI en tant que direction des soins de santé) a élaboré le *National Standard Guide for Community Interpreting Services,* fondé sur l'éthique et les normes du NCIHC, afin de promouvoir le professionnalisme des interprètes communautaires (voir la description plus loin dans le chapitre) au Canada, mais plus particulièrement dans la province de l'Ontario (NSGCIS, 2007). Les principes éthiques clés de ces normes sont indiqués dans le tableau 6.1.

TABLEAU 6.1 ■ **Principes éthiques des normes d'interprétation**

1. Exactitude et fidélité
2. Confidentialité
3. Impartialité
4. Respect des personnes
5. Maintien des limites des rôles
6. Responsabilisation
7. Professionnalisme
8. Compétence continue

TABLEAU 6.2 ■ Comment devenir interprète agréé au Canada (OCCI)

Pour agir à titre d'interprète communautaire agréé, il faut satisfaire aux critères suivants :

1. Avoir une maîtrise de la langue telle que :

   Système d'évaluation en langue anglaise internationale (International English Language Testing System [IELTS]), test d'anglais comme langue étrangère (test TOEFL iBT) en ligne, test de langue reconnu de niveau collégial ou accréditation du ministère du Procureur général (MPG)

2. Fournir des titres de compétences postsecondaires ou l'équivalent

3. Fournir un certificat de test d'interprète linguistique réussi, tel que :

   Outil d'évaluation du langage et des compétences d'interprétation de l'interprète communautaire (CILISAT), Outil d'évaluation des compétences linguistiques de l'interprète (ILSAT) ou Examen d'agrément en interprétation judiciaire (Corporation des traducteurs, terminologues et interprètes du Canada [CTTIC]/Ordre des traducteurs, terminologues et interprètes agréés du Québec [OTTIAQ]/MPG)

4. Formation postsecondaire en interprétation complète, par exemple :

   Certificat d'achèvement du programme de formation en interprétation du langage (Language Interpreting Training Program ou LITP) ou du Diplôme d'études supérieures en interprétation générale (GDGI) de Glendon

5. Être membre d'une association professionnelle d'interprètes en Amérique du Nord, par exemple :

   Association of Professional Language Interpreters (APLI), Association des traducteurs et interprètes de l'Ontario (ATIO), American Translators Association (ATA), International Medical Interpreters Association (IMIA), etc.

Les interprètes médicaux sont considérés comme étant spécialisés et doivent satisfaire à des exigences supplémentaires pour être interprètes médicaux agréés :

• Interprète communautaire agréé

• Réussite d'un cours de formation d'au moins 30 heures sur la terminologie médicale

• Expérience de 250 heures documentée en interprétation médicale

---

Ontario Council on Community Interpreting. *OCCI categories and requirements for accredited community interpreters*. https://www.occi.ca, voir « Accreditation Framework ».

Les interprètes français agréés doivent être accordés leur certification d'ATA (E.-U.) ou de l'un des sociétés membres de CTTIC (Canada), ou de l'Ordre des traducteurs, terminologues, et interprètes agréés du Québec – OTTIAQ (Québec).

Aux États-Unis, le National Board of Certification for Medical Interpreters, une affiliation de l'IMIA, délivre actuellement une certification, suite à la réussite d'examens, pour ces six langues : le coréen, le russe, le vietnamien, le mandarin, le cantonais et l'espagnol (The National Board, 2020). Bien que l'OCCI, créé en 2015 pour promouvoir l'interprétation professionnelle au Canada, appuie l'agrément des interprètes, ce n'est pas un organisme d'agrément. Par conséquent, il n'existe pas de statut d'interprète médical agréé au Canada. Bien que les interprètes professionnels puissent exercer sans agrément de l'OCCI, le fait d'avoir cette accréditation est une garantie supplémentaire de qualité et de respect des normes d'exercice au Canada. Le tableau 6.2 présente les exigences visant les interprètes professionnels au Canada.

Modèles d'interprétation

Nous pouvons surmonter les barrières linguistiques de diverses façons. Voici des exemples de différents types d'interprètes que l'on trouve dans les milieux de soins de santé : des interprètes formés, des fournisseurs de soins de santé multilingues, ainsi que du personnel, des bénévoles, des amis ou des membres de la famille bilingues. L'interprétation peut également prendre de nombreuses formes, notamment l'interprétation consécutive en personne, par téléphone et à distance. Il est important que les fournisseurs de soins de santé soient conscients des forces et des limites des diverses approches.

MODES D'INTERPRÉTATION

Interprétation en personne

L'interprétation en personne sur place est le mode d'interprétation le plus fréquent et le plus souhaité dans les soins de santé. Tous les modes d'interprétation sont utilisés pour l'interprétation en milieu social, qui est une « interprétation bidirectionnelle pendant la communication entre personnes parlant des langues différentes. Le contexte est celui de la prestation de services publics tels que les services communautaires ou de soins de santé dans des milieux tels que les organismes gouvernementaux, les centres communautaires, les cliniques juridiques, les établissements d'enseignement et les centres de services sociaux. » (NSGCIS, 2007, p. 12). L'avantage évident de cette approche est qu'elle permet d'observer et d'interpréter les réponses verbales ainsi que non verbales. L'interprétation en face à face peut être effectuée à distance, ce qui est abordé plus loin. L'interprétation en personne, cependant, peut être effectuée de différentes manières et comprend les types décrits ci-dessous. La plupart des rencontres dans les soins de santé se font au moyen d'une interprétation consécutive.

- **Interprétation simultanée** : interprétation presque instantanée du message de la langue cible à la langue source.
- **Interprétation consécutive** : l'interprète écoute des parties de l'information donnée par le fournisseur de soins de santé, puis les traduit verbalement dans la langue du patient ou de la famille. Pendant l'interprétation consécutive, les interprètes peuvent prendre des notes, interrompre la personne qui parle et lui demander de répéter, de clarifier ou de reformuler pour s'assurer de l'exactitude et de l'exhaustivité du message.
- **Interprétation simultanée chuchotée** : l'interprète est assis à côté d'une ou de plusieurs personnes ayant une maîtrise limitée de la langue et murmure dans la langue cible ce qui est dit. Aussi appelée « chuchotage ».

Même si l'interprétation en personne est le mode privilégié (Taylor et coll., 2020), dans de nombreuses situations, il n'y a pas d'interprète disponible en temps opportun. Les rendez-vous d'interprétation en personne doivent être pris à l'avance en raison de la disponibilité limitée des interprètes. L'**interprétation à distance** a lieu lorsque l'interprète n'est pas en présence des interlocuteurs, mais qu'elle peut se faire en simultané par vidéo ou par téléphone lors d'affectations virtuelles sur demande ou sur réservation. Les services d'interprétation dans des langues rares ou moins répandues sont beaucoup plus difficiles à trouver et il est souvent nécessaire de réserver une interprétation à distance. En outre, étant donné l'augmentation du nombre de rendez-vous cliniques en mode virtuel, l'interprétation vidéo s'avère un mode efficace de prestation de services linguistiques dans les milieux de soins de santé (Kletecka-Pulker et coll., 2021). Bien que les séances d'interprétation vidéo à la demande soient incroyablement coûteuses, la disponibilité d'une telle ressource est idéale pour les situations urgentes et les demandes de dernière minute.

D'autres modes d'interprétation à distance, comme l'utilisation de lignes téléphoniques, de haut-parleurs et de casques d'écoute, s'appuient sur la technologie pour fournir un soutien linguistique. Le service le plus populaire de cette nature au Canada et aux États-Unis est l'interprétation par téléphone, qui est proposée en plusieurs langues, offre un accès 24 heures sur 24 et des interprètes formés et certifiés dans le contexte des soins de santé. L'avantage évident de l'interprétation téléphonique est de pouvoir accéder en quelques minutes à un interprète qualifié, peu importe l'emplacement géographique ou l'heure de la journée où le soutien linguistique est nécessaire, et elle est moins coûteuse que l'interprétation vidéo à la demande. Les services d'urgence utilisent fréquemment ces services. Les inconvénients de l'interprétation téléphonique comprennent le coût (elle est plus coûteuse que les services donnés en personne) et l'impossibilité d'évaluer les signaux non verbaux et de les comprendre. Il est intéressant de noter que les obstacles à l'accès linguistique persistent même lorsque l'interprétation à distance est disponible, ce qui nécessite plus de recherche. En effet, les cliniciens retardent ou reportent la communication lorsqu'ils doivent recourir à un interprète, ce qui affecte la qualité des soins prodigués aux patients (Gutman et coll., 2020). Cela peut être dû à un manque de connaissance des services linguistiques de l'organisation. Pour assurer une utilisation continue et appropriée des services d'interprétation, il est nécessaire de faire un partage continu d'informations, ainsi que des présentations et des réunions du personnel pour tous les domaines cliniques.

D'autres méthodes d'interprétation comprennent l'utilisation d'une combinaison de ce qui suit : des documents traduits, des cartes illustrées ou comportant des phrases clés sur lesquelles les patients indiquent leur choix, et des phrases clés apprises par le fournisseur de soins de santé. Comme il a été mentionné précédemment, la prudence est nécessaire lors de l'utilisation de telles stratégies, car une dépendance excessive à des images, phrases ou gestes limités peut entraîner une interprétation erronée et une mauvaise communication. Bien que les documents traduits soient des ressources et des outils de communication utiles, pour de nombreux patients et familles qui ont besoin de services d'interprétation, ils ne suffisent pas. Les patients et les familles veulent échanger avec les fournisseurs et ont besoin de pouvoir poser des questions, demander des éclaircissements et confirmer leur compréhension. Il est essentiel que les cliniciens examinent les documents avec un interprète, car la culture de la santé et l'alphabétisation des patients dans leur langue maternelle peuvent également poser problème.

TYPES D'INTERPRÈTES

Nous avons déjà évoqué le fait que, même si la nécessité de disposer d'interprètes professionnels compétents dans le secteur des soins de santé est largement reconnue, la disponibilité de ces ressources est souvent limitée. Les fournisseurs de soins de santé comptent plutôt sur divers autres types d'interprètes, notamment des membres de la famille, des amis, des bénévoles, ainsi que des membres du personnel professionnel. Les bénévoles ou les membres du personnel professionnel peuvent n'avoir reçu aucune formation ou en avoir reçu une, variant de brefs ateliers à des programmes officiels de plusieurs jours. Il est important que les fournisseurs de soins de santé comprennent les défis associés à chaque catégorie d'interprète afin de prendre la décision la plus appropriée suivant les circonstances. Comprendre ces défis permet également aux fournisseurs de soins de santé d'élaborer des stratégies pour minimiser les inconvénients.

Fournisseurs de soins de santé bilingues et biculturels

L'idéal pour les fournisseurs de soins de santé serait d'être **bilingue** et **biculturel**. Cela signifie qu'ils connaissent et maîtrisent la langue et la culture, en plus de comprendre la terminologie, les méthodes et les procédures des soins de santé. Lorsque le fournisseur de soins de santé parle couramment la langue du patient, la nécessité d'une communication à trois (avec l'intervention d'un interprète) et la dynamique qui en découle sont éliminées. Cependant, de nombreuses villes canadiennes comptent un petit nombre de personnes appartenant à des groupes linguistiques et ethniques différents, et leur offrir à tous ne serait-ce que des soins primaires par une personne de la même origine ethnique ou linguistique n'est pas possible (Bowen, 2015). Même lorsque des fournisseurs de soins de santé bilingues offrent du soutien, cela n'élimine pas tous les obstacles à la communication dont il a été question dans le chapitre précédent. La similitude linguistique ne peut être assimilée à la similitude culturelle, surtout si l'on considère la complexité des différentes identités culturelles et les questions de pouvoir et d'autorité qui y sont associées.

Membres bilingues du personnel des soins de santé

Par le passé, de nombreux organismes de soins de santé faisaient appel à des employés professionnels et non professionnels comme interprètes bénévoles. Mais en raison de préoccupations liées à la responsabilité, à la vie privée, à la confidentialité et aux problèmes de charge de travail, cette pratique a été découragée ou réduite dans les grands centres de soins de santé. Cependant, les fournisseurs de soins de santé qui font partie du cercle de soins du patient, qui sont bilingues ou multilingues et qui sont à l'aise de s'exprimer dans la langue préférée du patient (concordance linguistique) sont encouragés à le faire. Cela peut être problématique si le clinicien n'est pas bilingue et ne connaît pas bien la terminologie médicale dans les deux langues. Par exemple, bien qu'un médecin puisse avoir confiance en sa capacité de parler deux langues ou plus, si sa formation médicale a été faite en anglais (sa langue seconde), il est possible que son vocabulaire médical soit limité dans sa langue maternelle.

Considérations culturelles dans les soins

Être bilingue n'est pas toujours suffisant pour l'interprétation

Une interprète arabe d'un centre pédiatrique s'est présentée à un rendez-vous prévu pour un patient dans l'unité de soins intensifs. Un clinicien dont la langue maternelle était l'arabe a été offensé par la présence de l'interprète. Il lui a dit qu'il n'avait pas besoin de ses services puisqu'il parlait lui-même arabe. Étant donné que ses services avaient été réservés, l'interprète est restée, ce qui a finalement assuré la sécurité des soins du patient et la compréhension par les parents de son état. En essayant d'expliquer que l'enfant avait une infection fongique aux poumons qui causait ses problèmes respiratoires, le clinicien ne trouvait pas le mot arabe pour « champignon ». L'interprète a poliment proposé le terme arabe pour champignon, et le clinicien lui a répondu : « Merci. Je suis content que vous soyez restée. »

Bien que la **concordance linguistique** (le fournisseur de soins de santé parle la même langue différente de l'anglais) soit associée à une meilleure confiance entre le médecin et le patient, à une meilleure communication entre le patient ayant une maîtrise limitée de l'anglais et le fournisseur de soins de santé, ainsi qu'à de meilleurs résultats pour la santé (Jaramillo et coll., 2016), il est important de noter que la discordance linguistique peut être particulièrement problématique pour les patients et les familles racialisés qui ont subi ou subissent encore des traumatismes entraînant une méfiance à l'égard des systèmes de soins de santé (Molina et Kasper, 2019). Cependant, un défi que pose la concordance linguistique est la difficulté d'évaluer la compétence linguistique du clinicien dans la langue préférée du patient. Une façon d'assurer une concordance linguistique de qualité pourrait être d'évaluer ou de tester les compétences linguistiques des étudiants en médecine et en soins infirmiers qui parlent plusieurs langues (Molina et Kasper, 2019).

Interprètes improvisés

Les **interprètes improvisés**, également appelés *interprètes non professionnels*, comprennent les membres de la famille, les amis et les bénévoles de la communauté. Bien qu'ils soient pratiques, les interprètes improvisés présentent de nombreux risques, notamment en ce qui concerne la précision de la communication, le respect de la vie privée, la sécurité des patients, la confidentialité, la divulgation des informations et les erreurs d'interprétation (Paradise et coll., 2019). Les taux d'erreur des interprètes improvisés sont deux fois plus élevés que ceux des interprètes professionnels, ce qui entraîne une bien plus grande probabilité d'erreurs cliniques modérées ou importantes (Nápoles et coll., 2015).

Les membres de la famille et les amis continuent d'être des interprètes fréquemment utilisés, principalement pour des raisons de facilité et parfois de préférence du patient. Il est approprié de recourir à la famille et aux amis lorsque les renseignements en cause sont factuels et non sensibles, comme des statistiques personnelles (p. ex., nom, âge, numéros de téléphone), des renseignements sur les rendez-vous, l'endroit où se présenter ou de simples instructions sur les procédures. Cependant, les fournisseurs de soins de santé devraient toujours être sensibles aux éventuelles dynamiques interpersonnelles et être attentifs à tout signe de malaise chez le patient ou l'interprète.

Les amis et la famille ne sont souvent pas préparés à la complexité ou à l'intensité de la situation concernant les soins de santé. La confidentialité est également menacée et, dans certains cas, les patients peuvent être réticents à divulguer des renseignements de nature personnelle, en particulier s'il est question de transgressions culturelles. Les membres de la famille peuvent être réticents à relayer tout ce que le patient dit, en raison de soucis d'intimité, de honte ou de dynamique familiale. Les membres de la famille qui agissent à titre d'interprètes risquent facilement, souvent involontairement, de décider pour le patient, surtout si ce dernier a du mal à le faire. Les membres de la famille peuvent également être sélectifs quant à ce qu'ils partagent avec le patient, en déterminant ce qu'il devrait savoir et comment il devrait être informé de ses soins de santé (van Eechoud et coll., 2017). Un autre risque est que les fournisseurs de soins de santé commencent à écouter davantage le point de vue du membre de la famille et que le patient ne soit pas entendu.

Dans de nombreuses familles d'immigrants, les enfants deviennent les interprètes de leurs parents. Cette pratique impose un fardeau indu aux enfants, ce qui pourrait créer des situations traumatisantes, et l'inversion des rôles peut nuire à l'ensemble de la famille. En tant qu'interprètes, les enfants prennent le rôle parental de guide et de décideur. Cela est vrai quel que soit l'âge des enfants, et même les parents d'enfants adultes agissant comme interprètes peuvent avoir le sentiment que leur position ou leur statut est compromis. Le patient peut également avoir l'impression que l'interprétation est sélective, fondée sur le désir du membre de la famille de le protéger et de minimiser les préoccupations.

La compétence culturelle en action

Apaiser l'anxiété grâce à une communication directe

Mme Giovani, une femme de 55 ans d'origine italienne, a été hospitalisée dans une clinique anglophone pour une insuffisance rénale aiguë et a commencé une dialyse. La patiente et son mari avaient une maîtrise limitée de l'anglais, mais leur fille de 27 ans était disponible pour les rencontres habituelles avec la famille.

Au cours de la première semaine, l'état de Mme Giovani s'est stabilisé, bien qu'elle ait continué à ressentir de nombreux symptômes liés à l'insuffisance rénale et à la dialyse, notamment de la fatigue, des nausées et des vomissements. Le niveau d'anxiété du couple a continué d'augmenter, comme en témoignaient la présence constante du mari dans la chambre d'hôpital, les expressions non verbales d'anxiété et de confusion, et les expressions verbales à voix haute en italien.

L'équipe clinique a estimé que la communication avec la patiente était bonne en raison des rencontres régulières avec la famille, et elle a essayé de répondre à l'anxiété du couple par des mots rassurants en anglais et par une communication non verbale comme de petites tapes sur l'épaule. Peu d'efforts ont été faits pour communiquer pleinement avec le couple d'une manière directe, jusqu'à ce qu'une nouvelle infirmière de l'équipe clinique commençait à rencontrer le couple régulièrement pendant les rondes quotidiennes. En réponse à la détresse évidente du couple, cette infirmière a essayé d'établir une relation directe avec la patiente et a demandé l'aide d'un membre du personnel italophone de l'hôpital.

La première interaction de ce type a eu comme conséquence une longue conversation au cours de laquelle le mari a posé beaucoup de questions sur le traitement, les médicaments, le pronostic et les progrès. Après avoir répondu aux préoccupations initiales, l'infirmière a demandé si ces informations étaient nouvelles pour le couple ou s'ils les avaient déjà entendues par l'intermédiaire de leur fille. Le couple s'est regardé, puis le mari a répondu : « Bien sûr, notre fille nous a dit tout cela, sur les médicaments et que sa mère allait mieux, mais que pouvait-elle dire d'autre? Pensez-vous que notre fille serait capable de nous dire que sa mère était en train de mourir? »

Cela illustre clairement la nécessité de s'assurer que la communication entre le patient et le fournisseur de soins de santé est aussi directe que possible. Si les membres de la famille servent d'interprètes, il est important de cerner et de résoudre les problèmes liés à des sujets délicats tels que la mort et la dynamique entourant sa divulgation. Même lorsque la communication directe n'est pas possible de manière régulière, il convient d'essayer d'avoir recours à des interprètes professionnels à intervalles réguliers afin de s'assurer que les patients et les fournisseurs ont la même compréhension de la situation et qu'il existe toujours des possibilités d'évaluation et de clarification des problèmes.

Interprètes professionnels

Contrairement aux interprètes improvisés, les interprètes professionnels peuvent interpréter avec cohérence et exactitude et adhérer à un code d'éthique (NCIHC, 2005; OCCI, 2021). Pour les langues rares ou moins répandues, il est difficile de trouver des interprètes médicaux professionnels formés tels que définis par le NCIHC et l'OCCI. Une étude de Hordyk et coll. (2017) révèle la complexité liée au travail d'un interprète inuit, qui exige de naviguer dans l'information médicale en ayant une connaissance des langues inuite, française et anglaise tout en agissant comme navigateur culturel. Il est très difficile d'aider des Autochtones à devenir interprètes, en raison d'un accès limité à certaines langues et d'un manque de disponibilité de personnes bilingues ou multilingues.

On peut généralement s'attendre à ce que les interprètes professionnels aient obtenu une certaine forme de certification qui comprend généralement une évaluation linguistique, ainsi qu'une formation liée à la terminologie médicale, à l'éthique et au travail au sein d'équipes de soins de santé. Au Canada, il n'y a pas d'exigences claires à l'échelle nationale en matière d'accréditation pour les interprètes professionnels, mais en Ontario, par exemple, il existe des exigences pour devenir un interprète professionnel (voir le tableau 6.2). Une étude de Liang et coll. (2017) indique à quel point l'interprétation nécessite des exigences cognitives incroyables. Alors que l'interprétation simultanée soumet en effet à une pression élevée et nécessite de traiter rapidement l'information, l'interprétation consécutive exige une excellente mémoire de travail. Cela illustre davantage le besoin de faire appel à des interprètes professionnels plutôt qu'à des interprètes improvisés. Les fournisseurs sont encouragés à se renseigner sur les exigences de leur territoire.

En général, le recours à des interprètes professionnels qualifiés a été associé à des expériences et à des résultats positifs pour les patients et les fournisseurs de soins de santé (Boylen et coll., 2020; Yeheskel et Rawal, 2019).

Navigateurs culturels

Les normes et l'éthique des interprètes en milieu social, y compris les interprètes médicaux, exigent que le rôle soit de se concentrer uniquement sur la transmission des messages et des mots prononcés entre deux personnes ou plus qui ne parlent pas la même langue. Ils ne doivent pas donner d'interprétation culturelle par rapport aux différences et nuances culturelles des locuteurs ni agir comme des navigateurs au sein d'un système qui peut souvent être écrasant et complexe pour les patients et les familles ayant une maîtrise limitée de l'anglais. Par conséquent, il peut être très utile que le rôle de navigateur culturel soit distinct. Ce rôle peut être assumé par un membre de l'équipe de soins de santé, en partenariat avec des interprètes professionnels. Il peut s'agir d'une stratégie idéale pour améliorer l'accès à des soins de santé de qualité et favoriser une meilleure communication pour les patients et les familles ayant une maîtrise limitée de l'anglais (Hilder et coll., 2019).

FACTEURS INFLUANT SUR LA QUALITÉ DE L'INTERPRÉTATION

La qualité de l'interprétation est déterminée par le type d'interprète utilisé. Bien que certaines des erreurs suivantes se produisent quel que soit le type d'interprète utilisé, les interprètes non formés sont plus susceptibles de les faire :

- Omission de renseignements donnés par le patient ou le fournisseur de soins de santé
- Ajout d'informations à ce que le patient ou le fournisseur a dit
- Substitution de mots, de concepts ou d'idées
- Utilisation de mots inexacts propres à l'anatomie, aux symptômes ou au traitement
- Défaut d'interpréter un message
- Fausse aisance dans la langue

- Ajout de commentaires
- Échange de rôles (p. ex., assumer le rôle de poser les questions)

De nombreuses erreurs peuvent être commises en peu de temps lors d'une rencontre et avoir de graves conséquences cliniques. Selon une étude, 29 erreurs d'interprétation ont été commises en moyenne par rencontre et 63 % d'entre elles ont eu des répercussions sur le plan clinique (Bowen, 2015). Cependant, les interprètes médicaux professionnels et formés commettent moins d'erreurs que les interprètes improvisés (Wu et Rawal, 2017). Un autre défi est le manque d'équivalence linguistique entre deux langues. De nombreux termes médicaux couramment utilisés peuvent ne pas avoir d'équivalent dans d'autres cultures. De même, de nombreux termes et concepts d'autres cultures n'ont pas de mots correspondants en anglais. Dans de telles circonstances, il devient essentiel de clarifier et de vérifier la compréhension.

Pour qu'une interprétation soit efficace, toutes les parties doivent être au courant des problèmes et se sentir à l'aise dans la situation. Dans certains cas, les patients peuvent être mal à l'aise avec les interprètes, parce qu'ils ne comprennent pas son rôle et peuvent être préoccupés par la confidentialité. Expliquer le rôle et les avantages d'un interprète, insister sur la confidentialité et obtenir le consentement sont des stratégies efficaces pour rendre le patient à l'aise pendant l'interaction avec un tiers. Il est également essentiel que les fournisseurs de soins de santé évaluent adéquatement leurs propres préjugés et leur aptitude à travailler efficacement avec les interprètes. Les interprètes devraient être considérés comme des ressources qui offrent un soutien linguistique à l'interaction patient-fournisseur. Le tableau 6.3 montre cinq étapes pour travailler efficacement avec les interprètes. Pour utiliser efficacement les ressources, les fournisseurs de soins de santé doivent avoir une formation et une expérience appropriées.

Une seule expérience peu probante en matière d'interprétation ne devrait pas servir de base aux décisions à venir sur l'utilité des interprètes. Il est essentiel de considérer les interprètes comme des membres légitimes et importants des équipes de soins de santé et de les renseigner sur le contexte des situations dans lesquelles leurs services sont requis. Il est tout aussi essentiel que les patients et les interprètes puissent s'exprimer. Dans le domaine des soins de santé, la communication interculturelle est souvent remise en question par des relations où ce sont les fournisseurs de soins de santé qui dominent. Former les fournisseurs de soins de santé et les interprètes pour maintenir une approche centrée sur le patient pourrait changer la donne (Wu et Rawal, 2017).

On doit également tenir compte de la dynamique éventuelle entre l'interprète et le patient. Lorsqu'ils travaillent avec des membres de la famille et des amis qui agissent comme interprètes, les fournisseurs de soins de santé doivent être conscients de l'influence potentielle de la dynamique familiale et interpersonnelle. Dans de nombreuses cultures, les rôles et les relations entre les générations et les sexes sont extrêmement structurés et définis. La seule mention d'organes génitaux ou de leurs fonctions aux membres du sexe opposé ou d'une autre génération peut être interdite. Dans ce cas, les patients pourraient éviter de discuter des symptômes ou préoccupations. Parfois, les interprètes peuvent modifier ou omettre des questions jugées inappropriées, insultantes ou embarrassantes. Les croyances culturelles ou les superstitions de l'interprète peuvent influencer ces omissions. Par exemple, dans les cultures où l'on croit que le fait de prononcer des mots précipite les faits, les interprètes non professionnels peuvent omettre de mentionner les complications

---

TABLEAU 6.3 ■ **Cinq étapes pour travailler efficacement avec les interprètes**

ÉTAPE 1 : Reconnaître le besoin de recourir à un interprète.
ÉTAPE 2 : Chercher le type d'interprète approprié.
ÉTAPE 3 : Clarifier le rôle de l'interprète et celui du fournisseur de soins de santé.
ÉTAPE 4 : Garder le contrôle et engager une conversation directe avec le patient.
ÉTAPE 5 : Être attentif aux erreurs d'interprétation.

d'une chirurgie ou d'autres informations similaires. Les interprètes peuvent également donner leur avis ou ne pas transmettre intégralement ce que le patient dit afin de présenter la culture sous un jour positif. Il est important de noter toutefois que l'élimination des barrières linguistiques et l'assurance d'une interprétation de qualité devraient être abordées comme une question de qualité et de sécurité, ce qui nécessite l'engagement de l'organisation à apporter les changements nécessaires à sa structure ou à son système. Le fait qu'il incombe à chaque fournisseur de soins de santé de déterminer si un interprète est nécessaire ou non ne tient pas compte de l'impact significatif que les barrières linguistiques peuvent avoir sur les résultats des soins de santé et l'expérience des patients (Bowen, 2015).

LE STRESS LIÉ À L'INTERPRÉTATION

Les interprètes considèrent leur rôle comme essentiel à des rencontres cliniques sécuritaires et estiment qu'ils permettent aux patients ayant une maîtrise limitée de l'anglais de s'exprimer (Wu et Rawal, 2017). Cependant, lorsque nous considérons les interprètes comme des « processeurs linguistiques » neutres, leurs expériences tendent à devenir invisibles. Le rôle d'interprète est en fait extrêmement exigeant.

Les interprètes disent souvent que leur rôle est stressant, parce qu'ils ont peur de faire des erreurs, craignent de parler en public et ont le sentiment d'être sous les projecteurs (Korpal, 2016). Cela souligne la nécessité de tenir compte des aspects psychologiques de l'interprétation et du type de formation requis pour entrer dans la profession. En outre, les interprètes ont souvent à traiter des communications pénibles et conflictuelles, ce qui peut (en particulier en cas de traumatisme ou d'abus) les affecter personnellement. Dans une étude menée en Australie, quatre interprètes sur cinq ont déclaré avoir subi un traumatisme indirect après une rencontre impliquant des renseignements traumatiques sur des patients. La majorité de ces interprètes a fait remarquer qu'ils n'ont été perturbés que pendant une courte période par la suite, mais que sans la formation et le soutien adéquats, cela aurait pu nuire à leur performance pendant cette période ainsi qu'au cours de leurs affectations à venir (Lai et coll., 2015). L'une des principales recommandations de cette étude était de s'assurer que les interprètes sont conscients des symptômes de traumatismes indirects et qu'un soutien leur est fourni grâce à de la verbalisation, de la consultation psychologique ou d'autres formes de soutien organisationnel. Le soutien par les pairs, une ressource organisationnelle disponible dans certains hôpitaux, pourrait également bien convenir aux interprètes médicaux.

ENTRETIENS TRIADIQUES

La **communication triadique** implique trois parties. Un entretien triadique implique les trois personnes suivantes :
1. Fournisseur de soins de santé
2. Interprète
3. Patient

Dans la communication triadique, il faut prêter attention aux éléments suivants (Putsch, 1985) :
- Insistance sur un sens et une compréhension communs, y compris sur le désir d'apprendre
- Séance préalable
- Position du corps pour favoriser l'interaction directe entre le fournisseur de soins de santé et le patient
- Gestes discrets et contact visuel établi par l'interprète
- Stratégies pour maximiser l'interaction entre le fournisseur et le patient
- Utilisation de la voix à la première personne par l'interprète et le fournisseur de soins de santé
- Contrôle par le fournisseur de soins de santé

TABLEAU 6.4 ■ **Lignes directrices générales relatives au travail avec des interprètes culturels**

- Prévoir du temps supplémentaire pour la séance.
- Faire appel à des interprètes bilingues/biculturels formés.
- Ne jamais recourir à des enfants comme interprètes.
- Tenir compte du sexe, de l'origine ethnique, de la langue ou du dialecte et des autres caractéristiques de l'interprète.
- Prendre garde aux problèmes courants :
  - Mots qui ne peuvent pas être traduits
  - Jargon ou terminologie
  - Travail précipité
  - Interprète répondant à la place du patient
  - Conflit entre l'interprète et le patient (si cela se produit, arrêter immédiatement la séance!)
- Vérifier pour éviter les malentendus, les erreurs et les déformations.

Le tableau 6.4 fournit des lignes directrices pour travailler avec des interprètes culturels.

Pour insister sur des significations communes, il faut apprécier l'étendue du rôle de l'interprète. La neutralité est traditionnellement de mise dans l'interprétation professionnelle. Dans les soins de santé, cependant, les différences de classe, de culture, d'attentes, de confiance et de pouvoir exigent de l'interprète un rôle plus actif. Les fournisseurs de soins de santé doivent être ouverts au point de vue des patients et comprendre l'aide qu'apporte un interprète dans la compréhension mutuelle. Une **séance préalable** (brève réunion entre le fournisseur de soins de santé et l'interprète avant la séance interprétée) est une stratégie utile pour renforcer le rôle de l'interprète au sein de l'équipe, ainsi que pour clarifier le but de la rencontre et établir les règles de base et les limites nécessaires pour la séance à venir (Putsch, 1985).

Il est également important de commencer la séance en prenant quelques minutes pour échanger des plaisanteries et établir un lien personnel avec le patient en tant qu'être humain. Il a été démontré qu'une telle attention portée à l'établissement de la relation renforce l'engagement des patients (Estrada et Messias, 2018). Tout au long des séances d'interprétation, il est important que les fournisseurs de soins de santé comprennent clairement leur responsabilité à l'égard des soins et qu'ils gardent le contrôle sur la séance. Voici des moyens efficaces d'atteindre cet objectif :

- Assurer la transparence
- Adopter une position adéquate
- Parler à la première personne
- Insister pour que toutes les conversations soient interprétées

L'interaction directe entre le fournisseur de soins de santé et le patient peut être maximisée de plusieurs façons. Le fait que le fournisseur de soins de santé parle à la première personne, par exemple, renforce le fait que ce qu'il dit doit être transmis au patient. Plutôt que de parler à l'interprète et de lui dire : « S'il vous plaît, dites-lui que je vais lui poser des questions au sujet de sa maladie », le fournisseur de soins de santé doit dire : « J'aimerais vous poser quelques questions au sujet de votre maladie ». De même, l'utilisation par l'interprète de la première personne transmet la voix du patient au fournisseur de soins de santé. Dans certains cas, les interprètes peuvent intercaler des formules de politesse pour communiquer respect et honneur. Par exemple, l'interprète peut dire : « Ma tante, dit le travailleur social, s'il vous plaît, aidez-moi à comprendre ». Ceci est acceptable, car l'interaction continue d'utiliser la première personne.

La position du corps peut également maximiser l'interaction entre le fournisseur de soins de santé et le patient. Les fournisseurs de soins de santé devraient faire directement face au patient et maintenir un contact visuel approprié. L'interprète est invité à être le plus discret possible, à s'asseoir à côté du patient ou derrière lui, pour éviter de devenir le centre de l'échange.

Les fournisseurs de soins de santé s'inquiètent souvent lorsque des questions plus courtes entraînent de longues traductions. Il est essentiel que cette question soit abordée immédiatement avec l'interprète. Parfois, une longue traduction est nécessaire pour définir le contexte culturel de la ou des questions, mais il peut aussi arriver que l'interprète fasse des commentaires. Il est donc important de demander à l'interprète de tout traduire le plus directement possible. Les fournisseurs de soins de santé doivent être au courant de tout commentaire de nature culturelle afin d'accroître leur propre compréhension de ces questions et d'évaluer la qualité des interprétations.

Considérations culturelles dans les soins

Travailler avec des interprètes : la séance préliminaire

Dans la mesure du possible, prenez quelques minutes pour faire une séance préalable avec l'interprète afin de :

- vous présenter et faire brièvement connaissance avec l'interprète;
- déterminer les objectifs de l'entretien, les sujets à couvrir et le temps disponible;
- fournir un bref résumé au sujet du patient;
- demander à l'interprète s'il a des mises en garde, des préoccupations ou des problèmes concernant ce patient ou la situation;
- rappeler à l'interprète de tout interpréter à la première personne;
- demander à l'interprète de vous communiquer ses observations de nature culturelle, mais de les différencier de l'interprétation médicale en tant que telle;
- encourager la clarification;
- renforcer la confidentialité.

Considérations culturelles dans les soins

Travailler avec des interprètes : la séance d'interprétation

- Faites face directement au patient.
- Parlez toujours à la première personne comme si vous parliez directement au patient.
- Présentez-vous et présentez l'interprète au(x) patient(s).
- Décrivez votre rôle et le but de la séance.
- Parlez lentement, clairement et directement au patient, pas à l'interprète.
- Pendant que l'interprète parle, observez les expressions non verbales du patient.
- Vérifiez l'interprétation de tout comportement non verbal (« Je remarque que vous tapez du pied. Est-ce quelque chose que vous faites quand vous ressentez de la nervosité ou y a-t-il autre chose? »).
- Utilisez un langage simple et des phrases courtes et directes.
- Utilisez un langage clair et évitez le jargon.
- Soyez patient; n'oubliez pas que l'interprète peut avoir besoin de beaucoup plus de temps pour interpréter quelque chose que vous pour l'exprimer dans votre langue.
- Posez des questions ouvertes au besoin, pour clarifier ce que le patient dit ou pour entendre ce que le patient pourrait vouloir transmettre.
- Observez et évaluez ce qui se passe avant d'interrompre l'interprète.
- Demandez toujours au patient de répéter les instructions. Demandez au patient de reformuler pour vérifier sa compréhension.
- Donnez les instructions, les rendez-vous et les coordonnées par écrit (de préférence dans la langue du patient).
- Donnez de l'information sur la façon dont le patient peut avoir accès à un interprète (de préférence, le même) à l'avenir.
- Consignez dans le dossier du patient le nom de l'interprète médical ou son numéro d'identification pour l'interprétation téléphonique.

Une brève réunion avec l'interprète après l'entretien peut permettre de clarifier des informations et de discuter d'impressions, d'idées et de questions pertinentes, y compris des difficultés rencontrées au cours de la séance d'interprétation. Gardez à l'esprit, cependant, que certains interprètes médicaux sont tenus d'être toujours impartiaux et neutres et de ne pas agir comme des médiateurs culturels. Au Canada, cela est particulièrement important en ce qui concerne leur formation, leur code d'éthique et leur professionnalisme, comme nous l'avons vu plus tôt dans le chapitre.

Il est également important d'évaluer le degré d'efficacité de la séance d'interprétation du point de vue du patient et de la famille par rapport à l'aisance, à l'engagement, à l'observance, au suivi et, en fin de compte, aux résultats des soins.

Résumé

Le chapitre a commencé par une explication des barrières linguistiques aux soins de santé qui, si elles ne sont pas reconnues, peuvent donner lieu à des expériences et à des résultats négatifs en matière de santé. Nous avons traité de la différence entre la traduction et l'interprétation, puis décrit cinq étapes de base liées à une collaboration efficace avec les interprètes (reconnaître le besoin d'interprétation, chercher le type d'interprète approprié, clarifier le rôle de l'interprète, communiquer directement avec le patient en gardant le contrôle sur l'interprétation, et utiliser des stratégies pour minimiser les erreurs et les problèmes de communication).

Différents modes d'interprétation ont été discutés, notamment l'interprétation en personne ainsi que l'interprétation téléphonique et d'autres types d'interprétation à distance. On retrouve plusieurs types d'interprètes dans un milieu de soins de santé, des interprètes improvisés non qualifiés à ceux qui ont une formation professionnelle. Les interprètes peuvent également jouer un rôle qui varie du passeur de message au porte-parole.

Il est important que les fournisseurs de soins de santé soient conscients des avantages et des inconvénients associés aux divers types d'interprètes et de rôles qu'ils peuvent jouer, et qu'ils fassent des choix appropriés en fonction des besoins du patient. Les interprètes ont beaucoup à offrir lors d'une rencontre clinique. Pour qu'il soit le plus efficace possible, leur rôle doit être compris et mis en valeur. Des stratégies visant à améliorer la communication tridirectionnelle entre le patient, le fournisseur de soins de santé et l'interprète ont été expliquées. Quel que soit le rôle de l'interprète, le fournisseur de soins de santé doit garder le contrôle et communiquer directement avec le patient. Une interprétation efficace est essentielle à une communication efficace dans les situations nécessitant un soutien linguistique.

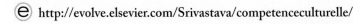 http://evolve.elsevier.com/Srivastava/competenceculturelle/

Questions à des fins d'examen et de discussion

1. Expliquer l'impact des barrières linguistiques sur les patients et les familles ayant une maîtrise limitée des langues officielles.

2. Quelle est la différence entre les interprètes improvisés et professionnels? Pourquoi fait-on appel à des interprètes professionnels dans le cadre des meilleures pratiques?

3. Quels sont certains des aspects clés de la collaboration efficace avec un interprète? Quelle est la première étape à suivre pour travailler efficacement avec un interprète?

4. Quelle est la différence entre l'interprétation linguistique, la traduction et l'interprétation culturelle? Quel type d'interprétation est le plus utilisé dans les rencontres de soins de santé?

5. Expliquez comment le fait de fournir des interprètes médicaux formés favorise l'équité en santé et contribue à réduire les iniquités ou les disparités en santé.

Activité expérientielle ou de réflexion de groupe

En travaillant par deux, lisez l'affaire *Eldridge c. Colombie-Britannique* de 1997. Vous pouvez en trouver un bon résumé ici : https://canliiconnects.org/fr/résumé/34178. Pendant que vous examinez l'affaire, réfléchissez aux questions suivantes :

- Quels étaient les principaux aspects ou sujets de l'affaire?
- Pourquoi la Cour suprême du Canada a-t-elle, dans son ensemble, favorisé les appelants en cette affaire?
- Quel genre de précédent, le cas échéant, cette affaire a-t-elle établi pour d'autres handicaps ou barrières linguistiques? Les barrières linguistiques (c.-à-d., parler une langue non dominante) sont-elles considérées comme un handicap?
- Quels seraient vos points clés si vous utilisiez cette affaire pour plaider pour ou contre la prestation de services d'interprétation dans les soins de santé pour *l'ensemble* des patients et des familles parlant une langue non dominante?
- Présentez et plaidez votre cause auprès du reste du groupe.

Références

Abbato, S., Greer, R., Ryan, J., et coll. (2019). The impact of provision of professional language interpretation on length of stay and readmission rates in an acute care hospital setting. *Journal of Immigrant Minority Health, 21*, 965–970.

Aelbrecht, K., Hanssens, L., Detollenaere, J., et coll. (2019). Determinants of physician-patient communication: The role of language, education and ethnicity. *Patient Education and Counseling, 102*(4), 776–781.

Agency for Healthcare Research and Quality. (2018). *Six domains of health care quality.* https://www.ahrq.gov/talkingquality/measures/six-domains.html.

Ahmed, S., Lee, S., Shommu, N., et coll. (2017). Experiences of communication barriers between physicians and immigrant patients: A systematic review and thematic synthesis. *Patient Experience Journal, 4*(1), 122–140.

Al Shamsi, H., Almutairi, A. G., Al Mashrafi, S., et coll. (2020). Implications of language barriers for healthcare: A systematic review. *Oman Medical Journal, 35*(2), e122. https://doi.org/10.5001/omj.2020.40.

Anderson, L., et Um, S. (2016). *International review of health equity strategies.* Wellesley Institute for Health Quality Ontario, Commissioned Report.

Bailey, C., McIntyre, E., Arreola, A., et coll. (2020). What are we missing? How language impacts trauma narratives. *Journal of Child & Adolescent Trauma, 13*, 153–161.

Basu, G., Costa, V. P., et Priyank, J. (2017). Clinicians' obligations to use qualified medical interpreters when caring for patients with limited English proficiency. *AMA Journal of Ethics, 19*(3), 245–252.

Berdahl, T., et Kirby, J. (2019). Patient-provider communication disparities by limited English proficiency (LEP): Trends from the US medical expenditure panel survey, 2006-2015. *Journal of General Internal Medicine, 34*(8), 1434–1440. https://doi.org/10.1007/s11606-018-4757-3.

Bettache, N., et Shaheen-Hussain, S. (2020, Sept 30). Opinion: Joyce Echaquan's treatment wasn't an isolated incident: Systemic racism against indigenous people is endemic within the health-care system. Montreal Gazette. https://montrealgazette.com/opinion/opinion-joyce-echaquans-treatment-wasnt-an-isolated-incident.

Blay, N., Ioannou, S., Seremetkoska, et coll. (2018). Healthcare interpreter utilisation: Analysis of health administrative data. *BMC Health Services Research, 18*(1), 348–353.

Bowen, S. (2015). The impact of language barriers on patient safety and quality of care. *Final Report Prepared for the Société Santé en français*, 1–46). http://www.santefrancais.ca/wp-content/uploads/2018/11/SSF-Bowen-S.-Language-Barriers-Study-1.pdf.

Boylen, S., Cherian, S., Gill, F. J., et coll. (2020). Impact of professional interpreters on outcomes for hospitalized children from migrant and refugee families with limited English proficiency: A systematic review. *JBI Evidence Synthesis, 18*(7), 1360–1388.

Brandl, E. J., Schreiter, S., et Schouler-Ocak, M. (2020). Are trained medical interpreters worth the cost? A review of the current literature on cost and cost-effectiveness. *Journal of Immigrant and Minority Health, 22*(1), 175–181.

de Moissac, D., et Bowen, S. (2018). Impact of language barriers on quality of care and patient. *Safety for Official Language Minority Francophones in Canada, 6*(1), 24–32.

Estrada, R. D., et Messisas, D. (2018). Language co-construction and collaboration in interpreter-mediated primary care encounters with Hispanic adults. *Journal of Transcultural Nursing, 29*(6), 498–505.

Fox, M. T., Godage, S. K., Kim, J. M., et coll. (2020). Moving from knowledge to action: Improving safety and quality of care for patients with limited English proficiency. *Clinical Pediatrics, 59*(3), 266–277.

Goenka, P. K. (2016). Lost in translation: Impact of language barriers on children's healthcare. *Current Opinion in Pediatrics, 28*(5), 659–666.

Green, A. R., et Nze, C. (2017). Language-based inequity in health care: Who is the "poor historian". *AMA Journal of Ethics, 19*(3), 263–271.

Gutman, C. K., Klein, E. J., Follmer, K., et coll. (2020). Deficiencies in provider-reported interpreter use in a clinical trial comparing telephonic and video interpretation in a pediatric emergency department. *Joint Commission Journal on Quality and Patient Safety, 46*(10), 573–580.

Haut-Commissariat des Nations Unies aux droits de l'homme (HCDH) / Office of the High Commissioner of Human Rights (OHCHR). (2018). *The right to health.* https://www.ohchr.org/Documents/Publications/Factsheet31.pdf.

Hilder, J., Gray, B., et Stubbe, M. (2019). Health navigation and interpreting services for patients with limited English proficiency: A narrative literature review. *Journal of Primary Health Care, 11*(3), 217–226.

Hordyk, S. R., Macdonald, M. E., et Brassard, P. (2017). Inuit interpreters engaged in end-of-life care in Nunavik, Northern Quebec. *International Journal of Circumpolar Health, 76*(1), 1291868. https://doi.org/10.1080/22423982.2017.1291868.

International Medical Interpreters Association & Education Development Center, Inc. (IMIA). (2007). *Medical Interpreting Standards of Practice.* http://www.imiaweb.org/standards/standards.asp.

Jacobs, B., Ryan, A., Henrichs, K., et coll. (2018). Medical interpreters in outpatient practice. *Annals of Family Medicine, 16*, 70–76.

Jaramillo, J., Snyder, E., Dunlap, J. L., et coll. (2016). The Hispanic clinic for pediatric surgery: A model to improve parent-provider communication for Hispanic pediatric surgery patients. *Journal of Pediatric Surgery, 51*(4), 670–674.

Jungner, J. G., Tiselius, E., Blomgren, K., et coll. (2019). Language barriers and the use of professional interpreters: A national multisite cross-sectional survey in pediatric oncology care. *ACTA Oncologica, 58*(7), 1015–1020.

Kletecka-Pulker, M., Parrag, S., Doppler, K., et coll. (2021). Enhancing patient safety through the quality assured use of a low-tech video interpreting system to overcome language barriers in healthcare settings. *Wiener Klinische Wochenschrift.* https://doi.org/10.1007/s00508-020-01806-7.

Korpal, P. (2016). Interpreting as a stressful activity: Physiological measures of stress in simultaneous interpreting. *Poznań Studies in Contemporary Linguistics, 52*(2), 297–316.

Krupic, F., Samuelsson, K., Fatahi, N., et coll. (2017). Migrant general practitioners' experiences of using interpreters in health-care: A qualitative explorative study. *Medical Archives (Sarajevo, Bosnia and Herzegovina), 71*(1), 42–47.

Ladha, T., Zubairi, M., Hunter, A., et coll. (2018). Cross-cultural communication: Tools for working with families and children. *Paediatrics & Child Health, 23*(1), 66–69.

Lai, M., Heydon, G., et Mulayim, S. (2015). Vicarious trauma among interpreters. *International Journal of Interpreter Education, 7*(1), 3–22.

Language Scientific. (2020). *Translation quality management and certification of translation accuracy.* https://www.languagescientific.com/translation-quality-management-and-certification-of-translation-accuracy/.

Lee, A. (1 déc. 2014). *Eldridge c. Colombie-Britannique (Procureur général), [1997] 3 RCS 624.* https://canliiconnects.org/fr/résumé/34178.

Liang, J., Fang, Y., Lv, Q., et coll. (2017). Dependency distance differences across interpreting types: Implications for cognitive demand. *Frontiers in Psychology, 8*, 2132. https://doi.org/10.3389/fpsyg.2017.02132.

Lindley, L. C., Held, M. L., Henley, K. M., et coll. (2017). Nursing unit environment associated with provision of language services in pediatric hospices. *Journal of Racial and Ethnic Health Disparities, 4*(2), 252–258.

Molina, R. L., et Kasper, J. (2019). The power of language-concordant care: A call to action for medical schools. *BMC Medical Education, 19*(1), 378–382.

Nápoles, A., Santoyo-Olsson, J., Karliner, L., et coll. (2015). Inaccurate language interpretation and its clinical significance in the medical encounters of Spanish-speaking Latinos. *Medical Care, 53*(11), 940–947.

The National Board of Certification for Medical Interpreters. (2020). *Becoming a certified medical interpreter.* https://www.certifiedmedicalinterpreters.org/.

National Council on Interpreting in Health Care (NCIHC). (2005). *National Standards of Practice for Interpreters in Health Care*. https://www.ncihc.org.

National Standard Guide for Community Interpreting Services (NSGCIS). (2007). Healthcare Interpretation Network. https://www.occi.ca/_files/ugd/8d6ad0_d427c489a313431b83bf89d4b919edab.pdf.

Njeru, J. W., St. Sauver, J. L., Jacobson, D. J., et coll. (2015). Emergency department and inpatient health care utilization among patients who require interpreter services. *BMC Health Services Research, 15*(214). https://doi.org/10.1186/s12913-015-0874-4.

Office of Minority Health. (2018). *The National CLAS Standards*. https://minorityhealth.hhs.gov/omh/browse.aspx?lvl=2&lvlid=53.

Ollove, M. (2019, août 29). *New Trump rule on medical interpreters could leave immigrants behind*. Stateline Article. The PEW Charitable Trusts. https://www.pewtrusts.org/en/research-and-analysis/blogs/stateline/2019/08/29/new-trump-rule-on-medical-interpreters-could-leave-immigrants-behind.

Ontario Council on Community Interpreting (OCCI). (2021). *How to become an accredited interpreter*. https://www.occi.ca/occi-accreditation-framework-details.

Paradise, R. K., Hatch, M., Quessa, A., et coll. (2019). Reducing the use of ad hoc interpreters at a safety-net health care system. *Joint Commission Journal on Quality and Patient Safety, 45*(6), 397–405.

Patrimoine canadien. (2016). Statistiques sur les langues officielles au Canada. https://www.canada.ca/fr/patrimoine-canadien/services/langues-officielles-bilinguisme/publications/statistique.html.

Price-Wise, G. (2015). *An intoxicating error, medical malpractice and prejudice* (p. 1–180). Centre for Cultural Competence, Inc.

Putsch, R. (1985). Cross cultural communication: The special case for interpreters in health care. *JAMA, 254*(3), 3344–3348.

Rawal, S., Srighanthan, J., Vasantharoopan, A., et coll. (2019). Association between limited English proficiency and revisits and readmissions after hospitalization for patients with acute and chronic conditions in Toronto, Ontario, Canada. *JAMA, 322*(16), 1605–1607.

Ryan, J., Abbato, S., Greer, R., et coll. (2017). Rates and predictors of professional interpreting provision for patients with limited English proficiency in the emergency department and inpatient ward. *The Journal of Health Care Organization, Provision, and Financing, 54*, 1–6.

Tannenbaum, M., et Har, E. (2020). Beyond basic communication: The role of the mother tongue in cognitive-behavioral therapy (CBT). *International Journal of Bilingualism, 24*(4), 881–892.

Taira, B. R., et Orue, A. (2019). Language assistance for limited English proficiency patients in a public ED: Determining the unmet need. *BMC Health Services Research, 19*(1), 56.

Taylor, D. L., Sierra, T., Maheshwari, D., et coll. (2020). Satisfaction with telephone versus in-person interpretation services in limited English-proficient urogynecology patients: A randomized controlled trial. *Female Pelvic Medicine & Reconstructive Surgery, 27*(6). https://doi.org/10.1097/SPV.0000000000000880.

van Eechoud, I., Grypdonck, M., Leman, J., et coll. (2017). Balancing truth-telling: Relatives acting as translators for older adult cancer patients of Turkish or northwest African origin in Belgium. *European Journal of Cancer Care, 26*(5). https://doi.org/10.1111/ecc.12498.

van Rosse, F., de Bruijne, M., Suurmond, J., et coll. (2016). Language barriers and patient safety risks in hospital care. A mixed methods study. *International Journal of Nursing Studies, 54*, 45–53.

Walji, M., et Flegel, K. (2017). Healthy interpretation. *Canadian Medical Association Journal, 41*(189), 1.

Wu, R. S., et Rawal, S. (2017). "It's the difference between life and death": The views of professional medical interpreters on their role in the delivery of safe care to patients with limited English proficiency. *PLoS ONE, 12*(10), e0185659.

Yeheskel, A., et Rawal, S. (2019). Exploring the 'patient experience' of individuals with limited English proficiency: A scoping review. *Journal of Immigrant and Minority Health, 21*(4), 853–878.

CHAPITRE 7

Prendre soin de familles diversifiées

Salma Debs-Ivall, Rani H. Srivastava

On croit que la démographie est le destin, que le changement démographique est la réalité et qu'il est impératif d'être sensible aux facteurs démographiques.
– Giger et Haddad (2021, p. 3)

OBJECTIFS D'APPRENTISSAGE

À la fin de ce chapitre, l'apprenant sera en mesure de :
- Décrire la famille en tant que système
- Déterminer les caractéristiques de la diversité familiale qui influent sur les comportements liés à la santé et à la maladie
- Discuter de l'individualisme et du collectivisme dans le cadre du système familial
- Examiner les croyances et les hypothèses personnelles sur les familles
- Décrire les répercussions de la colonisation sur les peuples et les familles autochtones
- Discuter du concept de traumatisme intergénérationnel
- Savoir comment évaluer les familles et leurs besoins en travaillant avec des patients culturellement diversifiés

TERMES CLÉS

Acculturation	Famille étendue	Justice réparatrice
Collectivisme	Famille monoparentale	Piété filiale
Culture de la santé	Famille	Pratique relationnelle
Familialisme	multigénérationnelle	Traumatisme
Famille avec saut	Famille nucléaire	intergénérationnel
de génération	Individualisme	

Les familles, selon leur définition au sens large, font partie intégrante du processus de soins auprès de tous les patients (enfants, adultes et aînés), partout où les soins sont fournis (à domicile, à l'hôpital ou en milieu communautaire) et quelle que soit la façon dont ils sont dispensés. Depuis la fin des années 1980, on reconnaît que, pour assurer leur qualité, les soins doivent être centrés sur le patient et la famille (Park et coll., 2018). Bien qu'il existe différents modèles de soins centrés sur la famille et de façons d'y parvenir dans la pratique, les concepts fondamentaux de dignité et de respect, d'échange d'informations, de collaboration et de partenariats font l'objet d'un consensus généralisé (Al-Motlaq et Shields, 2017). Chacun de ces concepts est soumis à des nuances, des valeurs et des interprétations culturelles.

Les fournisseurs de soins de santé de la société occidentale ont appris à attribuer la plupart des maladies à des causes biologiques et à considérer la médecine occidentale comme la réponse aux besoins en matière de soins de santé (Giger et Haddad, 2021), s'appuyant ainsi fortement sur des méthodes et des processus scientifiques pour déterminer et résoudre les problèmes de santé. Cela peut les mettre en conflit avec les perspectives culturelles de nombreux patients et familles dont la définition de la santé englobe, au-delà du physique, les composantes sociale, affective et spirituelle.

Les familles diffèrent quant à leur structure et leur composition; aux rôles internes et aux attentes, préférences et capacités de s'orienter efficacement relativement à la santé et au système de soins de santé. Ces différences peuvent être attribuées à différentes traditions culturelles et visions du monde ainsi qu'aux déterminants sociaux de la santé, y compris l'héritage historique du colonialisme. Pour travailler avec des familles de toutes les cultures, les fournisseurs de soins de santé doivent développer leur sensibilité, leurs connaissances et leurs ressources, et mettre cette compréhension en pratique pour établir des partenariats efficaces avec les familles. La prestation de soins adaptés à la culture exige que les fournisseurs de soins de santé comprennent la situation familiale, établissent une relation de collaboration, adaptent la prestation de leurs soins à la situation des patients et facilitent la compréhension de la maladie et du traitement (King et coll., 2015).

L'objectif de ce chapitre est d'explorer l'influence de la culture sur les familles, le rôle de ces dernières dans la santé et la maladie, ainsi que leur capacité et leur potentiel à obtenir des résultats équitables en matière de santé. Les familles, comme les individus, sont uniques, complexes et diverses. En même temps, le concept de famille est universel en ce sens qu'il a une signification pour chacun d'entre nous. Pour commencer le chapitre, nous explorons la compréhension de la diversité familiale relativement aux visions familiales du monde et à la façon dont les familles sont touchées par le processus d'acculturation. Nous poursuivons par une discussion sur la structure, la fonction, les règles et les rôles de la famille. Au Canada et dans d'autres pays, l'héritage historique de la colonisation a eu des répercussions importantes sur les familles autochtones, qui sont soulignées dans le présent chapitre. Nous explorons le concept de traumatisme intergénérationnel qui touche les Autochtones et d'autres peuples, y compris les réfugiés et les communautés racialisées. Le chapitre se termine par la présentation de certaines lignes directrices sur la façon d'évaluer et de travailler efficacement avec des familles diversifiées.

Définition de la famille et visions du monde

La définition de la famille varie selon la perspective adoptée : sociologique, économique, psychologique, juridique ou biologique (Kaakinen, 2018a). Les familles peuvent être définies par leur structure (ce à quoi elles ressemblent) ou leur fonction (ce qu'elles font). Bien que chaque pays recueille des données de recensement à l'échelle nationale selon des définitions légèrement différentes, il existe un consensus sur le fait qu'une *famille* désigne deux personnes ou plus qui résident habituellement dans le même ménage et qui sont liées par le sang, le mariage (enregistré ou non), l'adoption, l'union de fait ou le placement en famille d'accueil (Australian Bureau of Statistics, 2016; Statistique Canada, 2021; US Department of Health and Human Services, 2017). La famille peut être composée d'un couple (de même sexe ou de sexe opposé) avec ou sans enfants, ou d'un parent seul et d'au moins un enfant (Statistique Canada, 2021). Les données du recensement font également la distinction entre la famille et le ménage. Alors que les membres de la famille ont une relation les uns avec les autres, un *ménage* désigne un groupe de personnes (pas nécessairement liées) qui vivent à la même adresse et partagent un espace commun. Un ménage peut être composé de plusieurs familles ou de personnes non apparentées (Office for National Statistics, 2021). Ainsi, un ménage est l'environnement physique, et la famille est l'environnement social, où les individus se réunissent à des fins différentes (Tam et coll., 2017). Les deux environnements peuvent être identiques ou non.

INFLUENCE DE LA CULTURE SUR LES VISIONS FAMILIALES DU MONDE

Les enfants naissent au sein d'une famille et d'une culture, et c'est la famille qui les socialise et leur enseigne (de manière formelle ou informelle) les valeurs, la langue, les règles et les rôles de la société. Ces visions familières du monde sont basées sur le contexte culturel dans lequel la famille se développe. Cependant, il est important de ne pas oublier que les familles sont dynamiques et changent selon les contextes sociaux, économiques et culturels. La relation entre les familles et la société est réciproque : les familles influencent l'environnement socioculturel et sont influencées par celui-ci (Coehlo et coll., 2018).

Individualisme et collectivisme

Une grande partie de ce que nous savons sur la proximité des membres de la famille et les liens familiaux dans les communautés culturelles provient de la recherche en psychologie sociale et interculturelle visant des adultes (Rothbaum et coll., 2000). Un grand nombre de ces recherches, notamment les travaux de Triandis (1995), visent les perspectives individualistes par rapport aux perspectives collectivistes (discutées pour la première fois au chapitre 3) qui peuvent être appliquées aux systèmes familiaux. L'**individualisme** et le **collectivisme** dans le contexte familial ne doivent être considérés que comme un point de départ pour poser les bonnes questions. Les *cultures individualistes* accordent de l'importance aux droits individuels, en considérant chaque personne comme une entité distincte du groupe. L'accent est mis sur l'expression de soi, la liberté de choix personnelle, la responsabilité individuelle et l'indépendance. L'autonomie est valorisée et l'unité de confidentialité est l'individu (Rothbaum et coll., 2000; Triandis, 2018).

Rothbaum et coll. (2000) considèrent les familles comme des sous-systèmes interdépendants, avec des règles et des limites, et dont les fonctions ne peuvent pas être comprises isolément les unes des autres. Interprétant la culture individualiste dans la perspective de la théorie des systèmes familiaux, Rothbaum et coll. (2000) l'ont qualifiée de « parenté romantique ». Ils notent que « dans la parenté romantique, le sous-système individuel et le sous-système conjugal ont priorité, c'est-à-dire que leurs frontières sont relativement imperméables » (p. 345). Les frontières autour du couple le maintiennent ensemble et séparé des enfants et, par conséquent, gardent la famille intacte. La famille favorise également une attitude d'« éloignement progressif » par rapport aux enfants (voir la fig. 7.1).

Les *cultures collectivistes*, en revanche, considèrent la famille ou le groupe comme étant la plus petite unité de la société et accordent de l'importance aux obligations du rôle social. Qualifiant cela de « parenté harmonieuse », Rothbaum et coll. (2000, p. 345) notent que dans les cultures collectivistes, les frontières entre l'individu et le couple sont perméables, et que c'est la frontière autour de la grande unité familiale qui est imperméable. On s'attend à ce que les enfants « grandissent au sein » de la cellule familiale. L'accent est mis sur l'intérêt du groupe, les convenances, les obligations sociales et l'interdépendance au sein de la famille. L'appartenance au groupe et l'harmonie sont importantes, et l'unité de confidentialité est la famille ou le groupe (Rothbaum et coll., 2000; Triandis, 2018). Les personnes peuvent être très conscientes de leurs obligations envers les membres de la famille et du rôle qu'elles jouent dans le maintien de la bonne réputation et de l'honneur de la famille (voir la fig. 7.2).

Dans de nombreuses cultures collectivistes, les décisions sont prises par consensus et la famille peut préférer filtrer les informations difficiles pour le patient, quel que soit son âge (Alden et coll., 2018). Les membres de la famille, dans ce cas, pourraient protéger le patient contre les effets néfastes susceptibles d'entraîner une perte d'espoir. Ils peuvent également agir en respectant une obligation sociale et l'interdépendance. Dans les cultures individualistes, c'est l'autonomie qui est valorisée et l'individu qui prend les décisions. Dans ce cas, la famille agit comme un système de soutien et, selon la dynamique, peut ne pas être au courant de tous les détails de la maladie. Les

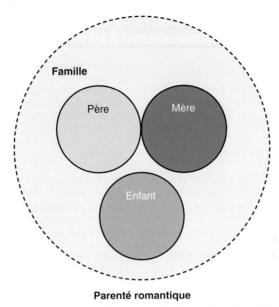

Parenté romantique

Fig. 7.1 Culture individualiste. (D'après Rothbaum, F., Morelli, G., Pott, M., et Liu-Constant, Y. [2000]. Immigrant-Chinese and Euro-American parents' physical closeness with young children: Themes of family relatedness. *Journal of Family Psychology, 14*[3], p. 334-348.)

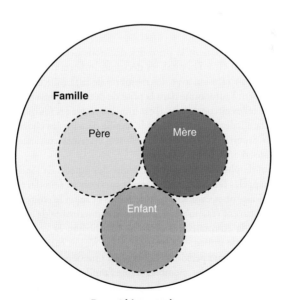

Parenté harmonieuse

Fig. 7.2 Culture collectiviste. (D'après Rothbaum, F., Morelli, G., Pott, M., et Liu-Constant, Y. [2000]. Immigrant-Chinese and Euro-American parents' physical closeness with young children: Themes of family relatedness. *Journal of Family Psychology, 14*[3], p. 334-348.)

TABLEAU 7.1 ■ **Contrastes des croyances, valeurs et pratiques familiales d'une culture à l'autre**

Culture collectiviste	Culture individualiste
La famille est l'unité principale	L'individu est l'unité principale
Relations familiales, solidarité, responsabilité et harmonie	Recherche personnelle du bonheur, de l'épanouissement et de l'expression de soi
L'interdépendance continue est favorisée au sein de la famille	L'indépendance précoce est favorisée
Les membres de la famille s'efforcent de s'intégrer	Les membres de la famille s'efforcent d'être uniques
Rôles familiaux hiérarchiques, statuts attribués	Rôles variables, statuts atteints
Le lien parent-enfant (parental) est accentué	Le lien conjugal (matrimonial) est accentué
Le parent détient l'autorité et s'attend à l'obéissance et à la conformité	Le parent fournit des conseils, du soutien et des explications, et encourage la curiosité et la pensée critique et indépendante
	La prise de décisions autonome est attendue
Les décisions sont prises au sein de la famille	
La famille prend les décisions pour l'enfant	L'enfant a de nombreux choix
Les parents demandent : « Que peux-tu faire pour aider la famille? »	Les parents demandent : « Que puis-je faire pour t'aider? »
Les enfants plus âgés sont responsables des actes de leurs frères et sœurs	Chaque enfant est responsable de ses actes

Adapté de Chan, S., et Lee, E. (2004). Families with Asian roots. Dans Lynch, E. W., et Hanson, M. J. (éditeures), *Developing cross-cultural competence : A guide for working with children and their families* (3e éd., p. 293). Paul Brookes Publishing Co.; Hofstede, G. (2011). Dimensionalizing cultures: The Hofstede model in context. *Online Readings in Psychology and Culture, Unit 2.* http://scholarworks.gvsu.edu/orpc/vol2/iss1/8.

rôles familiaux influencent également la prise des décisions liées aux soins. Alors qu'un parent peut s'occuper de l'enfant qui est à l'hôpital, les décisions importantes peuvent être prises par un autre parent, souvent en concertation avec des membres de la famille élargie. Les fournisseurs de soins de santé qui favorisent l'autonomie dans la prise de décisions peuvent avoir du mal à accepter cette pratique. Dans de telles circonstances, il est important que les fournisseurs de soins de santé respectent les normes familiales et permettent à la famille de faire des choix éclairés en partageant leur expérience et leur expertise. Le tableau 7.1 illustre certaines croyances, valeurs et pratiques présentant des contrastes d'une culture à l'autre.

Les chercheurs sont de plus en plus conscients que des aspects de l'individualisme et du collectivisme (également appelés **familialisme**) peuvent coexister au sein des familles immigrantes, à mesure qu'elles se développent et évoluent dans le temps et selon le contexte. Certains aspects de la vie dans ces familles peuvent ressembler à ceux de la communauté de choix, tandis que d'autres sont encore conformes à la communauté d'origine (Rothbaum et coll., 2000; Triandis, 2018). Lorsque les gens changent de milieu, par exemple d'une région rurale à la ville, cela transforme leur conception de soi en tant que personne à charge ou interdépendante (McFarland et Wehbe-Alamah, 2015). Selon la situation, les membres d'une famille peuvent agir de manière conforme à une orientation de groupe ou individuelle. En gardant à l'esprit que la structure familiale diffère d'une culture à l'autre, les fournisseurs de soins de santé doivent connaître leurs propres opinions sur la famille et déterminer comment le patient définit la famille et comment l'inclure dans tous les aspects des soins. Pour collaborer avec la famille, il est essentiel de déterminer comment les décisions y sont prises et comment en soutenir les divers membres.

Acculturation

L'**acculturation** est « le processus pendant lequel se produisent les modifications culturelles et l'adaptation lorsque des individus de cultures différentes entrent en contact » (Mao et coll., 2018, p. 4). Le Canada facilite l'acculturation grâce à des politiques qui permettent aux nouveaux arrivants de conserver les valeurs culturelles de leur pays d'origine tout en adoptant la vie et les valeurs canadiennes. Les politiques canadiennes favorisent également des interactions culturelles qui aident les nouveaux arrivants à se familiariser avec la société canadienne et à s'y intégrer. Ces politiques sont fondées sur la croyance sous-jacente que les individus peuvent avoir plusieurs identités et participer à de multiples cultures (Berry et Hou, 2016). Il est important de noter que l'acculturation est un processus bidirectionnel en ce sens qu'elle peut mener au biculturalisme ou au multiculturalisme et pas seulement à l'assimilation des nouveaux arrivants dans la société d'accueil. Bien que les immigrants puissent adopter des aspects de la culture du pays d'accueil, ils peuvent conserver d'autres aspects de leur propre culture et de leur identité culturelle. Les membres du pays d'accueil sont également influencés par la culture des immigrants (Erdem et Safi, 2018).

Le *stress d'acculturation* fait référence aux difficultés, aux défis, à la douleur et à la souffrance qu'implique l'acculturation. Des recherches menées auprès de réfugiés en Australie, au Canada et aux États-Unis ont permis de déterminer que les domaines communs du stress d'acculturation sont la langue, l'éducation, l'emploi, la discrimination, la perte de statut et les changements dans les rôles familiaux (Betancourt et coll., 2015; Joyce et Liamputtong, 2017).

Langue. En 2016, 72,5 % des immigrants ont déclaré une langue maternelle (première langue) autre que le français ou l'anglais (Statistique Canada, 2017e). Le manque de compétence dans la langue de la nouvelle culture est un facteur de stress majeur pour de nombreuses familles immigrantes, car il affecte l'éducation, l'emploi et l'intégration sociale globale. Les enfants et les jeunes adultes peuvent acquérir des compétences linguistiques beaucoup plus rapidement que les adultes plus âgés, qui sont plus susceptibles d'avoir moins d'activités sociales à l'extérieur de leur communauté.

Éducation. Selon le recensement de 2016 (Turcotte, 2019), les enfants immigrants de première et de deuxième génération au Canada étaient plus susceptibles de terminer des études postsecondaires (43 %) que leurs homologues non immigrants (29 %). On accorde souvent beaucoup de valeur à l'éducation, car elle est considérée comme la voie vers un meilleur statut économique et social. Fait intéressant, le manque d'éducation des parents dans leur culture d'appartenance a une moins grande incidence sur le niveau de scolarité des enfants immigrants que lorsque les parents sont nés au Canada (Turcotte, 2019).

Situation professionnelle, économique et sociale. Malgré le niveau de scolarité des enfants immigrants de première et de deuxième génération, Turcotte (2019) a constaté qu'en 2016, les immigrants diplômés universitaires qui travaillaient à temps partiel ou à temps plein gagnaient généralement moins que leurs homologues canadiens. L'écart dans le revenu d'emploi est moindre chez les femmes détenant un diplôme universitaire. Toutefois, les immigrants de tous les groupes linguistiques continuent généralement d'avoir des revenus inférieurs à ceux de leurs homologues canadiens (Houle, 2019). De nombreux immigrants et réfugiés qui pourraient avoir occupé une profession ou un emploi spécialisé dans leur pays d'origine ne sont pas en mesure d'accéder à ces postes dans leur nouveau pays. Les défis peuvent inclure des facteurs tels que la langue, le manque de reconnaissance des titres de compétences professionnels et le manque d'expérience de la culture locale. Au lieu de cela, ils se retrouvent à accepter des emplois mal rémunérés et à repartir à zéro dans leur carrière d'origine ou à commencer une nouvelle carrière.

Vie familiale. Quitter leur famille élargie et leurs vastes réseaux de soutien pour adopter une nouvelle culture dans laquelle ils n'ont plus que leur famille nucléaire affecte les immigrants dans tous les aspects de leur vie familiale. Les rôles changent et se transforment au gré des dispositions prises pour la garde des enfants, la préparation des repas et des nouvelles responsabilités. Pour subvenir aux besoins de la famille, les deux parents peuvent avoir à travailler, parfois en cumulant les emplois, ce qui les empêche de participer pleinement à la vie de leurs enfants. En incluant les grands-parents dans le ménage, la famille répond à ces besoins ainsi qu'aux exigences de la piété filiale. La **piété filiale** désigne le respect et la déférence envers les aînés et les figures d'autorité. La remise en question dans la nouvelle société des relations conjugales et des rôles traditionnels des sexes peut entraîner des conflits entre les parents, entre ceux-ci et les grands-parents, ou avec les enfants (Betancourt et coll., 2015; Hanna et Ortega, 2016; Joyce et Liamputtong, 2017; Mostoway, 2020). Certains parents ont la possibilité et choisissent de laisser leurs enfants dans leur pays d'origine pour faciliter leur réinstallation à l'étranger, mais cela accentue les tensions (Mostoway, 2020).

Les expériences de racisme et de discrimination liées à la race, à la religion ou à l'origine ethnique peuvent être un autre facteur de stress pour les familles de migrants. Pour les réfugiés, il peut s'ajouter des tensions liées à leur départ forcé, à l'oppression physique, émotionnelle ou psychologique dont ils ont été victimes dans leur patrie, ainsi qu'à la précarité de la couverture de soins de santé et du statut de résidence dans leur nouveau pays.

Structure et composition de la famille

La famille est souvent considérée comme une unité centrale essentielle de la société. Chaque culture a sa propre vision de ce que doit être une famille traditionnelle. Dans le monde occidental, l'image stéréotypée de la famille traditionnelle est celle d'une **famille nucléaire**, définie comme un couple avec des enfants à charge. Si, historiquement, il était entendu que la famille nucléaire était composée d'un père et d'une mère, la définition n'est pas restrictive et a été élargie pour inclure les couples de même sexe. Les enfants d'une famille nucléaire peuvent être biologiques ou adoptés. Partout dans le monde occidental (y compris le Canada, les États-Unis, le Royaume-Uni, l'Australie et la Nouvelle-Zélande), la composition de la famille est en train de changer. Le type traditionnel de la famille nucléaire est en baisse au Canada. Représentant 83 % des familles de recensement en 1981, il ne compose plus que 78,7 % d'entre elles en 2016 (Statistique Canada, 2017c).

Les statistiques sur les couples de même sexe ont été saisies pour la première fois en 2001. Il y avait alors 34 200 couples de même sexe vivant en union libre, soit 0,5 % de l'ensemble des couples. Entre 2006 et 2016, l'augmentation du nombre de couples de même sexe a été beaucoup plus marquée (+60,7 %) que celle des couples de sexe opposé (+9,6 %). Environ le tiers des couples de même sexe au Canada étaient mariés et 12 % (un couple sur huit) avaient des enfants vivant avec eux (Statistique Canada, 2017f).

Une **famille monoparentale** désigne une famille qui n'a qu'un seul parent et un ou plusieurs enfants. Les familles monoparentales au Canada représentaient 16 % des familles de recensement en 2016. La majorité de ces familles, soit 78 %, était dirigée par des femmes (Battams, 2018). Il est intéressant de constater qu'un tiers des enfants autochtones de moins de 4 ans vivaient avec un parent seul, comparativement à 17 % des enfants non autochtones, et un peu plus de 10 % habitaient dans le même ménage qu'un grand-parent (Statistique Canada, 2017b). Dans leur étude sur le bien-être des familles monoparentales, Nieuwenhuis et Maldonado (2018) ont conclu que les parents seuls faisaient face au triple préjudice de ressources inadéquates relatives aux finances, au temps et aux soins, d'un emploi inadéquat entraînant des écarts salariaux entre les sexes et une pauvreté au travail, et de l'absence de politiques adéquates pouvant contribuer au bien-être des parents seuls.

La famille élargie est souvent un ménage multigénérationnel et comprend des enfants naturels ou adoptés. Dans de nombreuses cultures, la famille élargie (également connue sous le nom de « parents ») comprend également des amis intimes de la famille et des membres de la communauté. Lorsque des personnes changent de pays, la perte de la famille élargie se traduit souvent par un vide quant au soutien qu'elles pourraient recevoir, y compris des conseils en matière de soins de santé, ce qui nuit à leur capacité de faire face aux exigences d'une maladie. Dans certaines cultures, on trouve également le concept de **famille étendue**, dans laquelle les parents, les enfants adultes et leurs familles respectives vivent sous un même toit. Les statistiques canadiennes indiquent qu'en 2017, environ 9 % des adultes (âgés de 25 à 64 ans) vivaient avec un parent, comparativement à 5 % en 1995. Toutefois, chez les adultes sud-asiatiques et chinois, le nombre d'adultes vivant avec au moins un parent est passé à près de 20 % (un sur cinq) (Statistique Canada, 2019a). Les **familles multigénérationnelles**, définies comme au moins trois générations d'une même famille, constituent le type de ménage qui connaît la croissance la plus rapide au Canada, représentant près de 3 % des foyers (Statistique Canada, 2017c). Ces conditions de logement sont courantes chez les immigrants et les Autochtones (Statistique Canada, 2019a). Bien que la culture joue un rôle important dans les conditions de logement, les statistiques peuvent également refléter des facteurs économiques, dont le coût élevé du logement dans de nombreuses régions du pays (Statistique Canada, 2019a).

Avec l'évolution démographique et le nombre croissant de familles monoparentales et élargies, les relations entre grands-parents et enfants sont plus longues et probablement meilleures. De nombreux grands-parents sont amenés à s'occuper de leurs petits-enfants. Les aînés sont très valorisés au sein de nombreuses populations et participent à l'éducation de leurs petits-enfants. Ils agissent comme éducateurs, détenteurs de l'histoire familiale et culturelle, guides spirituels, gardiens d'enfants ou aidants naturels. En 2016, près de 33 000 enfants de moins de 14 ans vivaient avec des grands-parents, sans qu'aucun des parents ne soit présent (Battams, 2018). Le ou les grands-parents assumaient donc le double rôle de parents et de grands-parents. Ce type de famille est également connu sous le nom de **famille avec saut de génération**. La prestation de soins par des grands-parents est plus répandue parmi les populations racialisées et défavorisées sur le plan socioéconomique, y compris les Autochtones (Fuller-Thomson, 2005; Statistique Canada, 2019b). Turner (2016), dans une analyse de l'Enquête nationale auprès des ménages de 2011, a indiqué que près de 3 % des enfants autochtones de moins de 14 ans vivaient dans un ménage avec saut de génération, comparativement à 0,4 % des enfants non autochtones.

Fonction de la famille et rôles familiaux

L'Institut Vanier de la famille (2021) définit le terme « famille » comme « toute combinaison de deux ou plusieurs personnes liées entre elles par des liens de consentement mutuel, de naissance, d'adoption ou de placement et qui, ensemble, assument à divers degrés la responsabilité des éléments suivants, ou de certains d'entre eux : soins des membres du groupe sur le plan physique; ajout de nouveaux membres par la procréation ou l'adoption; socialisation des enfants; conduite des membres de la famille en société; production, consommation et distribution de biens et services; et réponse aux besoins affectifs (amour). » Cette définition complète de la famille met l'accent sur les rôles et les relations, et inclut les diverses structures familiales dont il a été question précédemment.

Dans le contexte des soins de santé centrés sur la famille, il est généralement admis que la famille est définie par la personne et qu'elle est « ce qu'elle dit être » (Wright et Leahey [2009], et cités par Shajani et Snell [2019, p. 55]). Cette définition met l'accent sur l'autodéfinition de la famille et est basée sur les perceptions d'appartenance à la famille, plutôt que sur la prémisse de la cohabitation (Stanhope et Lancaster, 2018).

FONCTION DE LA FAMILLE

La *fonction de la famille* désigne les obligations sociales et culturelles prescrites de la famille et les rôles qu'elle joue dans la société (Kaakinen, 2018a). En tant qu'unité sociale de base, les familles assument des rôles de reproduction, de satisfaction des besoins économiques et émotionnels de leurs membres, ainsi que d'éducation et de socialisation de la plus jeune génération en fonction des valeurs culturelles et de l'étiquette (Kaakinen, 2018a; Mirabelli, 2018). Les personnes sont interconnectées au sein du système familial, souvent d'une génération à l'autre. Cette connexion peut générer un sentiment de fierté et d'identité, et également entraîner des vulnérabilités associées aux traumatismes vécus par les ancêtres, comme discuté plus loin dans le chapitre.

Pour de nombreuses familles, la capacité de remplir leurs rôles sociaux et d'atteindre les résultats souhaités est affectée par les déterminants sociaux de la santé tels que la pauvreté, le racisme et le statut de citoyenneté, ce qui nuit à l'accès équitable aux ressources. Comme nous l'avons vu dans les chapitres précédents, les déterminants sociaux de la santé sont interreliés. Par exemple, les expériences de racisme, de discrimination et de pauvreté peuvent se renforcer mutuellement et entraîner des résultats négatifs dans les domaines du logement, de l'éducation, de la sécurité alimentaire, du revenu et de la santé (Coehlo et coll., 2018).

RÔLES FAMILIAUX

Les rôles familiaux sont influencés par la structure familiale ainsi que par les attentes socioculturelles. Attribués ou acquis, les rôles définissent ce que chaque membre fait au sein de la famille. Les rôles familiaux sont également dynamiques et peuvent changer avec le temps ou en réaction à des changements dans les environnements internes et externes. Les rôles au sein de la famille se complètent généralement et aident à préserver l'équilibre au sein de l'environnement interne. Un changement touchant un membre est susceptible de se répercuter sur tous les autres membres de la famille. Les rôles familiaux peuvent être influencés par des facteurs tels que l'acculturation, l'âge, le sexe, le rang de naissance ou la relation conjugale.

Rôles de genre

Alors que traditionnellement les femmes étaient associées à la prestation des soins et à l'éducation, et les hommes à la génération des revenus, ces rôles ont changé depuis plusieurs décennies. Cependant, le sexe continue d'être un déterminant social de la santé et un facteur important qui façonne les rôles dans la famille et la société. Par exemple, les femmes sont plus susceptibles que les hommes d'être à la tête d'un ménage monoparental et de souffrir d'écarts salariaux, puisqu'elles gagnent en moyenne 20 % de moins que les hommes pour le même emploi (Fondation canadienne des femmes, 2019; Coehlo et coll., 2018). Bien que les rôles d'aidants naturels soient fréquemment partagés entre les sexes et les membres de la famille, les femmes assument souvent la plus grande part de ce fardeau en cas de besoin (Kaakinen, 2018a).

L'association du travail d'aidant au rôle sexospécifique des femmes est répandue, que les règles sociétales soient celles du Canada traditionnel contemporain ou d'une communauté ethnique traditionnelle (Beaujot et coll., 2017). À mesure que la population canadienne vieillit et que les séjours à l'hôpital tendent à raccourcir, les femmes sont plus susceptibles de s'occuper des membres de leur famille à la maison. Le fardeau de la prestation des soins reposant sur les femmes est devenu plus évident pendant la pandémie de COVID-19. À cause des mesures de confinement aux États-Unis, par exemple, les mères de jeunes enfants ont dû réduire leurs heures de travail de quatre à cinq fois plus que les pères (Collins et coll., 2021). Qian et Fuller (2020) ont fait la même constatation au Canada et constaté que les inégalités préexistantes entre les sexes étaient encore exacerbées par la pandémie. Leur analyse a révélé que l'écart entre les sexes en matière d'emploi s'était creusé entre les mères et les pères d'enfants d'âge scolaire, car les mères devaient réduire leurs heures de travail pour donner de l'attention parentale à domicile.

Les rôles de genre peuvent être mieux définis dans de nombreuses familles d'immigrants, du moins traditionnellement, et ces valeurs et croyances complexifient davantage la réinstallation de la famille dans un nouveau pays (Mostoway, 2020). Dans une étude canadienne sur de nouveaux parents réfugiés d'Afrique, Stewart et coll. (2015) ont constaté que les conflits de genre figuraient parmi les défis auxquels font face les nouveaux parents. L'évolution des rôles sexospécifiques a été décrite par les participants masculins et féminins (voir aussi les chapitres 11 et 12). Pour des raisons économiques, des femmes ont dû assumer un travail rémunéré et des hommes ont reconnu la nécessité de participer aux tâches ménagères. Les participants ont également décrit les défis liés aux conflits conjugaux, au manque de temps pour la famille et aux conflits culturels par rapport au style parental entre le Canada et le pays d'origine. Les parents décrivent le défi que représente la préservation de la culture d'origine tout en soutenant la nécessité pour les enfants de s'intégrer efficacement dans la société canadienne. Ces défis ont été décrits dans un contexte de soutien social réduit, de solitude et de traumatismes de guerre ayant mené à l'octroi du statut de réfugié au Canada (Stewart et coll., 2015).

Dans une étude sur la dynamique familiale et l'intégration des immigrants professionnels au Canada, Phan et coll. (2015) ont également noté que « les attentes traditionnelles en matière de genre et l'absence de réseaux sociaux sont particulièrement préjudiciables à l'intégration des conjointes professionnelles » (p. 2061). Même si elles occupaient un emploi professionnel à l'extérieur du foyer dans leur pays d'origine, leur intégration était rendue difficile en raison des attentes sexospécifiques propres au travail domestique visant les femmes. Pour de nombreux hommes, assumer des rôles domestiques supplémentaires est reconnu comme une nécessité; cependant, ce n'est pas sans stress supplémentaire en raison de « normes culturelles de genre mal alignées » (Phan et coll., 2015, p. 2076). Les aspirations professionnelles étaient influencées par le coût élevé des services de garde d'enfants et les salaires potentiellement plus bas des nouveaux arrivants. De plus, l'absence du soutien payant ou familial qu'elle avait dans le pays d'origine nuisait à la famille. De nombreux couples payaient pour avoir une aide domestique à la maison, qui pouvait ne plus être accessible ou abordable au Canada (Phan et coll., 2015).

En plus de la sexospécificité, les responsabilités peuvent être influencées par les rôles au sein d'une structure familiale. Par exemple, les attentes à l'égard de la fille et de la belle-fille ou du fils et du gendre concernant les responsabilités, la prestation de soins et la prise de décision peuvent différer. Dans de nombreuses cultures sud-asiatiques, la belle-fille est censée assumer les responsabilités familiales de prestation de soins, tandis que le gendre est vénéré. Cela peut créer des conflits au sein de la famille, alors que certains membres essaient de concilier les attentes culturelles (les leurs et celles des autres) avec ce qui est réalisable. Outre le conflit de rôles, les femmes, en particulier les belles-filles dans les groupes culturels patriarcaux, peuvent se sentir contraintes au silence et incapables de chercher un soutien psychologique et de l'aide lors de problèmes tels que la violence familiale (Banwait, 2019). Il est important que les fournisseurs de soins de santé soient sensibles à ces possibilités et évaluent le besoin de soutien, sans juger et sans imposer leurs propres solutions.

Rôles des enfants

La socialisation et l'éducation des enfants pour qu'ils deviennent des adultes équilibrés sont une fonction essentielle des familles, quelle que soit leur culture. Les parents utilisent des habitudes quotidiennes, des exemples, des éloges et des punitions pour enseigner aux enfants les valeurs et les normes culturelles qui mènent au développement de leur identité culturelle et leur donnent un bon départ dans la vie (Da et Welch, 2016). Ces comportements appris sont souvent maintenus tout au long de la vie.

De nombreuses familles d'immigrants sont issues de cultures traditionnellement considérées comme collectivistes, où les enfants sont vus dans le contexte de la famille plutôt qu'individuellement. La famille les garde près d'elle et ne favorise pas leur individualité. Cela peut donner lieu à un style parental plus autoritaire, caractérisé par un désir de conformité aux normes culturelles, de contrôle et de surveillance des activités (Smetana, 2017). Un style parental plus dominant ou autoritaire a été associé à de nombreuses cultures non occidentales, notamment chinoises, arabes, moyen-orientales et mexicaines (Da et Welch, 2016; Kim et coll., 2017; Mostoway,

2020; Smetana, 2017). Il peut être considéré comme servant une fonction de protection pour les enfants et limitant les effets négatifs perçus de certaines valeurs de la société d'accueil (Da et Welch, 2016; Smetana, 2017).

La participation des parents immigrants aux études varie. Alors que certains sont très engagés dans les projets éducatifs en raison de la grande valeur accordée à l'éducation formelle (Da et Welch, 2016), d'autres participent peu à l'éducation de leurs enfants. Les obstacles à l'engagement des parents peuvent être culturels ou sociaux. Il peut s'agir de barrières linguistiques dans la communication avec les enseignants, du manque de temps pour assister aux réunions parents-enseignants en raison de plusieurs emplois, ou du fait de s'en remettre au système éducatif en pensant que l'éducation est l'expertise des enseignants (Mostoway, 2020). Les familles autochtones peuvent avoir peu confiance dans le système éducatif occidental, étant donné l'héritage historique de l'éducation comme moyen ciblé d'assimilation, et préférer les enseignements traditionnels qui transmettent les valeurs et les connaissances culturelles à la génération suivante (Grammond et Guay, 2016).

Dans les cultures occidentales qui valorisent l'indépendance, les enfants apprennent à penser de façon autonome. Les cultures occidentales encouragent l'expression de l'individualité des enfants au sein de la famille. Les parents mettent l'accent sur la discontinuité des relations comme moyen de favoriser l'indépendance des enfants, les laissant libres de former leur propre famille (Rothbaum et coll., 2000). L'autonomie est encouragée et l'estime de soi est importante. Pour les cultures asiatiques qui favorisent l'obéissance, la poursuite de l'indépendance peut être perçue comme irrespectueuse, indésirable, comme une preuve d'un manque de préoccupation pour les parents, ainsi que comme une menace pour les valeurs et les croyances familiales traditionnelles (Da et Welch, 2016; Mostoway, 2020). Dans les cultures asiatiques, l'indépendance s'acquiert en se développant au sein de la famille plutôt que loin d'elle. Les enfants apprennent la piété filiale ou le respect de l'autorité des parents et des aînés de la famille. En vieillissant, les enfants prendront à leur tour soin des parents (Kim et coll., 2017).

En 2016, les enfants immigrants de première et de deuxième génération représentaient trois des dix enfants au Canada, et ce nombre devrait atteindre près de 50 % d'ici 2036 (Statistique Canada, 2017a). Les enfants immigrants participent à l'effort d'établissement et au fonctionnement continu des familles immigrantes en assumant trois rôles précis :

1. Médiateur linguistique : assumer les tâches d'enseignement, de traduction et d'interprétation pour leurs parents et leurs frères et sœurs plus jeunes (Bauer, 2016; Valenzuela, 1999)
2. Défenseur : intervenir ou défendre les intérêts de leurs parents et de leurs frères et sœurs plus jeunes (Delgado, 2020; Valenzuela, 1999)
3. Parent de substitution : accomplir les tâches parentales consistant à garder, nourrir et habiller les frères et sœurs plus jeunes, à en prendre soin et à s'en occuper (Garcia-Sanchez, 2018; Valenzuela, 1999)

L'expérience de transition et d'établissement que vivent les enfants et les adolescents ressemble à celle des parents, tout en étant différente. Les enfants sont également vulnérables aux répercussions de la discrimination et de la solitude. Cependant, ils taisent souvent ces expériences par crainte d'alourdir le fardeau familial et par désir de « s'intégrer » auprès des autres enfants. En général, les enfants apprennent plus rapidement une nouvelle langue et une nouvelle culture, et peuvent assumer des rôles de soutien supplémentaires dans la famille. Naviguer entre diverses cultures peut également augmenter la dépendance aux pairs et aux frères et sœurs plutôt qu'aux parents, qui essaient également de comprendre les nouvelles normes culturelles et sociales (Mostoway, 2020). En outre, les enfants et les jeunes sont plus susceptibles de maintenir des liens familiaux étroits, par désir ou obligation culturelle, et peuvent être soumis à une immense pression de réussite pour compenser les sacrifices de leurs parents.

L'influence des valeurs et des croyances de la nouvelle culture sur les enfants et le passage d'une vision collectiviste à une vision du monde individualiste met souvent à rude épreuve la relation parent-enfant (Albertini et coll., 2019). Au Canada, les enfants immigrants peuvent acquérir plus d'indépendance en suivant les normes culturelles des enfants canadiens. Étant donné que les enfants acquièrent des compétences linguistiques plus rapidement que les adultes, le français ou l'anglais devient leur langue principale, ce qui peut créer un déficit de communication entre les enfants immigrants et les parents, dont la langue principale demeure la langue maternelle. Selon Statistique Canada (2017e), en 2016, plus du tiers des enfants immigrants parlaient l'une des deux langues officielles (français ou anglais) à la maison, comparativement à moins de 10 % des parents. Une communication déficiente et un rythme d'acculturation différent placent les enfants dans le rôle d'interprètes culturels des parents, érodant souvent le rôle des parents comme agents de socialisation (Das, 2018). La relation tendue peut ajouter aux difficultés et aux facteurs de stress auxquels les familles sont déjà confrontées (Bergnehr, 2018). Dans certaines familles, cependant, l'expérience de la migration, la discrimination et la perte des réseaux sociaux peuvent renforcer les liens familiaux et les relations intergénérationnelles (Albertini et coll., 2019). En outre, les liens familiaux se solidifient et le stress de l'acculturation s'atténue lorsque les enfants rendent la pareille à leurs parents, en les aimant, en prenant soin d'eux, en participant aux tâches ménagères et en réussissant à l'école (Bergnehr, 2018).

Dans leur revue de la littérature, Albertini et ses collègues (2019) ont mis en évidence plusieurs aspects où les relations intergénérationnelles diffèrent entre les immigrants et les populations d'accueil en Europe. Premièrement, les attentes en matière de piété filiale ou de responsabilité sont plus fortes au sein de la population immigrante. Les auteurs ont attribué cela à la vision du monde collectiviste de la plupart des familles d'immigrants. Deuxièmement, contrairement aux normes occidentales selon lesquelles les parents fournissent un soutien financier aux enfants et leur laissent un héritage, dans la majorité des populations immigrantes, on s'attend à ce que les enfants aident financièrement les parents vieillissants. Cette pratique pourrait être due à la rareté des programmes sociaux visant à soutenir les personnes âgées dans les pays d'origine. Troisièmement, les ménages multigénérationnels sont plus répandus dans les populations immigrantes que dans la population d'accueil, peut-être en raison de contraintes financières, de la responsabilité filiale et du souhait que les grands-parents participent à la garde des enfants lorsque les femmes entrent sur le marché du travail (Albertini et coll., 2019).

Les fournisseurs de soins de santé doivent être conscients du rôle important que jouent les enfants dans les soins aux familles immigrantes. Il est également important de reconnaître les problèmes que les enfants, les adolescents et les adultes de la famille peuvent rencontrer, et de repérer les possibilités et les ressources à l'intérieur et à l'extérieur de la famille. Bien que les questions intergénérationnelles comportent leur lot de difficultés, connaître plusieurs langues et traditions peut être vu comme une force (Da et Welch, 2016) et utilisé pour renforcer davantage les capacités et la résilience.

Rôles des aînés

En prenant de l'âge, les personnes dans les cultures traditionalistes (collectivistes) acquièrent un statut générationnel. Les personnes âgées bénéficient du respect et de la déférence et reçoivent un soutien physique, émotionnel et financier. Au sein de ces cultures, les membres de la famille s'attendent à prendre soin physiquement de leurs aînés et les ménages multigénérationnels sont courants (Kim et coll., 2017).

L'immigration au Canada peut perturber les rôles des membres plus âgés de la famille, qui se retrouvent dans une culture plus occidentale que celle à laquelle ils sont habitués. Les personnes âgées ont peut-être été contraintes d'immigrer dans une nouvelle culture, non pas par choix, mais pour ne pas demeurer loin de leurs enfants qui s'installent dans un nouveau pays. Leur acculturation est influencée par leurs compétences linguistiques, leur méconnaissance des services, les limites d'accès à la communauté en dehors de leur famille immédiate, leurs besoins physiques et de santé accrus et leur perte de statut social et financier (Mao et coll., 2018). Une mauvaise connaissance de la nouvelle culture peut rendre plus difficile le rôle de chef de famille ou de conseiller. L'isolement qui en résulte est susceptible d'affecter leur bien-être physiologique et psychologique et d'accroître la dépendance à l'égard des autres membres de la famille, ce qui se répercute sur les relations au sein du ménage (Mao et coll., 2018).

En tant que grands-parents, les membres plus âgés de la famille assument souvent la garde des enfants. Cependant, malgré le soutien émotionnel et pratique des immigrants plus âgés, les enfants adultes peuvent vivre des tensions relationnelles, financières et relatives aux soins. Les grands-parents, en revanche, font face à des conflits, car leur statut d'aînés respectés et sages est remis en question. Les connaissances qu'ils possèdent peuvent ne pas être utiles dans le nouveau pays. Ils peuvent devenir dépendants de leurs enfants et de leurs petits-enfants, qui les aident à la fois à s'orienter dans la nouvelle culture et à subvenir à leurs besoins économiques et sociaux. Ils peuvent avoir l'impression que leurs enfants et leurs petits-enfants perdent leur identité culturelle à mesure que leurs rôles changent pour s'adapter à la nouvelle culture (Guo et coll., 2015).

Répercussions de la colonisation sur les familles autochtones

Les répercussions de la colonisation sur les peuples et les familles autochtones sont immenses. Les politiques coloniales ont considérablement réduit la force et la vitalité des familles autochtones au moyen d'un génocide direct, de l'assimilation forcée dans les pensionnats et des politiques de prise en charge des enfants des années 1960 et 1970, qui visaient le retrait des enfants autochtones de leur communauté d'origine pour les élever dans des foyers d'accueil non autochtones (Menzies, s.d.). La *Loi sur les Indiens* au Canada a également « renforcé un concept eurocentrique de la famille chez les Autochtones » (Menzies, s.d.). Le statut juridique d'Indien d'une personne était défini par l'État et la loi était particulièrement discriminatoire à l'égard des femmes. Une Indienne perdait son identité légale et ancestrale (statut d'Indienne) si elle épousait un homme non inscrit. Les femmes perdaient également leur statut lorsqu'elles devenaient veuves ou étaient abandonnées par leur mari. La perte de statut signifiait également l'expulsion de la communauté et la perte du soutien de la famille et de la communauté. Les enfants de ces mariages n'avaient pas non plus droit au statut. Pour les hommes, cependant, le mariage avec une femme non inscrite signifiait que la femme et les enfants subséquents avaient droit au statut (Menzies, s.d.; Wilson, 2018).

De toutes les politiques coloniales, les pensionnats indiens ont été reconnus comme ayant été particulièrement dommageables pour les Autochtones du Canada (Wilk et coll., 2017). L'objectif explicite du système des pensionnats indiens était de « civiliser et christianiser les enfants autochtones » et d'éliminer les traditions culturelles, y compris la langue, par l'assimilation forcée. En plus de se déconnecter de la communauté et de la famille, les enfants ont été victimes de violences (psychologiques, physiques et sexuelles) et ont été soumis à une mauvaise nutrition et à des conditions de vie médiocres. Ils ont souvent reçu une éducation limitée (5e année), car on s'attendait à ce qu'ils soient des travailleurs à bas salaires dans la société (Wilk et coll., 2017; Wilson, 2018). La perte de la langue, de la culture, de la famille et de la communauté a eu des répercussions dévastatrices et durables sur les personnes et les familles. Séparés de leurs parents et grands-parents, les enfants n'ont pas pu apprendre de leurs aînés et ont grandi avec peu de connaissances et de compétences sur la façon d'être parents et d'élever leur propre famille (Wilson, 2018). Ces expériences et ces répercussions sont similaires à celles de l'assimilation forcée qu'ont vécues les Autochtones aux États-Unis et les Aborigènes en Australie (Wilk et coll., 2017). Le concept de traumatisme intergénérationnel et ses répercussions sont discutés plus loin dans ce chapitre.

Les familles autochtones d'aujourd'hui peuvent être caractérisées par des structures familiales et des ménages complexes, ainsi que par des réseaux de parenté différents des systèmes occidentaux. La famille peut être multigénérationnelle et inclure des membres qui ne sont pas liés par le sang, mais qui sont considérés comme des « parents ». Les familles autochtones sont plus susceptibles de connaître plusieurs aidants naturels, des structures de parenté vastes et variées, ainsi qu'une mobilité fréquente (Tam et coll., 2017). Les grands-parents peuvent également jouer un rôle important dans l'éducation des enfants, devenant souvent les principaux soignants et assurant la responsabilité de transmettre la sagesse et les pratiques culturelles traditionnelles. Au sein de la culture autochtone, les grands-parents, en particulier les grands-mères, font l'objet d'un grand respect et jouent un rôle important dans l'éducation des enfants. D'après les résultats d'une étude exploratoire sur les grands-parents aidants, Hsieh et coll. (2017) notent qu'un bon nombre de ceux qui élèvent des enfants aujourd'hui sont des survivants du système des pensionnats ou d'expériences similaires. Ils sont donc susceptibles d'être encore affectés par les effets intergénérationnels de ces traumatismes. Ils peuvent avoir une relation conflictuelle ou tendue avec les politiques sociales et les systèmes de soins de santé traditionnels, en particulier ceux qui concernent le bien-être de l'enfance. Ils peuvent également se méfier des fournisseurs de soins non autochtones.

Les grands-parents autochtones qui élèvent des petits-enfants peuvent avoir d'autres difficultés, notamment un fardeau financier, un logement inadéquat, le manque d'accès à des programmes de soutien officiels par ignorance de leur existence, la difficulté de se déplacer ou de faire garder les enfants et la stigmatisation associée au faut de recevoir du soutien (Hsieh et coll., 2017). Les grands-parents peuvent avoir besoin de soutien pour leur propre santé physique et mentale. Il est essentiel que tous les fournisseurs de soins de santé comprennent l'héritage de la colonisation, explorent les besoins et les forces des grands-parents autochtones qui agissent comme aidants naturels, et les mettent en contact avec les services appropriés dans la mesure du possible. Il est tout aussi important de reconnaître et de soutenir la résilience et les forces inhérentes aux personnes, aux familles et aux communautés.

Bien que le système des pensionnats indiens n'existe plus, certains diront qu'au Canada, il a été remplacé par les organismes de protection de la jeunesse (Somos, 2021). En 2016, les enfants autochtones représentaient 7,7 % de la population enfantine, mais 52,2 % des enfants placés en famille d'accueil (gouvernement du Canada, 2021a). Le premier appel à l'action de la Commission de vérité et réconciliation (CVR) porte sur le bien-être de l'enfance et demande au gouvernement de réduire le nombre de prises en charge d'enfants autochtones par des mesures telles que la surveillance des enquêtes sur la négligence, le maintien des enfants dans des environnements culturellement appropriés, le maintien des familles ensemble lorsqu'il est possible de le faire en toute sécurité, l'assurance que les travailleurs sociaux et les autres intervenants reçoivent une éducation et une formation appropriées pour comprendre les répercussions des pensionnats autochtones, ainsi que la recherche de solutions pour la guérison familiale en partenariat avec les familles et les communautés autochtones (CVR, 2015). Le 1er janvier 2020, la *Loi concernant les enfants, les jeunes et les familles des Premières Nations, des Inuits et des Métis* est entrée en vigueur au Canada. « Élaborée conjointement avec les partenaires autochtones, provinciaux et territoriaux, la loi affirme les droits des Premières Nations, des Inuits et des Métis d'exercer leur compétence sur les services à l'enfance et à la famille [...] [et] donne aux Autochtones l'occasion de choisir leurs propres solutions pour les enfants et les familles de leur communauté » (gouvernement du Canada, 2021a).

La compétence culturelle en action

Instaurer d'abord la confiance pour ensuite comprendre l'histoire

Nathan, un enfant de 2 ans, avait un rendez-vous de suivi à la clinique de neurologie d'un hôpital urbain. Cependant, la famille ne s'est pas présentée au rendez-vous et n'a pas prévenu la clinique. L'enfant, d'origine autochtone, avait été vu deux jours plus tôt aux urgences pour des convulsions. Après lui avoir administré des médicaments, l'hôpital lui a donné son congé avec un plan de suivi à la clinique externe (plutôt que de l'hospitaliser) à la demande de la famille. En examinant le dossier, l'équipe de soins de santé a remarqué qu'il s'agissait du troisième rendez-vous manqué à la clinique au cours des trois derniers mois, bien que la famille se soit rendue au service des urgences à plusieurs reprises. Chaque fois, le congé du service d'urgence indiquait un plan convenu pour le suivi à la clinique. Le médecin de la clinique est préoccupé par le manque de fiabilité éventuel de la mère et estime que l'enfant pourrait devoir être retiré de la famille pour être pris en charge. La travailleuse sociale rapporte qu'elle a appelé la mère à plusieurs reprises, mais qu'elle n'a pas réussi à joindre la famille.

- Quels facteurs pourraient être pris en compte dans cette situation pour éclairer les prochaines étapes?
- Pourquoi la famille pourrait-elle être s'opposer autant à l'hospitalisation?

Tenez compte de l'héritage historique des familles autochtones et des déterminants sociaux de la santé dans votre réponse.

L'équipe a demandé l'aide des services de soutien aux Autochtones et un travailleur social de ce service (qui était également Autochtone) a pu joindre la famille. Il a signalé que la mère n'avait pas de courriel et que son téléphone cellulaire avait un forfait limité, ce qui l'obligeait à en limiter l'utilisation. Bien que cela n'ait pas été dit explicitement, il est également probable qu'elle évitait les appels de l'hôpital, car les conversations précédentes qui l'avaient informée de ce qu'on attendait d'elle avaient un ton quelque peu accusateur. La mère avait également été malade et avait dû faire des allers et retours à l'hôpital pour recevoir des soins.

- Avec une meilleure compréhension de l'histoire de la famille, comment l'équipe de soins de santé peut-elle déterminer un plan de soins pour cette famille?

Au sein de la population autochtone, il y a un nombre disproportionnellement plus élevé de grands-parents, principalement des grands-mères, qui s'occupent de leurs petits-enfants sans la présence des parents. Dans cette famille avec saut de génération, le grand-parent assume le rôle de parent de substitution à la demande des travailleurs sociaux ou des parents eux-mêmes (Hsieh et coll., 2017). L'histoire de la violence et des mauvais traitements subis par la population autochtone par les tentatives d'assimilation, la séparation forcée des enfants de leur culture et leur placement dans des pensionnats a entraîné des traumatismes générationnels et des familles brisées. En raison de la violence et des mauvais traitements, le traumatisme du système des pensionnats autochtones a entraîné, chez les parents qui l'ont vécu, des problèmes sociaux subséquents, y compris la perte d'identité, le manque de compétences sociales et des problèmes chroniques de santé mentale (Hsieh et coll., 2017). Par conséquent, le pourcentage d'enfants autochtones en famille d'accueil est disproportionnellement plus élevé que celui d'enfants non autochtones. C'est pourquoi un plus grand nombre de grands-parents se retrouvent à s'occuper de leurs petits-enfants lorsque leurs enfants adultes sont incapables d'être parents. En plus du fardeau du rôle parental et de l'anxiété envers leurs enfants adultes, les grands-parents autochtones doivent faire face à des problèmes sociaux et de santé liés à la pauvreté, à l'insécurité du logement, aux obstacles à l'accès aux soins, aux problèmes de santé mentale et aux niveaux plus élevés d'invalidité (Hsieh et coll., 2017).

Les fournisseurs de soins de santé qui s'occupent de familles autochtones avec saut de génération doivent fournir des soins adaptés à la culture et posséder les compétences pour gérer les répercussions des traumatismes générationnels. Dans certaines cultures autochtones, il n'existe pas de mot pour « famille ». La famille est définie comme des relations et des liens de parenté (Tam et coll., 2017). Cela a de fortes implications pour les évaluations familiales et la planification des soins.

TRAUMATISME INTERGÉNÉRATIONNEL

Le **traumatisme intergénérationnel** est un traumatisme qui se transmet d'une génération à l'autre. On le décrit souvent comme un traumatisme historique ou collectif « dans lequel les descendants d'une personne qui a vécu un événement terrifiant montrent des réactions émotionnelles et comportementales négatives face à l'événement, qui sont similaires à celles de la personne » (American Psychological Association, 2020). Le traumatisme intergénérationnel a également été décrit comme un traumatisme collectif vécu par un groupe de personnes ayant une identité ou une affiliation commune (Hudson et coll., 2016). Le traumatisme peut être attribuable à la guerre, aux catastrophes naturelles, à l'oppression et au racisme, à un déplacement forcé, à la destruction culturelle (p. ex., holocauste, pensionnats autochtones) et à d'autres événements qui ont des répercussions importantes et durables sur les personnes, les familles et les communautés (Boulton, 2018; Isobel et coll., 2021). Les répercussions comprennent des changements neurobiologiques dans le cerveau, un sentiment accru de vulnérabilité et de détresse, une faible estime de soi, la honte, le chagrin, une anxiété et une culpabilité accrues, la dépression, des idées suicidaires, la toxicomanie, des difficultés dans les relations et l'attachement aux autres, des difficultés à réguler l'agressivité, des problèmes de santé physique, y compris l'obésité, et une réactivité extrême au stress (Bennett et Woodman, 2019; Hackett et coll., 2016; Isobel et coll., 2021).

Des traumatismes intergénérationnels ont été décrits chez les survivants de l'Holocauste, chez les peuples autochtones du Canada, de l'Australie, de la Nouvelle-Zélande et des États-Unis, qui ont eu des histoires de colonisation et de destruction culturelle similaires (O'Neill et coll., 2016), dans les communautés de réfugiés, les minorités raciales et ethniques, en particulier chez les Noirs aux États-Unis, qui ont un héritage d'esclavage et subissent continuellement la brutalité policière continue (Bryant-Davis et coll., 2017; Watson et coll., 2020). Des liens entre l'héritage historique des traumatismes, les iniquités actuelles au sein de la société et les disparités en matière de santé ont été constatés dans diverses communautés. Bien que les manifestations particulières des traumatismes intergénérationnels varient d'une population et d'une personne à l'autre, des thèmes communs ressortent. La documentation sur les traumatismes intergénérationnels fait état du silence, des difficultés de communication, des défis relationnels et de la reconnaissance des traumatismes comme étant des domaines qui nécessitent compréhension et soutien. Il y a également un dialogue émergent sur les facteurs qui favorisent la résilience et la guérison des traumatismes intergénérationnels.

Le silence

L'une des principales conclusions de la recherche sur les traumatismes intergénérationnels est celle du silence ou d'une conspiration du silence autour de l'expérience ou des expériences traumatisantes (O'Neill et coll., 2016). Bien que le silence fasse partie de la communication, il est souvent cité séparément en raison de ses références fréquentes (Hudson et coll., 2016). Le traumatisme « demeure souvent secret » au sein des familles, car il n'est pas reconnu ni exprimé verbalement. Les personnes qui ont directement vécu le traumatisme ont de la difficulté à l'exprimer comme moyen de gérer la honte et la détresse, la peur liée à un passé de punition pour avoir parlé, et comme moyen de protéger les membres de la famille (Hackett et coll., 2016; Hudson et coll., 2016; O'Neill et coll., 2016). Ainsi, le silence peut être à la fois un outil de protection et d'évitement. Bien que la prochaine génération puisse ne pas exprimer verbalement le traumatisme ni le reconnaître, elle apprend tout de même, par l'expérience, à ne faire confiance à personne et à ne pas communiquer ce qu'ils ont vécu (Hackett et coll., 2016). De plus, le silence peut exacerber les effets du traumatisme, ce qui a une incidence négative sur la santé physique et mentale, l'adaptation sociale et les capacités cognitives (Hudson et coll., 2016). Il peut également devenir un obstacle à l'accès aux possibilités de guérison pour les personnes, les familles et les communautés (Hudson et coll., 2016). Pour protéger les enfants, les parents n'évoquent pas le traumatisme, et pour ne pas déranger davantage le ou les parents, les enfants ne posent pas de questions (O'Neill et coll., 2016).

Le silence lié au traumatisme historique a lieu à plusieurs niveaux. Le traumatisme touche directement et indirectement non seulement les individus et les familles, mais également la société, où le silence peut régner par ignorance, malaise ou culpabilité. Une telle « amnésie sociale » (O'Neill et coll., 2016) exacerbe à son tour le traumatisme. Alors que le traumatisme de l'Holocauste a été largement reconnu dans de nombreux pays, celui vécu par les peuples autochtones n'a fait l'objet d'une reconnaissance à l'échelle de la société canadienne que récemment, grâce au travail de la CVR et aux excuses du gouvernement (O'Neill et coll., 2016). Pour les communautés racialisées et noires, ce dialogue émerge dans le contexte d'incidents multiples et généralisés d'injustices policières aux États-Unis et au Canada et du soutien croissant du mouvement Black Lives Matter (Watson et coll., 2020).

Le silence social s'étend également au secteur des soins de santé. La recherche montre que les fournisseurs de soins de santé peuvent ne pas aborder ces sujets en raison de contraintes de temps, d'un sentiment d'inadéquation alimenté par l'embarras, la culpabilité et la crainte d'aggraver la situation, et du manque perçu de soutien au sein du système (Isobel et coll., 2021; Watson et coll., 2020). Reconnaître les répercussions potentielles des traumatismes intergénérationnels est la première étape. Toutefois, cette prise de conscience doit s'accompagner d'une volonté d'écouter et d'explorer les récits des personnes et des familles afin de mieux comprendre le rôle du silence et la mesure dans laquelle le traumatisme historique est compris et reconnu au sein de chaque famille.

Communication et relations

Les traumatismes intergénérationnels peuvent affecter de différentes manières la communication familiale et les relations entre les générations. Les enfants, y compris les enfants adultes, peuvent ne pas être conscients des répercussions du traumatisme. Ils sont alors incapables de le reconnaître comme un facteur contribuant à la santé, au bien-être et à la capacité d'intégration dans la société de leurs parents ou d'eux-mêmes (O'Neill et coll., 2016). Les sentiments de colère, de culpabilité et de honte des parents peuvent se transmettre aux enfants. Les enfants sont susceptibles de se sentir coupables de la souffrance de leurs parents, même s'ils n'ont joué aucun rôle dans le traumatisme. Ils peuvent aussi essayer de (sur)compenser d'une manière ou d'une autre les pertes subies par leurs parents (Hudson et coll., 2016). Lorsque des événements traumatisants sont racontés encore et encore, les enfants risquent de subir un traumatisme par procuration ou d'adopter un rôle parental protecteur (O'Neill et coll., 2016). C'est pourquoi les fournisseurs de soins de santé doivent tenir compte de la communication culturelle au sein de la famille et du rôle de la divulgation, de la non-divulgation, de la culpabilité et de la colère, et repérer les obstacles culturels à la santé (Hudson et coll., 2016), ainsi que les forces et les possibilités de guérison.

Bien que cela puisse raviver les souvenirs, il est important, pour la guérison, de se souvenir et de situer les expériences individuelles dans le contexte des expériences communautaires et historiques. Il est important que les fournisseurs de soins de santé, en s'inspirant des signaux du patient et de sa famille, fassent montre de sensibilité et soient prêts à écouter et à reconnaître le traumatisme historique et ses répercussions potentielles sur la situation actuelle. Isobel et coll. (2021) décrivent cela comme le fait de « regarder en arrière et vers l'avenir », en tenant compte du passé et de l'avenir pour aborder les problèmes du présent. L'art comme moyen d'expression, l'exploration de lieux publics du souvenir (musées ou expositions) et la connexion avec d'autres personnes qui ont vécu un traumatisme similaire peuvent faciliter la résurgence des souvenirs (Hudson et coll., 2016). Pour réduire l'intériorisation de l'inadéquation qui peut accompagner le traumatisme intergénérationnel, il est important de comprendre le lien entre l'individu et le traumatisme culturel et historique (O'Neill et coll., 2016). De même, reconnaître l'existence et les répercussions du racisme systémique et des iniquités en matière de santé peut favoriser la guérison (Watson et coll., 2020). Plus récemment, l'approche de la justice réparatrice a été reconnue comme une pratique prometteuse. La **justice réparatrice** est utilisée pour réparer les torts et promouvoir la guérison en offrant une occasion de créer un lien entre ceux qui ont été lésés et ceux qui ont contribué aux torts (gouvernement du Canada, 2021b). Reconnaître les méfaits du racisme systémique, de la colonisation et des pensionnats autochtones peut soutenir la guérison et renforcer l'engagement à l'égard des mouvements Black Lives Matter (les vies noires comptent), Indigenous Lives Matter (les vies autochtones comptent) et Chaque enfant compte.

Il est important de soutenir les personnes et les familles en reconnaissant les forces et la résilience qui sont ancrées dans les familles et les communautés qui ont survécu à des générations d'injustice et de violence. Le soutien culturel et social de la famille, des amis et de la communauté a été reconnu comme un important facteur de protection pour favoriser la guérison et la résilience (Hsieh et coll., 2017; Hudson et coll., 2016). Hsieh et coll. (2017) constatent que les grands-parents autochtones qui élèvent des petits-enfants expriment de la fierté, de la satisfaction et du bonheur de savoir qu'ils sont capables de subvenir aux besoins de leurs petits-enfants et de leur transmettre leurs valeurs culturelles et leur identité culturelle. La guérison traditionnelle et les pratiques culturelles, la foi et la spiritualité, ainsi que les réseaux et les liens au sein de la communauté ont été reconnus comme des approches importantes pour renforcer la résilience et promouvoir la guérison lors de traumatismes intergénérationnels (Betancourt et coll., 2015; Bryant-Davis et coll., 2017; O'Neill et coll., 2016).

Considérations culturelles dans les soins

L'incidence de la race, des suppositions et des étiquettes

Curtis, un garçon de 14 ans, s'est présenté à la clinique, accompagné de son père. Il éprouvait des difficultés à l'école et ses capacités cognitives suscitaient de possibles préoccupations. Curtis était très calme et renfermé tandis que son père était très agité. La famille était noire. Interrogé sur la raison de la consultation, le père de Curtis s'est montré clairement contrarié. Il a parlé pendant plusieurs minutes des difficultés de Curtis et du fait qu'il n'obtenait pas l'aide dont il avait besoin. Curtis avait de la difficulté à comprendre et ne recevait pas d'aide, ce qui le frustrait; cependant, sa frustration était interprétée par d'autres comme une agression. En réaction, Curtis se mettait parfois dans son coin et se taisait. Cette attitude lui a valu d'être qualifié de « paresseux » à plusieurs reprises. Son père, qui était enseignant, était triste et frustré. Il s'est dit « mal à l'aise » que le système qui devrait aider son fils l'abandonne.

Le médecin et l'équipe qui s'occupaient de cette famille ont reconnu l'incidence potentielle du racisme et des préjugés inconscients sur les familles noires et les préjudices découlant des étiquettes. Ils ressentaient également un « malaise » à l'égard du racisme vécu par cette famille et d'autres personnes. Ils ont démontré l'importance d'établir la confiance et de faire preuve de respect en écoutant ce que disait le père et en reconnaissant le bien-fondé des sentiments de frustration et de tristesse de la famille. L'établissement initial de la confiance était important pour que la famille accepte le suivi à venir, car le diagnostic a révélé des troubles neurocognitifs nécessitant un traitement. La reconnaissance du « malaise » quant au racisme dont les fournisseurs de soins de santé sont témoins ou entendent parler est un facteur important qui rend possible le soutien mutuel au sein de l'équipe ainsi que le soutien des patients et des familles dont elle s'occupe.

Rôle des familles dans la santé et la maladie

Les familles jouent un rôle important dans le maintien et le rétablissement de la santé. Les comportements de promotion de la santé (notamment l'alimentation, l'exercice et d'autres activités associées à des traditions de guérison particulières) s'apprennent principalement au sein de la famille. Les familles peuvent jouer un rôle important en sachant quand et où chercher de l'aide pour répondre à leurs besoins en matière de santé, et elles jouent le rôle d'aidant lorsque des membres de la famille sont malades ou blessés (Kaakinen, 2018a).

Wright et coll. (1996) croient que, de la même façon que la maladie d'une personne affecte toute la famille, la famille a elle aussi une incidence sur la maladie. Ils proposent que l'effet est plus attribuable aux croyances sur la maladie qu'à la maladie elle-même. De telles croyances pourraient concerner le diagnostic, l'étiologie, la guérison et le traitement, le contrôle, le pronostic, la religion et la spiritualité, ainsi que le rôle de la maladie dans la vie. Plutôt que de contraindre les croyances de la famille, ce qui pourrait générer de la souffrance, les fournisseurs de soins de santé sont bien placés pour travailler avec elle afin de trouver des options qui tiennent compte de ses croyances.

Toutes les décisions, tous les comportements et toutes les pratiques en matière de santé sont influencés par les familles et s'inscrivent dans le contexte propre aux familles (Kaakinen, 2018a). Comme nous l'avons vu précédemment, les membres de la famille sont interdépendants par leurs rôles, et la maladie d'un de ses membres peut être vécue comme un événement familial qui a des répercussions, dans une certaine mesure, sur tous ses autres membres. Les familles ont une influence sur les comportements visant à maintenir la santé et à chercher de l'aide. Elles peuvent jouer un rôle important dans tous les aspects de la gestion de la santé et des maladies.

MAINTIEN DE LA SANTÉ ET TRAITEMENTS À DOMICILE

De nombreux comportements et rituels culturels peuvent avoir un effet direct ou indirect sur le maintien de la santé. Les membres de l'Église adventiste du septième jour, par exemple, considèrent leur corps comme le temple de Dieu et évitent d'utiliser des substances nocives, telles que l'alcool, le tabac, la caféine et les drogues. Ce comportement, même s'il est pratiqué pour des raisons religieuses plutôt que de santé, aura toujours un effet direct (positif) sur le maintien de la santé (Giger et Haddad, 2021).

Lorsque les patients éprouvent des symptômes, ils les interprètent suivant leur perspective culturelle et leurs modèles explicatifs. Les patients peuvent croire que leurs symptômes sont dus à des microbes, à une malédiction, à la magie ou à un déséquilibre entre le yin et le yang (passif/actif). Ils pourraient aussi considérer les symptômes comme étant permis par Dieu comme punition pour avoir péché. Les explications que les patients acceptent déterminent ce qu'ils font pour maintenir leur santé ou chercher des traitements. Les patients font généralement part de leur interprétation des symptômes à leur famille. La famille, en tant que source de soutien et de sécurité, influence alors les décisions concernant le maintien de la santé ou la recherche d'aide. Certains patients peuvent être encouragés à chercher des remèdes maison, au lieu ou en plus d'être orientés vers des fournisseurs de soins de santé.

Les patients et leur famille peuvent demander l'aide de guérisseurs traditionnels ou utiliser des remèdes maison, parce que ces thérapies sont considérées comme plus efficaces ou plus acceptables dans certaines circonstances. Il est important que les fournisseurs de soins de santé sachent ce que le patient utilise en guise de traitement et pourquoi, car bien que de nombreux traitements (p. ex., ventouses et frottement de pièces de monnaie) ne soient pas nocifs, d'autres (p. ex., certains remèdes à base de plantes) peuvent avoir un effet physiologique direct ou interagir avec des médicaments prescrits (voir le chapitre 8, traitant des traditions de guérison et des thérapies complémentaires et alternatives).

La compétence culturelle en action

La sensibilité à la stigmatisation aide à recadrer le problème

Une femme libanaise de 22 ans a consulté son médecin de famille pour d'intenses maux de tête, de l'insomnie, une perte de poids et de la faiblesse qui duraient depuis plusieurs semaines. L'évaluation physique et les tests de diagnostic n'ont indiqué aucune raison physiologique aux symptômes.

La patiente et son mari ont été visiblement bouleversés lorsque le médecin a suggéré une cause psychologique aux symptômes. Le couple, sur la recommandation de la mère du mari, a demandé un deuxième avis à un médecin de famille libanais. Le médecin libanais, étant plus sensible à la stigmatisation associée aux symptômes psychiatriques au sein de la culture libanaise, a pu travailler avec le couple pour trouver les sources de stress de la femme.

Apparemment, le couple était marié depuis moins d'un an. La femme avait quitté sa famille au Liban et n'avait déménagé au Canada que récemment. Le mari travaillait toute la journée pendant qu'elle restait à la maison. Même si elle parlait anglais, elle ne s'était pas encore fait d'amis au sein de la communauté. L'étiquette psychologique de dépression a été révisée et remplacée par un stress lié à la solitude et à l'acculturation. Le couple a accepté de continuer à faire un suivi avec le médecin jusqu'à la disparition des symptômes.

GESTION DE LA MALADIE

Les règles et les rôles des membres de la famille influencent leur comportement à l'égard de la maladie, en déterminant par exemple s'ils vivent la maladie de manière active ou passive et s'ils se considèrent comme exemptés des obligations liées au rôle occupé au sein de la famille. La recherche montre que les familles peuvent jouer un rôle important dans la gestion de la maladie et faciliter autant qu'entraver le rétablissement (Aldersey et Whitley, 2015). Le soutien familial peut être moral ou concret, ou les deux (Aldersey et Whitley, 2015; Whitehead et coll., 2018). Le soutien moral peut consister à s'assurer que le patient ne se sent pas isolé ou seul, à agir comme défenseur, conseiller et soutien pendant la maladie et au sein du système de santé, à lui fournir des conseils et à valider les mesures à prendre, et à maintenir la normalité en mettant l'accent sur les questions et les activités non liées à la maladie (Aldersey et Whitley, 2015; Whitehead et coll., 2018). Le soutien pratique peut prendre la forme d'une aide financière, d'un transport pour se rendre à des rendez-vous et en revenir, de rappels sur les mesures à prendre pour la santé, mais également de la prestation de soins à d'autres membres de la famille (y compris les animaux de compagnie) lorsque la personne est incapable de s'en occuper de la même manière (Aldersey et Whitley, 2015). Ainsi, les rôles familiaux sont ajustés et réalignés en fonction des circonstances afin d'assurer le maintien des obligations familiales et de l'harmonie. Des réajustements et des réalignements peuvent être nécessaires à mesure que les circonstances changent. Alors que certaines familles sont en mesure d'évoluer dans des circonstances changeantes, d'autres trouvent cela plus difficile.

Tout en jouant un important rôle positif dans la gestion de la maladie, les familles peuvent également être une source de stress dans certaines circonstances. Dans le cas de certaines maladies (p. ex., la maladie mentale), certaines familles peuvent réagir en ayant peur de la stigmatisation et des préjugés au lieu d'avoir une compréhension éclairée du trouble, ce qui pose un obstacle supplémentaire à la guérison (Aldersey et Whitley, 2015). Dans la gestion des maladies chroniques, les familles ont souvent du mal à trouver un équilibre entre l'encouragement à l'autonomie et à l'autogestion et la « prise en charge » des autres par sens du devoir ou par désir (Aldersey et Whitley, 2015; Whitehead et coll., 2018). Les membres des familles ayant des visions du monde collectivistes et des liens de parenté forts sont plus susceptibles d'assumer le rôle de soignant auprès de la personne malade ou plus âgée. Les aidants naturels fournissent un travail précieux, qui a un coût personnel, physique et émotionnel (Ng et coll., 2016). Les soins sont généralement motivés par un sentiment personnel d'accomplissement et d'utilité en raison d'un profond sentiment d'amour, de loyauté ou de foi, d'un sens d'obligation ou de responsabilité filiale, d'une pression sociale ou d'un besoin pratique lorsque personne d'autre n'est disponible ou disposé à assumer ce rôle. Les aidants naturels portent le fardeau des relations interpersonnelles avec le patient ou d'autres membres de la famille, des émotions refoulées susceptibles d'être aggravées par des valeurs culturelles de discrétion, et des difficultés à concilier d'autres rôles et activités avec leurs responsabilités d'aidants (Ng et coll., 2016).

Dans les familles qui s'occupent de membres de la famille atteints de maladie mentale, un fardeau important sur les aidants naturels a également été constaté. Happell et coll. (2017) notent que le Mental Health Council of Australia et la Carers Association of Australia ont estimé qu'en 2000, une personne qui s'occupait d'une personne atteinte de maladie mentale en Australie passait en moyenne 104 heures par semaine à lui fournir des soins. En outre, il a été noté que les aidants ont « des niveaux significativement plus élevés de dépression et de stress, et plus faibles de bien-être subjectif, d'auto-efficacité et de santé physique que ceux qui n'ont pas de telles responsabilités » (Happell et coll., 2017, p. 128). Les fournisseurs de soins de santé peuvent offrir du soutien et favoriser la réflexion et le dialogue pour trouver un équilibre qui contribue positivement à la santé et au bien-être de tous les membres de la famille. Il est également important que les fournisseurs de soins de santé évaluent le fardeau des aidants naturels et aident les familles à soutenir le patient et à maintenir la santé et le bien-être de ses membres.

IMPLICATIONS POUR LES FOURNISSEURS DE SOINS DE SANTÉ

L'utilisation des services de soins de santé est influencée par leur accessibilité ainsi que par la confiance qu'ils inspirent. Les facteurs qui ont une incidence sur l'accès aux soins de santé des immigrants et des minorités visibles sont les suivants (Debs-Ivall, 2016) :

- Barrières linguistiques
- Obstacles socioculturels, en particulier en ce qui concerne la façon de percevoir la santé au-delà de la composante physique, davantage comme une interaction entre les dimensions sociale, mentale et environnementale
- Obstacles géographiques
- Obstacles socioéconomiques
- Manque de compétence culturelle du fournisseur
- Expériences d'irrespect, de discrimination et de racisme
- Système de soins de santé complexe, à l'accès difficile en raison des intermédiaires

En 2016, les immigrants au Canada représentaient 21,9 % de la population (Statistique Canada, 2019c) et devraient composer près de 30 % de la population d'ici 2036 (Morency et coll., 2017). À mesure que la diversité de la population canadienne augmente, il est nécessaire que les fournisseurs de soins de santé reconnaissent, dans leurs partenariats avec les familles, que leurs membres fournissent habituellement des soins de façon continue, tandis que les fournisseurs de soins de santé sont considérés comme des « invités » dans leur vie, désirables ou non. Par conséquent, les fournisseurs de soins de santé doivent trouver des moyens de faire partie du système familial et de fournir des soins qui correspondent aux valeurs culturelles et aux croyances de leurs patients. Cependant, cela doit être fait en partenariat avec le patient, et non en présumant que la famille est disposée à assumer le rôle d'aidant naturel et capable de le faire. Les fournisseurs de soins de santé doivent également tenir compte du fardeau des aidants et proposer des options et des interventions pour les soutenir.

Certaines approches occidentales en matière de soins pourraient ne pas correspondre à la compréhension culturelle de la santé et de la maladie, et avoir une incidence négative sur le patient et la relation avec la famille. C'est pourquoi les fournisseurs de soins de santé doivent faire participer la famille à la planification des soins et à la prise de décisions afin d'assurer la pertinence culturelle et la sécurité des traitements et des interventions. Les données de recherche montrent que lorsque les membres de la famille sont informés et soutenus, ils sont mieux à même de soutenir le patient au sein de leur famille (Aldersey et Whitley, 2015). Les fournisseurs de soins de santé doivent également considérer la santé dans un sens plus large, au-delà du bien-être physique, pour inclure les dimensions émotionnelle, sociale et spirituelle (Debs-Ivall, 2016). Cela permettra d'éclairer l'évaluation de la famille, la planification des soins, la prise de décision et l'évaluation des interventions. L'accès aux soins de santé reste problématique pour les familles diversifiées. En plus d'éliminer les obstacles mentionnés précédemment, les fournisseurs de soins de santé doivent préconiser l'adoption, au sein du système de soins de santé, de politiques et de processus pour en faciliter l'accès et corriger la discrimination et l'incompétence culturelle que les familles subissent.

Considérations culturelles dans les soins

Une solution simple à la passivité du patient

Au sein du système de soins de santé occidental, on accorde beaucoup d'importance à l'autonomie et à l'indépendance des patients. Souvent, l'éducation des patients met l'accent sur des autosoins pour les aider à retrouver l'indépendance qu'ils avaient avant l'hospitalisation. Cependant, dans de nombreuses cultures non occidentales, on s'attend à ce que le patient assume un « rôle de malade » passif pendant que les membres de la famille prennent soin de lui.

Une infirmière stomothérapeute a été contrariée en constatant un tel comportement passif chez M. Luciano, à qui elle essayait d'apprendre à s'occuper de sa nouvelle stomie à la suite d'une colostomie. Le patient n'arrêtait pas d'insister sur le fait que c'était à sa femme, et non à lui, d'apprendre à le faire.

Lorsque l'infirmière a commencé à comprendre le comportement du patient, elle a été en mesure de négocier une solution acceptable. Lorsqu'elle a présenté les soins de colostomie comme une partie normale des soins personnels quotidiens, comme se raser et aller aux toilettes, le patient a consenti à apprendre les gestes à faire. Tant que le patient considérait les soins de colostomie comme faisant partie de sa maladie, il insistait pour que ce soit sa famille qui s'en occupe. En lui faisant voir les soins de colostomie dans le cadre des soins quotidiens, il a pu en assumer la procédure.

ATTITUDES DES FOURNISSEURS ENVERS LES FAMILLES

Il est essentiel que les fournisseurs de soins de santé réfléchissent à leurs opinions et à leurs suppositions au sujet des rôles familiaux et de l'engagement de la famille dans la maladie. Bien qu'il soit important de reconnaître les influences culturelles sur l'engagement familial potentiel, cela doit toujours faire l'objet d'une évaluation et d'une discussion, ne pas être imposé.

Ahmann et Lawrence (1999) nous mettent au défi de réfléchir à la façon dont nous communiquons non seulement avec les familles, mais aussi à leur sujet, même avec d'autres fournisseurs de soins de santé. Les adjectifs négatifs couramment utilisés au sujet des familles (p. ex., « difficile », « exigeante », « résistante », « indifférente », « non réceptive ») peuvent nuire à la relation entre la famille et le fournisseur de soins de santé, ainsi qu'à la famille elle-même. Ahmann et Lawrence (1999) recommandent de remplacer les mots négatifs, qui peuvent à leur tour générer des émotions négatives chez le fournisseur de soins de santé, par des mots qui valorisent et respectent les familles et leurs croyances. Il est important que les fournisseurs de soins de santé reconnaissent et nomment les forces de la famille. Une stratégie à envisager consiste à utiliser la même terminologie en l'absence de la famille qu'en sa présence. Voir le tableau 7.2, qui donne des exemples de cette approche plus positive.

Évaluation familiale et approche des soins

La collecte d'informations sur la famille devrait se faire dans le cadre de l'évaluation globale du patient. Cependant, le type d'évaluation varie selon le contexte familial et le rôle des fournisseurs de soins de santé. Il est important que les fournisseurs de soins de santé réfléchissent à leur rôle, à leur orientation et à leurs possibilités afin de déterminer s'ils consistent à prendre soin du patient avec, en arrière-plan, sa famille comme contexte ou soutien, ou de fournir des soins à la famille

---

TABLEAU 7.2 ■ **Un meilleur langage pour décrire les familles**

Au lieu de cela (langage négatif)	Utilisez ceci (langage positif)
Exigeante	Ardente défenseure
Autoritaire	Activement impliquée, consciente de ses propres besoins
En colère	Inquiète, préoccupée
Passive, indifférente, non participative	Peut avoir besoin de plus de temps
Non conformiste	A des priorités différentes

Tiré de Ahmann, E., et Lawrence, J. (1999). Exploring language about families. *Pediatric Nursing, 25*(2), p. 221-224. Reproduit avec l'autorisation de Jannetti Publications, Inc.

en tant que patient. Même lorsque la famille est perçue comme soutenant le rétablissement du patient, il est important, pour assurer un engagement et un soutien optimaux, de répondre aux besoins des aidants naturels.

Il existe une variété de modèles d'évaluation culturelle qui peuvent être utilisés pour évaluer la famille, chacun mettant en évidence un aspect différent de la diversité familiale. L'outil privilégié doit être fondé sur la discipline, le domaine de pratique et les préférences du fournisseur de soins de santé. Nous fournissons ci-dessous à titre d'exemple une brève description d'un modèle de soins infirmiers. Pour effectuer une évaluation approfondie de la famille adaptée à son contexte clinique, les fournisseurs de soins de santé utiliseront probablement une combinaison d'outils, en conjonction avec une évaluation holistique du patient. Une attention particulière portée à la famille, qui crée du temps et de l'espace pour les interactions thérapeutiques, est la base d'une évaluation et d'une approche de soins efficaces.

LE MODÈLE DE CALGARY RELATIF À L'ÉVALUATION DE LA FAMILLE

Le modèle de Calgary relatif à l'évaluation de la famille (MCEF) a reçu une large reconnaissance depuis qu'il a été présenté pour la première fois en 1984 par Lorraine Wright et Maureen Leahey. Il se compose de trois grandes catégories d'évaluation de la famille : structurelle, développementale et fonctionnelle. Chaque domaine est approfondi par des sous-catégories supplémentaires (Shajani et Snell, 2019) (fig. 7.3). Le modèle a été élaboré d'après la pratique clinique et continue d'être largement utilisé au Canada et à l'étranger (Leahey et Wright, 2016). Les auteurs ont conçu

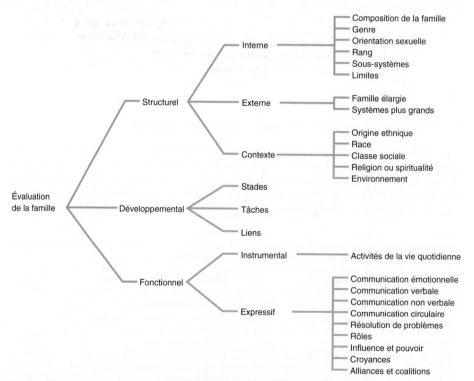

Fig. 7.3 Diagramme en arbre du modèle de Calgary relatif à l'évaluation de la famille. (De Shajani, Z., et Snell, D. [2023]. *Wright & Leahey's nurses and families: A guide to family assessment and intervention*. (8ème éd.). F. A. Davis Company, Philadelphie [PA], avec autorisation.)

des questions d'évaluation et des interventions pour accompagner le modèle (voir Shajani et Snell, 2019). Il est important de noter qu'il n'est pas nécessaire de faire tous les aspects de l'évaluation ni de les faire en même temps. Les fournisseurs de soins de santé doivent établir les catégories pertinentes et appropriées à chaque famille, à tout moment.

APPROCHE RELATIONNELLE DES SOINS

Comme nous l'avons vu tout au long du chapitre, les familles et leur façon d'aborder la santé et la maladie sont intégrées à des structures et des processus socioculturels plus vastes. L'approche de la **pratique relationnelle** reconnaît les relations et les complexités contextuelles, et « est orientée vers l'amélioration de la capacité et du pouvoir des personnes et des familles à avoir une vie qui a un sens selon leur propre point de vue » (Kaakinen, 2018b). Elle se divise en deux composantes : une conscience et une enquête relationnelle comme mesure à prendre (Younas, 2020). L'accent intentionnel mis sur divers facteurs qui influent sur une situation permet au fournisseur de soins de santé de repérer ces facteurs intrapersonnels, interpersonnels et socioculturels qui influencent l'expérience de la santé et de la maladie, et de travailler avec eux. L'approche d'enquête relationnelle est guidée par le but et la pratique se développe en partenariat avec le patient et la famille. La façon dont l'histoire évolue est influencée par l'expérience de la famille avec le système de soins de santé et par la façon dont les fournisseurs de soins de santé comprennent la famille et lui répondent.

Une approche des soins culturellement sensible et relationnelle reconnaît que les croyances et l'approche du fournisseur de soins de santé ont également une influence sur l'expérience. Il est donc important que les fournisseurs de soins de santé comprennent leurs propres points de vue et hypothèses sur les rôles et les obligations de la famille ainsi que sur les soins qui lui sont destinés. Il est également important de ne pas juger ni comparer les mesures visant les familles, ni de présumer celle qui est la meilleure. Les fournisseurs de soins de santé doivent plutôt se laisser inspirer par les familles. Les fournisseurs de soins de santé doivent comprendre à la fois les antécédents médicaux et ceux de la maladie. « Les antécédents médicaux concernent le patient qui a la maladie ou le problème de santé, et comprennent les signes et les symptômes, les médicaments, le schéma thérapeutique et le pronostic ou la trajectoire de la maladie. L'histoire familiale de la maladie est la façon dont la famille et chacun de ses membres vivent l'expérience de la maladie ou du problème de santé » (Kaakinen, 2018b, p. 115).

Obtenir et comprendre l'histoire familiale de la maladie peut se faire de nombreuses manières. Cela peut commencer par l'observation des interactions des membres de la famille entre eux et avec divers intervenants du système de soins de santé, puis progresser vers une évaluation et des questions ciblées. Le tableau 7.3 présente des questions à poser pour connaître l'histoire familiale. Il s'agit d'un guide de départ pour amorcer le dialogue en l'absence d'un outil formel et structuré.

Le désir et la capacité de la famille de collaborer avec les fournisseurs de soins de santé sont influencés par des facteurs essentiels tels que la culture de la santé et le degré de confiance (ou de méfiance) envers les fournisseurs de soins de santé en fonction des expériences passées. La **culture de la santé** fait référence à la capacité d'accéder à l'information sur la santé, de la comprendre, de l'évaluer et de l'appliquer pour prendre des décisions concernant la santé et les soins. Cela comprend la capacité de comprendre la terminologie propre aux soins de santé, de suivre les directives et les instructions, et de reconnaître les conséquences lorsque ces instructions ne sont pas suivies (Kaakinen, 2018b). Il est important que les fournisseurs de soins de santé n'oublient pas que, parfois, l'omission de suivre des instructions n'est pas liée à une mauvaise compréhension, mais plutôt à l'incapacité de le faire en fonction d'autres facteurs. De plus, les familles peuvent avoir leurs propres croyances sur la maladie et leur traitement préféré, et il est important que ces points de vue soient découverts et discutés dans le cadre du plan de soins.

Au cours des dernières années, le discours et les preuves de racisme systémique au sein de la société et du système de soins de santé ont montré que de nombreuses personnes ne se sentent

TABLEAU 7.3 ■ **Obtenir l'histoire de la famille**

I. Structure
   a. Qui compose la famille immédiate?
   b. Les membres de la famille élargie participent-ils au soutien de la famille ou sont-ils disponibles pour le faire?
   c. Comment la famille est-elle liée à la communauté élargie?

II. Rôles
   a. Comment les différents membres de la famille sont-ils touchés par la maladie?
   b. Qu'est-ce qui préoccupe le plus les différents membres de la famille?
   c. Quelles forces ou quels soutiens les différents membres de la famille peuvent-ils offrir?
   d. Qui d'autre devrait participer aux soins du patient (p. ex., Aîné ou guérisseur traditionnel, autre membre de la famille)?

III. Engagement
   a. Quel est le degré d'implication souhaité de la famille?
   b. Quels facteurs facilitent ou entravent l'engagement (p. ex., langue, santé, transport, travail, finances)?
   c. Avec qui le ou les fournisseurs de soins de santé devraient-ils communiquer régulièrement?
   d. Qui participe à la prise de décisions?
   e. Existe-t-il une expérience antérieure de maladie gérée à domicile ou dans un milieu de soins de santé?

IV. Croyances
   a. À votre avis, qu'est-ce qui a causé le problème?
   b. Que craignez-vous le plus par rapport à la maladie et au traitement?
   c. Quelles autres mesures pourraient être prises pour soutenir les soins du membre de votre famille?
   d. Y a-t-il des pratiques culturelles, religieuses ou spirituelles qui sont importantes dans cette situation?
   e. Quels sont les résultats les plus importants que vous espérez obtenir?

pas en sécurité ou ne reçoivent pas de soins sûrs et de qualité. En particulier, les personnes qui s'identifient comme Autochtones, noires ou de couleur (PANDC) sont plus susceptibles d'avoir des résultats indésirables (Roeder, 2019; Turpel-Lafond, 2020). Le risque n'est pas inhérent à l'identité raciale ou ethnique, mais plutôt ancré dans des facteurs tels que les préjugés inconscients et le racisme systémique. Bien que les fournisseurs de soins de santé puissent admettre cette réalité, c'est un aspect difficile à reconnaître et à évaluer au moyen d'une enquête directe jusqu'à ce qu'une relation thérapeutique et la confiance aient été établies. Cependant, la méfiance des patients et de la famille à l'égard du système peut également être évidente dans les émotions et les comportements tels que le silence indifférent, la frustration ou la colère. Il est impératif que les fournisseurs de soins de santé s'abstiennent de juger et de présumer, et qu'ils s'engagent plutôt intentionnellement auprès des patients et des membres de la famille à comprendre les raisons du silence, de la colère ou de la frustration.

Enfin, il sera utile d'élaborer avec la famille un plan de soins familial, qui décrit les éléments clés de ses objectifs, de ses forces, de la communication et de la prise de décision en son sein, ainsi que les soutiens nécessaires et souhaités (p. ex., information, soutien social, recommandations). Un rôle essentiel pour les fournisseurs de soins de santé est d'aider les familles à voir et à découvrir leurs forces ainsi que leurs zones potentielles de conflit. Les familles interagissent avec le système de soins de santé en cas de maladie et de blessure, alors qu'elles vivent déjà un stress et une vulnérabilité accrus. La curiosité, le soutien, l'encouragement et l'orientation sont des moyens importants par lesquels les fournisseurs de soins de santé peuvent s'engager auprès des patients dans un partenariat qui optimise les expériences avec les soins de santé et les résultats.

Résumé

Les familles jouent un rôle central dans le maintien de la santé et la recherche de soins. Les familles sont souvent considérées comme l'unité de la société la plus élémentaire. Cependant, la démographie familiale est en train de changer dans la société. Les familles sont diversifiées, composées d'individus qui peuvent ou non être légalement liés, et sont dynamiques dans le sens où leur composition et leurs rôles peuvent changer au fil du temps et selon le contexte. Les soins centrés sur la famille sont définis par des concepts fondamentaux de dignité et de respect, d'échange d'informations, de collaboration et de partenariats. Le présent chapitre traite de la façon dont la culture influence notre compréhension et notre capacité de faire efficacement preuve de respect, de collaborer avec les familles et de s'engager dans l'échange mutuel d'informations et l'établissement d'objectifs avec elles lorsqu'elles entrent et s'orientent dans le système de soins de santé.

Lorsque l'on s'occupe de familles diversifiées, il convient d'accorder une attention particulière à des caractéristiques telles que la race, l'origine ethnique et la religion, mais aussi la vision du monde, la migration et l'acculturation, les différences générationnelles, le statut socioéconomique et la structure familiale. Pour les fournisseurs de soins de santé, il est impératif de reconnaître, de signaler et de traiter les répercussions de la colonisation et les traumatismes intergénérationnels sur les familles autochtones. Les individus et les familles ne se résument pas à leurs principales raisons de consulter et à leurs facteurs de risques. Il est essentiel que les fournisseurs de soins de santé comprennent à la fois les antécédents médicaux de la personne et l'histoire familiale de la maladie, ainsi que les processus sociaux qui contribuent aux inégalités continues en matière de santé. Lorsqu'ils travaillent avec des patients d'origines culturellement diversifiées, les fournisseurs de soins de santé doivent reconnaître le rôle que jouent les familles dans tous les aspects de la gestion de la santé et de la maladie. Les fournisseurs de soins de santé ont également la possibilité de soutenir les familles en acceptant l'incidence des facteurs sociaux sur elles, en reconnaissant leurs forces et en convenant des objectifs et des soutiens nécessaires pour le patient et pour que les membres de la famille puissent le soutenir et maintenir son bien-être.

L'évaluation efficace de la famille commence par la capacité du fournisseur de soins de santé à réfléchir de façon critique à ses propres opinions et suppositions au sujet des familles. Cela nécessite également une approche d'enquête relationnelle qui reconnaît les complexités de l'expérience de la famille dans la société ainsi que la force, l'expertise et les défis qui peuvent exister au sein de la famille. Une histoire familiale complète comprend des informations sur la structure et les rôles ainsi que sur les expériences, l'engagement souhaité, les croyances et l'espoir pour l'avenir.

ⓔ http://evolve.elsevier.com/Srivastava/competenceculturelle/

Questions à des fins d'examen et de discussion

1. Discutez des différences dans la prise de décision entre les cultures collectivistes et individualistes.
2. Discutez de la façon dont les enfants de familles d'immigrants pourraient contribuer aux efforts d'établissement de leur famille.
3. Définissez la culture de la santé et discutez de la façon dont elle pourrait influencer la santé des personnes et des familles.

Activité de groupe

1. En petits groupes, discutez des similitudes et des différences entre les générations que vous avez observées ou vécues. Combien de générations vivent chez vous? Quels sont les facteurs qui influencent les similitudes et les différences entre les générations? À quoi accorde-t-on le plus d'importance : à l'expression individuelle ou à l'unité familiale? S'attend-on à ce que les enfants grandissent à l'extérieur ou au sein de la famille? Quelles sont les répercussions de la langue, de la technologie, de la migration et de la situation économique sur les différences générationnelles?

Références

Ahmann, E., et Lawrence, J. (1999). Exploring language about families. *Pediatric Nursing, 25*(2), 221–224.

Albertini, M., Mantovani, D., et Gasperoni, G. (2019). Intergenerational relations among immigrants in Europe: The role of ethnic difference, migration and acculturation. *Journal of Ethnic and Migration Studies, 45*(10), 1693–1706. https://doi.org/10.1080/1369183X.2018.1485202.

Alden, D. L., Friend, J., Lee, P. Y., et coll. (2018). Who decides: Me or we? Family involvement in medical decision making in Eastern and Western countries. *Medical Decision Making: An International Journal of the Society for Medical Decision Making, 38*(1), 14–25. https://doi.org/10.1177/0272989X17715628.

Aldersey, H. M., et Whitley, R. (2015). Family influence in recovery from severe mental illness. *Community Mental Health Journal, 51*(4), 467–476. https://doi.org/10.1007/s10597-014-9783-y.

Al-Motlaq, M. A., et Shields, L. (2017). Family-centered care as a Western-centric model in developing countries: Luxury versus necessity. *Holistic Nursing Practice, 31*(5), 343–347. https://doi.org/10.1097/HNP.0000000000000228.

American Psychological Association (APA). (2020). *Intergenerational trauma.* https://dictionary.apa.org/intergenerational-trauma.

Australian Bureau of Statistics. (2016). *Family.* https://www.abs.gov.au/ausstats/abs@.nsf/Lookup/2901.0Chapter32102016.

Banwait, K. (2019, 23 janvier). An apology to our daughters-in-law: Patriarchal family dynamics in South Asian households. *Brown Girl Magazine.* https://browngirlmagazine.com/apology-to-our-daughters-in-law-patriarchal-family-dynamics/.

Betancourt, T. S., Abdi, S., et Ito, B. S., et coll. (2015). We left one war and came to another: Resource loss, acculturative stress, and caregiver-child relationships in Somali refugee families. *Cultural Diversity & Ethnic Minority Psychology, 21*(1), 114–125. https://doi.org/10.1037/a0037538.

Battams, N. (2018). *Coup d'œil sur la diversité familiale au Canada.* L'Institut Vanier de la famille. https://vanierinstitute.ca/fr/coup-doeil-sur-la-diversite-familiale-au-canada-fevrier-2018/.

Bauer, E. (2016). Practicing kinship care: Children as language brokers in migrant families. *Childhood (Copenhagen, Denmark), 23*(1), 22–36. https://doi.org/10.1177/0907568215574917.

Beaujot, R., Liu, J., et Ravanera, Z. (2017). Gender inequality in the family setting. *Canadian Studies in Population, 44*(1–2), 1–13.

Bennett, B., et Woodman, E. (2019). The potential of equine-assisted psychotherapy for treating trauma in Australian Indigenous people. *The British Journal of Social Work, 49*(4), 1041–1058. https://doi.org/10.1093/bjsw/bcz053.

Bergnehr, D. (2018). Children's influence on wellbeing and acculturative stress in refugee families. *International Journal of Qualitative Studies on Health and Well-being, 13*, 1–9. https://doi.org/10.1080/17482631.2018.1564517.

Berry, J. W., et Hou, F. (2016). Immigrant acculturation and wellbeing in Canada. *Canadian Psychology/Psychologie Canadienne, 57*(4), 254–264. https://doi.org/10.1037/cap0000064.

Boulton, J. (2018). History branded on the mind: Trans-generational trauma in Indigenous Australia. *Health and History, 20*(2), 100–105. https://doi.org/10.5401/healthhist.20.2.0100.

Bryant Davis, T., Adams, T., Alejandre, A., et coll. (2017). The trauma lens of police violence against racial and ethnic minorities. *Journal of Social Issues, 73*(4), 852–871. https://doi.org/10.1111/josi.12251.

Chan, S., et Lee, E. (2004). Families with Asian roots. Dans Lynch, E. W., et Hanson, M. J. (éditeures), *Developing cross-cultural competence: A guide for working with children and their families* (3rd ed.). Paul Brookes Publishing Co.

Coehlo, D. P., Henderson, T. L., et Lester, C. (2018). The intersection of family policies, health disparities, and health care policies. Dans Kaakinen, J. R., et Coehlo, D. P. (éditeures), *Family health care nursing: Theory, practice, and research* (6e éd.) (p. 83–112). F. A. Davis Company.

Collins, C., Landivar, L. C., Ruppanner, L., et coll. (2021). COVID-19 and the gender gap in work hours. *Gender, Work, and Organization, 28*(SI), 101–112. https://doi.org/10.1111/gwao.12506.

Commission de vérité et réconciliation du Canada (CVR). (2015). *Commission de vérité et réconciliation du Canada : Appels à l'action.* https://nctr.ca/wp-content/uploads/2021/04/4-Appels_a_l-Action_French.pdf.

Da, W., et Welch, A. (2016). *Educative and child-rearing practices among recent Chinese migrants in Australia: Continuity, change, hybridity.* Série de livres "Education in the Asia-Pacific Region: Issues, Concerns and Prospects" (EDAP, vol. 31). https://link.springer.com/chapter/10.1007/978-981-10-0330-1_17.

Das, S. S. (2018). 'This is our culture!' or is it? Second generation Asian Indian individuals' perceptions of parents' socialization messages. *Journal of Family Studies, 24*(2), p. 146-169. https://doi.org/10.1080/13229400.2016.1141110.

Debs-Ivall, S. (2016). *The lived experiences of immigrant Canadian women with the healthcare system.* [Thèse de doctorat inédite]. Walden University.

Delgado, V. (2020). "They think I'm a lawyer": Undocumented college students as legal brokers for their undocumented parents. *Law and Policy, 42*(3), 261–283. https://doi.org/10.1111/lapo.12152.

Erdem, G., et Safi, O. A. (2018). The cultural lens approach to Bowen family systems theory: Contributions of family change theory. *Journal of Family Theory & Review, 10*(2), 469–483. https://doi.org/10.1111/jftr.12258.

Fondation canadienne des femmes. (2019). *L'écart salarial.* https://canadianwomen.org/fr/les-faits/lecart-salarial/.

Fuller-Thomson, E. (2005). *Grandparents raising grandchildren in Canada: A profile of skipped generation families.* https://socialsciences.mcmaster.ca/sedap/p/sedap132.pdf.

Garcia-Sanchez, I. M. (2018). Children as interactional brokers of care. *Annual Review of Anthropology, 47*, 167–184. https://doi.org/10.1146/annurev-anthro-102317-050050.

Giger, J. N., et Haddad, L. G. (2021). *Transcultural nursing: Assessment and intervention* (8e éd.). Elsevier.

Gouvernement du Canada. (2021a). *Réduire le nombre d'enfants autochtones pris en charge.* https://www.sac-isc.gc.ca/fra/1541187352297/1541187392851.

Gouvernement du Canada. (2021b). *La justice réparatrice.* https://www.justice.gc.ca/fra/jp-cj/jr-rj/index.html.

Grammond, S., et Guay, C. (2016). Les enjeux de la recherche concernant l'enfance et la famille autochtones. *Enfances Familles Générations.* https://journals.openedition.org/efg/1227.

Guo, M., Xu, L., Liu, J., et coll. (2015). Parent-child relationships among older Chinese immigrants: The influence of co-residence, frequent contact, intergenerational support and sense of children's deference. *Ageing and Society, 36*(7), 1459–1482. https://doi.org/10.1017/S0144686X15000446.

Hofstede, G. (2011). Dimensionalizing cultures: The Hofstede model in context. *Online Readings in Psychology and Culture, Unit 2.* http://scholarworks.gvsu.edu/orpc/vol2/iss1/8.

Hackett, C., Feeny, D., et Tompa, E. (2016). Canada's residential school system: Measuring the intergenerational impact of familial attendance on health and mental health outcomes. *Journal of Epidemiology and Community Health, 70*(11), 1096–1105. https://doi.org/10.1136/jech-2016-207380.

Hanna, A. M. V., et Ortega, D. M. (2016). *Salir adelante* (perseverance): Lessons from the Mexican immigrant experience. *Journal of Social Work, 16*(1), 47–65. https://doi.org/10.1177/1468017314560301.

Happell, B., Wilson, K., Platania-Phung, C., et coll. (2017). Physical health and mental illness: Listening to the voice of carers. *Journal of Mental Health, 26*(2), 127–133. https://doi.org/10.3109/09638237.2016.1167854.

Houle, R. (2019). *Résultats du Recensement de 2016 : Rémunération des immigrants et des enfants d'immigrants appartenant aux minorités de langue officielle. Regards sur la société canadienne.* Statistique Canada. https://www150.statcan.gc.ca/n1/pub/75-006-x/2019001/article/00007-fra.htm.

Hsieh, J. Y., Mercer, K. J., et Costa, S. A. (2017). Parenting a second time around: The strengths and challenges of Indigenous grandparent caregivers. *GrandFamilies: The Contemporary Journal of Research, Practice and Policy, 4*(1), 76–123. https://scholarworks.wmich.edu/grandfamilies/vol4/iss1/8.

Hudson, C. C., Adams, S., et Lauderdale, J. (2016). Cultural expressions of intergenerational trauma and mental health nursing implications for U.S. health care delivery following refugee resettlement: An integrative review of the literature. *Journal of Transcultural Nursing, 27*(3), 286–301. https://doi.org/10.1177/1043659615587591.

Institut Vanier de la famille. (2016). *La diversité familiale au Canada en 2016*. https://vanierinstitute.ca/fr/fiche-infographique-la-diversite-familiale-au-canada-en-2016/.

Institut Vanier de la famille. (2021). *Définition de la famille*. https://vanierinstitute.ca/fr/definition-de-la-famille/.

Isobel, S., McCloughen, A., Goodyear, M., et coll. (2021). Intergenerational trauma and its relationship to mental health care: A qualitative inquiry. *Community Mental Health Journal, 57*(4), 631–643. https://doi.org/10.1007/s10597-020-00698-1.

Joyce, L., et Liamputtong, P. (2017). Acculturation stress and social support for young refugees in regional areas. *Children and Youth Services Review*, 77(C), 18-26. Elsevier.

Kaakinen, J. (2018a). Family health care nursing: An introduction. Dans Kaakinen, J. R., Coehlo, D. P., et Steele, R. (éditeures), *Family health care nursing: Theory, practice, & research* (6e éd., p. 3-26). F.A. Davis.

Kaakinen, J. (2018b). Family nursing assessment and intervention. Dans Kaakinen, J. R., Coehlo, D. P., et Steele, R. (éditeures), *Family health care nursing: Theory, practice, & research* (6e éd., p. 113-146). F.A. Davis.

Kim, S. C., Park, Y. S., et Ho, B. (2017). Family conflict, Asian cultural values, perceived parental control, and affectionate care among Asian American college students. *Journal of Asia Pacific Counseling, 7*(2), 123–140. https://doi.org/10.18401/2017.7.2.2.

King, G., Desmarais, C., Lindsay, S., et coll. (2015). The roles of effective communication and client engagement in delivering culturally sensitive care to immigrant parents of children with disabilities. *Disability and Rehabilitation, 37*(15), 1372–1381. https://doi.org/10.3109/09638288.2014.972580.

Leahey, M., et Wright, L. M. (2016). Application of the Calgary Family Assessment and Intervention Models: Reflections on the reciprocity between the personal and the professional. *Journal of Family Nursing, 22*(4), 450–459. https://doi.org/10.1177/1074840716667972.

Mao, W., Xu, L., Guo, M., et coll. (2018). Intergenerational support and functional limitations among older Chinese immigrants: Does acculturation moderate their relationship? *Journal of Ethics and Cultural Diversity in Social Work, 27*(4), 294–309. https://doi.org/10.1080/15313204.2018.1520170.

McFarland, M. R., et Wehbe-Alamah, H. B. (2015). *Leininger's cultural care diversity and universality: A worldwide nursing theory*. Jones & Bartlett Learning.

Menzies, C. R. (s.d.). *Canada First Nations families*. https://family.jrank.org/pages/199/Canada-First-Nations-Families.html.

Mirabelli, A. (2018). *Les mots pour le dire : définir la famille dans la diversité sociale*. https://vanierinstitute.ca/fr/les-mots-pour-le-dire-definir-la-famille-dans-la-diversite-sociale/.

Morency, J. D., Malenfant, E. C., et MacIsaac, S. (2017). *Immigration et diversité : projections de la population du Canada et de ses régions, 2011 à 2036*. N° 91-551-X au catalogue de Statistique Canada. https://www150.statcan.gc.ca/n1/fr/pub/91-551-x/91-551-x2017001-fra.pdf?st=_MqbqQJl.

Mostoway, K. (2020). The effects of immigration on families. *Canadian Journal of Family and Youth, 12*(2), p. 60-68. https://journals.library.ualberta.ca/cjfy/index.php/cjfy/article/view/29513.

Ng, H. Y., Griva, K., Lim, H. A., et coll. (2016). The burden of filial piety: A qualitative study on caregiving motivations among family caregivers of patients with cancer in Singapore. *Psychology and Health, 31*(11), 1293–1310. https://doi:10.1080/08870446.2016.1204450.

Nieuwenhuis, R., et Maldonado, L. (2018). *The triple bind of single-parent families: Resources, employment, and policies to improve wellbeing*. Policy Press.

Office for National Statistics. (2021). *Families and households statistics explained*. https://www.ons.gov.uk/peoplepopulationandcommunity/birthsdeathsandmarriages/families/articles/familiesandhouseholdsstatisticsexplained/2021-03-02.

O'Neill, L., Fraser, T., Kitchenham, A., et coll. (2016). Hidden burdens: A review of intergenerational, historical and complex trauma, implications for Indigenous families. *Journal of Child and Adolescent Trauma, 11*(2), p. 173-186. https://doi.org/10.1007/s40653-016-0117-9.

Park, M., Giap, T. T., Lee, M., et coll. Patient- and family-centered care interventions for improving the quality of health care: A review of systematic reviews. *International Journal of Nursing Studies, 87*, 69–93. https://doi.org/10.1016/j.ijnurstu.2018.07.006.

Phan, M. B., Banerjee, R., Deacon, L., et coll. (2015). Family dynamics and the integration of professional immigrants in Canada. *Journal of Ethnic and Migration Studies, 41*(13), 2061–2080. https://doi.org/10.1080/1369183X.2015.1045461.

Qian, Y., et Fuller, S. (2020). COVID-19 and the gender employment gap among parents of young children. *Canadian Public Policy, 46*(S2), S89–S101.

Roeder, A. (2019). *America is failing its Black mothers*. Harvard Public Health. https://www.hsph.harvard.edu/magazine/magazine_article/america-is-failing-its-black-mothers/.

Rothbaum, F., Morelli, G., et coll. (2000). Immigrant-Chinese and Euro-American parents' physical closeness with young children: Themes of family relatedness. *Journal of Family Psychology, 14*(3), 334–348.

Somos, C. (2021). Foster care replaced residential schools for Indigenous children, advocates say. *CTV News*, 7 juin. https://www.ctvnews.ca/canada/foster-care-replaced-residential-schools-for-indigenous-children-advocates-say-1.5459374.

Shajani, Z., et Snell, D. (2019). *Wright & Leahey's nurses and families: A guide to family assessment and intervention*. F. A. Davis.

Smetana, J. G. (2017). Current research on parenting styles, dimensions, and beliefs. *Current Opinion in Psychology, 15*, 19–25. https://doi.org/10.1016/j.copsyc.2017.02.012.

Stanhope, M., et Lancaster, J. (2018). *Foundations for population health in community/public health nursing* (5e éd.). Elsevier.

Statistique Canada. (2017a). *Les enfants issus de l'immigration : un pont entre les cultures. Recensement en bref*. https://www12.statcan.gc.ca/census-recensement/2016/as-sa/98-200-x/2016015/98-200-x2016015-fra.htm.

Statistique Canada.(2017b). *Les différentes caractéristiques des familles des enfants autochtones de 0 à 4 ans*. https://www12.statcan.gc.ca/census-recensement/2016/as-sa/98-200-x/2016020/98-200-x2016020-fra.pdf.

Statistique Canada. (2017c). *Familles, ménages et état matrimonial : faits saillants du Recensement de 2016*. Dans *Le Quotidien*. https://www150.statcan.gc.ca/n1/fr/daily-quotidien/170802/dq170802a-fra.pdf?st=gWycKAjH.

Statistique Canada. (2017d). *Infographie : Portrait des ménages et des familles au Canada*. https://www150.statcan.gc.ca/n1/pub/11-627-m/11-627-m2017024-fra.htm.

Statistique Canada. (2017e). *L'intégration linguistique des immigrants et les populations de langue officielle au Canada*. https://www150.statcan.gc.ca/n1/fr/catalogue/98-200-X2016017.

Statistique Canada. (2017f). *Les couples de même sexe au Canada en 2016*. https://www12.statcan.gc.ca/census-recensement/2016/as-sa/98-200-x/2016007/98-200-x2016007-fra.pdf.

Statistique Canada. (2019a). *Histoire de famille : les adultes vivant avec leurs parents*. https://www150.statcan.gc.ca/n1/daily-quotidien/190215/dq190215a-fra.htm.

Statistique Canada. (2019b). *Histoire de famille : les grands-parents au Canada*. https://www150.statcan.gc.ca/n1/fr/daily-quotidien/190207/dq190207a-fra.pdf?st=LNzAsWq1.

Statistique Canada. (2019c). *Immigration et diversité ethnoculturelle – Faits saillants en tableaux, Recensement de 2016*. https://www12.statcan.gc.ca/census-recensement/2016/dp-pd/hlt-fst/imm/Tableau.cfm?Lang=F&T=11&Geo=00.

Statistique Canada. (2021). *Famille de recensement*. https://www23.statcan.gc.ca/imdb/p3Var_f.pl?Function=Unit&Id=32746.

Stewart, M., Dennis, C. L., Kariwo, M., et coll. (2015). Challenges faced by refugee new parents from Africa in Canada. *Journal of Immigrant and Minority Health / Center for Minority Public Health, 17*(4), 1146–1156. https://doi.org/10.1007/s10903-014-0062-3.

Tam, B. Y., Findlay, L. C., et Kohen, D. E. (2017). Indigenous families: Who do you call family? *Journal of Family Studies, 23*(3), 243–259. https://doi.org/10.1080/13229400.2015.1093536.

Triandis, H. (1995). *Individualism and collectivism*. Westview Press.

Triandis, H. (2018). *Individualism and collectivism: New directions in social psychology*. Routledge.

Turcotte, M. (2019). *Résultats du Recensement de 2016 : Réussites et défis des enfants de parents immigrants sur le plan de la scolarité et du marché du travail. Regards sur la société canadienne*. Statistique Canada. https://www150.statcan.gc.ca/n1/pub/75-006-x/2019001/article/00016-fra.htm.

Turner, A. (2016). *Regards sur la société canadienne : La situation des enfants autochtones âgés de 14 ans et moins dans leur ménage*. Statistique Canada. https://www150.statcan.gc.ca/n1/fr/pub/75-006-x/2016001/article/14547-fra.pdf?st=5lizovj1.

Turpel-Lafond, M. E. (2020). *In plain sight: Addressing Indigenous-specific racism and discrimination in B.C. health care*. Government of British Columbia. https://www.bcchr.ca/sites/default/files/group-opsei/in-plain-sight-full-report.pdf.

US Department of Health and Human Services. (2017). *Definition of family*. https://www.hrsa.gov/get-health-care/affordable/hill-burton/family.html.

Valenzuela, A. (1999). Gender roles and settlement activities among children and their immigrant families. *American Behavioral Scientist, 41*(4), 720–742.

Watson, M. F., Turner, W. L., et Moore Hines, P. (2020). Black lives matter: We are in the same storm but we are not in the same boat. *Family Process, 59*(4), 1362–1373. https://doi.org/10.1111/famp.12613.

Whitehead, L., Jacob, E., Towell, A., et coll. (2018). The role of the family in supporting the self-management of chronic conditions: A qualitative systematic review. *Journal of Clinical Nursing, 27*(1–2), 22–30. https://doi.org/10.1111/jocn.13775.

Wilk, P., Maltby, A., et Cooke, M. (2017). Residential schools and the effects on Indigenous health and well-being in Canada—A scoping review. *Public Health Reviews.* https://doi.org/10.1186/s40985-017-0055-6.

Wilson, K. (2018). *Pulling together: A guide for Indigenization of post-secondary institutions. A professional learning series.* BC campus. https://opentextbc.ca/indigenizationfoundations/.

Wright, L. M., et Leahey, M. (2009). *Nurses and families: A guide to family assessment and intervention* (5e éd.). F. A. Davis.

Wright, L. M., Watson, W. L., et Bell, J. M. (1996). *Beliefs: The heart of healing in families and illness.* Basic Books.

Younas, A. (2020). Relational inquiry approach for developing deeper awareness of patient suffering. *Nursing Ethics, 27*(4), 935–945. https://doi.org/10.1177/0969733020912523.

CHAPITRE 8

Systèmes et traditions de guérison

Nikita Gupta, Linda Purushuttam, Rani H. Srivastava

OBJECTIFS D'APPRENTISSAGE

À la fin de ce chapitre, l'apprenant sera en mesure de :

- Comprendre l'expérience de la santé et de la maladie dans le contexte de la culture
- Expliquer l'impact potentiel de la religion ou les pratiques religieuses sur la santé et le bien-être
- Acquérir une connaissance pratique des principales traditions de guérison de l'Ayurveda, de la médecine autochtone et de la médecine traditionnelle chinoise
- Explorer les similitudes et les différences entre les principales traditions de guérison
- Faire la différence entre la médecine complémentaire, alternative et intégrative
- Reconnaître le rôle et l'importance des thérapies complémentaires et parallèles dans le domaine de la santé et du bien-être

TERMES CLÉS

Acupuncture	Médecine alternative	Prière d'intercession
Aîné	Médecine autochtone	Purification par la fumée
Approche du double regard	Médecine chiropratique	Qi
Ayurveda	Médecine complémentaire et alternative (MCA)	Soins intégratifs
Biomédecine	Médecine naturopathique	Suerie
Dosha	Médecine traditionnelle	
Guérison traditionnelle	Médecine traditionnelle chinoise (MTC)	
Médecine allopathique		

Définie comme la totalité des croyances, la culture englobe les attitudes, les comportements, les coutumes et les traditions. Il s'agit d'un « lien non écrit du passé au présent, reliant les individus dans une société » (Değer, 2018, p. 40). Comme nous l'avons vu dans les chapitres précédents, la culture comporte plusieurs couches et comprend les visions du monde, les traditions, l'histoire, la politique et les différences de pouvoir, qui ont toutes un impact sur les croyances et les comportements. La culture influence la perception et l'approche des individus à l'égard de leur santé, de leur maladie et de leur traitement, ainsi que leur capacité d'accéder au système de soins de santé et de s'y retrouver. Le système de soins de santé canadien repose principalement sur la médecine occidentale et sur une approche biomédicale de la santé. Il existe cependant d'autres traditions de guérison qui ont été pratiquées pendant des siècles dans de nombreuses régions du monde. Alors que la colonisation historique a introduit la biomédecine dans de nombreuses régions du monde, la mondialisation actuelle et les modèles d'immigration contribuent à la propagation d'autres traditions de guérison à travers le monde.

L'impact de la colonisation sur les inégalités en santé des peuples autochtones à travers le monde est bien documenté. La perte des terres, des langues et de la culture, y compris l'accès aux méthodes autochtones pour maintenir et rétablir la santé, sont des facteurs qui sont perçus comme perpétuant les iniquités (voir le chapitre 9). Les appels à l'action de la Commission de vérité et réconciliation (CVR) soulignent l'utilité des guérisseurs et des pratiques de guérison autochtones pour la santé et le bien-être des communautés autochtones (CVR, 2015). La recommandation 22, plus précisément, « demand(e) aux intervenants qui sont à même d'apporter des changements au sein du système de soins de santé canadien de reconnaître la valeur des pratiques de guérison autochtones et d'utiliser ces pratiques dans le traitement des patients autochtones, en collaboration avec les aînés et les guérisseurs autochtones, lorsque ces patients en font la demande ». (CVR, 2015, p. 170). Il est essentiel que les fournisseurs de soins de santé reconnaissent l'impact des déterminants sociaux de la santé sur les peuples autochtones et acquièrent une compréhension des valeurs, des croyances et des pratiques autochtones en matière de santé.

À mesure que les sociétés se mondialisent et deviennent plus diversifiées, les traditions de guérison des autres régions du monde sont de plus en plus reconnues. Étant donné que la biomédecine est le système de soins dominant en Amérique du Nord, en Europe et en Australie, elle est la plus familière. Les traditions qui sont différentes de la biomédecine ou de l'allopathie peuvent être considérées comme une alternative et, par conséquent, d'une manière ou d'une autre considérées par certains comme « inférieures » à la biomédecine (Cassidy, 2019). Il est important que tous les fournisseurs de soins de santé reconnaissent que bon nombre de ces traditions de guérison reflètent des siècles de connaissances et d'expérience. Ces traditions de guérison sont organisées autour de concepts interdépendants entourant la santé et la maladie et sont basées sur les façons traditionnelles d'être et de savoir, et les approches de soins et de guérison. Ces connaissances peuvent être transmises d'une génération à l'autre par écrit ou par l'histoire orale.

Même lorsque les fournisseurs de soins de santé respectent les autres traditions, le manque de connaissances et de familiarité peut les empêcher de comprendre et de s'engager respectueusement avec les patients et les familles qui utilisent ces traditions de guérison pour leur santé et leur bien-être. Ce chapitre présente un bref aperçu de certaines traditions de guérison du monde entier. L'objectif est de familiariser les fournisseurs de soins de santé avec les concepts et les cadres clés afin qu'ils puissent s'engager dans des moyens compétents et respectueux pour fournir des soins culturellement sûrs et adaptés. On ne s'attend pas à ce que les fournisseurs de soins de santé deviennent des experts dans toutes ces traditions, car c'est impossible. Notre intention est plutôt de les encourager à voir et à comprendre la médecine sous un angle différent de celui du système occidental dominant de la biomédecine. La tradition autochtone appelle cela une **approche du double regard** et la décrit comme un « moyen de relier deux façons distinctes et tout aussi valables de savoir, ou visions du monde » (Fijal et Beagan, 2019, p. 221). Ni la liste des traditions ni la discussion ne doivent être considérées comme exhaustives.

Le chapitre commence par une brève discussion sur l'impact potentiel de la diversité culturelle sur les pratiques liées à la santé et à la maladie. La culture, la religion et la santé sont inextricablement liées. Il est donc important de considérer l'influence de la religion sur le maintien de la santé, la signification de la maladie et la guérison. La discussion sur les traditions de guérison comprend la médecine allopathique (biomédecine), l'Ayurveda, la médecine autochtone et la médecine traditionnelle chinoise (MTC). Ces traditions ont été choisies car elles reflètent les visions du monde des cultures qui sont de plus en plus nombreuses dans les pays occidentaux, y compris le Canada, les États-Unis, l'Australie et le Royaume-Uni (Migration Policy Institute, s.d.; The Migration Observatory, 2020). Le chapitre se termine par une discussion sur les thérapies complémentaires, y compris la naturopathie, la médecine chiropratique et les soins intégratifs.

Religion, santé et guérison

Comme les tendances démographiques actuelles indiquent une augmentation rapide de la diversité parmi les Canadiens, il est de plus en plus nécessaire de comprendre l'importance de la culture et de ses influences dans les soins de santé. Selon le recensement de 2016, l'Asie (y compris le Moyen-Orient) demeure le principal lieu d'émigration vers le Canada, la majorité des personnes qui sont arrivées au Canada entre 2011 et 2016 étant nées en Asie (Statistique Canada, 2017b). Un Canada plus diversifié signifie également une plus grande diversité religieuse au sein de la population. Les projections démographiques indiquent que le nombre de personnes affiliées à des religions non chrétiennes devrait augmenter pour s'établir à 13 à 16 % de la population, contre 9 % en 2011. Les personnes d'origine sud-asiatique, qui reflètent souvent des religions hindoue, sikhe et musulmane, sont surreprésentées parmi les immigrants récents et on s'attend à ce que ces chiffres augmentent (Statistique Canada, 2017a, 2017b). La culture, la religion et la spiritualité sont étroitement liées à la santé et au bien-être. Les perspectives religieuses influencent également les modèles explicatifs de la maladie. Par exemple, les hindous croient que la maladie et les affections peuvent être le résultat direct de son *karma* ou de ses actes, tandis que les musulmans les considèrent comme un test et une épreuve par lesquels les péchés sont éliminés (Attum et coll., 2020). Les deux religions partagent la croyance que le rétablissement de la maladie est directement entre les mains de Dieu, et les patients peuvent se tourner vers les méthodes de guérison traditionnelles telles que l'Ayurveda ou vers des chefs religieux musulmans appelés « imams » pour gérer la maladie et les affections.

Les fois religieuses à travers le monde motivent et encouragent souvent les gens à être conscients du service à l'esprit ou à l'âme humains (Koenig, 2012). Soutenir l'idée qu'il existe un pouvoir supérieur peut également fournir un cadre pour se comprendre soi-même, comprendre le monde et naviguer dans les circonstances de la vie. Il a été démontré que les personnes ayant de fortes croyances religieuses démontrent une plus grande capacité à embrasser l'incertitude et à résister à l'adversité tout en gardant une attitude positive au sujet de la situation. Une nature d'ajustement et de coopération augmente la tolérance d'une personne à l'égard de l'incertitude, de l'amélioration de l'adaptation, de l'ingéniosité et de l'optimisme (Koenig, 2012). Ainsi, la religion et le pouvoir associé de la foi, des cérémonies et de la prière peuvent fournir un profond sentiment d'espoir, de raison d'être, de discipline et de structure dans la vie.

La prière et la guérison spirituelle ont une signification pour de nombreuses cultures. Dans le contexte de la maladie, il est systématiquement démontré que le fait d'encourager les gens à penser positivement et à faire de leur mieux, en s'appuyant sur la spiritualité, la religion et la foi, est un mécanisme d'adaptation extrêmement positif (Hamilton et coll., 2020; Koenig, 2012; Rao, 2015). La prière peut être utilisée pour soutenir sa propre santé ou celle des autres. Prier au nom des autres est connu sous le nom de **prière d'intercession**. La prière, la prière d'intercession et d'autres activités entreprises dans le « but de guérir » ont été associées à des résultats positifs sur la santé et le bien-être (Hamilton et coll., 2020; Roe et coll., 2015).

Les fournisseurs de soins de santé doivent déterminer leurs propres points de vue sur la valeur de la prière et reconnaître son importance pour les patients et les familles. Souvent, les fournisseurs de soins de santé peuvent se sentir mal à l'aise de prier avec les patients, en particulier si les traditions religieuses sont différentes des leurs. Cependant, reconnaître l'importance de la prière, encourager les patients et les familles à s'engager dans la prière et soutenir les patients en les mettant en contact avec des chefs spirituels multiconfessionnels ou de même foi sont des moyens de démontrer le respect et la compétence culturelle dans les soins (Hamilton et coll., 2020).

Il est important que les fournisseurs de soins de santé comprennent la signification de pratiques religieuses et spirituelles particulières du point de vue du patient. Par exemple, le jeûne est une pratique courante dans de nombreuses cultures. Les patients d'origine arabe et musulmane peuvent pratiquer des régimes de jeûne stricts pendant le mois sacré du ramadan, lorsqu'aucune nourriture ou eau n'est ingérée entre le lever et le coucher du soleil, quel que soit son état de santé (Attum et coll., 2020). De même, les patients de foi hindoue sont susceptibles de participer au jeûne ou *upwas* pendant différentes fêtes pour restaurer la bonne fortune, la paix et l'harmonie. Certaines personnes qui pratiquent la foi chrétienne peuvent renoncer à des aliments particuliers ou jeûner pendant la période du Carême et Yom Kippour est une période de jeûne pour certains qui pratiquent le judaïsme (Cultural Awareness International, 2015). En général, les jeûnes religieux sont entrepris comme une expression d'engagement spirituel ou de connexion avec Dieu. Cependant, le jeûne peut aussi être associé à l'insécurité alimentaire (Yellow Bird, 2020). Plus récemment, le jeûne intermittent est devenu populaire dans la société occidentale comme moyen de contrôle du poids et d'une meilleure gestion de la santé (Yellow Bird, 2020). Nous utilisons l'exemple du jeûne ici pour illustrer que (1) de nombreuses religions ont des croyances similaires, mais elles peuvent sembler différentes dans la façon dont elles sont exprimées dans le comportement, et (2) des actes similaires (par exemple, le jeûne) peuvent avoir des significations différentes pour les individus (santé spirituelle ou biologique). De plus, même pour les personnes pour qui le jeûne représente une grande partie de leur religion, il existe une grande diversité au sein de la culture en ce qui concerne la façon dont la pratique du jeûne est menée et dans quelles circonstances elle peut être abandonnée, même temporairement. Il est donc important que les fournisseurs de soins de santé déterminent la signification des mesures souhaitées et consultent les chefs culturels et religieux pour obtenir du soutien et des conseils afin d'appuyer les résultats souhaités en matière de santé.

Considérations culturelles dans les soins

L'influence positive de la foi et de la communauté

Jean est une Philippino-Canadienne de 55 ans qui a deux enfants : une fille de 16 ans qui a reçu un diagnostic de fibrose kystique et un fils de 8 ans. Jean travaille à temps partiel dans une bijouterie pour subvenir aux besoins de ses deux enfants et de sa mère de 80 ans, Gemma, qui vit avec elle. Jean est adepte du christianisme et va régulièrement à l'église chaque semaine. Récemment, son divorce d'avec son mari a alourdi ses rôles et responsabilités entourant le foyer. En plus de cela, Jean vient d'apprendre qu'elle a un cancer du sein de stade I. Malgré les difficultés récentes qu'elle rencontre, Jean garde une attitude positive et désire vivement lutter contre son cancer. Elle garde le moral pour commencer prochainement la chimiothérapie et continue d'aller à l'église chaque semaine. En outre, elle a reçu un soutien immense de la part de sa communauté ecclésiale, qui a organisé un système de bénévolat pour l'aider à s'occuper des responsabilités domestiques.

Réfléchissez au scénario de ce cas et discutez de vos conclusions avec vos collègues. Réfléchissez à la façon dont la culture philippine et la foi de Jean peuvent affecter le fardeau de la maladie et l'adaptation individuelle.

Traditions de guérison

L'Organisation mondiale de la Santé (OMS) définit la **médecine traditionnelle** comme la « somme des connaissances, des compétences et des pratiques fondées sur les théories, les croyances et les expériences propres à différentes cultures, qu'elles soient explicables ou non, utilisées dans le maintien de la santé et la prévention, le diagnostic, l'amélioration ou le traitement des maladies physiques et mentales » (OMS, 2021). La **médecine complémentaire et alternative (MCA)** est définie comme un « ensemble de pratiques de soins de santé qui ne font pas partie de la tradition ou de la médecine conventionnelle de ce pays et qui ne sont pas pleinement intégrées dans le système de soins de santé dominant » (OMS, 2021). Cette définition reconnaît que la « norme » dans une culture peut être considérée comme « alternative » dans un autre contexte culturel. Au cours des dernières décennies, les sociétés occidentales se sont dirigées vers une approche intégrative et holistique de la santé. Les MCA telle que la chiropratique, la naturopathie et la phytothérapie sont recherchées et facilement accessibles dans la plupart des villes. Au Canada, lorsque de tels traitements sont recherchés en plus de l'approche biomédicale, ils sont considérés comme complémentaires; cependant, lorsqu'ils sont choisis au lieu de la biomédecine, ils sont appelés **médecine alternative** (Cassidy, 2019). De nombreuses approches traditionnelles de la santé et de la maladie ont une approche plus holistique que la biomédecine et se concentrent sur la guérison plutôt que sur le remède et incluent le domaine spirituel. France et Rodriguez (2019) font la distinction entre le remède et la guérison en décrivant le remède comme une stratégie corrective qui résout un problème, et la guérison comme une approche transformatrice qui influence les pensées, les sentiments, les niveaux d'énergie et la façon de vivre sa vie.

CONCEPT DU CORPS (PHYSIQUE, PSYCHOSOCIAL, SPIRITUEL ET ÉNERGÉTIQUE)

Comprendre les traditions de guérison nécessite une exploration de la façon dont le concept du corps est compris à travers différents systèmes et traditions. Cassidy (2019) décrit le corpspersonne comme quatre cercles qui se croisent : physique, psychosocial, spirituel et énergétique (fig. 8.1). La nature croisée des quatre cercles reconnaît que ce qui se passe dans un cercle affecte les autres dans une certaine mesure; cependant, des différences peuvent exister dans la façon dont cette relation est conceptualisée.

Le modèle biomédical se concentre sur le corps physique et le considère comme le point d'entrée de la maladie et l'objectif du traitement. Cependant, il y a une reconnaissance d'une certaine influence indirecte sur le corps psychosocial, étant donné qu'« une personne qui fonctionne mieux peut également *se sentir* mieux et en être heureuse » (Cassidy, 2019, p. 459).

D'autres traditions et systèmes de guérison peuvent commencer par l'énergie, l'esprit ou la spiritualité comme objectif initial ou point de départ de la maladie, et l'impact sur les aspects physiques du corps multidimensionnel apparaît dans les stades ultérieurs. En d'autres termes, le problème peut résider dans le champ d'énergie ou le domaine spirituel et les symptômes se manifestent dans le corps. Ainsi, l'approche de traitement commence par une dimension non physique (par

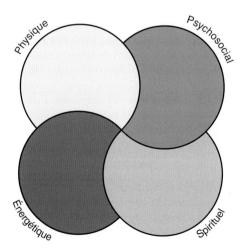

Fig. 8.1 Les quatre corps. (Adapté de Cassidy, C. M. [2019]. Social and cultural factors in medicine. Dans Micozzi, M. S. [éditeur], *Fundamentals of complementary, alternative, and integrative medicine* [6e éd., p. 451-474]. Elsevier.)

exemple, le **qi** qui circule dans les méridiens dans la MTC) et l'impact est ensuite visible dans les dimensions physiques, mentales et spirituelles. La psychothérapie est similaire en ceci qu'elle commence par mettre l'accent sur l'esprit, avec un impact ultérieur sur le fonctionnement et d'autres symptômes somatiques. Si les forces spirituelles sont considérées comme la principale source de maladie, le traitement ou la guérison sont souvent recherchés auprès de guérisseurs spirituels ou chamaniques (Adu-Gyamfi et Anderson, 2019; Cassidy, 2019).

MÉDECINE ALLOPATHIQUE (AUSSI APPELÉE « BIOMÉDECINE »)

La médecine biomédicale ou occidentale est également connue dans le monde entier sous le nom d'allopathie ou de médecine allopathique. Le terme *allopathique* vient du mot grec signifiant « autre que la maladie » (More, 2016). La biomédecine est ancrée dans la médecine grecque de l'antiquité (Cassidy, 2019; Osborn, 2021) et la théorie humorale proposée à l'origine par Hippocrate. La théorie humorale décrivait le corps comme étant composé de quatre humeurs (fluides) qui devaient être en équilibre pour que l'individu puisse être en bonne santé; un déséquilibre dans les humeurs entraînait la maladie (Breimeier, 2018). Les quatre humeurs comprenaient le flegme, le sang, la bile noire et la bile jaune. Chacune était associée aux éléments de l'eau, de l'air, de la terre et du feu. Les humeurs étaient associées aux saisons et aux états de froideur, de chaleur, d'humidité et de sécheresse, et influencées par des facteurs tels que l'alignement planétaire, la géographie et des facteurs personnels, notamment l'âge, le sexe, l'alimentation et la profession. Le diagnostic comprenait l'examen des fluides dans le but d'éliminer les obstacles pour rétablir l'équilibre naturel du corps. Étant donné que les humeurs étaient liées aux types de personnalité ou aux tempéraments, le traitement était unique à la personne (par opposition à la maladie) et comprenait des changements de mode de vie et de régime alimentaire (Breimeier, 2018).

L'idéologie et les pratiques de la théorie humorale étaient importantes et communément acceptées jusqu'au 19ème siècle. Le passage de la théorie humorale à une approche plus matérialiste et scientifique s'est produit aux 19ème et 20ème siècles, et la **biomédecine** est devenue la tradition de guérison prédominante en Europe et en Amérique du Nord. La **médecine allopathique** considère la santé comme *l'absence de maladie* en se concentrant principalement sur la guérison (More, 2016). Selon l'approche de l'hypothèse, l'expérimentation et les résultats de l'expérimentation, les caractéristiques de la médecine allopathique se focalisent sur les symptômes et la maladie, en accordant très peu d'attention aux caractéristiques de la personne en ce qui concerne l'âge, la taille corporelle et, jusqu'à plus récemment, le genre (Cassidy, 2019). On dit également que le concept de maladie est associé à un cadre dans lequel le corps est passif, à risque d'« invasion » par l'environnement (agents pathogènes) et que chaque corps répond de la même manière à un envahisseur particulier. Puisque chaque envahisseur crée une maladie différente, le travail du guérisseur est de déterminer l'envahisseur (diagnostiquer) et de déterminer l'approche pour guérir le patient en se débarrassant de l'envahisseur par l'enlèvement, la destruction ou l'immobilité. En d'autres termes, la réponse du corps et le traitement sont basés sur la maladie, et non sur la personne (Cassidy, 2019; More, 2016).

Cependant, toutes les maladies ne correspondent pas à ce paradigme et la réponse au traitement est également influencée par des facteurs individuels. En particulier, les affections qui sont chroniques, dégénératives ou influencées par le stress ne s'intègrent pas bien dans le paradigme de l'invasion (Cassidy, 2019). Ainsi, pour certaines personnes, la biomédecine est considérée comme utile dans les situations urgentes et émergentes, mais la position de combat est considérée comme une « approche médicale rigide » avec des préoccupations associées aux effets indésirables liés au traitement, en particulier la pharmacothérapie (More, 2016). Au fil du temps, l'approche biomédicale s'est élargie pour considérer que (1) le corps n'est pas totalement passif, mais joue un certain rôle dans l'origine de la maladie; (2) la maladie est influencée par une gamme de facteurs environnementaux et psychosociaux; et (3) le rôle du guérisseur ou du praticien n'est pas seulement de prescrire, mais aussi d'éduquer (Cassidy, 2019). En outre, on reconnaît de plus en plus une approche holistique de la santé et du bien-être.

AYURVEDA

L'Ayurveda est né en Inde il y a plus de 5 000 ans et est considéré comme un système de soins de santé holistique. Le terme **Ayurveda** signifie la connaissance de la vie ou la science de la vie, et est traduit des mots sanscrits *ayu* (vie) et *veda* (savoir) (Shea, 2018). Les concepts clés de l'Ayurveda sont l'équilibre et le fait de suivre un cycle naturel; cependant, l'équilibre entre le mental, le corps et l'esprit s'étend également à la connexion à soi-même et à une conscience supérieure.

La médecine ayurvédique (MA) reflète une croyance voulant que la santé et les soins de santé font partie de la spiritualité et des pratiques spirituelles. La source de connaissance derrière la MA est considérée comme une révélation divine, qui a ensuite été transmise oralement et finalement retranscrite dans des livres. Ces livres contiennent une connaissance approfondie de la médecine, de la chirurgie et de la pharmacologie et on pense qu'ils remontent à une période située entre 400 et 200 ans avant notre ère. Deux livres majeurs sont le *Charak Samhita* et le *Susrut Samhita*. Le *Charak Samhita* décrit les interconnexions du mental, du corps et de l'esprit, identifie les causes de la maladie pour inclure la perte de foi dans le divin, ainsi que les causes externes telles que l'alimentation, le mode de vie, l'exposition aux produits chimiques, les agents physiques et biologiques, et identifie plus de 200 maladies et 150 affections pathologiques et défauts congénitaux basés principalement sur les systèmes d'organes du corps et le fonctionnement physiologique (Mishra et coll., 2001). Le *Susrut Samhita* se concentre sur la chirurgie et fournit une description détaillée de l'anatomie humaine, y compris le développement fœtal, les os, les nerfs et le système circulatoire, ainsi que des descriptions de nombreuses interventions chirurgicales. D'autres textes existent également et contiennent des descriptions détaillées des propriétés pharmacologiques des plantes médicinales.

Dans la MA, le corps est considéré comme une combinaison de **doshas** (éléments de l'esprit et du corps), de *dhatus* (tissus) et de *malas* (déchets). La santé est conservée en utilisant les connaissances et la compréhension des doshas pour créer un état d'équilibre en s'attaquant aux causes profondes du déséquilibre. Il existe deux types de doshas : (1) les *doshas sharirik* sont les éléments biologiques, et (2) les *doshas mansik* sont les éléments psychologiques ou la constitution de l'esprit. L'Ayurveda indique que tous les êtres humains sont composés des cinq éléments : l'air, la terre, le feu, l'eau et l'espace. Ces éléments forment les doshas lorsqu'ils sont combinés dans le corps humain et ces doshas sont les énergies vitales qui contrôlent le fonctionnement du corps.

Chaque *dosha sharirik* est une combinaison de deux éléments (fig. 8.2; tableau 8.1).

- Le **dosha Vata** est composé d'espace et d'air, empêche le mouvement et l'énergie, et constitue le système nerveux.
- Le **dosha Pitta** est composé d'eau et de feu et contrôle la lumière, la chaleur et la transformation, et comprend les systèmes métabolique et digestif.
- Le **dosha Kapha** comprend la terre et l'eau et contrôle la matière, la cohésion et la préservation, y compris les tissus corporels.

Il y a trois *doshas mansik* : (1) *sattva* est la qualité positive et reflète des caractéristiques telles que la compassion, la connaissance, la perspicacité et la bonne conduite; (2) *rajas* représente le mouvement et les activités qui se produisent dans le corps; l'hyperactivité dans ce domaine peut conduire à une surfonction des émotions et à des sensations telles que la douleur, le désir, la colère, l'agressivité et l'anxiété sévère; et (3) *tamas* entraîne une tendance à mal se conduire, au manque de connaissances et de perspicacité, et à l'inertie physique et mentale (Mishra et coll., 2001).

En plus des doshas, le corps contient également trois *malas* (déchets), qui sont les matières fécales, l'urine et la sueur, et sept *dhatus* (tissus), qui sont (1) *rasa*, fluides de digestion; (2) *rakta*, sang; (3) *mamsa*, muscle; (4) *meda*, graisse; (5) *asthi*, os; (6) *majja*, moelle; et (7) *shuka*, sperme ou fluides de reproduction. Les doshas régulent tous les processus physiologiques et psychologiques. L'équilibre est nécessaire pour la santé; l'excès ou la carence se présente comme un symptôme de la maladie (Shea, 2018).

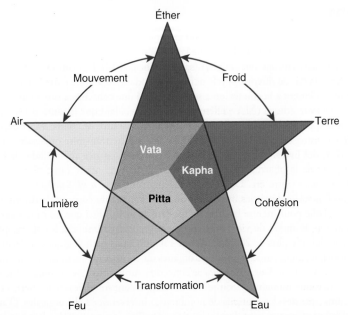

Fig. 8.2 Relation des doshas et des éléments dans l'Ayurveda. (D'après Gupta, S. [2015]. *10 Ayurvedic principles you should follow*. https://www.india.com/health/10-ayurvedic-principles-you-should-follow-281293/.)

TABLEAU 8.1 ■ **Description des trois doshas**

Caractéristique	Dosha Vata	Dosha Pitta	Dosha Kapha
Corpulence	Maigre ou délicate, peau sèche, cheveux fins	Corpulence moyenne Musclé	Structure solide et os épais
Expressivité	Expression vibrante et énergique	Amis chaleureux et adversaires féroces	Calme, lent à agir et à réagir
Personnalité	Cœur léger et prompt à parler	Dirigeants déterminés et passionnés	Personnalité facile, aimante et attentionnée
	Très créatif et très versatile, flexible dans la prise de décision et le comportement	Tendance à être directs et à prendre les choses en main	Se déplacent lentement et délibérément
			Sont généralement conservateurs

Tiré de Travis, F. T., et Wallace, R. K. (2015). Dosha brain-types: A neural model of individual differences. *Journal of Ayurveda Integrative Medicine, 6*, p. 280-285.

Un examen clinique ayurvédique inclut trois méthodes diagnostiques (*trividha pariksha*) : inspection, interrogation et palpation. L'inspection implique l'observation des parties du corps, par exemple, la peau, les cheveux, les yeux et la langue. La compréhension complète des antécédents médicaux, des symptômes et des caractéristiques psychologiques et physiologiques est couverte pendant l'interrogation. La palpation comprend le pouls et la palpation des parties du corps (palpation abdominale, peau, etc.). Le diagnostic du pouls est important et exige que le praticien place le bout des trois doigts sur le pouls radial, et chaque doigt évalue la caractéristique d'un *dosha sharirik* particulier (index : Vata; majeur : Pitta; et annulaire : Kapha) (Walia et Singh, 2010).

Approches de traitement

En Ayurveda, le traitement est holistique et aborde les facteurs interconnectés qui conduisent au déséquilibre. Le déséquilibre se produit en raison d'une utilisation pauvre ou inappropriée de l'intellect ou de la sagesse, d'une stimulation excessive ou sous-stimulée des sens ou d'une variation saisonnière. Les praticiens ayurvédiques utilisent le yoga, le massage et différentes thérapies de rajeunissement et de purification. Certains des produits naturopathiques comprennent des combinaisons de régime alimentaire, de plantes et de thérapie à l'huile. Le praticien vise à préserver la santé et fournit un traitement de l'esprit, du corps et de l'âme, en mettant l'accent sur l'auto-guérison. Dans l'ensemble, une bonne santé est également liée à une bonne conduite; ainsi, une vie vertueuse est considérée comme essentielle à la longue vie et au bien-être. L'Ayurveda reconnaît l'air, la nourriture, l'eau, le soleil, l'exercice, le jeûne, les pensées et le sommeil comme des « médecins naturels » qui préviennent ou améliorent la maladie (Dutta, s.d.). Le traitement doit cadrer avec le contexte, y compris les saisons, le stade de la vie, la constitution du corps et la conduite quotidienne.

MÉDECINE AUTOCHTONE

Les peuples autochtones utilisent des méthodes de guérison traditionnelles depuis des milliers d'années. La vision autochtone de la santé est celle de l'équilibre entre les composantes physique, mentale, émotionnelle et spirituelle. Comme on croit que la personne est étroitement liée à la famille, à la communauté et à l'environnement, les approches en matière de santé et de bien-être s'étendent au-delà de l'individu à la communauté, à la culture et à la terre (Fijal et Beagan, 2019; McArthur et Jakubec, 2018). Le sentiment d'interrelation signifie également que les déconnexions de la communauté, de la terre et de la culture sont des facteurs qui peuvent conduire à un déséquilibre et à la maladie. Par exemple, les symptômes physiques de la maladie peuvent continuer à apparaître jusqu'à ce que l'on accepte la relation entre la maladie et les lois de la nature.

Un élément clé de la guérison autochtone est la roue de médecine. La roue de médecine représente l'aboutissement de la vie, de la santé et des valeurs de l'individu et de sa communauté. La roue de médecine comporte de nombreux enseignements, interprétations, dimensions et variations entre les différents groupes autochtones. Il existe des compréhensions communes centrées autour des concepts d'équilibre, chaque côté ou perspective ayant un poids ou une valeur égale et la compréhension de la vie comme un voyage circulaire. La roue est divisée en quatre quadrants et représente les quatre aspects de la santé (physique, mentale, spirituelle et émotionnelle), quatre remèdes sacrés (sauge, foin d'odeur, tabac, cèdre), les quatre directions (ouest, nord, est, sud), les quatre stades de la vie (adulte : protection, aîné : sagesse, enfant : innocence, adolescent : apprentissage) et les quatre saisons (automne, hiver, printemps, été) (Charbonneau-Dahlen, 2019; Verwoord et coll., 2011). Voir la fig. 8.3.

La **médecine autochtone** considère que la maladie ou l'affection résulte d'un manque d'attention aux lois et aux déséquilibres sacrés et naturels au milieu des constituants fondamentaux de la roue. La médecine autochtone renforce une notion centrée sur la croyance des liens qu'une personne entretient avec la terre et l'environnement. Il y a une valeur fondamentale et une importance placées sur la terre en tant que source de vie plutôt qu'en tant que ressource et s'expriment souvent par le maintien de relations authentiques et complexes avec la terre (Yu et coll., 2020). Les espaces de guérison doivent être reliés à la terre et à la communauté d'une manière ou d'une autre. Il y a un profond respect pour toutes les formes de vie et ce sentiment de « parenté universelle » s'étend à la santé et au bien-être des personnes au sein d'une famille, d'une communauté et d'une nation (Waterfall et coll., 2017). La guérison est considérée comme un voyage et la guérison spirituelle, émotionnelle et physique est interconnectée.

Approches de traitement

La médecine autochtone appuie une approche holistique de la santé. Le maintien ou le rétablissement de l'équilibre, lorsqu'il est perturbé par une maladie, est une caractéristique essentielle de

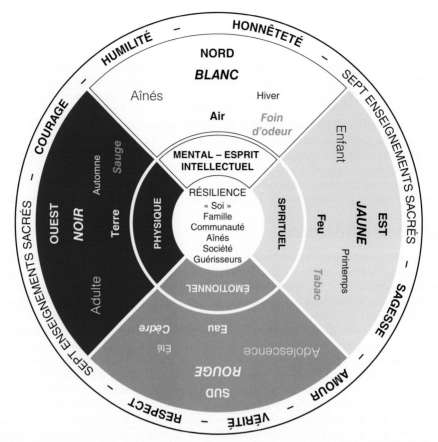

Fig. 8.3 Interconnexions de la roue de médecine. (Adapté de Marsh, T. N., Young, N. L., Cote-Meek, S., et coll. [2016]. Impact of Indigenous healing and seeking safety on intergenerational trauma and substance use in an Indigenous sample. *Journal of Addiction Research and Therapy, 7,* 3.)

la médecine autochtone. Diverses thérapies impliquant des herbes, des sons et des rituels sacrés (tels que la purification par la fumée et la suerie) sont utilisées pour tenter de rétablir l'équilibre des éléments et de l'énergie dans la roue de médecine. Les quatre herbes ou remèdes sacrés qui sont les principales composantes de la médecine autochtone sont primordiaux pour les cultures autochtones et les pratiques de guérison traditionnelles. Comme il a été mentionné précédemment, il existe une diversité considérable entre les différentes nations autochtones et les approches de guérison particulières peuvent varier.

Les Aînés ont un rôle important à jouer dans le soutien de la santé des personnes et des communautés. Un **Aîné** est une personne au sein de la communauté qui est considérée comme sage et bien informée et qui porte cette connaissance dans les réalités physiques et spirituelles (Marsh et coll., 2015; Viscogliosi et coll., 2017). Ces connaissances peuvent être acquises par des visions, des rêves, des intuitions ou des ancêtres et on pense qu'elles proviennent de l'esprit et du monde ancestral (Marsh et coll., 2015). Dans un examen de la portée de la médecine traditionnelle autochtone en Amérique du Nord, Redvers et Blondin (2020) ont noté que la **« guérison traditionnelle »** est plus que la « médecine traditionnelle »; la première implique d'atteindre la connectivité spirituelle et l'harmonie avec la nature par le jeûne, la prière, la méditation, la cérémonie ou l'utilisation de remèdes traditionnels.

Les cérémonies constituent une partie importante de la guérison traditionnelle pour les peuples autochtones. Il s'agit notamment de la purification par la fumée, des cérémonies de la suerie, des cérémonies traditionnelles du tabac, des cérémonies associées à des événements de la vie comme la naissance et la puberté, et de la cérémonie comme moyen de guérir d'un traumatisme ou de se remettre du décès d'un être cher (Marsh et coll., 2016; Redvers et Blondin, 2020). La cérémonie de la **suerie** est un élément central de la guérison dans divers groupes autochtones et consiste en une purification physique et spirituelle. La hutte en tant que telle est construite avec beaucoup de soin et de respect pour la cérémonie ainsi que pour l'environnement et les matériaux utilisés. Les pierres sont chauffées dans un feu sacré et en versant l'eau sur les pierres luisantes, la vapeur est créée. Le fait d'apporter les pierres, de les chauffer et de surveiller le feu sont des éléments sacrés et importants de la cérémonie (Marsh et coll., 2018). Des herbes sacrées sont également ajoutées pour approfondir la purification. L'Aîné qui dirige la cérémonie guide les participants tout au long de l'enseignement, dans l'étiquette de la hutte et en prenant soin des participants en les encourageant à boire de l'eau et à faire attention à leur confort et à leur inconfort. Les participants qui pourraient ne pas être en mesure de participer en étant dans la hutte peuvent également avoir la possibilité de s'asseoir à l'extérieur tout en profitant de la cérémonie (Marsh et coll., 2018).

D'autres cérémonies moins élaborées comprennent le cercle de partage et la purification par la fumée. La **purification par la fumée** est un acte sacré qui fait partie de nombreuses cérémonies et rituels. Elle consiste à brûler une petite quantité de remèdes traditionnels, comme le foin d'odeur, la sauge, le tabac ou le cèdre, et la fumée est utilisée pour nettoyer et purifier les personnes et les lieux. La fumée est répandue sur le corps par une plume, un éventail ou la main et on croit qu'elle apporte le calme, la paix et la possibilité pour les personnes de se connecter intérieurement, leur permettant ainsi de dire la vérité (gouvernement du Manitoba, 2019; Marsh et coll., 2015; Waterfall et coll., 2017).

Les méthodes autochtones transmettent souvent la spiritualité par des actions qui impliquent « le sens de la vue, de l'ouïe, de l'odorat et du toucher » (gouvernement de l'Alberta, s.d.). En tant que telle, la danse est considérée comme la prière et la connexion de l'esprit, du corps et des émotions au monde spirituel. « La danse du pow-wow est l'expression d'un solide patrimoine profondément enraciné qui relie les peuples autochtones à la Terre-Mère et à tous nos parents dans la Création » (Absolon, 2021, p. 70). La cérémonie est particulièrement importante, car elle a été interdite sous la domination coloniale et « ces rassemblements sont maintenant des actes actifs de récupération et de recréation des connaissances et des traditions autochtones » (p. 70). La cérémonie comprend le chant, la danse et le tambour. Les tambours sont reconnus comme des objets sacrés et le battement du tambour représente le « battement de cœur de la nation » ou le « pouls de l'univers » (Marsh et coll., 2015, p. 8). De même, le chant remplit également un but spirituel; différents chants existent et sont adaptés au type de cérémonie qui a lieu. Les chants sont considérés comme honorant le Créateur et ont un impact significatif sur la guérison. Enfin, il y a une forte croyance dans les cercles de guérison; des groupes de personnes se rassemblent en cercle dans l'unique but d'apporter la guérison. Un bâton de parole, une plume ou un autre objet peuvent être passés d'une personne à l'autre autour du cercle, donnant à chaque personne l'occasion de s'exprimer et aux autres d'écouter; cela permet aux gens de confier leurs pensées, leurs sentiments et leurs expériences, et de recevoir du soutien et la guérison (Marsh et coll., 2015; Redvers et Blondin, 2020).

Les guérisseurs autochtones, les Aînés et les traditions de guérison autochtones sont de plus en plus reconnus pour promouvoir la sécurité et le bien-être culturels, comme un moyen de rétablir le lien spirituel et terrestre, et de guérir de l'héritage et du traumatisme de la colonisation.

MÉDECINE TRADITIONNELLE CHINOISE

Avec une longue histoire de plus de 5 000 ans, la **médecine traditionnelle chinoise (MTC)** se concentre sur l'équilibre et adopte une approche holistique de la santé qui traite à la fois les symptômes et la cause (Shea, 2018). Semblable à l'Ayurveda, la MTC proviendrait de sources divines. Trois êtres divins seraient responsables des trois aspects majeurs de la MTC. FuXi « est responsable de la théorie du *yin/yang*, Shen Nong est crédité du développement de la phytothérapie, et Huang Di aurait établi les techniques d'**acupuncture** et de diagnostic » (Shea, 2018, p. 18).

« La philosophie de la médecine chinoise commence par le *yin* et le *yang*. Ces deux termes peuvent être utilisés pour exprimer les concepts philosophiques les plus larges ainsi que les perceptions les plus ciblées du monde naturel » (Ergil, 2019, p. 483). La philosophie de la MTC note que l'univers se compose de cinq éléments (bois, feu, terre, métal et eau) et que tous les phénomènes peuvent être classés dans deux catégories : le *yin* et le *yang*. Les éléments sont associés à différents organes du corps et à la constitution d'une personne. Chaque individu contient les cinq éléments, mais dans des proportions différentes. Le type de constitution conduit également à des vulnérabilités inhérentes qui peuvent entraîner la maladie (Shea, 2018).

Le *yin* et le *yang* sont des opposés complémentaires qui sont interdépendants et existent toujours l'un dans l'autre (Shea, 2018). L'accent est mis sur le maintien de l'équilibre entre *le yin et le yang*, se rapportant à « sombre-lumineux », soit la notion que tout dans la nature est composé de deux énergies polarisantes. La relation entre les deux met en évidence l'importance que tout soit connecté et complémentaire l'un à l'autre. Pour ce qui est du corps, le *yin* se rapporte au bas du corps et au froid ; le *yang* se rapporte au haut du corps et à la chaleur. Un déséquilibre du *yin-yang* est vu à partir d'un excès ou d'une carence en *yin* ou d'un excès ou d'une carence en *yang*. Cependant, l'équilibre entre les deux donne la santé. La fig. 8.4 montre la relation entre le *yin-yang* et les cinq éléments.

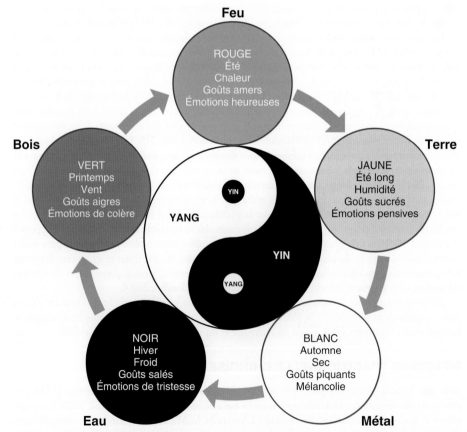

Fig. 8.4 Théorie du *yin-yang*. (Adapté d'Ageless Herbs. *Yin yang theory.* https://agelessherbs.com/yin-yang-theory/.)

En plus des éléments et du *yin* et du *yang*, la MTC englobe également le concept du **qi** (prononcé « chi »), qui est considéré comme l'énergie vitale qui circule le long de différentes voies *(jing luo* ou méridiens) dans le corps. Bien que la présence d'une libre circulation du *qi* soit directement corrélée à la santé, son blocage ou sa stagnation le long de ces méridiens entraîne une maladie ou une affection (HealthLinkBC, 2019). Le *qi* peut être déséquilibré en raison de :

- Forces externes : liées à des facteurs environnementaux comme le vent, le froid ou la chaleur
- Forces internes : liées à des expériences émotionnelles comme la joie, la colère ou le deuil
- Forces liées au mode de vie : liées à toute action ou choix de mode de vie qu'une personne fait en relation avec sa santé (p. ex., mauvaise alimentation, sommeil inadéquat, consommation excessive d'alcool, tabagisme) (HealthLinkBC, 2019)

Approches de traitement

Dans la MTC, le déséquilibre est évalué en regardant, en écoutant, en sentant, en demandant et en touchant (Ergil, 2019). Le diagnostic du pouls ainsi que l'examen du visage, de la langue, de l'urine et des selles sont utilisés pour déterminer l'équilibre entre le *yin-yang*, le chaud et le froid, les cinq éléments, et la carence et l'excès (Shea, 2018). Par l'examen, un modèle est déterminé et le traitement est ciblé pour traiter l'affection avec des mesures opposées. L'objectif principal de la MTC est d'assurer et de restaurer l'équilibre et l'harmonie du corps entre le *qi* et les forces naturelles du *yin* et du *yang*. Le traitement s'attaque également à la cause profonde de la maladie et élimine les influences négatives ou maléfiques (Ergil, 2019).

La MTC met l'accent sur l'importance de la guérison holistique, en s'efforçant de produire la restauration et l'équilibre entre le corps, le mental et l'esprit. Ceci est principalement réalisé par des traitements qui stimulent la circulation de l'énergie par l'acupuncture, le massage, les plantes médicinales, la moxibustion et les thérapies de mouvement (tableau 8.2).

TABLEAU 8.2 ■ **Approches de traitement courantes en médecine traditionnelle chinoise**

Acupuncture	Élément clé de la médecine traditionnelle chinoise (MTC) qui consiste à insérer de fines aiguilles métalliques solides pour introduire une stimulation électrique. Ce faisant, on pense que la circulation du *qi* peut être améliorée, produisant ainsi une meilleure santé. Le plus souvent, l'acupuncture est utilisée comme un moyen de gérer la douleur et la gêne associées à d'autres maladies. Celles-ci comprennent les maux de tête, les crampes menstruelles, la fibromyalgie et la douleur myofasciale (Hopkins Medicine, s.d.; Mayo Clinic, 2020).
Acupression	Similaire à l'acupuncture, l'acupression se concentre sur la stimulation du *qi* par le massage profond et l'application d'une pression ferme sur les principaux méridiens du corps (UCLA Medicine, s.d.).
Ventouses	Utilisation de ventouses en verre, en plastique ou en bambou comme dispositifs d'aspiration, qui sont placées sur la peau. Ce faisant, on pense que le sang stagnant et congestionné se liquéfie pour améliorer la circulation du *qi*, favorisant ainsi la santé. Contrairement à l'acupuncture et à l'acupression, il s'agit d'appliquer une pression sur les muscles par une légère traction vers le haut (NCCIH, 2018; Rushall, 2020).
Moxibustion	Thérapie par la chaleur dans laquelle des matières végétales séchées appelées « moxa » sont brûlées près de la peau comme un moyen de rétablir la circulation du *qi* et d'éliminer tous les agents pathogènes. Le moxa est généralement fabriqué pour l'utilisation d'une herbe chinoise appelée armoise, mais peut aussi être fait d'autres substances. Il est couramment utilisé pour traiter la douleur due à des blessures ou à l'arthrite, des problèmes digestifs, une élimination irrégulière et des conditions obstétriques telles qu'une présentation par le siège en fin de grossesse (Hafner, 2016).

Suite

TABLEAU 8.2 ■ **Approches de traitement courantes en médecine traditionnelle chinoise — *suite***

Thérapie par le mouvement Qi Gong et taï-chi	Pratiques anciennes qui se concentrent sur la culture du *qi* à travers une combinaison de mouvements, de respiration et de méditation. On croit que par le mouvement et la méditation, le *qi* se régénère pour dynamiser davantage les organes, les systèmes et l'ensemble du corps (Wang et coll., 2014). Attirant son attention sur la concentration mentale et l'équilibre physique, le taï-chi et le Qi Gong sont considérés comme une stratégie préventive pour diverses affections médicales et psychologiques.
Phytothérapie	Plantes hautement raffinées et classées en fonction de leurs propriétés thermiques, de leur goût, du canal par lequel elles pénètrent dans le corps et de leur mode d'action principal. Les médicaments peuvent être pris sous forme de thé ou de poudres qui peuvent être combinés avec de la nourriture de différentes manières. Les produits médicinaux chinois peuvent également être utilisés par voie topique (Shea, 2018).

Considérations culturelles dans les soins

Mélange des soins holistiques et des thérapies complémentaires

Anjie est une jeune professionnelle dans la fin de la vingtaine qui, comme beaucoup de membres de sa génération, adopte un mode de vie « naturel » dans la mesure du possible. Elle est hindoue et la religion représente une partie importante de sa vie. Anjie et son partenaire veulent fonder une famille; cependant, Anjie a reçu un diagnostic de cancer et décide de subir une chimiothérapie toxique. Une fois ses traitements de chimiothérapie terminés, Anjie reporte son attention sur le fait d'avoir une famille et cherche un praticien en médecine traditionnelle chinoise pour l'aider à concevoir. À la suite d'un diagnostic de pouls, on lui donne un mélange d'herbes en poudre et on lui conseille de faire preuve d'un grand soin dans le choix des produits de soins personnels pour s'assurer d'éviter toute toxicité supplémentaire. Heureusement, elle est en mesure d'accéder à une application qui lui permet de filtrer les produits courants comme le shampooing, le savon, la lessive, etc. Elle tire également sa force et son réconfort dans sa religion hindoue et s'engage dans un certain nombre de cérémonies et de prières pour atteindre son objectif. Anjie suit le régime prescrit pendant six mois et, à son grand bonheur, est capable de concevoir et d'avoir une grossesse en bonne santé. Dans la conversation, elle pense qu'elle sentait qu'elle devait s'adresser à la biomédecine pour traiter son cancer, mais elle était très préoccupée par les effets toxiques des médicaments et a donc cherché d'autres thérapies pour rétablir son équilibre naturel.

L'histoire d'Anjie illustre les possibilités qui existent dans une culture diversifiée offrant l'accès à différentes traditions de guérison. On s'attend à ce que la tendance vers les soins holistiques et l'utilisation accrue de la thérapie complémentaire se poursuivent. Il est donc important que tous les fournisseurs de soins de santé aient une approche éclairée des différentes façons de guérir et de promouvoir la santé.

Thérapie complémentaire et soins intégratifs

La MCA englobe un large éventail d'approches de traitement qui ne font pas partie de l'approche médicale conventionnelle des soins (Truant et coll., 2015). Si une pratique est utilisée *en même temps* qu'un traitement médical conventionnel, elle est considérée comme complémentaire; cependant, si une pratique est utilisée au lieu d'un traitement médical conventionnel, elle est considérée comme alternative. La médecine intégrative ou la santé intégrative réunit la médecine conventionnelle et la médecine complémentaire ou traditionnelle de manière coordonnée (NCCIH, 2018).

La médecine complémentaire peut être regroupée en cinq grandes catégories :

1. Des systèmes médicaux entiers ou des traditions de guérison telles que la MTC ou l'Ayurveda
2. La médecine corps-esprit comme le yoga, la méditation, le taï-chi et les thérapies de relaxation, y compris l'imagerie mentale dirigée
3. Les produits naturels ou thérapies biologiques, y compris les plantes, les vitamines et les minéraux

4. Les thérapies manipulatrices telles que le massage et la manipulation vertébrale, chiropratique et ostéopathique

5. Les thérapies énergétiques telles que le reiki, l'acupuncture et le toucher thérapeutique

La MCA continue d'être largement adoptée par les Canadiens pour traiter et gérer les maladies chroniques. Selon un rapport de l'Institut Fraser (2016), l'utilisation des thérapies complémentaires ou alternatives a continué d'augmenter, 79 % des répondants au sondage ayant déclaré en avoir parfois utilisé dans leur vie en 2016, comparativement à 74 % en 2006 et à 73 % en 1997. La thérapie la plus couramment utilisée était le massage (44 %), suivi des soins chiropratiques (42 %), du yoga (27 %), des techniques de relaxation (25 %) et de l'acupuncture (22 %). Les résultats globaux montrent également une acceptation générationnelle croissante, les membres de la génération X signalant une utilisation plus élevée que les « jeunes baby-boomers » (ceux nés au début des années 1960), et les générations récentes utilisent les thérapies de MCA non seulement pour la maladie, mais aussi pour la promotion de la santé et le maintien du bien-être (Canizares et coll., 2017; Institut Fraser, 2016). L'utilisation accrue peut être attribuée à une variété de facteurs, y compris un désir de santé holistique ainsi que des inquiétudes relatives aux effets indésirables des produits pharmaceutiques et des autres traitements conventionnels. De plus, de nombreux médecins et autres fournisseurs de soins de santé sont plus engagés dans les pratiques et les thérapies de MCA que dans les générations précédentes, ce qui mène à un plus large éventail d'options pour le public. L'augmentation de l'utilisation se produit malgré la couverture limitée du traitement des systèmes de santé financés par l'État.

L'utilisation et la disponibilité accrues des thérapies de MCA ont soulevé des questions qui exigent une exploration minutieuse. Le coût supplémentaire des thérapies peut mener à un accès inégal, bien que pour certains patients, le coût des produits de MCA puisse être inférieur au coût des produits pharmaceutiques. Comme les soins de santé au Canada relèvent de la compétence provinciale, l'accès à des praticiens et à des thérapies de MCA qualifiés et réglementés varie d'un bout à l'autre du pays. Bien que la réglementation soit généralement considérée comme une étape positive et une reconnaissance de la « légitimité » dans le contexte canadien, on craint également que la réglementation ait une incidence négative sur les champs de pratique ainsi que sur les visions du monde distinctes qui se reflètent dans les thérapies de MCA, car les thérapies traditionnelles sont évaluées et réglementées dans un paradigme biomédical (Ijaz et coll., 2015).

Une préoccupation majeure face à l'utilisation accrue des thérapies de MCA est celle de la divulgation et de la communication. Les patients peuvent ne pas divulguer l'utilisation de ces thérapies pour diverses raisons, qui vont de ne pas reconnaître l'utilisation d'un produit naturel comme une « thérapie » à la crainte du jugement du fournisseur. Il est essentiel que tous les fournisseurs de soins de santé entament la conversation et incluent l'utilisation de thérapies de MCA dans leur évaluation pour s'assurer que les interactions négatives entre les produits sont évitées et que tout chevauchement dans les soins est bénéfique. Indépendamment de leurs propres points de vue et valeurs concernant des thérapies particulières, tous les fournisseurs de soins de santé doivent soutenir le choix du patient et la prise de décisions éclairées. L'acceptation du choix du patient traduit le respect et ne signifie pas l'approbation d'une approche particulière.

NATUROPATHIE

La naturopathie a évolué en tant que système formel de médecine en Amérique du Nord au 20ème siècle. La **médecine naturopathique** est basée sur l'approche philosophique de *vis medicatrix naturae* (le pouvoir de guérison de la nature) (Broderick, 2019), où la maladie se présente en s'écartant des modes de vie naturels.

Catégorisée comme un « système médical complet », la naturopathie contient « [d'autres] systèmes complets de théorie et de pratique qui ont évolué indépendamment au fil du temps dans différentes cultures » (Baars et Hamre, 2017) distincts de la médecine occidentale ou conventionnelle.

La philosophie et le fondement des principes de la pratique de la naturopathie sont cohérents avec ceux des « systèmes médicaux entiers orientaux tels que la médecine traditionnelle chinoise ou l'Ayurveda » et de l'homéopathie (Broderick, 2019, p. 3). En fait, la naturopathie adopte ses outils et traitements clés d'autres traditions de guérison par l'utilisation de la MTC, de l'Ayurveda, de l'acupuncture et de l'homéopathie. Elle soutient également fortement l'idée de changements de mode de vie en mangeant sainement, en restant en forme, en faisant de l'exercice régulièrement et en utilisant l'autonomisation personnelle.

La médecine naturopathique est définie par un ensemble de principes plutôt que par une approche thérapeutique spécifique (tableau 8.3). Ces principes sont appliqués dans le « contexte d'un environnement de guérison » et mettent l'accent sur l'éducation, l'autonomisation et la motivation des individus pour atteindre un bien-être optimal (Broderick, 2019).

Logan et coll. (2018) proposent un principe supplémentaire, « Scientia Critica ». *Scientia* se réfère à « la connaissance de la connaissance (par rapport à l'opinion) » et *criticus* est la racine latine de critique, comme dans le jugement décisif, et se réfère à *kritos*, qui signifie séparer ou choisir. Scientia Critica est décrit comme la « capacité d'analyser de manière critique les connaissances accumulées, y compris les faits scientifiques, les connaissances sur le soi (conscience critique) et les valeurs du patient » (Logan et coll., 2018, p. 367). Il comprend la nécessité d'une autoréflexion critique du privilège du clinicien et de la compréhension de la dynamique de pouvoir qui mène aux inégalités en santé.

Approches de traitement

L'objectif du traitement naturopathique est de restaurer une santé optimale en éliminant la cause de la maladie ou de l'affection et en optimisant les facteurs dans l'environnement interne et externe. La médecine naturopathique utilise un mélange de connaissances scientifiques modernes

---

TABLEAU 8.3 ■ **Les six principes de la médecine naturopathique**

Vis Medicatrix Naturae (Le pouvoir de guérison de la nature)	Reconnaît la capacité innée des organismes (plantes, animaux, humains) à maintenir et à rétablir la santé. Des conditions environnementales internes et externes optimales sont nécessaires pour soutenir la capacité de guérison naturelle.
Primum Non Nocere (Premièrement, ne pas nuire)	Les méfaits sont réduits au minimum grâce à l'utilisation de substances ayant des effets nocifs minimes, à une approche de moindre force ou d'intervention possible, en évitant la suppression des symptômes et en respectant le processus d'auto-guérison.
Docere (Docteur en tant que professeur)	Les docteurs en naturopathie se concentrent sur l'éducation et mettent l'accent sur la responsabilité personnelle. La relation patient-fournisseur est cruciale.
Tolle Causam (Traiter la cause)	Se concentrer sur la cause plutôt que sur les symptômes. Lorsque la cause est traitée, les symptômes disparaissent.
Tolle Totum (Traiter la personne dans son ensemble)	Il est important d'identifier la cause de la maladie, qui peut être le résultat de facteurs dans les domaines physique, mental, émotionnel, génétique, environnemental, social ou spirituel.
Preventare (Prévenir)	Reconnaître l'importance de la santé, et pas seulement l'absence de maladie. La santé est assurée par l'évaluation des facteurs de risque et de la susceptibilité aux maladies et par la prise de mesures pour modifier l'environnement interne et externe.

Tiré de Broderick. (2019). Naturopathic philosophy. Dans Hechtman, L. (éditeure) *Clinical naturopathic medicine* (2e éd., p. 1-16). Elsevier; Logan, A. C., Goldenberg, J. Z., Guiltinan, J., et coll. (2018). North American naturopathic medicine in the 21st century: Time for a seventh guiding principle - Scientia Critica. *Explore, 14*(5), p. 367-372.

et de formes traditionnelles de médecine pour prévenir les maladies, promouvoir la santé et traiter les maladies (Association canadienne des docteurs en naturopathie, s.d.). Le traitement naturopathique comprend des conseils sur la nutrition et la phytothérapie, le comportement et les changements de mode de vie, ainsi que la thérapie tactile telle que le massage, le traitement chiropratique et l'acupuncture. Les médicaments pharmacologiques et la chirurgie n'entrent pas dans le champ de pratique d'un docteur en naturopathie (D.N.); cependant, la nécessité d'un tel traitement est reconnue et traitée par le biais de recommandations.

La médecine naturopathique est souvent considérée comme une thérapie complémentaire ou intégrative, ou une approche de soins qui coexiste avec la médecine conventionnelle. Cela a mené à la création de l'organisme professionnel de naturopathie (Association canadienne des docteurs en naturopathie, s.d.).

Au fil des ans, les D.N. ont beaucoup gagné en popularité, avec une demande croissante pour leurs services. Bien que la médecine conventionnelle puisse négliger l'importance de la guérison holistique, de nombreux Canadiens continuent de chercher des D.N. pour le soutien et les soins continus comme alternative *et* comme complément à la médecine conventionnelle. La demande accrue de D.N. a également mené à la création de leur réglementation dans six provinces canadiennes, la Nouvelle-Écosse accordant la protection du titre en 2008. Reconnue comme une entité distincte des soins de santé primaires et défendant un modèle distinct de la médecine conventionnelle, la naturopathie continue de se développer. Par conséquent, de nombreuses compagnies d'assurance reconnaissent et couvrent le coût de certaines visites aux D.N. Sa transition de la médecine « alternative » à la médecine « traditionnelle » met en évidence l'importance de maintenir une approche holistique des traitements et de la guérison. Plus important encore, sa popularité croissante met en valeur le changement sociétal dans la perception de la santé et l'adoption de valeurs axées sur la prévention des maladies et la promotion de la santé.

MÉDECINE CHIROPRATIQUE

Le terme *chiropratique* provient des mots grecs « kheir » (main) et « praktikos » (faire) et se traduit par « faire avec la main » (Kiroclinique, s.d.). En 1895, le scientifique autodidacte Daniel David Palmer, aux États-Unis, a mis au point la **médecine chiropratique** en proposant que le système nerveux sert de mécanisme de contrôle du corps humain et que tout léger mauvais alignement de la colonne vertébrale pourrait avoir un impact significatif sur la santé d'une personne. Palmer considérait le corps humain comme une machine, et le praticien de la chiropratique « regarde la machine humaine, trouve quelles parties ne sont pas à leur place, pourquoi le sang ne circule pas librement dans toutes les parties, pourquoi les nerfs crient de douleur » (Rosner, 2016, p. 35). La maladie survient lorsque la disposition des parties du corps est mal alignée; le but est de les remettre à leur place. Le déplacement des os, des muscles ou des ligaments peut entraîner des nerfs pincés ou tendus, causant des maladies des nerfs. Ainsi, l'approche de guérison chiropratique se concentre sur la thérapie de manipulation de la colonne vertébrale comme traitement principal pour corriger le mauvais alignement de la colonne vertébrale (Kirkley et Hall, 2019). Cette approche a évolué pour se concentrer également sur la colonne vertébrale, les muscles et le système nerveux afin de compléter le traitement médical et joue maintenant un rôle crucial dans la gestion des conditions et des blessures liées au système musculosquelettique.

Gliedt et coll. (2017) soutiennent que la pratique chiropratique est fondée sur une approche biopsychosociale, en ceci qu'elle reconnaît l'interdépendance entre les influences mentales/émotionnelles, biochimiques/nutritionnelles et structurelles sur la santé. De plus, les praticiens de la chiropratique reconnaissent l'importance de la relation entre le fournisseur et le patient, valorisent la bienveillance et la patience, et sont sensibles à l'influence de facteurs psychosociaux tels que la dépression, l'anxiété et les relations interpersonnelles non favorables sur la douleur et l'incapacité. Ainsi, bien que l'approche des soins soit plus mécaniste, la pratique chiropratique elle-même peut être considérée comme plus holistique.

Avec l'avancement de la profession, les chiropraticiens diagnostiquent et traitent diverses causes de douleur. Ils utilisent une approche pratique non invasive et sans médicaments pour corriger le mouvement articulaire bas et restaurer le bon mouvement du corps. Les chiropraticiens possèdent de vastes connaissances concernant l'évaluation, le diagnostic et la gestion conservatrice des affections musculosquelettiques, et ils ne se limitent pas au dos et au cou. Cependant, les maux de dos, les douleurs cervicales et les maux de tête sont les principales affections neuromusculosquelettiques qui amènent les patients chez le chiropraticien. Ils traitent également les foulures, les entorses et les douleurs arthritiques (Ontario Chiropractic Association, 2022). L'approche biomédicale pour le traitement d'affections telles que les douleurs musculaires et articulaires comprend l'utilisation d'analgésiques et de médicaments anti-inflammatoires, qui pourraient temporairement soulager les symptômes mais ne pas s'attaquer aux causes sous-jacentes. Les soins chiropratiques vont au-delà de la gestion des symptômes et peuvent également être utilisés pour :

- améliorer la flexibilité, la mobilité et la posture;
- améliorer la performance athlétique;
- réduire le risque de blessures, par exemple, les blessures liées au travail et au sport, et ainsi de suite.

En conséquence, de nombreuses personnes peuvent choisir un traitement chiropratique pour minimiser l'utilisation de médicaments, améliorer le fonctionnement et améliorer la qualité de vie. À cet égard, les soins chiropratiques peuvent être considérés comme une approche complémentaire, alternative ou intégrative des soins. Bien que l'acceptation et la disponibilité des soins chiropratiques aient considérablement augmenté au fil des ans, l'accès est limité par le coût, car il n'est pas couvert par les régimes d'assurance-maladie provinciaux et les prestations de soins de santé supplémentaires peuvent avoir des limites importantes dans la couverture.

Comme c'est le cas pour d'autres fournisseurs de soins de santé, les chiropraticiens reconnaissent également que la culture est importante dans la pratique chiropratique et qu'elle a un impact critique sur l'expérience du patient. Les chiropraticiens cherchent des moyens d'adapter ou de modifier leur approche des soins, comme l'illustre l'exemple ci-dessous.

Considérations culturelles dans les soins

Respecter la modestie

Salma était une musulmane pratiquante et sa religion ne lui permettait pas d'exposer aucune partie de sa peau, surtout en présence d'un homme autre que son mari. Le chiropraticien masculin a pris plus de temps pour expliquer ce que le traitement impliquerait et l'a encouragée à ce que son conjoint soit présent pendant l'évaluation pour qu'ils se sentent tous les deux plus à l'aise. Au cours de l'examen, le chiropraticien n'a exposé aucune partie de la peau et a fait la palpation et les tests orthopédiques par-dessus les vêtements de Salma. Une fois l'évaluation initiale terminée, les résultats et les options de traitement ont été discutés avec le couple. Pendant le traitement, le chiropraticien a fait un pas supplémentaire pour que la patiente se sente plus à l'aise en demandant à sa kinésiologue d'être présente dans la pièce et d'effectuer la mise en place des modalités thérapeutiques. Il a quitté la pièce lorsqu'une intervention directe n'était pas nécessaire et est revenu une fois le traitement terminé, et la patiente était à nouveau couverte. Le praticien a reconnu l'importance de transmettre le respect et de gagner la confiance. Il a noté que « sans confiance, le patient ne vous laissera pas faire ce qui est nécessaire pour aller mieux. Une fois que cette confiance est gagnée, il y a ensuite un nouveau niveau d'aisance entre le médecin et le patient, et c'est l'objectif ultime que tous les fournisseurs de soins de santé s'efforcent d'atteindre avec leurs patients. »

Du Dr James Masellis, communication personnelle, 29 décembre 2020.

Soins intégratifs

Les **soins intégratifs** sont le mélange de traitements conventionnels et traditionnels offerts de manière coordonnée. Bien que très recherchés, ils sont rarement vus dans la pratique clinique et manquent souvent d'harmonie dans la façon dont ils sont prodigués. Même si la médecine et les fournisseurs occidentaux puissent offrir et reconnaître les thérapies de MCA (par exemple, le yoga, les exercices de réduction du stress basés sur la pleine conscience, le toucher thérapeutique, la musique, l'art-thérapie, etc.), celles-ci sont généralement offertes dans une approche complémentaire. Un accent fort est activement maintenu vers la médecine conventionnelle comme thérapies de MCA. De plus, les thérapies de MCA sont utilisées sans collaboration et communication formelles avec les fournisseurs de thérapies conventionnelles, il y a un risque de désintégration de la prestation des soins et un fardeau supplémentaire est imposé aux patients pour « relier les points » entre différentes thérapies (Truant et coll., 2015).

Malgré la véritable intégration au niveau des systèmes, la tendance est à une plus grande utilisation de la MCA et des modalités de guérison traditionnelles. Avec l'appel à l'action de la CVR (2015) pour donner accès aux traitements et aux fournisseurs autochtones, de nombreux hôpitaux intègrent la guérison autochtone dans les soins et les services offerts, à la fois comme solution de rechange et de manière mixte (par exemple, voir www.camh.ca/en/driving-change/shkaabe-makwa/resources). Il existe de nombreux exemples de partenariats dirigés ou soutenus par des Autochtones qui augmentent l'accès à des soins efficaces et culturellement sécuritaires pour les Autochtones (Allen et coll., 2020; Marsh et coll., 2015).

Les soins intégratifs sont également de plus en plus évidents pour les questions liées à la santé mentale, aux soins palliatifs et à la gestion de la douleur, pour n'en citer que quelques-uns. Shafto et coll. (2018) notent que « la connaissance d'autres systèmes de guérison, tels que la médecine traditionnelle chinoise, l'Ayurveda, la naturopathie, la chiropratique et l'homéopathie, permet aux fournisseurs de médecine intégrative issus d'un milieu allopathique d'apprécier le rôle que ces domaines jouent dans la guérison et de conseiller correctement les patients qui cherchent à obtenir des soins » (p. 75). Ils notent en outre que les combinaisons de techniques corps-esprit, telles que l'acupuncture ou l'acupression, les techniques de relaxation et de régulation de la physiologie du stress, les huiles essentielles, les plantes et suppléments et le reiki, ainsi que les interventions pharmacologiques peuvent être très efficaces pour réduire les symptômes pénibles tels que la douleur, les nausées et la dyspnée. Des exemples d'approches de soins de plus en plus collaboratives et intégratives mettent clairement en évidence le fait que la diversité des traditions et des approches de guérison augmente les choix des patients et la capacité des fournisseurs à fournir des soins sûrs et efficaces grâce à un plus large éventail de solutions de rechange.

Cependant, différentes traditions de guérison et la prestation de soins avec une approche du double regard n'est pas toujours facile. Lucana et Elfers (2020) ont entrepris une étude pour identifier les pratiques de guérison qui conviendraient aux praticiens occidentaux travaillant avec des populations immigrantes d'Amérique centrale et d'Amérique du Sud. Leurs conclusions illustrent l'importance et les difficultés de s'y retrouver dans les catégories et les approches diagnostiques entre les traditions, comme illustré ci-dessous.

La compétence culturelle en action

Naviguer dans les traditions de guérison

Liz a offert une thérapie à des parents adolescents présentant un trouble de stress post-traumatique (TSPT) et a eu de nombreux patients d'origine autochtone dans sa pratique. Reconnaissant que son approche ne parlait pas toujours à ses patients, elle a commencé à la modifier pour travailler avec les pratiques culturelles des patients comme forces, en les invitant à parler de leurs rêves, ancêtres, rituels et d'autres aspects de la culture. Elle a remarqué que ce changement a eu un impact positif significatif sur la réduction de l'anxiété des patients et du sentiment de se sentir dépassés. Cependant, elle a également

Suite

reconnu que les expériences des visions et des rêves pourraient être étiquetées et traitées comme des épisodes psychotiques par beaucoup de ses pairs.
- Comment Liz peut-elle travailler avec ses patients d'une manière culturellement sûre et réactive tout en s'assurant qu'elle n'ignore pas les symptômes qui nécessitent de l'attention?
- Quels soutiens peut-elle rechercher pour elle-même en tant que praticienne ainsi que pour ses patients?

Adapté de Lucana, S., et Elfers, J. (2020). Sacred medicine: Indigenous healing and mental health. *The Qualitative Report*, 25(12), p. 4491.

Les soins intégratifs continueront d'avoir une importance croissante en raison de l'impact potentiel qu'ils ont sur la vie des individus. En mettant l'accent sur une approche « systémique globale », ils renforcent les besoins uniques d'une personne qui cherche d'abord à obtenir des soins et visent à concevoir des plans de traitement individualisés basés sur l'évaluation de la personne. À l'avenir, les fournisseurs de soins de santé canadiens doivent reconnaître les façons d'intégrer les soins intégratifs et de participer à la recherche en évolution, en faisant la promotion de l'utilisation de différentes thérapies de guérison.

Résumé

Ce chapitre explore l'impact de la culture, en particulier la religion et la spiritualité, sur la santé et le bien-être. Nous donnons un aperçu des principales traditions de guérison que l'on rencontre dans la société canadienne. Il s'agit notamment de la médecine allopathique, de l'Ayurveda, de la médecine autochtone et de la MTC. En outre, des approches médicales complémentaires telles que la naturopathie et la médecine chiropratique ont été également discutées. À travers la discussion, il est évident qu'il existe de nombreuses similitudes entre les différentes traditions de guérison. Il s'agit notamment d'une approche holistique de la santé qui reconnaît l'interrelation du corps physique, psychologique, spirituel et énergétique; le concept d'équilibre tant au sein de la personne qu'en termes de personnes dans leur environnement géographique naturel; l'idée du type de corps ou de la constitution qui nécessite une compréhension de la personne ainsi qu'une compréhension de la maladie ou de l'affection pour déterminer une approche individualisée du traitement; et des traitements qui s'appuient sur des éléments naturels, le monde spirituel et les activités de la vie quotidienne.

Compte tenu de l'impact positif sur la santé et le bien-être, les tendances à la diversification croissante de la société ainsi que les traditions de guérison et les thérapies devraient se poursuivre. Les soins intégratifs représentent l'avenir, et bien qu'il existe de nombreux défis pour une véritable intégration au niveau du système, il est essentiel que les fournisseurs de soins de santé renforcent leurs propres connaissances et compétences pour travailler avec des personnes de toutes les cultures et traditions de guérison. Pour y parvenir efficacement, les fournisseurs devront considérer la culture comme une force, considérer le contexte des soins comme essentiel, être prêts à travailler avec les guérisseurs traditionnels et à apprendre d'eux, et adopter une compréhension élargie des soins holistiques, une compréhension qui s'étend au monde spirituel, intergénérationnel et naturel.

 http://evolve.elsevier.com/Srivastava/competenceculturelle/

Questions à des fins d'examen et de discussion

1. Expliquez brièvement comment la religion et la culture influencent la prise de décision d'une personne dans le contexte de la santé et de la maladie. Énumérez trois exemples.

2. Quelles sont les similitudes et les différences entre les principales traditions de guérison? Y a-t-il des concepts majeurs qui peuvent être utilisés pour entamer des conversations avec les patients et les familles, quelle que soit la tradition spécifique qu'ils peuvent préférer?
3. Déterminer de trois à cinq façons différentes dont la médecine complémentaire, alternative et intégrative a eu une incidence sur le système de soins de santé canadien.
4. Réfléchissez à votre ou vos propres expériences avec les traditions de guérison non occidentales. Quels facteurs soutiennent ou remettent en question la capacité des patients et des familles à accéder à leur(s) tradition(s) préférée(s)? Quelles sont les préoccupations qui émergent avec les approches intégratives de la santé et de la guérison, et comment peuvent-elles être abordées?

Activité expérientielle ou de réflexion de groupe

Par deux ou en petits groupes, discutez de la différence entre le remède et la guérison. Réfléchissez aux milieux où vous avez exercé dans le passé. L'accent était-il mis sur le remède, la guérison ou les deux? D'après cette expérience, pouvez-vous identifier les changements qui sont nécessaires, au niveau individuel et du système, pour soutenir les patients?

Références

Absolon, K. (2021). Four generations for generations: A pow wow story to transform academic evaluation criteria. *Engaged Scholar Journal: Community-Engaged Research, Teaching, and Learning, 7*(1), 66–85. https://doi.org/10.15402/esj.v7i1.70054.

Adu-Gyamfi, S., et Anderson, E. (2019). Indigenous medicine and traditional healing in Africa: A systematic synthesis of the literature. *Philosophy, Social and Human Disciplines, 1*, 69–100.

Allen, L., Hatala, A., Ijaz, S., et coll. (2020). Indigenous-led health care partnerships in Canada. *Canadian Medical Association Journal, 192*, E208–216. https://doi.org/10.1503/cmaj.190728.

Association canadienne des docteurs en naturopathie / Canadian Association of Naturopathic Doctors. (s.d.). *About naturopathic medicine.* https://www.cand.ca/naturopathic-medicine-today/.

Attum, B., Hafiz, S., Malik, A., et coll. (2020). *Cultural competence in the care of Muslim patients and their families.* Dans *StatPearls.* StatPearls Publishing.

Baars, E. W., et Hamre, H. J. (2017). Whole medical systems versus the system of conventional biomedicine: A critical, narrative review of similarities, differences, and factors that promote the integration process. *Evidence-Based Complementary and Alternative Medicine, 2017*, 4904930. https://doi.org/10.1155/2017/4904930.

Breimeier, C. (2018). *The emergence of modern humoralism.* https://frontiersmag.wustl.edu/2018/04/28/the-emergence-of-modern-humoralism/.

Broderick, K. (2019). Naturopathic philosophy. Dans Hechtman, L. (éditeure), *Clinical naturopathic medicine* (2e éd., p. 1–16). Elsevier.

Canizares, M., Hogg-Johnson, S., Gignac, M., et coll. (2017). Changes in the use practitioner-based complementary and alternative medicine over time in Canada: Cohort and period effects. *PLoS ONE, 12*(5), e0177307.

Cassidy, C. M. (2019). Social and cultural factors in medicine. Dans Micozzi, M. S. (éditeur), *Fundamentals of complementary, alternative, and integrative medicine* (6e éd., p. 451–474). Elsevier.

Charbonneau-Dahlen, B. (2019). Symbiotic allegory as innovative Indigenous research methodology. *Advances in Nursing Science, 43*(1), E25–E35.

Commission de vérité et réconciliation du Canada (CVR). (2015). Dans *Honorer la vérité, réconcilier pour l'avenir.* Auteur.

Cultural Awareness International. (2015). *Fasting around the world.* https://culturalawareness.com/fasting-around-the-world/.

Değer, V. B. (2018). *Transcultural nursing.* IntechOpen. https://doi.org/10.5772/intechopen.74990.

Dutta, N. K. (s.d.). Ayurveda—natural way of healthy living. http://ayurvediccure.co/ayurveda.html.

Ergil, K. (2019). Social and cultural factors in medicine. Dans Micozzi, M. S. (éditeur), *Fundamentals of complementary, alternative, and integrative medicine* (6e éd., p. 483–501). Elsevier.

Fijal, D., et Beagan, B. (2019). Indigenous perspectives on health: Integration with a Canadian model of practice. *Canadian Journal of Occupational Therapy, 86*(3), 220–231.

France, H., et Rodriguez, C. (2019). Traditional Chinese medicine in Canada: An Indigenous perspective. *Chinese Medicine and Culture, 2*(1), 1–5.

Gliedt, J. A., Schneider, M. J., Evans, M. W., et coll. (2017). The biopsychosocial model and chiropractic: A commentary with recommendations for the chiropractic profession. *Chiropractic & Manual Therapies, 25*, 16.

Gouvernement de l'Alberta (s.d.). *Symbolism and traditions: Ceremonies.* https://www.learnalberta.ca/content/aswt/symbolism_and_traditions/documents/ceremonies.pdf?fbclid=IwAR3gMJuu-MRM0o_lb0uoy-QXLoVpc2AZrvnFsa8S-eRfKeLBg0J7uHeNsl1Y.

Gouvernement du Manitoba. (2019). *Protocole et orientations sur les cérémonies de purification à l'intention des divisions scolaires.* https://www.edu.gov.mb.ca/dga/publications/purification/docs/purification.pdf.

Gupta, S. (2015). *10 Ayurvedic principles you should follow.* https://www.india.com/health/10-ayurvedic-principles-you-should-follow-281293/.

Hafner, C. (2016). *Moxibustion.* https://www.takingcharge.csh.umn.edu/explore-healing-practices/moxibustion#:~:text=Moxibustion%20is%20a%20form%20of,and%20dispel%20certain%20pathogenic%20influences.

Hamilton, J., Kweon, L., Brock, L-U., et coll. (2020). The use of prayer during life-threatening illness: A connectedness to God, inner-self, and others. *Journal of Religion and Health, 59*, 1687–1701. https://doi.org/10.1007/s10943-019-00809-7.

HealthLinkBC. (2019). *Traditional Chinese medicine.* https://www.healthlinkbc.ca/health-topics/traditional-chinese-medicine.

Hopkins Medicine. (s.d.). *Acupuncture.* https://www.hopkinsmedicine.org/health/wellness-and-prevention/acupuncture.

Ijaz, N., Boon, H., Welsh, S., et coll. (2015). Supportive but "worried": Perceptions of naturopaths, homeopaths, and Chinese medicine practitioners through a regulatory transition in Ontario, Canada. *BMC Complementary and Alternative Medicine, 15*, 312.

Institut Fraser. (2016). *Complementary and alternative medicine: Use and public attitudes 1997, 2006, and 2016.* https://www.fraserinstitute.org/sites/default/files/complementary-and-alternative-medicine-2017.pdf.

Kirkley, S., et Hall, B. (2019). The first chiropractor was a Canadian who claimed he received a message from a ghost. *National Post.* https://nationalpost.com/health/the-first-chiropractor-was-a-canadian-who-claimed-he-received-a-message-from-a-ghost.

Kiroclinique. (s.d.) *Qu'est-ce que la chiropratique ?* https://kiroclinique.ca/la-chiropratique/chiropratique/.

Koenig, H. G. (2012). Religion, spirituality, and health: The research and clinical implications. *ISRN Psychiatry*, 278730. https://doi.org/10.5402/2012/278730.

Logan, A. C., Goldenberg, J. Z., Guiltinan, J., et coll. (2018). North American naturopathic medicine in the 21st century: Time for a seventh guiding principle—Scientia Critica. *Explore (New York, N.Y.), 14*(5), 367–372.

Lucana, S., et Elfers, J. (2020). Sacred medicine: Indigenous healing and mental health. *The Qualitative Report, 25*(12), 4482–4495.

Marsh, T. N., Cote-Meek, S., Toulouse, P., et coll. (2015). The application of two-eyed seeing decolonizing methodology in qualitative and quantitative research for the treatment of intergenerational trauma and substance use disorders. *International Journal of Qualitative Methods*, 1–13. https://doi.org/10.1177/1609406915618046.

Marsh, T. N., Marsh, D., Ozawagosh, J., et coll. (2018). The sweat lodge ceremony: A healing intervention for intergenerational trauma and substance use. *International Indigenous Policy Journal, 9*(2). https://doi.org/10.18584/iipj.2018.9.2.2.

Marsh, T. N., Young, N. L., Cote-Meek, S., et coll. (2016). Impact of Indigenous healing and seeking safety on intergenerational trauma and substance use in an aboriginal sample. *Journal of Addiction Research and Therapy, 7*, 3. https://doi.org/10.4172/2155-6105.1000284.

Mayo Clinic. (2020). *Acupuncture.* https://www.mayoclinic.org/tests-procedures/acupuncture/about/pac-20392763.

McArthur, G., et Jakubec, S. (2018). Cultural considerations for psychiatric mental health nursing. Dans Pollard, C., Jakubec, S., et Halter, M. (éditeures), *Varcarolis's Canadian psychiatric mental health nursing* (2e éd. canadienne, p. 115–133). Saunders.

The Migration Observatory. (2020). *Migrants in the UK: An overview.* https://migrationobservatory.ox.ac.uk/resources/briefings/migrants-in-the-uk-an-overview/.

Migration Policy Institute. (s.d.). *The top sending countries of immigrants in Australia, Canada, and the United States.* https://www.migrationpolicy.org/programs/data-hub/top-sending-countries-immigrants-australia-canada-and-united-states.

Mishra, L., Singh, B. B., et Dagenais, S. (2001). Ayurveda: A historical perspective and principles of the traditional healthcare system in India. *Alternative Therapies in Health and Medicine, 7*(2), 36–42.

More, B. (2016). Overview of medicine—its importance and impact. *DJ International Journal of Medical Research, 1*(1), 1–8. https://doi.org/10.18831/djmed.org/2016011001.

National Center for Complimentary and Integrative Health (NCCIH). (2018). *Cupping.* https://www.nccih.nih.gov/health/cupping.

Ontario Chiropractic Association. (2022). *What is chiropractic care?* https://chiropractic.on.ca/chiropractic-care/about-chiropractic-care/what-is-chiropractic-care/.

Organisation mondiale de la Santé (OMS). (2021). *Traditional, complementary and integrative medicine.* https://www.who.int/health-topics/traditional-complementary-and-integrative-medicine#tab=tab_1.

Osborn, D. K. (2021). *The four humors.* http://www.greekmedicine.net/b_p/Four_Humors.html.

Rao, A., Sibbritt, D., Phillips, J., et coll. (2015). Prayer or spiritual healing as adjuncts to conventional care: A cross sectional analysis of prevalence and characteristics of use among women. *BMJ Open, 5*(e007345). http://doi.org/10.1136/bmjopen-2014-007345.

Redvers, N., et Blondin, B. (2020). Traditional Indigenous medicine in North America: A scoping review. *PLoS ONE, 15*(8), e0237531. https://doi.org/10.1371/journal.pone.0237531.

Roe, C., Sonnex, C., et Roxburgh, E. (2015). Two meta-analyses of noncontact healing studies. *Explore, 11*(1), 11–23. https://doi.org/10.1016/j.explore.2014.10.001.

Rosner, A. (2016). Chiropractic identity: A neurological, professional, and political assessment. *Journal of Chiropractic Humanities, 22*(1), 36–45.

Rushall, K. (2020). *The many benefits of Chinese cupping.* https://www.pacificcollege.edu/news/blog/2014/09/20/many-benefits-chinese-cupping-1.

Shafto, K., Gouda, S., Catrine, K., et coll. (2018). Integrative approaches in pediatric palliative care. *Children, 5,* 75. https://doi.org/10.3390/children5060075.

Shea, B. (2018). *Handbook of Chinese medicine and Ayurveda.* Healing Arts Press.

Statistique Canada (2017a). *Immigration et diversité : projections de la population du Canada et de ses régions, 2011 à 2036.* N° 91-551-X au catalogue de Statistique Canada. https://www150.statcan.gc.ca/n1/pub/91-551-x/91-551-x2017001-fra.htm.

Statistique Canada (2017b). Dans *Immigration et diversité ethnoculturelle : faits saillants du Recensement de 2016.* N° 11-001-X au catalogue de Statistique Canada. https://www150.statcan.gc.ca/n1/daily-quotidien/171025/dq171025b-fra.htm.

Travis, F. T., et Wallace, R. K. (2015). Dosha brain-types: A neural model of individual differences. *Journal of Ayurveda and Integrative Medicine, 6,* 280–285.

Truant, T. L., Balneaves, L. G., et Fitch, M. I. (2015). Integrating complementary and alternative medicine into cancer care: Canadian oncology nurses' perspectives. *Asia-Pacific Journal of Oncology Nursing, 2,* 205–214.

UCLA Medicine. (s.d.). *Acupressure for beginners.* https://exploreim.ucla.edu/self-care/acupressure-and-common-acupressure-points/.

Verwoord, R., Mitchell, A., et Machado, J. (2011). Supporting Indigenous students through a culturally relevant assessment model based on the medicine wheel. *Canadian Journal of Native Education, 34*(1), 49–66.

Viscogliosi, C., Asselin, H., Basile, S., et coll. (2017). A scoping review protocol on social participation of Indigenous elders, intergenerational solidarity and their influence on individual and community wellness. *BMJ Open, 7,* e015931. https://doi.org/10.1136/bmjopen-2017-015931.

Walia, R., et Singh, M. (2010). *Pulse based diagnosis system using the concept of Ayurveda.* https://www.researchgate.net/publication/321624488_Pulse_Based_Diagnosis_System_Using_the_Concept_of_Ayurveda.

Wang, F., Lee, E. K., Wu, T., et coll. (2014). The effects of tai chi on depression, anxiety, and psychological well-being: A systematic review and meta-analysis. *International Journal of Behavioral Medicine, 21*(4), 605–617.

Waterfall, B., Smoke, D., et Smoke, M. L. (2017). Reclaiming grassroots traditional Indigenous healing ways and practices within urban Indigenous community contexts. Dans Stewart, S. L., Moodley, R., et Hyatt, A. (éditeurs), *Indigenous cultures and mental health counselling: Four directions for integration with counselling psychology.* ProQuest Ebook Central (p. 34–45).

Yellow Bird, M. (2020). Decolonizing fasting to improve indigenous wellness. *Cultural Survival Quarterly Magazine,* juin. https://www.culturalsurvival.org/publications/cultural-survival-quarterly/decolonizing-fasting-improve-indigenous-wellness.

Yu, Z., Steenbeek, A., Biderman, M., et coll. (2020). *Characteristics of Indigenous healing strategies in Canada: A scoping review.* https://www.researchgate.net/publication/343822574.

CHAPITRE 9

Sécurité culturelle pour l'équité en santé des Autochtones

R. Lisa Bourque Bearskin, Andrea Kennedy, Sonya L. Jakubec

OBJECTIFS D'APPRENTISSAGE

À la fin de ce chapitre, l'apprenant sera en mesure de :

- Comprendre comment créer des relations respectueuses avec les Autochtones
- Décrire les expériences historiques et sociopolitiques du colonialisme
- Expliquer les conséquences de la colonisation et les traumatismes historiques pour les Autochtones
- Définir les concepts liés aux connaissances constructivistes et anticoloniales
- Discuter du rôle du racisme, de la discrimination et de l'oppression en ce qui a trait aux déterminants de la santé des Autochtones
- Décrire les influences interpersonnelles et systémiques sur l'équité en santé des Autochtones
- Nommer les pratiques relationnelles clés qui soutiennent la sécurité culturelle, y compris les processus d'humilité culturelle, de compétence culturelle et de compétence structurelle

TERMES CLÉS

Approches fondées sur les forces	Équité en santé des Autochtones	Rafle des années 1960
Autodétermination	Espace éthique	Savoirs autochtones
Colonialisme	Génocide	Sécurité culturelle
Compétence culturelle	Humilité culturelle	Soins tenant compte des traumatismes
Compétence structurelle	Intersectionnalité	Suprématie blanche
Connaissance constructiviste	Oppression	Système des pensionnats
Connaissances anticoloniales	Pratique anti-oppressive	Terra nullius
Décolonisation	Pratique relationnelle	Traités
	Racisme	Violence structurelle
	Racisme systémique	

L'objectif de ce chapitre est d'explorer comment les fournisseurs de soins de santé peuvent acquérir des connaissances et des compétences afin d'assurer la sécurité culturelle pour les Autochtones. Grâce à des pratiques anti-oppressives, les praticiens peuvent promouvoir, individuellement et au sein de réseaux, la prise de mesures en faveur de l'équité en santé pour les Autochtones. Le présent chapitre donne un aperçu de la santé des Autochtones au Canada, en mettant l'accent sur les connaissances et les compétences de base nécessaires à une pratique sécuritaire sur le plan culturel.

Il traite des concepts clés du savoir constructiviste et anticolonial, ainsi que de la relationnalité avec les Autochtones. Il s'agit d'une prémisse pour comprendre les répercussions historiques et sociopolitiques du colonialisme, contrebalancées par des pratiques relationnelles et des soins tenant compte des traumatismes. Grâce à des capsules pratiques, des exemples et des éléments de recherche importants, une approche fondée sur les droits constitue le point de départ de la sécurité culturelle pour les Autochtones. L'encadré Considérations culturelles dans les soins : Réflexion sur des soins culturellement sécuritaires avec Peter illustre le processus d'humilité culturelle.

Considérations culturelles dans les soins

Réflexion sur des soins culturellement sécuritaires avec Peter

Peter est un mooshum (grand-père) Cri-Métis aux yeux verts vifs et aux cheveux courts et foncés. Vous rencontrez Peter pour la première fois pour des soins de suivi du diabète. Dans son dossier, vous voyez que Peter est un survivant des pensionnats et qu'il élève trois de ses petits-enfants d'âge scolaire alors que sa fille travaille dans le Nord. Il aime passer du temps à chasser dans les bois et à travailler dans le grand potager de sa famille élargie. La communauté fait appel à Peter pour obtenir des conseils, car il détient des savoirs sur la médecine traditionnelle. Peter vous salue par un « tansi » (expression crie qui signifie « bonjour » et « comment allez-vous? ») et un sourire chaleureux.

Plutôt que de vous laisser aller à des suppositions sans réfléchir, vous vous souvenez de l'importance de l'humilité culturelle. Avec respect et curiosité pour l'expérience que Peter a vécue, vous lui rendez son sourire, prenez une profonde respiration et réfléchissez aux questions suivantes :

Quelles sont mes croyances, mes valeurs, mes hypothèses et ma compréhension des Autochtones?

Quels sont mes préjugés sur les hiérarchies raciales, des sexes et sociales?

Comment les savoirs de Peter sur la médecine traditionnelle l'aident-ils dans ses soins du diabète?

Comment puis-je apprécier les forces si j'ai tendance à me concentrer sur les faiblesses?

Comment dois-je communiquer respectueusement avec Peter pour assurer la sécurité culturelle?

Après que Peter a quitté la clinique, vous réfléchissez à cette interaction et à la façon d'élargir les politiques institutionnelles et les points de vue sociétaux des Autochtones.

Reconnaissance territoriale et positionnement des auteures

Il est important de commencer ce chapitre par une reconnaissance territoriale dans le cadre de la réconciliation afin d'honorer les terres ancestrales, les relations et les savoirs autochtones cultivés par les Autochtones depuis des milliers d'années. Ainsi, nous reconnaissons humblement et respectueusement les ancêtres, les détenteurs de savoirs et les terres où nous vivons et travaillons.

Afin de respecter la tradition qui consiste à se situer dans un lieu et une communauté, nous nous présentons de façon à ce que le lecteur connaisse nos positions et nos emplacements (Bourque Bearskin et coll., 2020). Les auteures sont des chercheuses canadiennes autochtones et non autochtones (Colons) en soins infirmiers. Madame Bourque Bearskin est une *nêhiyaw-iskwêw* (femme crie) de la Nation crie de Beaver Lake, élevée dans la culture métisse. Elle consacre sa vie aux soins infirmiers auprès des communautés des Premières Nations, des Inuits et des Métis. Ancienne présidente de l'Association des infirmières et infirmiers autochtones du Canada, elle est titulaire de la Chaire de recherche autochtone en soins infirmiers en Colombie-Britannique des Instituts de recherche en santé du Canada (IRSC). Son travail est lié à un retour aux guérisseurs et aidants originaux pour soutenir les soins infirmiers en santé autochtone et l'application de ces savoirs afin de reconstruire des systèmes de gouvernance de la santé autochtone qui veilleront au bien-être communautaire. Madame Kennedy est d'ascendance européenne et métisse. Elle vient de familles traditionnellement adoptives de la Nation Tsuu T'ina et d'Hawaï, qui l'ont aidée à

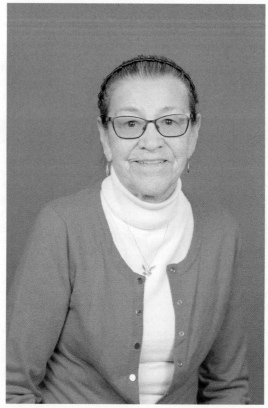

Fig. 9.1   Grand-mère Doreen Spence, Nation crie de Saddle Lake. (Avec l'autorisation de Doreen Spence.)

retrouver son lien culturel. Elle est originaire du territoire du Traité Robinson-Huron. Elle se trouve maintenant sur les terres traditionnelles du Traité n° 7 à titre d'invitée et au sein du personnel enseignant de la faculté de l'Université Mount Royal. Son travail est axé sur la promotion de l'équité et de la réconciliation dans les domaines des soins infirmiers, des soins de santé et de l'enseignement supérieur. Descendante de colons européens, Madame Jakubec est sur les terres traditionnelles visées par le Traité n° 7 à titre de visiteuse. Elle est originaire du territoire non cédé de la Nation Syilx/Okanagan, où l'apprentissage et le respect de la terre ont été intégrés au soleil de l'Okanagan. En tant qu'infirmière, elle a également vécu et appris sur les territoires visés par le Traité n° 6, sur le territoire wet'suwet'en non cédé et auprès d'Autochtones d'Aotearoa (Nouvelle-Zélande en maori), d'Afrique de l'Ouest et d'Inde du Sud. Nous sommes réunies avec humilité et respect à l'égard de l'équité en santé avec des Autochtones du monde entier.

Ce chapitre a été appuyé et guidé par deux Aînées autochtones très respectées. Grand-mère Doreen Spence (Nation crie de Saddle Lake) est guérisseuse traditionnelle et infirmière à la retraite. Membre de l'Ordre du Canada, elle défend les droits de la personne à l'échelle mondiale (fig. 9.1). Kupuna Francine Dudoit Tagupa (Hawaï) est directrice du Native Hawaiian Healing (services de guérison autochtones) à Waikiki Health. Guérisseuse traditionnelle, infirmière et activiste politique, elle est également la mère *hanai* (traditionnellement adoptive) de Madame Kennedy (fig. 9.2). Les deux Aînées ont généreusement offert leur soutien à l'équipe

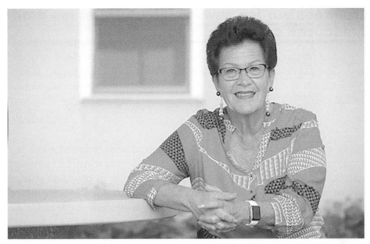

Fig. 9.2   Kupuna Francine Dudoit Tagupa, Hawaï. (Avec l'autorisation de Kapuna Francine Dudoit Tagupa.)

d'auteures en transmettant leur sagesse traditionnelle respective. Leurs enseignements sont communiqués tout au long de ce chapitre.

En tant que chercheuses en soins infirmiers, nous avons été profondément marquées par les approches occidentalisées dominantes en matière de soins de santé, de politiques et de pratiques fondées sur des données probantes. Nos expériences interdisciplinaires ont alimenté ce chapitre à l'intention des fournisseurs de soins de santé. Bien que cette discussion ait un point de vue critique sur les façons de faire autochtones, nous avons des réserves par rapport aux termes occidentalisés tels que *savoir* et *santé* pour décrire les concepts autochtones connexes. Par conséquent, nous offrons la discussion suivante avec respect, humilité et des idées en évolution constante dans le cadre de notre processus de décolonisation en cours. Nous invitons les apprenants à s'engager de la même manière dans une autocritique, à savoir un examen par lequel nous prenons tous position relativement à la colonisation et assumons la prise de conscience et de mesures pour faire progresser la décolonisation et la réconciliation (Andreotti et coll., 2015; McGibbon et coll., 2013).

Nous faisons un usage particulier de plusieurs termes importants qui encadrent ce chapitre :

- Bien que nous utilisions le terme *autochtones*, nous n'optons pas pour une approche pan-autochtone, mais respectons la diversité de ces peuples et de leurs systèmes de savoirs.
- Le nom *Autochtones* porte la majuscule par respect et nous l'utilisons au pluriel pour reconnaître la diversité.
- Au Canada, les Autochtones sont reconnus par la Constitution comme étant les Premières Nations, les Inuits et les Métis.
- Les noms d'identités racialisées portent la majuscule à des fins de respect et de distinction, y compris « Blanc », « Autochtone » et « Colon ».
- Le terme *Autochtones* est utilisé conformément aux mouvements de défense des droits de la personne et fait référence aux premiers habitants du monde entier, indépendamment des frontières et des définitions constitutionnelles ou juridiques.
- La façon privilégiée de reconnaître les peuples autochtones est liée à leurs communautés d'origine, comme Tk'emlups te Secwepemc (Premières Nations), Pangnirtung (Inuits) ou colonie de la rivière Rouge (Métis).
- Le terme **savoirs autochtones** est au pluriel pour reconnaître respectueusement la diversité au sein des systèmes de savoirs des Premières Nations, des Inuits et des Métis au Canada.

Bases fondées sur les savoirs, l'histoire et les droits pour la sécurité culturelle

J'ai vécu pendant l'époque la plus sombre et je n'aurais jamais pensé voir le jour où les droits des Autochtones seraient reconnus. Je commence à voir ce changement de mon vivant. Je prends part à ce changement depuis de nombreuses années. Nous devons nous rappeler que nous partageons cette responsabilité.

– Grand-mère Doreen

Nous vivons un moment important de l'histoire où nous devons reconnaître que la « race » est un concept colonial destiné à mieux diviser et dominer sur le plan social. Le **racisme** résulte de la discrimination à l'égard des traits liés à la race, comme les attributs physiques et la culture. Bien que les fournisseurs de soins de santé mettent souvent l'accent sur les interactions discriminatoires du racisme interpersonnel, nous devons viser de façon plus générale le **racisme systémique** « adopté par les systèmes, les structures et les institutions de la société sous la forme d'exigences, de conditions, de pratiques, de politiques ou de processus qui maintiennent et reproduisent des inégalités évitables et injustes entre les groupes ethniques et raciaux » (Paradies et coll., 2008, cité par l'Autorité sanitaire des Premières Nations [ASPN], 2018, p. 9). Cela est important pour s'assurer que le résultat de la **sécurité culturelle** dans les pratiques de soins de santé est « fondé sur un engagement respectueux qui reconnaît et s'efforce de corriger les déséquilibres de pouvoir inhérents au système de soins de santé. Il en résulte un environnement exempt de racisme et de discrimination, où les gens se sentent en sécurité lorsqu'ils reçoivent des soins de santé » (ASPN, 2018, p. 5). Reconnaissant que la santé est un droit de la personne, une approche fondée sur les droits interdit toute discrimination raciale et offre à chacun une protection égale en vertu de la *Charte des droits et libertés* (gouvernement du Canada, 2020). Les modes de connaissance constructivistes et anticoloniaux, ainsi que la compréhension de l'histoire coloniale et des droits des Autochtones, sont essentiels pour soutenir la sécurité culturelle et l'**équité en santé des Autochtones** afin que ceux-ci puissent réaliser tout leur potentiel : « À l'échelle mondiale, les disparités en matière de santé entre les populations autochtones et non autochtones sont omniprésentes, et elles sont reconnues comme étant injustes, évitables et réparables. Ces iniquités existent en raison d'une violation des droits, y compris le droit à la santé. Nous réaffirmons la souveraineté et les droits des Autochtones du monde entier, y compris le droit à la santé » (Jones et coll., 2019, p. 512).

CONNAISSANCE CONSTRUCTIVISTE

Les fournisseurs de soins de santé sont bien placés pour s'engager dans une pratique de soins fondée sur les droits. Pour transformer notre conscience collective, il est essentiel de se demander ce que les praticiens peuvent offrir pour favoriser la croissance en bonne santé des personnes et des communautés. Éclairée par une perspective constructiviste (Lincoln et Guba, 2016), la connaissance se bâtit au moyen d'interactions dans de multiples réalités dans le contexte de la culture. La **connaissance constructiviste** est basée sur des philosophies découlant de théories sociales et éducatives sur la façon dont les gens apprennent, agissent et interagissent, en fonction de leurs propres réalités (Brandon et All, 2010; Phillips, 2018). Historiquement, le savoir se situe et s'intègre dans les valeurs et les pratiques culturelles (Lincoln et Guba, 2016). L'esprit individuel est remplacé par un intérêt pour les processus relationnels comme fondement des prétentions en matière de connaissance, de vérité, d'objectivité, de rationalité et de moralité (Gergen, 2001, 2007). Les fournisseurs de soins de santé sont des agents actifs dans la construction, la déconstruction et la co-construction des savoirs, qui dépendent du niveau de participation et de négociation du praticien au sein de la communauté. De ce point de vue, les praticiens doivent s'engager à organiser et à remettre en question l'information au moyen de pratiques réflexives essentielles, y compris des recherches constructives, collaboratives et actives (Antonio, 2019).

Considérations culturelles dans les soins

Comprendre le savoir et la relation avec soi-même et avec les autres

Mon nom hawaïen Makaonaona signifie « beaucoup d'yeux qui voient la vérité ». Les enseignements culturels de ma grand-mère me guident. Je m'occupe des Autochtones et des non-Autochtones grâce à la guérison tradition-nelle. Je peux aussi évoluer dans les deux mondes et utiliser mes compétences en soins infirmiers et mes connais-sances de la médecine occidentale. Je suis une praticienne entièrement intégrée, mais je suis d'abord et avant tout une praticienne hawaïenne autochtone.

– Kupuna Francine

Pratique réflexive : Envisagez comment des savoirs qui semblent très distincts ou incompatibles peuvent se réunir. Réfléchissez à la coexistence de contradictions dans votre propre vie. Comment vivez-vous la discorde et l'harmonie? Comment intégrez-vous ou rassemblez-vous différentes façons de savoir et différentes connaissances?

Les fournisseurs de soins de santé sont invités à s'inspirer respectueusement de divers systèmes de savoirs en fonction de la façon dont les gens comprennent leurs propres expériences vécues. Les connaissances constructivistes transmises entre les gens peuvent transformer les idées en occasions productives d'action sociale (Iverson et coll., 2005). Cette pratique est essentielle pour comprendre ce qui est vrai pour les gens dans leur contexte culturel. Lorsque les praticiens recon-naissent les gens comme des êtres culturels divers, cela transforme les dialogues et les hypothèses sont explicitement prises en compte et contextualisées. Ce point de vue situe la pratique dans la culture du patient, tout en tenant compte des recoupements entre les déterminants de la santé d'une part, le système de soins de santé et les structures institutionnelles sociétales d'autre part (Peters, 2000; Reading, 2015). Envisagez comment révéler l'identité culturelle d'une personne dans le contexte historique ouvre sur la réalité. Allant au-delà des idées préconçues, cette approche d'apprentissage constructiviste donne aux fournisseurs de soins de santé une position solide pour examiner de manière critique la culture dans le contexte de l'histoire sociopolitique, et expose dif-férents points de vue sur l'identité (Bourque Bearskin, 2011).

CONNAISSANCES ANTICOLONIALES

Bien que le colonialisme cherche à maintenir le pouvoir sur les Autochtones, les **connaissances anticoloniales** aident les fournisseurs de soins de santé à lutter contre l'oppression du régime colonial imposé et injuste, en remettant en question les hypothèses qui les normalisent et les priv-ilégient (Van Herk et coll., 2011). L'application des connaissances anticoloniales réoriente la com-préhension des systèmes de soins de santé relativement aux Autochtones en tant que partenaires de collaboration ayant des chances et des droits égaux. L'anticolonialisme « reconnaît l'importance des connaissances régionales émanant de l'histoire culturelle ainsi que de l'expérience humaine et des interactions sociales quotidiennes » (Dei et Asgharzadeh, 2001, p. 300). Le pouvoir et les privilèges autorisés par l'État, de même que la perpétuation des inégalités, font l'objet d'un examen critique. Ce discours dominant passe souvent inaperçu dans les soins de santé.

Les connaissances anticoloniales guident les fournisseurs de soins de santé dans un processus de **décolonisation** permanent afin de défaire les répercussions du colonialisme et de la domination sur les Autochtones (Association canadienne des écoles de sciences infirmières, 2020). Le racisme est injuste, car il maintient la supériorité de la blanchité eurocentrique occidentalisée sur ceux qui ne sont pas blanches (ASPN, 2018; Waite et Nardi, 2019). Imaginez les possibilités pour l'équité en santé si l'on remet en question le déni du colonialisme, tout en permettant aux fournisseurs de soins de santé de décoloniser leurs disciplines et pratiques respectives. Il s'agit d'une ère de réveil de notre conscience sociale pour la vérité et la justice. Il n'est plus acceptable de fournir des soins fondés sur les points de vue dominants et coloniaux de la société (Griffiths et coll., 2016). De plus en plus de voix s'élèvent parmi les fournisseurs de soins de santé et les Autochtones pour dénoncer publiquement le racisme et résister à l'oppression fondée sur les différences raciales. La capsule sur la mort tragique de Joyce Echaquan dans un hôpital du Québec alors que les fournisseurs de soins de santé l'insultaient et minimisaient ses besoins est un exemple d'abus raciste trop courant. Il est maintenant temps d'agir.

Considérations culturelles dans les soins

Quelles leçons tirons-nous des tragédies?

Joyce Echaquan (Première Nation de Manawan) a courageusement pris la parole, mais elle est décédée tragiquement alors qu'elle avait besoin de recevoir des soins dans un milieu de soins de santé dangereux et raciste à un hôpital à Joliette, au Québec. D'autres événements similaires se sont produits au fil des siècles, comme l'ont mentionné Grand-mère Doreen et l'Enquête nationale sur les femmes et les filles autochtones disparues et assassinées (ENFFADA, 2019). Il existe un nombre croissant de données probantes liées au racisme systémique et aux répercussions négatives sur les soins de santé des Autochtones. Les fournisseurs de soins de santé sont appelés à tirer des leçons de l'histoire tragique de Brian Sinclair, qui a été « ignoré jusqu'à la mort » dans un hôpital de Winnipeg (Brian Sinclair Working Group, 2017) et du danger de complicité avec le racisme envers les Autochtones qui a lieu « à la vue de tous » dans les soins de santé (Turpel-Lafond, 2020).

Pratique réflexive : Qu'avons-nous appris de ces tragédies? Qu'est-ce que les praticiens peuvent faire différemment pour créer un changement positif?

Définir et décrire les approches anticoloniales dans le respect des Autochtones au Canada est notre défi et notre priorité communs. Les changements positifs resteront cachés par le déni du colonialisme qui dure depuis longtemps au Canada, à moins que nous n'examinions comment les contextes sociopolitiques historiques façonnent les soins de santé et la société (Decolonial Futures, s.d.). Le colonialisme est un déterminant de la santé qui est ancré dans les traumatismes historiques (Czyzewski, 2011). Une analyse auto-réflexive critique est nécessaire pour mettre fin au rôle d'agents coloniaux des fournisseurs de soins de santé dans la réconciliation (Symenuk et coll., 2020). La section suivante souligne l'importance d'appliquer les *connaissances constructivistes* et *anticoloniales* dans la pratique éclairée par l'histoire coloniale canadienne. S'orientant vers un changement constructif dynamique, l'anticolonialisme offre aux praticiens des occasions de critiquer les structures et les processus coloniaux.

COLONIALISME ET CONNAISSANCE HISTORIQUE

Oui, je suis responsable de moi-même, mais j'agis comme un membre d'une famille et d'une communauté. Nous dépendons tous les uns des autres. La terre prend soin de nous tous et nous devons prendre soin de la terre. Vous pouvez utiliser tout ce que j'ai, mais cela ne vous appartient pas – nous partageons avec respect.

– Kupuna Francine

L'histoire sociopolitique du colonialisme est profondément enracinée dans la confédération du Canada lorsque celui-ci est devenu un pays officiel en 1867 (gouvernement du Canada, s.d.). L'apprentissage de l'histoire chronologique et sociopolitique est essentiel pour comprendre les impacts longitudinaux sur la santé des Autochtones. Le rapport sur l'accès aux services de santé des Premières Nations (2015) du vérificateur général souligne les injustices liées au fardeau continu que représente la mauvaise santé des Autochtones par rapport à la population générale. Cela se manifeste par des systèmes et des structures de soins inadaptés et par la diversité géographique des régions rurales et éloignées où les taux de blessures et de maladies chroniques sont plus élevés, et où l'accès à des soins de santé appropriés est nettement insuffisant (Nurses and Nurse Practitioners of BC [NNPBC], 2018). Dans l'ensemble, l'influence omniprésente du colonialisme sur l'équité en santé des Autochtones est étroitement liée à la géographie, à l'identité, au pouvoir, au déplacement et à la dévolution de l'**autodétermination** à la gouvernance politique sans ingérence des structures coloniales (Cox et Taua, 2017; McKillop et coll., 2013). Par conséquent, les fournisseurs de soins de santé sont appelés à comprendre le colonialisme et à réfléchir à la façon dont celui-ci n'est pas compatible avec les droits de la personne et l'éthique professionnelle.

Le **colonialisme** est l'utilisation historique et contemporaine du pouvoir imposé et non désiré sur la suppression des droits à la terre, à la culture et aux ressources communautaires, ce qui entraîne une dépossession multigénérationnelle et une dépendance à l'égard de l'État par les Autochtones (Alfred, 2009). Parmi les termes importants à comprendre, il y a la doctrine de **terra nullius**, qui fait référence au « principe des "terres vides" selon lequel l'Amérique du Nord n'était pas peuplée d'êtres humains avant l'arrivée des Européens » (p. 45). Sur la base de cette description inexacte, la Couronne britannique et le gouvernement canadien ont élaboré des politiques pour forcer l'assimilation et la dépossession des Autochtones au moyen de pensionnats et d'hôpitaux indiens (Lux, 2016) ainsi que de la *Loi sur les Indiens* de 1876. Cela a entraîné la marginalisation de la culture, de la langue et des lois en matière d'éducation, de justice et de santé applicables aux Autochtones (Borrows, 2016; Goodman et coll., 2017).

Traités

> *Mon ancêtre Jane Howse était très respectée au sein de notre communauté. Elle a écrit quelques livres en cri, parlait plusieurs langues et a participé à la traduction des Traités. Cependant, comme elle était une femme autochtone, je ne suis pas sûre que les fonctionnaires blancs de sexe masculin l'aient écoutée.*
>
> – Grand-mère Doreen

La longue histoire du ministère des Affaires autochtones et du Nord Canada en matière d'établissement de traités au Canada est au premier plan des relations actuelles entre les Autochtones et les Colons. Les pratiques décolonisatrices, culturellement sécuritaires et tenant compte des traumatismes subis dépendent de la sensibilisation à cette histoire. Les premiers Colons européens ont été soutenus par les pays impérialistes pour prendre le contrôle du « Nouveau Monde », mais ils avaient besoin de l'aide des Autochtones pour leur survie, pour la progression de l'industrie florissante du commerce des fourrures et pour la protection militaire des colonies en croissance. L'établissement de cette relation essentielle a mené aux premiers **traités**, qui étaient des ententes officielles conclues par la Couronne avec les Autochtones.

La proclamation royale de 1763 définissait la limite occidentale des colonies comme « territoires indiens ». Aucun village ni commerce ne pouvait s'établir sans être approuvé par l'administration militaire du Département des Indiens relevant de la Couronne britannique. C'était la première fois que la Couronne reconnaissait les droits des Autochtones sur des titres de propriété et des terres. Auparavant, le Département des Indiens se préoccupait de l'aide commerciale et militaire que les Autochtones fournissaient aux Colons. Le point de vue de la Couronne a changé avec l'arrivée d'un nombre grandissant de Colons et le début des tentatives d'assimilation des « Indiens » (Autochtones) par le Département des Indiens. Par la suite, les traités Robinson-Huron et Robinson-Supérieur de 1850 ont eu pour but de céder des terres et des droits à la Couronne. En retour, on promettait aux nations Anishinaabe (en tant qu'« Indiens Ojibewas ») des réserves, des rentes et des droits permanents de chasse et de pêche sur les terres inoccupées de la Couronne. Ces traités sont devenus le modèle des « traités numérotés » signés après la Confédération.

Le Dominion du Canada a été créé en 1867 et l'*Acte de l'Amérique du Nord britannique* décrivait la responsabilité du gouvernement fédéral canadien à l'égard des « Indiens et des terres réservées pour les Indiens ». Il s'agit d'un autre changement crucial dans la relation entre les Autochtones et les Colons. Par la suite, le ministère des Affaires indiennes a élaboré la *Loi sur les Indiens*, qui privait les Autochtones de leurs libertés fondamentales par la prise du contrôle de leur gouvernance, de leurs terres et de leurs ressources, et tentait de les dépouiller de leur langue, de leur culture et de leur identité. En 1869, la Compagnie de la Baie d'Hudson a cédé au Canada la Terre de Rupert en vertu de l'« Acte de la Terre de Rupert », qui a ensuite pris le contrôle de la majeure partie de l'Ouest canadien. Les Autochtones n'ont pas été consultés et leurs droits ancestraux et titres sur des terres étaient alors ignorés. Cela provoqua la Rébellion de la rivière Rouge dirigée par Louis Riel, qui fut résolue en 1870 par la création de la province du Manitoba. De 1871 à 1921, 11 « traités numérotés » ont été signés dans les Prairies en raison d'épidémies et de famines causées par la diminution des troupeaux de bisons (Affaires indiennes et du Nord Canada, 2010).

Avant la colonisation européenne, les groupes autochtones étaient des nations souveraines qui gouvernaient leurs territoires respectifs (McNeil, 2007). Les droits sur les ressources et les terres existent toujours en raison de la souveraineté précédant l'arrivée des Européens. Avec la *Loi sur les Indiens* de 1876, le Canada a remplacé l'autonomie gouvernementale autochtone bien établie par une version coloniale, au pouvoir limité, du chef et du conseil élus. Pourtant, les systèmes traditionnels d'autonomie gouvernementale autochtone persistaient et étaient souvent cachés aux autorités coloniales. Cela témoigne de la résilience des Autochtones tout au long de la tentative d'assimilation et d'effacement par les Colons.

De 1927 à 1951, une modification de la *Loi sur les Indiens* a rendu illégal pour les Autochtones d'embaucher des avocats pour faire des revendications territoriales (Henderson et Parrot, 2018). En 1960, les personnes détenant le statut d'« Indiens » ont obtenu le droit de vote aux élections fédérales. En 1969, le gouvernement fédéral a proposé le « Livre blanc » pour assimiler les Autoch-tones et abroger la *Loi sur les Indiens*. Les Autochtones étaient contre cette proposition et se sont mobilisés pour exiger le respect de leurs droits « autochtones » inhérents et des droits que leur confèrent les traités.

Les Autochtones ont exercé des pressions lors de la création de la *Loi constitutionnelle de 1982* pour s'assurer que les droits souverains des Autochtones et les droits de la personne étaient pro-tégés. Ils ont réussi avec l'inclusion du paragraphe 35(1) stipulant que « Les droits existants – ancestraux ou issus de traités – des peuples autochtones [Premières Nations, Inuits et Métis] du Canada sont reconnus et confirmés » (McNeil, 2007). La reconnaissance des droits issus de traités des Premières Nations a été une étape importante qui continue de donner le ton au dialogue et aux batailles juridiques pour les droits des Autochtones. La logique des frontières coloniales a car-actérisé le Canada comme une terre inhabitée (Donald, 2012). Ce fut un signal symbolique pour les Colons d'acheter de grandes quantités de terres au nom du progrès, tout en reléguant littérale-ment les Autochtones dans des fossés. Ces marges ont cédé la place aux « peuples des réserves routières », aussi connus sous le nom de Métis, qui ont établi leurs propres communautés et leur mode de vie distinct (Campbell, 1995). Les fournisseurs de soins de santé devraient tenir compte du fait que le refus du droit à l'autodétermination des Autochtones a une incidence négative sur les résultats en matière de santé (Nations Unies [ONU], 2007).

Pensionnats indiens

Les bébés – keiki – les enfants sont chéris par-dessus tout, parce qu'ils représentent nos générations futures et la façon dont notre culture se répand et est perpétuée. Notre culture est condamnée si nous ne prenons pas soin d'eux.

– Kupuna Francine

Les pensionnats indiens laisseront à jamais une tache sur notre existence collective. Le 27 mai 2021 (Tk'emlúps te Secwépemc, 2021), la Tk'emlups te Secwepemc Kukpi7 (chef) Rosanne Casi-mir a annoncé la découverte de 215 tombes anonymes d'enfants à l'ancien pensionnat indien de Kamloops, en Colombie-Britannique. Cette nouvelle a profondément ébranlé la plupart des Canadiens. Cette découverte a intensifié la douleur vécue par les Autochtones, tout en validant ce qui avait longtemps été décrit par des personnes touchées par les traumatismes de longue date et contemporains (Newton, 2021). Le rapport final de la Commission de vérité et réconciliation du Canada (CVR, 2015) concernant les pensionnats indiens a permis une meilleure compréhension sociale critique du **système des pensionnats** mandaté par le gouvernement et géré par l'Église pour les Autochtones qui ne voulaient pas être assimilés. Malheureusement, cette politique d'assimilation coloniale a entraîné un **génocide** en tant que « mesures mises en œuvre par l'État pour détruire [les Autochtones] » (Enquête nationale sur les femmes et les filles autochtones disparues et assassinées [ENFFADA], 2019, p. 54). Le premier pensionnat a ouvert ses portes dans les années 1820. Dès le tout jeune âge de cinq ans, des enfants ont été enlevés de force de leurs familles et de leurs foyers pour être scolarisés dans une langue étrangère au sein de la société coloniale occidentale. Les pensionnats étaient perçus comme un moyen de résoudre le « problème » de l'indépendance et de la « sauvagerie » des Autochtones. De nombreux enfants ont ainsi perdu leur identité, leur langue et les enseignements culturels de leurs parents, de leurs grands-parents et de leur communauté. Ce n'est qu'en 1998 que le dernier pensionnat a été fermé.

La Convention de règlement relative aux pensionnats indiens avec les survivants des pensionnats indiens a été établie en 2007, en réponse au plus important recours collectif de l'histoire du Canada. En 2008, le Premier ministre Stephen Harper a présenté des excuses complètes au nom des Canadiens pour les pensionnats indiens. Pourtant, en 2009, lors d'une réunion au sommet du G20, ce même premier ministre a nié le colonialisme au Canada (Wherry, 2009). Malgré la réalité concrète et la découverte de milliers de tombes anonymes dans les pensionnats partout au pays, le déni systémique perpétue le préjudice en rendant le colonialisme invisible (et donc, intouchable).

Une force l'emporte sur ce déni : celle de la guérison collective chez les Autochtones, qui expriment leurs vérités en tant qu'enfants de première et de deuxième génération de survivants des pensionnats. Les effets dévastateurs des pensionnats sont contrés par les survivants qui racontent courageusement leurs expériences dans les pensionnats et leurs histoires de traumatismes intergénérationnels, ce qui illustre le rôle clé que joue la culture traditionnelle Autochtone dans la guérison (Methot, 2019).

Rafle des années 1960

La **rafle des années 1960** décrit le génocide culturel au Canada qui a culminé dans les années 1960, lorsque des milliers d'enfants des Premières Nations, des Métis et des Inuits ont été retirés de leurs familles biologiques et placés dans des environnements non autochtones (Sinclair, 2007). En 1951, un nouvel article de la *Loi sur les Indiens* a accordé aux provinces et aux territoires canadiens la compétence en matière de bien-être de l'enfance, ce qui a mené au retrait des enfants autochtones de leurs foyers et de leurs collectivités. Cette situation a été observée davantage dans les réserves en raison des mauvaises conditions de santé et de vie découlant des politiques coloniales (Centre de collaboration nationale de la santé autochtone, 2017). Dans les années 1980, les communautés autochtones ont commencé à élaborer leurs propres services à l'enfance et à la famille pour les personnes vivant dans des réserves et hors réserve (Centre de collaboration nationale de la santé autochtone, 2017). Bien que ces organismes aient cherché à fournir des services holistiques et adaptés aux particularités culturelles, leur impact a été limité en raison de la législation coloniale et du manque de fonds (Blackstock, 2009). Les fournisseurs de soins de santé doivent reconnaître la vérité de ces événements historiques, s'attaquer au racisme systémique et s'abstenir de blâmer les Autochtones pour leurs problèmes de santé.

Prise en charge actuelle des enfants autochtones

La CVR (2015) a indiqué que, malgré la fermeture des pensionnats, les enfants autochtones étaient toujours retirés de leur famille et de leur communauté, mais par des moyens différents.

Selon le recensement de 2016, les enfants autochtones représentent 7,7 % de la population, mais 55,2 % des enfants sont au sein du système de placement en famille d'accueil (Services aux Autochtones Canada, 2021). Cette surreprésentation de la prise en charge des enfants autochtones est liée au traumatisme intergénérationnel causé par les pratiques et les politiques d'assimilation, comme les pensionnats et la rafle des années 1960. La proportion actuelle d'enfants autochtones dans les services de protection de l'enfance a atteint des niveaux records alarmants, dépassant ceux de la rafle des années 1960 et de la période des pensionnats (Blackstock, 2003). Bien que de nombreuses communautés autochtones aient maintenant compétence sur les services sociaux à l'enfance et à la famille, de nombreuses communautés ne sont pas en mesure de répondre aux besoins des Autochtones ou de fournir des soins pertinents sur le plan culturel (Centre de collaboration nationale de la santé autochtone, 2017). Nous devons répondre à cette crise au moyen d'ambitions de justice sociale et examiner de manière critique l'enracinement des politiques actuelles de protection de l'enfance dans l'assimilation coloniale.

SUPRÉMATIE BLANCHE ET RACISME

Nous sommes tous égaux. Personne n'est supérieur ou inférieur à quelqu'un d'autre.

– Grand-mère Doreen

La **suprématie blanche** est une idéologie raciste coloniale selon laquelle les personnes qui ne sont pas blanches sont inférieures. Cela fournit une justification du maintien du pouvoir, de la richesse et du statut par les Blancs. Ce contrat racial (Mills, 1997) organise les contextes sociaux et politiques de la domination des Blancs sur les personnes autochtones, noires et de couleur (PANDC) (Dumbrill et Ying Yee, 2019). La blanchité dominante place la culture et les croyances occidentales comme la norme sociétale. Cette norme autorise la blanchité en tant qu'identité racialisée supérieure, conduisant au privilège blanc (Diangelo, 2018). Les fournisseurs de soins de santé sont confrontés à une occasion importante de vérifier leur propre position sociale et leurs privilèges.

Plutôt que de normaliser le racisme en tant que défaut moral individuel, le racisme systémique est compris par l'**intersectionnalité** (de la race, du genre, des capacités, de l'âge et de l'identité sociale) qui privilégie les façons occidentales d'être, de savoir et de faire (Van Herk et coll., 2011). La façon dont nous réagissons aux différences raciales est liée à la **violence structurelle** au sein des systèmes, notamment dans les domaines de la santé, de l'éducation, de l'économie et de la justice, ainsi qu'aux intentions politiques de la société (Dei, 1996; Diangelo, 2018). La domination continue de la blanchité est créée par des discours raciaux pour « légitimer les inégalités raciales et protéger l'avantage des Blancs » (Diangelo, 2018, p. 17). Par exemple, la « dominionisation » est un processus social qui privilégie les systèmes de savoirs occidentaux, avec l'appropriation de l'expertise dans les principaux établissements d'enseignement (McGowan et coll., 2020). Se rendre compte de la façon dont le privilège blanc est enraciné dans les structures des systèmes nous aide à comprendre pourquoi les rapports faisant état d'oppression de longue date contre les Autochtones donnent souvent lieu à peu d'action. Les fournisseurs de soins de santé devraient tenir compte des appels à la justice de l'ENFFADA (2019) et des appels à l'action de la CVR (2015) pour guider la pratique vers un changement positif en matière d'équité au sein de systèmes de santé insidieux (Downey, 2020; Jones et coll., 2019).

La conformité du Canada à la suprématie blanche a entraîné le génocide des Autochtones (ENFFADA, 2019; Starblanket, 2020). Le maintien de politiques telles que les identités prévues par la loi, la *Loi sur les Indiens* et les programmes de services de santé non assurés a une incidence sur la prestation des soins de santé, de l'éducation, ainsi que des services judiciaires et sociaux aux Autochtones. Si elle n'est pas contestée, cette manifestation de racisme continuera d'élargir l'écart des inégalités en santé entre les Autochtones et les non-Autochtones (Starblanket, 2020). Ignorer les méfaits racistes de la suprématie blanche est contraire au *Code de déontologie* de l'Association des infirmières et infirmiers du Canada (AIIC, 2017), qui stipule de « défend[re] les principes de justice en protégeant les droits de la personne, l'équité et l'impartialité et en favorisant le bien public » (p. 19). Plutôt que de se cacher dans le déni, les fournisseurs de soins de santé sont encouragés à examiner les implications de la suprématie blanche coloniale sur les Autochtones.

OPPRESSION

Nous devons tous nous asseoir à la même table, être traités sur un pied d'égalité et faire entendre nos voix. Pas seulement les Autochtones avec les Autochtones, ou les non-Autochtones avec les non-Autochtones, mais tous ceux d'entre nous qui vivent et travaillent ensemble en tant que personnes libres. Nous devons faire ce que nous faisons le mieux : nous aimer les uns les autres et aimer notre travail. Nous ne sommes pas aimants si nous fermons les yeux lorsqu'une personne en blesse une autre, la rabaisse et ne respecte pas sa liberté : nous devons être dans la vérité, parler et agir pour le bien collectif.

– Kupuna Francine

L'**oppression** fait référence à une pression vers le bas, à un fardeau et à une domination qui indique un exercice injuste du pouvoir (Merriam-Webster, 2020). Pour comprendre comment la politique identitaire est intégrée dans l'histoire coloniale des Autochtones et les résultats en matière de santé, nous devons comprendre les défis associés au colonialisme et à la racialisation (Griffiths et coll., 2016). L'analyse critique de l'oppression dans l'éducation antiraciste fait ressortir les différences culturelles qui justifient l'inégalité des Autochtones bien au-delà de l'incompréhension interculturelle (St. Denis, 2007). Il est absolument nécessaire de reconnaître les conditions et les effets de l'oppression coloniale. Par exemple, l'éducation des Premières Nations, des Inuits et des Métis est souvent décrite comme un « conflit de valeurs » entre les cultures européennes et d'autres cultures. Cela suggère à tort que l'inégalité est un effet inévitable des différentes façons de voir le travail, l'éducation et la famille. Lorsque des conditions et des effets négatifs sont attribués à un « conflit de valeurs » et que des interventions telles que la formation interculturelle sont employées, ces stratégies ont peu d'impact sur la transformation des systèmes. De telles interventions individuées finissent par décaler et minimiser le mal de l'oppression, rendant la blanchité coloniale invisible et systématisant davantage le statu quo des inégalités structurelles. En bref, les problèmes systémiques exigent des solutions systémiques.

Pour tenter de démystifier l'hégémonie de la gouvernance institutionnelle et de la blanchité dans les soins de santé, Van Herk et coll. (2011) ont examiné comment la race, le sexe et la classe sociale ont des recoupements avec le bien-être des femmes autochtones. Les résultats ont révélé des obstacles au sein de la pratique relationnelle et montré comment les structures de pouvoir, d'équité et d'injustice sociale sont maintenues. Il s'agit d'un point de départ important pour que les fournisseurs de soins de santé fassent attention à leurs propres position et situation sociales au sein de la relation de soins. Comprendre les hypothèses sur la façon dont l'oppression fonctionne sur le plan individuel au moyen de préjugés montre comment ces derniers (inconscients ou conscients) alimentent notre pratique et donne une idée des défis systémiques.

Pour passer de la colonisation à la décolonisation, l'anti-oppression doit être nommée et identifiée aux niveaux individuel et sociétal. Créer un espace sûr et une place honorée dans notre histoire pour les récits véridiques de traumatismes vécus par les populations autochtones peut faire naître l'espoir. La réponse individuelle et collective des fournisseurs de soins de santé qui adoptent les appels à l'action (CVR, 2015) et les appels à la justice (ENFFADA, 2019) offre des mesures significatives vers l'équité avec les Autochtones, comme le décrivent la *Charte des droits et libertés* du gouvernement du Canada (2020) et la *Déclaration sur les droits des peuples autochtones* (DNUDPA) (ONU, 2007).

DROITS ET JUSTICE

J'ai passé des décennies à travailler en tant qu'Aînée auprès des Nations Unies pour m'assurer que les voix des Autochtones soient entendues. Le monde entier doit tenir compte du fait que la Déclaration sur les droits des peuples autochtones protège notre identité culturelle. Nous n'avons pas à justifier notre existence ou à nous excuser de nous exprimer si ces droits ne sont pas respectés.

– Grand-mère Doreen

« Les droits culturels sont particulièrement pertinents pour les Autochtones étant donné la distinction culturelle de leurs peuples par rapport aux sociétés majoritaires dans lesquelles ils vivent. Les droits culturels impliquent la protection des pratiques traditionnelles et religieuses, des langues, des sites sacrés, du patrimoine culturel, de la propriété intellectuelle, de l'histoire orale et traditionnelle, etc. Les droits économiques, sociaux et culturels sont profondément enracinés dans les terres, les territoires et les ressources ainsi que dans les modes de vie des Autochtones » (ONU, 2015, p. 1).

La Déclaration des Nations Unies (2007) sur les droits des peuples autochtones insiste sur le fait que les droits culturels sont indispensables à la survie, à la dignité et au bien-être des Autochtones. Une approche fondée sur les droits fournit un cadre pour s'assurer que les Autochtones conservent leur caractère distinct dans la poursuite des priorités économiques, sociales, éducatives et de santé. Pour assurer des soins culturellement sécuritaires, il est essentiel de comprendre les droits humains et les identités légiférées des Autochtones. Selon Statistique Canada (2016), les Autochtones représentent 4,9 % de l'ensemble de la population canadienne, répartis en trois groupes distincts : les Premières Nations (58,4 %), les Inuits (3,9 %) et les Métis (35,1 %). Ceux qui ont des origines autochtones différentes ou multiples représentent 2,7 %. Il y a plus de 700 communautés des Premières Nations différentes et 70 langues. La population autochtone est la population la plus jeune et celle qui croît le plus rapidement au Canada.

La constitution de l'Organisation mondiale de la Santé (OMS, 2017, 2020) repose sur la prémisse que la santé est un « droit humain fondamental » en tant qu'« état [holistique] de complet bien-être physique, mental et social, et ne consiste pas seulement en une absence de maladie ou d'infirmité » (paragraphe 1). Ces deux caractéristiques clés des droits et du caractère holistique sont interprétées par des facteurs complexes connus sous le nom de déterminants sociaux de la santé (Reading et Wien, 2009, 2013). Les fournisseurs de soins de santé considèrent souvent d'emblée que les déterminants « proximaux » de la santé ont des origines politiques, sociales et économiques, et doivent respecter davantage l'impact des déterminants « distaux » plus profonds de la santé autochtone, notamment l'autonomie, le colonialisme, la mondialisation, la pauvreté et la continuité culturelle. Les déterminants « distaux » sont également appelés les « causes profondes » des iniquités profondément ancrées dans le contexte sociopolitique historique et actuel. Les stratégies clés pour s'attaquer aux déterminants distaux de la santé nécessitent une formation sur le racisme visant les Autochtones. En Colombie-Britannique, une étude sur les soins de santé financée par le gouvernement a révélé que 80 % des Autochtones avaient été victimes de racisme, avec des liens clairs entre des « attitudes et croyances coloniales qui sous-tendent le système de soins de santé et causent du tort et de la souffrance aux Autochtones » (Turpel-Lafond, 2020, p. 53). Les fournisseurs de soins de santé sont encouragés à adopter une approche fondée sur les droits pour mettre en lumière le racisme, qui est souvent considéré comme allant de soi et alimenté par des tendances de longue date.

De ce point de vue de la relationnalité, il faut tenir compte de la façon dont les manières coloniales d'être, de savoir et de faire perpétuent la suprématie des Blancs, les privilèges qui leur sont accordés et le racisme. La section suivante offre une solution de rechange à l'oppression grâce à une approche fondée sur les droits qui respecte les savoirs autochtones en tant que fondement de la santé des Autochtones.

Savoirs autochtones pour la santé et le bien-être

Ce qui compte, ce sont les relations, vivre nos vies de la bonne façon, conformément aux valeurs de Kisewatisiwin, et prendre soin les uns des autres, de nos nations, de nos communautés et de tous les êtres avec une gentillesse douce et affectueuse.

– Grand-mère Doreen

Dans cette section, nous nous concentrons sur les façons d'être, de savoir et de faire des Autochtones dans les relations avec des Autochtones. Nous sommes préoccupés par le fait que les fournisseurs de soins de santé non autochtones s'efforcent d'adopter les savoirs autochtones sans établir de relations authentiques, qui sont l'âme de la pratique infirmière. Pratiquant dans un esprit de réconciliation, les fournisseurs de soins de santé sont appelés à élaborer des approches anticoloniales soutenant les Autochtones qui se réapproprient les façons de savoir autochtones. Les savoirs autochtones diversifiés et ancrés dans les lieux sont à la base de la santé, du bien-être et de la guérison traditionnelle des Autochtones. Ce lien est essentiel pour faire respecter les droits de la personne et faire progresser l'équité en santé avec les Autochtones qui ont prospéré pendant des milliers d'années avant l'arrivée des Européens. Cependant, la colonisation et les façons eurocentriques d'être, de savoir et de faire des Colons ne sont souvent pas contrôlées, marginalisant ainsi implicitement et explicitement les systèmes de savoirs non occidentalisés. La minimisation des savoirs autochtones par la colonisation bafoue les droits des Autochtones de s'engager dans des façons traditionnelles d'être, de savoir et de faire pour faire progresser la santé, le bien-être et la guérison. Plutôt que de rejeter les méthodes occidentales, nous plaidons pour la compréhension mutuelle et le co-apprentissage interculturel afin de défendre respectueusement les droits de la personne et de faire progresser l'équité en santé avec les Autochtones (Blignault et coll., 2018; Sherwood et coll., 2011).

Bien que les droits des Autochtones soient clairement définis dans les traités canadiens et la DNUDPA (2007), les systèmes de savoirs autochtones sont souvent marginalisés dans les soins de santé traditionnels. Les préjudices coloniaux peuvent être contrés par une éthique relationnelle (Bourque Bearskin, 2011) qui reconnaît le caractère essentiel des systèmes de savoirs et des pratiques de guérison autochtones afin d'atteindre l'équité en santé des Autochtones. Les fournisseurs de soins de santé ont une occasion commune de faire progresser l'équité en santé grâce à un « espace éthique » (Ermine, 2007) situé à l'intersection des façons d'être, de savoir et de faire occidentales et autochtones. Par conséquent, cette section met d'abord l'accent sur *la façon* dont nous nous engageons respectueusement avec les Autochtones. Elle sera suivie d'une discussion sur les savoirs et les pratiques de guérison autochtones traditionnelles.

ESPACE ÉTHIQUE

Tous les humains ne forment qu'une seule et même humanité. Personne n'est supérieur ou inférieur à quelqu'un d'autre. Mais cela ne signifie pas que nous sommes identiques. Les Autochtones ont une façon différente de comprendre le monde en raison de notre lien avec la terre et tous les êtres. Différentes façons de voir les choses sont essentielles pour que toute l'humanité puisse s'entraider.

– Grand-mère Doreen

L'espace éthique respecte l'égalité de personnes ayant des systèmes de savoirs disparates. Les systèmes de savoirs occidentaux et autochtones reposent sur des intentions et des hypothèses différentes, qui influencent la relationnalité d'un « espace éthique d'engagement » (Ermine, 2007). Cela nécessite l'acceptation respectueuse des différences sans qu'il y ait de retour implicite aux points de vue occidentalisés comme « vérité » autorisée. « L'espace éthique est généré lorsque les deux parties reconnaissent ces différences, dans un premier temps, et cherchent des moyens de travailler ensemble grâce à l'humilité, l'honnêteté et l'engagement. En fin de compte, le dialogue au sein d'un espace éthique mène à une entente pour interagir au-delà du fossé culturel » (Alberta Health Services, 2018, p. 10). L'**espace éthique** est une « zone neutre entre les entités ou les cultures » (Ermine, 2007, p. 202), qui offre une ouverture à la réconciliation par le respect mutuel : « personne n'est supérieur ou inférieur à quelqu'un d'autre – nous sommes égaux » (communication personnelle, Grand-mère Doreen Spence, 2020).

Compte tenu des droits des Autochtones (ONU, 2007) et du fait que la santé est un droit humain (OMS, 2017), nous sommes appelés à créer un « espace éthique d'engagement » (Ermine, 2007) entre les savoirs occidentaux et autochtones. Au milieu des différences culturelles, une relation authentique d'égal à égal est possible grâce à des relations mutuellement respectueuses (Bourque Bearskin, 2011; Deloria, 1999; Hermine, 2007). De plus, l'espace éthique exige des limites saines qui respectent le fait que les savoirs autochtones ne peuvent pas être acquis, extraits ni maîtrisés au sens occidental du terme. Les fournisseurs de soins de santé sont plutôt appelés à examiner de façon critique le « courant sous-jacent » (Ermine, 2007, p. 197) des facteurs historiques et sociaux qui renforcent les façons de voir occidentalisées « non vérifiées » (p. 198). L'autocritique est importante afin de prendre en compte les croyances, les attitudes et les valeurs qui façonnent la manière dont nous voyons la « vérité » comme base d'une pratique fondée sur des preuves. L'espace éthique requiert une approche anticoloniale qui reconnaît le mérite des savoirs autochtones, ainsi qu'un engagement continu pour le bien-être et l'autodétermination des générations d'Autochtones à venir.

Une éthique relationnelle anticoloniale exige également une communication mutuellement claire et respectueuse. Ces pratiques sont explorées plus loin dans ce chapitre. Les « règles d'engagement » (Ermine, 2007, p. 200) relatives à la communication appuient les droits culturels et sont « informées et affirmées au moyen des savoirs autochtones » (p. 201). La simple inclusion ou consultation de contenu autochtone ne suffit pas; l'espace éthique exige une plus grande « réforme radicale » (Andreotti et coll., 2015, p. 25), ainsi qu'un changement transformateur qui sollicite respectueusement l'apport des Autochtones et des systèmes de savoirs. Contrairement à l'éducation occidentalisée, les savoirs autochtones reposent sur un bastion communautaire en relation avec les Aînés et les détenteurs de savoirs qui préservent la terre et la langue pour le bien-être des Autochtones (Deloria, 1999). La relation est le point de départ des savoirs autochtones, de la même manière que la terre est le point de départ de la décolonisation. L'auto-examen et l'examen de vos relations à l'aide de questions telles que celles données dans l'encadré « Considérations culturelles dans les soins » ci-dessous fournissent un lieu où prendre conscience de soi qui rend possible un engagement respectueux avec les savoirs autochtones.

Considérations culturelles dans les soins

Conscience de soi : un examen de vous-même et de vos relations

Quelle que soit votre expérience, il est important de faire une pause et de réfléchir aux défis et aux forces nécessaires pour établir des relations respectueuses avec les Autochtones. Ensuite, il faut réfléchir à la façon d'élargir les possibilités de développer différentes façons de savoir.

Questions de réflexion : Vous sentez-vous ouvert à la curiosité? Ressentez-vous de l'impatience à « simplement aller droit au but » lorsque vous cherchez à en apprendre davantage sur les savoirs autochtones?

SAVOIRS AUTOCHTONES

Qu'est-ce que le savoir autochtone? Vous savez que nous ne parlons pas comme ça, mais vous pouvez le faire si cela aide à construire un pont. L'important n'est pas ce que nous savons, mais ce que nous faisons pour le bien de la terre et des gens. L'important est de répandre, de protéger et de perpétuer la culture pour ces raisons. Nous sommes tous connectés et responsables les uns des autres.

– Kupuna Francine

Les savoirs autochtones ont été « systématiquement exclus » (Battiste, 2013, p. 115) de l'éducation et des soins de santé contemporains. En raison de cette exclusion, nous devons nous opposer à la définition, à l'évaluation et à l'assimilation des savoirs autochtones à partir d'une vision du monde et de processus occidentalisés. L'introduction suivante sur les savoirs autochtones respecte l'interrelation complexe avec la santé des Autochtones; toutefois, les fournisseurs de soins de santé non autochtones n'ont pas à adopter les savoirs autochtones dans le cadre de leur pratique. Il incombe plutôt aux fournisseurs de soins de santé de créer un espace éthique pour que les Autochtones se réapproprient leurs systèmes de savoirs et leurs pratiques de guérison. « Les savoirs autochtones en tant que système de connaissances distinct […] sont l'expression des relations dynamiques entre les gens, leurs écosystèmes et les autres êtres vivants et esprits qui partagent leurs terres » (Battiste et Youngblood Henderson 2000, p. 39–42).

Le savoir est dynamique et se situe dans l'expérience directe; il est axé sur *la façon dont on sait* par des expériences directes plutôt que sur *ce que l'on sait*. Les savoirs et les « vérités » autochtones sont dynamiques, subjectives, contextuelles, relationnelles et mutualistes dans un « chemin autogénératif […] [de vastes] écologies et de leurs forces » (Battiste et Youngblood Henderson, 2000, p. 39). Ainsi, les savoirs autochtones n'entrent pas dans l'espace réduit des définitions occidentalisées. Les savoirs autochtones sont plutôt développés grâce à une participation directe avec le monde naturel en tant qu'écologies relationnelles basées sur le lieu, actives, circulaires, intergénérationnelles, dérivées de la communauté et holistiques (Battiste, 2013; Hermine, 1995). « Le savoir autochtone est fondamentalement relationnel, lié à la terre, à la langue et à la transmission intergénérationnelle des chants, des cérémonies, des protocoles et des modes de vie » (Greenwood et Lindsay, 2019, p. 82).

Les savoirs autochtones sont fondés sur une vision du monde liée à l'écosystème. La réalité est structurée par la langue et la responsabilité commune à toutes les générations de se soucier des connaissances traditionnelles (Battiste, 2013; Battiste et Youngblood Henderson, 2000). La vision du monde autochtone se concentre sur le développement d'un « espace intérieur » introspectif, qui s'étend vers l'extérieur en relation avec le monde naturel. Il s'ensuit une tension avec les savoirs occidentaux pour la domination, qui fragmente et envahit souvent « l'espace extérieur » (Ermine, 1995, p. 101).

Étant donné que les savoirs autochtones sont développés grâce à des relations avec les écosystèmes et les processus locaux, les apprenants doivent engager un dialogue avec les détenteurs de savoirs autochtones locaux (Smylie et coll., 2009). Compte tenu du fait que les savoirs autochtones sont générés au sein de la communauté, l'apprentissage connexe décalé des établissements universitaires ou du système de santé occidentaux peut « ne pas être à la hauteur » (Smylie et coll., 2014, p. 17). Nous estimons qu'il s'agit d'une occasion de développer de nouvelles relations interculturelles de co-apprentissage (Sherwood et coll., 2011) pouvant comprendre « la création d'une base de données probantes contemporaine sur tous les aspects des soins de santé, y compris l'utilisation de la guérison traditionnelle » (Blignault et coll., 2018, p. 1355). L'innovation est nécessaire pour entraîner un changement positif qui remettra en question le statu quo occidental grâce à un engagement respectueux avec les Autochtones et les systèmes de savoirs. La pratique réflexive suivante sur les soins culturels offre un point d'entrée à un engagement respectueux avec les Autochtones et les systèmes de savoirs pour la santé.

Considérations culturelles dans les soins

Remettre en question le statu quo de la domination occidentale

Les soins de santé fondés sur des savoirs, des pratiques et des politiques occidentalisées sont considérés comme « généraux » et fondamentaux pour tous. La guérison traditionnelle fondée sur les savoirs autochtones est également fondamentale pour les Autochtones, mais elle est marginalisée en tant que « complémentaire ».

Questions de réflexion : Réfléchissez à la façon dont vous avez appris ce que sont la santé et le bien-être et à ce que devraient être les pratiques exemplaires. Quelles connaissances dominent et lesquelles sont diminuées? Comment pouvons-nous nous engager dans l'espace éthique, remettre en question le statu quo colonial, et résister à la domination et à la diminution de ce qui est connu?

Savoirs autochtones pour la santé, le bien-être et la guérison

La médecine culturelle [traditionnelle] peut être intégrée à la médecine occidentale. Pour ce faire, il faut de la confiance et des relations entre les praticiens pour le bien de la clientèle. Il ne s'agit pas de se cantonner à un seul univers. Nous devons travailler ensemble et aider les gens grâce à tous nos dons et talents. Mais il faut être conscients que nous avons des dons différents et qu'ils doivent être respectés. Le monde occidental ne peut pas nous les enlever parce qu'ils viennent de la communauté, de la culture et de la terre.

– Kupuna Francine

Les Autochtones voient la santé comme des actes continus assurés par la capacité d'agir individuelle et la responsabilité collective fondées sur des savoirs autochtones propres au lieu (Battiste et Youngblood Henderson, 2000). « L'ancien paradigme du bien-être attribué, atikowisi miýw-āyāwin, selon lequel la santé et le bien-être sont accordés par des sources extérieures, doit être remplacé par le nouveau paradigme du bien-être réalisé kaskitmasowin miýw-āyāwin, où la santé et le bien-être sont acquis par l'autonomie individuelle et le génie créatif dans toute la mesure du possible » (Dion Stout, 2012, p. 13).

Le bien-être holistique du mental, du corps, des émotions et de l'esprit (Boot et Lowell, 2019; Isaak et Marchessault, 2008) est dynamique, compte tenu des relations interconnectées des mondes intérieur et extérieur (Ermine, 1995). La participation active à la santé est circulaire et collaborative dans son essence (intégralité) et dans son orientation (changement continu). Ainsi, la personne entière s'engage à co-apprendre en animant des pratiques de bien-être. Il ne s'agit pas de « bien faire les choses », mais plutôt d'aller de l'avant dans la bonne direction, en suivant l'évolution de la compréhension et de l'action.

De nombreux groupes autochtones ont des enseignements et des images pour représenter la santé holistique dynamique, y compris le point de vue des Premières Nations sur la santé et le bien-être (ASPN, 2020) (fig. 9.3).

Cela peut être mis en contraste avec une compréhension occidentalisée des indicateurs de la santé et du bien-être des Autochtones : « données démographiques, état de santé et résultats connexes, déterminants de la santé et rendement du système de soins de santé » (gouvernement du Canada, 2018, paragraphe 1). De tels contrastes sont d'importants rappels de « l'espace éthique » pour reconnaître avec respect des savoirs occidentaux et autochtones distincts. À cette intersection, le co-apprentissage interculturel est une étape nécessaire vers l'équité en santé des Autochtones. Par exemple, Kílala Lelum est une coopérative autochtone de santé et de guérison en milieu urbain, qui travaille en partenariat avec des Aînés autochtones et des fournisseurs de soins de santé pour fournir des soins communautaires holistiques dans le quartier Downtown Eastside de Vancouver. Bien que la Coopérative ait un modèle complexe de soins, son logo (https://kilalalelum.ca/), conçu par l'artiste Salish de la Côte Chrystal Sparrow, reflète la façon dont les gens peuvent se transformer, comme le papillon, sur les chemins de leur guérison. Le symbole représente également la roue médicinale, la terre et la saisonnalité, ainsi que les aspects holistiques (mentaux, physiques et spirituels) de la santé (Kílala Lelum, s.d.).

La terre et la langue sont la source de savoirs autochtones pour la santé, le bien-être et la guérison (Battiste et Youngblood Henderson, 2000; Lamouche, 2010; Robbins et Dewar, 2011). La revendication des systèmes d'identité et de savoirs est essentielle à l'avancement de la santé des Autochtones et nécessite la mise en relation de données probantes alimentées par les Autochtones pour guider la promotion de leur santé (Greenwood et Lindsay, 2019). Le bien-être est compris à travers le savoir autochtone local, qui revitalise l'autonomisation et l'identité : « La communauté autochtone est la principale expression d'un contexte naturel et d'un environnement où existe le droit fondamental d'être ce que l'on est censé être » (Ermine, 2007, p. 200). « Pour les Autochtones, la terre, la santé et le savoir sont si étroitement liés qu'il est impossible de considérer chacun d'eux sans les autres. Les savoirs et la santé des Autochtones sont tous deux profondément enracinés

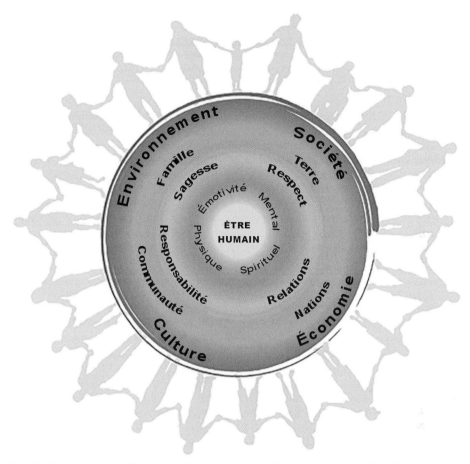

Fig. 9.3 Point de vue des Premières Nations sur la santé et le bien-être. (Tiré de l'Autorité sanitaire des Premières Nations. [2020]. https://www.fnha.ca/wellness/wellness-and-the-first-nations-health-authority/first-nations-perspective-on-wellness.)

dans la terre : pour les nourrir et les protéger tous les deux, il faut nourrir et protéger la terre » (Greenwood et Lindsay, 2019, p. 84).

Les savoirs autochtones pour le bien-être sont intégrés dans les relations de dépendance avec les écosystèmes, y compris les terres, les cours d'eau, les personnes, les plantes et les animaux (Battiste et Youngblood Henderson, 2000). Les savoirs autochtones en matière de santé sont enracinés dans la terre et partagés au sein des familles, des communautés, des cérémonies traditionnelles et des usages médicinaux qui reflètent les relations avec les écosystèmes locaux (Smylie et coll., 2014). Les savoirs autochtones élargissent la compréhension occidentale actuelle de la santé en insistant sur la capacité d'agir individuelle et la responsabilité collective en relation directe avec le monde naturel. La culture de la santé fondée sur les savoirs autochtones « est essentielle à la décolonisation des soins de santé […] pour accéder à l'information sur la santé, l'évaluer et la communiquer, s'y retrouver et s'engager auprès du système de santé, ainsi que pour défendre et maintenir la santé et le bien-être personnels et communautaires » (Boot et Lowell, 2019, p. 2).

Pratiques de bien-être et de guérison autochtones

J'ai appris de mes grand-mères qui m'ont élevée dans la forêt. J'ai pris ma retraite des soins infirmiers, mais on ne prend jamais sa retraite de la guérison traditionnelle et du soutien de la communauté.

– Grand-mère Doreen

La guérison traditionnelle ne s'apprend pas dans un livre. Elle s'apprend en travaillant auprès de guérisseurs reconnus par la communauté. Ma grand-mère était guérisseuse et elle m'a élevée pour que je continue de faire ce qu'elle faisait pour les gens. Cela prend des années et des années. Je n'avais pas le choix. C'est ma kuleana [responsabilité et privilège].

– Kupuna Francine

Dans cette section, nous nous concentrerons sur les pratiques de bien-être et de guérison autochtones découlant de savoirs autochtones fondés sur le lieu. Le bien-être traditionnel des Autochtones est soutenu à l'échelle mondiale par une approche fondée sur les droits citée dans la DNUDPA : « Article 24. Les peuples autochtones ont droit à leur pharmacopée traditionnelle et ils ont le droit de conserver leurs pratiques médicales, notamment de préserver leurs plantes médicinales, animaux et minéraux d'intérêt vital. Les Autochtones ont aussi le droit d'avoir accès, sans aucune discrimination, à tous les services sociaux et de santé » (ONU, 2007, p. 19).

En tant qu'égaux, nous sommes appelés à respecter les savoirs autochtones et à ne pas reléguer la guérison traditionnelle autochtone à une médecine « complémentaire », « intégrée » ou « populaire » dans une comparaison dévalorisée par rapport aux approches occidentales. Les savoirs autochtones sont une « ressource inestimable pour faire face à la crise sanitaire mondiale dans les pays à revenu faible ou intermédiaire (Blignault et coll., 2018, p. 1355). Les pratiques de santé holistiques fondées sur les savoirs autochtones sont liées à « des avantages préventifs et durables pour la santé [...] [y compris] la possibilité de renforcer les pratiques et les possibilités d'autodétermination culturellement sécuritaires, d'améliorer la communication en matière de santé et de favoriser des relations fondées sur la confiance et le respect mutuel » (Boot et Lowell, 2019, p. 3). De plus, étant donné que les fournisseurs de soins de santé sont principalement formés dans un système occidentalisé, il peut être difficile, mais nécessaire, de reconnaître les différences entre les espaces de santé institutionnels occidentalisés et les écosystèmes de guérison autochtones (Robbins et Dewar, 2011). Toutefois, il n'appartient pas aux non-Autochtones de *s'intégrer* aux modèles médicaux. Au lieu de cela, ce sont le respect, la sensibilisation et la liberté pour les Autochtones d'apprendre et d'exercer leurs propres modes de guérison, qui permettront aux pratiques fondées sur le savoir autochtone de favoriser, à leur tour, la santé et le bien-être traditionnels. « Le bien-être traditionnel est un terme qui englobe les médecines, les pratiques, les approches et les savoirs traditionnels. Le bien-être traditionnel est fondé sur un modèle holistique de santé et est souvent négligé dans la prévention et le traitement des maladies chroniques ainsi que dans la promotion de la santé et du bien-être. On retrouve des médecines et des pratiques traditionnelles dans les communautés autochtones du monde entier. Dans de nombreux pays en développement, c'est la principale option de santé » (ASPN, 2014, p. 13).

Le bien-être traditionnel englobant la médecine traditionnelle et les pratiques de guérison est compris dans un contexte local. Un obstacle persiste parmi les fournisseurs de soins de santé qui marginalisent les pratiques de guérison traditionnelles. Cet obstacle peut être abordé au moyen d'un processus continu d'« autoréflexion pour comprendre les préjugés personnels et systémiques, ainsi que pour élaborer et maintenir des relations et des processus respectueux, fondés sur la confiance mutuelle. L'**humilité culturelle** implique de reconnaître humblement son propre état d'apprenant lorsqu'il s'agit de comprendre l'expérience d'autrui » (ASPN, 2018, p. 7). Un tel rapprochement est fondé sur des soins de santé qui « *respectent* [les patients] pour ce qu'ils sont, qui sont *adaptés* à leur vision du monde, qui offrent la *réciprocité* dans leurs relations avec les autres et qui les aident à exercer leur *responsabilité* sur leur propre vie » (Kirkness et Barnhardt, 2001, p. 1). Les praticiens doivent résister à l'inclusion occidentalisée des savoirs autochtones dans les soins de santé en tant que « don bienveillant » (Stein et Andreotti, 2016, p. 373). De plus, l'accès équitable à la médecine traditionnelle doit faire partie du continuum des soins de santé primaires en tenant compte des structures de pouvoir et de la propriété des savoirs dans les systèmes de soins de santé (Redvers et coll., 2019).

Dans une étude canadienne de Zubek (1994) sur la compréhension et les attitudes de médecins de famille sur la guérison traditionnelle, les répondants ne connaissaient pas les méthodes de guérison autochtones et étaient fortement en désaccord « avec l'utilisation par leurs patients des médecines traditionnelles autochtones dans les hôpitaux » (p. 1928). Une étude plus récente portait sur la sensibilisation des fournisseurs de soins de santé aux personnes souffrant d'arthrite à l'égard des pratiques de guérison traditionnelles, y compris à base de plantes, rituelles ou spirituelles et les services de counseling liés au bien-être (Logan et coll., 2020). De même, les participants ont déclaré qu'ils « ne connaissaient pas ou pas bien les pratiques de guérison autochtones » (p. e5), tout en « exprimant leur intérêt pour l'idée de créer un espace dédié aux pratiques de guérison autochtones » (p. e5). Bien que cela puisse sembler prometteur, les résultats ont révélé que l'inclusion des pratiques de guérison autochtones est mise en œuvre, « mais selon une construction coloniale de la médecine, ce qui démontre l'existence d'un parti pris et la hiérarchie de la médecine » (p. e5). Nous devons aller au-delà de la simple inclusion des savoirs autochtones et de la guérison traditionnelle, et respecter le fait que de telles façons d'être, de savoir et de faire sont essentielles au bien-être des Autochtones.

Une collaboration continue entre les éducateurs en soins de santé, les professionnels, les fournisseurs de services, les décideurs et les membres de la communauté est encouragée afin que les besoins des Autochtones en matière de santé soient pris en charge par la guérison traditionnelle. En collaboration avec des membres de la collectivité et des intervenants clés, l'ASPN (2014) a établi des directives pour « protéger, intégrer et promouvoir les savoirs, les croyances, les valeurs, les pratiques, les médecines et les modèles de santé et de guérison des Premières Nations dans tous les programmes et services de santé qui desservent les Premières Nations de la Colombie-Britannique » (p. 6). Le bien-être traditionnel est guidé par quatre valeurs clés : le respect, la sagesse, la responsabilité et les relations (ASPN, 2014, p. 25). Un cadre stratégique traditionnel du mieux-être a été élaboré avec cinq objectifs clés :

1. Soutenir la promotion de la compréhension
2. Développer des ressources de savoirs
3. Accroître le transfert des savoirs
4. Promouvoir le partenariat
5. Défendre et soutenir les guérisseurs traditionnels et les communautés (ASPN, 2014, p. 29)

Ce cadre illustre l'espace d'engagement éthique qui respecte l'intégrité des savoirs autochtones à l'intersection des soins de santé occidentalisés. Les fournisseurs de soins de santé sont invités à examiner comment les praticiens autochtones et non autochtones jouent un rôle commun dans la promotion de la guérison traditionnelle, avec un espace éthique d'engagement pour les partenariats de soins de santé dirigés par des Autochtones. Les efforts anticoloniaux visant à maintenir de telles innovations peuvent être appuyés par une remise en question des hypothèses occidentalisées et un engagement respectueux à l'égard des savoirs autochtones visant à rétablir et à maintenir le bien-être (Saskamoose et coll., 2017; St. Denis et Walsh, 2017).

En terminant cette section, nous vous invitons à réfléchir davantage aux défis uniques auxquels sont confrontés les fournisseurs de soins de santé autochtones pour « accéder aux savoirs autochtones et occidentaux et les appliquer dans leur pratique » (Rogers et coll., 2019, p. 9). Il convient de tenir compte de l'impact du racisme contre les Autochtones dans les rencontres interpersonnelles avec les patients et les collègues. S'y ajoute la discrimination structurelle qui s'inscrit dans les pratiques et les politiques institutionnelles (Allan et Smylie, 2015; Bond et coll., 2019). Un examen critique de nos processus sociaux et institutionnels est nécessaire pour créer un changement positif qui protège le droit des Autochtones à un espace et à un lieu sûrs pour les savoirs autochtones et la guérison traditionnelle pour les patients et les fournisseurs.

Compétence structurelle et approches fondées sur les forces

Bien que l'on souligne souvent les efforts visant les relations interpersonnelles, nous devons également examiner comment faire progresser la santé des Autochtones à l'échelle des systèmes grâce à des **compétences structurelles** clés :

1. Reconnaître les structures qui façonnent les interactions cliniques
2. Développer un langage extraclinique propre à la structure
3. Réarticuler les formulations « culturelles » en termes structurels
4. Observer et imaginer des interventions structurelles
5. Développer l'humilité structurelle (Metzl et Hansen, 2014, p. 126)

Sur le plan de la compétence structurelle, la reconnaissance de l'impact systémique sur la santé des Autochtones dans des contextes historiques et sociaux permet de s'orienter vers des soins de santé encadrés par l'équité (Crowshoe et coll., 2019). Dans ce mouvement, nous devons tenir compte des forces des Autochtones, maintenues en tension en raison des inégalités structurelles imposées par la société.

Par exemple, au Canada, il était illégal pour les Autochtones de parler leur langue ou d'exercer leurs pratiques de guérison traditionnelles jusque dans les années 1950 (Robbins et Dewar, 2011). Les normes et les structures sociétales perpétuent le racisme envers les Autochtones. Un défi anticolonial important pour les fournisseurs de soins de santé est de se concentrer sur la valeur inhérente des peuples et des savoirs autochtones, tout en s'occupant des inégalités structurelles qui perpétuent les disparités en matière de santé (Fogarty et coll., 2018). Les Autochtones sont aux prises avec une répartition inégale des ressources de santé et un lourd fardeau de maladie dans un contexte de « déséquilibres de pouvoir [...] et de discrimination institutionnelle » (Smylie et coll., 2014, p. 18). Pour dépasser le blâme des victimes, nous devons essayer de trouver la racine des disparités en matière de santé des Autochtones dans les structures historiques, sociétales et institutionnelles. Un large appui institutionnel ainsi qu'une planification stratégique, des politiques et un engagement communautaire intensif sont impératifs pour que cette éducation se fasse et pour atteindre une pratique culturellement sécuritaire (Kurtz et coll., 2018). Cette éducation et ce mouvement peuvent également être appuyés par des approches fondées sur les forces, comme la résilience en vue d'orienter les efforts de promotion de la santé des Autochtones, y compris les soins tenant compte des traumatismes.

Considérations culturelles dans les soins

Choisir de voir les forces

En mettant l'accent sur les savoirs autochtones et en visant une pratique culturellement sûre, les perspectives des Autochtones doivent comprendre des forces, sans perdre de vue les disparités en matière de santé.

À cette fin, il convient de rechercher des perspectives et des comptes rendus qui confirment les forces. Par exemple, examiner les perspectives des Premières Nations sur la santé et le bien-être de l'Autorité sanitaire des Premières Nations (2020) : https://www.fnha.ca/wellness/wellness-and-the-first-nations-health-authority/first-nations-perspective-on-wellness.

Questions de réflexion : En pensant aux savoirs et à la santé des Autochtones, quelles forces reconnaissez-vous dans ce cadre? Comment peut-on mettre en évidence et soutenir les forces en tant que lieux de pratique individuels, communautaires et propres au système?

RÉSILIENCE ET SOINS TENANT COMPTE DES TRAUMATISMES

En hawaïen, « imua » signifie l'encouragement et la leçon d'aller de l'avant avec force. L'une de nos plus grandes forces est d'apprendre à nous aimer nous-mêmes afin que nous puissions vraiment aimer les autres, être libres et faire ce que nous sommes censés faire.

– Kupuna Francine

Dans cette section, nous nous concentrerons sur les approches fondées sur les forces en matière d'équité et d'autonomisation chez les Autochtones, grâce à la résilience et aux soins tenant compte des traumatismes. Cela peut être réalisé en partenariat avec les Autochtones par un examen critique de la communication, des programmes et des politiques qui :

1. Reconnaissent les expériences positives et les attributs qui facilitent le bien-être
2. Donnent la priorité à de bonnes relations avec les Autochtones
3. Recentrent les relations de pouvoir et l'autodétermination
4. S'occupent des déterminants structurels de la santé (Askew, 2020; Kennedy et coll., 2020)

Nous pouvons étendre notre capacité en tant que fournisseurs de soins de santé en utilisant une approche fondée sur les forces pour aborder les déterminants structurels de la santé des Autochtones. Ces compétences demeurent ancrées dans les droits de la personne et dans un engagement respectueux avec les peuples et les savoirs autochtones comme fondement de la santé.

Résilience

Quand je vis une période difficile, je prie et je demande conseil au Créateur. Je ressens une humble gratitude pour ma vie et je sais que je ne suis jamais seule. N'oubliez pas de demander de l'aide lorsque vous en avez besoin. Nous pouvons tous nous entraider et nous avons tous besoin de nous aider les uns les autres. C'est une autre façon de voir que nous sommes égaux. C'est là que se trouve l'amour.

– Grand-mère Doreen

Les **approches fondées sur les forces** désignent une variété de pratiques qui mettent l'accent sur les attributs positifs de l'épanouissement humain pour créer et maintenir la santé, tout en reconnaissant les disparités systémiques en matière de santé (Fogarty et coll., 2018). Étant donné que les savoirs autochtones sont propres aux lieux, les forces sont comprises dans un contexte axé sur le lieu. Les fournisseurs de soins de santé sont mis en garde contre l'imposition de valeurs occidentalisées qui déterminent les « forces ». Il est important de comprendre comment les Autochtones eux-mêmes décrivent leurs propres forces (Askew et coll., 2020).

La résilience des Autochtones « est fondée sur les capacités innées des Autochtones et met l'accent sur la réussite plutôt que sur le fait de surmonter les difficultés » (McGuire, 2010, p. 121). La résilience a été décrite dans divers contextes autochtones (Hansen et Antsanen, 2016; Kirmayer et coll., 2011; McGuire, 2010), où, selon les savoirs autochtones locaux, elle désigne systématiquement des expériences directes qui soutiennent l'identité et la santé autochtones.

La résilience est un processus relationnel, holistique et basé sur le lieu « qui peut être acquis et développé » (Hansen et Antsanen, 2016, p. 1). Une étude canadienne menée auprès de plusieurs communautés autochtones différentes sur les « racines de la résilience » (Kirmayer et coll., 2011) a conduit à la création d'un cadre pour guider l'interprétation locale des quatre principaux processus de résilience autochtone :

1. Réguler les émotions et aider à l'adaptation par des concepts de soi et de l'identité individuelle relationnels, écocentriques et cosmocentriques
2. Revoir l'histoire collective de manières qui valorisent l'identité collective
3. Revitaliser la langue et la culture comme ressources d'autofaçonnement narratif, de positionnement social et de guérison
4. Renouveler la capacité d'agir individuelle et collective par l'activisme politique, l'autonomisation et la réconciliation (Kirmayer et coll., 2011, p. 84)

Ces processus sont harmonisés avec les savoirs autochtones et entendus dans le contexte de la nature dynamique des relations que des personnes et des communautés ont avec les écosystèmes qui soutiennent la santé par « la capacité d'agir et l'identité autochtones » (p. 84). Les fournisseurs de soins de santé peuvent soutenir la résilience en s'engageant à faire preuve d'humilité culturelle et en co-apprenant avec les Autochtones qui décrivent leurs propres forces et leurs bonnes relations avec le corps, le mental, les émotions et l'esprit. Il convient de réfléchir à la façon de recentrer les interactions avec les patients qui inspirent la découverte des quatre principaux processus de résilience (Kirmayer et coll., 2011). La force est souvent maintenue en tension par les difficultés et amplifiée dans les soins tenant compte des traumatismes.

Soins tenant compte des traumatismes

Ma grand-mère fermait les volets pour que personne ne l'entende parler hawaïen avec mes tantes. Je n'avais pas le droit de parler hawaïen. C'était difficile de ne pas avoir la liberté d'être moi-même. Je sais que je ne suis pas seule. Nous avons tous connu des moments difficiles. Nous devons faire ce que nous faisons le mieux et nous aimer les uns les autres dans les moments difficiles. Nous vivons selon l'esprit Aloha. Sinon, nous devons nous regrouper et continuer à chercher notre chemin de retour.

– Kupuna Francine

Les **soins tenant compte des traumatismes** sont une approche qui présume que les patients et les collègues ont vécu un traumatisme, tout en changeant de perspective de « ce qui ne va pas » à « ce qui s'est passé » (Alberta Health Services, 2020). Cette approche est très pertinente, étant donné que plus de 75 % des « adultes canadiens déclarent avoir été exposés d'une manière ou d'une autre à un traumatisme au cours de leur vie » (BC Provincial Mental Health and Substance Use Planning Council, 2013, p. 9). Les principes de base des soins tenant compte des traumatismes comprennent « la sensibilisation aux traumatismes, la sécurité, la fiabilité, le choix et la collaboration, ainsi que la mise à profit des forces et des compétences » (BC Provincial Mental Health and Substance Use Planning Council, 2013, p. 13–14).

Tous les fournisseurs de soins de santé peuvent étudier les soins tenant compte des traumatismes selon une approche générale, différente des services spécialisés axés sur les traumatismes. Voici quelques-unes des principales mesures prises dans le domaine des soins tenant compte des traumatismes :

- Prendre conscience des répercussions généralisées des traumatismes et comprendre les voies de rétablissement
- Reconnaître les signes et les symptômes des traumatismes chez les patients, les familles et le personnel
- Intégrer des savoirs sur les traumatismes dans les politiques, les procédures et les pratiques
- Éviter activement les nouveaux traumatismes

Les traumatismes sont compris comme des événements suivis de réactions et ils peuvent être de divers types, notamment historiques, intergénérationnels, culturels, domestiques, développementaux, interpersonnels, indirects et axés sur le système (Alberta Health Services, 2020). Cette section portera sur les traumatismes intergénérationnels comme facette du traumatisme historique colonial chez les Autochtones. Les traumatismes historiques sont transmis sur les plans psychologique, physiologique et social entre les générations, et ils sont vécus à plusieurs reprises, aux niveaux individuel et collectif tout au long de la vie (Alberta Health Services, 2020; Aguiar et Halseth, 2015).

Chez toutes les générations d'Autochtones, des réactions aux traumatismes ont été reconnues, avec des répercussions holistiques sur la santé physique, mentale, émotionnelle, culturelle, économique et spirituelle, tragiquement marquée par le génocide (Aguiar et Halseth, 2015; Haskell et Randall, 2009; Wesley-Esquimaux et Smolewski, 2004). Les réactions aux traumatismes historiques comprennent « la culpabilité des survivants, la dépression, les symptômes somatiques (physiques), la faible estime de soi, la peur intense [et] la vitalité de [sa] propre vie considérée comme une trahison envers les ancêtres qui ont souffert » (Brave Heart, 2017). Ces réactions aux traumatismes se transmettent d'une génération à l'autre, créant « des taux élevés de stress traumatique, de souffrance, de dépression, de toxicomanie, de violence familiale et de suicide » (Alberta Health Services, 2020) et un trouble de stress post-traumatique complexe (Haskell et Randall, 2009). Les traumatismes collectifs ont une incidence sur la santé des Autochtones au sein des familles, des communautés et de la société.

Les fournisseurs de soins de santé doivent participer aux soins tenant compte des traumatismes guidés par l'humilité culturelle avec les Autochtones et prendre en considération « ce qui vous est arrivé » par rapport au traumatisme historique enraciné dans le colonialisme sociétal. De plus, une approche fondée sur les forces aide les praticiens à engager un dialogue respectueux avec les Autochtones pour décrire la résilience et les défis à partir de leur propre contexte (Fogarty et coll., 2018; Haskell et Randall, 2009).

Nous utilisons des hochets pour guérir grâce à la bonne énergie de l'esprit. Même lorsque je proteste et qu'il y a du bruit tout autour de moi, je suis calme dans mon cœur et je sais que mon but est d'aider à apporter le changement et la guérison par l'amour inconditionnel.

– Grand-mère Doreen

Les savoirs autochtones et les pratiques traditionnelles de mieux-être locaux sont d'importants soutiens pour la guérison individuelle et collective (Brave Heart et coll., 2011). La guérison holistique des traumatismes historiques, y compris la perturbation des traumatismes intergénérationnels, est mieux soutenue par un contexte culturel local qui est inclusif et responsabilisant pour les personnes, les familles et les communautés (Aguiar et Halseth, 2015). Brave Heart et coll. (2011) ont sensibilisé la population à la façon de « soulager la souffrance psychologique et le deuil non résolu […] en élaborant des interventions adaptées à la culture et dirigées par la collectivité » (p. 282). « Notre objectif est de réhabiliter les Autochtones et de nous donner les moyens d'agir, de récupérer notre moi traditionnel, nos savoirs traditionnels et notre droit d'être qui nous sommes et devrions être, c'est-à-dire des communautés saines, vivantes et dynamiques, libres de toute […] réaction traumatique. Essentiellement, nous nous efforçons de transcender notre passé traumatique collectif » (Brave Heart et coll., 2011, p. 288).

Les traumatismes historiques menacent les savoirs autochtones et la continuité culturelle, mais la guérison est enracinée dans la force des façons d'être, de savoir et de faire autochtones. Il faut donc une résistance collective pour remettre en question le statu quo et adopter des changements positifs. Les fournisseurs de soins de santé ont la responsabilité commune de défendre les droits des Autochtones et l'équité en santé. Dans la section suivante, nous examinons comment y parvenir au moyen de *pratiques relationnelles anti-oppressives* et fondées sur les droits qui intègrent la *compétence structurelle* et la *sécurité culturelle*.

Pratiques anti-oppressives pour la sécurité culturelle

Lorsque l'hôpital du Nord a imposé la stérilisation à une fille autochtone, je lui ai donné un petit déjeuner pour l'empêcher d'aller à la salle d'opération. Cela m'a causé beaucoup d'ennuis à tous les échelons de ce système, de l'infirmière en chef au gouvernement. J'ai demandé de l'aide au Créateur et une personne de l'administration m'a fait prendre un avion le soir même pour me sortir de là. La puissance du système était d'essayer d'effacer nos vies autochtones; mais des gens courageux ont vu à quel point c'était fondamentalement mal. Nous avons tous le choix de puiser dans notre sagesse et de maintenir ou de remettre en question le statu quo dans l'intérêt de notre humanité commune.

– Grand-mère Doreen

Grâce aux ponts entre les soins tenant compte des traumatismes et les approches fondées sur les forces dont il a été question précédemment, comment les fournisseurs de soins de santé peuvent-ils exercer leur travail quotidien, au sein d'établissements et d'organisations qui ont des liens avec l'oppression et les préjudices? Dans cette dernière section, nous explorons les pratiques, les actions et les principes anti-oppressifs pour la pratique relationnelle et la communication, ainsi que l'humilité culturelle en action, qui mènent tous à une pratique culturellement sécuritaire.

La **pratique anti-oppressive** exige que les praticiens tiennent compte de l'histoire, des traumatismes, de la dynamique du pouvoir et de l'intersectionnalité identitaire, tout en s'appuyant sur les forces des individus et des communautés sans imposer leurs propres préjugés (Van Herk et coll., 2011). Dans cette pratique, les fournisseurs de soins de santé doivent être conscients de leurs propres traditions, valeurs, croyances et préjugés à l'égard des pratiques de guérison et de soins de santé. Ce point de départ de la pratique anti-oppressive passe outre « la rhétorique de la bienveillance » pour reconnaître l'histoire de la discrimination, du privilège blanc, de la domination scientifique et de l'oppression au sein de la profession (Smith, 2020). Aux fins du présent chapitre, nous comprenons la lutte contre le racisme comme s'inscrivant dans l'approche plus large de la pratique anti-oppressive.

Les valeurs d'inclusion, de respect, de célébration des différences, d'équité et d'engagement soutiennent des soins culturellement sûrs pour les personnes, les familles, les groupes et les communautés (Jakubec et Bourque Bearskin, 2020). Ces valeurs devraient être intégrées à tous les processus, politiques et pratiques des fournisseurs de soins de santé et des organismes professionnels (Association des infirmières et infirmiers autorisés de l'Ontario [AIIAO], 2007). Des soins culturellement sûrs sont fournis non seulement aux personnes appartenant à des groupes raciaux ou ethniques, mais aussi à celles appartenant à des groupes en fonction de facteurs tels que l'âge, la religion, l'orientation sexuelle et le statut socio-économique. Les praticiens doivent donner des soins qui répondent aux besoins de personnes diverses et recadrent la profession pour en faire un allié pertinent et réactif. Les soins culturellement sûrs commencent par la conscience de soi, et des pratiques particulières qui seront abordées plus loin dans le présent chapitre; cependant, cela ne s'arrête pas là. Le racisme et l'oppression qui influencent les soins et les environnements dangereux sont des pratiques institutionnalisées, systémiques et organisationnelles (Nzira et Williams, 2009).

Un modèle d'action positive pour la pratique anti-oppressive au niveau organisationnel intègre des activités qui façonnent les professions au sein du système de soins de santé (Jakubec et Bourque Bearskin, 2020). Le démantèlement du langage, des pratiques et des activités systématiques qui soutiennent l'oppression nécessite plusieurs niveaux d'action, interpersonnels et relationnels, certes, mais également au cœur des technologies et mécanismes des organisations. L'action organisationnelle peut aller du respect des exigences juridiques fondamentales minimales en matière de diversité et d'antidiscrimination à des mesures d'action positive particulières, à des programmes d'égalité et à l'intégration de l'égalité des chances (Nzira et Williams, 2009). Les organisations peuvent choisir de faire des énoncés de position, de réorienter leur travail et d'exiger l'embauche d'Autochtones de manière à permettre aux savoirs autochtones d'avoir un forum ouvert et respecté.

Aller au-delà des exigences légales minimales pourrait impliquer de prendre des mesures proactives dans le cadre des paramètres de la loi en vue d'une action positive qui remette en question la discrimination au sein d'un groupe dominant, comme les organisations professionnelles de soins infirmiers ou de santé (Jakubec et Bourque Bearskin, 2020). L'action positive signifie fournir aux personnes et aux groupes défavorisés une formation particulière et un encouragement ciblé. L'action positive ne met pas en place des quotas de discrimination à rebours ou un traitement préférentiel, mais applique plutôt une approche visant à diversifier un groupe professionnel dans tous les rôles afin de favoriser une meilleure représentation pour contrer les effets de la discrimination passée et aider à éliminer les stéréotypes sexuels et raciaux. D'autres programmes d'égalité de grande envergure et l'intégration d'approches organisationnelles (telles que des mesures d'égalité particulières ou de nouvelles politiques au sein d'une organisation) peuvent étendre la portée de l'action positive pour commencer à changer la discrimination, l'iniquité et le racisme institutionnalisés (Nzira et Williams, 2009). L'intégration de l'action positive et des pratiques anti-oppressives nécessite une politique et des activités organisationnelles à plusieurs niveaux, y compris la formation et l'éducation initiales et continues (Smith, 2020). Les pratiques de décolonisation mettent l'accent sur la déstabilisation des approches dominantes par le leadership et les savoirs autochtones. La formation aux professions de santé comprend de plus en plus d'activités de sensibilisation, d'alliances et d'actions en faveur de la santé et de l'équité des Autochtones, tant au niveau du programme que de l'expérience. Il est de notre responsabilité morale de faire face au racisme et à la discrimination historiques au sein et en dehors des professions de santé. Il est donc nécessaire d'avoir à la fois des pratiques individuelles et systémiques.

PRATIQUE RELATIONNELLE

Toutes mes relations – Nous sommes un – Pohai O Kealoha

– Grand-mère Doreen et Kupuna Francine

Le démantèlement des pratiques oppressives et l'atteinte de la sécurité culturelle, comme l'invitation aux savoirs autochtones, reposent sur la relation et la pratique relationnelle (Jakubec et Bourque Bearskin, 2020). La **pratique relationnelle** est guidée par la « participation consciente avec les clients grâce à l'application d'habiletés relationnelles dont notamment l'écoute, l'interrogation, l'empathie, la mutualité, la réciprocité, l'observation de soi, la réflexion et une sensibilité à l'égard des contextes affectifs » (Ordre des infirmières et infirmiers de l'Ontario, 2014, p. 12). Elle aide les fournisseurs de soins de santé à prendre des décisions plus éclairées et culturellement compétentes au sujet des meilleurs soins pour divers patients (p. ex., patients aux identités de genre, à l'orientation sexuelle, aux capacités, à la spiritualité, au revenu, à la langue et aux emplacements géographiques différents) (AIIAO, 2006). La pratique relationnelle place les soins dans le contexte des relations (Bergum et Dossetor, 2005; Pollard, 2015). Elle demande aux praticiens de regarder au-delà des étiquettes restrictives de l'ethnicité, de la minorité visible, de l'âge, etc., pour voir les patients comme des personnes ayant leurs propres antécédents et identité (Hartrick Doane et Varcoe, 2020). Il a été démontré que la pratique relationnelle améliore les résultats pour la santé des patients et la satisfaction au travail des fournisseurs de soins de santé (Andersen et Havaei, 2015; Johannessen et coll., 2013).

La marque de la pratique professionnelle des soins de santé organisée autour de la pratique relationnelle réside dans des soins sécuritaires et axés sur le patient, fondés sur la confiance dans les relations thérapeutiques. La pratique clinique comporte de nombreux exemples de relations thérapeutiques de confiance rompues. Le récit rapporté plus tôt de Joyce Echaquan, une femme atikamekw de 37 ans décédée le 28 septembre 2020 à l'hôpital de Joliette, au Québec, en est un exemple particulièrement cru, mais il existe de nombreuses autres expériences de relations brisées et de capacités de soins défaillantes. Les spécialistes de la sécurité culturelle ont noté la prévalence de stéréotypes, d'une discrimination perçue et de commentaires désobligeants de la part des fournisseurs de soins de santé (Allan et Smylie, 2015; Martin et Kipling, 2006). En juin 2020, le ministre de la Santé de la Colombie-Britannique a commandé un examen pour enquêter sur le racisme systémique envers les Autochtones après des allégations selon lesquelles des travailleurs de la santé se seraient prêtés à un jeu sur le modèle de « Le juste prix » dans les services d'urgence de certains hôpitaux de la Colombie-Britannique, en devinant le taux d'alcoolémie de patients autochtones. Le rapport de la commission a révélé un racisme généralisé visant les Autochtones dans les services et les soins de santé de la province. Au nombre des recommandations du rapport « In Plain Sight », figurent notamment une formation sur ces pratiques pour la sécurité culturelle à tous les niveaux (y compris avant l'emploi et dans l'ensemble du système) ainsi que le soutien des processus et de la reddition de comptes dans le cadre de plaintes de pratiques racistes et oppressives (Turpel-Lafond, 2020).

Hartrick Doane et Varcoe (2020) expliquent que la pratique relationnelle s'appuie sur les forces des individus et reconnaît les processus et les pratiques qui enracinent la dynamique du pouvoir et l'oppression systématique dans la prestation des services de soins de santé aux patients. La pratique relationnelle aide les fournisseurs de soins de santé à s'attaquer à la dynamique du pouvoir au cœur de l'oppression, sous ses nombreuses formes. Les concepts clés de la pratique relationnelle sont un sentiment accru de conscience de soi en relation avec les autres, une perspective holistique du contexte et de la culture, ainsi que l'aptitude à la pratique relationnelle. La conscience de soi exige une réflexion et une honnêteté permanentes. Dans la pratique anti-oppressive, une telle honnêteté requiert l'examen de ses préjugés.

Considérations culturelles dans les soins

Examen de vos préjugés

1. Réfléchissez à vos propres préjugés et partis pris pour déterminer ce qui a influencé certaines de vos croyances sur les races.
2. Faites le test en suivant le lien vers Project Implicit. https://implicit.harvard.edu/implicit/ (Pour plus de détails sur les valeurs et les préjugés, consulter les chapitres 1 et 3.)

   Questions de réflexion : Vos résultats vous surprennent-ils? Quelles mesures prendrez-vous pour remédier à vos préjugés et partis pris?

Les *capacités relationnelles* ne sont pas seulement personnelles et réflexives, mais ce sont aussi les façons de se comporter dans une relation : être en mesure et désireux de comprendre les autres et d'exprimer ou de partager ses propres interprétations. Les fournisseurs de soins de santé qui s'engagent dans une pratique relationnelle sont pleinement présents avec les gens et font preuve de pleine conscience, de réciprocité, d'intentionnalité, d'authenticité, de chaleur, de respect, d'attention, de connaissance des limites, de la capacité de donner et de recevoir une rétroaction constructive, d'affirmation de soi, de compétences en résolution de conflits et d'une volonté de partager des informations de manière utile (Hartrick Doane et Varcoe, 2020). En bref, la pratique relationnelle nécessite une communication compétente qui accorde plus de valeur à la relation qu'aux techniques de communication. Paraphraser et répéter ce qu'a dit l'autre personne ne pourront jamais effacer l'oppression et l'abus de pouvoir.

Communication

Nous devons apprendre à écouter plus et à parler moins. Le Créateur nous a donné deux oreilles et une seule bouche.

– Grand-mère Doreen

Nous devons écouter et parler avec respect pour nous-mêmes et pour les autres.

– Kupuna Francine

Les techniques de communication ne sont pas le but de la communication; la relation l'est. Les compétences en écoute active, en communication non verbale, la sensibilisation et la compassion ne servent qu'à faciliter la capacité du fournisseur de soins de santé à développer des relations thérapeutiques efficaces avec les patients. Elles permettent également aux praticiens d'avoir une plus grande conscience de soi et des signaux des patients pouvant révéler les causes profondes de la douleur, de la souffrance ou des comportements difficiles (Hartrick Doane et Varcoe, 2020). Cette conscience accrue du contexte et de l'action émancipatrice est nécessaire pour motiver l'action anti-oppressive à plusieurs niveaux (p. ex., individuel, groupe, politique).

Humilité culturelle

Je demande la permission avant de visiter le Canada. Je prie Ke Akua (le Créateur) et je demande la permission d'entrer à la terre, aux ancêtres, aux Aînés et aux gens. Je suis honorée d'être reconnue lors de ma visite et de ma participation à la cérémonie. J'ai beaucoup d'amour et de respect pour les Aînés de vos territoires traditionnels qui m'accueillent comme une sœur.

— Kupuna Francine

Le concept d'humilité culturelle est relativement nouveau pour les fournisseurs de soins de santé. Il s'agit d'un processus qui exige que les fournisseurs de soins de santé s'engagent continuellement dans l'autoréflexion et l'autocritique en tant qu'apprenants à vie et praticiens réfléchis. L'humilité culturelle met également fin aux déséquilibres de pouvoir qui existent dans la dynamique du milieu des soins de santé (Tervalon et Murray-Garcia, 1998). En apprenant l'humilité culturelle, les praticiens seront mieux préparés à une pratique sécuritaire sur le plan culturel (Levi, 2009). Aborder les soins de santé avec humilité culturelle va au-delà du concept de sécurité culturelle pour encourager les gens à identifier et à reconnaître leurs propres préjugés. L'humilité culturelle reconnaît qu'il est impossible de connaître suffisamment d'autres cultures que la nôtre, et exige de nous plus que de reconnaître nos différences ou d'y être sensibles, mais d'assumer la responsabilité de nos interactions avec les autres (Juarez et coll., 2006). L'Aînée Doreen Spence explique que le sentiment d'humilité consiste à être à l'aise avec le fait de ne pas savoir et de ne pas être expert, et d'aborder la pratique avec la tendresse du cœur et la force d'un profond respect.

Ma vie est une offrande d'humble gratitude pour tous les dons et les expériences que le Créateur m'a accordés. Quand je pense à l'époque où j'étais infirmière, je me demande ce qui se serait passé si nous avions tous eu une humble gratitude pour les patients autochtones au lieu que cela me soit réservé, en tant qu'infirmière autochtone. Nous devons comprendre que lorsque nous travaillons ensemble, nous nous guérissons les uns les autres. Comment pouvons-nous dire que les infirmières sont « attentionnées » quand cela ne paraît pas dans nos actes? Cela doit venir directement de nos cœurs avec humilité et respect.

— Grand-mère Doreen

L'humilité culturelle n'est pas une fin en soi; il s'agit plutôt d'un engagement à l'égard d'une façon d'être et d'un processus actif de relations les uns avec les autres (ASPN, 2020; Racher et Annis, 2007). Hoskins (1999) a décrit cinq processus majeurs qui peuvent aider les gens à atteindre l'humilité culturelle : (1) reconnaître la douleur de l'oppression, (2) s'engager dans des actes d'humilité, (3) agir avec révérence, (4) s'engager dans la réciprocité, et (5) maintenir une position de non-savoir.

Le développement des traits de caractère propres à l'humilité culturelle s'affirme aux niveaux intra et interpersonnel. Ces traits comprennent le respect, l'empathie et l'autoréflexion critique avec respect et ouverture par rapport à la vision du monde du patient, à l'établissement de partenariats et à l'engagement à l'égard d'un processus culturel tout au long de la vie (Chang et coll., 2012). Combinée aux compétences en matière de relations et de communication, l'humilité culturelle favorise une conscience de soi fondamentale pour les actions systémiques. Des exemples donnés dans l'encadré « Considérations culturelles dans les soins » comprennent des énoncés de position d'organismes professionnels et de services de santé. Les institutions qui s'engagent à faire preuve d'humilité culturelle au niveau du système finissent par influencer les niveaux individuel et interpersonnel, par un flux et des actions aux répercussions globales.

Considérations culturelles dans les soins

L'humilité culturelle en action

Étapes pratiques pour atteindre l'humilité culturelle au niveau du système :
1. Évaluation critique des pratiques et de la culture actuelles d'une institution ou d'une organisation
2. Élaboration ou intégration de principes d'humilité culturelle dans les énoncés de mission et de vision de l'organisation
3. Prestation de formations et de ressources au personnel et aux employés
4. Évaluation périodique continue des efforts et des progrès réalisés

Exemples pratiques d'organisations qui prennent des mesures pour promouvoir l'humilité culturelle au niveau du système :
1. L'Autorité sanitaire des Premières Nations (ASPN, 2018) a élaboré et mis en œuvre une vision pour un système de santé autochtone culturellement sécuritaire avec une formation du personnel visant cet objectif.
2. L'énoncé de position de l'Association canadienne des infirmières et infirmiers en périnatalité et en santé des femmes (CAPWHN, 2019) sur la sécurité et l'humilité culturelles vise à faire progresser l'équité en santé des Autochtones grâce à la réparation des torts.
3. La norme d'exercice en matière de sécurité culturelle, d'humilité culturelle et de lutte contre le racisme du British Columbia College of Nurses and Midwives (BCCNM, 2022).

Recadrage de la compétence culturelle

Face à la diversité culturelle du Canada, les fournisseurs de soins de santé sont de plus en plus appelés à donner des soins de qualité, efficaces et sûrs. La compétence culturelle comporte diverses définitions, dont beaucoup sont contestées en raison de leur vue essentialiste de la culture. L'essentialisme suggère que les personnes appartenant à des groupes culturels ont des caractéristiques naturelles et immuables, ce qui permet d'affirmer qu'il existe une catégorisation définie (Wesp et coll., 2018). La **compétence culturelle** est ainsi considérée comme un processus continu et un « appel à l'action » visant les fournisseurs et les systèmes de soins de santé (CVR, 2015) pour développer les capacités et les compétences nécessaires à la prestation de soins culturellement sûrs aux Autochtones.

Dans le processus et la recherche de soins compétents, les cultures des Autochtones restent au premier plan et la pratique est guidée par l'humilité culturelle. Ainsi, les fournisseurs de soins de santé sont conscients de leur propre identité culturelle et de leurs points de vue par une sensibilisation constante, l'examen de leurs préjugés et de leurs limites, et le développement de leurs capacités relationnelles. Pour répondre aux besoins de personnes uniques dans leurs contextes et environnements particuliers, les fournisseurs de soins de santé doivent aller au-delà des perspectives culturelles essentialistes et laisser de côté la liste de contrôle des compétences (Gray et Thomas, 2006; Gregory et coll., 2010).

L'important n'est pas une liste de contrôle prescrite, mais un processus de questionnement. Ce processus continu basé sur les points forts commence par la reconnaissance des différences fondamentales dans la manière dont les gens réagissent aux défis des soins de santé et aux possibilités de bien-être. Les fournisseurs de soins de santé peuvent commencer par interroger *tous les patients* sur les inégalités, les politiques et les pratiques en matière de santé concernant l'accès aux services appropriés (Rowan et coll., 2013). En même temps, les fournisseurs de soins de santé devraient chercher à comprendre les activités de promotion de la santé, les liens sociaux, la capacité de faire face, les pratiques spirituelles et les croyances culturelles particulières du patient. Nous tenons à mettre l'accent sur le processus relationnel et les compétences utilisées pour des soins culturellement sûrs.

Sécurité culturelle

Il n'existe pas de liste de contrôle ni de technique de communication propres à la sécurité culturelle. Les savoirs autochtones, les pratiques tenant compte des traumatismes et fondées sur les forces, l'humilité culturelle et les pratiques relationnelles se rejoignent dans un processus de relation qui reconnaît et aborde l'oppression. Dans ce processus, comme l'expliquent Hartrick Doane et Varcoe (2020), la conscience du pouvoir est essentielle au développement d'une relation culturellement sécuritaire et requiert une réflexion critique avancée ainsi que de l'humilité. La sécurité culturelle est reconnue comme un résultat de l'humilité culturelle par la prise de conscience des obstacles à l'efficacité clinique découlant des déséquilibres de pouvoir entre le fournisseur et le patient (Curtis et coll., 2019). Une relation praticien-patient culturellement sécuritaire exige que les fournisseurs de soins de santé comprennent ce qui suit : l'accès des Autochtones aux pratiques et aux cérémonies traditionnelles en matière de soins de santé, l'engagement, le dialogue et les consultations avec les administrateurs et les fournisseurs de soins de santé, le respect des droits des différents savoirs par les administrateurs et les fournisseurs de soins de santé, ainsi que la mise en œuvre d'engagements éthiques à l'égard de l'équité en santé, des pratiques culturellement sécuritaires et d'une réflexion collective. Ces éléments peuvent mener à une compréhension holistique de la culture et à un sentiment d'humilité afin de sensibiliser les fournisseurs de soins de santé au pouvoir et à l'adoption de pratiques culturellement sécuritaires.

Les recherches de Browne et coll. (2016) mettent en lumière les dimensions des soins de santé des Autochtones axés sur l'équité ainsi que les moyens pratiques de mettre en œuvre ces approches et stratégies pour promouvoir l'équité en matière de soins de santé. Dans leur étude ethnographique de deux centres de santé autochtones au Canada, Browne et coll. (2016) ont interrogé plus de 100 participants (patients et membres du personnel) et ont effectué plus de 900 heures d'observation sur le terrain afin d'explorer des stratégies visant à améliorer l'équité en matière de soins de santé auprès des Autochtones. Ils ont distingué quatre dimensions clés des services de santé axés sur l'équité, fondamentales pour soutenir la santé et le bien-être des Autochtones : (1) des soins attentifs aux iniquités, (2) des soins culturellement sûrs, (3) des soins tenant compte des traumatismes et de la violence, et (4) des soins adaptés au contexte. Pour adapter ces dimensions aux contextes locaux, les chercheurs ont constaté que les partenariats avec les dirigeants, les organismes et les communautés autochtones étaient essentiels, tout comme le travail d'action à tous les niveaux, la prise en compte des histoires locales et mondiales, ainsi que l'attention portée aux conséquences involontaires et potentiellement néfastes de chacune des dix stratégies identifiées afin d'optimiser l'efficacité. Ces dix stratégies sont les suivantes :

1. S'engager explicitement à favoriser l'équité en santé en partenariat avec les Autochtones dans le cadre d'une mission, d'une vision ou d'autres énoncés de politique fondamentaux
2. Élaborer des structures, des politiques et des processus organisationnels pour appuyer l'engagement à l'égard de l'équité en santé
3. Optimiser l'utilisation du lieu et de l'espace pour créer un milieu accueillant
4. Revoir l'utilisation du temps
5. S'occuper continuellement des déséquilibres de pouvoir
6. Adapter les soins, les programmes et les services aux contextes locaux, aux cultures autochtones et aux systèmes de savoirs
7. Lutter activement contre les expériences de racisme systémiques et individuelles ainsi que les formes croisées de discrimination
8. Assurer des occasions d'engagement significatif des patients et des dirigeants locaux dans les décisions de planification stratégique
9. Adapter les soins, les programmes et les services pour lutter contre les formes de violence interreliées
10. Adapter les soins pour tenir compte des déterminants sociaux de la santé des Autochtones

Ces stratégies fournissent une base pour des interventions au niveau de l'organisation afin de promouvoir la prestation de services plus équitables, mieux adaptés et plus sécuritaires pour les Autochtones. Elles ont permis la création d'un programme d'apprentissage élargi et d'autres stratégies de mise en œuvre dans le cadre d'EQUIP, un programme de recherche interdisciplinaire axé sur le renforcement de la capacité des organisations à fournir des soins de santé axés sur l'équité, en particulier pour les personnes souffrant d'inégalités sociales et sanitaires importantes. (Browne et coll., 2016). Pour plus d'informations sur EQUIP, voir https://equiphealthcare.ca/ (site disponible en anglais seulement).

Dans leur étude sur la formation des étudiants en sciences de la santé en Australie, au Canada, en Nouvelle-Zélande et aux États-Unis, Kurtz et ses collaborateurs ont constaté que l'enseignement de la sécurité culturelle et son application dans la pratique étaient liés à l'amélioration des relations, à des résultats plus sains et à l'augmentation du nombre d'Autochtones s'inscrivant à des programmes d'enseignement de la santé et de diplômés intéressés à travailler dans des communautés diverses (Kurtz et coll., 2018). Dans leur étude des pratiques en matière de sécurité culturelle dans les soins du diabète au Canada, en Australie, en Nouvelle-Zélande et aux États-Unis, Tremblay et ses collaborateurs ont également constaté que les résultats pour la santé s'amélioraient grâce à la formation des fournisseurs de soins de santé, à la modification de l'environnement clinique et à l'intégration de fournisseurs de soins de santé autochtones dans la main-d'œuvre (Tremblay et coll., 2020). En fin de compte, les soins culturellement sûrs sont définis par les personnes elles-mêmes, de sorte qu'une pratique sécuritaire implique de s'enquérir de ce qui serait important pour les personnes et leur communauté. (Hughes, 2018). La sécurité culturelle et la réalisation de pratiques sécuritaires peuvent également être mesurées au moyen de l'équité en santé et des principes fondamentaux présentés dans le tableau 9.1. Le site Web de l'Association des infirmières et infirmiers autochtones du Canada fournit de plus amples renseignements sur son initiative de sécurité culturelle (voir https://indigenousnurses.ca/, en anglais seulement).

TABLEAU 9.1 ■ Principes fondamentaux de la sécurité culturelle

1. Mettre clairement l'accent sur l'atteinte de l'équité en santé, avec des progrès mesurables vers cet aboutissement.
2. Être centré sur des concepts clarifiés de sécurité culturelle et de conscience critique plutôt que sur des notions étroites de compétence culturelle.
3. Se concentrer sur l'application de la sécurité culturelle dans un contexte systémique et organisationnel de soins de santé en plus de l'interface individuelle entre le fournisseur de soins et le patient.
4. Mettre l'accent sur des activités de sécurité culturelle qui vont au-delà de l'acquisition de connaissances sur « d'autres cultures » et du développement de compétences et d'attitudes appropriées, et passer à des interventions qui reconnaissent et abordent les préjugés et les stéréotypes.
5. Promouvoir l'encadrement de la sécurité culturelle comme nécessitant de mettre l'accent sur les relations de pouvoir et les iniquités dans les interactions en matière de soins de santé qui reflètent les dynamiques historiques et sociales.
6. Ne pas limiter les parcours d'études aux programmes d'éducation officiels, mais les élargir plutôt à tous les environnements, systèmes, structures et politiques de formation et de pratique.

Tiré de Curtis, E., Jones, R., Tipene-Leach, D., et coll. (2019). Why cultural safety rather than cultural competency is required to achieve health equity: A literature review and recommended definition. *International Journal for Equity in Health, 18*, p. 174. https://doi.org/10.1186/s12939-019-1082-3.

Résumé

Ce chapitre vise à accroître la sensibilisation sur la façon d'offrir aux Autochtones des pratiques relationnelles de soins de santé fondées sur les droits, anticoloniales, tenant compte des traumatismes et anti-oppressives. Si les fournisseurs de soins de santé doivent faire preuve de réflexion individuelle et de conscience de soi, nous devons également reconnaître l'impact profond des systèmes et des structures sur les déterminants de la santé, y compris la manière dont les facteurs historiques et sociopolitiques influencent les expériences vécues par les Autochtones et leurs résultats en matière de santé. Grâce à l'humilité culturelle, nous créons d'importantes occasions de nous engager respectueusement à l'égard des savoirs autochtones comme base du bien-être des Autochtones et des soins culturellement sûrs. Les pratiques anti-oppressives servent de contrepoids aux méfaits du racisme. Ensemble, nous pouvons faire progresser l'équité en santé des Autochtones et « transformer les voies de guérison » (Kílala Lelum, s.d.).

 http://evolve.elsevier.com/Srivastava/competenceculturelle/

Questions à des fins d'examen et de discussion

1. Comment les fournisseurs de soins de santé peuvent-ils instaurer la sécurité culturelle pour créer des relations respectueuses avec les Autochtones?
2. Quelle est l'incidence du colonialisme sur les expériences des Autochtones en matière de soins de santé?
3. Comment les fournisseurs de soins de santé peuvent-ils changer la donne dans la lutte contre le racisme envers les Autochtones?
4. Qu'est-ce que l'équité en santé des Autochtones signifie pour vous?
5. Comment les fournisseurs de soins de santé peuvent-ils s'engager dans des soins fondés sur les forces auprès des Autochtones?

Activité expérientielle ou de réflexion de groupe

En groupe, explorez les questions suivantes :
- Qu'est-ce que l'équité en santé des Autochtones?
- À quoi ressemble l'équité en santé des Autochtones dans votre domaine de soins cliniques directs (ou dans un domaine de soins de santé choisi)?
- À quoi ressemble l'équité en santé des Autochtones dans l'ensemble du système de soins de santé?

Ensuite, réfléchissez à des stratégies pratiques en fonction des questions suivantes :
- Comment la sécurité culturelle, la pratique relationnelle et les approches fondées sur les forces et d'autres approches peuvent-elles soutenir l'équité en santé des Autochtones aux niveaux d'intervention interpersonnel et institutionnel dans votre travail en soins de santé? Quelles stratégies particulières pouvez-vous envisager dans votre domaine de soins et dans l'ensemble du système de soins de santé? Comment saurez-vous si les stratégies ont été couronnées de succès?

Références

Affaires indiennes et du Nord Canada. (2010). *L'histoire des traités au Canada.* https://www.rcaanc-cirnac.gc.ca/DAM/DAM-CIRNAC-RCAANC/DAM-TAG/STAGING/texte-text/ap_htmc_treatliv_1314921040169_fra.pdf.

Aguiar, W., et Halseth, R. (2015). Dans *Les Peuples autochtones et le traumatisme historique : le processus de transmission intergénérationnelle.* Centre de collaboration nationale de la santé autochtone.

Alberta Health Services (2018). *Indigenous health transformational roadmap 2018-2020*. Population, Public and Indigenous Health: SCN Indigenous Health. https://albertahealthservices.ca/assets/about/scn/ahs-scn-ppih-ih-roadmap.pdf.

Alberta Health Services. (2020). *Trauma-informed care (TIC). Information for health professionals*. https://www.albertahealthservices.ca/info/Page15526.aspx.

Alfred, G. T. (2009). Colonialism and state dependency. *Journal of Indigenous Health, 5*, 42–60.

Allan, B., et Smylie, J. (2015). *First people, second class treatment: The role of racism in the health and well-being of Indigenous people in Canada*. The Wellesley Institute.

Andersen, E., et Havaei, F. (2015). Measuring relational care in nursing homes: Psychometric evaluation of the relational care scale. *Journal of Nursing Measurement, 23*, 82–92.

Andreotti, V. D. O., Stein, S., Ahenakew, C., et coll. (2015). Mapping interpretations of decolonization in the context of higher education. *Decolonization: Indigeneity, Education & Society, 4*(1), 21–40. https://jps.library.utoronto.ca/index.php/des/article/view/22168.

Antonio, G. C. B. (2019). Constructivism: An approach in training nursing students in the clinical setting. *International Journal of Nursing, 5*(2). https://core.ac.uk/reader/300053770.

Association canadienne des écoles de sciences infirmières (ACESI). (2020). *Cadre stratégique en matière de formation infirmière, en réponse aux appels à l'action de la Commission de vérité et réconciliation du Canada*. https://www.casn.ca/wp-content/uploads/2020/11/FR-TRC-RESPONSE-STRATEGIES-FOR-NURSING-EDUCATIONTRC-Discussion-Paper-Revised-date-Final.pdf.

Association canadienne des infirmières et infirmiers en perinatalité et en santé des femmes / Canadian Association of Perinatal and Women's Health Nurses (CAPWHN). (2019). *CAPWHN position statement on cultural safety/humility*. https://capwhn.ca/wp-content/uploads/2019/10/CAPWHN_Position_Statement_on_Cultural_Safety_Humility_Final.pdf.

Association des infirmières et infirmiers du Canada (AIIC) (2017). *Code de déontologie des infirmières et infirmiers autorisés*. https://cna-aiic.ca/fr/soins-infirmiers/les-soins-infirmiers-reglementes-au-canada/ethique-infirmiere.

Association des infirmières et infirmiers autorisés de l'Ontario (AIIAO) / Registered Nurses' Association of Ontario (RNAO). (2006). *Establishing therapeutic relationships—best practice guideline*. http://rnao.ca/bpg/guidelines/establishing-therapeutic-relationships.

Association des infirmières et infirmiers autorisés de l'Ontario (AIIAO) / Registered Nurses' Association of Ontario (RNAO). (2007). *Embracing cultural diversity in health care: Developing cultural competence*. http://rnao.ca/bpg/guidelines/embracing-cultural-diversity-health-care-developing-cultural-competence.

Askew, D. A., Brady, K., Mukandi, B., et coll. (2020). Closing the gap between rhetoric and practice in strengths-based approaches to Indigenous public health: A qualitative study. *Australian and New Zealand Journal of Public Health, 44*(2), 102–105.

Autorité sanitaire des Premières Nations (ASPN) / First Nations Health Authority (FNHA). (2014). *Traditional wellness strategic framework*. https://www.fnha.ca/WellnessSite/WellnessDocuments/FNHA_TraditionalWellnessStrategicFramework.pdf.

Autorité sanitaire des Premières Nations (ASPN) / First Nations Health Authority (FNHA). (2018). *Creating a climate for change*. https://www.fnha.ca/Documents/FNHA-Creating-a-Climate-For-Change-Cultural-Humility-Resource-Booklet.pdf.

Autorité sanitaire des Premières Nations (ASPN) / First Nations Health Authority (FNHA). (2020). *First Nations perspective on health and wellness*. https://www.fnha.ca/wellness/wellness-and-the-first-nations-health-authority/first-nations-perspective-on-wellness.

Battiste, M. (2013). *Decolonizing education*. Purich Publishing, Ltd.

Battiste, M., et Youngblood Henderson, J. (2000). *Protecting Indigenous knowledge and heritage challenge*. Purich Publishing, Ltd.

BC Provincial Mental Health and Substance Use Planning Council. (2013). *Trauma-informed practice guide*. https://bccewh.bc.ca/wp-content/uploads/2012/05/2013_TIP-Guide.pdf.

Bergum, V., et Dossetor, J. (2005). *Creating environment. Relational ethics: The full meaning of respect*. University Publishing Group.

Blackstock, C. (2003). First Nations child and family services: Restoring peace and harmony in First Nations communities. Dans Kufeldt, K., et McKenzie, B. (éditeurs), *Child welfare: Connecting research policy and practice* (p. 331–343). Wilfrid Laurier University Press.

Blackstock, C. (2009). The occasional evil of angels: Learning from the experiences of Indigenous people and social work. *First People Child & Family Review, 4*(1), 28–37.

Blignault, I., Hunter, J., et Mumford, J. (2018). Integration of Indigenous healing practices with Western biomedicine in Australia, Canada, New Zealand and the United States of America: A scoping review protocol. *JBI Database of Systematic Reviews and Implementation Reports, 16*(6), 1354–1360. https://doi.org/10.11124/JBISRIR-2017-003468.

Bond, C., Singh, D., et Kajlich, H. (2019). *Canada–Australia Indigenous health and wellness racism working group discussion paper and literature review, discussion paper series.* The Lowitja Institute.

Boot, G. R., et Lowell, A. (2019). Acknowledging and promoting Indigenous Knowledges, paradigms, and practices within health literacy-related policy and practice documents across Australia, Canada, and New Zealand. *International Indigenous Policy Journal, 10*(3), 1–28. https://doi.org/10.18584/iipj.2019.10.3.8133.

Borrows, J. (2016). Unextinguished: Rights and the Indian Act. *University of New Brunswick Law Journal, 67*, 3–35.

Bourque Bearskin, R. L. (2011). A critical lens on culture in nursing practice. *Nursing Ethics, 18*(4), 548–559. https://doi.org/10.1177/0969733011408048.

Bourque Bearskin, R. L., Kennedy, A., Bourque, D. H., et coll. (2020). Nursing leadership in Indigenous health. Dans Waddell, J. I., et Walton, N. A. (éditeures), *Yoder-Wise's leading and managing in Canadian nursing* (2e éd., p. 54–89). Elsevier.

Brandon, A., et All, A. (2010). Constructivism theory analysis and application to curricula. *Nursing Education Perspectives, 31*(2), 89–92.

Brave Heart, M. (2017). *The return to the sacred path: Reflections on the development of historical trauma healing.* https://www.ihs.gov/sites/telebehavioral/themes/responsive2017/display_objects/documents/slides/historicaltrauma/htreturnsacredpath0513.pdf.

Brave Heart, M. Y. H., Chase, J., Elkins, J., et coll. (2011). Historical trauma among Indigenous people of the Americas: Concepts, research, and clinical considerations. *Journal of Psychoactive Drugs, 43*(4), 282–290. https://doi.org/10.1080/02791072.2011.628913.

Brian Sinclair Working Group. (2017). *Out of sight: Interim report of the Sinclair Working Group.* https://libguides.lib.umanitoba.ca/ld.php?content_id=33973085.

British Columbia College of Nurses and Midwives (BCCNM). (2022). *Indigenous cultural safety, cultural humility, and anti-racism.* https://www.bccnm.ca/Documents/cultural_safety_humility/All_PS_cultural_safety_humility.pdf.

Browne, V., Varcoe, C., Lavoie, J., et coll. (2016). Enhancing health care equity with Indigenous populations: Evidence-based strategies from an ethnographic study. *BMC Health Services Research, 16*(1). https://doi.org/10.1186/s12913-016-1707-9.

Bureau du vérificateur général du Canada (BVGC). (2015). *L'accès aux services de santé pour les communautés éloignées des Premières Nations.* https://www.oag-bvg.gc.ca/internet/Francais/parl_oag_201504_04_f_40350.html.

Campbell, M. (1995). *Stories of roadside allowance people.* Theytus Books.

Centre de collaboration nationale de la santé autochtone. (2017). *Les enfants autochtones et le système de protection de l'enfance au Canada.* https://www.ccnsa.ca/fr/publicationsview.aspx?sortcode=1.8.21.0&id=203.

Chang, E. S., Simon, M., et Dong, X. (2012). Integrating cultural humility into health care professional education and training. *Advances in Health Sciences Education: Theory and Practice, 17*(2), 269–278. https://doi.org/10.1007/s10459-010-9264-1.

Commission de vérité et réconciliation du Canada (CVR). (2015). *Honorer la vérité, réconcilier pour l'avenir. Sommaire du rapport final de la Commission de vérité et réconciliation du Canada.* https://publications.gc.ca/collections/collection_2016/trc/IR4-7-2015-fra.pdf.

Cox, L., et Taua, L. (2017). Understanding and applying cultural safety: Philosophy and practice of a social determinants approach. Dans Crisp, J., Waters, D., Douglas, C., et coll. (éditeurs), *Potter and Perry's fundamentals of nursing—Australian version* (5e éd.). Elsevier Australia.

Crowshoe, L., Henderson, R., Jacklin, K., et coll. (2019). Educating for equity care framework. Addressing social barriers of Indigenous patients with type 2 diabetes. *Canadian Family Physician, 65*, 25–33.

Curtis, E., Jones, R., Tipene-Leach, D., et coll. (2019). Why cultural safety rather than cultural competency is required to achieve health equity: A literature review and recommended definition. *International Journal for Equity in Health, 18*(174). https://doi.org/10.1186/s12939-019-1082-3.

Czyzewski, K. (2011). Colonialism as a broader social determinant of health. *The International Indigenous Policy Journal, 2*(1) http://ir.lib.uwo.ca/iipj/vol2/iss1/5.

Decolonial Futures. (s.d.). *Denials.* https://decolonialfutures.net/4denials/.

Dei, G., et Asgharzadeh, A. (2001). The power of social theory: The anti-colonial discursive framework. *The Journal of Educational Thought, 35*(3), 297.

Dei, G. S. (1996). *Anti-racism: Theory and practice.* Fernwood.

Deloria, B., Foehner, K., Scinta, S., et coll. (1999). *Spirit and reason: The Vine Deloria, Jr., reader.* Fulcrum Publishing.

DiAngelo, R. (2018). *White fragility: Why it's so hard for White people to talk about racism.* Beacon Press.

Dion Stout, M. (2012). Ascribed health and wellness, atikowisi miýw-āyāwin, to achieved health and wellness, kaskitamasowin miýw-āyāwin: Shifting the paradigm. *The Canadian Journal of Nursing Research, 44*(2), 11–14.

Donald, D. (2012). Forts, colonial frontier logics, and Indigenous-Canadian relations: Imagining decolonizing educational philosophies in Canadian contexts. Dans Abdi, A. (éditeur), *Decolonizing philosophies of education* (p. 91–111). SensePublishers. https://doi.org/10.1007/978-94-6091-687-8_7.

Downey, B. (2020). Completing the circle: Towards the achievement of IND-equity – A culturally relevant health equity model by/for Indigenous populations. *Witness: The Canadian Journal of Critical Nursing Discourse, 2*(1), 97–110. https://doi.org/10.25071/2291-5796.59.

Dumbrill, G. C., et Ying Yee, J. (2019). *Anti-oppressive social work: Ways of knowing, talking and doing.* Oxford University Press.

Enquête nationale sur les femmes et les filles autochtones disparues et assassinées (FFADA). (2019). *Réclamer notre pouvoir et notre place : le rapport final de l'Enquête nationale sur les femmes et les filles autochtones disparues et assassinées.* https://www.mmiwg-ffada.ca/fr/final-report/.

Ermine, W. (1995). Indigenous epistemology. Dans Battiste, M., et Barman, J. (éditeurs), *First Nations education in Canada: The circle unfolds* (p. 101–111). UBC Press.

Ermine, W. (2007). The ethical space of engagement. *Indigenous Law Journal, 6*(1), 194–203.

Fogarty, W., Lovell, M., Langenberg, J., et coll. (2018). *Deficit discourse and strengths-based approaches: Changing the narrative of Indigenous and Torres Strait Islander health and wellbeing.* The Lowitja Institute.

Gergen, K. (2007). *An invitation to social construction.* SAGE.

Gergen, K. J. (2001). *Social construction in context.* SAGE Ltd.

Goodman, A., Fleming, K., Markwick, N., et coll. (2017). "They treated me like crap and I know it was because I was native": The healthcare experiences of Indigenous people living in Vancouver's inner city. *Social Science & Medicine, 178*, 87–94. https://doi.org/10.1016/j.socscimed.2017.01.053.

Gouvernement du Canada. (2018). *Indicateurs de santé et de bien-être des Premières Nations et des Inuits.* https://sante-infobase.canada.ca/spni/.

Gouvernement du Canada. (2020). *Guide sur la Charte canadienne des droits et libertés.* https://www.canada.ca/fr/patrimoine-canadien/services/comment-droits-proteges/guide-charte-canadienne-droits-libertes.html.

Gouvernement du Canada. (s.d.). *Notre pays, notre Parlement : une introduction au fonctionnement du Parlement du Canada.* https://decouvrez.parl.ca/staticfiles/Learn/assets/PDF/ParliamentaryPrimer/our_country_our_parliament-f.pdf.

Gray, P. D., et Thomas, D. J. (2006). Critical reflections on culture in nursing. *Journal of Cultural Diversity, 13*(2), 76–82.

Greenwood, M., et Lindsay, N. (2019). A commentary on land, health, and Indigenous knowledge(s). *Global Health Promotion, 26*(3 suppl), 82–86. https://doi.org/10.1177/1757975919831262.

Gregory, D., Harrowing, J., Lee, B., et coll. (2010). Pedagogy as influencing nursing students' essentialized understanding of culture. *International Journal of Nursing Education Scholarship, 7*(1), 1–17.

Griffiths, K., Coleman, C., Lee, V., et coll. (2016). How colonisation determines social justice and Indigenous health—a review of the literature. *Journal of Population Research, 33*(1), 9–30. https://doi.org/10.1007/s12546-016-9164-1.

Hansen, J. G., et Antsanen, R. (2016). Elders' teachings about resilience and its implications for education in Dene and Cree communities. *The International Indigenous Policy Journal, 7*(1). https://doi.org/10.18584/iipj.2016.7.1.2.

Hartrick Doane, G., et Varcoe, C. (2020). *How to nurse: Relational inquiry in action* (2e éd.). Walters Kluwer.

Haskell, L., et Randall, M. (2009). Disrupted attachments: A social context complex trauma framework and the lives of Indigenous people in Canada. *Journal of Indigenous Health, 5*(3), 48–99.

Henderson, W. B., et Parrot, Z. (2018). *Loi sur les Indiens.* L'Encyclopédie canadienne. https://www.thecanadianencyclopedia.ca/fr/article/loi-sur-les-indiens.

Hoskins, M. L. (1999). Worlds apart and lives together: Developing cultural attunement. *Child and Youth Care Forum, 28*(2), 73–85.

Hughes, M. (2018). Cultural safety requires "cultural intelligence." *Nursing New Zealand, 24*(6), 24–25.

Isaak, C. A., et Marchessault, G. (2008). Meaning of health: The perspectives of Indigenous adults and youth in a northern Manitoba First Nations Community. *Canadian Journal of Diabetes, 32*(2), 114–122. https://doi.org/10.1016/S1499-2671(08)22008-3.

Iverson, R., Gergen, K., et Fairbanks, R. II. (2005). Assessment and social construction: Conflict or co-creation? *British Journal of Social Work, 35*, 689–708.

Jakubec, S. L., et Bourque Bearskin, L. (2020). Chapter 14: Decolonizing and anti-oppressive nursing practice: Awareness, allyship and action decolonizing. Dans McCleary, L., et McParland, T. (éditeures), *Ross-Kerr and Wood's Canadian nursing issues & perspectives* (6e éd., p. 243–268). Elsevier.

Johannessen, A-K., Werner, A., et Steihaug, S. (2013). Work in an intermediate unit: Balancing between relational, practical and moral care. *Journal of Clinical Nursing, 23*, 586–595. https://doi.org/10.1111/jocn.12213.

Jones, M., Crowshoe, L., Reid, P., et coll. (2019). Educating for Indigenous health equity: An international consensus statement. *Academic Medicine, 94*(4), 512–519. https://doi.org/10.1097/ACM.0000000000002476.

Juarez, J. A., Marvel, K., Brezinski, K. L., et coll. (2006). Bridging the gap: A curriculum to teach residents cultural humility. *Family Medicine, 38*, 97–102.

Kennedy, A., Szabo, J., McGowan, K., et coll. (2020). *Strengths-based Indigenous health promotion*. Manuscrit non publié.

Kílala Lelum. (s.d.) *Our logo*. https://kilalalelum.ca/clinics-programs/our-logo/.

Kirkness, V. J., et Barnhardt, R. (2001). First Nations and higher education: The four R's: Respect, relevance, reciprocity, responsibility. Dans Hayhoe, R., et Pan., J. (éditeures), *Knowledge across cultures: A contribution to dialogue among civilizations* (p. 1–18). University of Hong Kong, Hong Kong Comparative Education Research Centre. http://www.afn.ca/uploads/files/education2/the4rs.pdf.

Kirmayer, L. J., Dandeneau, S., Marshall, E., et coll. (2011). Rethinking resilience from Indigenous perspectives. *Canadian Journal of Psychiatry, 56*(2), 84–91. https://doi.org/10.1177/070674371105600203.

Kurtz, D. L. M., Janke, R., Vinek, J., et coll. (2018). Health sciences cultural safety education in Australia, Canada, New Zealand, and the United States: A literature review. *International Journal of Medical Education, 9*, 271–285. https://doi.org/10.5116/ijme.5bc7.21e2.

Lamouche, J. (février 2010). *Indigenous people health within the health sciences: A Métis, Inuit & First Nations specific health series*. Dans Anderson, M. (principale oratrice), First Nations health session. McMaster University, Hamilton, Ontario.

Levi, A. (2009). The ethics of nursing student international clinical experiences. *Journal of Obstetric, Gynecologic, and Neonatal Nursing, 28*(1), 94–99. https://doi.org/10.1111/j.1552-6909.2008.00314.x.

Lincoln, Y. S., et Guba, E. G. (2016). *The constructivist credo*. Routledge. https://doi.org/10.4324/9781315418810.

Logan, L., McNairn, J., Wiart, S., et coll. (2020). Creating space for Indigenous healing practices in patient care plans. *Canadian Medical Education Journal, 11*(1), e5–e15. https://journalhosting.ucalgary.ca/index.php/cmej/article/view/68647.

Lux, M.K. (2016). *Separate beds: A history of Indian hospitals in Canada, 1920s-1980s*. University of Toronto Press.

Martin, D., et Kipling, A. (2006). Factors shaping Indigenous nursing students' experiences. *Nurse Education Today, 26*(8), 688–696.

McGibbon, E., Mulaudzi, F. M., Didham, P., et coll. (2013). Toward decolonizing nursing: The colonization of nursing and strategies for increasing the counter-narrative. *Nursing Inquiry, 21*(3). https://doi.org/10.1111/nin.12042.

McGowan, K., Kennedy, A., El Hussein, M., et coll. (2020). Decolonization, social innovation and rigidity in higher education. *Social Enterprise Journal, 16*(3), 299–316. https://doi.org/10.1108/SEJ-10-2019-0074.

McGuire, P. (2010). Exploring resilience and Indigenous ways of knowing. *Pimatisiwin: A Journal of Indigenous and Indigenous Community Health, 8*(2), 117–131.

McKillop, A., Sheridan, N., et Rowe, D. (2013). New light through old windows: Nurses, colonists and Indigenous survival. *Nursing Inquiry, 20*(3), 265–276. https://doi.org/10.1111/nin.12005.

McNeil, K. (2007). *A brief history of our right to self-governance pre-contact to present* . National Centre for First Nations Governance. http://www.fngovernance.org/publication_docs/Self-Governance_Right_CFNG.pdf

Merriam-Webster. (2020). *Oppression*. https://www.merriam-webster.com/dictionary/oppression.

Methot, S. (2019). *Legacy: Trauma, story and Indigenous healing*. ECW Press.

Metzl, J. M., et Hansen, H. (2014). Structural competency: Theorizing a new medical engagement with stigma and inequality. *Social Science & Medicine, 103*, 126–133. https://doi.org/10.1016/j.socscimed.2013.06.032.

Mills, C. (1997). *The racial contract*. Cornell University Press.

Nations Unies (ONU). (2007). *Déclaration des Nations Unies sur les droits des peuples autochtones*. https://www.un.org/development/desa/indigenouspeoples/wp-content/uploads/sites/19/2018/11/UNDRIP_F_web.pdf.

Nations Unies (ONU). (2015). *Economic, social and cultural rights*. UN Permanent Forum on Indigenous Issues 14th Session: Concept note for discussion. https://www.un.org/esa/socdev/unpfii/documents/2015/concept-notes/escr.pdf.

Newton, P. (2021, 1er juin) *'Unthinkable' discovery in Canada as remains of 215 children found buried near residential school*. CNN. https://www.cnn.com/2021/05/28/world/children-remains-discovered-canada-kamloops-school/index.html.

Nurses and Nurse Practitioners of British Columbia (NNPBC). (2018). *Enhancing rural and remote nursing practice for a healthier BC* [note de politique]. https://www.nnpbc.com/pdfs/policy-and-advocacy/rural-and-remote/Enhancing-Rural-et-Remote-Nursing-Practice-for-a-Healthier-BC.pdf.

Nzira, V., et Williams, P. (2009). *Anti-oppressive practice in health and social care*. SAGE.

Ordre des infirmières et infirmiers de l'Ontario. (2014). *Compétences pour l'admission à la profession d'infirmière autorisée*. Auteur.

Organisation mondiale de la Santé (OMS). (2017). *Health is a fundamental human right*. https://www.who.int/news-room/commentaries/detail/health-is-a-fundamental-human-right.

Organisation mondiale de la Santé (OMS). (2020). *Constitution*. https://apps.who.int/gb/bd/PDF/bd47/FR/constitution-fr.pdf?ua=1.

Paradies, Y., Harris, R., et Anderson, I. (éditeurs). (2008). *The impact of racism on indigenous health in Australia and Aotearoa: Towards a research agenda*. Discussion paper no. 4. Cooperative Research Centre for Indigenous Health, Darwin. https://www.researchgate.net/publication/256706056_The_Impact_of_Racism_on_Indigenous_Health_in_Australia_and_Aotearoa_Towards_a_Research_Agenda.

Peters, M. (2000). Does constructivist epistemology have a place in nurse education? *The Journal of Nursing Education, 39*(4), 166–172.

Phillips, B. (2018). Learning theories. Dans Oermann, M., Degane, J., et Phillips, B. C. (éditeures), *Teaching in nursing and the role of the educator* (2e éd., p. 11–27). Springer Publishing Company.

Pollard, C. L. (2015). What is the right thing to do: Use of a relational ethic framework to guide clinical decision-making. *International Journal of Caring Sciences, 8*(2), 362–368.

Racher, F. E., et Annis, R. C. (2007). Respecting culture and honoring diversity in community practice. *Research and Theory for Nursing Practice, 21*(4), 255–270.

Reading, C. (2015). Structural determinants of Indigenous people health. Dans Greenwood, M., De Leeuw, S., et Lindsay, N. M. (éditeures), *Determinants of Indigenous peoples' health in Canada* (p. 3–15). Canadian Scholars' Press.

Reading, C. L., et Wien, F. (2009, 2013). In *Inégalités en matière de santé et déterminants sociaux de la santé des peuples autochtones*. Centre de collaboration nationale de la santé autochtone. https://www.ccnsa-nccah.ca/docs/determinants/RPT-HealthInequalities-Reading-Wien-FR.pdf.

Redvers, N., Marianayagam, J., et Blondin, B. (2019). Improving access to Indigenous medicine for patients in hospital-based settings: A challenge for health systems in northern Canada. *International Journal of Circumpolar Health, 78*(1), 1–5. https://doi.org/10.1080/22423982.2019.1577093.

Robbins, J. A., et Dewar, J. (2011). Traditional Indigenous approaches to healing and the modern welfare of traditional knowledge, spirituality and lands: A critical reflection on practices and policies taken from the Canadian Indigenous example. *The International Indigenous Policy Journal, 2*(4), 1–17. https://doi.org/10.18584/iipj.2011.2.4.2.

Rogers, B. J., Swift, K., van der Woerd, K., et coll. (2019). *À l'interface : les professionnels de la santé autochtones et la pratique factuelle*. Centre de collaboration nationale de la santé autochtone. https://www.nccih.ca/docs/context/RPT-At-the-Interface-Halseth-FR.pdf.

Rowan, M. S., Rukholm, E., Bourque-Bearskin, R. L., et coll. (2013). Cultural competence and cultural safety in Canadian schools of nursing: A mixed methods study. *International Journal of Nursing Education Scholarship, 10*(1), 1–10. https://doi.org/10.1515/ijnes-2012-0043.

Sasakamoose, J., Bellegarde, T., Sutherland, W., et coll. (2017). Miýo-pimātisiwin developing Indigenous cultural responsiveness theory (ICRT): Improving Indigenous health and well-being. *The International Indigenous Policy Journal, 8*(4). https://ir.lib.uwo.ca/iipj/vol8/iss4/1.

Services aux Autochtones Canada. (2021). *Réduire le nombre d'enfants autochtones pris en charge*. https://www.sac-isc.gc.ca/fra/1541187352297/1541187392851.

Sherwood, J., Keech, S., Keenan, T., et coll. (2011). Indigenous studies: Teaching and learning together. Dans Purdie, N., Milgate, G., et Bell, H. R. (éditeures), *Two way teaching and learning: Toward culturally reflective and relevant education* (p. 189–202). ACER Press.

Sinclair, R. (2007). Identity lost and found: Lessons from the sixties scoop. *First People Child & Family Review*, 3(1), 65-82. https://fpcfr.com/index.php/FPCFR/article/view/25.

Smith, K. (2020). Facing history for the future of nursing. *Journal of Clinical Nursing*. https://doi.org/10.1111/jocn.15065.

Smylie, J., Kaplan-Myrth, N., et McShane, K. (2009). Indigenous knowledge translation: Baseline findings in a qualitative study of the pathways of health knowledge in three Indigenous communities in Canada. *Health Promotion Practice*, 10(3), 436–446. https://doi.org/10.1177/1524839907307993.

Smylie, J., Olding, M., et Ziegler, C. (2014). Sharing what we know about living a good life: Indigenous approaches to knowledge translation. *The Journal of the Canadian Health Libraries Association, 35*, 16–23. https://doi.org/10.5596/c14-009.

Starblanket, T. (2020). *Suffer the little children: Genocide, Indigenous nations and the Canadian state.* Clarity Press Inc.

Statistique Canada. (2016). *Thème du Recensement de 2016 : Peuples autochtones.* https://www12.statcan.gc.ca/census-recensement/2016/rt-td/ap-pa-fra.cfm.

St. Denis, N., et Walsh, C. (2017). Traditional healing practices in an urban Indigenous setting: An auto-ethnography. *Journal of Indigenous Social Development, 6*(2), 50–64.

St. Denis, V. (2007). Indigenous education and anti-racist education: Building alliances across cultural and racial identity. *Canadian Journal of Education, 30*(4), 1068–1092.

Stein, S., et Andreotti, V. D. O. (2016). Decolonization and higher education. Dans Peters, M. (éditeur), *Encyclopedia of educational philosophy and theory* (p. 370–375). Springer Science+Business Media.

Symenuk, P., Tisdale, D., Bourque Bearskin, D.H., et coll. (2020). In search of the truth: Uncovering nursing's involvement in colonial harms and assimilative policies five years post Truth and Reconciliation Commission. *Witness: The Canadian Journal of Critical Nursing Discourse, 2*(1), 84–96. https://doi.org/10.25071/2291-5796.51.

Tervalon, M., et Murray-Garcia, J. (1998). Cultural humility versus cultural competence: A critical distinction in defining physician training outcomes in multicultural education. *Journal of Health Care for the Poor and Underserved, 9*(2), 117–125.

Tk'emlúps te Secwépemc. (2021). *Remains of Kamloops residential school discovered.* https://tkemlups.ca/wp-content/uploads/05-May-27-2021-TteS-MEDIA-RELEASE.pdf.

Tremblay, M.-C., Graham, J., Porgo, T. V., et coll. (2020). Improving cultural safety of diabetes care in Indigenous populations of Canada, Australia, New Zealand and the United States: A systematic rapid review. *Canadian Journal of Diabetes, 44*(7), 670–678. https://doi.org/10.1016/j.jcjd.2019.11.006.

Turpel-Lafond (Aki-Kwe), M. E. (2020). *In plain sight: Addressing Indigenous-specific racism and discrimination in B.C. health care.* Government of British Columbia. https://www.bcchr.ca/sites/default/files/group-opsei/in-plain-sight-full-report.pdf.

Van Herk, K. A., Smith, D., et Andrew, C. (2011). Examining our privileges and oppressions: Incorporating an intersectionality paradigm into nursing. *Nursing Inquiry, 18*(1). https://doi.org/10.1111/j.1440-1800.2011.00539.x.

Waite, R., et Nardi, D. (2019). Nursing colonialism in America: Implications for nursing leadership. *Journal of Professional Nursing, 35*(1), 18–25. https://doi.org/10.1016/j.profnurs.2017.12.013.

Wesley-Esquimaux, C.C., et Smolewski, M. (2004). *Historic trauma and Indigenous healing.* Indigenous Healing Foundation.

Wesp, M., Scheer, M., Ruiz, M., et coll. (2018). An emancipatory approach to cultural competency: The application of critical race, postcolonial, and intersectionality theories. *Advances in Nursing Science, 41*(4), 316–326. https://doi.org/10.1097/ANS.0000000000000230.

Wherry, A. (1er octobre 2009). What he was talking about when he talked about colonialism. *Maclean's.* https://www.macleans.ca/uncategorized/what-he-was-talking-about-when-he-talked-about-colonialism/.

Zubek, E. M. (1994). Traditional Native healing. Alternative or adjunct to modern medicine? *Canadian Family Physician, 4*, 1923–1931.

CHAPITRE 10

Diversité sexuelle et de genre

Julie Leising, Oriana Shaw, Emma Hillier, Philip Hau, Alexandra Marshall,
Katie McCann, Michelle Anderson, Julia Chronopoulos

OBJECTIFS D'APPRENTISSAGE

À la fin de ce chapitre, l'apprenant sera en mesure de :

- connaître les inégalités courantes en matière de santé et les besoins en soins de santé des personnes de la diversité sexuelle et de genre
- comprendre les facteurs historiques et actuels du système de soins de santé et de la société en général qui sous-tendent ces inégalités en matière de santé
- discuter des stratégies à appliquer en tant que fournisseur de soins de santé pour être plus inclusif des patients de la diversité sexuelle et de genre

Remarque des auteurs : Dans le but de présenter ces sujets de façon cohérente, ce chapitre a été rédigé par un groupe d'auteurs ayant une variété d'orientations sexuelles, d'identités de genre, d'identités raciales, d'origines culturelles et de niveaux d'expertise en soins de santé. Cela dit, il est impossible de représenter de manière exhaustive les points de vue de toutes les personnes d'une communauté donnée. Ce chapitre vise à offrir un point de départ pour apprendre à fournir des soins fondés sur la compétence culturelle et l'humilité aux personnes de la diversité sexuelle et de genre (DSG).

TERMES CLÉS

2ELGBTQI+	Intersectionnalité	Personnes de la DSG
Binarité de genre	Personne intersexuée/	Résilience
Cisnormativité	présentant des	Sexe assigné
Dysphorie de genre	« différences du	à la naissance
Hétéronormativité	développement	
Homonormativité	sexuel » (DDS)	

En raison de la marginalisation et la discrimination continues, de nombreux pays disposant de soins de santé de haute qualité comptent d'innombrables cas d'inégalités en santé parmi les personnes de la diversité sexuelle et de genre (DSG). Les personnes de la DSG ont indiqué qu'elles reportent leurs soins de santé ou évitent d'en demander par crainte du jugement, de la stigmatisation et de la discrimination liés à leur orientation sexuelle, à leur sexe ou à leur consommation de substances, et parce que les services ne leur sont pas destinés (Queer & Trans Health Collective, s.d.; Lorenzetti et coll., 2015; McPhailet et coll., 2016). Les personnes de la DSG sont moins susceptibles d'avoir un médecin de famille régulier que leurs homologues hétérosexuels et cisgenres (Scheim et coll., 2017). Quand elles ont recours à des soins, ils peuvent être inadéquats en raison de l'éducation formelle minimale que les fournisseurs de soins de santé reçoivent sur la diversité sexuelle et de genre. Ces facteurs font qu'un plus grand nombre des besoins en santé des personnes de la DSG ne sont pas satisfaits (Équipe de Trans PULSE Canada, 2020).

L'objectif de ce chapitre est de familiariser les lecteurs avec le langage, le contexte culturel et les nombreux changements réalisables qui sont essentiels pour rendre les soins de santé plus inclusifs des patients de la DSG. Nous commençons par expliquer les termes courants utilisés dans les discussions entourant la diversité sexuelle et de genre. Nous explorons ensuite les perspectives historiques sur la diversité sexuelle et de genre et leurs répercussions sur les personnes de la DSG. Par la suite, nous décrivons les concepts à la base des approches visant à fournir des soins inclusifs et à réduire les inégalités en santé auxquelles sont confrontées les personnes de la DSG. Le reste du chapitre approfondit *comment* les fournisseurs de soins de santé peuvent améliorer l'expérience des personnes de la DSG dans divers milieux de soins de santé et à des étapes particulières de la vie. Nous concluons avec plusieurs principes clés que tous les fournisseurs de soins de santé peuvent utiliser pour guider les interactions futures.

Terminologie

Lorsque l'on parle de la diversité sexuelle et de genre, il est important de reconnaître que l'orientation sexuelle et l'identité de genre sont distinctes. Chaque personne a une orientation sexuelle et chaque personne a une identité de genre. Les identités hétérosexuelles et cisgenres prédominent dans la société actuelle. Une personne **hétérosexuelle** est une personne attirée par des personnes qui ne sont pas du même sexe ou du même genre qu'elle. Une personne **cisgenre** est une personne dont la conception interne de son identité de genre correspond au sexe qui lui a été assigné à la naissance.

Il existe de nombreux termes utilisés pour discuter des identités qui ne sont ni hétérosexuelles ni cisgenres. Le terme le plus courant est un agencement de lettres, par exemple : **2ELGBTQI+**[1]. L'acronyme signifie les identités « deux esprits, lesbiennes, gaies, bisexuelles, transgenres, queers et intersexuées » avec un « + » à la fin pour signifier d'autres identités. Dans certains cas, l'acronyme a été étendu à quelque chose comme LGBTTQQPIANU+ (lesbienne, gaie, bisexuelle, transgenre, bispirituelle, queer, en questionnement, pansexuelle, intersexuée, asexuée, non binaire, sans étiquette et +), ou même des itérations plus longues. Une telle stratégie présente des lacunes évidentes. C'est un langage lourd qui est difficile à utiliser naturellement. De plus, les mots que les gens utilisent pour décrire leur identité ou s'y rapporter changent à mesure que nous améliorons notre compréhension culturelle de ces sujets et que des mots sont créés ou appliqués de nouvelles façons. Ainsi, les tentatives d'être plus inclusifs peuvent paradoxalement faire en sorte que certaines personnes se sentent encore plus exclues.

Parfois, le mot *queer* est utilisé comme un terme générique qui regroupe toutes les autres étiquettes des identités de la DSG. Certaines personnes utilisent ce terme parce qu'elles ne veulent pas se limiter à une description particulière. Cela peut être un moyen d'éviter les stéréotypes associés à certaines étiquettes. D'autres peuvent utiliser ce terme pour éviter de divulguer les détails de leur identité, ce qui leur accorde un certain degré de confidentialité, si désiré. Cependant, l'histoire péjorative du mot peut en faire un choix douteux pour de nombreuses personnes. Malgré son utilisation à des fins éducatives et les efforts modernes de valorisation, le terme devrait être utilisé pour désigner une personne seulement si elle a indiqué qu'il s'agissait d'un terme auquel elle s'identifie elle-même. Les mêmes lignes directrices s'appliquent à tous les termes utilisés pour décrire l'identité de genre et l'orientation sexuelle; l'identité doit toujours être définie par les personnes qui la vivent, et non être imposée par d'autres.

---

[1] « 2ELGBTQI+ » est l'acronyme officiel reconnu par le Secrétariat 2ELGBTQI+ du gouvernement du Canada. Pour obtenir les renseignements les plus à jour sur les politiques, lois et programmes fédéraux qui touchent la communauté 2ELGBTQI+, veuillez consulter le site https://femmes-egalite-genres.canada.ca/fr/sois-toi-meme.html.

Aux fins de ce chapitre, lorsque nous faisons référence à la communauté de personnes qui ne s'identifient pas comme hétérosexuelles ou cisgenres, nous utiliserons le terme « **personnes de la DSG** ». Ce terme est également imparfait. Tout terme générique utilisé pour décrire un groupe de personnes ou une communauté (en matière de race, d'ethnicité, de religion, etc.) peut rendre la diversité invisible au sein du groupe. Cependant, ce terme exprime un large éventail d'identités sans en mettre en évidence ou en exclure aucune en particulier. Il est également suffisamment succinct pour être utilisé de manière pratique.

Quel que soit le terme qu'un patient choisit d'utiliser, les fournisseurs de soins de santé doivent comprendre qu'il existe un large éventail d'identités. La connaissance de certains termes communs peut aider à développer une compréhension commune et à engager des conversations significatives (tableau 10.1). Il est important de reconnaître que la terminologie est en constante évolution. Ainsi, bien que nous fournissions des définitions générales, il est important de se rappeler que chaque individu a une identité unique et des besoins uniques, et peut réagir différemment aux

---

TABLEAU 10.1 ■ Exemples de terminologie décrivant l'identité en ce qui a trait à l'orientation sexuelle et au genre

Asexuée : personne dont les sentiments d'attirance sexuelle pour les autres sont inexistants, minimes ou intermittents

Bisexuelle ou Bi : personne qui est attirée sexuellement ou sentimentalement par deux ou plusieurs sexes ou genres

Bispirituelle : terme générique pour certaines personnes autochtones qui s'identifient comme ayant à la fois un esprit féminin et un esprit masculin en elles ou dont l'identité de genre, l'expression de genre, l'orientation sexuelle ou l'identité spirituelle n'est pas limitée par la classification binaire du genre comme femme ou homme

Cisgenre : personne dont l'identité de genre correspond au sexe qui lui a été assigné à la naissance

En questionnement : personne qui est en train de découvrir son orientation sexuelle ou son identité de genre

Femme transgenre : personne dont le sexe assigné à la naissance était masculin, qui s'identifie comme une femme

Gaie : personne qui est attirée sexuellement ou sentimentalement par des personnes du même sexe ou du même genre qu'elle

Hétérosexuelle : personne attirée sexuellement par des personnes de sexe ou de genre opposé

Homme transgenre : personne dont le sexe assigné à la naissance était féminin, qui s'identifie comme un homme

Homosexuelle : personne attirée sexuellement par des personnes du même sexe

Lesbienne : personne dont le sexe ou le genre est féminin et qui est attirée sexuellement ou sentimentalement par des personnes du même sexe ou du même genre

Non binaire : personne dont l'identité de genre n'entre pas entièrement dans la catégorie homme ou femme. Voici des exemples d'identités de genre non binaires : « au genre fluide » et « agenre ».

Pansexuelle : personne dont l'attirance pour les autres n'est pas limitée par le sexe ou le genre

Personne intersexuée/présentant des « différences du développement sexuel » (DDS) : personne dont le corps à la naissance ne correspond pas aux stéréotypes masculins ou féminins en raison d'organes génitaux ambigus, de différences hormonales ou d'anomalies chromosomiques. Par exemple, une personne peut avoir des chromosomes XY, un vagin et un développement de la poitrine, mais pas d'utérus.

Queer : terme générique englobant toutes les diverses identités sexuelles et de genre

Sans étiquette : personne qui ne souhaite pas s'identifier sous une étiquette spécifique en ce qui concerne la sexualité ou le genre

Transgenre ou Trans : personne dont la conception interne de son identité de genre ne correspond pas au sexe qui lui a été assigné à la naissance

Transféminine : personne dont le sexe assigné à la naissance était masculin, qui s'identifie à une identité de genre féminine (pas nécessairement une femme)

Transmasculine : personne dont le sexe assigné à la naissance était féminin, qui s'identifie à une identité de genre masculine (pas nécessairement un homme)

termes. Comme nous le verrons plus loin, il est toujours important de déterminer la façon dont les patients préfèrent que leur identité soit décrite et ce que cela signifie pour eux.

Pour une compréhension plus complète de la diversité sexuelle et de genre, il est impératif de comprendre le concept d'intersectionnalité. L'**intersectionnalité** fait référence aux formes de discrimination qui se chevauchent et interagissent entre elles (voir l'encadré « Considérations culturelles dans les soins » ci-dessous pour en savoir plus sur la façon dont ce concept a été élaboré). Les gens perçoivent le monde différemment en raison de chaque aspect de leur identité, y compris la race, le genre, la sexualité et les capacités, et en raison de la combinaison de ces facteurs. Selon la déclaration devenue célèbre de l'écrivaine et activiste Audre Lorde, « il n'y a pas de hiérarchie d'oppressions » (Lorde, 1983). Un aspect de l'identité d'une personne ne peut pas obtenir justice si les autres aspects continuent d'être victimes de discrimination. La personne dans son ensemble doit être « à l'abri de l'intolérance », ce qui comprend tous les aspects de son identité qui sont en interaction (Lorde, 1983). Par exemple, il ne sera pas possible d'atteindre l'équité pour les Canadiens noirs si la communauté transgenre est victime de discrimination, car plusieurs Canadiens transgenres noirs sont toujours victimes de discrimination.

Considérations culturelles dans les soins

Origines de l'intersectionnalité

La notion d'intersectionnalité a été développée par des chercheuses féministes noires et autochtones comme Zitkala-Sa et Sarah Winnemucca (Hopkins, 2008; Zitkala-Ša, 1921; Zitkala-Ša et coll., 1924). Chercheuse féministe bell hooks[2] (Jankowski, 2019) a réclamé l'inclusion des personnes qui étaient victimes de toutes les formes d'oppression et qui étaient les plus marginalisées (hooks, 1984). Le terme *intersectionnalité* a été inventé par Kimberlé Crenshaw dans son texte fondateur, « Mapping the Margins » (Crenshaw, 1991). Le Combahee River Collective, Angela Davis et Audre Lorde ont créé un langage pour les discussions sur l'intersectionnalité (Lorde, 1983; Combahee River Collective, 1977; Winter, 2005).

Perspectives historiques

Le Canada a une histoire de colonisation et d'héritage colonial continu qui se sont infiltrés dans les systèmes et les institutions du pays moderne, y compris ceux des soins de santé (MacDonald et Steenbeek, 2015). Des problèmes similaires sont présents dans de nombreuses régions du monde. Des nations, identités, systèmes de soins et normes autochtones uniques existaient avant la colonisation (Voyageur et Calliou, 2001). De nombreuses nations autochtones avaient une variété de concepts non cishétéronormatifs intégrés dans leurs vues. Le terme *bispirituel* a été créé plus récemment pour « refléter la diversité de genre traditionnelle [autochtone], y compris la nature fluide du genre et de la sexualité » (Hunt, 2016, p. 7). Bien que l'acceptation variait d'une nation à l'autre, le contraste avec les vues des colons sur les personnes de DSG était frappant. Les colons ont introduit des systèmes strictement patriarcaux et cishétéronormatifs (Giroux et Depelteau, 2015; Morgensen, 2011). **Cisnormativité** fait référence à l'hypothèse culturelle ou sociétale d'identités exclusivement cisgenres. **Hétéronormativité** fait référence à une hypothèse culturelle ou sociétale de l'expression exclusivement hétérosexuelle de la sexualité dans un système de **binarité de genre** (classification du genre en deux catégories distinctes d'hommes et de femmes). À partir de 1850, les colons ont imposé des binarités pour la race, le genre et la sexualité. Cela a

---

[2]bell hooks est le nom de plume de Gloria Jean Watkins, une théoricienne féministe contemporaine qui a abordé les questions liées à la race, au genre, à la classe et à l'oppression sexuelle. Elle a choisi d'utiliser des lettres minuscules pour son nom afin de détourner l'attention du nom et de l'ego vers son travail et ses idées (Jankowski, 2019; voir https://www.thoughtco.com/bell-hooks-biography-3530371).

eu une incidence importante sur les peuples autochtones, comme dans le cas des implications sexospécifiques de la *Loi sur les Indiens*. Dans la *Loi sur les Indiens*, le « statut » était la définition du gouvernement canadien de qui était « autochtone ». Jusqu'en 1985, une femme de statut d'Indien qui épousait un homme sans statut perdait son statut, tout comme leurs enfants; mais un homme de statut d'Indien qui épousait une femme sans statut conservait son statut, et la femme et leurs enfants obtenaient le statut. Les pensionnats, les adoptions forcées et certains enseignements chrétiens ont renforcé l'hétéronormativité (Hunt, 2016; Ristock et coll., 2019). La tentative d'interdire l'utilisation des langues autochtones a restreint l'application et la propagation des idées traditionnelles sur le genre et la sexualité. Cela a façonné la prévalence actuelle de l'hétéronormativité et de l'homonormativité dans notre société. L'**homonormativité** est la croyance que les personnes de la DSG devraient se conformer aux normes sociétales et aux modèles de relations hétérosexuelles, à l'exception de leur partenaire sexuel. Par exemple, l'homosexualité de classe moyenne, monogame, blanche et cisgenre est souvent la forme la plus acceptée et la plus représentée de la diversité sexuelle. Notre système de soins de santé canadien a été fondé sur des idéaux coloniaux qui supposent une binarité homme-femme et pathologisent les concepts de genre et de sexualité qui sont reconnus et normalisés au sein de certaines cultures autochtones. Des efforts cohérents et concertés sont nécessaires pour décoloniser les pratiques de soins de santé, allant au-delà de la reconnaissance des valeurs institutionnelles pour construire des pratiques de façon à inclure des solutions autochtones fondées sur la culture (Coulthard, 2014).

Au dix-neuvième siècle, les vues de la société sur les personnes de la DSG conservaient la perspective moraliste selon laquelle ces personnes étaient le fruit de choix immoraux. Bien que cela ait progressivement évolué vers un cadre plus médical, les vestiges de la perspective moraliste sont restés. En fait, l'homosexualité n'a été décriminalisée au Canada qu'en 1969 (Kimmel et Robinson, 2014). Le fait de pathologiser des personnes de la DSG a d'abord été fortement influencé par le travail du psychiatre austro-allemand Richard von Krafft-Ebing. La publication de Krafft-Ebing, *Psychopathia Sexualis*, a utilisé la théorie de la dégénérescence de 1857 de Bénédict Morel pour poser l'hypothèse selon laquelle l'homosexualité et l'identification sexuelle inversée étaient des pathologies sexuelles causées par une hérédité dégénérée (Krafft-Ebing, 1886). Ce cadre précoce a conduit à l'inclusion de l'homosexualité dans la première édition du *Manuel diagnostique et statistique des troubles mentaux* (*Diagnostic and Statistical Manual of Mental Disorders*, DSM-I) en tant que « trouble sociopathique de la personnalité », regroupée avec d'autres troubles comme « le travestisme, la pédophilie, le fétichisme et le sadisme sexuel ». Bien que la conceptualisation de ce diagnostic ait changé à mesure que le DSM évoluait, l'homosexualité n'a pas été complètement supprimée jusqu'à la publication du DSM-5 en 2013. Ce parcours a été similaire tout au long des éditions de la *Classification internationale des maladies* (CIM), qui continuent d'inclure « orientation sexuelle incompatible avec le moi » dans la CIM-10. Le DSM-5 et la CIM-10 continuent d'inclure respectivement la « dysphorie de genre » et le « transsexualisme » (voir l'encadré « Considérations culturelles dans les soins » ci-dessous pour en savoir plus sur la dysphorie de genre) (Drescher, 2015). Ceux-ci impliquent que la pathologie est inhérente aux identités non cishétéronormatives, menant à la stigmatisation, à la discrimination et aux préjugés conscients et inconscients.

L'inclusion de l'homosexualité comme diagnostic a permis des pratiques, comme la thérapie de conversion ou d'aversion, qui visaient à changer l'orientation sexuelle ou l'identité de genre d'une personne. La thérapie d'aversion a impliqué le jumelage de stimulus homo-érotiques avec un stimulus aversif, comme des électrochocs ou d'autres stimulus douloureux aux mains ou aux organes génitaux, ou des drogues provoquant des nausées. Cette approche impliquait également le reconditionnement et la visualisation masturbatoires (Haldeman, 2002). La thérapie de conversion a souvent combiné des techniques d'aversion avec la « thérapie verbale », parfois basée sur une idéologie religieuse. Toutes les pratiques visant à changer l'identité de genre ou l'orientation sexuelle d'une personne sont non seulement inefficaces, mais elles ont également des effets néfastes, y compris la dépression, une faible estime de soi, l'évitement de l'intimité ou des relations amoureuses, et la dysfonction sexuelle (Haldeman, 2002). Dans une recommandation d'exposé de position, l'Association des psychiatres du Canada (APC) déclare : « L'APC s'oppose à l'utilisation de la thérapie réparatrice ou de conversion, étant donné qu'une telle thérapie suppose que les identités LGBTQ indiquent un trouble mental et (ou) l'hypothèse que la personne pourrait et devrait changer son orientation sexuelle et (ou) son identité de genre et son expression de genre » (Veltman et Chaimowitz, 2014, p. 3).

Considérations culturelles dans les soins

La controverse liée à la dysphorie de genre

Le diagnostic de la dysphorie de genre et son trouble d'identité de genre précurseur du DSM-IV ont longtemps été enveloppés d'un voile de controverse. Le diagnostic de trouble de l'identité de genre a été largement perçu comme stigmatisant, parce qu'il implique que les diverses identités de genre sont pathologiques. Dans le DSM-5, ce diagnostic a été remplacé par la dysphorie de genre. Ce dernier diagnostic fait référence à la détresse vécue par les personnes dont le **sexe assigné à la naissance** ou le genre assigné en fonction de leurs organes génitaux externes ne correspond pas à leur identité de genre telle qu'elles la perçoivent. Le DSM-5 (American Psychiatric Association, 2013) définit la dysphorie de genre comme « un profond désir de se débarrasser de ses caractéristiques sexuelles primaires ou secondaires en raison d'un manque de concordance marqué avec son genre vécu ou exprimé,… un profond désir pour les caractéristiques sexuelles primaires ou secondaires de l'autre genre,… un profond désir d'être de l'autre genre,… [et]… une profonde conviction que l'on a les sentiments et les réactions typiques de l'autre genre » (p. 452). Cette dysphorie doit également être « associée à une déficience cliniquement importante dans les domaines sociaux, professionnels ou autres domaines importants du fonctionnement » (American Psychiatric Association, 2013, p. 453).

Tout au long de ce chapitre, nous utilisons le terme **dysphorie de genre** pour désigner la détresse vécue par une personne dont le sexe assigné à la naissance ou le genre tel qu'il est perçu par d'autres ne correspond pas à son identité de genre, reconnaissant que cette détresse peut être ressentie par les individus et est souvent également influencée par la discrimination sociale et culturelle.

Où nous en sommes aujourd'hui

La tendance à long terme de discrimination institutionnelle, d'exclusion et de mauvais traitements à l'intérieur et à l'extérieur du milieu de soins de santé a eu des conséquences sur la santé des personnes de la DSG. Les personnes de la DSG sont plus susceptibles d'éprouver des problèmes de santé mentale, y compris la dépression, l'anxiété, la consommation de substances et un risque accru de suicide. Les personnes transgenres et bisexuelles en particulier déclarent avoir une moins bonne santé mentale que les autres personnes de la DSG, ce qui peut être lié à une augmentation des expériences de marginalisation (Zeeman et coll., 2019). En ce qui concerne les inégalités en santé, les personnes de la DSG sont également plus à risque de développer des maladies chroniques (y compris certains cancers, maladies auto-immunes, arthrite, maladies cardiovasculaires, asthme et autres maladies respiratoires) et de contracter des infections transmissibles sexuellement et par le sang (ITSS), y compris la syphilis et le VIH, par rapport aux Canadiens cisgenres et hétérosexuels (Blondeel et coll., 2016; Hafeez et coll., 2017; Hottes et coll., 2016; Comité permanent de la santé de la Chambre des communes, 2019; Livingston, 2017; Meyer, 2003; Plöderl et Tremblay, 2015; Steele et coll., 2016; The Trevor Project, 2020; Équipe de Trans PULSE Canada, 2020; Veale et coll., 2017; Zeeman et coll., 2019). Ces inégalités en santé ne sont pas inhérentes aux identités de la DSG, mais sont plutôt liées à une augmentation du stress, de la marginalisation et de la discrimination qui augmentent la charge allostatique et la vulnérabilité à des problèmes de santé. Les inégalités en santé sont exacerbées par les dangers cachés et manifestes causés par le manque de compétence culturelle en matière de soins de santé. Cela peut être attribué au manque de connaissances, à la peur de l'inconnu et aux préjugés inconscients (Goldberg et coll., 2017) des personnes qui travaillent avec des personnes de la DSG dans le milieu des soins de santé et a des répercussions particulièrement importantes sur les patients transgenres (Safer et coll., 2016).

Notre système de soins de santé a largement fonctionné avec l'hypothèse que le genre existe dans les catégories binaires « homme » et « femme », et que ces catégories correspondent au sexe assigné à la naissance en fonction des organes génitaux externes (Iskander et Keenan, 2021; Stryker, 2006). Comme on pouvait s'y attendre, les soins de santé ne font pas exception à la transphobie et à l'homophobie courantes. Il y a un manque de données concernant la santé des personnes de la DSG et plusieurs fournisseurs de soins de santé ne reçoivent pas une éducation adéquate sur les identités, l'existence et les besoins en soins de santé des personnes de la DSG (Mulé et coll., 2020; Scheim et coll., 2017).

À l'extérieur du milieu immédiat des soins de santé, les personnes de la DSG sont confrontées à la discrimination dans plusieurs environnements, ce qui a une incidence sur le revenu et les rôles dans la société, comme le fait de trouver et de conserver un emploi. Cela contribue à des taux plus élevés de pauvreté, d'insécurité alimentaire et d'itinérance, ce qui à son tour entraîne des risques accrus pour la santé. Les jeunes de la DSG sont également exposés à un risque accru d'itinérance, en grande partie en raison d'un manque d'acceptation familiale de leur orientation sexuelle ou de leur identité de genre (Comité permanent de la santé de la Chambre des communes, 2019). Ce problème est exacerbé par le manque de refuges qui servent de manière adéquate et sûre les personnes de la DSG. Les personnes de la DSG connaissent des taux accrus de violence physique et sexuelle et de rejet social (Blondeel et coll., 2016; Colpitts et Gahagan, 2016b; Egale, 2020; Comité permanent de la santé de la Chambre des communes, 2019; Jaffray, 2020; Meyer, 2003; Plöderl et Tremblay, 2015; Roberts et coll., 2010; The Trevor Project, 2020; Équipe de Trans PULSE Canada, 2020; Williams et coll., 2017). Ces inégalités ne sont aucunement des aspects inhérents à l'orientation sexuelle ou à l'identité de genre; elles reflètent plutôt la façon dont les individus de la DSG ont été perçus et traités au sein de notre société.

Une approche plus inclusive

Une fois que les personnes de la DSG ont accès aux soins, un aspect majeur du rôle du fournisseur de soins de santé est d'établir un rapport. Prendre le temps d'établir une relation thérapeutique permet au fournisseur de soins de santé de gagner la confiance du patient et de déterminer ce dont il a besoin pour se sentir plus en sécurité dans l'environnement de soins. L'objectif de la sécurité culturelle et de la compétence culturelle dans les soins aux personnes de la DSG est d'éviter de pathologiser et d'étiqueter la communauté et d'adopter une approche centrée sur la personne qui reconnaît les expériences vécues (Collins et Arthur, 2010). Les fournisseurs de soins de santé doivent éviter de faire des suppositions sur la sexualité et l'identité de genre. Nous devrions plutôt demander aux patients d'expliquer ou de clarifier l'information pour s'assurer que les soins peuvent être complets et appropriés (Fung et coll., 2020).

Une tentative courante d'inclusion au cours des dernières années a été la création d'espaces sûrs; des espaces physiques ou symboliques destinés à être à l'abri de l'oppression, du jugement et du danger. La notion d'un « espace sûr » trouve son origine chez le psychologue Kurt Lewin, qui a identifié le besoin de sécurité psychologique dans un espace pour que le changement et l'honnêteté se produisent (Lewin, 1947). Grâce à l'appui du psychologue Carl Rogers et des personnes de la DSG, les « espaces sûrs » sont devenus ce qu'ils sont aujourd'hui (Kenney, 2001; Rogers, 1971). Cependant, des « espaces *plus* sûrs » pourraient être un objectif plus adéquat. Un espace sûr est une notion bien intentionnée, mais il arrive souvent que cela ne puisse pas être garanti. Dans de nombreux cas, les espaces sûrs ne sont en fait pas protégés de la violence, de l'ignorance et de l'intolérance en raison de la nature même des systèmes dans lesquels ces espaces fonctionnent. De plus, les personnes ont des exigences différentes pour se sentir en sécurité (Commission de la santé mentale du Canada, 2019). Garantir un « espace sûr » lorsqu'il n'est pas possible de le faire peut mener à la méfiance. Avec des « espaces *plus* sûrs », nous reconnaissons que rien n'est certain dans ce système imparfait, mais que des efforts considérables ont été déployés pour que tous les participants se sentent en sécurité, respectés et non jugés (Thompson, 2017). Dans un milieu de soins de santé, de nombreux facteurs échappent au contrôle du fournisseur de soins de santé. Un fournisseur de soins de santé peut, cependant, être neutre, écouter activement les expériences des patients et fournir des soins compatissants en collaboration avec les patients. Une façon d'atteindre ces résultats est d'adopter l'approche « FIRST », qui trouve ses racines dans la culture mi'kmaq (tableau 10.2) (Latimer et coll., 2020; Sylliboy et Hovey, 2020).

TABLEAU 10.2 ■ Approche « FIRST »

- **F**amille (considérer la famille : immédiate, élargie ou choisie)
- **I**nformation (considérer *comment* l'information est partagée, être respectueux, poser des questions et écouter dans le but de comprendre)
- **R**elations (créer la confiance, s'intéresser, donner le choix aux patients et demander la permission)
- **S**ûreté accrue des espaces (comprendre la sécurité culturelle, être intentionnel dans l'utilisation du langage, cultiver un espace plus sûr; plus de détails sont fournis dans ce chapitre)
- **T**raitement réalisé ensemble (trouver un plan de traitement et de suivi *avec* le patient, en incorporant des concepts et des interventions au-delà de la médecine occidentale quand cela convient le mieux au patient)

Adapté de Latimer, M., Sylliboy, J. R., Francis, J., et coll. (2020). Co-creating better healthcare experiences for First Nations children and youth: The FIRST approach emerges from two-eyed seeing. *Paediatric and Neonatal Pain, 2*(4), p. 104-112. https://doi.org/10.1002/pne2.12024.

Il est important de noter qu'en fournissant des « espaces *plus* sûrs », nous tentons de normaliser et de comprendre les différences entre les personnes. Il peut être inconfortable pour les gens de remettre en question leurs notions de discrimination, de violence, de danger et de relations de pouvoir, mais ce malaise ne signifie pas que leur sécurité est menacée (Thompson, 2017). En tant que fournisseurs de soins de santé, nous devons nous permettre d'être mal à l'aise afin d'être plus réceptifs aux différentes idées auxquelles nos patients pourraient nous exposer. L'inconfort peut perturber les normes institutionnelles et fournir des possibilités transformatrices pour réinventer les hypothèses et convictions invoquées antérieurement (Goldberg, 2015).

Environnement des soins de santé

Créer un environnement de soins de santé inclusif pour les personnes de la DSG couvre le milieu physique ainsi que les attitudes, politiques et valeurs adoptées par les organisations. Ces considérations doivent être mises en œuvre de manière cohérente dans le cadre de chaque interaction que les patients de la DSG ont dans le milieu des soins de santé afin d'aborder et d'atténuer les obstacles systémiques aux soins. Les fondements cishétéronormatifs des soins de santé peuvent autrement mener à ce qui a été décrit comme l'effacement informationnel et institutionnel des personnes transgenres (et autres personnes de la DSG) (Bauer et coll., 2009). En d'autres termes, il est important de reconnaître que la norme au sein de notre système de soins de santé est fondée sur des systèmes, structures et processus qui privilégient, parfois, presque exclusivement la norme des personnes hétérosexuelles et cisgenres. Les besoins des personnes de la DSG restent invisibles et souvent ignorés.

Comme il a été mentionné dans les chapitres précédents, la compétence culturelle exige de la sensibilité, des connaissances, des compétences et des ressources de la part des fournisseurs de soins de santé; cependant, plusieurs études indiquent que les fournisseurs de soins de santé reçoivent une éducation minimale sur les besoins des personnes de la DSG (Beagan et coll., 2015; Gahagan et Subirana-Malaret, 2020; Stewart et O'Reilly, 2017). Stewart et O'Reilly (2017) ont entrepris un examen par intégration explorant les attitudes, connaissances et croyances des infirmières et des sages-femmes concernant les besoins en soins de santé de la population 2ELG-BTQI+. Ils ont noté de la part du personnel et des fournisseurs de soins de santé des attitudes allant de l'affirmation et de la défense des droits au traitement équitable pour tout le monde, à l'intrusion et au jugement. De même, Beagan et coll. (2015) ont exploré les perceptions des médecins de famille à l'égard de leur travail avec les patients LGBTQ et ont noté les thèmes suivants : (1) l'identité sexuelle ou de genre n'a pas d'importance, car ils traitent tout le monde de manière équitable; (2) l'identité sexuelle et de genre est importante pour fournir des soins complets et aborder les effets de la stigmatisation et de la discrimination; et (3) l'identité sexuelle est importante et n'est pas importante quand les médecins décrivent la tension entre comprendre les besoins des groupes sociaux et les soins individualisés. De telles conclusions indiquent clairement le besoin pour les fournisseurs de soins de santé de comprendre la différence entre l'égalité et l'équité afin de réduire les inégalités en santé, ainsi que le besoin de formation et de soutien continus.

Dans un environnement de soins de santé, les patients communiquent souvent d'abord avec une réceptionniste ou un membre du personnel administratif des soins de santé avant d'avoir divulgué leur nom, leur genre ou leurs pronoms. Bien que l'utilisation de termes comme « monsieur », « madame », ou « mademoiselle » puisse être un moyen de communiquer le respect, il est important de noter que ce langage implique une supposition sur le genre. Ces termes peuvent facilement être évités. Une fois connu, le langage qu'un patient utilise pour se décrire et décrire son identité devrait être reflété par tous les fournisseurs de soins de santé (voir l'encadré « La compétence culturelle en action »).

Remplir des formulaires d'évaluation initiale ou de documentation peut préparer le terrain pour les interactions entre patient et fournisseur; c'est pourquoi il faut prendre soin d'éviter de supposer la sexualité et le genre des patients. Le nom et le sexe d'un patient peuvent ne pas concorder avec le nom figurant sur les documents de soins de santé légaux (comme une carte d'assurance-maladie ou un certificat de naissance) ou avec le sexe qui lui a été assigné à la naissance. Bien qu'il puisse être nécessaire de recueillir ces renseignements légaux, il est important de demander également aux patients leur nom et leurs pronoms. Les renseignements sur le genre et les pronoms des patients devraient être consignés d'une manière qui soit facilement accessible à tout le personnel participant à leurs soins. Il est également important de noter que ces renseignements sont des renseignements confidentiels sur la santé et qu'ils doivent être traités en conséquence. Les formulaires d'admission peuvent aider à recueillir des renseignements sur les milieux dans lesquels un patient est à l'aise de voir son genre affirmé. Certains patients peuvent préférer l'utilisation de mots différents dans des contextes confidentiels plutôt que dans une salle d'attente, par téléphone ou en présence de leur famille. Il est crucial de recueillir et de consigner ces renseignements clairement, car le « dévoilement involontaire » d'un patient peut éroder la confiance, créer de l'inconfort ou diminuer la sécurité physique et émotionnelle.

L'utilisation d'un langage neutre (comme « partenaire », « parent », « membre de la famille » et « enfant ») est un moyen de promouvoir l'inclusion des personnes de la DSG. Les formulaires et la documentation ne devraient pas limiter l'identité et la sexualité en catégories distinctes et figées; ils devraient plutôt permettre aux patients d'utiliser leurs propres mots. Les termes d'identité ne sont pas figés, car le langage et l'expérience façonnent une compréhension évolutive de l'identité. Les patients de la DSG peuvent utiliser des termes différents pour décrire leur identité en fonction du contexte et de leurs expériences. Les termes peuvent être façonnés par des catégories identitaires comme la race, la classe et le genre, en plus des compréhensions historiques, sociales et culturelles du désir et de la sexualité (Yep et coll., 2003). Bien que les nuances de l'orientation sexuelle et de l'identité de genre ne soient pas facilement saisies sur les formulaires, la structure des formulaires peut être utilisée pour signaler l'ouverture d'un fournisseur de soins de santé à de telles discussions en ce qui concerne la santé du patient.

Il est important que les personnes de la DSG se voient représentées dans le milieu physique. Les symboles visibles de soutien et les indications de non-tolérance à l'égard des abus sont couramment utilisés. Il est impératif que ces signes visibles de soutien soient accompagnés d'actions et de soins correspondants. Cependant, ce type de représentation devrait aller au-delà des drapeaux et des autocollants arc-en-ciel. Cela devrait inclure des magazines et du matériel éducatif présentés dans les salles d'attente et les bureaux, ainsi que des affiches présentant la diversité sexuelle et de genre. Voici quelques exemples : la campagne « Check it out guys » qui fait la promotion des tests Pap réguliers pour les patients transmasculins, les affiches « Clear the air » visant à promouvoir l'abandon du tabac dans les communautés de la DSG, et les ressources du Native Youth Sexual Health Network qui sont inclusives des identités de la DSG autochtones (voir www.rainbowhealthontario. ca/fr et https://www.nativeyouthsexualhealth.com) (Native Youth Sexual Health Network – Ressources, s.d.; Santé arc en ciel Ontario, 2009, 2012). Les signes de soins inclusifs dans le milieu physique des soins de santé impliquent également l'accès à des toilettes inclusives, des tables à langer et des produits menstruels dans toutes les toilettes. Avant d'accéder à un milieu de soins de santé, les patients consultent généralement la documentation en ligne, qui devrait également être adaptée de façon à être intentionnellement inclusive et représentative des personnes de la DSG.

Des soins plus sûrs pour les personnes de la DSG impliquent la sensibilisation et la reconnaissance que les systèmes actuels peuvent ne pas être conçus pour être inclusifs. Les dossiers médicaux électroniques pourraient être conçus pour inclure uniquement les renseignements présents sur les documents de soins de santé produits par le gouvernement, ou pourraient remplir automatiquement des formulaires, des demandes ou des références avec ces renseignements. Les laboratoires ou les pharmacies pourraient seulement être en mesure de traiter les renseignements correspondant aux renseignements légaux de soins de santé. La disponibilité du matériel éducatif non cishétéronormatif peut être limitée. Dans toutes ces circonstances, en tant que fournisseurs de soins de santé, nous avons un rôle à jouer dans la promotion du changement en fonction des besoins de nos patients. Notre rôle consiste à reconnaître et à admettre ces lacunes auprès des patients de la DSG et à leur expliquer la raison pour laquelle nous ne sommes pas encore en mesure d'être affirmatifs dans ces circonstances. En plus de promouvoir l'inclusion en déterminant, en consignant et en utilisant le nom et l'identité de genre du patient dans toutes les interactions, les fournisseurs de soins de santé peuvent également préconiser le changement au niveau du système.

Bien que les éléments décrits jusqu'à présent indiquent une intention de fournir des soins inclusifs et plus sûrs aux personnes de la DSG, les politiques et les valeurs d'une organisation doivent également la refléter. Énoncer explicitement des termes comme « orientation sexuelle », « identité de genre » et « expression de genre » dans les politiques contre la discrimination est un bon début. Des normes claires devraient être établies pour tous les patients et le personnel en ce qui concerne les comportements d'affirmation et non discriminatoires, et une éducation devrait être fournie en conséquence.

La compétence culturelle en action

Tout le monde peut se tromper!

Francis est une personne non binaire de 26 ans qui a récemment déménagé dans une nouvelle ville. Iel* a communiqué avec d'autres personnes transgenres de la ville par l'intermédiaire d'un groupe de médias sociaux pour avoir des recommandations de cliniques de médecine familiale compétentes pour les personnes transgenres. Bien qu'iel ait été nerveux.se lorsqu'iel est arrivé.e à la clinique, iel a remarqué un drapeau arc-en-ciel et un drapeau de fierté transgenre à la réception, ainsi que des affiches dans la clinique représentant des personnes queer et transgenres. Iel a été accueilli.e par une réceptionniste qui iel a donné un formulaire d'admission à remplir. Francis a été heureux.se de voir que ce formulaire demandait à la fois ses informations juridiques et son nom, son genre et ses pronoms. Iel a été appelé.e et a d'abord rencontré une infirmière qui a passé en revue ses antécédents médicaux et a pris ses signes vitaux. Le médecin est alors entré en disant :

« Bonjour, je suis la Dre Jones, mes pronoms sont elle/elle. Tu dois être Francis? » Francis a été agréablement surpris.e que son médecin ait partagé ses pronoms au lieu de seulement demander les siens. Lors de la prise de ses signes vitaux avec l'infirmière, la Dre Jones a accidentellement demandé à l'infirmière de noter si « il a une tension artérielle élevée ». La Dre Jones s'est rapidement rendu compte de son erreur, s'est tournée vers Francis et lui a dit : « Mes excuses, je devrais dire « iel a une tension artérielle élevée ». Cette correction a communiqué à Francis que l'intention de la Dre Jones était de fournir des soins d'affirmation. Cela a permis à Francis de se sentir à l'aise plus tard quand iel a expliqué à la Dre Jones qu'iel préférait l'utilisation du terme « poitrine » au lieu de « sein » lorsqu'ils discutaient de la compression. Bien que Francis ait eu peur que la Dre Jones puisse mal réagir à cette correction, iel a été rassuré.e lorsque la Dre Jones a répondu par « Merci de m'en informer ».

Cet exemple montre comment la création d'un espace plus sûr pour les personnes de la DSG (par le biais de drapeaux, d'affiches, du choix du langage sur les formulaires d'admission et des attitudes du personnel) peut permettre aux patients de la DSG de collaborer avec leurs fournisseurs et réduire les obstacles systémiques aux soins. Tout le monde peut se tromper, et si vous remarquez une erreur que vous avez commise, vous pouvez présenter des excuses à votre patient et passer à autre chose. Il est important de se rappeler que même si cela évoque des sentiments de culpabilité, vous devez vous concentrer sur l'expérience de votre patient, et non sur vos propres réactions. Si un patient corrige une erreur que vous avez commise, un simple « Merci pour le rappel » peut réparer toute rupture qui a pu en résulter et réaffirmer le désir de fournir des soins sûrs et inclusifs.

---

*L'Office québécois de la langue française « ne conseille pas le recours aux néologismes comme le pronom de troisième personne iel … que la rédaction non binaire emploie, en complément de la formulation neutre. Ces néologismes restent propres aux communautés de la diversité de genre. » https://vitrinelinguistique.oqlf. gouv.qc.ca/25421/la-redaction-et-la-communication/feminisation-et-redaction-epicene/redaction-epicene/ formulation-neutre/redaction-epicene-formulation-neutre-redaction-non-binaire-et-ecriture-inclusive

Soins primaires

Au Canada, les soins de santé sont principalement accessibles dans le cadre de soins primaires. Cependant, comme nous l'avons mentionné dans les chapitres précédents, ce ne sont pas toutes les populations qui ont un accès équitable aux soins. L'objectif des soins primaires est de fournir un « foyer médical » centré sur le patient, où le contexte complet du patient peut être pris en compte tout en fournissant des soins intégrés et appropriés. Pour que cela se produise de manière efficace, il est impératif qu'une personne se sente sûre et incluse dans cet environnement de soins de santé. Les personnes de la DSG peuvent être réticentes à divulguer leur identité sexuelle et de genre en raison d'expériences négatives antérieures dans les soins de santé et d'un manque de confiance dans la capacité du fournisseur de soins à être sensible aux personnes et aux problèmes de la DSG (Beagan et coll., 2015; Gahagan et Subirana-Malaret, 2020). Les fournisseurs de soins de santé font souvent des suppositions concernant le patient quand il est question des pronoms, du genre, de la sexualité, des partenaires, des actes sexuels auxquels il participe, des parties du corps qu'il a et de celles utilisées pour le sexe, et du fait que la personne soit sexuelle ou pas. De même, le genre et la sexualité sont souvent confondus à tort. Le fait de connaître le genre du patient ne fournit pas d'information sur sa sexualité, et vice versa (Mizock et Hopwood, 2016; Poteat et coll., 2016). Faire des suppositions concernant les patients peut conduire à négliger les facteurs critiques requis pour fournir des soins de santé appropriés. Par exemple, les personnes bisexuelles ont été perçues par les travailleurs de la santé comme hétérosexuelles lorsque leur partenaire était d'un genre différent et considérées comme gaies ou lesbiennes lorsqu'elles étaient avec un partenaire amoureux de même sexe (Legge et coll., 2018). Faire fi de l'identité sexuelle des personnes bisexuelles peut non seulement entraîner des soins inappropriés, mais aussi susciter des sentiments d'invisibilité et d'invalidation (Ross et coll., 2010). De plus, le langage utilisé pour converser régulièrement avec les patients peut être fortement genré. Plutôt que de discuter du fait que les femmes devraient passer un test Pap tous les trois ans, un fournisseur peut déclarer qu'une « personne ayant un utérus a besoin de passer un test Pap tous les trois ans ». Les discussions sur le dépistage devraient être fondées sur l'anatomie et le comportement plutôt que sur le genre. Les examens physiques et certaines investigations sont également de bons moments pour être particulièrement à l'écoute de toute détresse possible. Les examens qui impliquent de se dévêtir ou d'enlever des vêtements de protection comme des gilets de compression peuvent être des expériences évoquant des sentiments de vulnérabilité. Il faut prendre le temps d'expliquer aux patients à quel moment et pour quelle raison ces tests pourraient contribuer à leurs soins et la façon dont le fournisseur pourrait travailler avec eux pour réduire la détresse qu'évoquent ces rencontres.

Dans un milieu de soins primaires, des suppositions sont faites particulièrement fréquemment lors de la vérification des antécédents de santé sexuelle. Avant de mener une vérification des antécédents de santé sexuelle, il est important de tenir compte de deux facteurs. D'abord et avant tout, il faut déterminer si des antécédents sexuels sont nécessaires à ce moment-là. Le simple fait de demander aux patients pourquoi ils cherchent à obtenir des soins est une étape importante (Collins et Arthur, 2010). La connaissance de l'orientation sexuelle ou de l'identité de genre du patient est-elle importante pour les préoccupations qui l'incitent à se faire soigner? Plusieurs patients de la DSG trouvent que les entrevues de santé peuvent indûment être axées sur leur sexualité ou leur genre, alors que ce n'est pas la raison de leur visite. Cela contribue à la réticence des patients de la DSG à demander des soins de santé. Les antécédents médicaux devraient généralement commencer par une discussion sur des sujets non liés à la santé sexuelle. Une fois que ces questions ont été abordées, les fournisseurs de soins de santé peuvent déterminer si d'autres antécédents sont nécessaires en matière de santé sexuelle. Les fournisseurs de soins de santé devraient se référer aux données précédemment identifiées, si disponibles, concernant le sexe assigné au patient à la naissance, et aux renseignements concernant les antécédents médicaux et chirurgicaux du patient en portant attention aux parties du corps qu'ils ont et à toutes les parties du corps qui ont été ajoutées, enlevées ou modifiées. Par exemple, une personne transmasculine ayant des ovaires qui prend de la testostérone peut ne pas avoir ses règles, mais peut tout de même être à risque de grossesse (Boudreau et Mukerjee, 2019; Obedin-Maliver et Makadon, 2016). Les conversations sur le dépistage et la santé peuvent ensuite être ciblées sur l'anatomie d'une personne.

La compétence culturelle en action

Parlons de sexe

Zenya, une femme de 31 ans atteinte du syndrome des ovaires polykystiques (SOPK), s'est présentée à une clinique sans rendez-vous parce qu'elle éprouve une très grande fatigue depuis un mois et qu'elle n'a pas eu ses dernières règles. Dans le cadre des antécédents, le médecin lui a demandé : « Avez-vous des relations sexuelles avec des hommes, des femmes ou les deux? » Zenya a répondu honnêtement : « Avec une femme, ma partenaire Sarah. » Elle n'a pas donné de détails supplémentaires sur le genre ou l'anatomie de Sarah, car la question du médecin avait communiqué un cadre binaire et cisgenre. Le médecin a expliqué que la fatigue et le retard des règles de Zenya étaient très probablement secondaires à son SOPK, mais lui a donné une demande de laboratoire pour des analyses sanguines de base afin d'exclure l'anémie ferriprive.

Zenya a fait faire ses analyses sanguines, mais ne se sentait pas à l'aise à la clinique sans rendez-vous; elle s'est alors rendue à la Rainbow Health Clinic à Edmonton, en Alberta, qui se trouvait à proximité. Dans cette clinique, le Dr Ramesh a commencé à lui poser des questions générales sur sa santé pour avoir une idée de la raison pour laquelle elle s'était présentée. Il a demandé à Zenya si elle serait *prête à parler de santé sexuelle* et si elle avait *déjà été sexuellement active*. La réponse aux deux questions était « oui ». Il a demandé : « *Avez-vous des partenaires sexuels en ce moment?* » En raison de la formulation ouverte de ces questions, Zenya se sentait plus à l'aise de partager des informations personnelles. Il a ensuite demandé : « *Quelles parties du corps utilisez-vous pour le sexe? Quelles parties du corps sont utilisées par vos partenaires?* » Elle a révélé qu'elle utilisait son vagin et sa partenaire Sarah, une femme transgenre, son pénis. La divulgation a permis de poser d'autres questions qui ont révélé qu'il fallait tester le niveau de ß-hCG de Zenya en raison du risque de grossesse. Il s'est avéré que Zenya était en effet enceinte, ce qui expliquait sa grande fatigue inhabituelle.

La formulation, comme l'illustre cette situation, peut avoir un impact drastique sur l'alliance thérapeutique, le diagnostic différentiel et la qualité ultime des soins.

Remarque : Le mot « partenaires » a été utilisé ici, par opposition à « partenaire », car cela présuppose qu'une personne pourrait avoir plus d'un partenaire et évite la supposition de normes monogames.

Une fois que le sujet de la santé sexuelle a été abordé de façon appropriée (voir l'encadré « La compétence culturelle en action » ci-dessus), la formulation des questions doit se poursuivre d'une manière respectueuse qui ne limite pas les réponses du patient. Si le patient indique avoir des partenaires sexuels actuels, poursuivre avec la question « *Aimeriez-vous parler de la prévention ou du dépistage des infections transmissibles sexuellement?* » peut inviter les patients à passer plus de temps à en discuter. D'autres questions peuvent aider le fournisseur à déterminer l'anatomie d'un patient et les pratiques sexuelles applicables. Poser la question « *Quelles parties de votre corps utilisez-vous pour avoir des relations sexuelles?* » permet au fournisseur d'écouvillonner les parties du corps appropriées pour évaluer les infections transmissibles sexuellement (ITS), comme le suggèrent les lignes directrices actuelles (Workowski et coll., 2021). Ce raisonnement devrait être expliqué au patient.

La question « *Quelles sont les parties du corps que vos partenaires utilisent pour les relations sexuelles?* » est très différente de la question courante « Avez-vous des relations sexuelles avec des hommes, des femmes ou les deux? ». Cette dernière formulation pourrait ne pas fournir de renseignements utiles. Si le patient dit « hommes », il pourrait s'agir d'hommes transgenres, d'hommes cisgenres, de personnes avec des pénis ou de personnes qui s'identifient comme masculines. Cela évite également la supposition que l'orientation sexuelle d'une personne correspond à ses pratiques sexuelles. Les personnes peuvent être en train d'explorer leur sexualité ou avoir des partenaires qui ne correspondent pas aux conceptions traditionnelles du terme qu'ils utilisent pour décrire leur sexualité (Boudreau et Mukerjee, 2019; Eckstrand et Ehrenfeld, 2016; Light et coll., 2017; Obedin-Maliver et Makadon, 2016). Ajouter une question quant à la possibilité d'une grossesse dans l'une de leurs relations peut lancer une conversation sur les besoins en matière de contraception qui est inclusive de toutes les identités de genre.

Bien formulées, ces questions créent un espace respectueux et inclusif pour la conversation sur la santé sexuelle et l'évaluation de tout autre besoin en matière de santé, incluant le risque de grossesse ou d'ITS. Ces renseignements aident, par exemple, à déterminer si un patient pourrait être un candidat pour la prophylaxie pré-exposition (PPrE), une pilule quotidienne prise pour la prévention de l'acquisition du virus de l'immunodéficience humaine (VIH), ou pourrait bénéficier de discussions plus poussées sur les contraceptifs.

Chaque fois que les fournisseurs de soins de santé discutent de santé sexuelle, il est important de garder à l'esprit qu'il existe différentes circonstances dans lesquelles les gens peuvent avoir des relations sexuelles. Il peut s'agir d'une relation amoureuse, de rencontres anonymes, de travail du sexe, d'une conséquence de violence sexuelle ou de tout autre contexte. Les antécédents sexuels devraient élucider ces renseignements, permettant aux fournisseurs de comprendre les facteurs de risque supplémentaires. Par exemple, deux personnes qui ont chacune un utérus et des ovaires et sont dans une relation monogame n'ont aucun risque de grossesse, mais si l'une de ces personnes a eu une relation sexuelle non consensuelle avec quelqu'un qui produit du sperme, il pourrait maintenant y avoir un risque de grossesse. De telles discussions peuvent également ouvrir la porte aux discussions sur la sécurité personnelle et mener à des références à d'autres services. Le soutien, la sensibilité et le choix devraient toujours être offerts pendant l'évaluation des antécédents et les examens de santé sexuelle.

Obstétrique et gynécologie

La fertilité, la grossesse et la santé génésique ont traditionnellement été liées au genre dans le système de soins de santé. L'obstétrique et la gynécologie ont souvent été des synonymes de « santé des femmes » ou de « reproduction féminine ». Il est compréhensible que les personnes de la DSG accédant aux soins gynécologiques et obstétriques puissent se sentir vulnérables et traumatisées (Eckstrand et Ehrenfeld, 2016). Les soins gynécologiques et obstétriques peuvent impliquer de discuter des pratiques sexuelles, des organes reproducteurs et de la fonction reproductrice, et de subir des examens physiques intimes, et tout ceci peut exposer les personnes de la DSG à la discrimination ou à la stigmatisation (Eckstrand et Ehrenfeld, 2016). Cela amène plusieurs personnes de la DSG à reporter les soins, à les refuser ou à ne pas divulguer de renseignements à leurs fournisseurs, ce qui contribue aux inégalités continues en matière de santé (Eckstrand et Ehrenfeld, 2016; Hoffkling et coll., 2017). Pensez à une personne transmasculine souffrant de douleurs pelviennes ou de saignements irréguliers, à une personne non binaire ayant des ovaires et un utérus qui s'interroge sur ses antécédents familiaux de cancer des ovaires, ou à une personne transféminine ayant une nouvelle pousse de poils dans son néo-vagin. En abordant l'obstétrique comme une question binaire de « femmes » cisgenres, nous risquons d'exclure et de marginaliser une partie entière de notre population (Besse et coll., 2020; Hoffkling et coll., 2017). En tant que fournisseurs de soins de santé, nous avons la possibilité et la responsabilité d'élargir nos définitions des soins reproductifs afin d'accueillir et d'affirmer toutes les personnes. Dans cette section, nous allons signaler quelques domaines clés où une compréhension des expériences de la DSG peut fournir des occasions de soins plus complets et plus centrés sur la personne.

L'examen physique est un aspect particulier des soins médicaux d'une personne qui évoque des sentiments de vulnérabilité. En gynécologie, un examen pelvien consiste à évaluer les organes reproducteurs. Malheureusement, certaines personnes de la diversité de genre ont déclaré que certains fournisseurs de soins médicaux posaient des questions ou effectuaient des examens pour satisfaire leur curiosité personnelle plutôt qu'une nécessité médicale (Hoffkling et coll., 2017). Si un examen est requis, il est souvent utile de décrire ce qui va se passer et la raison pour laquelle il est important, et de répéter que le consentement peut être retiré à tout moment.

Une étude menée en 2020 a révélé que pour la majorité des personnes transmasculines et non binaires interrogées, aucun médecin ne leur avait demandé quels termes il devait utiliser pour parler de leur anatomie, mais la majorité des répondants ont déclaré souhaiter que leur médecin leur pose la question (Klein et Golub, 2020). Comme on pouvait s'y attendre, les personnes avaient un éventail de termes préférés à utiliser pour parler de leur corps; il ne faut donc pas supposer que ce qui est affirmatif pour une personne rendra la prochaine personne plus à l'aise (Klein et Golub, 2020; Schwartz et coll., 2019). Un langage prudent et une discussion réfléchie peuvent aider à gagner la confiance et à réduire le malaise (Besse et coll., 2020; Eckstrand et Ehrenfeld, 2016).

Prévenir les grossesses non désirées est un aspect important de la santé génésique pour tous. De nombreuses personnes, dont le sexe assignée à la naissance était féminin et qui s'identifient comme une personne de la DSG, sont confrontées à des obstacles quand il s'agit d'avoir accès à la contraception et courent un risque égal, sinon plus élevé, de grossesse non désirée par rapport aux femmes hétérosexuelles cisgenres (Blunt-Vinti et coll., 2018; Everett et coll., 2017; Higgins et coll., 2019; Stoffel et coll., 2017). Par conséquent, les fournisseurs de soins de contraception et d'avortement doivent être conscients que les personnes de tous les genres et de toutes les orientations sexuelles peuvent avoir recours à leurs services et méritent des soins inclusifs et complets.

La décision de devenir enceinte et d'accoucher est individuelle. Nous ne pouvons pas supposer que toutes les personnes souhaitent ou peuvent avoir des enfants biologiques. Les autres façons de créer une famille devraient également être valorisées (Eckstrand et Ehrenfeld, 2016). Toute personne ayant un utérus peut choisir de poursuivre une grossesse; cela inclut les personnes transmasculines et non binaires. Même dans les grossesses dépourvues de complications médicales, les personnes de la DSG peuvent faire face à des défis uniques. Parmi les personnes transgenres qui mènent une grossesse à terme, on retrouve toute une gamme d'expériences. Pour certaines personnes, la grossesse provoque la dysphorie et est très difficile sur le plan émotionnel, surtout si cela implique l'arrêt de l'hormonothérapie. D'autres personnes trouvent l'expérience de la grossesse stimulante à mesure qu'elles établissent un lien avec une partie de leur corps qui était auparavant une source d'angoisse pour elles (Hoffkling et coll., 2017). Les personnes transgenres peuvent faire face à la stigmatisation sociale pendant la grossesse et avoir du mal à concilier leur identité et leur expression de genre avec les aspects visibles de la grossesse (Besse et coll., 2020;

Hoffkling et coll., 2017). Chacun de ces facteurs peut amener les personnes de la DSG à avoir besoin d'un soutien social plus étroit pendant la grossesse (Obedin-Maliver et Makadon, 2016).

La gestion sociale de la grossesse s'ajoute à la gestion du système de soins de santé. Certaines personnes transmasculines ont décrit s'être senties soulagées en apprenant que le fournisseur avait déjà rencontré d'autres patients transgenres. D'autres personnes éprouvent un sentiment positif lorsqu'un fournisseur ne possédant pas cette expérience prend l'initiative de se renseigner en vue du prochain rendez-vous (Hoffkling et coll., 2017).

Comme dans toute rencontre clinique, il est important d'apprendre le nom et les pronoms du patient. Les noms et les pronoms de tout partenaire devraient également être demandés et consignés, et non supposés (Besse et coll., 2020). Le dossier prénatal offre l'occasion de communiquer ces renseignements à toute l'équipe de soins de santé.

Les rendez-vous prénataux offrent également aux fournisseurs de soins de santé l'occasion de collaborer avec les personnes enceintes à l'élaboration d'un plan de naissance. Encore une fois, les valeurs, les priorités et les craintes de chaque personne enceinte peuvent varier. Certaines personnes désirent une césarienne élective, tandis que d'autres préfèrent un accouchement à domicile dans un cadre privé (Light et coll., 2017). Certaines veulent bloquer la lactation et d'autres espèrent l'activer pour nourrir leur bébé (Obedin-Maliver et Makadon, 2016). Un accouchement à l'hôpital sera médicalement recommandé pour de nombreuses personnes, mais un hôpital peut également comprendre de nouveaux fournisseurs, de multiples examens internes et un manque de contrôle (Besse et coll., 2020). Pour un grand nombre de personnes, un environnement hospitalier peut augmenter la possibilité que leur identité ou leur relation avec leur partenaire soit invalidée.

Tenez compte de la culture de votre établissement. Les personnes de la DSG sont-elles incluses conformément aux façons décrites dans la discussion sur l'environnement des soins de santé (plus tôt dans le chapitre)? Les partenaires de tous les genres sont-ils acceptés dans la salle d'accouchement? Est-ce acceptable si votre patient ne veut pas assigner de genre à son bébé? Y a-t-il des moyens pour la personne enceinte de communiquer le langage qu'elle veut qu'on utilise pour parler de son corps? Si ce n'est pas le cas, envisagez des initiatives pour le changement, l'éducation et la défense des droits. Aujourd'hui, la santé obstétricale va au-delà de la « santé des femmes » binaires et cisgenres. Des soins de santé reproductive réfléchis, chaleureux et compétents sur le plan culturel sont essentiels pour soigner toutes les personnes, surtout les personnes et les familles de la DSG. (Voir aussi le chapitre 12.)

Enfants et jeunes

De nombreux enfants et jeunes ont des contacts réguliers avec des fournisseurs de soins de santé dans le cadre de la médecine préventive pendant l'enfance, des premiers jours de la vie jusqu'à l'adolescence. Lors de ces visites, les fournisseurs de soins de santé décrivent les jalons du développement aux parents ou aux soignants, en mettant souvent l'accent sur le développement physique, langagier, moteur et social. Bien que le développement de l'identité soit rarement discuté explicitement, il s'agit d'un domaine important en ce qui concerne la santé et le bien-être d'une personne. Selon la Société canadienne de pédiatrie, on estime que les enfants commencent à reconnaître les différences entre les « filles » et les « garçons » à l'âge de deux ans. Au fur et à mesure que les enfants acquièrent une compréhension de ces identités sociales, ils pourraient commencer à s'identifier d'une manière qui fluctue avec le temps ou pourrait ne pas correspondre au sexe qui leur a été assigné à la naissance. À l'âge de quatre ans, la plupart des enfants commencent à avoir une identité de genre plus stable. Les enfants expriment généralement leur genre de manière stéréotypée avant l'âge de six ans. L'expression stéréotypée du genre diminue progressivement avec l'âge à mesure que les enfants acquièrent la confiance que les autres les reconnaissent dans leur genre. Cela peut coïncider avec une anxiété sociale accrue chez les enfants dont l'identité de genre ne correspond pas au sexe qui leur a été assigné à la naissance. L'identité de genre continue à se développer à compter de l'âge de huit ans. Les changements liés à la puberté peuvent renforcer chez l'enfant le sentiment que son identité de genre ne correspond pas au sexe assigné à la naissance (Société canadienne de pédiatrie [SCP], 2018). Pendant cette période critique, les fournisseurs de soins de santé devraient encourager les familles à être ouvertes d'esprit, accueillantes et bienveillantes. Ces attitudes favorisent un modèle stable et durable d'attachement dans les relations interpersonnelles pour les enfants, ce qui permet d'envisager des résultats positifs sur le plan de la santé et sur le plan social (SCP, 2018; Sizemore et coll., 2019).

On a également constaté que l'identité sexuelle se développait tout au long de l'enfance et de l'adolescence. On pense que la conscience d'une attirance pour le même sexe ou pour l'autre sexe commence vers l'âge de 10 ans et que l'auto-identification de l'orientation sexuelle commence vers l'âge de 16 à 17 ans (Boxer et Herdt, 1996). Bien que l'optique du développement de l'identité sexuelle et de genre suggère des chronologies normatives, elle ne tient pas compte des façons dont les identités sont explorées et vécues tout au long de la vie d'une personne. Notre compréhension de nous-mêmes est façonnée par la réflexion personnelle, les expériences évolutives, le langage et les facteurs socioculturels. Les jeunes de la DSG ont eux-mêmes façonné la manière dont leurs identités sont décrites et comprises en inventant une nouvelle terminologie pour leurs expériences (Bragg et coll., 2018; Cover, 2018). Au fur et à mesure que les témoignages médiatiques de jeunes transgenres ont pris de l'ampleur au cours des années 2010, le langage utilisé s'est également développé, incluant des termes comme « genre non conforme », « genre variant », « genre créatif », « genre expansif », « indépendant dans l'expression du genre », « non binaire » et « agenre ». La terminologie utilisée pour décrire l'orientation sexuelle s'est également développée, incluant des concepts comme « pansexuel », « hétéroflexible » et « asexuel » (Iskander et Keenan, 2021). Au fur et à mesure que la terminologie se développe, les étiquettes qu'utilisent les gens pour s'identifier et se comprendre se développent aussi, ce qui favorise la fluidité qui peut exister naturellement dans l'identité sexuelle et de genre.

Bien que les fournisseurs de soins de santé en apprennent beaucoup en écoutant les jeunes, ils ont également un rôle important à jouer dans l'éducation des jeunes et des parents. Les milieux éducatifs offrent également l'occasion d'enseigner ces sujets aux jeunes et de promouvoir la santé. Cependant, l'éducation sexuelle standard peut ne pas couvrir des sujets importants pour les personnes de la DSG. Lorsque ces sujets sont abordés, l'accent est souvent mis sur la réduction de l'homophobie et de la transphobie, sans accorder beaucoup d'attention aux autres identités. Une éducation inadéquate en matière de sexualité et d'affirmation de genre renforce la marginalisation structurelle des jeunes de la DSG et exacerbe davantage les inégalités (Grant et Nash, 2019).

Les fournisseurs de soins de santé ont un rôle à jouer dans la discussion et la normalisation des différentes identités de genre et orientations sexuelles. Avec les enfants en bas âge, il est important de discuter de ces sujets en tenant compte de leur niveau de développement. Une méthode pour rendre cela facile a été l'utilisation d'outils ludiques comme La licorne du genre ou Personne gingenre, qui sont des graphiques simples décrivant les bases des concepts d'identité sexuelle et de genre (Global Justice Collective, s.d.; Trans Student Educational Resources, s.d.). Bien que ces graphiques puissent représenter des moyens accessibles d'entamer des discussions sur l'identité de genre et l'orientation sexuelle, il est important de noter que ces concepts sont individuels, nuancés et fluides.

Il est important d'adopter une approche intersectionnelle avec les jeunes, en reconnaissant que le début de l'âge adulte est un moment critique pour le développement de l'identité. Leurs identités raciales, culturelles, sexuelles, de genre, et les autres identités en évolution ont toutes une incidence sur leurs besoins en matière de soins et sur l'expérience des soins. Dans une discussion sur les soins inclusifs pour les jeunes LGBTQ+ autochtones et insulaires du détroit de Torres en Australie, Uink et coll. (2020) notent que les jeunes peuvent se sentir particulièrement isolés, car ils font face à des risques accrus pour la santé en raison de l'homophobie, de la transphobie, du racisme et de la discrimination et peuvent manquer de connaissances et de renseignements sur les services disponibles. Cet isolement peut être intensifié dans les milieux ruraux et éloignés. Les personnes peuvent également avoir de la difficulté à gérer et à concilier leur identité culturelle ou autochtone avec leur identité sexuelle et de genre, ce qui entraîne un éloignement encore plus grand de la famille et de la communauté. Adopter une approche inclusive comprend la création d'occasions de fournir des renseignements et de la rétroaction sur les besoins et les services (Uink et coll., 2020). D'autres stratégies incluent la diminution de l'utilisation du langage médicalisé pour réduire les écarts de pouvoir, le renforcement des limites de la confidentialité pour créer la confiance et la sécurité, et l'intégration de diverses façons de savoir et d'être. Il est également essentiel que les fournisseurs de soins de santé réfléchissent de façon continue sur les suppositions, les approches et les résultats (Uink et coll., 2020). Comme ils le font pour les patients adultes, les fournisseurs de soins de santé devraient s'efforcer d'adopter une approche d'affirmation à l'égard des soins liés au genre et à la sexualité avec les enfants et les jeunes. Si les patients souffrent de dysphorie de genre (détresse liée au genre assigné à la naissance, à l'expression de genre ou aux perceptions d'autrui de leur genre), une approche d'affirmation peut impliquer des interventions et des stratégies médicales qui visent à réduire la détresse d'une personne en ce qui a trait à son apparence ou aux perceptions genrées de son corps.

La capacité des jeunes d'accéder à des services de soins de santé ou à des interventions sans que leurs parents ou tuteurs y consentent varie partout dans le monde. Il est important de connaître les lignes directrices locales et d'informer les jeunes des limites de la confidentialité. Dans la mesure du possible, les fournisseurs de soins de santé peuvent éduquer et préconiser une augmentation des soutiens familiaux et sociaux pour les jeunes, car ces variables sont d'importants facteurs prédictifs de la santé mentale des jeunes de la DSG (Travers et coll., 2012). Bien qu'il soit idéal d'optimiser le soutien familial et social, ce n'est pas toujours possible et ce n'est pas une condition préalable aux soins.

Soins de transition et d'affirmation de genre

La *transition* est le processus par lequel les personnes de diverses identités de genre prennent des mesures pour s'aligner plus étroitement sur leur identité de genre interne et auto-conceptualisée. Il s'agit d'un processus à multiples facettes qui peut impliquer des aspects psychologiques, sociaux, juridiques, médicaux et chirurgicaux (Thomas et coll., 2017). Les transitions n'ont pas de point final défini. Les personnes ont des objectifs individuels et peuvent choisir de passer par certaines étapes du processus de transition, mais pas d'autres. La décision de chaque personne doit être respectée et son identité de genre est aussi valable que celle d'une personne qui passe par des étapes supplémentaires.

Malgré les progrès réalisés dans certaines parties du monde, comme les changements juridiques qui élargissent les protections pour les personnes de diverses identités de genre (Parlement du Canada, 2017) et certaines dispositions de financement pour la transition chirurgicale (Alberta Health Services, s.d.), il reste des obstacles institutionnels et systémiques inhérents qui peuvent être rencontrés à chaque étape possible de la transition d'une personne (Reisner et coll., 2016). Ces obstacles peuvent entraîner d'importantes inégalités en santé mentale et physique pour les populations transgenres, en particulier celles qui font face à des facettes croisées de la marginalisation, comme les femmes transgenres de couleur (Sevelius, 2013). Dans certains cas, ces obstacles interdisent aux personnes de réaliser la transition qu'elles souhaitent.

Dans les pays qui donnent accès à la chirurgie d'affirmation de genre, les lignes directrices sont similaires, car elles tiennent souvent compte des normes de soins de l'Association mondiale des professionnels pour la santé transgenre (WPATH) (Coleman et coll., 2012); l'Alberta, au Canada, nous servira d'exemple. Pour avoir accès à du financement pour une chirurgie d'affirmation de genre, un patient doit recevoir un diagnostic de dysphorie de genre par un psychiatre et doit présenter des lettres de deux psychiatres, ou d'un psychiatre et d'un médecin de famille spécialisé, recommandant une chirurgie d'affirmation de genre. Obtenir les rendez-vous psychiatriques requis peut impliquer de longues listes d'attente. Le patient doit avoir « terminé au moins 12 mois de l'hormonothérapie appropriée », avoir vécu « au moins un an "d'expérience de vie réelle" (p. ex., fonctionner dans le genre souhaité, changer de nom légal) », avoir « un réseau de soutien adéquat et un mode de vie stable », ne pas avoir « de problèmes actuels de toxicomanie (alcool ou drogues), de problèmes antisociaux ou comportementaux » (gouvernement de l'Alberta, 2012). Ce ne sont là que quelques-uns des nombreux critères requis pour accéder au financement. Les patients ne peuvent pas présenter de demande de financement directement; la demande doit être remplie par un psychiatre. Les procédures non financées incluent « le remodelage thoracique, l'augmentation mammaire pour les personnes voulant une croissance de seins, la féminisation du visage, le rasage de la trachée et la chirurgie pour changer la tonalité de la voix ». La phalloplastie, la métaiodoplastie et la vaginoplastie sont admissibles au financement, mais ne sont offertes qu'à près de 3 000 km, à Montréal, au Québec. Même si un patient reçoit du financement, il doit quand même payer de sa poche son hébergement pendant son séjour à Montréal et tous les médicaments et équipements qu'il rapporte chez lui pour le processus de rétablissement post-chirurgical (Alberta Health Services, s.d.).

Le modèle WPATH recommande que l'évaluation psychologique fasse partie des soins de transition et appuie plusieurs des exigences de financement (Coleman et coll., 2012). WPATH estime que ces exigences donnent le temps de documenter la dysphorie de genre cohérente et durable et de traiter les ajustements sociaux avant d'avoir une chirurgie irréversible (Coleman et coll., 2012). Cependant, plusieurs patients perçoivent ce processus comme un contrôle d'accès; c'est pourquoi le « modèle de consentement éclairé » présente une approche alternative (Cavanaugh et coll., 2016). Le modèle de consentement éclairé considère la consultation psychologique onéreuse comme un obstacle important à l'accès qui ne respecte pas l'autonomie de la personne qui cherche à obtenir des soins d'affirmation de genre (Hale, 2007). Il reconnaît que certaines personnes qui poursuivent une transition chirurgicale ressentent le besoin d'accéder à des soins psychologiques ou psychiatriques, mais beaucoup ne le font pas. Le modèle préconise que les patients eux-mêmes puissent être les mieux placés pour évaluer leurs besoins liés à la transition (Cavanaugh et coll., 2016). Ce modèle n'exige pas d'évaluation externe de la personne qui demande des soins; il suggère plutôt qu'une discussion avec un fournisseur de soins de santé portant sur les risques et les avantages des options possibles peut être suffisante. L'approche du consentement éclairé est fondée sur les principes de l'autonomie du patient et du consentement éclairé qui sont appliqués à la plupart des autres interventions chirurgicales.

La majorité des personnes transgenres signalent des traitements transphobes de niveaux modérés à graves lorsqu'elles cherchent des soins médicaux (Cavanaugh et coll., 2016). Ces expériences peuvent amener les patients transgenres à obtenir des soins d'affirmation en dehors de la pratique clinique standard, par exemple, en se procurant des hormones sans ordonnance et sans les conseils et les directives d'un fournisseur de soins médicaux (Bauer et coll., 2015).

Compte tenu des nombreux obstacles et de la fréquence à laquelle leur identité est pathologisée (voir la section précédente, Perspectives historiques), les personnes de diverses identités de genre peuvent se méfier du système de soins de santé. Il incombe aux fournisseurs de soins de santé de s'assurer qu'ils sont compatissants envers les patients et de minimiser les obstacles par la réflexion, la défense des droits et l'apport de changements à leurs propres pratiques.

Soins des personnes plus âgées

L'accès à des soins de santé adaptés à la réalité culturelle peut être difficile pour les personnes de la DSG de tous âges, mais des obstacles uniques sont rencontrés par les adultes de la DSG plus âgés. Ces personnes ont probablement grandi à une époque où la diversité était plus stigmatisée et pathologisée qu'aujourd'hui. Que les personnes aient été ouvertes au sujet de leur identité ou que leur identité ait été révélée sans leur consentement a souvent entraîné des décennies de discrimination et de danger (Fredriksen-Goldsen et coll., 2015). Comme les obstacles à l'accès aux soins de santé et les inégalités en santé pour les personnes de la DSG étaient encore plus importants par le passé, cela peut également signifier des effets cumulatifs de plusieurs années sans soins suffisants (Stinchcombe et coll., 2018).

En vieillissant, les personnes ont tendance à éprouver plus de problèmes de santé. Si des soins hospitaliers sont nécessaires, des difficultés peuvent se poser quand il n'existe aucun mariage légalement reconnu. Pour les personnes de la DSG plus âgées, le mariage entre personnes de même sexe était illégal pour une grande partie ou la totalité de leur jeune âge adulte, de sorte que les mariages légalement reconnus sont rares dans cette population. Les partenaires de vie pourraient ne pas être autorisés à être des mandataires spéciaux. Le fait d'utiliser par défaut les plus proches parents en tant que mandataires spéciaux pourrait être inapproprié. Certaines personnes de la DSG, surtout les adultes plus âgés, pourraient être soutenues par leur famille choisie plutôt que par leur famille biologique. Cela est également un obstacle dans les milieux de soins de santé où les visites sont limitées aux partenaires par mariage et à la famille biologique (Stinchcombe et coll., 2017).

Les établissements de soins de longue durée ou de logement-services créent d'autres problèmes. Ils sont souvent évités par les personnes de la DSG en raison des stéréotypes, de la stigmatisation et de la peur de l'isolement social (Stinchcombe et coll., 2017). Il existe la pression d'avoir à divulguer l'identité sexuelle ou de genre à plusieurs personnes nouvelles et inconnues (Furlotte et coll., 2016). L'hébergement des patients et le soutien du personnel peuvent être fortement axés sur le genre. Les personnes vivant leur authentique identité sexuelle ou de genre pourraient ressentir l'obligation de se conformer et d'assumer les normes cis-hétéromonogames quand elles atteignent le troisième âge.

Indépendamment de la façon dont une personne se présente ou des renseignements qu'elle divulgue initialement, il est important d'éviter les suppositions. Par exemple, une personne pourrait avoir été dans un mariage hétérosexuel ou s'être présentée comme cisgenre pendant plusieurs décennies et pourrait maintenant commencer à explorer un autre côté de son identité sexuelle ou de genre. Il est très courant que les gens fassent des suppositions sur le genre, la sexualité ou les pratiques sexuelles des personnes âgées. Cela donne lieu à une santé sexuelle gériatrique souvent négligée. Plusieurs personnes âgées ont reçu une éducation sexuelle formelle limitée ou inexistante. Lorsque l'éducation a été offerte, c'était en relation avec les pratiques et les systèmes cishétéronormatifs des soins de santé (Stinchcombe et coll., 2017).

On suppose souvent que les personnes âgées ne sont pas sexuellement actives ou physiquement intimes. Bien que certaines personnes puissent choisir d'éviter ces activités, plusieurs ne font pas ce choix et la santé sexuelle doit faire partie de leurs soins.

Les personnes qui sont actuellement du troisième âge étaient de jeunes adultes à une époque où l'homosexualité était pathologisée et criminalisée dans les systèmes médicaux et sociaux. Au début des années 1980, alors que l'épidémie de VIH était à son apogée, plusieurs médecins refusaient de traiter les patients (principalement les hommes qui avaient des relations sexuelles avec d'autres hommes) atteints du VIH (David, 2017). Plusieurs personnes qui ont vécu cette époque se sont retrouvées méfiantes à l'égard du système de soins de santé. Les patients de la DSG plus âgés cherchent des fournisseurs de soins de santé qui sont formés à la santé des personnes de la DSG, qui sont non discriminatoires et compatissants, et qui comprennent les expériences potentiellement néfastes qu'ils pourraient avoir subies dans les soins de santé et au-delà (Putney et coll., 2018). En tant que fournisseurs de soins de santé, nous devons garder ce contexte important à l'esprit quand nous cherchons à fournir des soins inclusifs aux adultes de la DSG plus âgés. Il est également important de nous rappeler, à nous et à nos patients, que les personnes de la DSG âgées peuvent avoir une qualité de vie élevée, souvent associée à une identité sexuelle positive, au développement de la résilience et des compétences en cas de crise, et à des relations sociales solides (Goldsen et de Vries, 2019).

Santé mentale

La recherche de soins de santé est souvent une expérience qui évoque un sentiment de vulnérabilité et qui implique l'examen du corps et de l'esprit. Cette vulnérabilité peut être accentuée dans les milieux de soins de santé mentale en raison de la nature délicate du matériel discuté, combinée à la stigmatisation de longue date entourant la santé mentale. Il peut être particulièrement difficile de trouver des fournisseurs de soins de santé mentale compétents pour travailler avec des personnes de la DSG (The Trevor Project, 2020; Équipe de Trans PULSE Canada, 2020).

Les personnes de la DSG sont victimes d'un fardeau disproportionné de maladie mentale en raison de la marginalisation, de la discrimination et du fait qu'elles ont été pathologisées. Il est impératif que tous les fournisseurs de soins de santé soient en mesure de fournir des soins inclusifs en matière de santé mentale. Les expériences antérieures hostiles, invasives ou pathologisées vécues par les patients de la DSG contribuent à une anxiété accrue, à un engagement réduit ou à une attitude réservée ou défensive lors de l'accès à des soins qui ne sont pas inclusifs ou valorisants. L'anxiété accrue vécue par les personnes de la DSG pourrait ne pas représenter un trouble de santé mentale, mais pourrait plutôt être une peur rationnelle compte tenu de la violence accrue à laquelle cette population est confrontée. Discuter de l'orientation sexuelle et de l'identité de genre des patients peut permettre une meilleure compréhension et des occasions d'intervenir par rapport aux déterminants sociaux de la santé mentale. Des soins qui tiennent compte des traumatismes, la compétence culturelle et l'humilité sont essentiels pour réduire les inégalités en santé vécues par les personnes de la DSG.

Les personnes transgenres et de diverses identités de genre se trouvent dans une situation particulièrement précaire en ce qui a trait à la santé mentale. Comme il a été mentionné précédemment, les lignes directrices actuelles pour la chirurgie d'affirmation de genre en Alberta, au Canada, exigent que les patients répondent aux critères du DSM-5 pour la dysphorie de genre. Les lignes directrices stipulent également : « Si des problèmes médicaux ou mentaux importants existent, ils doivent être raisonnablement bien contrôlés » (Coleman et coll., 2012). Comme on peut s'y attendre, les patients se retrouvent dans une situation où ils peuvent soit accentuer des symptômes compatibles avec un diagnostic de dysphorie de genre soit minimiser d'autres problèmes de santé mentale de peur qu'on leur refuse des soins. Pour les fournisseurs de soins de santé qui participent à des évaluations de la santé mentale avant d'autoriser l'accès à des soins d'affirmation de genre, il est important de noter que les patients ont la meilleure compréhension de leur propre identité de genre. Notre rôle de fournisseurs de soins de santé n'est pas de découvrir la véritable identité de genre d'une personne, mais de soutenir les patients, incluant leur capacité à fournir un consentement éclairé aux soins. La meilleure façon d'y parvenir est de travailler en collaboration avec les patients et de valoriser leurs connaissances ainsi que leur expertise professionnelle. Les soins d'affirmation de genre peuvent être profondément bénéfiques pour la santé mentale des patients et entraînent souvent une diminution de l'anxiété ou de la dépression (Barranco, 2020). D'autre part, beaucoup de patients décrivent l'expérience de l'hormonothérapie comme une « deuxième puberté » et cela pourrait également avoir des répercussions sur les émotions et le tempérament.

Une approche qui peut être utilisée pour favoriser la santé mentale est d'inclure des conversations sur la **résilience**. Bien que la résilience ne soit pas définie de manière uniforme, elle évolue au fil du temps et des circonstances et précède ou soutient la capacité d'une personne à faire face à l'adversité (Colpitts et Gahagan, 2016a). Il a été proposé que la résilience va au-delà des attributs personnels; elle englobe également les facteurs environnementaux qui contribuent à surmonter l'adversité (Ungar, 2011). Cela est particulièrement important pour les personnes de la DSG, dont la santé mentale est souvent considérablement influencée par des facteurs sociaux et environnementaux. Les conversations axées sur la résilience placent en contexte les résultats pour la santé et sont fondées sur les forces. Il est important de différencier la résilience de la « pensée positive », qui peut mettre un accent lourd ou excessif sur le bonheur face à l'adversité (Andrade, 2019).

Les approches basées sur la résilience peuvent comprendre l'exploration de facteurs interpersonnels, culturels et institutionnels de soutien, comme le fait d'avoir une famille ou un système éducatif affirmatif, un lien avec la communauté de la DSG, des modèles de DSG positifs et une
représentation médiatique positive des personnes de la DSG. Les approches fondées sur la résilience mettent également l'accent sur des qualités personnelles comme l'estime de soi positive,
l'auto-efficacité, la capacité cognitive à réduire le stress, l'acceptation de soi, l'adaptation proactive,
les soins personnels, l'impudence et la spiritualité (Colpitts et Gahagan, 2016a). Les conversations
axées sur la résilience peuvent favoriser l'espoir et la confiance (Short et Russell-Mayhew, 2009).
Ce cadre a été utilisé pour promouvoir l'épanouissement face à l'adversité (Grace et Wells, 2015).

Pour être en mesure de fournir des soins authentiques et affirmatifs en tant que fournisseurs
de soins de santé, nous devons prendre le temps de réfléchir à nos propres préjugés et les éliminer.
Un fournisseur de soins de santé affirmatifs valide et reconnaît simultanément les expériences des
personnes de la DSG tout en adoptant un point de vue qui célèbre la diversité dans tous les genres
et sexualités (Glassgold, 2008; Hinrichs et Donaldson, 2017; Pepping et coll., 2018).

Résumé

Plusieurs fournisseurs de soins de santé évitent la santé des personnes de la DSG parce qu'ils se
sentent intimidés, dépassés et sont craintifs de faire des erreurs. Ces sentiments sont compréhensibles étant donné le peu d'éducation que les fournisseurs de soins de santé reçoivent sur la santé des
personnes de la DSG. Nous espérons que ce chapitre a démystifié certains de ces sujets. Il n'est ni
plus coûteux ni plus difficile de fournir des soins inclusifs; il suffit d'avoir certaines connaissances
et de faire preuve de réflexion et de bonnes intentions. Il y a plusieurs principes clés à retenir.

Éviter les suppositions. Plusieurs personnes ne rentrent pas dans le moule cishétéronormatif
pour lequel notre système de soins de santé a été créé. Utiliser un langage et des formules de questions qui supposent que les personnes correspondent à ces catégories limitées peut nuire directement à l'alliance thérapeutique, réduire le sentiment de sécurité d'un patient lors de la divulgation
de son orientation sexuelle ou de son identité de genre et, en fin de compte, mener à des soins
médiocres ou inappropriés. Le langage et les questions utilisés devraient être suffisamment ouverts
à plusieurs possibilités. Dans la mesure du possible, utilisez des questions ouvertes. En même
temps, assurez-vous que les questions sont posées pour des raisons valables et pas simplement
pour satisfaire la curiosité. Soyez transparent à l'égard des raisons pour lesquelles les questions sont
posées et de la façon dont cette information pourrait être utilisée pour éclairer les soins du patient.

Les erreurs sont permises. Si nous constatons notre propre erreur, de brèves excuses et une correction suffisent. Si un patient nous corrige, nous pouvons le remercier, puis aller de l'avant.

Écouter pour comprendre. Souvent, les personnes de la DSG ont été victimes de discrimination
dans la société en général et dans le système de soins de santé. Cela peut mener à l'hésitation à
s'ouvrir à un fournisseur de soins de santé. Lorsque les gens se sentent suffisamment à l'aise pour
s'ouvrir à vous, soyez compatissant et écoutez. Validez leurs expériences et adoptez une approche
affirmative. Cela aide non seulement à établir des relations, mais peut également être une occasion
d'apprentissage pour nous en tant que fournisseurs de soins de santé.

Défendre, éduquer et apporter des changements. Un plus grand nombre de fournisseurs de soins de
santé et de stagiaires doivent être éduqués sur les défis uniques auxquels sont confrontés les patients de
la DSG et sur la façon de relever ces défis. Nous devons nous attaquer à nos propres préjugés ainsi
qu'aux stéréotypes et aux attitudes négatives auxquels les personnes de la DSG sont confrontées
lorsqu'elles accèdent aux soins de santé (McPhail et coll., 2016). Malgré les récents progrès réalisés
pour améliorer l'éducation sur ces sujets (Goez et coll., 2020), l'éducation sur la diversité sexuelle et de
genre dans les soins de santé est souvent insuffisante. En tant que fournisseurs de soins de santé, nous
devrions non seulement préconiser d'améliorer l'éducation formelle, mais aussi chercher d'autres occasions de nous éduquer pour que nous puissions faire mieux pour nos patients et éviter de perpétuer les

inégalités. Lire ce chapitre est un premier pas positif pour apprendre la façon d'apporter des changements au sein de nos propres institutions et pratiques. Plus nous apprenons, plus il devient facile de reconnaître et de poursuivre d'autres initiatives de changement.

Ces concepts vont au-delà des soins de santé. Des points de vue limitatifs et cishétéronormatifs sont toujours présents dans plusieurs systèmes, institutions et esprits. Une ouverture à de nouveaux renseignements et à de nouvelles façons de penser à mesure que notre compréhension sociétale évolue favorisera la santé et le bien-être des personnes de la DSG et de plusieurs autres groupes marginalisés partout dans le monde.

🅔 http://evolve.elsevier.com/Srivastava/competenceculturelle/

Questions à des fins d'examen et de discussion

1. Vous êtes un fournisseur de soins de santé qui aide à mettre sur pied une nouvelle clinique. Décrivez ce que vous voulez que les patients vivent dans la salle d'attente. À quoi ressemblera l'espace physique? De quelle façon seront-ils accueillis? Que contiendront les formulaires qu'ils devront remplir? Quel nom sera appelé quand une salle d'examen sera prête pour eux?
2. Vous parlez à l'un des membres de votre famille et il dit que les personnes de la DSG ont tendance à avoir de moins bons résultats de santé simplement en raison de leur identité. Vous avez lu ce chapitre et vous savez donc que cela est inexact. Vous décidez d'expliquer les véritables raisons sous-jacentes de ces inégalités en santé. Que direz-vous?
3. Vous parlez à Liza, une patiente de 12 ans dont le sexe assigné à la naissance était féminin. Liza vient de vous révéler qu'elle ne se sent pas à l'aise dans sa propre peau, qu'elle ne « se sent pas comme une fille ». Comment allez-vous réagir?

Activité expérientielle ou de réflexion de groupe
INVITER LA PARTICIPATION D'UN PATIENT RÉSERVÉ

Plusieurs patients de la DSG ont été victimes de discrimination et de mauvais traitements dans le milieu des soins de santé, ce qui a mené certains à craindre de révéler leur identité à leurs fournisseurs de soins. Des expériences bouleversantes ou traumatisantes antérieures dans des milieux de soins de santé peuvent faire en sorte que les patients de la DSG soient réservés, anxieux ou réticents à participer aux interactions (Burrow et coll., 2018). Les facteurs croisés comme l'âge, la race, le statut socio-économique et le privilège général (ou l'absence de privilège) peuvent accentuer ce comportement. Ces facteurs peuvent tous contribuer à la marginalisation et à la discrimination, qui ont des répercussions importantes sur la santé mentale. En petits groupes de deux ou plus, discutez de ce qui suit :

De quelle façon tenteriez-vous d'accroître la participation d'un patient de la DSG afin de lui fournir des soins?

En quoi ces stratégies de participation pourraient-elles être différentes avec un patient transgenre de 14 ans ou un homme gai de 67 ans ayant des antécédents de VIH?

De quelle manière présenteriez-vous l'expérience et les préoccupations actuelles d'un patient dans l'optique de la résilience plutôt que celle du modèle de déficit?

Références

Alberta Health Services. (s.d.). *Funding for transition surgeries.* https://www.albertahealthservices.ca/info/Page15676.aspx.
American Psychiatric Association. (2013). Gender dysphoria. Dans *Diagnostic and Statistical Manual of Mental Disorders* (5e éd.). https://doi.org/10.1176/appi.books.9780890425787.x14_Gender_Dysophoria.

Andrade, G. (2019). The ethics of positive thinking in healthcare. *Journal of Medical Ethics and History of Medicine*, 12. https://doi.org/10.18502/jmehm.v12i18.2148.

Barranco, C. (2020). Gender-affirming therapy linked to mental health. *Nature Reviews Urology, 17*(10). https://doi.org/10.1038/s41585-020-00377-6.

Bauer, G. R., Hammond, R., Travers, R., et coll. (2009). "I don't think this is theoretical; this is our lives": How erasure impacts health care for transgender people. *The Journal of the Association of Nurses in AIDS Care: JANAC, 20*(5), 348–361. https://doi.org/10.1016/j.jana.2009.07.004.

Bauer, G. R., Zong, X., Scheim, A. I., et coll. (2015). Factors impacting transgender patients' discomfort with their family physicians: A respondent-driven sampling survey. *PLOS ONE, 10*(12), e0145046. https://doi.org/10.1371/journal.pone.0145046.

Beagan, B., Fredericks, E., et Bryson, M. (2015). Family physician perceptions of working with LGBTQ patients: Physician training needs. *Canadian Medical Education Journal, 6*(1), e14–e22.

Besse, M., Lampe, N. M., et Mann, E. S. (2020). Experiences with achieving pregnancy and giving birth among transgender men: A narrative literature review. *The Yale Journal of Biology and Medicine, 93*(4), 517–528.

Blondeel, K., Say, L., Chou, D., et coll. (2016). Evidence and knowledge gaps on the disease burden in sexual and gender minorities: A review of systematic reviews. *International Journal for Equity in Health*, 15, 16. https://doi.org/10.1186/s12939-016-0304-1.

Blunt-Vinti, H. D., Thompson, E. L., et Griner, S. B. (2018). Contraceptive use effectiveness and pregnancy prevention information preferences among heterosexual and sexual minority college women. *Women's Health Issues, 28*(4), 342–349. https://doi.org/10.1016/j.whi.2018.03.005.

Boudreau, D., et Mukerjee, R. (2019). Contraception care for transmasculine individuals on testosterone therapy. *Journal of Midwifery & Women's Health, 64*(4), 395–402. https://doi.org/10.1111/jmwh.12962.

Boxer, A., et Herdt, G. (1996). *Children of horizons: How gay and lesbian teens are leading a new way out of the closet.* Beacon Press.

Bragg, S., Renold, E., Ringrose, J., et coll. (2018). 'More than boy, girl, male, female': Exploring young people's views on gender diversity within and beyond school contexts. *Sex Education, 18*(4), 420–434. https://doi.org/10.1080/14681811.2018.1439373.

Burrow, S., Goldberg, L., Searle, J., et coll. (2018). Vulnerability, harm, and compromised ethics revealed by the experiences of queer birthing women in rural healthcare. *Journal of Bioethical Inquiry, 15*(4), 511–524. https://doi.org/10.1007/s11673-018-9882-5.

Cavanaugh, T., Hopwood, R., et Lambert, C. (2016). Informed consent in the medical care of transgender and gender-nonconforming patients. *AMA Journal of Ethics, 18*(11), 1147–1155. https://doi.org/10.1001/journalofethics.2016.18.11.sect1-1611.

Coleman, E., Bockting, W., Botzer, M., et coll. (2012). Standards of care for the health of transsexual, transgender, and gender-nonconforming people, Version 7. *International Journal of Transgenderism, 13*(4), 165–232. https://doi.org/10.1080/15532739.2011.700873.

Collins, S., et Arthur, N. (2010). Culture-infused counselling: A fresh look at a classic framework of multicultural counselling competencies. *Counselling Psychology Quarterly, 23*(2), 203–216. https://doi.org/10.1080/09515070103798204.

Colpitts, E., et Gahagan, J. (2016a). The utility of resilience as a conceptual framework for understanding and measuring LGBTQ health. *International Journal for Equity in Health*, 15, 60. https://doi.org/10.1186/s12939-016-0349-1.

Colpitts, E., et Gahagan, J. (2016b). "I feel like I am surviving the health care system": Understanding LGBTQ health in Nova Scotia, Canada. *BMC Public Health, 16*(1), 1005. https://doi.org/10.1186/s12889-016-3675-8.

Combahee River Collective. (1977). *The Combahee River Collective statement.* https://www.loc.gov/item/lcwaN0028151/.

Comité permanent de la santé de la Chambre des communes. (2019). *La santé des communautés LGBTQIA2 au Canada.* HESA Rapport du Comité n° 28 – HESA (42-1) – Chambre des communes Canada. https://www.noscommunes.ca/documentviewer/fr/42-1/HESA/rapport-28/page-105.

Commission de la santé mentale du. (2019). *Lignes directrices pour un espace plus sécuritaire.* https://www.mentalhealthcommission.ca/wp-content/uploads/drupal/2019-03/safer_space_guidelines_mar_2019_fr.pdf.

Coulthard, G. S. (2014). Red skin, white masks: Rejecting the colonial politics of recognition. University of Minnesota Press.

Cover, R. (2018). *Emergent identities: New sexualities, genders and relationships in a digital era* (1ère éd.). Routledge https://www.routledge.com/Emergent-Identities-New-Sexualities-Genders-and-Relationships-in-a-Digital/Cover/p/book/9781138098619.

Crenshaw, K. (1991). Mapping the margins: Intersectionality, identity politics, and violence against women of color. *Stanford Law Review, 43*(6), 1241–1299. https://doi.org/10.2307/1229039.

David, R. (2017). The legacy of the HIV/AIDS fight in Canada. *Policy Options.* https://policyoptions.irpp.org/magazines/january-2017/the-legacy-of-the-hivaids-fight-in-canada/.

Drescher, J. (2015). Queer diagnoses revisited: The past and future of homosexuality and gender diagnoses in DSM and ICD. *International Review of Psychiatry, 27*(5), 386–395. https://doi.org/10.3109/09540261.2015.1053847.

Eckstrand, K. L., et Ehrenfeld, J. M. (éditeurs). (2016). Dans *Lesbian, gay, bisexual, and transgender healthcare: A clinical guide to preventive, primary, and specialist care (Ch. 17).* Springer International Publishing. https://doi.org/10.1007/978-3-319-19752-4.

Egale. (2020). *National LGBTQI2S action plan.* https://egale.ca/awareness/nationalactionplan/.

Équipe de Trans PULSE Canada. (2020). *Accès à la santé et aux soins de santé pour les personnes trans et non binaires au Canada.* https://transpulsecanada.ca/fr/research-type/rapports/.

Everett, B. G., McCabe, K. F., et Hughes, T. L. (2017). Sexual orientation disparities in mistimed and unwanted pregnancy among adult women. *Perspectives on Sexual and Reproductive Health, 49*(3), 157–165. https://doi.org/10.1363/psrh.12032.

Fredriksen-Goldsen, K. I., Kim, H.-J., Shiu, C., et coll. (2015). Successful aging among LGBT older adults: Physical and mental health-related quality of life by age group. *The Gerontologist, 55*(1), 154–168. https://doi.org/10.1093/geront/gnu081.

Fung, R., Gallibois, C., Coutin, A., et coll. (2020). Learning by chance: Investigating gaps in transgender care education amongst family medicine, endocrinology, psychiatry and urology residents. *Canadian Medical Education Journal, 11*(4), e19–e28. https://doi.org/10.36834/cmej.53009.

Furlotte, C., Gladstone, J. W., Cosby, R. F., et coll. (2016). "Could we hold hands?" Older lesbian and gay couples' perceptions of long-term care homes and home care. *Canadian Journal on Aging, 35*(4), 432–446. https://doi.org/10.1017/S0714980816000489.

Giroux, D., et Depelteau, J. (2015). LGBTQ issues as Indigenous politics: Two-Spirit mobilization in Canada. Dans *Queer mobilizations: Social movement activism and Canadian public policy* (p. 64–81). UBC Press. https://www.academia.edu/12548593/LGBTQ_Issues_as_Indigenous_Politics_Two_Spirits_Mobilization.

Glassgold, J. M. G. (2008). Bridging the divide. *Women & Therapy, 31*(1), 59–72. https://doi.org/10.1300/02703140802145227.

Goez, H., Lai, H., Rodger, J., et coll. (2020). The DISCuSS model: Creating connections between community and curriculum – A new lens for curricular development in support of social accountability. *Medical Teacher, 42*(9), 1058–1064. https://doi.org/10.1080/0142159X.2020.1779919.

Goldberg, L. (2015). Cultivating inclusivity with caring science in the area of LGBTQ education: The self-reflexive educator. *Faculty Focus, CULT, 23*(3), 15–17. https://www.researchgate.net/publication/290434161_Cultivating_inclusivity_within_caring_science_in_the_area_of_LGBTQ_education_The_self-reflexive_educator.

Goldberg, L., Rosenburg, N., et Watson, J. (2017). Rendering LGBTQ+ visible in nursing: Embodying the philosophy of caring science. *Journal of Holistic Nursing, 36*(3), 262–271. https://doi.org/10.1177/0898010117715141.

Goldsen, K. F., et de Vries, B. (2019). Global aging with pride: International perspectives on LGBT aging. *International Journal of Aging & Human Development, 88*(4), 315–324. https://doi.org/10.1177/0091415019837648.

Gouvernement de l'Alberta. (2012). *Alberta Health Care Insurance Plan Bulletin—Med 166A—Final stage gender reassignment surgery program.* Auteur.

Grace, A., et Wells, K. (2015). Dans *Growing into resilience: Sexual and gender minority youth in Canada.* University of Toronto Press. https://www.chapters.indigo.ca/en-ca/books/growing-into-resilience-sexual-and/9781442629042-item.html.

Grant, R., et Nash, M. (2019). Educating queer sexual citizens? A feminist exploration of bisexual and queer young women's sex education in Tasmania, Australia. *Sex Education, 19*(3), 313–328. https://doi.org/10.1080/14681811.2018.1548348.

Hafeez, H., Zeshan, M., Tahir, M. A., et coll. (2017). Health care disparities among lesbian, gay, bisexual, and transgender youth: A literature review. *Cureus, 9*(4). https://doi.org/10.7759/cureus.1184.

Haldeman, D. C. (2002). Gay rights, patient rights: The implications of sexual orientation conversion therapy. *Professional Psychology: Research and Practice, 33*(3), 260–264. https://doi.org/10.1037/0735-7028.33.3.260.

Hale, C. J. (2007). Ethical problems with the mental health evaluation standards of care for adult gender variant prospective patients. *Perspectives in Biology and Medicine, 50*(4), 491–505. https://doi.org/10.1353/pbm.2007.0047.

Higgins, J. A., Carpenter, E., Everett, B. G., et coll. (2019). Sexual minority women and contraceptive use: Complex pathways between sexual orientation and health outcomes. *American Journal of Public Health, 109*(12), 1680–1686. https://doi.org/10.2105/AJPH.2019.305211.

Hinrichs, K., et Donaldson, W. (2017). Recommendations for use of affirmative psychotherapy with LGBT older adults. *Journal of Clinical Psychology*, 73. https://doi.org/10.1002/jclp.22505.

Hoffkling, A., Obedin-Maliver, J., et Sevelius, J. (2017). From erasure to opportunity: A qualitative study of the experiences of transgender men around pregnancy and recommendations for providers. *BMC Pregnancy and Childbirth, 17*(Suppl 2), 332. https://doi.org/10.1186/s12884-017-1491-5.

hooks, b. (1984). *Feminist theory from margin to center* (1ère éd.). South End Press.

Hopkins, S. W. (2008). *Life among the Piutes: Their wrongs and claims*. Dodo Press.

Hottes, T. S., Bogaert, L., Rhodes, A. E., et coll. (2016). Lifetime prevalence of suicide attempts among sexual minority adults by study sampling strategies: A systematic review and meta-analysis. *American Journal of Public Health, 106*(5), e1–e12. https://doi.org/10.2105/AJPH.2016.303088.

Hues Global Justice Collective. (s.d.). *Genderbread person v3.3.* https://www.itspronouncedmetrosexual.com/wp-content/uploads/2015/03/Personne-Gingenre-3.3-grand.jpg.

Hunt, S. (2016). *Une introduction à la santé des personnes bispirituelles : questions historiques, contemporaines et émergentes*. Centre de collaboration nationale de la santé autochtone. https://www.ccnsa.ca/fr/publications-view.aspx?sortcode=1.8.21.0&id=156.

Iskander, L., et Keenan, H. B. (2021). Transgender identity. Dans Lester, J. N., et O'Reilly, M. (éditeures), *The Palgrave encyclopedia of critical perspectives on mental health*. Palgrave Macmillan.

Jaffray, B. (2020). *Les expériences de victimisation avec violence et de comportements sexuels non désirés vécues par les personnes gaies, lesbiennes, bisexuelles et d'une autre minorité sexuelle, et les personnes transgenres au in Canada, 2018*. Statistique Canada : Centre canadien de la statistique juridique et de la sécurité des collectivités. https://www150.statcan.gc.ca/n1/pub/85-002-x/2020001/article/00009-fra.htm.

Jankowski, L. (2019). *Biography of bell hooks, feminist and anti-racist theorist and writer*. https://www.thoughtco.com/bell-hooks-biography-3530371.

Kenney, M. (2001). *Mapping gay L.A.: The intersection of place and politics*. Temple University Press.

Kimmel, D., et Robinson, D. (2014). Sex, crime, pathology: Homosexuality and criminal code reform in Canada, 1949–1969. *Canadian Journal of Law and Society, 16*, 147–165. https://doi.org/10.1017/S082932010000661X.

Klein, A., et Golub, S. A. (2020). Enhancing gender-affirming provider communication to increase health care access and utilization among transgender men and trans-masculine non-binary individuals. *LGBT Health, 7*(6), 292–304. https://doi.org/10.1089/lgbt.2019.0294.

Krafft-Ebing, R. (1886). *Psychopathia sexualis*. Bell.

Latimer, M., Sylliboy, J. R., Francis, J., et coll. (2020). Co-creating better healthcare experiences for First Nations children and youth: The FIRST approach emerges from two-eyed seeing. *Paediatric and Neonatal Pain, 2*(4), 104–112. https://doi.org/10.1002/pne2.12024.

Legge, M. M., Tarasoff, L., Flanders, C., et coll. (2018). A critical examination of online news media representations of bisexual women who use cannabis. *Journal of Bisexuality, 18*(2), 206–229. https://doi.org/10.1080/15299716.2018.1460648.

Lewin, K. (1947). Frontiers in group dynamics: Concept, method and reality in social science; social equilibria and social change. *Human Relations, 1*, 5–41. https://doi.org/10.1177/001872674700100103.

Light, A. D., Zimbrunes, S. E., et Gomez-Lobo, V. (2017). Reproductive and obstetrical care for transgender patients. *Current Obstetrics and Gynecology Reports, 6*(2), 149–155. https://doi.org/10.1007/s13669-017-0212-4.

Livingston, N. A. (2017). Avenues for future minority stress and substance use research among sexual and gender minority populations. *Journal of LGBT Issues in Counseling, 11*(1), 52–62. https://doi.org/10.1080/15538605.2017.1273164.

Lorde, A. (1983). There is no hierarchy of oppressions. *Interracial Books for Children Bulletin: Homophobia and Education, 14*(3-4). https://search.library.wisc.edu/digital/AZV6IH7UCTMVC28H/pages/ACCJYSKQQRVM3T87.

Lorenzetti, L., Wells, L., Callaghan, T., et coll. (2015). *Domestic violence in Alberta's gender and sexually diverse communities: Towards a framework for prevention.* Shift: The project to end domestic violence, University of Calgary. https://doi.org/10.11575/PRISM/31393.

MacDonald, C., et Steenbeek, A. (2015). The impact of colonization and Western assimilation on health and wellbeing of Canadian Indigenous people. *International Journal of Regional and Local History, 10*(1), 32–46. https://doi.org/10.1179/2051453015Z.00000000023.

McPhail, D., Rountree-James, M., et Whetter, I. (2016). Addressing gaps in physician knowledge regarding transgender health and healthcare through medical education. *Canadian Medical Education Journal, 7*(2), e70–e78.

Meyer, I. H. (2003). Prejudice, social stress, and mental health in lesbian, gay, and bisexual populations: Conceptual issues and research evidence. *Psychological Bulletin, 129*(5), 674–697. https://doi.org/10.1037/0033-2909.129.5.674.

Mizock, L., et Hopwood, R. (2016). Conflation and interdependence in the intersection of gender and sexuality among transgender individuals. *Psychology of Sexual Orientation and Gender Diversity, 3.* 93–103. https://doi.org/10.1037/sgd0000157.

Morgensen, S. L. (2011). *Spaces between us: Queer settler colonialism and Indigenous decolonization.* University of Minnesota Press.

Mulé, N., Khan, M., et McKenzie, C. (2020). Queering Canadian Social Work Accreditation standards and procedures: A content analysis. *Social Work Education, 39*(3), 288-301. https://doi.org/10.1080/02615479.2019.1648408.

Native Youth Sexual Health Network. (s.d.). *Toolkits.* https://www.nativeyouthsexualhealth.com/toolkits.

Obedin-Maliver, J., et Makadon, H. J. (2016). Transgender men and pregnancy. *Obstetric Medicine, 9*(1), 4–8. https://doi.org/10.1177/1753495X15612658.

Parlement du Canada. (2017). *Projet de loi (Chambre des communes) C-16 (42-1) – sanction royale – Loi modifiant la Loi canadienne sur les droits de la personne et le Code criminel – première session, quarante-deuxième législature, 64-65-66 Elizabeth II, 2015-2016-2017.* https://www.parl.ca/DocumentViewer/fr/42-1/projet-loi/c-16/sanction-royal.

Pepping, C. A., Lyons, A., et Morris, E. M. J. (2018). Affirmative LGBT psychotherapy: Outcomes of a therapist training protocol. *Psychotherapy (Chicago, Ill.), 55*(1), 52–62. https://doi.org/10.1037/pst0000149.

Plöderl, M., et Tremblay, P. (2015). Mental health of sexual minorities. A systematic review. *International Review of Psychiatry, 27*(5), 367–385. https://doi.org/10.3109/09540261.2015.1083949.

Poteat, T., German, D., et Flynn, C. (2016). The conflation of gender and sex: Gaps and opportunities in HIV data among transgender women and MSM. *Global Public Health, 11*(7–8), 835–848. https://doi.org/10.1080/17441692.2015.1134615.

Putney, J. M., Keary, S., Hebert, N., et coll. (2018). "Fear runs deep:" The anticipated needs of LGBT older adults in long-term care. *Journal of Gerontological Social Work, 61*(8), 887–907. https://doi.org/10.1080/0163 4372.2018.1508109.

Queer & Trans Health Collective. (s.d.). *Edmonton LGBTQ2S+ substance use survey.* https://ourhealthyeg.ca/substance-use-survey.

Reisner, S. L., Poteat, T., Keatley, J., et coll. (2016). Global health burden and needs of transgender populations: A review. *The Lancet, 388*(10042), 412–436. https://doi.org/10.1016/S0140-6736(16)00684-X.

Ristock, J., Zoccole, A., Passante, L., et coll. (2019). Impacts of colonization on Indigenous two-spirit/LGBTQ Canadians' experiences of migration, mobility and relationship violence. *Sexualities, 22*(5–6), 767–784. https://doi.org/10.1177/1363460716681474.

Roberts, A. L., Austin, S. B., Corliss, H. L., et coll. (2010). Pervasive trauma exposure among US sexual orientation minority adults and risk of posttraumatic stress disorder. *American Journal of Public Health, 100*(12), 2433–2441. https://doi.org/10.2105/AJPH.2009.168971.

Rogers, C. (1971). Carl Rogers describes his way of facilitating encounter groups. *AJN The American Journal of Nursing, 71*(2), 275–279.

Ross, L. E., Dobinson, C., et Eady, A. (2010). Perceived determinants of mental health for bisexual people: A qualitative examination. *American Journal of Public Health, 100*(3), 496–502. https://doi.org/10.2105/AJPH.2008.156307.

Safer, J. D., Coleman, E., Feldman, J., et coll. (2016). Barriers to health care for transgender individuals. *Current Opinion in Endocrinology, Diabetes, and Obesity, 23*(2), 168–171. https://doi.org/10.1097/MED.0000000000000227.

Santé arc en ciel/Rainbow Health Ontario. (2009). *Pap campaigns—"Check it out"* et *"Check it out guys."* https://www.rainbowhealthontario.ca/pap-campaigns/.

Santé arc en ciel / Rainbow Health Ontario. (2012). *Clear the air campaign.* https://www.rainbowhealthontario.ca/clear-the-air-campaign/.

Scheim, A. I., Zong, X., Giblon, R., et coll. (2017). Disparities in access to family physicians among transgender people in Ontario, Canada. *International Journal of Transgenderism, 18*(3), 343–352. https://doi.org/10.1080/15532739.2017.1323069.

Schwartz, A. R., Russell, K., et Gray, B. A. (2019). Approaches to vaginal bleeding and contraceptive counseling in transgender and gender nonbinary patients. *Obstetrics and Gynecology, 134*(1), 81–90. https://doi.org/10.1097/AOG.0000000000003308.

Sevelius, J. M. (2013). Gender affirmation: A framework for conceptualizing risk behavior among transgender women of color. *Sex Roles, 68*(11–12), 675–689. https://doi.org/10.1007/s11199-012-0216-5.

Short, J. L., et Russell-Mayhew, S. (2009). What counsellors need to know about resiliency in adolescents. *International Journal for the Advancement of Counselling, 31*(4), 213. https://doi.org/10.1007/s10447-009-9079-z.

Sizemore, K., Carter, J., Millar, B., et coll. (2019). Attachment as a predictor of psychological and sexual well-being among transgender women in New York City. *Journal of Sex Research, 56*(9), 1192–1202. https://doi.org/10.1080/00224499.2019.1644486.

Société canadienne de pédiatrie (SCP). (2018). *L'identité de genre – Soins de nos enfants – Société canadienne de pédiatrie.* https://soinsdenosenfants.cps.ca/handouts/behavior-and-development/gender-identity.

Steele, L. S., Daley, A., Curling, D., et coll. (2016). LGBT identity, untreated depression, and unmet need for mental health services by sexual minority women and trans-identified people. *Journal of Women's Health, 26*(2), 116–127. https://doi.org/10.1089/jwh.2015.5677.

Stewart, K., et O'Reilly, P. (2017). Exploring the attitudes, knowledge and beliefs of nurses and midwives of the healthcare needs of the LGBTQ population: An integrative review. *Nurse Education Today, 53*, 67–77. https://doi.org/10.1016/j.nedt.2017.04.008. Epub 18 avril 2017. PMID: 28448883.

Stinchcombe, A., Smallbone, J., Wilson, K., et coll. (2017). Healthcare and end-of-life needs of lesbian, gay, bisexual, and transgender (LGBT) older adults: A scoping review. *Geriatrics, 2*(1). https://doi.org/10.3390/geriatrics2010013.

Stinchcombe, A., Wilson, K., Kortes-Miller, K., et coll. (2018). Physical and mental health inequalities among aging lesbian, gay, and bisexual Canadians: Cross-sectional results from the Canadian longitudinal study on aging (CLSA). *Canadian Journal of Public Health, 109*(5–6), 833–844. https://doi.org/10.17269/s41997-018-0100-3.

Stoffel, C., Carpenter, E., Everett, B., et coll. (2017). Family planning for sexual minority women. *Seminars in Reproductive Medicine, 35*(5), 460–468. https://doi.org/10.1055/s-0037-1604456.

Stryker, S. (2006). (De)Subjugated knowledges: An introduction to transgender studies. Dans *The Transgender Studies Reader* (Vol. 1, p. 17–34). Routledge. https://doi.org/10.4324/9780203955055.

Sylliboy, J., et Hovey, R. (2020). Humanizing Indigenous peoples' engagement in health care. *Canadian Medical Association Journal, 192*, E70–E72. https://doi.org/10.1503/cmaj.190754.

Thomas, R., Pega, F., Khosla, R., et coll. (2017). Ensuring an inclusive global health agenda for transgender people. *Bulletin of the World Health Organization, 95*(2), 154–156. https://doi.org/10.2471/BLT.16.183913.

Thompson, M. (2017). *The discomfort of safety.* https://www.societyandspace.org/articles/the-discomfort-of-safety.

Trans Student Educational Resources (TSER). (s.d.). *La licorne du genre.* https://transstudent.org/gender/.

Travers, R., Bauer, G., Pyne, J., et coll. (2012). *Impacts of strong parental support for trans youth: A report prepared for Children's Aid Society of Toronto and Delisle Youth Services.* Trans PULSE Project.

The Trevor Project. (2020). The Trevor project national survey 2020. https://www.thetrevorproject.org/survey-2020/.

Uink, B., Liddelow-Hunt, S., Daglas, K., et coll. (2020). The time for inclusive care for Indigenous and Torres Strait Islander LGBTQ+ young people is now. *The Medical Journal of Australia, 213*(5), 201–204. https://doi.org/10.5694/mja2.50718.

Ungar, M. (2011). The social ecology of resilience: Addressing contextual and cultural ambiguity of a nascent construct. *The American Journal of Orthopsychiatry, 81*(1), 1–17. https://doi.org/10.1111/j.1939-0025.2010.01067.x.

Veale, J. F., Watson, R. J., Peter, T., et coll. (2017). Mental health disparities among Canadian transgender youth. *The Journal of Adolescent Health, 60*(1), 44–49. https://doi.org/10.1016/j.jadohealth.2016.09.014.

Veltman, A., et Chaimowitz, G. (2014). Mental health care for people who identify as lesbian, gay, bisexual, transgender, and (or) queer. *Canadian Journal of Psychiatry, 59*(11), 1–8.

Voyageur, C., et Calliou, B. (2001). Various shades of red: Diversity within Canada's Indigenous community. *Undefined, 16*, 109–124.

Williams, C. C., Curling, D., Steele, L. S., et coll. (2017). Depression and discrimination in the lives of women, transgender and gender liminal people in Ontario, Canada. *Health & Social Care in the Community, 25*(3), 1139–1150. https://doi.org/10.1111/hsc.12414.

Winter, A. (2005). Women, race and class. *Off Our Backs, 35*(1/2), 48–49.

Workowski, K. A., Bachmann, L. H., Chan, P. A., et coll. (2021). Sexually transmitted infections treatment guidelines, 2021. *MMWR. Morbidity and Mortality Weekly Report, 70*(4), 1–187. https://doi.org/10.15585/mmwr.rr7004a1.

Yep, G., Lovaas, K., et Elia, J. (2003). Introduction: Queering communication: Starting the conversation. *Journal of Homosexuality, 45*, p. 1-10. https://doi.org/10.1300/J082v45n02_01.

Zeeman, L., Sherriff, N., Browne, K., et coll. (2019). A review of lesbian, gay, bisexual, trans and intersex (LGBTI) health and healthcare inequalities. *European Journal of Public Health, 29*(5), 974–980. https://doi.org/10.1093/eurpub/cky226.

Zitkala-Ša. (1921). *American Indian stories.* Penguin Random House.

Zitkala-Ša, Fabens, C. H., et Sniffen, M. K. (1924). *Oklahoma's poor rich Indians: An orgy of graft and exploitation of the five civilized tribes, legalized robbery. Office of the Indian Rights Association.*

CHAPITRE 11

Santé des immigrants et des réfugiés

Branka Agic

Un immigrant est une personne qui choisit de s'établir de façon permanente dans un autre pays. Les réfugiés sont forcés de fuir leur pays parce qu'ils craignent avec raison d'être persécutés. Ils ne sont pas en mesure de rentrer chez eux.

Immigration, Réfugiés et Citoyenneté Canada (2019)

OBJECTIFS D'APPRENTISSAGE

À la fin de ce chapitre, l'apprenant sera en mesure de :
- Définir les principales catégories d'immigrants et de réfugiés
- Décrire l'effet de l'immigrant en bonne santé
- Expliquer les déterminants sociaux de la santé des immigrants et des réfugiés
- Discuter des façons de répondre aux besoins des immigrants[1] et des réfugiés en matière de santé

TERMES CLÉS

Déterminants sociaux de la santé	Exclusion sociale	Réfugiés
Discrimination	Immigrant	Résidents temporaires
Effet de l'immigrant en bonne santé	Inclusion sociale	
	Iniquités en santé	

Plusieurs facteurs personnels, sociaux, économiques et environnementaux interagissent pour influencer l'état de santé des individus et des communautés. Ce chapitre traite des déterminants sociaux de la santé des immigrants et des réfugiés. Il commence par un aperçu des différentes catégories d'immigrants et de réfugiés au Canada. Ensuite, il décrit l'effet de l'immigrant en bonne santé. Puis, les facteurs sociaux et économiques qui façonnent la santé des immigrants et des réfugiés sont examinés. Enfin, il parle des conséquences des résultats pour les décideurs, planificateurs de la santé et fournisseurs de soins de santé.

Aperçu : immigrants et réfugiés au Canada

L'immigration fait partie intégrante de l'histoire du Canada. Des millions d'immigrants et de réfugiés se sont réinstallés au Canada, ce qui a contribué à la diversité ethnique et culturelle de la population. Selon les données du recensement de 2016, plus d'une personne canadienne sur cinq (21,9 % de la population canadienne ou environ 7,5 millions de personnes) était née à l'étranger. Environ

1,2 million de personnes étaient des immigrants récents[1] (c.-à-d., celles qui sont arrivées entre 2011 et 2016) (Statistique Canada, 2017a, b, c). En 2019, le Canada a accepté plus de 341 000 résidents permanents, dont 30 000 réfugiés réinstallés. La même année, l'immigration a représenté 80 % de la croissance démographique du Canada (Immigration, Refugiés et Citoyenneté Canada [IRCC], 2021). Statistique Canada estime que les immigrants pourraient représenter 30,0 % de la population du Canada en 2036 (Morency et coll., 2017).

Les immigrants et les réfugiés au Canada arrivent de différentes parties du monde. Les origines des immigrants canadiens ont changé radicalement depuis les années 1960, passant de pays d'origine principalement européens à des pays d'origine principalement non européens (Statistique Canada, 2016). En 2016, plus de 250 origines ethniques ont été signalées et 22,3 % des personnes canadiennes se sont identifiées comme racialisées (Statistique Canada, 2017c). En 2018, les cinq principaux pays d'origine des nouveaux immigrants et réfugiés au Canada étaient l'Inde, les Philippines, la Chine, la Syrie et le Nigéria (IRCC, 2019). Selon le rapport annuel de 2020 au Parlement, les résidents permanents et non permanents représentaient 80 % de la croissance démographique du Canada en 2019 (IRCC, 2021).

Les immigrants ne constituent pas un groupe homogène; il existe une grande diversité entre les groupes d'immigrants et au sein de ceux-ci en ce qui a trait à la catégorie d'immigration sous laquelle ils sont entrés au Canada, la durée de leur séjour au Canada, le pays d'origine, la race, l'ethnicité, l'âge, le statut socio-économique, la scolarité et la connaissance du français ou de l'anglais.

Depuis 2002, les programmes d'immigration du Canada sont fondés sur la *Loi sur l'immigration et la protection des réfugiés* (LIPR) (gouvernement du Canada, 2001). La LIPR énonce les principes fondamentaux qui régissent les programmes d'immigration et de protection des réfugiés du Canada.

Un **immigrant** est défini comme une personne à qui on a accordé le droit de vivre au Canada de façon permanente (Statistique Canada, 2019, 2021). Les immigrants au Canada se répartissent en quatre grandes catégories :

1. Immigrants économiques (y compris les immigrants sélectionnés pour leur capacité à contribuer à l'économie du Canada)
2. Immigrants parrainés par la famille (immigrants parrainés par un citoyen canadien ou un résident permanent)
3. Réfugiés (immigrants ayant obtenu le statut de résident permanent sur la base d'une crainte fondée de retourner dans leur pays d'origine en raison de persécutions; cela comprend les personnes touchées par la guerre, les conflits armés ou une violation massive des droits de la personne)
4. Autres immigrants (immigrants ayant obtenu le statut de résident permanent dans le cadre d'un programme qui n'appartient à aucune des catégories ci-dessus) (Statistique Canada, 2019, 2021). En 2019, 58 % des résidents permanents ont été admis dans la catégorie liée à l'économie (IRCC, 2020a).

Les **réfugiés** sont différents des immigrants en ceci qu'ils sont forcés de fuir leur pays en raison de la guerre, d'un conflit armé, de la violence politique ou d'une violation des droits de la personne. Un réfugié est une personne qui ne peut pas retourner dans son pays d'origine, parce qu'elle craint avec raison d'être persécutée pour des questions de race, de religion, de nationalité, d'appartenance à un groupe social particulier ou d'opinion politique, et qui ne peut pas ou, du fait de cette crainte, ne veut pas demander la protection de son pays d'origine (gouvernement du Canada, 2021; Commission de l'immigration et du statut de réfugié du Canada, 2021). Le système d'octroi de l'asile du Canada comporte deux principaux volets :

---

[1]Le terme *immigrant récent* désigne une personne qui a obtenu le statut d'immigrant reçu ou de résident permanent au cours des cinq années ayant précédé un recensement donné (Statistique Canada, 2017a).

1. Le Programme de réinstallation des réfugiés et des personnes protégées à titre humanitaire s'adresse aux personnes qui se trouvent à l'extérieur du Canada et qui ont besoin de protection. Cela comprend les réfugiés parrainés par le gouvernement (RPG), les réfugiés parrainés par le secteur privé (RPSP) et ceux qui participent au Programme mixte des réfugiés désignés par un bureau des visas (RDBV).

2. Le Programme d'octroi de l'asile au Canada s'adresse aux personnes qui présentent une demande d'asile à un point d'entrée ou au Canada, parce qu'elles craignent avec raison d'être persécutées ou qu'elles risquent d'être victimes de torture ou de traitements cruels et inusités dans leur pays d'origine. S'il est déterminé que leur demande est admissible, les demandeurs d'asile passent par un processus de détermination du statut de réfugié. Ceux qui reçoivent une décision positive relativement à leur demande d'asile reçoivent le statut de personne protégée et ont accès à une gamme de services d'établissement et de soutien. Les personnes qui reçoivent une décision négative relativement au statut de réfugié pourraient être en mesure de faire appel de la décision. Une fois que toutes les options d'appel sont épuisées, le processus visant à renvoyer cette personne du Canada est lancé (IRCC, 2019).

Les **résidents temporaires** sont des ressortissants étrangers autorisés à séjourner temporairement au Canada. Il s'agit notamment de travailleurs étrangers temporaires, d'étudiants étrangers, de visiteurs, de personnes protégées, de demandeurs d'asile et de titulaires de permis de résident temporaire. Les résidents temporaires constituent un groupe de migrants très diversifié et sont assujettis à diverses conditions, y compris la durée de leur séjour au Canada et les restrictions sur leur capacité de travailler, d'étudier ou d'utiliser certains programmes et services publics selon la catégorie de résidents temporaires (IRCC, 2020b).

Certaines personnes résidant au Canada n'ont pas de statut d'immigration officiel. On les appelle souvent des « personnes non inscrites », des « personnes sans papiers » ou des « migrants irréguliers ». Le nombre exact de personnes sans statut officiel au Canada est inconnu, mais on estime qu'il se situe entre 200 000 et 500 000 (Gushulak et coll., 2011; Magalhaes et coll., 2010).

Le statut d'immigrant influence la santé par divers mécanismes, y compris l'accès, à différents degrés, aux ressources, aux services et aux possibilités. Bien que les personnes sans papiers et les résidents temporaires soient confrontés à des problèmes de santé uniques, une discussion sur ce groupe dépasse la portée de ce chapitre.

La compétence culturelle en action

Statut d'immigration et besoins potentiels en matière de santé

Pour chacune des personnes décrites ci-dessous, discutez des besoins prévus en matière de santé pour la personne et la famille et des types de soutien nécessaires.

Une femme de 65 ans originaire du Pendjab, M.S., est venue au Canada après avoir été parrainée par son fils. Elle ne parle pas anglais. En tant qu'immigrante de la catégorie « Immigrant parrainé par la famille », elle dépend de son fils, qui doit subvenir à ses besoins financiers pendant une période de 20 ans. Pendant la période de dépendance initiale, elle pourrait ne pas être admissible à l'aide sociale.

F. A., un ingénieur en informatique russe de 30 ans, a immigré au Canada avec sa femme, qui est ingénieure civile, et leurs deux enfants. Lui et sa femme parlent anglais. Ils ont financé leur processus d'immigration et sont venus au Canada en tant qu'immigrants économiques.

G. P., une mère célibataire, est arrivée au Canada en tant que réfugiée parrainée par le gouvernement (RPG) dans le cadre du Programme d'aide à la réinstallation (PAR) du gouvernement fédéral canadien. Lorsque les soldats soudanais ont envahi son village, son mari a été tué, mais elle a réussi à s'échapper avec leur fille et s'est enfuie au Tchad. Une fois arrivée au Tchad, elle a été violée par un soldat tchadien à l'extérieur du camp. Elle a subi plusieurs blessures physiques et un traumatisme psychologique.

Effet de l'immigrant en bonne santé

La documentation de recherche a constamment montré l'**effet de l'immigrant en bonne santé**, un phénomène par lequel les nouveaux immigrants sont généralement en meilleure santé que la population née au Canada en ce qui concerne la santé mentale, les maladies chroniques, l'invalidité et les comportements à risque (Vang et coll., 2015). Les réfugiés qui demandent la résidence permanente sont également tenus de passer un examen médical. Les demandeurs d'asile qui présentent une demande d'asile à un point d'entrée doivent passer un examen médical dans les 30 jours. Ceux qui risquent d'entraîner un « fardeau excessif sur le système de soins de santé » se voient refuser le statut d'immigration. De plus, les personnes en bonne santé sont plus susceptibles d'immigrer (gouvernement du Canada, 2022 ; Lu et Ng, 2019). L'existence de l'effet de l'immigrant en bonne santé a été documentée chez les immigrants dans d'autres pays développés, y compris les États-Unis, les Pays-Bas et l'Australie (Dhadda et Greene, 2018 ; Hamilton, 2015 ; Lubbers et Gijsberts, 2019 ; Moniz et coll., 2020).

L'effet de l'immigrant en bonne santé varie d'un groupe d'immigrants à l'autre, d'un cycle de vie à l'autre et en ce qui a trait aux différents résultats en matière de santé (Gushulak et coll., 2011 ; Vang et coll., 2015). Le plus grand avantage en matière de santé est observé chez les demandeurs principaux de la catégorie économique. L'effet de l'immigrant en bonne santé s'avère plus fort chez les immigrants de la catégorie « Immigrant parrainé par la famille » et beaucoup plus faible chez les réfugiés (Lu et Ng, 2019). Néanmoins, même les réfugiés récents, dans l'ensemble, ont des taux de mortalité inférieurs à ceux de la population née au Canada (Beiser, 2005).

Cependant, l'avantage en matière de santé des nouveaux immigrants disparaît avec le temps et converge vers l'état de santé de la population née au Canada. Au fil du temps, les immigrants déclarent une prévalence plus élevée de certaines maladies chroniques, y compris le diabète, les maladies cardiaques et l'arthrite (Long, 2010). Après plus de dix ans passés au Canada, l'avantage en matière de santé des immigrants disparaît pour certains cancers, dont le cancer colorectal et le cancer du sein. De plus, les preuves indiquent une baisse constante de la survie liée au cancer au fil du temps (Shuldiner et coll., 2018). Les données de recherche démontrent également une détérioration de l'effet de l'immigrant en bonne santé sur la santé mentale autodéclarée (SMAD). Une étude canadienne récente a révélé des différences dans la SMAD chez les immigrants en fonction de la catégorie d'admission, surtout pour les réfugiés, la durée du séjour au Canada et la région d'origine (Ng et Zhang, 2020). Par exemple, les immigrants sud-asiatiques, en particulier les immigrantes sud-asiatiques, présentent un risque accru de maladies cardiaques et d'hypertension plus la durée de leur séjour au Canada se prolonge (Tu et coll., 2015).

La détérioration de la santé au fil du temps varie également d'un groupe d'immigrants à l'autre. Les données probantes suggèrent que la santé de certains groupes, y compris les réfugiés, les immigrants à faible revenu et les nouveaux immigrants non européens, risque de se détériorer peu après leur arrivée au Canada (Gushulak et coll., 2011 ; Commission de la santé mentale du Canada [CSMC], 2016 ; Ng et coll., 2005 ; Ministère de la Santé et des Soins de longue durée de l'Ontario [MSSLD], 2014).

Des études montrent qu'il existe plusieurs facteurs associés au déclin de la santé chez les nouveaux immigrants et réfugiés, incluant l'état de santé initial, l'âge, le genre, les compétences linguistiques, le lieu ou la région de naissance, les expériences de discrimination, les différences culturelles, l'environnement social et les facteurs liés au système de soins de santé (Ahmed et coll., 2015 ; Fuller-Thomson et coll., 2011).

L'effet de l'immigrant en bonne santé a d'importantes répercussions sur la croissance économique du Canada ainsi que sur les systèmes de soins de santé, surtout si l'on veut préserver l'avantage de la santé des nouveaux immigrants au fil du temps.

Déterminants de la santé des immigrants et des réfugiés

Les *déterminants de la santé* sont des facteurs et des conditions qui interagissent pour influencer la santé des individus et des populations. Ils comprennent l'environnement socio-économique, l'environnement physique, les comportements individuels, la biologie et le patrimoine génétique et les services de soins de santé (gouvernement du Canada, 2020; MSSLD, 2012).

Les **déterminants sociaux de la santé** sont « les conditions dans lesquelles les individus naissent, grandissent, travaillent, vivent et vieillissent, et l'ensemble plus large des forces et des systèmes qui façonnent les conditions de la vie quotidienne » (Organisation mondiale de la Santé [OMS], 2011, 2020a). Ils comprennent, entre autres, le revenu, l'éducation, l'alphabétisation, l'emploi et les conditions de travail, le développement des jeunes enfants, la sécurité alimentaire, le logement, l'inclusion sociale, les réseaux de soutien social, les services de soins de santé, le genre, la culture, la race, l'ethnicité, l'âge et l'orientation sexuelle (MSSLD, 2012; Office of Disease Prevention and Health Promotion, 2020; Raphael et coll., 2020; OMS, 2017).

De très nombreuses données montrent que les déterminants sociaux sont plus importants pour influencer la santé que les caractéristiques individuelles de la personne, comme la biologie, la génétique, les choix de mode de vie, ainsi que les soins de santé (Association médicale canadienne, 2013a, b; Raphael et coll., 2020; OMS, 2020b). Les rapports de l'Association canadienne de santé publique [ACSP] (2020) et de l'Association médicale canadienne (2013a) soulignent l'importance des déterminants sociaux pour la santé de la population canadienne.

COMMENT LES DÉTERMINANTS SOCIAUX INFLUENCENT LA SANTÉ

Les déterminants sociaux ont une incidence directe et indirecte sur la santé. Ils peuvent agir comme des facteurs de protection ou de risque. Les personnes qui sont exposées à des conditions sociales défavorables, incluant la pauvreté, des logements de mauvaise qualité, l'insécurité alimentaire, des conditions de travail inadéquates, la précarité de l'emploi et diverses formes de discrimination fondées sur la race, le sexe, les orientations sexuelles et d'autres caractéristiques individuelles sur une plus longue période connaissent des niveaux élevés de stress. Le stress chronique créé par ces conditions sociales constitue une voie importante menant à divers problèmes de santé. La recherche montre que le stress chronique affaiblit le système immunitaire et peut entraîner des changements dans les systèmes neurohormonaux, exposant les gens à un plus grand risque de maladies comme l'hypertension artérielle, les maladies cardiaques et le diabète de type 2 (à l'âge adulte) et pourrait contribuer à l'anxiété et à la dépression. Certaines personnes pourraient essayer de soulager le stress en fumant, en consommant de l'alcool ou d'autres substances, ou en se suralimentant. Les conditions de vie défavorables et stressantes rendent également très difficile l'adoption d'habitudes saines (Brunner et Marmot, 2006; Raphael et coll., 2020) (fig. 11.1).

Les déterminants sociaux de la santé sont les causes profondes des iniquités et des différences en matière de santé entre les groupes de population qui sont considérées comme inéquitables, injustes et évitables (Whitehead, 1990; OMS, 2008). Au Canada, les groupes de population aux prises avec des iniquités en santé comprennent les personnes ayant un statut socio-économique inférieur, les personnes autochtones, les populations racialisées et les immigrants et réfugiés récents (Agence de la santé publique du, 2018). Les **iniquités en santé** sont des différences systématiques dans les possibilités qu'ont les groupes d'atteindre une santé optimale, ce qui entraîne des différences injustes et évitables dans les résultats en matière de santé (National Academies of Sciences, Engineering, and Medicine, 2017). (Voir le chapitre 1.)

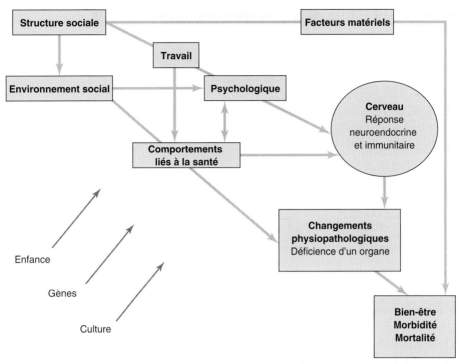

Fig. 11.1 Déterminants sociaux de la santé et les voies vers la santé et la maladie. (Tiré de Brunner, E., et Marmot, M. G. [2006]. Social organization, stress, and health. Dans Marmot, M. G., et Wilkinson, R. G. [éditeurs], *Social determinants of health*. Oxford University Press.)

La migration comme déterminant social de la santé

La santé des populations immigrantes est influencée par des facteurs semblables à ceux des personnes nées au Canada. Cependant, d'autres facteurs jouent un rôle important dans l'évolution de la santé des immigrants et des réfugiés. La migration est considérée comme une couche supplémentaire aux facteurs énumérés ci-dessus et est considérée comme un déterminant social de la santé. Bien que la migration elle-même ne soit pas un risque pour la santé, les circonstances entourant la migration peuvent créer un risque pour divers problèmes de santé (Portail sur les données migratoires, 2020).

Les déterminants sociaux de la santé des immigrants et des réfugiés sont généralement considérés en termes d'expériences avant, pendant et après la migration (MSSLD, 2016). La fig. 11.2 montre les facteurs avant la migration (Lieu d'origine), pendant la migration (Voyage et transit) et après la migration (Lieu de destination) qui façonnent la santé des immigrants et des réfugiés ainsi que d'autres facteurs (Aspects transversaux) comme le genre, l'âge et le statut socio-économique qui s'entremêlent aux expériences de migration. Les migrants qui rentrent chez eux sont souvent confrontés à des défis supplémentaires (Retour), notamment l'intégration sociale et économique. Les facteurs avant la migration comprennent le revenu, le statut socio-économique et les conditions de vie dans le pays d'origine de l'immigrant, comme la situation épidémiologique, la disponibilité et la qualité des services de soins de santé, les croyances et les comportements en matière de santé, les raisons de la migration, l'expérience de la persécution, de la violence et des blessures, et l'exposition cumulative aux traumatismes (Davies et coll., 2006; Hollander et coll., 2012).

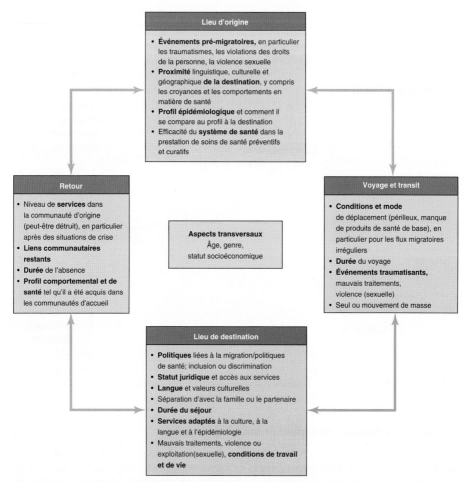

Fig. 11.2 Le processus de migration et les résultats en matière de santé. (De l'Organisation internationale pour les migrations. [2020]. https://www.iom.int/social-determinants-migrant-health.)

Les facteurs pendant la migration comprennent les conditions de vie et les expériences vécues pendant la période de transition, ce qui peut inclure le fait de vivre pendant une période temporaire dans un autre pays ou de vivre dans un camp de réfugiés (Cooper-Jones, 2017). La capacité de migrer par les voies légales détermine l'incidence du parcours migratoire sur la santé des migrants. Les réfugiés qui sont forcés de quitter leur pays à cause de la guerre, des conflits armés et des violations des droits de la personne courent un risque plus élevé d'effets indésirables pour la santé. Ils sont plus susceptibles de subir des voyages dangereux et d'être exposés à des conditions dangereuses, à la maladie, à l'exploitation et à la discrimination, et ont un accès insuffisant aux services de santé et de soutien (Davies et coll., 2006). Par exemple, les réfugiés karens réinstallés au Canada ont passé beaucoup de temps, jusqu'à 20 ans, dans un camp de réfugiés en Thaïlande, situé dans une région éloignée de la jungle le long de la frontière entre la Thaïlande et le Myanmar (Marchbank et coll., 2014). Des études menées sur des réfugiés syriens au Liban, en Jordanie, en Turquie et en Irak ont indiqué que les maladies non transmissibles, les complications liées à la grossesse, les troubles de santé mentale, y compris le trouble de stress post-traumatique (TSPT) et la dépression, et certaines maladies transmissibles semblent être répandus dans les milieux de réfugiés. Elles ont également révélé une lacune dans les services de soins de santé fournis aux réfugiés syriens dans ces pays (El Arnaout et coll., 2019).

Les facteurs post-migration, y compris les politiques d'immigration, les conditions de travail et de vie dans le pays d'accueil, la capacité de parler la langue du pays d'accueil, l'accès à des services culturellement et linguistiquement appropriés, la disponibilité d'un soutien familial et social et, pour les demandeurs d'asile, le processus de détermination du statut de réfugié, jouent un rôle essentiel dans la détermination de la santé des immigrants et des réfugiés (Gushulak et coll., 2011). Certains sous-groupes de migrants sont plus vulnérables, notamment les réfugiés, ceux qui n'ont pas de statut juridique, les personnes défavorisées sur le plan socio-économique, les femmes, les personnes âgées et les enfants non accompagnés. La section suivante examine les principaux déterminants de la santé après la migration pour les immigrants et les réfugiés.

Revenu, éducation et emploi

Revenu. Le revenu est peut-être le déterminant social le plus important de la santé. Le revenu détermine l'accès à de nombreux autres facteurs qui affectent la santé et leur qualité, y compris la sécurité alimentaire, le logement, l'éducation, le développement des jeunes enfants et d'autres conditions préalables à la santé. Au Canada et dans d'autres pays développés, un faible revenu est associé à une espérance de vie plus courte et à une moins bonne santé globale (Institut canadien d'information sur la santé [ICIS], 2016; Raphael et coll., 2020).

Au Canada, les taux de faible revenu chez les immigrants ont atteint des niveaux historiquement élevés dans les années 1990. Bien que les revenus des immigrants récents aient augmenté au cours des dernières années, les immigrants continuent d'avoir des taux de faible revenu plus élevés que la population née au Canada (Picot et Lu, 2017). Les immigrants récents connaissent la disparité de salaire la plus élevée, gagnant 70 % de ce que gagne la population canadienne en général (Ng et Gagnon, 2020). Les données du recensement de 2016 montrent une importante inégalité de revenu entre les immigrants et les personnes nées au Canada. Les immigrants admis au Canada en 2016 ont déclaré un revenu d'entrée médian de 25 400 $, comparativement au revenu médian de la population canadienne de 36 100 $ (Statistique Canada, 2018b, 2021). Les réfugiés admis en 2015 avaient un revenu total médian de 15 300 $ (Statistique Canada, 2018b).

Toutefois, les taux de faible revenu varient considérablement d'un sous-groupe d'immigrants à l'autre. Les immigrants racialisés ont tendance à gagner moins que les immigrants blancs. Les immigrants récents de plus de 65 ans sont plus susceptibles d'être représentés au sein de la population à faible revenu. En 2016, environ le quart des nouveaux immigrants âgés de 65 ans et plus avaient un faible revenu (Kei et coll., 2019). Parmi les immigrants, les femmes gagnent moins que les hommes et que les femmes nées au Canada. Dans l'ensemble, les immigrantes gagnent 13 % de moins que les immigrants (Fitzsimmons et coll., 2020). Les immigrantes racialisées, en particulier, souffrent de façon disproportionnée de la disparité de salaire entre les genres (Ontario Women's Health Network, 2017). Les données montrent que les résultats économiques des immigrants s'améliorent avec le nombre d'années passées au Canada dans toutes les catégories d'immigrants (Yssaad et Fields, 2018).

Comparativement aux immigrants, les réfugiés ont tendance à s'en sortir moins bien en termes d'intégration économique, ayant des revenus et des taux d'emploi inférieurs à ceux des immigrants entrant par d'autres catégories d'admission (Prokopenko, 2018; Yu et coll., 2009).

Éducation. Le lien entre l'éducation et la santé a été constamment observé dans plusieurs études. Les personnes ayant un niveau de scolarité plus élevé ont une espérance de vie plus longue et une meilleure santé globale que leurs pairs moins scolarisés. Un niveau de scolarité plus élevé est lié à de meilleurs emplois et à une meilleure sécurité d'emploi, à un revenu plus élevé, à des régimes de retraite et à des prestations de santé supplémentaires qui ne sont pas couvertes par les régimes d'assurance-maladie provinciaux. Un niveau d'éducation plus élevé est également associé à une meilleure culture de la santé, ce qui peut contribuer à des modes de vie plus sains, à une plus grande utilisation des services préventifs et à un meilleur accès aux services de soins de santé (Bushnik et coll., 2020; ACSP, 2020).

Les immigrants au Canada sont bien instruits. En général, les immigrants sont plus susceptibles d'avoir un diplôme d'études postsecondaires que la population née au Canada. Selon le recensement de 2016, 40 % des immigrants âgés de 25 à 64 ans détenaient un baccalauréat ou un diplôme de niveau supérieur, comparativement à 22 % de la population née au Canada (Statistique Canada, 2018a). Par ailleurs, plus de 50 % des immigrants récents qui sont arrivés au Canada entre 2011 et 2016 détenaient un baccalauréat ou un diplôme de niveau supérieur (Statistique Canada, 2018a).

Cependant, les nouveaux immigrants font face à un éventail de défis au Canada. Ils sont plus susceptibles d'être surqualifiés et sous-employés par rapport à leurs homologues nés au Canada. On estime que 29,6 % des immigrants sont surqualifiés pour les emplois qu'ils occupent, comparativement à 12 % des travailleurs nés au Canada (Hou et coll., 2019). Encore une fois, il y a des différences entre les différents groupes d'immigrants. Les immigrants racialisés d'Asie, d'Afrique, d'Amérique latine et du Moyen-Orient s'en tirent moins bien que les travailleurs nés au Canada, tandis que les immigrants d'Europe s'en sortent mieux que les immigrants non européens. La non-reconnaissance ou la dévaluation des titres de compétences étrangers, les compétences limitées en langues officielles et le manque d'expérience de travail au Canada continuent d'être des obstacles à l'intégration des immigrants au marché du travail (Ng et Gagnon, 2020).

Les réfugiés au Canada sont admis pour des raisons humanitaires plutôt qu'économiques. Par conséquent, plusieurs réfugiés n'ont pas fait d'études postsecondaires et ne possèdent pas de compétences dans les langues officielles, et ils font face à de plus grands défis en matière d'intégration économique que les autres immigrants (Bevelander, 2016).

Emploi. L'emploi et les conditions de travail sont les principaux facteurs qui contribuent aux iniquités en santé. L'emploi procure un revenu et un sentiment de sécurité financière. Il procure également le sentiment d'avoir un but et une identité, et améliore le réseau social de la personne (gouvernement du Canada, 2013). Le caractère adéquat du statut d'emploi d'une personne influence également sa santé. Une espérance de vie en bonne santé plus élevée est fortement corrélée avec des taux d'emploi plus élevés, en particulier chez les hommes. D'autre part, le sous-emploi est associé à des taux plus élevés de dépression, d'anxiété et de suicide, ainsi qu'à des maladies cardiovasculaires, à l'hypertension, aux troubles musculosquelettiques et à la mortalité prématurée (Pharr et coll., 2011; Raphael et coll., 2020).

La profession et les conditions de travail ont des effets puissants sur la santé. Les personnes qui travaillent dans des professions de statut supérieur ont une santé bien meilleure et un risque de mortalité plus faible que celles qui travaillent dans des professions de statut inférieur (Burgard et Lin, 2013).

Les nouveaux immigrants ont toujours eu des taux d'emploi inférieurs à ceux des non-immigrants et des immigrants de longue date. Ng et Gagnon (2020) signalent que les immigrants racialisés de l'Asie (à l'exception des immigrants des Philippines), de l'Amérique latine et de l'Afrique ont des taux de chômage plus élevés que ceux de la population née au Canada. Toutefois, les immigrants en provenance d'Europe ont des taux de chômage inférieurs aux taux de la population née au Canada. Les nouvelles immigrantes ont le taux d'emploi le plus faible (49,1 %) (Ontario Women's Health Network, 2017).

Au Canada, les immigrants sont surreprésentés dans les secteurs moins bien rémunérés, comme les services d'hébergement et de restauration ainsi que dans le transport, l'entreposage et la fabrication. Les immigrants récents racialisés sont surreprésentés dans les industries peu rémunérées comme l'accueil, l'entreposage et la fabrication. Pourtant, plusieurs immigrants sont également employés dans des secteurs relativement bien rémunérés, comme la finance, l'assurance et l'immobilier, où ils représentent 34 % de la main-d'œuvre, et dans les services professionnels, scientifiques et techniques, où ils représentent 32 % des effectifs (Ng et Gagnon, 2020).

Les femmes immigrantes sont surreprésentées dans les emplois précaires et peu rémunérés. Les immigrantes récentes sont trois fois plus susceptibles d'avoir un emploi à temps partiel et deux fois et demie plus susceptibles d'avoir un emploi temporaire que les femmes non immigrantes (Hira-Friesen, 2017).

Relativement peu d'études sur les résultats économiques des réfugiés ont été menées au Canada. Une étude analysant les résultats sur le marché du travail des réfugiés de 13 pays au cours de la période de 1980 à 2009 a révélé que les RPSP gagnaient plus au cours de la première année au Canada que les RPG. Après 5 ans au Canada, les hommes réfugiés de 7 des 13 pays affichaient des taux d'emploi de plus de 75 %. Cependant, les réfugiés d'Iran et de Somalie avaient des taux d'emploi très faibles. Les femmes réfugiées d'Irak, d'Afghanistan, du Pakistan et de Somalie avaient également des taux d'emploi très faibles. Les revenus des réfugiés de différents pays variaient considérablement (Picot et coll., 2019).

En plus des compétences linguistiques limitées, du manque d'expérience de travail au Canada et de la non-reconnaissance des titres de compétences étrangers, les facteurs propres aux réfugiés comprennent les problèmes de santé physique et mentale liés aux expériences traumatisantes avant la migration, le manque de documents juridiques et la perturbation à long terme des études et des carrières (Kaida et coll., 2020).

Dans l'ensemble, les résultats économiques des réfugiés au cours de la période d'établissement initiale étaient généralement comparables à ceux des immigrants de la catégorie « Immigrant parrainé par la famille », mais ils étaient pires que ceux des immigrants économiques. Toutefois, au cours de leurs 10 premières années au Canada, les gains annuels médians des réfugiés ont augmenté à un taux supérieur à celui de tous les autres groupes d'immigrants. Pourtant, du fait que le désavantage initial des réfugiés était si important, il leur faudrait de 12 et 18 ans pour atteindre les revenus médians de tous les immigrants.

Inclusion sociale, exclusion sociale et soutien social

L'environnement social, l'inclusion sociale et le soutien social sont des facteurs importants qui influencent la santé et le bien-être. L'**inclusion sociale** fait référence à la capacité de participer et de contribuer aux aspects sociaux, politiques, culturels et économiques de la société. Le fait d'avoir des liens sociaux, d'avoir accès à différentes formes de biens sociaux et de ressources sociales et d'être engagé civiquement est associé à une santé physique et mentale positive (Mamatis et coll., 2019).

Exclusion sociale. En revanche, l'**exclusion sociale** fait référence à un manque d'accès aux ressources et aux possibilités de participer pleinement à la société. L'exclusion, y compris la discrimination et le racisme, consiste en des processus apparentés régis par des rapports de pouvoir inégaux qui interagissent à l'échelle de quatre dimensions principales : économique, politique, sociale et culturelle. L'exclusion se produit parce que certains groupes de population sont systématiquement désavantagés et font l'objet de discrimination en raison de leur race, de leur ethnicité, de leur genre, de leur orientation sexuelle, de leur statut d'immigration et d'autres formes d'identité (Popay, 2010; Tilly, 2007). Les personnes qui sont socialement exclues sont plus vulnérables sur les plans économique et social. Au Canada, les immigrants récents et les réfugiés, surtout ceux des groupes racialisés, sont l'un des groupes les plus susceptibles de subir l'exclusion sociale (Raphael et coll., 2020).

Des preuves convaincantes montrent que la discrimination est néfaste pour la santé. La **discrimination** comprend « toute pratique, tout jugement et toute action qui créent et renforcent des relations oppressives ou des conditions qui marginalisent, excluent ou restreignent la vie des personnes victimes de discrimination » (Pollock et coll., 2012). La discrimination peut prendre plusieurs formes différentes. Elle peut se produire directement ou indirectement; elle peut être manifeste, mais elle est souvent subtile. La discrimination perçue a été liée à un éventail de problèmes de santé physique et mentale, comme l'hypertension, la mauvaise santé autodéclarée, le cancer, la dépression et l'anxiété. La recherche a montré que les perceptions de discrimination peuvent

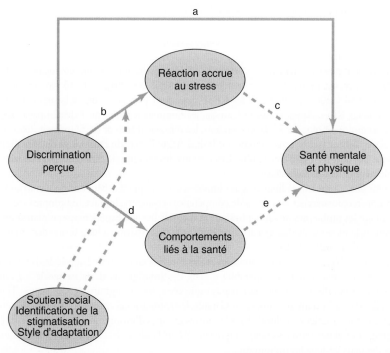

Fig. 11.3 Voies par lesquelles la discrimination perçue influence les résultats en matière de santé. (Tiré de Pascoe, E. A., et Smart Richman, L. [2009]. Perceived discrimination and health: A meta-analytic review. *Psychological Bulletin, 135*[4], p. 531-554. https://doi.org/10.1037/a0016059. https://www.ncbi.nlm.nih.gov/pmc/articles/PMC2747726/.)

affecter la santé par le biais des mécanismes de réactions au stress et des comportements de santé. La discrimination perçue a été associée au tabagisme, à la suralimentation, à la diminution du sommeil et à l'inactivité physique (Pascoe et Smart Richman, 2009; Sims et coll., 2016). Voir la fig. 11.3 pour connaître les voies par lesquelles la discrimination perçue influence les résultats en matière de santé. La discrimination perçue peut avoir une incidence directe sur la santé mentale et physique (Voie a), ainsi qu'indirecte due aux réactions accrues au stress (Voie b). Le stress chronique a été lié à divers problèmes de santé, y compris l'hypertension artérielle, les maladies cardiaques, le diabète de type 2 et la dépression. La discrimination perçue peut également contribuer aux problèmes de santé par le biais d'une charge allostatique causée par des facteurs de stress chroniques (Voie c). La charge allostatique fait référence à la conséquence d'une exposition chronique à des réactions endocriniennes ou neuronales élevées ou fluctuantes résultant d'un stress chronique ou de défis répétés qui sont vécus comme étant stressants (International Encyclopedia of the Social and Behavioural Sciences, 2001). Les expériences de discrimination pourraient avoir une incidence sur la santé en raison de la participation à des comportements malsains ou à risque, comme le tabagisme ou l'utilisation d'autres substances utilisées pour faire face au stress chronique (Voie d), qui peuvent avoir des effets néfastes sur la santé. Les lignes solides de la figure indiquent les voies analysées; les lignes pointillées représentent des voies supposées lors de recherches antérieures (Pascoe et Smart Richman, 2009).

Le racisme est une forme importante d'exclusion sociale et un déterminant structurel clé de la santé (Hyman, 2009). La Commission ontarienne des droits de la personne (CODP, 2012) définit le racisme comme « [la croyance] qu'un groupe est supérieur à un autre. … La discrimination raciale est l'expression du racisme interdite par la loi. Il s'agit de toute action, intentionnelle ou non, fondée sur la race d'une personne qui impose un fardeau à une personne ou à un groupe en particulier ou qui empêche ou limite l'accès à des avantages offerts à d'autres membres de la société… ». Le racisme se manifeste à plusieurs niveaux, qui se renforcent souvent mutuellement : individuel, organisationnel, institutionnel et systémique. Le racisme systémique est intégré à la société ou à une organisation et appuyé par des politiques institutionnelles. Un nombre considérable de recherches indiquent que la discrimination raciale est un facteur de risque important de maladie et contribue aux inégalités raciales en matière de santé (Williams et Rucker, 2000; Williams et coll., 2019). Des recherches internationales ont révélé des taux plus élevés de mortalité infantile, d'hypertension artérielle et de diabète chez les membres des groupes racialisés que chez les membres des groupes non racialisés (Levy et coll., 2013).

Plus de 75 % des immigrants qui sont arrivés au Canada depuis 2001 sont racialisés. En 2016, la majorité (61,8 %) des nouveaux arrivants est née en Asie, 13,4 % sont nés en Afrique (quatre fois plus par rapport au recensement de 1971 [3,2 %]), tandis que 27,7 % des immigrants sont nés en Europe (Statistique Canada, 2017c). L'effet de l'immigrant en bonne santé s'est avéré plus marqué chez les immigrants non européens (y compris les personnes chinoises, de l'Asie occidentale et de l'Asie du Sud) que chez les immigrants européens (Kim et coll., 2013; Ng et coll., 2005). De Maio et Kemp (2010) ont confirmé que le statut racialisé était un facteur statistiquement significatif dans le déclin de la santé des immigrants.

La discrimination perçue dans les milieux de soins de santé est particulièrement préoccupante en raison de ses répercussions négatives sur les comportements de recherche de santé et les résultats en matière de santé. Les chercheurs ont constaté que certains fournisseurs de soins de santé refusent d'accepter les réfugiés comme patients en raison de leurs besoins complexes en matière de santé, des obstacles linguistiques et, dans le cas des demandeurs d'asile, de la couverture d'assurance compliquée retardant le paiement des services fournis. Bien que les incidents discriminatoires soient souvent des événements isolés, le stress causé par un seul incident peut entraîner la méfiance à l'égard des fournisseurs de soins de santé (Pollock et coll., 2012).

Soutien social. Les preuves montrent que le soutien des familles, des amis et des communautés est associé à une meilleure santé. Les personnes ayant de plus hauts niveaux de soutien social ont tendance à avoir une incidence, une prévalence et une gravité plus faibles de la maladie. Des études sur la mortalité dans les pays industrialisés montrent que les personnes ayant le plus faible niveau de participation dans les relations sociales sont plus susceptibles de mourir plus tôt que celles ayant une plus grande participation. Il existe des preuves convaincantes établissant un lien entre une faible quantité ou qualité de relations sociales et les maladies cardiovasculaires, l'hypertension artérielle, le cancer, un retard dans la récupération du cancer et une cicatrisation plus lente des plaies (Umberson et Montez, 2010).

Les immigrants récents et les réfugiés doivent rebâtir des réseaux sociaux dans le nouveau pays pour obtenir le soutien social dont ils ont besoin. Cependant, ils font souvent face à l'exclusion sociale en raison de leur race, de leur langue, de leur religion ou de leur statut d'immigrant et ont un accès limité aux ressources personnelles, sociales et communautaires (Hynie et coll., 2011).

Le soutien social joue un rôle important dans l'établissement des immigrants et a une incidence positive sur la santé des immigrants et des réfugiés. Les réseaux de soutien auxquels participent la famille et les amis, ainsi que la communauté d'accueil, sont des influences importantes qui permettent aux immigrants d'atteindre la satisfaction dans la vie. La recherche a révélé les effets protecteurs des réseaux de soutien social contre les troubles mentaux comme l'anxiété, la dépression et la schizophrénie. Le soutien familial perçu s'avère être le meilleur protecteur de la santé mentale des immigrants. L'interaction et l'intégration sociale, chez et entre les immigrants et avec la communauté d'accueil, sont parmi les éléments clés favorisant la santé et du bien-être des immigrants (Hombrados-Mendieta et coll., 2019; Simich et coll., 2005). Stewart (2014) suggère que

« le soutien social a le potentiel de réduire l'isolement et la solitude des réfugiés, d'améliorer leur sentiment d'appartenance et leur épanouissement dans la vie, d'atténuer le stress de la discrimination et de faciliter l'intégration dans une nouvelle société ».

Services de soins de santé

L'accès aux services de soins de santé et la qualité des soins ont tous deux une incidence sur les résultats en matière de santé. Malgré le système de soins de santé universel du Canada, les nouveaux immigrants et réfugiés au Canada font face à un certain nombre d'obstacles à l'accès aux soins de santé et à leur qualité. Les obstacles les plus souvent signalés sont les barrières linguistiques, le manque d'information sur l'accès aux services et les facteurs culturels. Les expériences quotidiennes de discrimination chez les immigrants racialisés pourraient entraîner la méfiance à l'égard des systèmes de soins de santé. D'autres obstacles comprennent les obstacles financiers, les obstacles au transport et les longs délais d'attente. Ces obstacles aux services de soins de santé entraînent des délais avant de recevoir des soins pertinents, des besoins de santé non satisfaits, l'incapacité d'obtenir des services préventifs, des hospitalisations qui auraient pu être évitées et de mauvais résultats de santé en général. Les expériences liées aux obstacles empêchant l'accès aux soins de santé peuvent varier selon la catégorie d'immigration (Kalich et coll., 2015).

Bien que les immigrants ainsi que les RPG et les RPSP soient admissibles à l'assurance-maladie provinciale, les coûts directs demeurent un obstacle important pour les nouveaux immigrants qui cherchent à obtenir des soins de santé. Dans certaines provinces, les nouveaux immigrants doivent attendre jusqu'à trois mois avant de pouvoir obtenir une assurance-maladie provinciale. Le Programme fédéral de santé intérimaire (PFSI) offre une couverture temporaire de certaines prestations de soins de santé aux personnes protégées, incluant les réfugiés réinstallés, les demandeurs d'asile et certains autres groupes, pendant la période où elles ne sont pas admissibles à l'assurance-maladie provinciale ou territoriale (gouvernement du Canada, 2017). Les nouveaux immigrants qui ont besoin d'accéder aux services de soins de santé pendant la période d'attente pour l'assurance-maladie provinciale pourraient choisir de retarder la demande de soins de santé jusqu'à la fin de la période d'attente en raison d'obstacles financiers, ce qui peut entraîner de mauvais résultats en matière de santé (Goel et coll., 2013).

Dans l'ensemble, les immigrants récents utilisent moins les services de soins de santé que la population née au Canada, mais il existe des différences significatives au sein des différents groupes d'immigrants en ce qui concerne leurs habitudes d'utilisation (Sarría-Santamera et coll., 2016). Une étude menée en Colombie-Britannique a révélé que les visites chez le médecin étaient les plus nombreuses et les taux d'hospitalisation étaient les plus élevés par personne chez les réfugiés, suivis des immigrants de la catégorie « Immigrant parrainé par la famille ». Les immigrants de la catégorie économique avaient le moins souvent recours aux médecins et affichaient des taux de congé d'hospitalisation inférieurs (Long, 2010). L'utilisation des services augmente à mesure que la durée du séjour au Canada se prolonge.

Les populations immigrantes déclarent des taux plus élevés de besoins non satisfaits en matière de soins de santé comparativement aux personnes nées au Canada (Qualité des services de santé Ontario, 2016). Les immigrants récents sont moins susceptibles d'avoir un médecin de première ligne que les immigrants de longue date et la population née au Canada. L'accès à un médecin de première ligne offre régulièrement des possibilités de prévention des maladies et d'intervention précoce et est associé à de meilleurs résultats pour la santé, quel que soit l'état de santé initial d'une personne (Parlette, 2012; Vahabi et coll., 2015).

Les immigrants et les réfugiés devraient être mis en contact avec les soins de santé primaires dès que possible après leur arrivée. La recherche a révélé que les nouveaux arrivants sont plus susceptibles d'utiliser les services de soins de santé en cas de problèmes graves plutôt qu'à des fins de prévention. Cependant, les immigrants qui n'ont pas de médecin de première ligne sont également moins susceptibles d'utiliser le service d'urgence comme principal point d'accès aux soins que les répondants nés au Canada et, par conséquent, pourraient recevoir des soins différents de ceux fournis aux non-immigrants (Ohle et coll., 2018).

Une étude menée en Ontario a révélé que 84,6 % des immigrants qui ont résidé au Canada pendant moins d'une décennie ont déclaré avoir un fournisseur de soins de santé, comparativement à 94 % des personnes nées au Canada (Qualité des services de santé Ontario, 2016). Une étude explorant les besoins en matière de soins de santé et l'utilisation des services chez les nouveaux réfugiés syriens au Canada a révélé des différences dans les taux de besoins non satisfaits en matière de soins de santé, en fonction du statut de parrainage et de la situation socio-économique après la migration. Toutefois, les taux déclarés de besoins non satisfaits en matière de soins de santé, tant au départ (48,2 %) qu'au moment du suivi (42,6 %), étaient beaucoup plus élevés que les taux signalés pour la population générale du Canada (11,2 %) (Tuck et coll., 2019).

La recherche canadienne a démontré que les immigrants sont sous-dépistés pour le cancer du sein, du col de l'utérus et colorectal. On a constaté que les immigrantes sud-asiatiques avaient des taux de dépistage du cancer du sein particulièrement faibles. La recherche a également montré des iniquités dans le diagnostic du cancer du sein chez les immigrantes, en particulier chez les immigrantes d'Amérique latine, des Caraïbes et d'Asie du Sud. Les taux de dépistage sont significativement plus faibles chez les immigrantes récentes que chez les immigrantes de longue date (Lofters et coll., 2010; 2019).

En général, les immigrants et les réfugiés sont moins susceptibles que la population née au Canada d'utiliser les soins de santé mentale dans les milieux de soins primaires ou spécialisés (Chen et coll., 2009; Durbin et coll., 2014, 2015; CSMC, 2016).

Culture

La culture est « un système de connaissances, de croyances et de pratiques communes qui est socialement transmis et qui varie d'un groupe à l'autre et d'un individu à l'autre au sein de ces groupes » (Hernandez et Gibb, 2019).

L'influence des normes, des croyances et des valeurs culturelles sur la santé est importante. La culture influence les perceptions de la santé et de la maladie, les convictions sur les causes des maladies, la façon dont les maladies sont vécues et exprimées, la façon dont elles peuvent être guéries ou traitées, et les personnes qui devraient participer au processus. La culture a également une incidence sur l'acceptation des mesures de promotion et de prévention en matière de santé (Société canadienne de pédiatrie, 2020).

Les groupes d'immigrants et de réfugiés apportent leurs propres points de vue, valeurs et comportements au système de soins de santé. Leurs croyances en matière de soins de santé et leurs pratiques sanitaires peuvent différer de celles du système de santé canadien, qui a été façonné par les cultures dominantes. Par exemple, certains immigrants ou réfugiés pourraient préférer utiliser des pratiques ou médicaments alternatifs ou traditionnels, ou des guérisseurs. La culture peut également jouer un rôle dans le niveau d'influence de la famille dans les décisions relatives aux soins aux patients (Association canadienne de protection médicale [ACPM], 2014). La préférence pour des médecins d'un genre spécifique, le partage des chambres d'hôpital et la stigmatisation de certaines maladies comme la maladie mentale ou le sida ont également été déterminés comme des obstacles culturels potentiels aux soins de santé (Ahmed et coll., 2015; Ohle et coll., 2018).

Bien que la culture soit un déterminant important de la santé, une importance excessive accordée à la culture peut mener à des suppositions et à des stéréotypes liés aux personnes appartenant à des groupes ethniques particuliers en raison d'une assimilation des convictions individuelles aux convictions de groupe. Il est important de garder à l'esprit que les groupes d'immigrants et de réfugiés ne sont pas homogènes. Il existe une énorme diversité intragroupe et intergroupe en termes de religion, de langue, d'éducation, d'origine rurale et urbaine, etc. La culture est également fluide et en constante évolution. Le processus d'immigration nécessite une adaptation à une nouvelle société. Ce processus est complexe et influencé par divers facteurs socio-économiques. Par conséquent, les perceptions de la santé et de la maladie peuvent varier considérablement au sein d'un groupe d'immigrants et au fil du temps (Kleinman et Benson, 2006; CSMC, 2016).

Les fournisseurs de soins de santé et les patients sont influencés par leurs cultures respectives. Il faut donc tenir compte de la culture des cliniciens et du système de soins de santé. Le système de santé du Canada a été façonné par les croyances principales des cultures historiquement dominantes. Le préjugé culturel qui présente les valeurs et le comportement de santé du groupe dominant comme étant les plus valorisés peut nuire à l'accès et à la qualité des soins pour les immigrants et les réfugiés (Committee on Health Care for Underserved Women, 2018). Les immigrants et les réfugiés signalent des expériences d'insensibilité, de stéréotypes culturels, de discrimination et de manque de connaissances sur leurs pratiques religieuses et culturelles. Cela comprend les cas où les fournisseurs de soins de santé deviennent frustrés lorsqu'on leur demande de respecter des croyances et des besoins religieux ou culturels spécifiques (Pollock et coll., 2012; Reitmanova et Gustafson, 2008).

La prestation de soins culturellement adaptés améliore l'observance du traitement, la satisfaction des patients et les résultats pour la santé. Le fait d'être conscients des différences culturelles et de les respecter permet aux fournisseurs de soins de santé de poser des questions sur les croyances ou les pratiques en matière de santé et d'inclure ces connaissances dans la planification du traitement (Société canadienne de pédiatrie, 2020; Tucker et coll., 2011).

Compétence dans les langues officielles

La langue est un déterminant de la santé des immigrants et des réfugiés. La compétence dans les langues officielles détermine la participation et l'intégration à la société canadienne, les possibilités d'emploi et l'accès aux services de soins de santé. Une compétence limitée dans les langues officielles est associée de façon significative à une mauvaise santé autodéclarée chez les hommes et les femmes immigrants (Bowen, 2015; Ng et coll., 2011).

En 2016, près de quatre nouveaux immigrants sur cinq (78,5 %) ont déclaré une langue autre que le français ou l'anglais comme langue maternelle. Neuf nouveaux immigrants sur dix (89,6 %) ont déclaré pouvoir soutenir une conversation en français ou en anglais. Toutefois, un nouvel immigrant sur dix a déclaré ne pas être en mesure de soutenir une conversation en français ou en anglais (Chavez, 2019). Les immigrantes moins scolarisées, les femmes plus âgées et certains groupes de catégories d'immigration, comme les conjoints(tes) ou les personnes à charge, la catégorie « Immigrant parrainé par la famille » et les réfugiés sont plus susceptibles d'avoir une faible compétence dans les langues officielles à leur arrivée (Adamuti-Trache et coll., 2018).

Les réfugiés en général ont tendance à avoir des compétences limitées dans les langues officielles du Canada. Cependant, il existe une différence entre les différents groupes de réfugiés. Par exemple, selon le recensement de 2016, environ 20 % des RPG syriens connaissaient l'anglais ou le français, comparativement à 67 % des RPSP (Hou et coll., 2019).

Les preuves montrent que les barrières linguistiques ont un effet négatif sur l'accès initial aux services de soins de santé, y compris les soins dispensés par les médecins et les hôpitaux, ainsi qu'aux programmes de promotion et de prévention en matière de santé. Les barrières linguistiques entraînent une moins bonne qualité des soins, une satisfaction moindre des patients et des fournisseurs, l'incapacité d'obtenir un consentement éclairé ou de protéger la confidentialité des patients, un retard de traitement ou des diagnostics erronés. Les barrières linguistiques ont été associées à un risque accru d'admission et de réadmission à l'hôpital, à une gestion moins adéquate des maladies chroniques et à un nombre plus élevé de réactions indésirables aux médicaments (Al Shamsi et coll., 2020; Bowen, 2015; de Moissac et Bowen, 2019).

Le recours à des interprètes professionnels qualifiés, en personne ou à distance par téléphone ou vidéoconférence, améliore l'équité d'accès et de qualité pour ceux qui ne parlent pas couramment l'anglais ou le français (Laher et coll., 2018). Malheureusement, les services d'interprétation ne sont pas obligatoires dans le système de soins de santé.

Considérations culturelles dans les soins

Explication et compréhension

Un immigrant hispanique de 45 ans, M. G., subit un examen de santé au travail et on lui dit que sa pression artérielle est très élevée et qu'il ne sera pas autorisé à continuer à travailler tant que sa pression artérielle ne sera pas contrôlée. Il se rend à l'hôpital local et reçoit une ordonnance pour un bêta-bloquant et un diurétique. Le médecin prescrit deux médicaments connus pour être efficaces et simples pour l'observance, parce qu'ils sont chacun censés être pris une fois par jour.

M. G. se présente au service d'urgence une semaine plus tard avec des étourdissements. Sa pression artérielle est très basse et M. G. dit qu'il a pris le médicament selon les instructions indiquées sur le flacon. Le cas surprenant est discuté par plusieurs praticiens jusqu'à ce que celui qui parle espagnol demande à M. G. combien de pilules il a prises chaque jour. « 22 », répond M. G. Le fournisseur explique à ses collègues que « once » (une fois) signifie « 11 » en espagnol.

Lorsque vous donnez des instructions aux patients qui ont besoin d'un soutien linguistique, il est essentiel d'appuyer les instructions par des démonstrations (lorsque c'est approprié) et d'évaluer la compréhension en demandant aux patients de faire une démonstration à leur tour ou d'expliquer leur compréhension dans leurs propres mots (voir également le chapitre 6).

Scénario du Committee on Health Literacy de l'Institute of Medicine (aux É.-U.); Nielsen-Bohlman, L., Panzer, A. M., et Kindig, D. A. (éditeurs). (2004). *Health literacy: A prescription to end confusion*. National Academies Press. https://www.ncbi.nlm.nih.gov/books/NBK216037/.

La compétence culturelle en action

Rôle vital du soutien linguistique

Il est 2 h du matin quand un homme entre dans un service d'urgence. L'homme, d'origine éthiopienne, est manifestement affolé et ses mains sont couvertes de sang. Il parle si vite dans un mélange d'anglais sommaire et d'amharique que personne ne le comprend. Un médecin traite les graves coups de couteau sur les mains de l'homme. Voyant ce qu'il perçoit comme la peur de l'homme envers celui qui l'a agressé, il décide de signaler le crime à la police.

Si un interprète avait été appelé, le médecin aurait appris que les blessures étaient auto-infligées et aurait pris des dispositions pour que l'homme voie un psychiatre pour l'aider à traverser la crise.
- Quels facteurs auraient pu influencer la décision du médecin de ne pas demander de services d'interprétation? Comment ce patient pourrait-il réagir à la présence policière?
- Quelles mesures auraient pu être prises pour prévenir les problèmes de communication et améliorer les résultats pour la santé de ce patient?

Cours sur la santé mentale des immigrants et des réfugiés du CAMH, 2017.

Les services d'interprétation posent souvent aussi des défis en ce qui concerne l'accès à des interprètes professionnels et les coûts connexes. Au Canada, seules certaines provinces et régions sanitaires offrent des services d'interprétation gratuits. Par conséquent, les fournisseurs de soins de santé pourraient se tourner vers des interprètes improvisés, y compris la famille et les amis. Bien qu'aucun interprète ne soit parfait, les erreurs commises par les interprètes improvisés sont plus susceptibles d'avoir des conséquences négatives que celles commises par des interprètes professionnels qualifiés (Flores et coll., 2012; Hansson et coll., 2010; CSMC, 2016).

Les membres de la famille ou les amis peuvent agir comme interprètes en cas d'urgence. Ils pourraient être enclins à faire des omissions, des ajouts, des substitutions, des interprétations et à formuler des opinions. De plus, les patients pourraient ne pas divulguer de renseignements personnels sensibles à leur famille et à leurs amis. Par exemple, si une réfugiée ayant survécu à des violences sexuelles est amenée à l'hôpital par un membre de sa famille à qui on demande ensuite de servir d'interprète, elle risque de ne pas révéler les antécédents de violence sexuelle.

Les enfants ne devraient jamais servir d'interprètes. Demander aux enfants de servir d'interprète pour leurs parents ou d'autres membres de la famille les met dans des situations inappropriées et potentiellement traumatisantes qui peuvent également avoir une incidence négative sur la dynamique familiale (CAMH, 2017).

Processus de détermination du statut de réfugié

Les personnes qui cherchent à obtenir le statut de réfugié au Canada ou à un point d'entrée doivent passer par le processus de détermination du statut de réfugié. Le fait de ne pas savoir s'ils recevront le statut de réfugié peut être un lourd fardeau à porter pour les demandeurs d'asile. Ils pourraient craindre d'être refusés et renvoyés dans leur pays d'origine. Cela augmente le risque de problèmes de santé mentale, y compris la dépression, l'anxiété et le TSPT (Agic et coll., 2019).

Identités croisées

L'approche des déterminants sociaux de la santé reconnaît que les identités multiples, comme la race, la classe, la capacité, le genre, l'orientation sexuelle, le statut d'immigration et les structures d'oppression et de discrimination connexes, s'entremêlent et se renforcent souvent mutuellement pour produire des iniquités en santé (Caiola et coll., 2014; MSSLD, 2012). Les immigrants et les réfugiés ont plusieurs identités qui s'entremêlent (p. ex., le genre, l'éducation, la race, l'ethnicité, la religion, l'orientation sexuelle, les capacités). Ces identités croisées façonnent non seulement leur vulnérabilité et leur résilience, mais aussi leurs expériences et les réactions du système de soins de santé à leur égard.

Considérations culturelles dans les soins

L'influence intersectionnelle du genre, des autres identités et de la discrimination

Les femmes réfugiées racialisées sont souvent visées par la discrimination différemment des hommes racialisés, ou même des femmes en tant que genre. Les effets du racisme et de la discrimination liée au genre s'entremêlent souvent, donnant lieu à une discrimination aggravée ou double. Lorsque le statut d'immigration d'une femme est pris en compte dans son expérience, il existe le chevauchement du triple fardeau du genre, du statut d'immigration et de la discrimination raciale (Commission ontarienne des droits de la personne, 2016).

Exemple : *Les femmes handicapées se heurtent à des formes particulières de discrimination. Elles peuvent être exposées davantage à la violence et au harcèlement sexuels, car on les perçoit comme étant plus vulnérables et incapables de se protéger, et faire l'objet de discrimination concernant leur droit à la liberté de reproduction. Elles sont aussi plus susceptibles de souffrir de sous-emploi, d'être au chômage et de vivre dans la pauvreté.*
Commission ontarienne des droits de la personne (2016). *Intersection des motifs.* http://www.ohrc.on.ca/fr/politique-sur-le-capacitisme-et-la-discrimination-fondee-sur-le-handicap/4-intersection-des-motifs

Répercussions pour les décideurs, les planificateurs de programmes et les fournisseurs de soins de santé

Le Canada dépend de l'immigration pour la croissance démographique et économique. Par conséquent, la promotion et la protection de la santé et du bien-être des immigrants et des réfugiés ont de puissantes répercussions sur le succès et la prospérité futurs du pays. Aborder la santé des immigrants et des réfugiés « d'une manière inclusive et globale et dans le cadre d'efforts holistiques pour répondre aux besoins de santé de l'ensemble de la population » est également une obligation du Canada en matière de droits de la personne (OMS, 2019). La Constitution de l'OMS stipule que « la jouissance du meilleur état de santé possible est l'un des droits fondamentaux de tout être humain sans discrimination de race, de religion, de conviction politique, de condition économique ou sociale » (OMS, 1948). Le droit à la santé s'applique à tous les êtres humains, « locaux, réfugiés et migrants » (OMS, 2020a). Le droit à la santé est lié à d'autres droits de la personne, notamment les droits sociaux, économiques, civils, politiques et culturels. Par conséquent, le droit à la santé s'étend aux déterminants sociaux de la santé (Kuehlmeyer et coll., 2019).

Réduire les iniquités vécues par les immigrants et les réfugiés au Canada en matière de santé nécessite l'adoption d'une approche globale qui s'attaque aux problèmes liés aux conditions de vie fondamentales pour la santé et le bien-être, y compris les inégalités de revenu, le sous-emploi et l'exclusion sociale, ainsi que les iniquités dans l'accès aux services de promotion, de prévention et de traitement en matière de santé.

Les immigrants ainsi que les réfugiés au Canada constituent un groupe hétérogène. Une approche globale des politiques, des programmes et des modèles de services n'est pas efficace. L'état de santé et les facteurs de risque diffèrent d'un groupe d'immigrants et de réfugiés à l'autre. La tendance à la baisse de l'état de santé au fil du temps n'est pas universelle pour tous les immigrants. Il a été bien documenté que certains groupes sont plus à risque de faire la transition vers une mauvaise santé, notamment les femmes, les immigrants à faible revenu, les personnes plus âgées, les réfugiés et les immigrants récents issus de groupes racialisés. Cette constatation semble indiquer que les mesures prises en matière de programmes et de politiques devraient adopter une optique d'équité afin de mieux reconnaître et intégrer la diversité entre les groupes d'immigrants et au sein de ceux-ci, ainsi que les interactions complexes des circonstances sociales, économiques, politiques et environnementales de leur vie (Gushulak, 2010; Simich et Jackson, 2010).

Les données de recherche soulignent davantage la nécessité d'une collaboration intersectorielle, en mettant l'accent sur la promotion de la santé et la prévention des maladies, en faisant participer les membres des communautés d'immigrants et de réfugiés à la planification des programmes et des services, en ayant un système clair de voies d'accès aux soins et d'information sur les services disponibles, en augmentant la diversité des programmes et des services, en améliorant la sensibilité culturelle de la prestation des soins de santé, et en assurant l'accès à des interprètes professionnels (Agic et coll., 2016; Gushulak et coll., 2011; Hansson et coll., 2010; Pollock et coll., 2012).

FOURNISSEURS DE SOINS DE SANTÉ

Les fournisseurs de soins de santé sont dans une position clé pour promouvoir et protéger la santé des immigrants et des réfugiés pendant la période cruciale après la migration. L'accès en temps opportun à des services et à des soutiens de soins de santé appropriés a une incidence importante sur les résultats du traitement. Voici quelques recommandations spécifiques pour l'amélioration des services de soins de santé (British Medical Association, 2011; Marmotte, 2017; Pottie et coll., 2008) :

- *Reconnaître les déterminants sociaux de la santé des immigrants et des réfugiés :* Cela signifie qu'il faut considérer le patient comme une personne dans le contexte de ses circonstances avant, pendant et après la migration, en gardant à l'esprit que les besoins en matière de santé des immigrants et des réfugiés nouvellement arrivés diffèrent souvent de ceux de la population née au Canada.
- *Fournir des services appropriés sur le plan linguistique :* Les fournisseurs de soins de santé doivent faire appel à des interprètes qualifiés et formés lorsque cela est possible et être conscients des conséquences potentielles de l'utilisation de la famille et des amis comme interprètes, y compris les problèmes liés à la confidentialité, à la vie privée, à l'exactitude et à l'impartialité; ils ne devraient jamais utiliser des enfants comme interprètes.
- *Faire preuve de sensibilisation et de sensibilité culturelles :* Les fournisseurs de soins de santé doivent éviter de faire des généralisations et des suppositions au sujet des immigrants ou des réfugiés et être conscients de leurs propres préjugés. Ils devraient poser des questions respectueusement sur les convictions, les normes, les comportements et les attentes des patients en matière de santé et intégrer les nouvelles connaissances dans le diagnostic et la planification du traitement.
- *Assurer la liaison avec les organismes communautaires :* Cela implique de déterminer les besoins psychosociaux et d'y répondre, et de mettre les patients en contact avec les organismes

communautaires locaux qui offrent des services d'établissement, des cours de langue, du counseling d'emploi ou une aide de base comme des programmes de logement ou d'alimentation.

- *Plaider en faveur d'un accès amélioré et équitable aux soins et défendre les droits des immigrants et réfugiés aux niveaux local, régional, national et international.*

Résumé

Ce chapitre a présenté un aperçu des multiples facteurs qui influencent la santé et le bien-être des immigrants et des réfugiés au Canada, surtout les déterminants sociaux de la santé après la migration et leurs répercussions pour les décideurs, les planificateurs de programmes et les fournisseurs de soins de santé. Les immigrants et les réfugiés au Canada sont des groupes diversifiés qui ont des besoins et des défis uniques en matière de soins de santé. Les taux de problèmes et de troubles de santé varient considérablement d'un groupe à l'autre et au sein des différents groupes, ce qui reflète les différences qui existent pour les sous-groupes spécifiques relativement à l'exposition aux facteurs de risque sociaux et aux effets de ces derniers. À leur arrivée, les nouveaux immigrants sont en meilleure santé que la population née au Canada, mais cet effet de l'immigrant en bonne santé disparaît au fil du temps. Les réfugiés, les immigrants à faible revenu et les immigrants récents issus de groupes racialisés sont plus à risque de faire la transition vers une moins bonne santé peu après leur arrivée. La promotion et la protection de la santé des immigrants et des réfugiés sont une obligation du Canada en matière de droits de la personne, qui exige de s'attaquer aux déterminants sociaux de la santé et aux iniquités en santé. Améliorer l'équité dans l'accès aux soins et leur qualité pour les immigrants et les réfugiés exige de fournir des services de soins de santé adaptés au contexte et appropriés sur le plan culturel et linguistique.

(e) http://evolve.elsevier.com/Srivastava/competenceculturelle/

Questions à des fins d'examen et de discussion

1. Qu'est-ce que l'effet de l'immigrant en bonne santé? En quoi diffère-t-il d'un sous-groupe d'immigrants à l'autre?
2. Expliquez pourquoi la migration est considérée comme un déterminant social de la santé.
3. Malgré le système de soins de santé universel, les nouveaux immigrants et réfugiés au Canada font face à des iniquités en ce qui a trait à l'accès aux soins de santé et à leur qualité. Nommez et discutez des obstacles les plus courants aux services de soins de santé et de leur incidence sur les résultats en matière de santé des immigrants et des réfugiés.
4. De quelles façons « les éléments du triple fardeau du sexe, du statut d'immigration et de la discrimination raciale se chevauchent-ils »? Expliquez ce que l'on entend par cet énoncé.
5. Les enfants ne devraient pas servir d'interprètes. Quelles en sont les raisons?

Activité expérientielle ou de réflexion de groupe

En travaillant en petits groupes, faites des recherches sur l'un de ces sujets et discutez de vos conclusions :

Pourquoi les femmes réfugiées subissent-elles plus de discrimination et de racisme que les autres réfugiés?

Pourquoi les réfugiées racialisées handicapées sont-elles plus à risque de problèmes de santé mentale que les autres immigrantes ou réfugiées?

Références

Adamuti-Trache, M., Anisef, P., et Sweet, R. (2018). Differences in language proficiency and learning strategies among immigrant women to Canada. *Journal of Language, Identity & Education, 17*, 1–18. https://doi.org/10.1080/15348458.2017.1390433.

Agence de la santé publique du Canada. (2018). *Les principales inégalités en santé au Canada : un portrait national*. https://publications.gc.ca/collections/collection_2018/aspc-phac/HP35-109-2018-fra.pdf.

Agic, B., Andermann, L., McKenzie, K., et coll. (2019). Refugees in host countries: Psychosocial aspects and mental health. Dans Wenzel, T., et Drožđek, B. (éditeurs), *An uncertain safety*. Springer. https://doi.org/10.1007/978-3-319-72914-5_8.

Agic, B., McKenzie, K., Tuck, A., et coll., au nom de la Commission de la santé mentale du Canada. (2016). *Supporting the mental health of refugees to Canada*. https://ontario.cmha.ca/wp-content/files/2016/02/Refugee-Mental-Health-backgrounder.pdf.

Ahmed, S., Shommu, N., Rumana, N., et coll. (2015). Barriers to access of primary healthcare by immigrant populations in Canada: A literature review. *Journal of Immigrant and Minority Health, 18*, 1522–1540. https://doi.org/10.1007/s10903-015-0276-z.

Al Shamsi, H., Almutairi, A. G., Al Mashrafi, S., et coll. (2020). Implications of language barriers for healthcare: a systematic review. *Oman Medical Journal, 35*(2), e122. https://doi.org/10.5001/omj.2020.40.

Association canadienne de protection médicale (ACPM). (2014). When medicine and culture intersect. https://www.cmpa-acpm.ca/en/advice-publications/browse-articles/2014/when-medicine-and-culture-intersect.

Association canadienne de santé publique (ASCP). (2020). *Les déterminants sociaux de la santé*. https://www.cpha.ca/fr/les-determinants-sociaux-de-la-sante.

Association médicale canadienne. (2013a). Dans *Les soins de santé au Canada : Qu'est-ce qui nous rend malades? Rapport des assemblées publiques de l'Association médicale canadienne*. Auteur.

Association médicale canadienne. (2013b). L'équité en santé et les déterminants sociaux de la santé : Un rôle pour la profession médicale. https://policybase.cma.ca/media/PolicyPDF/PD13-03F.pdf.

Beiser, M. (2005). The health of immigrants and refugees in Canada. *Canadian Journal of Public Health, 96*(2), S30–S44.

Bevelander, P. (2016). Integrating refugees into labor markets. *IZA World of Labor, 269*(2), 269. https://doi.org/10.15185/izawol.269.

Bowen, S. (2015). *The impact of language barriers on patient safety and quality of care*. Société Santé en français.

Brunner, E., et Marmot, M. G. (2006). Social organization, stress, and health. Dans Marmot, M. G., et Wilkinson, R. G. (éditeurs), *Social determinants of health*. Oxford University Press, figure 2.2, p. 9.

Burgard, S. A., et Lin, K. Y. (2013). Bad jobs, bad health? How work and working conditions contribute to health disparities. *The American Behavioral Scientist, 57*(8). https://doi.org/10.1177/0002764213487347.

Bushnik, T., Tjepkema, M., et Martel, L. (2020). Disparités socioéconomiques en matière d'espérance de vie et d'espérance de vie en santé au sein de la population à domicile au Canada. N° 82-003-X ISSN 1209-1367 au catalogue de Statistique Canada. *Rapports sur la santé, 31*(1), 3–14. https://doi.org/10.25318/82-003-x202000100001-fra.

Caiola, C., Docherty, S. L., Relf, M., et coll. (2014). Using an intersectional approach to study the impact of social determinants of health for African American mothers living with HIV. *ANS. Advances in Nursing Science, 37*(4), 287–298. https://doi.org/10.1097/ANS.0000000000000046.

Chavez, B. (2019). *Immigration et langue au Canada, 2011 et 2016. Série thématique sur l'ethnicité, la langue et l'immigration*. Statistique Canada. https://www150.statcan.gc.ca/n1/fr/pub/89-657-x/89-657-x2019001-fra.pdf?st=5B-S_Ot9.

Commission de la santé mentale du Canada (CSMC). (2016). Dans *Arguments en faveur de la diversité : Favoriser l'amélioration des services de santé mentale pour les immigrants, les réfugiés et les groupes ethnoculturels ou racialisés*. Auteur.

Commission de l'immigration et du statut de réfugié du Canada (CISR). (2021). *Une introduction au système d'octroi de l'asile du Canada*. https://irb.gc.ca/fr/restez-branches/Pages/systeme-octroi-transcription.aspx.

Commission ontarienne des droits de la personne. (2012). *La discrimination raciale*. https://www.ohrc.on.ca/fr/la-discrimination-raciale-brochure.

Commission ontarienne des droits de la personne. (2016). *Intersection des motifs*. https://www.ohrc.on.ca/fr/politique-sur-le-capacitisme-et-la-discrimination-fondee-sur-le-handicap/4-intersection-des-motifs.

Committee on Health Care for Underserved Women. (2018). *Importance of social determinants of health and cultural awareness in the delivery of reproductive health care*. The American College of Obstetricians and

Gynecologists, 729. https://www.acog.org/-/media/project/acog/acogorg/clinical/files/committee-opinion/articles/2018/01/importance-of-social-determinants-of-health-and-cultural-awareness-in-the-delivery-of-reproductive-health-care.pdf.

Davies, A. A., Basten, A., et Frattini, C. (2006). *Migration: A social determinant of the health of migrants—Background paper*. IOM Migration Health Department. https://migrationhealthresearch.iom.int/migration-social-determinant-health-migrants.

de Moissac, D., et Bowen, S. (2019). Impact of language barriers on quality of care and patient safety for official language minority francophones in Canada. *Journal of Patient Experience, 6*(1), 24–32. https://doi.org/10.1177/2374373518769008.

Dhadda, A., et Greene, G. (2018). The healthy migrant effect for mental health in England: Propensity-score matched analysis using the EMPIRIC survey. *Journal of Immigrant and Minority Health, 20*(4), 799–808. https://doi.org/10.1007/s10903-017-0570-z.

Durbin, A., Lin, E., Moineddin, R., et coll. (2014). Mental health care use for non-psychotic conditions by immigrants in different admission classes and refugees in Ontario, Canada. *Open Medicine, 8*(4), e136–e146.

Durbin, A., Moineddin, R., Lin, E., et coll. (2015). Examining the relationship between neighbourhood deprivation and mental health service use for immigrants in Ontario, Canada. *BMJ Open, 5*(3), e006690.

El Arnaout, N., Rutherford, S., Zreik, T., et coll. (2019). Assessment of the health needs of Syrian refugees in Lebanon and Syria's neighboring countries. *Conflict and Health, 13*, 31. https://doi.org/10.1186/s13031-019-0211-3.

Fitzsimmons, S., Baggs, J., et Brannen, M. Y. (2020). The immigrant income gap. *Harvard Business Review.* https://hbr.org/2020/05/research-the-immigrant-income-gap.

Flores, G., Abreu, M., Barone, C. P., et coll. (2012). Errors of medical interpretation and their potential clinical consequences: A comparison of professional versus ad hoc versus no interpreters. *Annals of Emergency Medicine, 60*, 545–553. https://doi.org/10.1016/j.annemergmed.2012.01.025.

Fuller-Thomson, E., Noack, A. M., et George, U. (2011). Health decline among recent immigrants to Canada: Findings from a nationally-representative longitudinal survey. *Canadian Journal of Public Health, 102*(4), 273–280. https://doi.org/10.1007/BF03404048.

Goel, R., Bloch, G., et Caulford, P. (2013). Waiting for care: Effects of Ontario's 3-month waiting period for OHIP on landed immigrants. *Canadian Family Physician, 59*(6), e269–e275.

Government du Canada. (2001). *Loi sur l'immigration et la protection des réfugiés.* https://laws-lois.justice.gc.ca/PDF/I-2.5.pdf.

Gouvernement du Canada. (2013). *Pourquoi les Canadiens sont-ils en santé ou pas?* https://www.canada.ca/fr/sante-publique/services/promotion-sante/sante-population/est-determine-sante/pourquoi-canadiens-sont-sante.html.

Gouvernement du Canada. (2017). *Soins de santé – Réfugiés.* https://www.canada.ca/fr/immigration-refugies-citoyennete/services/refugies/aide-partir-canada/soins-sante.html.

Gouvernement du Canada. (2020). *Déterminants sociaux de la santé et inégalités en santé.* https://www.canada.ca/fr/sante-publique/services/promotion-sante/sante-population/est-determine-sante.html.

Gouvernement du Canada. (2021). *Se réinstaller au Canada à titre de réfugié.* https://www.canada.ca/fr/immigration-refugies-citoyennete/services/refugies/aide-exterieur-canada.html.

Gouvernement du Canada. (2022). *Interdiction de territoire pour motifs sanitaires.* https://www.canada.ca/fr/immigration-refugies-citoyennete/services/immigrer-canada/interdiction-territoire/motifs/motifs-sanitaires.html#fardeau-excessif.

Gushulak, B. (2010). *Canada's migration health – Legislation and policies: Over the centuries.* Santé Canada.

Gushulak, B. D., Pottie, K., Hatcher Roberts, J., et coll. (2011). Migration and health in Canada: Health in the global village. *CMAJ: Canadian Medical Association Journal, 183*(12), E952–E958. https://doi.org/10.1503/cmaj.090287.

Hamilton, T. G. (2015). The healthy immigrant (migrant) effect: In search of a better native-born comparison group. *Social Science Research, 54*, 353–365. https://doi.org/10.1016/j.ssresearch.2015.08.008.

Hansson, E., Tuck, A., Lurie, S., et coll., pour le Task Group of the Services Systems Advisory Committee. (2010). *Improving mental health services for immigrant, refugee, ethnocultural and racialized groups: Issues and options for service improvement.* Commission de la santé mentale du Canada.

Hernandez, M., et Gibb, J. K. (2019). Culture, behavior and health. *Evolution, Medicine, and Public Health, 2020*(1), 12–13. https://doi.org/10.1093/emph/eoz036.

Hira-Friesen, P. (2017). The effect of labour market characteristics on Canadian immigrant employment in precarious work, 2006-2012. *Canadian Journal of Urban Research, 26*(1), 1–15.

Hollander, A.-C., Bruce, D., Ekberg, I., et coll. (2012). Longitudinal study of mortality among refugees in Sweden. *International Journal of Epidemiology, 41*(4), 1153–1161. https://doi.org/10.1093/ije/dys072.

Hombrados-Mendieta, I., Millán-Franco, M., Gómez-Jacinto, L., et coll. (2019). Positive influences of social support on sense of community, life satisfaction and the health of immigrants in Spain. *Frontiers in Psychology, 10*, 2555. https://doi.org/10.3389/fpsyg.2019.02555.

Hou, F., Lu, Y., et Schimmele, C. (2019). *Dernières tendances en matière de surqualification selon le statut de l'immigrant.* N° 11F0019M au catalogue – N° 436. https://www150.statcan.gc.ca/n1/fr/pub/11f0019m/11f0019m2019024-fra.pdf?st=_ouZP24Z.

Hyman, I. (2009). Racism as a determinant of immigrant health. https://www.researchgate.net/publication/255654375_Racism_as_a_determinant_of_immigrant_health.

Hynie, M., Crooks, V. A., et Barragan, J. (2011). Immigrant and refugee social networks: Determinants and consequences of social support among women newcomers to Canada. *CJNR, 43*(4), 26–46.

Immigration, Réfugiés et Citoyenneté Canada (IRCC). (2019). *Fonctionnement du système canadien de protection des réfugiés.* https://www.canada.ca/fr/immigration-refugies-citoyennete/services/refugies/role-canada.html.

Immigration, Réfugiés et Citoyenneté Canada (IRCC). (2020a). *Rapport annuel au Parlement sur l'immigration, 2019.* https://www.canada.ca/content/dam/ircc/migration/ircc/francais/pdf/pub/rapport-annuel-2019.pdf.

Immigration, Réfugiés et Citoyenneté Canada (IRCC). (2020b). *Résidents temporaires.* https://www.canada.ca/fr/immigration-refugies-citoyennete/organisation/publications-guides/bulletins-guides-operationnels/residents-temporaires.html.

Immigration, Réfugiés et Citoyenneté Canada (IRCC). (2021). *Rapport annuel au Parlement sur l'immigration, 2020.* https://www.canada.ca/content/dam/ircc/migration/ircc/francais/pdf/pub/rapport-annuel-2020-fr.pdf.

Institut canadien d'information sur la sante (ICIS). (2016). *Tendances des inégalités en santé liées au revenu au Canada. Rapport technique.* https://secure.cihi.ca/free_products/trends_in_income_related_inequalities_in_canada_2015_fr.pdf?_ga=2.205007760.1662519056.1646018971-1423025675.1646018971.

International Encyclopedia of the Social & Behavioral Sciences. (2001). *Allostatic load.* https://www.science-direct.com/topics/neuroscience/allostatic-load.

Kaida, L., Hou, F., et Stick, M. (2020). *Résultats économiques à long terme des réfugiés parrainés par le secteur privé.* N° 11F0019M au catalogue – N° 433. https://www150.statcan.gc.ca/n1/fr/pub/11f0019m/11f0019m2019021-fra.pdf?st=rPA6m8Hh.

Kalich, A., Heinemann, L., et Ghahari, S. (2015). A scoping review of immigrant experience of health care access barriers in Canada. *Journal of Immigrant and Minority Health, 18*(3), 697–709. https://doi.org/10.1007/s10903-015-0237-6.

Kei, W., Seidel, M.-D. L., Ma, D., et coll. (2019). *Résultats du recensement de 2016 : examen de l'effet des prestations de pension de l'État sur la situation de faible revenu des personnes immigrantes âgées.* N° 75-006-X au catalogue de Statistique Canada, ISSN 2291-0840. https://www150.statcan.gc.ca/n1/fr/pub/75-006-x/2019001/article/00017-fra.pdf?st=xQNwQV9V.

Kim, I.-H., Carrasco, C., Muntaner, C., et coll. (2013). Ethnicity and postmigration health trajectory in new immigrants to Canada. *American Journal of Public Health, 103*(4), e96–e104.

Kleinman, A., et Benson, P. (2006). Anthropology in the clinic: The problem of cultural competency and how to fix it. *PLoS Med, 3*, e294.

Kuehlmeyer, K., Klingler, C., et Huxtable, R. (éditeurs) (2019). *Ethical, legal and social aspects of health care for migrants: Perspectives from the UK and Germany.* Routledge.

Laher, N., Sultana, A., Aery, A., et coll. (2018). *Access to language interpretation services and its impact on clinical and patient outcomes: A scoping review.* Wellesley Institute. http://www.wellesleyinstitute.com/wp-content/uploads/2018/04/Language-Interpretation-Services-Scoping-Review.pdf.

Levy, J., Ansara, D., et Stover, A. (2013). *Racialization and health inequities in Toronto.* Toronto Public Health. https://scholar.harvard.edu/files/davidrwilliams/files/racialization_health_toronto_2013.pdf.

Lofters, A. K., Hwang, S. W., Moineddin, R., et coll. (2010). Cervical cancer screening among urban immigrants by region of origin: A population-based cohort study. *Preventive Medicine, 51*, 509–516.

Lofters, A. K., McBride, M. L., Li, D., et coll. (2019). Disparities in breast cancer diagnosis for immigrant women in Ontario and BC: Results from the CanIMPACT study. *BMC Cancer, 19*, 42. https://doi.org/10.1186/s12885-018-5201-0.

Long, M. (2010). Improving health care system responses to chronic disease among British Columbia's immigrant, refugee, and corrections population: A review of current findings and opportunities for change. Summary: Immigrant population. http://www.bccdc.ca/pop-public-health/Documents/RHILitReviewKeyFindingsImmigrants.pdf.

Lu, C., et Ng, E. (2019). Effet de l'immigrant en bonne santé par catégorie d'immigrants au Canada. *Rapports sur la santé, 30*(4), 3–11. https://doi.org/10.25318/82-003-x201900400001-fra.

Lubbers, M., et Gijsberts, M. (2019). Changes in self-rated health right after immigration: A panel study of economic, social, cultural, and emotional explanations of self-rated health among immigrants in the Netherlands. *Frontiers in Sociology, 4*, 45. https://doi.org/10.3389/fsoc.2019.00045.

Magalhaes, L., Carrasco, C., et Gastaldo, D. (2010). Undocumented migrants in Canada: A scope literature review on health, access to services, and working conditions. *Journal of Immigrant and Minority Health, 12*(1), 132–151. https://doi.org/10.1007/s10903-009-9280-5.

Mamatis, D., Sanford, S., Ansara, D., et coll. (2019). *Promoting health and well-being through social inclusion in Toronto: Synthesis of international and local evidence and implications for future action.* Toronto Public Health and Wellesley Institute. https://www.wellesleyinstitute.com/wp-content/uploads/2019/07/Social-Inclusion-Report.pdf.

Marchbank, J. (Juillet 2014). *Karen refugees after five years in Canada – Readying communities for refugee resettlement.* https://issbc.org/blog/karen-refugees-after-five-years-in-canada/.

Ministère de la Santé et des Soins de longue durée de l'Ontario (MSSLD). (2012). *Guide de travail pour l'évaluation de l'impact sur l'équité en matière de santé (EIES).* http://www.health.gov.on.ca/fr/pro/programs/heia/docs/workbook.pdf.

Ministère de la Santé et des Soins de longue durée de l'Ontario (MSSLD). (2014). *Évaluation de l'impact sur l'équité en matière de santé (EIES). Supplément sur les populations immigrantes.* http://www.health.gov.on.ca/fr/pro/programs/heia/docs/HEIA-Immigrant-Supplement-fr.pdf.

Moniz, M., Abrantes, A., et Nunes, C. (2020). Healthy immigrant effect in non–European Union immigrants in Portugal: After a decade of (non-)integration! *Public Health, 186*, 95–100. https://doi.org/10.1016/j.puhe.2020.07.006.

Morency, J. D., Malenfant, E. C., et MacIsaac, S. (2017). *Immigration et diversité : projections de la population du Canada et de ses régions, 2011 à 2036.* N° 91-551-X au catalogue. Ministre de l'Industrie. https://www150.statcan.gc.ca/n1/fr/pub/91-551-x/91-551-x2017001-fra.pdf?st=oGtYE2sU.

National Academies of Sciences, Engineering, and Medicine. (2017). *The root causes of health inequity.* https://www.ncbi.nlm.nih.gov/books/NBK425845/.

Ng, E., et Zhang, H. (2020). *La santé mentale des immigrants et des réfugiés : données canadiennes provenant d'une base de données couplée au niveau national.* Statistique Canada, n° 82-003-X au catalogue. *Rapports sur la santé, 31*(8), 3–12. https://www150.statcan.gc.ca/n1/fr/pub/82-003-x/2020008/article/00001-fra.pdf?st=OQZm8vVW.

Ng, E., Pottie, K., et Spitzer, D. (2011). Official language proficiency and self-reported health among immigrants to Canada. *Health Reports, 22*(4), 15–23.

Ng, E., Wilkins, R., Gendron, F., et coll. (2005). *L'évolution de l'état de santé des immigrants au Canada : constats tirés de l'Enquête nationale sur la santé de la population.* N° 82-618-MWE2005002 au catalogue. https://www150.statcan.gc.ca/n1/fr/pub/82-618-m/2005002/pdf/4241548-fra.pdf?st=-puTgK-i.

Ng, E. S., et Gagnon, S. (2020). *Écarts en matière d'emploi et sous-emploi chez les groupes racialisés et les immigrants au Canada.* Diversity Institute. https://ppforum.ca/wp-content/uploads/2020/01/Immigrants-FPP-JAN2020-FR-Feb10.pdf.

Office of Disease Prevention and Health Promotion. (2020). *Determinants of health.* https://www.healthypeople.gov/2020/about/foundation-health-measures/Determinants-of-Health#individual%20behavior.

Ohle, R., Bleeker, H., Yadav, K., et coll. (2018). The immigrant effect: Factors impacting use of primary and emergency department care – a Canadian population cross-sectional study. *CJEM, 20*(2), 260–265. https://doi.org/10.1017/cem.2017.4.

Ontario Women's Health Network. (2017). *Start from zero: Immigrant women's experiences of the wage gap.* Auteur.

Organisation mondiale de la Santé (OMS). (2008). *Combler le fossé en une génération : instaurer l'équité en santé en agissant sur les déterminants sociaux de la santé.* Auteur.

Organisation mondiale de la Santé (OMS). (2011). *Déclaration politique de Rio sur les déterminants sociaux de la santé.* https://cdn.who.int/media/docs/default-source/documents/social-determinants-of-health/rio_political_declaration_french.pdf.

Organisation mondiale de la Santé (OMS). (2017). *Determinants of health.* https://www.who.int/news-room/questions-and-answers/item/determinants-of-health.

Organisation mondiale de la Santé (OMS). (2019). *Promoting the health of refugees and migrants: Draft global action plan, 2019–2023.* Report by the Director-General. https://www.who.int/publications/i/item/promoting-the-health-of-refugees-and-migrants-draft-global-action-plan-2019-2023.

Organisation mondiale de la Santé (OMS). (2020a). *Refugee and migrant health*. https://www.who.int/news-room/fact-sheets/detail/refugee-and-migrant-health.

Organisation mondiale de la Santé (OMS). (2020b). *Social determinants of health*. https://www.who.int/health-topics/social-determinants-of-health#tab=tab_1.

Parlette, V. (2012). Social determinants of health and populations at risk. Dans A. S. Bierman (éditeure), *Project for an Ontario women's health evidence-based report* (Volume 2). https://www.ices.on.ca/Publications/Atlases-and-Reports/2012/POWER-Study.

Pascoe, E. A., et Smart Richman, L. (2009). Perceived discrimination and health: A meta-analytic review. *Psychological Bulletin, 135*(4), 531–554. https://doi.org/10.1037/a0016059.

Pharr, J., Moonie, S., et Bungum, T. (2011). The impact of unemployment on mental and physical health, access to health care and health risk behaviors. *ISRN Public Health*, 2012. https://doi.org/10.5402/2012/483432.

Picot, G., et Lu, Y. (2017). *Faible revenu chronique chez les immigrants au Canada et dans ses collectivités*. Direction des études analytiques : documents de recherche, Statistique Canada. Nº 397.

Picot, G., Zhang, Y., et Hou, F. (2019). *Les résultats sur le marché du travail parmi les réfugiés au Canada*. Nº 11F0019M au catalogue de Statistique Canada – nº 419. https://www150.statcan.gc.ca/n1/fr/pub/11f0019m/11f0019m2019007-fra.pdf?st=gE2xLQQr.

Pollock, G., Newbold, K. B., Lafrenière, G., et coll. (2012). Discrimination in the doctor's office: Immigrants and refugee experiences. *Critical Social Work, 13*(2), 60–79. https://ojs.uwindsor.ca/index.php/csw/article/view/5866/4843.

Popay, J. (2010). Understanding and tackling social exclusion. *Journal of Research in Nursing, 15*, 295–297. https://doi.org/10.1177/1744987110370529.

Portail sur les données migratoires. (2020). *Migration et santé*. https://www.migrationdataportal.org/fr/themes/migration-et-sante.

Pottie, K., Ng, E., Spitzer, D., et coll. (2008). Language proficiency, gender and self-reported health: An analysis of the first two waves of the longitudinal survey of immigrants to Canada. *Canadian Journal of Public Health, 99*(6), 505–510. https://doi.org/10.1007/BF03403786.

Prokopenko, E. (2018). *Les réfugiés et les études postsecondaires au Canada : comparaison des caractéristiques et des résultats économiques*. Nº 89-657-X2018001 au catalogue de Statistique Canada.

Qualité des services de santé. (2016). Dans *À la hauteur : Rapport annuel sur le rendement du système de santé de l'Ontario*. Imprimeur de la Reine pour l'Ontario.

Raphael, D., Bryant, T., Mikkonen, J., et coll. (2020). *Social determinants of health: The Canadian facts*. Ontario Tech University Faculty of Health Sciences and York University School of Health Policy and Management.

Reitmanova, S., et Gustafson, D. (2008). They can't understand it: Maternity health and care needs of immigrant Muslim women in St. John's, Newfoundland. *Maternal and Child Health Journal, 12*, 101–111. https://doi.org/10.1007/s10995-007-0213-4.

Sarría-Santamera, A., Hijas-Gómez, A. I., et Carmona, R. (2016). A systematic review of the use of health services by immigrants and native populations. *Public Health Reviews, 37*, 28. https://doi.org/10.1186/s40985-016-0042-3.

Shuldiner, J., Liu, Y., et Lofters, A. (2018). Incidence of breast and colorectal cancer among immigrants in Ontario, Canada: A retrospective cohort study from 2004-2014. *BMC Cancer, 18*(1), 537. https://doi.org/10.1186/s12885-018-4444-0.

Simich, L., Beiser, M., Stewart, M., et coll. (2005). Providing social support for immigrants and refugees in Canada: Challenges and directions. *Journal of Immigrant and Minority Health, 7*, 259–268. https://doi.org/10.1007/s10903-005-5123-1.

Simich, L., et Jackson, B. (2010). *Déterminants sociaux de la santé des immigrants au Canada : Pourquoi certains immigrants sont-ils en santé et d'autres pas?* La santé des migrants, Santé Canada.

Sims, M., Diez-Roux, A. V., Gebreab, S. Y., et coll. (2016). Perceived discrimination is associated with health behaviours among African-Americans in the Jackson Heart Study. *Journal of Epidemiology and Community Health, 70*(2), 187–194. https://doi.org/10.1136/jech-2015-206390.

Société canadienne de pédiatrie. (2020). *L'influence de la culture sur la santé*. Les soins aux enfants néo-canadiens : Guide pour les professionnels de la santé œuvrant auprès des familles immigrantes et réfugiés. https://enfantsneocanadiens.ca/health-promotion/How-Culture-Influences-Health.

Statistique Canada. (2016). *150 ans d'immigration au Canada*. Nº 11-630-X au catalogue de Statistique Canada. https://www150.statcan.gc.ca/n1/pub/11-630-x/11-630-x2016006-fra.htm.

Statistique Canada. (2017a). Dans *Recensement de la population de 2016 : Immigration et diversité ethnoculturelle*. N° 98-501-X2016008 au catalogue. Ministre de l'Industrie. https://www12.statcan.gc.ca/census-recensement/2016/ref/98-501/98-501-x2016008-fra.pdf.

Statistique Canada. (2017b). *Série « Perspective géographique », recensement de 2016*. N° 98-404-X2016001 au catalogue de Statistique Canada. https://www12.statcan.gc.ca/census-recensement/2016/as-sa/fogs-spg/Index-fra.cfm.

Statistique Canada. (2017c). *Immigration et diversité ethnoculturelle : faits saillants du recensement de 2016*. https://www150.statcan.gc.ca/n1/fr/daily-quotidien/171025/dq171025b-fra.pdf?st=pRq22mrs.

Statistique Canada. (2018a). *La scolarité au Canada : faits saillants du Recensement de 2016*. https://www150.statcan.gc.ca/n1/fr/daily-quotidien/171129/dq171129a-fra.pdf?st=N9LnlN1z.

Statistique Canada. (2018b). *Revenu et mobilité des immigrants, 2016*. https://www150.statcan.gc.ca/n1/fr/daily-quotidien/181210/dq181210a-fra.pdf?st=iOI3G2F0.

Statistique Canada. (2019). *Définitions, sources de données et méthodes. Catégorie d'admission de l'immigrant*. https://www23.statcan.gc.ca/imdb/p3Var_f.pl?Function=DEC&Id=274720.

Statistique Canada. (2021). *Définitions, sources de données et méthodes. Unités statistiques. l'immigrant*. https://www23.statcan.gc.ca/imdb/p3Var_f.pl?Function=Unit&Id=85107.

Stewart, M. J. (2014). Social support in refugee resettlement. Dans Simich, L., et Andermann, L. (éditeures), *Refuge and resilience: Promoting resilience and mental health among resettled refugees and forced migrants*. Springer Science + Business Media. (vol. 7, p. 91–107). https://doi.org/10.1007/978-94-007-7923-5_7.

Tilly, C. (2007). Poverty and the politics of exclusion. Dans Narayan, D., et Petesch, P. (éditeures), *Moving out of poverty: Cross-disciplinary perspectives on mobility*. World Bank (vol. 1, p. 45–76).

Tu, J. V., Chu, A., Rezai, M. R., et coll. (2015). The incidence of major cardiovascular events in immigrants to Ontario, Canada: The CANHEART Immigrant Study. *Circulation, 132*(16), 1549–1559. https://doi.org/10.1161/CIRCULATIONAHA.115.015345.

Tuck, A., Oda, A., Hynie, M., et coll. (2019). Unmet health care needs for Syrian refugees in Canada: A follow-up study. *Journal of Immigrant and Minority Health, 21*(6), 1306–1312. https://doi.org/10.1007/s10903-019-00856-y.

Tucker, C. M., Marsiske, M., Rice, K. G., et coll. (2011). Patient-centered culturally sensitive health care: Model testing and refinement. *Health Psychology, 30*(3), 342–350. https://doi.org/10.1037/a0022967.

Umberson, D., et Montez, J. K. (2010). Social relationships and health: A flashpoint for health policy. *Journal of Health and Social Behavior, 51*(1er suppl.), S54–S66. https://doi.org/10.1177/0022146510383501.

Vahabi, M., Lofters, A., Kumar, M., et coll. (2015). Breast cancer screening disparities among urban immigrants: A population-based study in Ontario, Canada. *BMC Public Health, 15*, 679. https://doi.org/10.1186/s12889-015-2050-5.

Vang, Z., Sigouin, J., Flenon, A., et coll. (2015). *The healthy immigrant effect in Canada: A systematic review*. Population Change and Lifecourse Strategic Knowledge Cluster Discussion Paper Series/Un Réseau stratégique de connaissances : Changements de population et parcours de vie. Document de travail : vol. 3, issue 1, article 4. https://ir.lib.uwo.ca/pclc/vol3/iss1/4.

Whitehead, M. (1990). *The concepts and principles of equity in health*. Bureau régional de l'OMS pour l'Europe.

Williams, D. R., et Rucker, T. D. (2000). Understanding and addressing racial disparities in health care. *Health Care Financing Review, 21*(4), 75–90.

Williams, D. R., Lawrence, J. A., et Davis, B. A. (2019). Racism and health: Evidence and needed research. *Annual Review of Public Health, 40*(1), 105–125.

Yssaad, L., et Fields, A. (2018). *Les immigrants sur le marché du travail canadien : tendances récentes entre 2006 et 2017*. N° 71-606-X au catalogue de Statistique Canada.

Yu, S., Ouellet, E., et Warmington, A. (2009). Refugee integration in Canada: A survey of empirical evidence and existing services. *Refuge, 24*(2), 17–34.

Considérations culturelles spécifiques

Rani H. Srivastava

Aperçu de la section

Dans cette section, qui examine les considérations culturelles dans des populations spécifiques, chacun des auteurs souligne comment la culture façonne les enjeux dans le contexte de leur pratique. La discussion n'est pas exhaustive et devrait être considérée comme un point de départ vers l'atteinte de la compétence culturelle dans les soins prodigués à des populations cliniques spécifiques. Les chapitres montrent également une variété de façons dont les populations peuvent être regroupées cliniquement, reflétant la réalité de nos services de soins de santé. Parfois, les services de soins de santé sont organisés par spécialité clinique (par exemple, la santé mentale), à d'autres moments, par problèmes cliniques (comme la gestion de la douleur) ou par stade de développement de la vie (par exemple, périnatal, fin de vie) et à l'occasion par domaine de pratique, comme la santé communautaire.

Cette section reflète l'expérience de l'auteure selon laquelle, en général, notre travail dans le domaine des soins de santé est organisé par de telles spécialités cliniques et démontre que les connaissances culturelles spécifiques dont les fournisseurs de soins de santé ont besoin dépendent de la nature de leur pratique et de la population concernée. Des concepts clés, comme la famille, la communication et la prise de décisions, sont abordés dans plusieurs chapitres, illustrant une fois de plus la nécessité d'apporter une compréhension des connaissances culturelles génériques à des populations spécifiques, comme les familles pendant la période périnatale, les personnes à la fin de leur vie et les personnes en soins palliatifs, et de gérer les enjeux liés à la gestion de la douleur et aux problèmes de santé mentale. En apportant des connaissances culturelles génériques à des populations et à des enjeux spécifiques, les fournisseurs de soins de santé peuvent mettre l'accent sur la promotion de la santé et la participation des communautés.

Le chapitre 12 porte sur l'influence de l'identité culturelle lorsque les familles vivent une grossesse et une naissance. Il souligne l'influence importante des contextes uniques et complexes des déterminants sociaux et culturels à toutes les étapes de la période périnatale pour la personne enceinte et son bébé afin d'assurer des soins efficaces et de qualité. Le chapitre examine la nécessité pour les fournisseurs de soins de santé de s'attaquer aux problèmes culturels, y compris le racisme et la discrimination, pour assurer la sécurité culturelle et l'équité dans les soins périnataux. Cela se fait par l'éducation contre le racisme, les soins compatissants, le respect de la vie et la compréhension des pratiques culturelles.

Le chapitre 13 explique comment la culture influence la façon dont les personnes perçoivent la fin de vie et y réagissent. Le chapitre traite de la façon dont les fournisseurs de soins de santé peuvent travailler avec les personnes et leur famille lorsqu'elles arrivent à la fin de leur vie. Une brève discussion sur l'aide médicale à mourir (AMM) dans le contexte canadien est présentée. Le chapitre explore des concepts comme une « belle mort », le sens de la souffrance et comment les décisions critiques en matière de vie ou de mort sont prises. Le chapitre se termine par une brève exploration du deuil et de l'importance des rituels pour soutenir l'affliction.

Le chapitre 14 aborde la façon dont la culture influence les points de vue sur la santé mentale et la maladie mentale. Il identifie les principaux problèmes dans les soins de santé mentale qui sont influencés par la culture et présente les compétences spécifiques et génériques qui sont nécessaires pour les fournisseurs de soins de santé. L'identité culturelle et les explications culturelles sont deux domaines importants qui nécessitent une évaluation avant que les interventions appropriées puissent être déterminées. La dynamique du pouvoir entre les fournisseurs de soins de santé et les clients est soulignée par le biais d'une discussion sur la psychodynamique de cette relation et son incidence potentielle sur la relation thérapeutique. Le chapitre présente un exercice de formulation des soins qui illustre comment cet outil peut être utilisé pour intégrer les données cliniques pertinentes dans une évaluation globale et un plan de soins.

Le chapitre 15 propose des conseils pour une pratique de gestion de la douleur adaptée à la culture. Le chapitre présente des concepts historiques de la gestion de la douleur parmi les groupes culturels, ainsi que des différences dans la façon dont divers groupes culturels expriment et vivent la douleur. Il souligne les concepts de seuil de douleur, de tolérance, de dramatisation et de stoïcisme, ainsi que les différences dans la réaction affective à la douleur. Les facteurs qui influencent l'accès au traitement de la douleur sont également explorés. Des approches culturellement sensibles et centrées sur le patient à l'égard de l'évaluation et de la gestion de la douleur sont discutées.

Le chapitre 16 explore les déterminants sociaux et structurels de la santé et des inégalités en santé. Le chapitre se concentre sur les personnes d'ascendance africaine vivant en Nouvelle-Écosse pour deux raisons : 1) rendre visible une population distincte au Canada; 2) illustrer l'incidence des héritages historiques du racisme et de la discrimination et leur incidence continue sur la santé des individus et des communautés. Cette compréhension peut être appliquée à d'autres communautés. Le chapitre commence par une exploration de l'histoire et du développement de la santé publique. Il décrit la façon dont la santé publique a évolué, du point de vue de la santé individuelle et de la santé de la population, tout en mettant l'accent sur les déterminants sociaux et structurels de la santé à l'aide d'un cadre de justice sociale. Le chapitre fournit des exemples d'efforts de promotion de la santé visant à remédier aux inégalités en santé aux échelles individuelle, communautaire et sociétale. Il explore la façon dont la COVID-19 a touché des populations spécifiques au Canada et exacerbé les inégalités en santé, et souligne la nécessité d'améliorer la collecte de données et les indicateurs de santé racialisés.

CHAPITRE 12

Considérations culturelles au début de la vie (la période périnatale)

Melba Sheila D'Souza, Paige Leslie

Melba Sheila D'Souza, Paige Leslie

OBJECTIFS D'APPRENTISSAGE

À la fin de ce chapitre, l'apprenant sera en mesure de :

- Évaluer les facteurs socioculturels et les déterminants sociaux de la santé des personnes qui accouchent et qui influencent la grossesse et la maternité
- Examiner les influences socioculturelles et les facteurs environnementaux et sanitaires qui affectent la santé prénatale et le bien-être des personnes enceintes et de leurs bébés
- Décrire la communication culturellement sûre et le processus décisionnel entre les patients, les familles et les fournisseurs de soins de santé afin d'améliorer l'expérience de l'accouchement
- Examiner les façons de savoir et d'être qui soutiennent positivement le parent pendant la période postnatale en fonction des besoins et des attentes de chacun
- Intégrer les valeurs et les pratiques culturelles pour permettre un accès équitable aux soins de santé et au bien-être des diverses populations ethniques et raciales

TERMES CLÉS

2ELGBTQI+

Clitoridectomie

Doula

Évacuation en vue de l'accouchement

Hommes transgenres

Identité de genre

Infibulation

Mutilation génitale féminine

Non binaire

Personne enceinte

Personnes autochtones, noires et de couleur (PANDC)

Plan de naissance

Sécurité culturelle

Soins prénataux et néonataux axés sur la famille

La grossesse et l'accouchement sont des événements majeurs pour les jeunes parents, leurs familles et leurs communautés. La parentalité et l'accouchement revêtent une signification particulière pour la personne qui attend un bébé. Une **personne enceinte** (personne qui accouche) subit des changements physiologiques, psychologiques et sociaux influencés par son vécu émotionnel et son milieu socioculturel. Pendant la grossesse, la personne peut éprouver des sentiments ambivalents, de l'introversion, de l'acceptation, des sautes d'humeur et des changements d'image corporelle. Ces expériences biologiques ont également une signification et des implications interpersonnelles, spirituelles, économiques et culturelles pour l'ensemble de la famille. L'accès équitable aux soins de santé est crucial à ce stade de la vie. Les fournisseurs de soins de santé doivent connaître ces concepts et ces facteurs pour fournir des soins respectueux et sûrs. Les soins prénataux et néonataux axés sur la famille visent à permettre une prise de décision éclairée en favorisant la sensibilisation de l'influence de la culture sur les besoins et les attentes uniques pendant la grossesse. L'interprétation de la manière dont la culture des soins de santé est vécue doit également être prise en compte. Les fournisseurs de soins de santé doivent évaluer chaque situation individuellement afin de fournir des soins prénataux, intrapartum et néonataux axés sur la famille (Agence de la santé publique du Canada, 2020).

Ce chapitre traite de l'influence de l'identité culturelle sur l'expérience des familles pendant la grossesse et l'accouchement. Il est reconnu que les fournisseurs de soins de santé reflètent un éventail de disciplines, de spécialités et de collaborations en matière de soins périnataux qui varient selon la province et le contexte de la pratique. Ce chapitre est destiné à servir de guide et de point de départ pour comprendre les questions socioculturelles afin d'améliorer la santé et le bien-être des patients et de permettre un discours sur les concepts et les résultats des soins pendant la période périnatale (le début de la vie). Traditionnellement, le processus d'accouchement était principalement une expérience féminine et une vocation à la maternité, mais nous reconnaissons également que la diversité des genres, l'orientation sexuelle et les limites du langage cisgenre sont de plus en plus soutenues et reconnues. Les termes *enceinte* et *personne qui accouche* visent à inclure les femmes et les personnes qui portent des enfants mais qui ne s'identifient pas comme des femmes. Ce chapitre présente une terminologie qui tient compte de la dimension de genre et une discussion ciblée sur la diversité sexuelle et de genre.

L'objectif de ce chapitre est d'améliorer la compétence culturelle et la sécurité des fournisseurs de soins de santé dans la prise en charge des personnes et des familles vivant une grossesse ou un accouchement. Ce chapitre met en lumière les processus éthiques, culturels et décisionnels dans le cadre d'une approche contextuelle des soins adaptés à la culture. Le chapitre explore la manière dont les déterminants sociaux de la santé, les traditions culturelles, l'ethnicité, la race, l'orientation sexuelle et l'identité de genre influencent l'expérience périnatale dynamique. Nous explorons les trois étapes de la période périnatale : la grossesse (étape prénatale), l'accouchement (intrapartum ou travail) et le post-partum (postnatal), et la manière dont chacune de ces étapes peut être influencée par les forces dynamiques de la culture. Nous reconnaissons qu'il existe différentes définitions de la période périnatale; dans ce chapitre, nous adoptons la définition de Garcia et Yim (2017) de la période périnatale comme étant la grossesse et la première année du post-partum.

Évolution des tendances démographiques de la population

La parentalité et l'accouchement sont des expériences empathiques qui ont un impact sur le fonctionnement de la famille, l'identité culturelle et la cohésion, en particulier pour les personnes d'origines ethniques, raciales et culturelles diverses. La façon dont la culture nord-américaine aborde la procréation est en train de changer de paradigme. Entre les années 1800 et le milieu des années 1900, les soins prénataux au Canada étaient généralement dispensés au sein de la communauté locale; les accouchements avaient lieu à domicile avec les familles et les sages-femmes fournissaient régulièrement des soins. La médicalisation de l'accouchement à la fin du vingtième siècle a déplacé les naissances dans les hôpitaux et entre les mains des médecins. Elle considérait le corps qui accouchait comme une machine. Cela a engendré une approche des services périnataux fondée sur le risque ou la peur au lieu de considérer l'accouchement comme un phénomène physiologique normal (Institut Vanier de la famille, 2017).

Le taux de césarienne national peut servir d'exemple de l'impact de la médicalisation de l'accouchement sur les personnes canadiennes qui accouchent. L'Organisation mondiale de la Santé (OMS) considère que le taux d'accouchement par césarienne idéal est de 10 à 15 % pour tous, pour être médicalement justifié (OMS, 2015); cependant, au Canada, les naissances par césarienne sont passées de 17,6 % en 1995-1996 à 29,4 % en 2018 (Institut canadien d'information sur la santé [ICIS], 2020). Dans leur quête d'autres options pour leur expérience d'accouchement, les personnes canadiennes choisissent de recevoir des soins prénataux par l'intermédiaire de sages-femmes agréées et d'accoucher chez elles plutôt qu'à l'hôpital. Entre 2016 et 2017, 10,8 % des accouchements au Canada ont été réalisés par des sages-femmes diplômées. Les sages-femmes diplômées s'occupent de personnes à faible risque et en bonne santé et travaillent en collaboration avec des obstétriciens et d'autres professionnels de la santé, au besoin. La profession de sage-femme a été légalisée en 1994 et s'est de plus en plus développée à travers le Canada en tant qu'approche holistique des soins périnataux, promouvant la personne qui accouche en tant que décideuse principale (Association canadienne des sages-femmes, 2021). Au Canada, la reconnaissance croissante du rôle des sages-femmes a correspondu à une amélioration de la satisfaction à l'égard des étapes de la grossesse, de l'accouchement et postnatale (Ekström et Thorstensson, 2015; Okeke et coll., 2016).

Pratique interprofessionnelle collaborative

Au Canada, les soins de santé sont généralement le fruit d'une collaboration interprofessionnelle. Les soins et les considérations particulières pendant la période périnatale ne font pas exception. Les fournisseurs de soins de santé (réglementés et agréés) qui s'occupent des patientes enceintes comprennent les médecins de famille, les obstétriciens et les sages-femmes diplômées. Les patientes peuvent également recevoir des soins de la part de fournisseurs de soins complémentaires et alternatifs. Bien que ces fournisseurs de soins de santé puissent varier en termes de compétences, de normes, de pratiques fondées sur des données probantes et de réglementation de la pratique, il est important de reconnaître la valeur positive qu'ils peuvent offrir. Par exemple, les chiropraticiens peuvent fournir des services comprenant des ajustements prénataux pour soulager le dos; les naturopathes peuvent utiliser la médecine traditionnelle chinoise, telle que l'acupuncture, pour contribuer à des formes alternatives de traitement de la fertilité; les diététistes professionnels peuvent aider les patientes à avoir une alimentation saine et équilibrée; et les massothérapeutes agréés peuvent fournir un soulagement pratique pour les gênes occasionnées par la grossesse (Curnow et Geraghty, 2019). Les recherches limitées sur l'efficacité de certaines de ces pratiques de soins complémentaires et alternatifs obligent les consommateurs à faire preuve d'une extrême prudence lorsqu'ils ont recours à ces services et à discuter des options avec leur fournisseurs de soins de santé primaires.

Historiquement et dans de nombreuses cultures, le réseau de soutien des personnes qui accouchent comprend une **doula**, une travailleuse de la santé qualifiée qui apporte un soutien physique et émotionnel continu à la patiente avant, pendant et après l'accouchement. Plus récemment, la profession de doula est réapparue comme un élément de l'équipe périnatale interdisciplinaire moderne. Au Canada, les doulas servent de source d'information tout en offrant un soutien pendant l'accouchement et la période postnatale. Avec la médicalisation de l'accouchement, leur rôle s'est élargi pour inclure la défense des intérêts de la patiente au sein du système de santé. Une étude montre que les doulas améliorent la satisfaction des patientes et diminuent les interventions médicales, telles que les naissances par césarienne (Bohren et coll., 2017).

Ces services complémentaires de santé périnatale apportent un soutien physique supplémentaire aux patientes, mais leur accès est souvent limité aux personnes ayant un statut socioéconomique supérieur. Les personnes enceintes pourraient ne pas solliciter ces services, car ces soins et conseils étaient traditionnellement prodigués par des membres de la famille ou de la communauté, et le soutien du praticien peut ne pas être compris (Khanlou et coll., 2017). En outre, elles pourraient ne pas avoir accès à ces services en raison d'obstacles financiers. Il est impératif de connaître les programmes périnataux complémentaires accessibles au niveau local pour pouvoir offrir des soins axés sur la famille. Il s'agit de reconnaître les obstacles auxquels les patientes peuvent être confrontés lorsqu'ils accèdent à ces services et de créer un plan personnalisé pour y faciliter l'accès. Tous les fournisseurs de soins de santé peuvent démanteler la médicalisation de l'accouchement et promouvoir des soins prénataux et néonataux culturellement sûrs et axés sur la famille en reconnaissant les obstacles aux soins et en respectant les préférences individuelles de leurs patientes en ce qui concerne leur expérience de la procréation.

Diversité socioculturelle et pratique inclusive

La compétence et la sécurité culturelles sont des aspects importants pour garantir des soins culturellement appropriés dans une société multiculturelle et multilingue (pour les définitions et les discussions, voir le chapitre 1). La diversité de la société canadienne se reflète dans les statistiques qui montrent que plus d'un Canadien sur cinq (21,9 %) est né à l'étranger (Statistique Canada, 2016), ce qui peut susciter le désir de recourir à des pratiques de guérison traditionnelles. En outre, selon le recensement de 2016, les populations autochtones (y compris les Premières Nations, les Métis et les Inuits) représentaient 4,9 % des Canadiens (Statistique Canada, 2016). Cette population est relativement jeune par rapport à la population non autochtone (Statistique Canada, 2016) et de nombreux Autochtones recherchent souvent des soins sûrs et adaptés à leur culture lorsqu'ils se réapproprient leurs pratiques traditionnelles. Les pratiques de guérison traditionnelles des nouveaux arrivants et des populations autochtones doivent être soutenues, à moins qu'elles ne soient jugées préjudiciables à l'issue de la grossesse ou à l'état du nouveau-né. Bien que les pratiques ne contribuent pas directement à la santé physique, elles peuvent être des facteurs importants pour le bien-être psychologique et émotionnel. Même lorsque les pratiques culturelles sont considérées comme néfastes, il est nécessaire de faire preuve de sensibilité et de compréhension lors de la discussion et de la prestation de soins aux patients qui les pratiquent. Il est essentiel de comprendre les soins prénataux du point de vue de la famille qui accouche pour connaître ses besoins et ses attentes sur les plans social et sanitaire afin d'améliorer les soins périnataux, l'accès aux soins de santé et la qualité des soins.

Lorsqu'ils s'occupent d'immigrants, les fournisseurs de soins de santé doivent s'engager dans un dialogue et rester ouverts aux différentes façons de savoir et de faire, en communiquant sur un ton respectueux et sans jugement de valeur, et en adaptant les soins au contexte culturel immigrant de la personne enceinte et de sa famille (Merry et coll., 2020). Le statut d'immigré et la résidence en milieu rural sont des facteurs de risque pour les issues médiocres de la grossesse, et les fournisseurs de soins de santé doivent être sensibles au contexte et aux besoins socioculturels des patientes (Khanlou et coll., 2017). Les personnes qui accouchent peuvent comparer leurs attentes et leurs expériences entre leur pays d'origine et ce qu'elles rencontrent au Canada. Dans le cadre d'une étude ethnographique menée auprès de femmes nord-africaines ayant accouché dans une ville canadienne, les différences en matière de soutien social et d'environnement physique (naturel et construit) entre « dans mon pays » et « ici » ont été couramment décrites en termes de possibilités de manger sainement, d'être physiquement actives et de se sentir bien sur le plan émotionnel pendant leur expérience périnatale (Quintanilha et coll., 2016). Dans l'ensemble, les participantes ont déclaré qu'au Canada, elles ne disposaient pas des facteurs sociaux et environnementaux perçus comme essentiels pour favoriser une grossesse et une période postnatale saines. Il est essentiel de fournir à ces patientes le soutien socioculturel et environnemental dont elles ont besoin pour s'épanouir pendant la grossesse et le postpartum, notamment en les aidant à établir des réseaux sociaux et de soutien « ici » (Jessri et coll., 2013; Joseph et coll., 2019; Quintanilha et coll., 2016). Les fournisseurs de soins de santé jouent un rôle important en aidant les familles à comprendre le système de soins de santé local et à s'y orienter, tout en s'informant sur les soins culturellement appropriés et en les fournissant. La conscience critique, l'écoute, le respect des préférences, la reconnaissance des différences et le soutien des choix appropriés rendent les fournisseurs de soins de santé responsables de la prise en charge, de la défense des intérêts et des soins d'une personne au cours de la période périnatale.

Selon les données du recensement de 2016, 22 % des Canadiens ont une première langue autre que l'anglais, le français, une langue autochtone ou la langue des signes américaine (Brosseau et Dewing, 2018). Au Canada, l'anglais est la langue de soins prédominante (sauf dans la province du Québec). Les personnes dont la langue de soins et de communication préférée n'est pas l'anglais sont susceptibles de voir leur communication avec les fournisseurs de soins compromise, même si elles ont une certaine maîtrise de l'anglais. Les stratégies clés pour relever ce défi comprennent l'utilisation de documents imprimés ou audiovisuels traduits et le recours à des membres de la famille en tant qu'interprètes. Cependant, cela peut être problématique, car les documents traduits sont limités à un ensemble prédéterminé d'informations et les interprètes peuvent également être limités par leur capacité à transmettre l'information avec précision. Bien que les partenaires et les enfants d'une famille immigrante soient souvent les premiers à apprendre la langue locale, il est souvent inapproprié de leur demander de servir d'interprètes lors des soins prénataux. Les problèmes de communication et les stratégies pour des soins linguistiquement appropriés sont examinés plus en détail dans le chapitre 5.

Histoire, pouvoir et privilège

De nombreuses familles sont confrontées à de multiples obstacles pour profiter d'une santé et d'une issue de grossesse optimales liés aux déterminants sociaux de la santé, tels que la pauvreté, l'insécurité alimentaire, les quartiers dangereux, le manque d'accès à l'éducation et un soutien social inadéquat (Bethune et coll., 2019). Les personnes qui s'identifient comme étant des **personnes autochtones, noires et de couleur (PANDC)** sont plus susceptibles d'être défavorisées en raison de facteurs sociaux. Les fournisseurs de soins de santé peuvent identifier les facteurs modifiables et encourager une politique publique saine qui offre un filet de sécurité sociale adéquat. Le terme *PANDC* a gagné en popularité en 2019-2020 pour reconnaître la violence et la discrimination subies par les Noirs et les Autochtones en particulier. Bien que le terme se veuille inclusif, la référence aux personnes de couleur est controversée; elle mélange plusieurs groupes en un seul et ne reconnaît et ne nomme pas les personnes et leurs expériences.

RACE, COLONIALISME ET SOINS DE SANTÉ AXÉS SUR L'ÉQUITÉ

Autochtones

Les principaux facteurs qui affectent les femmes autochtones en période prénatale sont notamment les ressources limitées en matière de soins de santé, les services de soins de santé qui ne tiennent pas compte des obstacles socio-économiques et liés au mode de vie, et l'impact de la colonisation sur la relation entre les fournisseurs de soins de santé et les femmes autochtones (Kolahdooz et coll., 2016). De nombreux patients autochtones et ceux qui vivent dans des régions rurales ou éloignées du pays sont confrontés à des défis uniques en raison de facteurs tels que l'éloignement des établissements médicaux et des équipements spécialisés, un nombre limité de praticiens et de médecins disponibles pour les services de garde, et moins de capacités ou de services de césarienne et d'anesthésie par rapport aux services disponibles dans les centres urbains (Riddell et coll., 2016; Winquist et coll., 2016). Les soins obstétriques en milieu rural sont dispensés par des équipes de médecins de famille, d'infirmières et de sages-femmes diplômées, et dans certaines communautés, ce sont les seuls à fournir des soins prénataux. Compte tenu de la disponibilité limitée des fournisseurs de soins périnataux et des services dans les régions rurales et éloignées, de nombreuses personnes enceintes doivent se rendre dans les centres urbains pour accoucher. Cependant, plusieurs centres de naissance ont ouvert leurs portes à Puvirnituq (Nunavik), Rankin Inlet (Nunavut) et Inukjuak (Québec) afin de combler le manque de services de santé dans le Nord canadien (National Indigenous Council of Midwives [NICM], 2014).

En Colombie-Britannique, le taux de mortalité infantile des bébés autochtones est plus de deux fois supérieur à celui des bébés non autochtones : 13,8 contre 6,1 décès pour 1 000 naissances vivantes dans les zones rurales, et 12,7 contre 6,1 décès pour 1 000 naissances dans les zones urbaines (Richmond et Cook, 2016). Les résultats sanitaires inférieurs des populations autochtones peuvent être attribués aux politiques coloniales et postcoloniales qui ont sapé les cultures autochtones, entraîné des traumatismes intergénérationnels et favorisé des approches médicales occidentalisées en matière de soins de santé et d'accouchement (Anderson et coll., 2016; Riddell et coll., 2016). « En outre, ces politiques ont compromis l'accès aux soins en raison de la géographie, du racisme anti-autochtone, ainsi que des difficultés liées au revenu, au logement et à l'insécurité alimentaire » (Leason, 2018, p. 5). La colonisation de la naissance et le déplacement obligatoire des personnes autochtones enceintes pour accoucher (**évacuation en vue de l'accouchement**) sont des politiques « invisibles ». La politique fédérale privilégie la biomédecine occidentale dans la prise en charge obstétrique des personnes enceintes. Cette politique sert à créer une dépendance vis-à-vis des ressources obstétricales fédérales (hors réserve) pour garantir que les personnes enceintes autochtones vivant dans une réserve ont accès aux soins intrapartum, tout en dévalorisant les pratiques d'accouchement traditionnelles et la pratique des sages-femmes (Cidro et coll., 2020). En conséquence, les personnes enceintes autochtones sont obligées de se rendre dans les zones urbaines pour accéder aux soins intrapartum et vivent le travail, l'accouchement et le rétablissement (immédiatement après l'accouchement) généralement dans l'isolement, loin de leur famille et de leur communauté. Pour y remédier, la déclaration de principe de la Société des obstétriciens et gynécologues du Canada (SOGC) affirme que les accouchements des Autochtones à faible risque en milieu rural ou éloigné devraient avoir lieu dans leur communauté d'origine (SOGC, 2010).

Les inégalités en soins de santé sont enracinées dans la répartition géographique et l'accès proximal aux services d'accouchement et aux praticiens pour les populations autochtones (Smylie et coll., 2021). D'après les données d'une enquête nationale basée sur la population, Smylie et coll. (2021) ont noté que les mères ayant une identité autochtone étaient plus susceptibles de parcourir 200 kilomètres (124,3 milles) ou plus pour accoucher que les mères non autochtones (9,8 % contre 2 %), en particulier dans les régions rurales. Cette probabilité était indépendante des complications médicales de la grossesse et des complications à la naissance (Smylie et coll., 2021). Les mères autochtones étaient plus susceptibles d'avoir vécu des événements stressants pendant leur grossesse dans les zones rurales que les mères non autochtones nées au Canada (Smylie et coll., 2016, 2021). Pour de nombreux Autochtones, une expérience positive dès l'entrée dans la clinique ou l'hôpital est essentielle pour se sentir à l'aise, bien accueillis et en sécurité. Par conséquent, prendre le temps d'établir des rapports et des relations efficaces avec les familles autochtones est un aspect important de la prestation de soins sûrs et culturellement appropriés. Les centres de naissance, les sages-femmes, l'accès aux doulas et le plein accès aux services prénataux sont nécessaires pour créer des pratiques d'accouchement traditionnelles positives plus proches du domicile et entre les mains des sages-femmes et des aides à la naissance autochtones, ce qui améliore les expériences périnatales des Autochtones. La pratique de sage-femme autochtone intègre les connaissances traditionnelles, ramène la naissance autochtone dans les communautés et abolit l'oppression symbolique (NICM, 2016). Les sages-femmes autochtones ont réussi à faire pression pour obtenir des soins de santé communautaires (Institut Vanier de la famille, 2017).

Les sages-femmes autochtones sont essentielles pour assurer des soins de santé culturellement sûrs et pertinents dans toutes les zones géographiques. Elles réduisent les évacuations des communautés éloignées en vue de l'accouchement, permettent aux familles de rester ensemble pendant le processus d'accouchement, améliorent les résultats en matière de santé et renforcent l'action et l'autodétermination des patientes en matière de soins de santé (Institut Vanier de la famille, 2017). Les sages-femmes autochtones considèrent que leur rôle est de prendre soin de leurs patientes. Elles reconnaissent leur rôle traditionnel dans la communauté en tant que bâtisseuses de la nation et « tantes » qui prennent le temps de fournir des soins de qualité fondés sur la culture, ce qui inclut l'établissement de relations et le partage des connaissances. Avec ce bagage culturellement pertinent, les sages-femmes autochtones sont en mesure de mieux comprendre la diversité des pratiques de guérison traditionnelles et des préférences individuelles qui existent entre les différentes communautés autochtones et peuvent servir d'exemple aux autres fournisseurs de soins de santé en ce qui concerne l'individualisation de l'expérience entre les patients lorsqu'ils travaillent avec des personnes autochtones (Tabobondung, 2014). Le retour de l'accouchement dans les communautés autochtones par l'intermédiaire de sages-femmes autochtones qualifiées et connaissant les coutumes d'accouchement traditionnelles peut combler le fossé culturel et sanitaire créé par l'évacuation forcée en vue de l'accouchement et améliorer l'accès aux services de santé (OMS et UNICEF, 2020). La profession de sage-femme autochtone dans les communautés éloignées et nordiques du Canada peut assurer une meilleure continuité des soins, améliorer l'accès aux évaluations prénatales et promouvoir les coutumes d'accouchement traditionnelles (NICM, 2016). En outre, les appels à l'action de la Commission de vérité et réconciliation (CVR, 2015) mettent l'accent sur une plus grande accessibilité aux services de soins de santé, sur l'intégration des pratiques de guérison et des praticiens autochtones dans les modèles de soins, et sur les pratiques de naissance culturelles dans divers environnements de soins de santé (Amundsen et Kent-Wilkinson, 2020).

La compétence et la sécurité culturelles sont des concepts essentiels dans les soins prodigués aux populations autochtones. La sécurité culturelle repose sur la compréhension du fait que la « culture » n'est ni statique ni superficielle. Au contraire, elle est fluide, dynamique, complexe et sociopolitique – la culture fait partie intégrante de la structuration sociale, des systèmes de connaissances et des relations. « La **sécurité culturelle** est à la fois un processus et un résultat, et la seule personne qui puisse définir les soins comme culturellement sûrs est celle qui les reçoit » (Churchill et coll., 2020, p. 4). Il est essentiel de reconnaître que la sécurité culturelle peut revêtir des significations différentes selon les groupes. Churchill et coll. (2020) ont mené une étude qualitative sur la sécurité culturelle dans la pratique des sages-femmes et ont noté que la sécurité culturelle est décrite à la fois de manière similaire et différente par les patientes autochtones, noires ou blanches d'origine européenne. Ils notent que les patientes blanches d'origine européenne ont conceptualisé la sécurité culturelle d'une manière similaire aux principes fondamentaux du modèle de soins des sages-femmes de l'Ontario (c.-à-d., choix éclairé, continuité des soins, choix du lieu de naissance, etc.). Cependant, le concept de soins centrés sur le patient et de connaissance de l'individu « peut ne pas favoriser la sécurité culturelle pour les patientes autochtones et racialisées qui considèrent les relations, les connaissances et l'espace comme des manifestations interconnectées de sociétés fondées sur la famille et la parenté » (Churchill et coll., 2020, p. 10). Les fournisseurs de soins de santé doivent comprendre leur propre vision de la sécurité culturelle et reconnaître ce qui est essentiel pour le patient. Les besoins particuliers des femmes autochtones et les considérations relatives au transport d'urgence pendant les soins prénataux devraient être intégrés là où les services de santé sont fournis (Turpel-Lafond, 2020).

Considérations culturelles dans les soins

Sécurité culturelle dans les soins prénataux autochtones

Dans une étude récente, les participantes autochtones ont conceptualisé la sécurité culturelle pour souligner la survie et la résurgence des valeurs, des conceptions et des approches autochtones dans des villes comme Toronto, et affirmer le besoin de sages-femmes autochtones (Churchill et coll., 2020). Trois domaines de sécurité culturelle sont ressortis de l'analyse : les relations et la communication, le partage des connaissances et des pratiques, et les espaces culturellement sûrs. L'une des participantes a déclaré : « Nous pouvions faire une purification par la fumée pendant que j'étais en train d'accoucher, et donner ma fille le bain de cèdre lorsqu'elle est née comptait beaucoup pour moi. Je suis heureuse de donner cela à mes enfants, parce que je le comprends mieux et que j'en sais un peu plus sur ma culture. Ils pourront le transmettre » (participante des Premières Nations, p. 7).

ACCÈS AUX SOINS DE SANTÉ ET PRATIQUES TRADITIONNELLES

Toutes les personnes doivent être habilitées à prendre des décisions concernant leur grossesse. Elles ont besoin de soins linguistiques sûrs (Bowen, 2015) et culturellement adaptés, ainsi que du soutien de leur famille, des membres de leur communauté et des fournisseurs de soins de santé. La COVID-19 a eu un impact disproportionné sur les communautés autochtones ainsi que sur d'autres minorités ethniques et raciales (Subedi et coll., 2020). Pour de nombreux autochtones, l'expérience de la pandémie peut les traumatiser à nouveau en raison de leurs expériences antérieures qui reflétaient le racisme et la discrimination dans le système de soins de santé, telles que les stéréotypes, les interactions inacceptables et la qualité historiquement médiocre des soins (Turpel-Lafond, 2020). En outre, les restrictions visant à prévenir la transmission de la COVID-19 ont encore limité l'accès des populations autochtones aux services de santé et aux soutiens culturels (Power et coll., 2020). Il est essentiel d'identifier les moyens d'atténuer les effets négatifs de la pandémie. Il s'agit notamment de centres de guérison tels que la suerie, la purification par la fumée, les cercles de guérison, le soutien aux cérémonies sacrées et les rassemblements familiaux (Turpel-Lafond, 2020). La personne qui reçoit des soins prénataux a besoin d'être accompagnée à ses visites médicales pendant la pandémie de la COVID-19. Ces actions peuvent contribuer à créer un environnement culturellement sûr où les familles autochtones se sentent respectées et non discriminées. Il est essentiel que les fournisseurs de soins de santé soutiennent les familles autochtones qui risquent d'être confrontées à des comportements, des politiques et des pratiques racistes dans le cadre des soins prénataux, et qu'ils garantissent des soins culturellement sûrs (fig. 12.1).

RACE, INTERSECTIONNALITÉ ET JUSTICE SOCIALE

Personnes noires

Les taux de mortalité des personnes qui accouchent peuvent révéler des disparités dans l'accès aux soins périnataux, leur traitement et leurs résultats lorsqu'ils sont examinés sous l'angle racial.

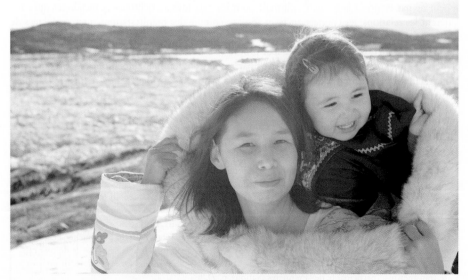

Fig. 12.1 Enfant inuit porté de manière traditionnelle. (Avec l'aimable autorisation de iStock.com/RyersonClark.)

Comme le Canada ne dispose pas de données en fonction de la race, nous nous tournons vers la recherche américaine pour en savoir plus sur le racisme dans l'expérience de l'accouchement, qui peut être étendue à l'expérience de l'accouchement au Canada. Les disparités raciales et ethniques dans la mortalité liée à la grossesse (MLG) étaient évidentes en 2007 et se sont maintenues jusqu'en 2016, avec des taux de MLG significativement plus élevés chez les femmes noires et amérindiennes/autochtones de l'Alaska que chez les femmes blanches, asiatiques, insulaires du Pacifique et hispaniques (Petersen et coll., 2019). Certaines études ont montré que les femmes noires ont plus de cinq fois plus de risques de mourir pendant la grossesse ou jusqu'à six semaines après l'accouchement que les femmes blanches (Knight, 2019; Petersen et coll., 2019; Royal College of Obstetricians and Gynaecologists, 2020). Les raisons de cette disparité sont variées et complexes. La cardiomyopathie, l'embolie pulmonaire thrombotique et les troubles hypertensifs de la grossesse ont contribué à augmenter la MLG chez les femmes noires par rapport aux femmes blanches (Centers for Disease Control and Prevention [CDC], 2019). Si le faible accès aux soins et d'autres déterminants sociaux peuvent être un facteur contributif, une étude menée à New York a révélé que les patientes noires ayant fait des études postsecondaires qui accouchaient dans des hôpitaux locaux étaient plus susceptibles de connaître des complications graves liées à la grossesse ou à l'accouchement que les patientes blanches n'ayant jamais obtenu de diplôme d'études secondaires (Martin et Montagne, 2017). Les données semblent indiquer que même les déterminants sociaux de la santé tels que l'éducation et le revenu ne servent pas de facteurs de protection aux personnes noires (Johnson et coll., 2015; Martin et Montagne, 2017).

Récemment, des histoires de personnes noires qui accouchent et meurent de causes évitables ont fait la une des médias, mettant en évidence le racisme dans les soins de santé (American Heart Association [AHA], 2019; National Partnership for Women and Families, 2018; Roeder, 2019). Les récits révèlent des expériences de marginalisation. Comme l'indique l'AHA (2019), « fondamentalement, les femmes noires sont sous-estimées. Elles ne sont pas suivies avec autant d'attention que les femmes blanches. Lorsqu'elles présentent des symptômes, elles sont souvent ignorées ». L'expérience post-partum de la vedette du tennis Serena Williams, qui a été victime d'une embolie pulmonaire après l'accouchement et a dû se défendre contre des explications condescendantes de ses symptômes, illustre bien ce phénomène. Si Serena Williams a connu une issue positive, d'autres n'ont pas cette chance et les familles se retrouvent avec une perte dévastatrice (Roeder, 2019). Le récit commun de ces histoires est le traitement différentiel attribué à des facteurs tels que les lacunes en matière de communication, dans lesquelles des détails cruciaux sur les antécédents médicaux d'une patiente ne sont pas transmis ou pris en compte, où les préoccupations de la patiente sont rejetées d'emblée, où des mesures superficielles ou tardives sont prises par le(s) fournisseur(s) de soins de santé (AHA, 2019; Roeder, 2019) et où les femmes sont renvoyées sans informations adéquates sur les risques potentiels (Roeder, 2019). Les récits de femmes très en vue, comme les vedettes du tennis, indiquent que l'avantage social en matière d'accès, de revenu et d'éducation ne suffit pas à protéger contre le risque de MLG, ce qui permet de conclure que « le racisme est un fil conducteur indéniable dans les récits des mères noires qui meurent » (Roeder, 2019).

La compétence culturelle en action

Réaction aux soins culturellement compétents

Malika Selassie, une femme noire, avait 36 ans lorsqu'elle a accouché à l'hôpital de Mississauga, en Ontario. Malika et son médecin de famille savaient que sa grossesse était à haut risque. Elle recevait des médicaments prescrits pour des troubles de la coagulation et avait des antécédents d'hypertension artérielle. Malika est sortie de l'hôpital après un accouchement par césarienne sans avoir reçu d'instructions sur les symptômes à surveiller, compte tenu de ses antécédents. Après son retour chez elle, sa santé s'est rapidement détériorée. Au cours des quatre semaines suivantes, elle a consulté ses fournisseurs de soins primaires pour un hématome douloureux, un abcès qui se vidait au niveau de l'incision de la césarienne, des pics de

Suite

tension artérielle, des maux de tête incessants, une vision floue, un gonflement des jambes et une prise de poids rapide. Son mari l'emmenait à ces rendez-vous. On a assuré à Malika que les symptômes étaient typiques et qu'elle avait juste besoin de temps pour guérir. La quatrième semaine, alors que Malika prenait ses médicaments, elle s'est effondrée et est décédée chez elle avant de pouvoir se rendre aux urgences.

L'expérience de la procréation chez les Noirs est un moment propice à l'apprentissage des préjugés raciaux et des disparités ethniques. Examinez les facteurs qui ont contribué à ce que les fournisseurs de soins de santé ne reconnaissent pas les antécédents et les facteurs de risque de Malika (troubles de la coagulation et hypertension artérielle) et ne prennent pas ses préoccupations suffisamment au sérieux pour justifier une intervention immédiate pour une pré-éclampsie post-partum. Qu'est-ce qui aurait changé les résultats pour Malika et son nouveau-né, compte tenu des obstacles et des facilitateurs pour les patientes noires?

Les patients noirs courent également un risque accru de se heurter aux préjugés dans l'évaluation et la prise en charge de la douleur. Une étude de Hoffman et coll. (2016) a montré que les fausses croyances sur les différences biologiques entre les personnes noires et les personnes blanches (par exemple, les personnes noires ont la peau plus épaisse que les personnes blanches, ou les personnes noires ressentent moins la douleur que les personnes blanches) étaient approuvées par 50 % des étudiants en médecine et des résidents blancs, et que ces points de vue conduisaient à des recommandations de traitement moins précises. Les chercheurs notent que ces fausses croyances « remontant à l'esclavage » continuent de conduire à des « recommandations de traitement inadéquates pour la douleur des patients noirs » (p. 4300).

La discussion précédente montre que le racisme et la discrimination ont une forte influence sur la santé et le bien-être de la communauté noire. L'expérience de la procréation peut être un moment vulnérable dans les soins prénataux pour toutes les personnes qui accouchent. Reconnaître et prendre en compte les facteurs de risque, y compris ceux associés aux préjugés inconscients et aux facteurs systémiques, sont des attributs essentiels de la compétence et de la sécurité culturelles, sans lesquels nous continuons à courir le risque d'inégalités dans les soins qui entraînent des résultats dévastateurs pour les individus et les familles. La prise de décision éclairée et centrée sur le patient doit être au premier plan des soins afin d'améliorer la satisfaction des soins prénataux dans toutes les cultures et de garantir des résultats équitables.

Immigrants et réfugiés

Les personnes enceintes immigrées sont confrontées à des difficultés d'adaptation au contexte culturel canadien et à un nouveau climat, ce qui peut influencer les choix de grossesse. Les expériences des patients immigrés peuvent également être liées aux « liens transnationaux » par le biais de leurs liens avec leur pays d'origine. Grâce à une analyse intégrée de la littérature des États-Unis, du Canada, de l'Australie, de la Nouvelle-Zélande et de l'Europe, Merry et coll. (2020) ont noté les liens transnationaux de deux manières : les « manières d'être » et les « manières d'appartenir » qui influencent les expériences de procréation et de parentalité dans un nouveau pays. Les « manières d'être » font référence aux actions qui maintiennent l'identité culturelle des réfugiés et des immigrants et leurs relations avec leur famille et leur culture d'origine. Rester en contact avec sa famille et ses amis dans son pays d'origine peut accroître le sentiment de solitude dans un nouveau lieu, mais peut aussi être une source de soutien. Les « manières d'appartenir » font référence au maintien des aspects de l'identité culturelle (par exemple, religieuse, culturelle/ethnique, linguistique et politique) dans le nouveau pays. Les résultats montrent que même si les fournisseurs de soins de santé sont conscients des « manières d'appartenir », les reconnaissent et les abordent de différentes façons, « d'importantes lacunes subsistent » (Merry et coll., 2020, p. 19). En outre, ils ont trouvé peu d'éléments indiquant que les « manières d'être » étaient reconnues et prises en compte par les fournisseurs de soins de santé. Il est important de reconnaître le rôle potentiel de la famille restée au pays en termes de soutien et de conseils qu'elle peut fournir et de la manière dont ce rôle peut être intégré aux soins dans le nouveau pays (Merry et coll., 2020).

Les immigrants et les réfugiés sont également confrontés à des obstacles pour accéder aux services de soins de santé, ce qui augmente ensuite leur risque de mauvais résultats en matière de santé tout au long de la période périnatale (Khanlou et coll., 2017). Certaines des préoccupations sociales et sanitaires sont liées à l'accès aux soins de santé, à la recherche d'informations sur la santé, à l'obtention de soins dans leur langue par un prestataire de soins féminin, à l'absence de soutien de la famille élargie et à la préférence pour les accouchements à domicile. Les immigrants et les réfugiés qui ont émigré au Canada doivent faire face à des attentes culturelles à la fois dans le contexte canadien et dans leur pays d'origine. La famille doit souvent aussi s'adapter à un nouveau pays et faire face à la discrimination et aux problèmes de réinstallation (Khanlou et coll., 2017). Les familles d'immigrants et de réfugiés peuvent être moins au fait du système de soins de santé, avoir des réseaux sociaux limités, un état de santé précaire, ou un accès ou une admissibilité limités aux services. Il existe une interaction complexe de facteurs culturels, environnementaux et interpersonnels qui contribuent aux difficultés rencontrées par les immigrantes et les réfugiées pendant la grossesse et l'accouchement. L'influence des différences culturelles et linguistiques et le manque de ressources économiques diminuent considérablement la capacité des patients immigrés à faible revenu à négocier et à chercher à accéder aux meilleurs soins et traitements possibles (Khanlou et coll., 2017).

Les préoccupations financières peuvent être importantes pour les patientes réfugiées et immigrées qui n'ont peut-être pas encore accès aux prestations de travail, à l'assurance maladie et au handicap social. Pour les patientes qui ne sont pas assurées, les efforts doivent porter sur l'accès à des services de soins de santé appropriés et sur la recherche de fournisseurs de soins de santé tels que les sages-femmes diplômées. Les sages-femmes de l'Ontario disposent d'un financement pour toute personne ayant une résidence permanente dans leur zone de desserte, indépendamment de l'assurance maladie. Les consultations et les analyses de laboratoire sont également financées, mais les séjours à l'hôpital restent à la charge des patients. Les patientes admissibles à l'accouchement à domicile peuvent faire appel à une sage-femme et ainsi éviter les coûts d'un séjour à l'hôpital (Association of Ontario Midwives, 2021); toutefois, des frais médicaux et d'hospitalisation peuvent survenir et doivent être discutés à l'avance. Cette discussion pourrait porter sur les dispositions appropriées prises avec l'administration de l'hôpital pour les patients qui doivent payer des services de leur poche. Dans d'autres provinces, comme la Colombie-Britannique, les patientes réfugiées peuvent être couvertes par le programme fédéral de santé intérimaire et n'ont pas à payer les services de sage-femme (Midwives Association of British Columbia, 2021).

Considérations culturelles dans les soins

Réduction des coûts économiques et financiers

Sara Maria Henriques est une nouvelle immigrante qui vient d'arriver du Portugal à Hamilton, en Ontario. Elle est enceinte de 36 semaines et se rend à son rendez-vous prénatal. Elle apprend qu'elle aura probablement besoin d'une césarienne pour une présentation par le siège avec un obstétricien de la région, mais elle n'a pas d'assurance maladie. En plus des frais obstétriques, des coûts de la procédure et de la caution de 10 000 dollars exigée par l'hôpital, Sara Maria est dépassée par les événements en essayant de s'orienter dans le système de santé canadien quelques semaines avant la naissance prévue de son bébé. L'obstétricien de Sara Maria est au courant des services de sage-femme financés en Ontario qui sont accessibles pour les résidents, quelle que soit leur couverture médicale. Les soins prodigués par les sages-femmes seraient gratuits, de même que le financement disponible pour les consultations, les examens de laboratoire et les échographies, mais les frais d'hospitalisation seraient toujours exigés. L'obstétricien a pu mettre Sara Maria en contact avec une sage-femme, même à ce stade avancé. Finalement, Sara Maria n'a pas eu besoin d'une césarienne, car la position du bébé s'était déplacée et elle a donc pu accoucher à domicile et éviter les dépenses hospitalières. Dans ce scénario, Sara Maria a pu éviter des coûts grâce à la disponibilité d'un financement pour les soins de la sage-femme.

Les patients immigrés peuvent également être victimes de racisme et de discrimination. La recherche a documenté les soins irrespectueux prodigués aux immigrants pendant l'accouchement (Morton et coll., 2018). Les comportements irrespectueux comprennent l'engagement de procédures sans donner à la femme le temps ou la possibilité de les envisager, l'engagement de procédures explicitement contre les souhaits de la patiente, la violence verbale sous forme de menaces pour la vie du bébé si la femme n'accepte pas une procédure, et l'absence de consentement éclairé (Morton et coll., 2018). Les chercheurs ont noté que le signalement des soins irrespectueux observés était peu fréquent; cependant, les travailleurs de soutien à la maternité (doulas et infirmières) qui ont été témoins du manque de respect étaient plus susceptibles de quitter le travail de soutien obstétrical dans les trois ans (Morton et coll., 2018). Ces résultats sont alarmants, suscitent des inquiétudes chez les patients et affectent la main-d'œuvre. Les soins périnataux doivent être abordés avec plus de sensibilité et de soutien. Les fournisseurs de soins de santé qui sont témoins d'actes de racisme et de mauvais traitements peuvent et doivent avoir un impact direct sur les soins en jouant le rôle d'allié ou de défenseur (voir le chapitre 4). Il est essentiel d'identifier et de surmonter les obstacles institutionnels à la prise en charge de cette population vulnérable. Les fournisseurs de soins de santé doivent veiller à ce que la grossesse et les soins post-partum soient adaptés et culturellement sûrs pour les migrants en utilisant du matériel linguistiquement et culturellement adapté, en réfléchissant à leur propre culture, à leurs croyances et à leurs attitudes envers les « autres », et en reconnaissant et évitant les stéréotypes (Merry et coll., 2020). L'implication des patients d'origines diverses dans divers aspects des soins, notamment dans la détermination des priorités, l'élaboration et la mise en œuvre des programmes et la participation à des comités institutionnels, tels qu'un groupe de travail sur la diversité et l'équité en matière de qualité des soins, peut contribuer à la prestation de soins culturellement appropriés.

Soins prénataux et néonataux axés sur la famille

Les **soins prénataux (maternels) et néonataux axés sur la famille** impliquent le respect des différences culturelles entre les individus, les familles et les communautés, tout en suivant les principes essentiels des soins (Santé Canada, 2000). Ces soins encouragent une participation accrue de la personne enceinte et de sa famille au processus décisionnel concernant la grossesse, l'accouchement et le post-partum précoce, afin de promouvoir une santé et un bien-être optimaux pour la personne enceinte et l'enfant (Institute for Patient- and Family-Centered Care [IPFC], 2017). Les personnes enceintes qui bénéficient de soins prénataux et néonataux précoces et réguliers ont généralement de meilleurs résultats prénataux et sanitaires. Cependant, au Canada, tout le monde n'a pas le même accès aux soins prénataux ou ne reçoit pas les soins correspondant à ses besoins, ses préférences et ses attentes. L'accès aux soins de santé et les résultats en matière de santé peuvent être compromis par les déterminants sociaux de la santé, notamment la géographie, le coût ou le manque d'adéquation culturelle (Andermann, 2016).

Les immigrantes et les personnes autochtones, noires et de couleur qui accouchent au Canada ont généralement la possibilité de bénéficier des services de santé nécessaires, mais elles peuvent être confrontées à de nombreux obstacles dans l'accès à ces services et leur utilisation. Certaines femmes (de foi musulmane, par exemple) peuvent se sentir mal à l'aise à l'idée d'assister à des cours prénataux et de participer à des activités de nature personnelle avec des hommes qu'elles ne connaissent pas (Alzghoul et coll., 2021). Les barrières personnelles et organisationnelles peuvent également limiter l'accès, l'adéquation et l'acceptabilité des soins de santé pour de nombreux immigrants (Higginbottom et coll., 2016). L'incompréhension du processus de consentement éclairé, le manque de respect de la vie privée et des informations confidentielles, la brièveté des consultations, la sortie immédiate de l'hôpital après la naissance, la discrimination et les stéréotypes, le choc culturel et la divergence des choix alimentaires et de la nutrition sont quelques-uns des facteurs qui conduisent à une perception négative de ce que devraient être des soins prénataux de qualité (Higginbottom et coll., 2016).

COMMUNICATION ET RELATIONS INTERCULTURELLES

Une bonne communication et des relations de confiance sont des éléments essentiels pour des soins de santé de qualité. Cependant, la communication entre les fournisseurs de soins de santé et les patients immigrés et réfugiés peut être compromise par la langue, la culture de la santé et les différences culturelles (Mengesha et coll., 2018). La population canadienne née à l'étranger devrait atteindre 30 % d'ici 2036 (Statistique Canada, 2017) et la diversité linguistique augmente également (Statistique Canada, 2017). Environ une femme sur cinq a une première langue autre que l'anglais dans son profil linguistique (Statistique Canada, 2017). Les familles immigrantes qui maîtrisent mal l'anglais ont du mal à percevoir la pertinence des sujets abordés dans l'éducation prénatale, ainsi que l'accent, la terminologie, le jargon et la vitesse de communication du fournisseur de soins de santé. Les familles immigrantes ne sont pas à l'aise pour poser des questions, parce qu'elles se sentent intimidées et ne souhaitent pas contester les fournisseurs de soins de santé (Higginbottom et coll., 2016). Les fournisseurs de soins de santé doivent veiller à parler lentement, à éviter le jargon et à vérifier que les messages ont été compris. Bien que les fournisseurs de soins de santé ne se perçoivent pas comme ayant un accent, pour de nombreux patients, la façon de parler du fournisseur, y compris le ton, la terminologie et la manière de parler, peut être nouvelle et inconnue, et donc difficile à comprendre. Les fournisseurs de soins de santé peuvent s'appuyer sur des documents écrits pour soutenir la communication en vue d'une prise de décision éclairée; toutefois, ces documents pédagogiques doivent être rédigés dans la langue préférée du patient, si possible, et utilisés pour compléter la communication verbale, et non pour la remplacer. De nombreux patients peuvent être issus de traditions et de sociétés orales, et la plupart des familles apprécient l'interaction et la possibilité de s'engager et de clarifier les choses (Higginbottom et coll., 2016).

Comme nous l'avons vu précédemment, les patientes noires, autochtones ou de couleur, et plus particulièrement les patientes noires, sont plus susceptibles d'être victimes d'injustices raciales et de disparités en matière de santé lorsqu'elles accèdent aux soins. La recherche de Vedam et coll. (2019) explore l'iniquité et le mauvais traitement des personnes noires qui accouchent. Leurs conclusions soulignent que les patientes noires sont plus susceptibles de signaler de mauvais traitements en obstétrique que leurs homologues blanches. Leur étude a montré qu'une communication efficace améliore la qualité des soins reçus par une patiente noire. Cette communication et ces choix éclairés peuvent être réalisés en écoutant les préoccupations des patientes, en fournissant un consentement éclairé et en respectant l'autonomie des patientes à faire des choix pour leurs soins, même si ces décisions diffèrent de celles des fournisseurs de soins de santé (Vedam et coll., 2019).

La compétence culturelle en action

Soins compatissants et droit à la parole

Valérie Luther, une femme noire enceinte de cinq mois, se sentait mal à l'aise et se trouvait chez elle lorsqu'elle a commencé à saigner. Elle s'est rendue à la clinique de son médecin et a attendu longtemps son rendez-vous à Thunder Bay, au nord-ouest de l'Ontario. Lorsque le médecin a examiné Valérie, il a déclaré que les saignements étaient normaux et l'a renvoyée chez elle. Une fois chez elle, Valérie a commencé à avoir mal aux fesses. Elle a pris un bain chaud et appelé son médecin. On lui a dit qu'il s'agissait de constipation et on l'a encouragée à aller à la selle. Valérie a ressenti une douleur accrue au niveau des fesses et n'a pas pu dormir. Elle a appelé l'unité d'urgence et a décrit sa situation, mais n'a pas reçu de soins immédiats. Elle s'est rendue à l'hôpital tôt le lendemain matin. Valérie a eu juste assez d'énergie pour demander des analgésiques, puis elle a perdu connaissance. Le bébé a été mis au monde par césarienne, mais il est décédé. Alors que Valérie et son mari devaient faire face à la perte de leur bébé, ils se posaient de nombreuses questions sur ce qui s'était passé et se demandaient si quelque chose aurait pu être fait plus tôt pour sauver leur bébé. Malheureusement, on leur a également demandé pourquoi ils n'avaient pas reconnu qu'elle était en train d'accoucher et qu'il aurait fallu venir plus tôt. Ce reproche, qui

Suite

> s'ajoute à la perception d'une mauvaise gestion au niveau du système, a suscité des sentiments de colère, de méfiance et de trahison à un moment où ils étaient profondément affligés par la perte de leur enfant.
>
> Comment soutiendriez-vous cette famille en cette période de perte et de deuil? Quels sont les facteurs qui ont pu contribuer à ce résultat? Quels sont les aspects de la conscience critique et des soins de compassion qui auraient pu être pris plus tôt pour une expérience de soins améliorée et plus positive?
>
> Bien que nous reconnaissions que les reproches du fournisseur de soins de santé étaient inappropriés, un tel racisme existe malheureusement au sein du système. Si vous étiez témoin d'une telle déclaration ou d'un tel sentiment, que feriez-vous?

Des préjugés raciaux implicites ont été signalés dans le système de soins de santé et peuvent affecter les interactions patient-praticien, les décisions de traitement, l'observance et les résultats en matière de santé (Hall et coll., 2015). Les composantes importantes de la prestation de soins de santé équitables comprennent l'écoute sans être sur la défensive, la réponse rapide, l'empathie et la collaboration avec les personnes enceintes après avoir bien compris leurs préoccupations. Ces actions peuvent contribuer à réduire les disparités raciales. Pour dispenser des soins sûrs et culturellement adaptés, il faut connaître les facteurs de risque, améliorer la communication et la collaboration avec la personne enceinte et sa famille, ainsi qu'avec les fournisseurs de soins de santé tout au long de la période périnatale.

ALIMENTATION ET NUTRITION

L'alimentation est un aspect essentiel du suivi de la santé et du bien-être de la grossesse. Un célèbre dicton nord-américain dit qu'une personne enceinte « mange pour deux »; cependant, de telles croyances ont conduit à une prise de poids excessive pendant la grossesse, qui comporte un risque accru d'accouchement par césarienne, d'hypertension gestationnelle et de diabète gestationnel (Maxwell et coll., 2019). Par conséquent, les fournisseurs de soins de santé doivent répondre de manière appropriée aux besoins nutritionnels de leurs patientes et discuter de l'importance de l'alimentation pendant la grossesse pour obtenir des résultats optimaux. Il convient également de tenir compte de l'aspect culturel, car de nombreux patients ont des croyances et des traditions en matière de nutrition.

Dans toutes les cultures, le régime alimentaire est adapté pendant la grossesse pour favoriser les résultats positifs et souhaités pour la mère et le bébé (Higginbottom et coll., 2018). Par exemple, un échantillon de mères immigrées chinoises a décrit des aliments comme les œufs, la soupe, le poisson, les noix et le sésame noir comme étant associés à une peau sans défaut et de couleur claire, au développement du cerveau et à des cheveux noirs épais, soit tous les attributs souhaités pour le bébé (Higginbottom et coll., 2018). Dans le même temps, les femmes ont modifié leur régime alimentaire pour inclure du lait et des produits laitiers sur les conseils de leur médecin (Higginbottom et coll., 2018). Il est donc important de reconnaître que les considérations culturelles des préférences alimentaires sont importantes, et il est également important de présenter des recommandations basées sur les connaissances des praticiens.

De nombreuses cultures (par exemple, asiatiques, latino-américaines, africaines) ont des croyances traditionnelles sur les propriétés chaudes-froides de certains aliments et conditions (Chakrabarti et Chakrabarti, 2019; Higginbottom et coll., 2018; Lim et van Dam, 2020). Les aliments sont considérés comme chauds ou froids sur la base de leurs propriétés humorales associées aux systèmes de guérison traditionnels tels que la médecine traditionnelle chinoise ou la médecine ayurvédique, indépendamment de la température de l'aliment. La grossesse est souvent considérée comme un état « chaud »; par conséquent, la consommation d'aliments trop « chauds » doit être évitée pendant la période prénatale, mais peut être préférée après la naissance du bébé.

Parmi les autres facteurs qui influencent les choix alimentaires figurent le soutien et les conseils sociaux, ainsi que l'accès accru à des aliments de commodité moins nutritifs et le manque de temps pour une cuisine plus traditionnelle (Higginbottom et coll., 2018). Une approche culturellement sûre de l'alimentation pendant la grossesse consiste à demander à la patiente de tenir un journal alimentaire et de revoir son alimentation pour s'assurer qu'elle répond aux besoins de la grossesse. En outre, les patientes peuvent bénéficier d'une orientation vers un diététicien agréé, en particulier celles qui souffrent d'insécurité alimentaire ou qui ont un statut socio-économique inférieur. Le régime alimentaire à base d'« aliments traditionnels » ou d'« aliments spéciaux » devrait être encouragé parmi les populations autochtones et autres. Il a été démontré que ces aliments améliorent la qualité du régime alimentaire et sont liés à l'identité culturelle des populations autochtones (Santé Canada, 2019).

ACTIVITÉ PHYSIQUE ET EXERCICE

La grossesse est souvent perçue de manière différente en ce qui concerne l'activité physique. Il peut y avoir une croyance selon laquelle la grossesse nécessite du repos et que l'exercice et les activités intenses peuvent nuire à la mère ou au bébé (Greenhalgh et coll., 2015). D'autres cultures peuvent souligner qu'un repos excessif est associé à la paresse, ce qui crée des problèmes lors du travail (Watson et coll., 2019). Les personnes enceintes peuvent recevoir des conseils de leur famille, de leurs amis et de leurs proches, auxquels elles font davantage confiance qu'aux fournisseurs de soins de santé. Certains patients peuvent ne pas être en mesure de modifier leur activité physique en raison des exigences de leur vie professionnelle et de leurs besoins individuels. Les fournisseurs de soins de santé doivent conseiller leurs patientes sur les approches fondées sur des données probantes en matière d'activité physique pendant la période périnatale, tout en tenant compte des différences culturelles. La SOGC recommande un exercice d'intensité modérée de 150 minutes par semaine pour celles qui ne présentent pas de contre-indications, afin de réduire les taux de complications telles que le diabète gestationnel, l'hypertension gestationnelle et les naissances par césarienne (Mottola et coll., 2018).

SANTÉ ÉMOTIONNELLE ET MENTALE

Dans une étude sur le stress psychosocial, Robinson et coll. (2016) ont constaté que les participantes qui s'identifiaient comme des minorités ethniques subissaient un stress psychosocial plus important que celles qui s'identifiaient comme des personnes blanches. L'identité ethnique était basée sur l'auto-identification et la plupart des personnes enceintes de ce groupe étaient des immigrantes ou des personnes canadiennes de première génération. Les personnes appartenant à une minorité ethnique étaient plus susceptibles de faire état d'un soutien social inadéquat, de symptômes dépressifs et d'une mauvaise santé émotionnelle, et de percevoir leur vie comme étant plus stressante. D'autres études ont également noté que les participantes migrantes ont une plus grande probabilité de dépression prénatale, qui peut souvent s'exprimer par des symptômes somatiques (Khanlou et coll., 2017). Il est essentiel que le dépistage et les soins de santé mentale sensibles à la culture fassent partie des soins prénataux.

Dans certaines cultures asiatiques, la préférence pour un enfant de sexe masculin par rapport à un enfant de sexe féminin peut être significative et influencer la manière dont le bébé est accueilli dans la famille, et si la personne qui accouche est soutenue ou non (Mucina, 2018; Srinivasan, 2018). La complexité de cette question dépasse le cadre de ce chapitre. (Pour une discussion plus approfondie, voir Almond et coll., 2013; Mucina, 2018; Qadir et coll., 2011; Srinivasan, 2018). Il est essentiel que les praticiens soient sensibles à ces dynamiques, qu'ils reconnaissent l'impact qu'elles peuvent avoir sur la santé mentale et émotionnelle de la mère et qu'ils créent un espace de dialogue sûr et sans jugement, au besoin.

UN PLAN DE NAISSANCE SÛR ET CULTURELLEMENT ADAPTÉ

Le **plan de naissance** décrit les préférences en matière de travail et d'accouchement d'une patiente enceinte et des personnes qui l'assistent; il s'agit d'une bonne stratégie pour aider les patientes à se préparer à l'accouchement. Sachant que l'accouchement peut être imprévisible, il est essentiel que les fournisseurs de soins de santé examinent attentivement le déroulement du travail pour la patiente, y compris les pratiques habituelles et les raisons d'éventuelles interventions. C'est aussi l'occasion idéale de mettre en évidence les besoins et les traditions culturelles pour les périodes intrapartum et postnatales. Le tableau 12.1 présente quelques questions qui aident à créer un plan de naissance culturellement sûr et adapté. Une approche participative individuelle de l'élaboration d'un plan de naissance culturellement sûr et sensible offre la possibilité d'un dialogue ouvert. Par exemple, pour les familles qui préfèrent un personnel de santé féminin, il est essentiel d'avoir une conversation respectueuse sur l'éventualité que cela ne soit pas possible pendant l'accouchement. Le fournisseur de soins de santé peut demander s'il y a des façons dont il serait acceptable d'avoir un médecin de sexe masculin et une infirmière ou une sage-femme de sexe féminin.

Communautés lesbienne, gaie, bisexuelle, transgenre, queer et bispirituelle

2ELGBTQI+ est l'acronyme officiel reconnu par le Secrétariat 2ELGBTQI+ du gouvernement du Canada et signifie les identités « deux esprits, lesbiennes, gaies, bisexuelles, transgenres, queers et intersexuées » (gouvernement du Canada, 2020). Un autre acronyme souvent utilisé au niveau international est LGBTI (lesbienne, gai, bisexuel, transgenre, intersexué) (gouvernement du Canada, 2020). Les personnes 2ELGBTQI+ peuvent être confrontées à la discrimination, à l'effacement et à la stigmatisation tout au long de la période périnatale (voir le chapitre 10). Dans

---

TABLEAU 12.1 ■ **Guide d'entrevue pour un plan de naissance culturellement sûr et adapté**

1. Qui vous soutiendra et vous conseillera pendant les périodes prénatale, d'accouchement et postnatale?
2. Quelles traditions religieuses ou culturelles sont essentielles pour vous pendant l'accouchement et la période postnatale?
3. De quel sexe préférez-vous que soient les fournisseurs de soins de santé? Si nous ne pouvons satisfaire à votre demande, que pouvons-nous faire pour créer une expérience positive et sûre?
4. Quels termes ou questions préférez-vous que votre équipe soignante utilise ou évite, comme la divulgation du sexe assigné au fœtus ou au bébé?
5. Comment souhaitez-vous que les fournisseurs de soins de santé parlent de vos douleurs d'accouchement?
6. Quelles options spécifiques de soulagement de la douleur aimeriez-vous intégrer à votre plan de naissance?
7. Quelles positions d'accouchement sûres préférez-vous adopter pendant le travail et l'accouchement?
8. Quelles sont vos préférences personnelles en matière de contact immédiat avec le bébé?
9. Souhaitez-vous récupérer votre placenta pour des pratiques personnelles ou culturelles?
10. Quelles sont vos priorités et vos attentes à l'égard de vos fournisseurs de soins de santé en ce qui concerne votre sécurité et celle de votre bébé?
11. Quelles sont vos expériences antérieures en matière de parentalité planifiée ou de période périnatale (le cas échéant)?
12. Quels sont les informations sur la santé ou les médicaments traditionnels qui vous sont utiles en ce moment?

des pays comme l'Australie, le Canada, la Nouvelle-Zélande, les États-Unis et le Royaume-Uni, la procréation est typiquement une expérience féminine hétéronormative et cisgenre. Cependant, un nombre croissant d'individus embrassent la fluidité et la diversité de la sexualité et de l'**identité de genre**, qui est la façon dont un individu définit son genre. De nombreux partenaires 2ELGBTQI+ cherchent à avoir des enfants et se heurtent à de nombreux obstacles pour obtenir des soins culturellement compétents. Les fournisseurs de soins de santé peuvent valider les familles 2ELGBTQI+ à différents stades du processus périnatal. Dans cette section sur les familles 2ELGBTQI+ ayant des enfants, les personnes non binaires et les hommes transgenres en état de grossesse seront mis en avant, car ils sont confrontés à une grande quantité d'iniquité systémique, d'effacement et de transphobie dans le cadre de l'expérience périnatale (Hoffkling et coll., 2017). Le terme **non binaire** désigne les personnes dont l'identité de genre ne correspond pas au schéma binaire de l'homme ou de la femme (The Center, 2021). L'identité de genre des personnes transgenres diffère généralement du genre qui leur a été assigné à la naissance en fonction de leurs organes génitaux. Par exemple, les **hommes transgenres** ont été designés femmes à la naissance, et s'identifient maintenant comme des hommes. L'identification en tant que transgenre ne dépend pas de procédures médicales ou d'altérations de l'apparence physique (The Center, 2021). (Voir aussi le chapitre 10.)

Les fournisseurs de soins de santé peuvent provoquer une gêne en utilisant une terminologie binaire pour désigner des caractéristiques anatomiques. Le fait de demander et de documenter le nom, les pronoms et les mots utilisés pour décrire les structures anatomiques du patient est un moyen d'affirmer son identité de genre et de prévenir la discrimination administrative. Des documents d'accueil et des environnements cliniques inclusifs permettent également de normaliser l'expérience de la procréation 2ELGBTQI+. Les hommes transgenres sont souvent confrontés à l'isolement social, à la vulnérabilité physique et émotionnelle et à la peur du système médical (Besse et coll., 2020a). Un fournisseur de soins de santé transcompétent peut aider à normaliser son expérience et à planifier avec ses patients les moyens de répondre au mieux à leurs besoins afin de réduire la discrimination dans le système de soins de santé. Les soins transcompétents peuvent également consister à discuter à l'avance des procédures invasives. (Voir également le chapitre 10.) Il existe actuellement plusieurs possibilités de conception grâce aux techniques de procréation assistée et aux mécanismes de préservation de la fertilité.

Les personnes transmasculines et non binaires sont confrontées à des obstacles manifestes et systémiques dans l'expérience de la procréation et dans la manière dont elles naviguent dans un système orienté vers les femmes (Besse et coll., 2020a, b; Hoffkling et coll., 2017; Riggs et coll., 2020). La crainte d'être mégenré lors d'une grossesse visible et d'une formation insuffisante des fournisseurs de soins de santé sur les questions 2ELGBTQI+ peut entraîner un malaise et des sentiments dysphoriques (Besse et coll., 2020a).

Considérations culturelles dans les soins

L'expérience de procréation d'un homme transgenre

Matthew et son partenaire Neil attendent leur premier enfant. Ils vivent à Steinbach, au Manitoba. Matthew s'inquiète des soins qu'il recevra en tant que transmasculin. Lors de leur premier rendez-vous prénatal, Matthew et Neil se sentent acceptés en entrant dans la clinique lorsqu'ils voient des affiches de familles lesbiennes, gaies, bisexuelles, transgenres, queers et bispirituelles (2ELGBTQI+). Lors de la première visite, la sage-femme leur demande quels sont leurs pronoms et qui est la personne porteuse. Lors de l'examen médical de Matthew, la sage-femme lui demande la terminologie qu'il préfère pour désigner les parties de son corps situées au niveau de la poitrine et du bassin et comment elle peut rendre les examens plus confortables pour lui. Matthew se sent inclus dans les soins prénataux en voyant la représentation des 2ELGBTQI+ dans le cadre clinique et en constatant que sa sage-femme n'a pas fait de suppositions quant à son identité de genre.

Ne pas faire de suppositions et augmenter la représentation sont des étapes importantes dans la promotion de soins inclusifs et culturellement sûrs pour les patients de diverses origines et identités au sein de la communauté 2ELGBTQI+. Chaque expérience d'accouchement transgenre et non binaire est unique. Il est impératif que l'équipe soignante élabore un plan de soins fondé sur le respect et la volonté d'apprendre les préférences du patient afin de promouvoir la qualité et la sécurité des soins. Dans une étude, les personnes transmasculines, les personnes non binaires et les hommes transgenres ont fait état de réactions émotionnelles pénibles après une perte de grossesse (Riggs et coll., 2020). Cette étude a mis l'accent sur l'importance de poser des questions sur les pronoms, de préconiser un changement de système pour que les noms, les pronoms et le genre soient correctement consignés, et de veiller à ce que les expériences prénatales qui suivent une perte de grossesse n'ajoutent pas de complexité au chagrin potentiel des hommes, des personnes transmasculines et des personnes non binaires et de leurs partenaires (Riggs et coll., 2020).

Accouchement centré sur la famille

Les personnes canadiennes ont la possibilité d'accoucher à l'hôpital, à domicile ou dans un centre de naissance, en fonction de leur lieu de résidence. Les choix sont influencés par de nombreux facteurs, y compris le contrôle de l'expérience de l'accouchement et de la (des) personne(s) chargée(s) de l'accouchement. L'influence de la culture sur la période intrapartum se manifeste par la présence d'une ou de plusieurs personnes chargées de l'accompagnement de l'accouchement, la position de naissance, la gestion de la douleur et les traditions qui peuvent accompagner le processus d'accouchement. Les patientes souhaitent bénéficier d'un soutien et de soins attentifs pendant le travail et l'accouchement. Les aidants peuvent apporter un soutien émotionnel en offrant leur présence continue et des mots d'encouragement.

Dans la médecine et la société occidentales contemporaines, la grossesse et l'accouchement sont considérés comme une expérience « de couple ». Le partenaire de la personne qui accouche est censé être la principale personne de soutien. Toutefois, dans certaines cultures, la norme veut que des femmes soient présentes, telles que la mère, la belle-mère ou la sœur de naissance ou de choix. Les fournisseurs de soins de santé peuvent favoriser une véritable expérience interculturelle. La consultation et la facilitation d'une approche commune des expériences des patientes et des personnes chargées du soutien à la naissance sont des indicateurs cruciaux pour de meilleurs résultats. Par exemple, traditionnellement, les patientes d'Asie du Sud peuvent être habituées à avoir leur mère ou une figure maternelle pour les soutenir pendant l'accouchement et préférer cette configuration; cependant, le manque de soutien familial et social et l'acculturation à la culture occidentale peuvent signifier que c'est plutôt leur partenaire qui est présent pendant l'accouchement. Les soignants qui sont sensibles à la méconnaissance culturelle potentielle dans le rôle de soutien à l'accouchement pour la partenaire peuvent avoir un impact significatif sur le bien-être des deux partenaires. Par exemple, une patiente musulmane au Canada a décrit son expérience positive avec son mari, notant que l'aide qu'elle a reçue de son mari a conduit à une plus grande proximité (Alzghoul et coll., 2021). Il est également essentiel de soutenir et de ne pas juger les partenaires qui choisissent de rester en dehors de la salle d'accouchement.

La compétence culturelle en action

Choix éclairés des couples attendant un enfant

Mariam Hussain est en début de travail avec son premier enfant dans un centre de santé rural et bénéficie des soins d'une sage-femme. Lors de l'évaluation du travail dans l'unité maternelle, la sage-femme informe Mariam et son mari, Mohammed, qu'elle doit consulter un obstétricien, car la pression artérielle de Mariam est devenue anormalement élevée. La sage-femme explique ensuite que l'obstétricien de garde aujourd'hui est un homme et, après discussion, Mariam et Mohammed demandent à la sage-femme de transférer Mariam dans un hôpital où il y a une femme obstétricienne. Comme la naissance n'est pas imminente, la sage-femme appelle les hôpitaux des environs et prévoit de transférer Mariam dans un autre hôpital, qui dispose d'une femme obstétricienne et est situé à 54 kilomètres (33,6 milles) de son domicile.

L'option choisie présente-t-elle des risques pour la qualité et la sécurité? Que se passe-t-il si l'hôpital le plus proche se trouve à 150 km (93,3 milles) et que les complications intrapartum surviennent plus tard dans la période de travail? Comment les soins auraient-ils pu être améliorés grâce à un plan d'accouchement tenant compte des spécificités culturelles?

Les fournisseurs de soins de santé doivent examiner les préférences prénatales avec la patiente. Les informations recueillies devraient inclure des situations telles que le lieu de naissance et l'identité de genre de l'équipe soignante. Ils doivent également discuter d'attentes réalistes basées sur le tableau clinique de la patiente, les soutiens et la navigation dans les ressources disponibles dans la région. Ces discussions doivent permettre d'anticiper les scénarios possibles concernant le déroulement de l'accouchement, afin que des plans puissent être élaborés et des décisions prises à l'avance.

POSITION D'ACCOUCHEMENT ET DOULEUR DU TRAVAIL

Avec la médicalisation de l'accouchement, les patientes accouchent souvent en position allongée. Cette pratique a probablement évolué pour des raisons de commodité pour le fournisseur de soins de santé, car elle peut faciliter le suivi et l'assistance à l'accouchement. La position allongée sur le dos contraste fortement avec celles utilisées dans d'autres cultures, où l'accouchement se fait avec des écharpes rebozo, ou en position debout ou accroupie (fig. 12.2). Il peut y avoir des croyances

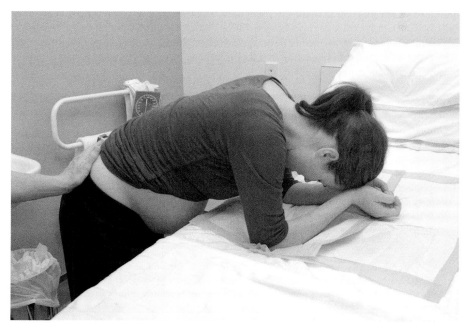

Fig. 12.2   Position d'accouchement debout. (iStock.com/chameleonseye.)

culturelles concernant des aliments et des boissons spécifiques et l'application de substances particulières, comme des feuilles de courge, sur l'abdomen d'une femme en plein travail pour favoriser l'accouchement. La mesure dans laquelle ces éléments peuvent être pris en compte dépendra de la situation individuelle. Cependant, il est important de reconnaître ces préférences, de les adapter si possible et de fournir une explication honnête si ces pratiques ne peuvent pas être prises en charge. Il est important de s'enquérir de la position d'accouchement préférée, car la patiente peut ne pas être sûre des options qui s'offrent à elle et hésiter ou ne pas être en mesure de défendre ses intérêts en plein travail.

La douleur pendant le travail est une expérience universelle; l'intensité et l'expression de la douleur peuvent varier d'une personne et d'une culture à l'autre. Alors que l'expression de la douleur est la norme dans la culture occidentale, d'autres cultures (japonaise, chinoise, coréenne, indienne, népalaise, birmane, malaisienne) peuvent considérer l'expression extérieure de la douleur comme culturellement inappropriée et les patientes peuvent rester silencieuses et risquer une prise en charge inadéquate de la douleur (Ricci, 2020). Il est donc important de procéder à des évaluations fréquentes de la douleur et d'encourager une communication honnête sur la douleur, sans porter de jugement. En outre, les personnes enceintes souffrant de douleurs chroniques peuvent avoir des besoins supplémentaires et, sans une attention intentionnelle, leur droit à une prise en charge adéquate de la douleur peut être compromis (Mellin, 2017). Une meilleure connaissance de la douleur par le fournisseur de soins est liée à une attitude plus positive envers les patientes enceintes souffrant de douleurs chroniques et est corrélée à une intention accrue de les médicamenter (Mellin, 2017). Les fournisseurs de soins de santé sont dans une position idéale pour fournir aux patientes enceintes des informations équilibrées et concises sur les mesures non pharmacologiques et pharmacologiques efficaces pour soulager la douleur et garantir un processus d'accouchement sans danger. D'autres traditions culturelles pendant l'accouchement peuvent inclure, pour les peuples autochtones, la purification par la fumée ou la présence de cèdre, de sauge ou de tabac dans la salle d'accouchement (Churchill et coll., 2020). En outre, la musique pour la relaxation ou le soutien spirituel, et les rituels de coupure du cordon ou d'élimination du placenta peuvent être intégrés à l'expérience de l'accouchement (Sharma et coll., 2016). Dans les salles de travail et d'accouchement, les familles culturellement diversifiées ont les mêmes besoins et les mêmes désirs que toutes les autres familles. Il est essentiel de leur accorder le même respect et le même sens de l'accueil, en intégrant leurs besoins, leurs valeurs et leurs préférences dans les soins.

La compétence culturelle en action

Un plan de naissance culturellement sûr

Mme Oksana Rosa, une jeune femme de 23 ans originaire des Philippines, en est à 38 semaines de sa deuxième grossesse et le travail est en cours. Le travail se déroule tranquillement et elle parle de temps en temps en tagalog à sa sœur Juana. On lui a d'abord proposé des options contre la douleur telles que l'analgésie épidurale, le Nitronox ou l'hydrothérapie, mais elle a refusé. Elle semble s'en sortir avec le soutien de sa sœur. Elle dit qu'elle préfère s'accroupir pour accoucher. Le fournisseur de soins de santé se concentre davantage sur la surveillance du bien-être du bébé.

Comment décririez-vous les soins prodigués à Oksana? Quels sont les facteurs susceptibles de contribuer au manque d'engagement du fournisseur de soins envers Oksana? Tenez compte des suppositions concernant l'expression de la douleur, le besoin d'un praticien puisque la patiente est soutenue par sa sœur, les barrières linguistiques et la méconnaissance de la position d'accouchement préférée. Il est important que les fournisseurs de soins de santé vérifient leurs propres préjugés et évitements, et qu'ils se rendent régulièrement auprès des personnes en travail pour les réconforter et les soulager de la douleur.

Patientes ayant subi une mutilation génitale féminine

La circoncision génitale féminine, plus récemment connue sous le nom de **mutilation génitale féminine** (MGF), est une pratique culturelle qui a cours principalement en Afrique et dans certaines parties du Moyen-Orient et de l'Asie. Les trois types de MGF varient en gravité. Le premier type implique une **clitoridectomie**, c'est-à-dire l'ablation du clitoris; le deuxième type, ou l'excision, comprend la clitoridectomie et l'ablation des petites lèvres; et le troisième type, également connu sous le nom d'**infibulation**, consiste à créer un orifice vaginal étroit en scellant les grandes lèvres aux petites lèvres et, éventuellement, à procéder à une clitoridectomie (UNICEF et Gupta, 2013). On estime que 200 millions de femmes ont subi une MGF dans le monde. La MGF est une procédure non médicale pratiquée sur les filles pendant la puberté, en guise de rite de passage. Les procédures sont souvent effectuées sans technique aseptique et par du personnel médical non spécialisé. Elle a de graves conséquences sur la santé reproductive et sexuelle, telles qu'une infection de la plaie ou une infection urinaire, un décès après l'intervention, un travail prolongé ou obstrué, et un risque accru de décès pendant l'accouchement (Fonds des Nations Unies pour la population, 2018). Les fournisseurs de soins de santé canadiens doivent tenir compte des implications juridiques de la MGF, qui constitue une infraction pénale (Commission ontarienne des droits de la personne, 2000).

La compétence culturelle en action

Recadrer les pratiques et les identités culturelles

Fatima a récemment immigré du Soudan au Canada. Elle est enceinte de 37 semaines et s'est présentée à l'unité d'accouchement en travail actif. Lors de l'examen, on découvre que le périnée de Fatima est infibulé. Lors de l'accouchement de sa petite fille, les efforts de poussée de Fatima sont entravés par la suture, ce qui oblige l'obstétricien à ouvrir la suture pour faciliter la sortie de la tête du bébé. Son mari demande à l'obstétricien de réparer son périnée et de refermer l'urètre et le vagin, ce qui s'appelle une réinfibulation. L'obstétricien de Fatima explique qu'ils vont réparer la coupure qu'ils ont faite pour arrêter le saignement et favoriser une cicatrisation optimale. Cependant, ils ne pourront pas refermer l'infibulation de Fatima, car cela comporte des risques pour sa santé pelvienne. Le lendemain matin, après que Fatima a pu se reposer, l'obstétricien revient pour lui expliquer plus en détail les raisons pour lesquelles ils n'ont pas procédé à la réinfibulation, y compris les implications juridiques. Fatima n'a pas réalisé les risques sanitaires de sa pratique culturelle avant de rencontrer l'obstétricien, car cette pratique a été réalisée sur elle lorsqu'elle était jeune fille. À la suite de cette discussion, Fatima comprend les raisons pour lesquelles son obstétricien a refusé la demande de réinfibulation.

Lorsqu'ils sont confrontés à une pratique culturelle qui n'est pas cliniquement recommandée ou qui a des implications juridiques, les fournisseurs de soins de santé doivent discuter respectueusement du sujet avec leurs patients et respecter leurs choix, tout en leur fournissant les informations cliniques expliquant pourquoi le fournisseur ne peut pas effectuer le service.

Lorsqu'ils soignent des patientes ayant subi une MGF, les fournisseurs de soins de santé doivent aborder cette pratique culturelle sans porter de jugement afin d'établir une relation de confiance et d'honnêteté. La terminologie est également de la plus haute importance, car le fait de qualifier les organes génitaux d'un patient de « mutilés » peut créer un environnement dangereux pour le patient. Les risques de la MGF pour la santé reproductive et sexuelle doivent être communiqués à la patiente, y compris l'information selon laquelle il est illégal de procéder à une réinfibulation au Canada.

> **Considérations culturelles dans les soins**
>
> *Recherche d'un langage sans jugement et d'empathie*
>
> Considérez les questions suivantes à poser à une patiente qui a subi une MGF : Comment aimeriez-vous que l'on parle de votre altération périnéale ? Quelle signification culturelle cette pratique revêt-elle pour vous ? Qu'aimeriez-vous que les professionnels de la santé fassent pendant votre travail et votre accouchement pour que vous vous sentiez le plus à l'aise possible ?
>
> Une communication adéquate, culturellement compétente et sûre entre les fournisseurs de soins de santé et les immigrants est essentielle pour l'accès aux soins de santé et à leur prestation. Les fournisseurs de soins de santé doivent acquérir une compréhension culturelle des attitudes, des comportements, des croyances et des pratiques des sous-populations minoritaires afin d'améliorer l'accès aux soins prénataux en temps opportun et d'améliorer les résultats pour les nouveau-nés.

Soins postnataux axés sur la famille

De nombreux facteurs qui influent sur l'équité en santé dans les soins prénataux persistent dans la période postnatale, et certains peuvent être amplifiés au cours de cette période. Si les patientes n'ont pas une expérience positive du système de santé et des fournisseurs de soins au début de la période périnatale, il est peu probable qu'elles fassent confiance et recherchent des soins après l'accouchement.

Pour de nombreuses communautés culturelles, la période postnatale est définie par des rituels prescrits pour promouvoir la guérison et le lien entre la famille et le bébé, ainsi que par le développement de nouveaux rôles en tant que jeunes parents ou que parents accueillant un nouveau membre dans la famille. Pour les cultures collectivistes qui sont orientées vers le « nous », c'est le moment d'obtenir le soutien des autres. Les personnes issues de ces cultures ont noté que les soins périnataux au Canada sont davantage orientés vers les périodes prénatales et intrapartum, et que l'on s'attend à ce que les couples s'engagent activement à prendre soin d'eux-mêmes et du nouveau-né et en assument la responsabilité. Les parents canadiens sont encouragés à prendre l'air et à rester actifs pour prévenir les troubles de l'humeur post-partum. Cependant, dans de nombreuses cultures, il existe une période de repos de 40 à 50 jours ou plus, pendant laquelle le jeune parent qui a accouché est censé se reposer, effectuer des tâches minimales et recevoir un soutien, à la fois émotionnel et tangible, sous la forme d'aliments spéciaux, d'aide pour les soins du bébé et les travaux ménagers, de la part de la famille et des amis (Bolton et coll., 2018; Evagorou et coll., 2016; Higginbottom et coll., 2016; Quintanilha et coll., 2016; Sharma et coll., 2016). Les patientes peuvent craindre des douleurs et des complications post-partum potentielles si elles deviennent actives trop tôt. De nombreux patients peuvent avoir des difficultés à faire face à la routine quotidienne de la prise en charge d'un bébé dans un pays où ils ne reçoivent pas de soutien de la part de leur famille élargie.

Un autre domaine de différence culturelle entre la culture occidentale et de nombreuses autres cultures est l'hygiène, en particulier le bain. De nombreuses cultures ont des coutumes qui imposent d'éviter les bains et les douches pendant le post-partum au cours d'une période allant de 10 à 30 jours. Le fait de se baigner pendant ces périodes est considéré comme une cause de mauvaise santé et de rhumatismes pendant la vieillesse. Les bains à l'éponge et les bains de vapeur peuvent être utilisés comme alternatives. Certaines patientes peuvent s'opposer au fait de prendre une douche immédiatement après l'accouchement et trouver plus facile de se soumettre à la procédure que de défendre ou de négocier leurs traditions culturelles (Higginbottom et coll., 2016), tandis que d'autres rejetteront cette tradition tout en conservant d'autres (Higginbottom et coll., 2018; Joseph et coll., 2019). Il est donc important d'utiliser ces connaissances culturelles pour s'enquérir des besoins et des préférences des patientes et de ne pas faire de suppositions.

Les fournisseurs de soins de santé peuvent avoir des opinions sur le rôle d'un nouveau parent, en ce qui concerne la responsabilité des soins et l'attachement au nourrisson. Cela peut conduire à des jugements et à l'imposition de normes culturelles occidentales sur ce qui est préférable pour les parents et les bébés. Si un bébé est pris en charge par une famille élargie, on peut penser que le parent n'assume pas ses responsabilités et que le lien entre le parent et l'enfant est entravé. Les fournisseurs de soins de santé doivent s'assurer qu'ils partagent leurs connaissances cliniques spécialisées avec la famille et restent ouverts à en savoir plus sur les forces culturelles des familles.

DÉPRESSION POST-PARTUM

Au Canada, 23 % des mères en période postnatale ont fait état de sentiments correspondant à une dépression post-partum ou un trouble anxieux, allant de 16 % en Saskatchewan à 31 % en Nouvelle-Écosse (Statistique Canada, 2019). Il a été noté que les femmes autochtones et immigrées ont un risque plus élevé de présenter des symptômes dépressifs dans la période post-partum que les femmes enceintes non autochtones nées au Canada (Daoud et coll., 2019). Le risque accru pour les immigrantes peut être attribué à des facteurs tels que les discordes familiales, les attentes externes difficiles en matière de maternité, une mauvaise alimentation et des pratiques d'autosoins, et la dépendance économique (Khanlou et coll., 2017), ainsi que le manque de soutien social, la solitude et la charge du ménage (Jessri et coll., 2013). Il est important de reconnaître que certaines cultures ont une tendance à la somatisation, où la détresse émotionnelle se manifeste par des symptômes physiques (Evagorou et coll., 2016). Les habitudes alimentaires de la personne enceinte ont également été associées à la santé mentale post-partum (Teo et coll., 2018). Le conseil, la thérapie par le soleil, les suppléments de vitamine D, la recherche d'un soutien local et l'entraide peuvent être utiles pour assurer un soutien pendant les soins postnataux.

LACTATION ET ALIMENTATION DES NOURRISSONS

L'OMS recommande que les nourrissons soient allaités exclusivement au sein (ou à la poitrine) pendant six mois, puis avec des aliments complémentaires pendant deux ans et plus (OMS, 2018; OMS et UNICEF, 2020). L'allaitement est l'alimentation idéale pour les nouveau-nés, car le lait maternel a un contenu dynamique et évolue en fonction des besoins de l'enfant. La recherche a montré que les nourrissons allaités ont un taux réduit de syndrome de mort subite du nourrisson (SMSN), un risque réduit d'obésité et un taux réduit d'infection de l'oreille et des poumons. Il est également bénéfique pour les parents, car il favorise la dyade mère-bébé et réduit le risque de cancer du sein et de l'ovaire, de diabète et de maladies cardiaques (gouvernement du Canada, 2020). Au Canada, 90 % des parents qui accouchent commencent à allaiter, mais seulement 57 % d'entre eux poursuivent l'allaitement au-delà de six mois. Les principales raisons de l'arrêt précoce de l'allaitement sont perçues comme étant une faible production de lait et une difficulté avec la technique d'allaitement (gouvernement du Canada, 2020). Dans les différentes cultures, l'allaitement est abordé différemment et est lié aux croyances concernant les besoins nutritionnels des nourrissons ainsi qu'aux croyances religieuses et culturelles (Jessri et coll., 2013; Kanhadilok et McGrath, 2015). L'allaitement est généralement perçu de manière positive dans tous les groupes culturels. Il est associé à des normes culturelles qui consistent à être une bonne mère, à créer des liens maternels et à faire ce qui est le mieux pour le nourrisson (Bolton et coll., 2018; Gallegos et coll., 2013; Kanhadilok et McGrath, 2015) (fig. 12.3).

L'UNICEF recommande de commencer l'allaitement dans la première heure du post-partum (UNICEF, 2018; OMS et UNICEF, 2020). Cependant, le colostrum peut être considéré comme du lait « sale » ou « vieux » par certains groupes culturels (Legesse et coll., 2015), et ces mères peuvent retarder l'allaitement jusqu'à ce que leur lait mature arrive après quelques jours. Les préférences en matière d'allaitement doivent être discutées avec la patiente, de même que les preuves

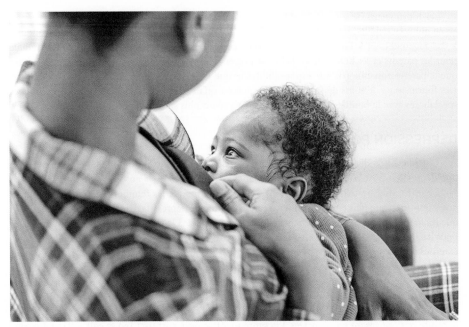

Fig. 12.3   Parent qui allaite son bébé. (iStock.com/kate_sept2004.)

des bienfaits du colostrum. Les fournisseurs de soins de santé doivent s'efforcer de répondre aux besoins de leurs patientes et, dans ce cas, pourraient recommander de pomper le colostrum pour stimuler les seins de la patiente pendant les jours qui précèdent le début de la montée de lait. Les cultures varient également en ce qui concerne le moment où d'autres aliments et boissons doivent être introduits dans l'alimentation du nourrisson, de nombreux patientes optant pour les pratiques traditionnelles et les conseils d'amis et de membres de la famille du pays d'origine. Le soutien du partenaire, des amis et de la famille est positivement associé à l'efficacité de l'allaitement dans toutes les cultures (Gallegos et coll., 2013; Jessri et coll., 2013; Kanhadilok et McGrath, 2015). Un ensemble de recherches soutient une approche à plusieurs niveaux pour remédier au faible taux d'allaitement chez les mères noires (Hemingway et coll., 2021; Johnson et coll., 2015). Les initiatives de soutien à l'allaitement doivent être combinées par le biais des principales institutions afin que les mères noires puissent bénéficier d'une éducation et de soins fiables en matière d'allaitement de la part des fournisseurs de soins de santé et des groupes de lactation communautaires pour atteindre de meilleurs résultats en matière d'allaitement (Johnson et coll., 2015).

La recherche interculturelle a également identifié plusieurs difficultés à maintenir l'allaitement maternel dans des groupes tels que les Chinois, les Moyen-Orientaux et les Africains. L'une des raisons fréquemment invoquées pour ne pas allaiter est l'exposition au public. Dans de nombreuses cultures, comme celles du Moyen-Orient, la pudeur, en particulier pour les femmes, est une attente importante, et l'absence d'espaces publics favorisant l'intimité peut rendre difficile la poursuite de l'allaitement pour les mères. De même, les mères adolescentes se sentent souvent gênées par l'exposition (Jessri et coll., 2013). De nombreuses cultures rapportent qu'en général, elles n'ont pas l'impression que les sociétés canadienne et australienne soutiennent l'allaitement en public (Mathews, 2019; Nesbitt et coll., 2012). Un autre facteur limitant est la nécessité de reprendre le travail et le manque d'espace et de temps pour tirer le lait (Jiang et coll., 2015). D'autres facteurs rendent plus difficile la poursuite de l'allaitement pour les immigrantes : le manque de connaissance des services tels que les consultants en lactation et les lignes d'assistance téléphonique pour l'allaitement, l'impossibilité d'accéder aux services en raison de barrières linguistiques et les « conflits de soins » entre les pratiques occidentales et les pratiques culturelles traditionnelles, où les femmes sont censées se reposer et se concentrer sur leur rétablissement pendant les 30 à 40 jours qui suivent la naissance. Les mères immigrées au Canada et en Australie notent que la culture de leur nouveau pays est celle de la reprise rapide de l'activité physique, des horaires d'alimentation, du manque de soutien pour les tâches ménagères et souvent de la nécessité économique de reprendre le travail (Gallegos et coll., 2013; Jessri et coll., 2013; Joseph et coll., 2019). Les changements alimentaires affectent également la perception des besoins des femmes. De nombreuses cultures ont des « aliments spéciaux » censés stimuler la production de lait maternel; cependant, si ces aliments ne sont pas disponibles pour les femmes dans leur nouveau pays, elles peuvent se tourner vers des compléments tels que des aliments solides, du lait maternisé et d'autres liquides (Gallegos et coll., 2013; Jessri et coll., 2013; Joseph et coll., 2019).

Des disparités raciales ont été constatées dans l'initiation et la poursuite de l'allaitement aux États-Unis. Hemingway et coll. (2021) ont étudié les pratiques d'allaitement dans les communautés avant et après l'obtention par leur hôpital de l'appellation Ami des bébés et ont noté que les mères noires étaient 2,4 fois moins susceptibles de maintenir l'allaitement que les mères non noires. Après l'adoption de l'Initiative Ami des bébés, l'écart racial dans l'initiation à l'allaitement a diminué, mais une différence significative a persisté pour l'allaitement continu à l'hôpital (Hemingway et coll., 2021). Parmi les facteurs susceptibles de contribuer à cette disparité figurent « les présomptions inhérentes selon lesquelles les femmes de couleur n'allaiteront pas et ont donc été moins orientées vers des services d'allaitement, ont été privées de priorité dans le flux de travail et ont reçu moins d'attention et de soutien. Ils ont également fait état de commentaires racistes manifestes de la part de leurs collègues et d'une augmentation des orientations des mères noires vers des services sociaux et des moyens de contraception à longue durée d'action » (Hemingway et coll., 2021). Des résultats similaires concernant les perceptions négatives des femmes noires, les expériences de racisme et le fait que les femmes noires reçoivent moins de conseils ou d'encouragements à allaiter sur la base des suppositions du fournisseur et qu'elles sont plus susceptibles de se voir proposer du lait maternisé ont été régulièrement rapportés dans la documentation (DeVane-Johnson et coll., 2017; Smith, 2018; Spencer et Grassley, 2013). Ces résultats ont conduit à demander à ce que les inégalités dans l'allaitement des mères noires soient considérées comme une question de justice sociale plutôt que comme une simple perspective médicale (Hemingway et coll., 2021).

La compétence culturelle en action

Réussite de l'allaitement et communication précoce

Sharon Avram se rend à son rendez-vous prénatal de la 28e semaine avec sa sage-femme. Elle est enceinte de son premier enfant et prévoit d'accoucher à l'hôpital. Aujourd'hui, sa sage-femme prévoit d'aborder la question de l'alimentation des nourrissons et demande à Sharon comment elle compte nourrir son bébé. Sharon explique que ses amis et sa famille ont tous nourri leurs bébés au lait maternisé, et qu'elle pense donc faire de même. Sharon explique en outre que dans sa communauté majoritairement noire, l'allaitement est considéré comme une pratique ancienne qui ne convient pas au mode de vie d'un parent qui travaille. Quels sont les éléments à prendre en compte pour assurer une discussion culturellement sûre?

Sharon et sa sage-femme prennent le temps de passer en revue les bienfaits de l'allaitement, tant pour le parent qui allaite que pour le bébé. Après en avoir appris davantage sur l'allaitement, elle envisage d'allaiter son bébé en bénéficiant d'un soutien et d'une formation. Elle s'inscrit pour bénéficier d'une aide supplémentaire auprès des ressources communautaires. Quels soutiens supplémentaires seraient utiles pour aider Sharon dans sa décision d'allaiter?

Résumé

Ce chapitre met en évidence l'influence significative des contextes uniques et complexes des déterminants sociaux et culturels à tous les stades de la période périnatale pour la personne enceinte et son bébé sur l'efficacité et la qualité des soins. L'évolution démographique et les preuves des inégalités et des difficultés rencontrées par les personnes qui accouchent dans le cadre du système de soins de santé font de la compétence et de la sécurité culturelles une nécessité urgente. Il est nécessaire de créer une conscience plus critique et des espaces culturellement sûrs. Les déterminants sociaux de la santé prénatale sont liés à l'éducation et à l'emploi, à la race et au genre, à la discrimination et aux inégalités, ainsi qu'aux valeurs et pratiques culturelles qui influencent les soins prénataux et néonataux axés sur la famille. C'est pourquoi ce chapitre a examiné les approches de soins visant à soutenir les familles pendant la période périnatale en assurant une communication culturellement sûre, en favorisant l'accès à des soins appropriés et en intégrant les pratiques culturelles.

Les PANDC de diverses origines ethniques, raciales et culturelles peuvent rencontrer des difficultés lors de l'accouchement au Canada en raison d'un manque de soutien psychologique et émotionnel, de rôles sociaux et professionnels concurrents, d'une détresse socio-économique et du stress. Des défis tels que la répartition appropriée des ressources, du pouvoir, de la liberté et du contrôle influenceront la participation des patientes noires, autochtones ou de couleur aux soins périnataux, et l'atténuation de ces inégalités peut réduire leur vulnérabilité à la maladie. L'accès inéquitable aux soins de santé, les disparités en matière de soins de santé et les résultats périnataux défavorables chez les patients autochtones au Canada résultent de déterminants sociaux complexes de la santé, y compris l'héritage des pensionnats et les impacts intergénérationnels de la colonisation. Les fournisseurs de soins de santé doivent reconnaître les rôles et les relations entre les familles autochtones, les sages-femmes autochtones et gardiennes des naissances traditionnelles, ainsi que les influences culturelles qui ont un impact sur les résultats prénataux et néonataux des Autochtones.

La parentalité et l'accouchement sont des étapes essentielles du développement, influencées par des facteurs culturels, psychosociaux, émotionnels, de santé mentale et comportementaux. L'intégration de la compétence culturelle dans les pratiques de soins de santé permet de réduire les risques connus et l'impact des préjugés inconscients et du racisme subis par les personnes enceintes de cultures diverses et les familles autochtones, et d'améliorer la qualité des soins. Les fournisseurs de soins de santé doivent aborder les questions culturelles, y compris le racisme et la discrimination, afin d'assurer la sécurité culturelle et l'équité dans les soins périnataux par le biais d'une éducation antiraciste, de soins prodigués avec compassion, du respect de la vie et de la compréhension des pratiques culturelles. Il s'agit notamment d'intégrer les pratiques de guérison autochtones et autres pratiques traditionnelles dans toutes les interactions en matière de soins de santé, en créant des espaces et des services sûrs qui offrent une expérience prénatale accueillante.

℮ http://evolve.elsevier.com/Srivastava/competenceculturelle/

Questions à des fins d'examen et de discussion

1. « Les soins de santé progressent, parce que les priorités et les stratégies évoluent avec les processus de soins. » Discutez de certains des défis et des tendances qui se manifestent aujourd'hui dans le système de soins de santé en ce qui concerne les soins périnataux.
2. « L'éducation prénatale est associée à des résultats positifs. » Quels sont les facteurs qui facilitent la participation des personnes enceintes et de leurs partenaires de soutien aux cours de préparation à l'accouchement?

3. Quelles sont les principales considérations culturelles qui nécessitent une évaluation plus approfondie lorsqu'il s'agit d'aider les patientes autochtones à élaborer un plan de naissance?

4. Comment pouvez-vous intégrer vos connaissances sur le risque de mortalité prématurée des mères noires à vos actes lorsque vous vous occupez d'une famille noire pendant la période périnatale?

5. Quelles sont les principales considérations culturelles à prendre en compte pour assurer un soutien postnatal aux familles migrantes?

Activité expérientielle ou de réflexion de groupe

OBTENIR DES SOINS PRÉNATAUX DANS UN NOUVEAU PAYS

My-Duyen Choung est une jeune immigrante vietnamienne qui est enceinte de son premier enfant et qui parle très peu l'anglais. Elle vit dans une grande ville du Canada et se rend à son premier rendez-vous prénatal. Elle écoute en silence les questions du fournisseur de soins et, bien qu'elle semble confuse, elle ne pose aucune question et devient agitée. Thang Thao, son mari, acquiesce et sourit fréquemment. Il parle mieux l'anglais que sa femme, mais a du mal à répondre aux questions de sa femme sur la santé.

1. Quelles sont les considérations importantes à prendre en compte pour fournir à cette famille des soins équitables et culturellement adaptés?

2. Prenez en compte les domaines suivants : engagement de la patiente/de la famille, éducation prénatale et élaboration d'un plan de naissance.

Références

Agence de la santé publique du Canada. (2020). *Les soins à la mère et au nouveau-né dans une perspective familiale : lignes directrices nationales.* https://www.canada.ca/fr/sante-publique/services/soins-meres-nouveau-ne-lignes-directrices-nationales.html.

Almond, D., Edlund, L., et Milligan, K. (2013). Son preference and the persistence of culture: Evidence from South and East Asian immigrants to Canada. *Population and Development Review, 39*(1), 75–95.

Alzghoul, M. M., Møller, H., Wakewich, P., et coll. (2021). Perinatal care experiences of Muslim women in Northwestern Ontario, Canada: A qualitative study. *Women and Birth, 4*(2), e162–e169.

American Heart Association. (2019). *Why are black women at such high risk of dying from pregnancy complications?* https://www.heart.org/en/news/2019/02/20/why-are-black-women-at-such-high-risk-of-dying-from-pregnancy-complications.

Amundsen, C., et Kent-Wilkinson, A. (2020). Prenatal evacuation: Addressing the birth customs and perinatal care needs of Indigenous women in Northern Canada. *International Journal of Nursing Student Scholarship, 7.*

Andermann, A. (2016). Acting on the social determinants of health in clinical practice: A framework for health professionals. *CMAJ, 188*(17–18), E474–E483.

Anderson, I., Robson, B., Connolly, M., et coll. (2016). Indigenous and tribal people health (The Lancet–Lowitja Institute Global Collaboration): A population study. *The Lancet, 388*(10040), 131–157.

Association canadienne des sages-femmes. (2021). *Les sages-femmes et naissances menées par des sages-femmes 2019.* https://canadianmidwives.org/fr/sages-femmes-enregistrees-naissances-menees-par-sages-femmes-2019/.

Association of Ontario Midwives. (2021). *Uninsured clients.* https://www.ontariomidwives.ca/uninsured-clients.

Besse, M., Lampe, N. M., et Mann, E. S. (2020a). Experiences with achieving pregnancy and giving birth among transgender men: A narrative literature review. *The Yale Journal of Biology and Medicine, 93*(4), 517.

Besse, M., Lampe, N. M., et Mann, E. S. (2020b). Focus: Sex & reproduction: Experiences with achieving pregnancy and giving birth among transgender men: A narrative literature review. *The Yale Journal of Biology and Medicine, 93*(4), 517.

Bethune, R., Absher, N., Obiagwu, M., et coll. (2019). Social determinants of self-reported health for Canada's Indigenous people: A public health approach. *Public Health, 176,* 172–180.

Bohren, M. A., Hofmeyr, G. J., Sakala, C., et coll. (2017). Continuous support for women during childbirth. *Cochrane Database of Systematic Reviews, 7*([7], CD03766).

Bolton, K. A., Kremer, P., Hesketh, K. D., et coll. (2018). Differences in infant feeding practices between Chinese-born and Australian-born mothers living in Australia: A cross-sectional study. *BMC Pediatrics, 18*(1), 209. https://doi.org/10.1186/s12887-018-1157-0.

Bowen, S. (2015). *The impact of language barriers on patient safety and quality of care.* Société Santé en français. https://www.reseausantene.ca/wp-content/uploads/2018/05/Impact-language-barrier-qualitysafety.pdf.

Brosseau, L., et Dewing, M. (2018). *Le multiculturalisme canadien.* https://lop.parl.ca/sites/PublicWebsite/default/fr_CA/ResearchPublications/200920E.

The Center: The Lesbian Gay Bisexual Transgender Community Center. (2021). *What is LGBTQ?* https://gaycenter.org/about/lgbtq/.

Centers for Disease Control and Prevention (CDC). (2019, 5 septembre). *Racial and ethnic disparities continue in pregnancy-related deaths. Black, American Indian/Alaska Native women most affected* [Communiqué de presse]. https://www.cdc.gov/media/releases/2019/p0905-racial-ethnic-disparities-pregnancy-deaths.html.

Chakrabarti, S., et Chakrabarti, A. (2019). Food taboos in pregnancy and early lactation among women living in a rural area of West Bengal. *Journal of Family Medicine and Primary Care, 8*(1), 86.

Churchill, M. E., Smylie, J. K., Wolfe, S. H., et coll. (2020). Conceptualising cultural safety at an Indigenous-focused midwifery practice in Toronto, Canada: Qualitative interviews with Indigenous and non-Indigenous clients. *BMJ Open, 10*(9), e038168. https://doi.org/10.1136/bmjopen-2020-038168.

Cidro, J., Bach, R., et Frohlick, S. (2020). Canada's forced birth travel: Towards feminist indigenous reproductive mobilities. *Mobilities, 15*(2), 173–187.

Commission de vérité et réconciliation du Canada (CVR). (2015). *Commission de vérité et réconciliation du Canada : Appels à l'action.* https://nctr.ca/wp-content/uploads/2021/04/4-Appels_a_l-Action_French.pdf.

Commission ontarienne des droits de la personne. (2000). *Politique sur la mutilation génitale féminine.* http://www.ohrc.on.ca/fr/politique-sur-la-mutilation-genitale-feminine.

Curnow, E., et Geraghty, S. (2019). Chiropractic care of the pregnant woman and neonate. *British Journal of Midwifery, 27*(5), 284–287.

Daoud, N., O'Brien, K., O'Campo, P., et coll. (2019). Postpartum depression prevalence and risk factors among Indigenous, non-Indigenous and immigrant women in Canada. *Canadian Journal of Public Health, 110*(4), 440–452.

DeVane-Johnson, S., Woods-Giscombe, C., Thoyre, S., et coll. (2017). Integrative literature review of factors related to breastfeeding in African American women: Evidence for a potential paradigm shift. *Journal of Human Lactation, 33*, 435–447.

Ekström, A. C., et Thorstensson, S. (2015). Nurses and midwives' professional support increases with improved attitudes-design and effects of a longitudinal randomized controlled process-oriented intervention. *BMC Pregnancy and Childbirth, 15*(1), 275.

Evagorou, O., Arvaniti, A., et Samakouri, M. (2016). Cross-cultural approach of postpartum depression: manifestation, practices applied, risk factors and therapeutic interventions. *Psychiatric Quarterly, 87*(1), 129–154.

Fonds des Nations Unies pour la population. (2018). *Brief on the medicalization of female genital mutilation.* https://www.unfpa.org/resources/brief-medicalization-female-genital-mutilation.

Gallegos, D., Vicca, N., et Streiner, S. (2013). Breastfeeding beliefs and practices of African women living in Brisbane and Perth, Australia. *Maternal and Child Nutrition, 11*, 727–736.

Garcia, E. R., et Yim, I. S. (2017). A systematic review of concepts related to women's empowerment in the perinatal period and their associations with perinatal depressive symptoms and premature birth. *BMC Pregnancy and Childbirth, 17*(2), 1–13.

Gouvernement du Canada. (2020). *À propos du Secrétariat 2ELGBTQI+.* https://femmes-egalite-genres.canada.ca/fr/sois-toi-meme/propos-secretariat-2elgbtqi-plus.html.

Greenhalgh, T., Clinch, M., Afsar, N., et coll. (2015). Socio-cultural influences on the behaviour of South Asian women with diabetes in pregnancy: A qualitative study using a multi-level theoretical approach. *BMC Medicine, 13*(1), 1–15.

Hall, W. J., Chapman, M. V., Lee, K. M., et coll. (2015). Implicit racial/ethnic bias among health care professionals and its influence on health care outcomes: A systematic review. *American Journal of Public Health, 105*(12), e60–e76.

Hemingway, S., Forson-Dare, Z., Ebeling, M., et coll. (2021). Racial disparities in sustaining breastfeeding in a baby-friendly designated Southeastern United States hospital: An opportunity to investigate systemic racism. *Breastfeeding Medicine, 16*(2), 150–155.

Higginbottom, G. M., Safipour, J., Yohani, S., et coll. (2016). An ethnographic investigation of the prenatal healthcare experience of immigrants in rural and urban Alberta, Canada. *BMC Pregnancy and Childbirth, 16*(1), 1–15.

Higginbottom, G. M., Vallianatos, H., Shankar, J., et coll. (2018). Immigrant women's food choices in pregnancy: Perspectives from women of Chinese origin in Canada. *Ethnicity & Health, 23*(5), 521–541. https://doi.org/10.1080/13557858.2017.1281384.

Hoffkling, A., Obedin-Maliver, J., et Sevelius, J. (2017). From erasure to opportunity: A qualitative study of the experiences of transgender men around pregnancy and recommendations for providers. *BMC Pregnancy and Childbirth, 17*(Suppl 2). https://doi.org/10.1186/s12884-017-1491-5.

Hoffman, K. M., Trawalter, S., Axt, J. R., et coll. (2016). Racial bias in pain assessment and treatment recommendations, and false beliefs about biological differences between blacks and whites. *Proceedings of the National Academy of Sciences of the United States of America, 113*(16), 4296–4301.

Institut canadien d'information sur la santé (ICIS). (2020). QuickStats: Childbirth indicators by place of residence. https://apps.cihi.ca/mstrapp/asp/Main.aspx?Server=apmstrextprd_i&project=Quick%20Stats&uid=pce_pub_en&pwd=&evt=2048001&visualizationMode=0&documentID=029DB170438205AEBCC75B8673CCE822.

Institute for Patient- and Family-Centered Care (IPFC). (2017). *Advancing the practice of patient- and family-centered care in hospitals: How to get started*. http://www.ipfcc.org/resources/getting_started.pdf.

Institut Vanier de la famille. (2017). En contexte : comprendre les soins de maternité au Canada. Série En contexte. https://vanierinstitute.ca/fr/en-contexte-comprendre-les-soins-de-maternite-au-canada/.

Jessri, M., Farmer, A., et Olson, K. (2013). Exploring Middle-Eastern mothers' perceptions and experiences of breastfeeding in Canada: An ethnographic study. *Maternal and Child Nutrition (2013), 9*, 41–56. https://doi.org/10.1111/j.1740-8709.2012.00436.x.

Jiang, B., Hua, J., Wang, Y., et coll. (2015). Evaluation of the impact of breast milk expression in early postpartum period on breastfeeding duration: A prospective cohort study. *BMC Pregnancy and Childbirth, 15*(1), p. 1-13.

Johnson, A., Kirk, R., Rosenblum, K. L., et coll. (2015). Enhancing breastfeeding rates among African American women: A systematic review of current psychosocial interventions. *Breastfeeding. Medicine, 10*(1), 45–62.

Joseph, J., Liamputtong, P., et Brodribb, W. (2019). Postpartum breastfeeding experiences in the traditional biomedical crossroads: A qualitative study using drawing with Vietnamese and Myanmarese refugee women in Australia. *Journal of Advanced Nursing, 75*, 2855–2866. https://doi.org/10.1111/jan.14110.

Kanhadilok, S., et McGrath, J. (2015). An integrative review of factors influencing breastfeeding in adolescent mothers. *The Journal of Perinatal Education, 24*(2), 119–127. https://doi.org/10.1891/1946-6560.24.2.119.

Khanlou, N., Haque, N., Skinner, A., et coll. (2017). Scoping review on prenatal health among immigrant and refugee women in Canada: Prenatal, intrapartum, and postnatal care. *Journal of Pregnancy, 2017*, 8783294.

Knight, M. (2019). The findings of the MBRRACE-UK confidential enquiry into maternal deaths and morbidity. *Obstetrics, Gynaecology & Reproductive Medicine, 29*(1), 21–23.

Kolahdooz, F., Launier, K., Nader, F., et coll. (2016). Canadian Indigenous women's perspectives of maternal health and health care services: A systematic review. *Diversity and Equality in Health and Care, 13*(5), 334–348.

Leason, J. L. (2018). Exploring the complex context of Canadian Indigenous maternal child-health through maternity experiences: The role of social determinants of health. *Social Determinants of Health, 4*(2), 54–67.

Legesse, M., Demena, M., Mesfin, F., et coll. (2015). Factors associated with colostrum avoidance among mothers of children aged less than 24 months in Raya Kobo district, North-eastern Ethiopia: Community-based cross-sectional study. *Journal of Tropical Pediatrics, 61*(5), 357–363. https://doi.org/10.1093/tropej/fmv039.

Lim, C. G., et van Dam, R. M. (2020). Attitudes and beliefs regarding food in a multi-ethnic Asian population and their association with socio-demographic variables and healthy eating intentions. *Appetite, 144*, 104461.

Martin, N., et Montagne, R. (2017). *Nothing protects Black women from dying in pregnancy and childbirth*. ProPublica.

Mathews, V. (2019). Reconfiguring the breastfeeding body in urban public spaces. *Social & Cultural Geography, 20*(9), 1266–1284.

Maxwell, C., Gaudet, L., Cassir, G., et coll. (2019). Guideline no. 391—pregnancy and maternal obesity part 1: Pre-conception and prenatal care. *Journal of Obstetrics and Gynaecology Canada, 41*(11), 1623–1640. https://doi.org/10.1016/j.jogc.2019.03.026.

Mellin, P. S. (2017). *Adequately medicating pregnant women with pain: A survey of perinatal nurses*. [Thèse de doctorat inédite]. The William Paterson University of New Jersey.

Mengesha, Z. B., Perz, J., Dune, T., et coll. (2018). Challenges in the provision of sexual and reproductive health care to refugee and migrant women: A methodological study of health professional perspectives. *Journal of Immigrant and Minority Health, 20*(2), 307–316.

Merry, L., Villadsen, S. F., Sicard, V., et coll. (2020). Transnationalism and care of migrant families during pregnancy, postpartum and early-childhood: An integrative review. *BMC Health Services Research, 20*(1), 1–24.

Midwives Association of British Columbia. (2021). Frequently asked questions. https://www.bcmidwives.com/faq.html.

Morton, C. H., Henley, M. M., Seacrist, M., et coll. (2018). Bearing witness: The United States and Canadian maternity support workers' observations of disrespectful care in childbirth. *Birth, 45*(3), 263–274.

Mottola, M. F., Davenport, M. H., Ruchat, S. M., et coll. (2018). N° 367-2019 Lignes directrices canadiennes sur l'activité physique durant la grossesse. *Journal d'obstétrique et gynécologie du Canada, 40*(11), 1528–1537.

Mucina, M. K. (2018). Exploring the role of "honour" in son preference and daughter deficit within the Punjabi diaspora in Canada. *Canadian Journal of Development Studies/Revue canadienne d'études du développement, 39*(3), 426–442.

National Indigenous Council of Midwives (NICM). (2014). *Bringing birth back: Aboriginal midwifery toolkit.* https://indigenousmidwifery.ca/wp-content/uploads/2018/10/Aboriginal-Midwifery-Toolkit.pdf.

National Indigenous Council of Midwives (NICM). (2016). *The landscape of midwifery care for Aboriginal communities in Canada.* https://canadianmidwives.org/wp-content/uploads/2017/03/NACM_LandscapeReport_2016_REV_July18_LOW.pdf.

National Partnership for Women and Families. (2018). *Black women's maternal health: A multifaceted approach to addressing persistent and dire health disparities.* https://www.nationalpartnership.org/our-work/health/reports/black-womens-maternal-health.html.

Nesbitt, S. A., Campbell, K. A., Jack, S. M., et coll. (2012). Canadian adolescent mothers' perceptions of influences on breastfeeding decisions: A qualitative descriptive study. *BMC Pregnancy and Childbirth, 12*(1), 1–14.

Okeke, E., Glick, P., Chari, A., et coll. (2016). The effect of increasing the supply of skilled health providers on pregnancy and birth outcomes: Evidence from the midwives' service scheme in Nigeria. *BMC Health Services Research, 16*(1), 425.

Organisation mondiale de la Santé (OMS). (2015). *Déclaration de l'OMS sur les taux de césarienne. Santé sexuelle et reproductive.* WHO Human Reproduction Program. https://www.who.int/fr/publications/i/item/WHO-RHR-15.02.

Organisation mondiale de la Santé (OMS). (2018). *Guideline: Counselling of women to improve breastfeeding practices.* https://www.who.int/publications/i/item/9789241550468.

Organisation mondiale de la Santé (OMS) et UNICEF. (2020). *Protecting, promoting, and supporting breastfeeding in facilities providing maternity and newborn services: The revised Baby-friendly Hospital initiative. 2018 Implementation guidance: Frequently asked questions.* https://www.who.int/publications/i/item/9789240001459.

Petersen, E. E., Davis, N. L., Goodman, D., et coll. (2019). Racial/ethnic disparities in pregnancy-related deaths—United States, 2007–2016. *Morbidity and Mortality Weekly Report, 68*(35), 762.

Power, T., Wilson, D., Best, O., et coll. (2020). COVID-19 and Indigenous peoples: An imperative for action. *Journal of Clinical Nursing, 29*(15–16), 2737–2741. https://doi.org/10.1111/jocn.15320.

Qadir, F., Khan, M. M., Medhin, G., et coll. (2011). Male gender preference, female gender disadvantage as risk factors for psychological morbidity in Pakistani women of childbearing age—a life course perspective. *BMC Public Health, 11*(1), 1–13.

Quintanilha, M., Mayan, M. J., Thompson, J., et coll. (2016). Contrasting "back home" and "here": How Northeast African migrant women perceive and experience health during pregnancy and postpartum in Canada. *International Journal for Equity in Health, 15*, 80. https://doi.org/10.1186/s12939-016-0369-x.

Ricci, S. (2020). *Essentials of maternity, newborn, and women's health nursing* (5e éd.). Wolters Kluwer.

Richmond, C. A., et Cook, C. (2016). Creating conditions for Canadian Indigenous health equity: The promise of healthy public policy. *Public Health Reviews, 37*(1), 2.

Riddell, C. A., Hutcheon, J. A., et Dahlgren, L. S. (2016). Differences in obstetric care among nulliparous First Nations and non–First Nations women in British Columbia, Canada. *CMAJ, 188*(2), E36–E43.

Riggs, D. W., Pearce, R., Pfeffer, C. A., et coll. (2020). Men, trans/masculine, and non-binary people's experiences of pregnancy loss: An international qualitative study. *BMC Pregnancy and Childbirth, 20*(1), 1–9.

Robinson, A. M., Benzies, K. M., Cairns, S. L., et coll. (2016). Who is distressed? A comparison of psychoso-cial stress in pregnancy across seven ethnicities. *BMC Pregnancy and Childbirth, 16*(1), 1–11.

Roeder, A. (2019). America is failing its black mothers. *Harvard Public Health.* https://www.hsph.harvard.edu/magazine/magazine_article/america-is-failing-its-black-mothers/.

Royal College of Obstetricians and Gynaecologists. (2020, 6 mars). *RCOG position statement: Racial dis-parities in women's healthcare.* https://www.heart.org/en/news/2019/02/20/why-are-black-women-at-such-high-risk-of-dying-from-pregnancy-complications.

Santé Canada. (2000). *Les soins à la mère et au nouveau-né dans une perspective familiale : lignes directrices nationales.* https://www.canada.ca/fr/sante-publique/services/soins-meres-nouveau-ne-lignes-directrices-nationales.html.

Santé Canada. (2019). *Lignes directrices canadiennes en matière d'alimentation* (p. 55). https://guide-alimentaire.canada.ca/fr/directrices/.

Sharma, S., Teijlingen, E. V., Hundley, V., et coll. (2016). Dirty and 40 days in the wilderness: Eliciting child-birth and postnatal cultural practices and beliefs in Nepal. *BMC Pregnancy and Childbirth, 16*, 147.

Smith, P. H. (2018). Social justice at the core of breastfeeding protection, promotion, and support: A concep-tualization. *Journal of Human Lactation, 34*, 220–225.

Smylie, J., Kirst, M., McShane, K., et coll. (2016). Understanding the role of Indigenous community partici-pation in Indigenous prenatal and infant-toddler health promotion programs in Canada: A realist review. *Social Science & Medicine, 150*, 128–143.

Smylie, J., O'Brien, K., Beaudoin, E., et coll. (2021). Long-distance travel for birthing among Indigenous and non-Indigenous pregnant people in Canada. *CMAJ, 193*(25), E948–E955.

Société des obstétriciens et gynécologues du Canada (SOGC). (2010). Déclaration de principe de la SOGC n° 251, décembre 2010. *Retour de l'accouchement dans les communautés autochtones, rurales et éloignées. Journal d'obstétrique et gynécologie du Canada, 32*(12), 1186–1188.

Spencer, B. S., et Grassley, J. S. (2013). African American women and breastfeeding: An integrative literature review. *Health Care for Women International, 34*(7), 607–625.

Srinivasan, S. (2018). Transnationally relocated? Sex selection among Punjabis in Canada. *Canadian Journal of Development Studies/Revue Canadienne Deludes du Développement, 39*(3), 408–425.

Statistique Canada. (2016). *Les femmes immigrantes.* https://www150.statcan.gc.ca/n1/fr/pub/89-503-x/2015001/article/14217-fra.pdf?st=2csknPNe.

Statistique Canada (2017). *Les origines ethniques et culturelles des Canadiens, le portrait d'un riche héritage.* N° 98-200-X2016016 au catalogue de Statistique Canada.

Statistique Canada. (2019). *Santé mentale maternelle au Canada, 2018-2019.* Partie du n° 11-001-X au cata-logue de Statistique Canada. https://www150.statcan.gc.ca/n1/fr/daily-quotidien/190624/dq190624b-fra.pdf?st=0fw3nVZA.

Subedi, R., Greenberg, L., et Turcotte, M. (2020). *Taux de mortalité attribuable à la COVID-19 dans les quartiers ethnoculturels du Canada.* N° 45280001 au catalogue de Statistique Canada.

Tabobondung, R. (2014). A story of Indigenous birth justice. *MICE [Moving Image Culture Etc.],* n° 02. https://micemagazine.ca/issue-two/story-indigenous-birth-justice.

Teo, C., Chia, A. R., Colega, M. T., et coll. (2018). Prospective associations of maternal dietary patterns and postpartum mental health in a multi-ethnic Asian cohort: The growing up in Singapore towards healthy outcomes (GUSTO) study. *Nutrients, 10*(3), 299.

Turpel-Lafond, M. E. (2020). *In plain sight: Addressing Indigenous-specific racism and discrimination in B.C. health care.* Government of British Columbia. https://www.bcchr.ca/sites/default/files/group-opsei/in-plain-sight-full-report.pdf.

UNICEF. (2018). *From the first hour of life: Making the case for improved infant and young child feeding every-where.* https://www.unicef.org/media/49801/file/From-the-first-hour-of-life-ENG.pdf.

UNICEF, et Gupta, G. R. (2013). *Female genital mutilation/cutting: A statistical overview and exploration of the dynamics of change.* https://www.unicef.org/reports/female-genital-mutilation-cutting.

Vedam, S., Stoll, K., Taiwo, T. K., et coll. (2019). The Giving Voice to Mothers study: Inequity and mistreat-ment during pregnancy and childbirth in the United States. *Reproductive Health, 16*(1), 1–18.

Watson, H., Harrop, D., Walton, E., et coll. (2019). A systematic review of ethnic minority women's experi-ences of perinatal mental health conditions and services in Europe. *PLoS ONE, 14*(1), 1–19.

Winquist, B., Muhajarine, N., Ogle, K., et coll. (2016). Prenatal screening, diagnosis, and termination of preg-nancy in First Nations and rural women. *Prenatal Diagnosis, 36*(9), 838–846.

CHAPITRE 13

Considérations culturelles à la fin de la vie

Laurie Clune, Robert Edralin

OBJECTIFS D'APPRENTISSAGE

À la fin de ce chapitre, l'apprenant sera en mesure de :

- Décrire comment la culture, la langue et le contexte influencent les points de vue sur la mort et le mourir
- Comprendre l'importance de la conscience de soi et de l'autoréflexion
- Déterminer les principaux aspects à prendre en considération relativement aux soins de fin de vie
- Expliquer l'aide médicale à mourir (AMM) dans le contexte canadien
- Décrire comment intégrer les préférences du patient dans la planification des soins palliatifs et des soins de fin de vie

TERMES CLÉS

Aide médicale à mourir (AMM)

Conscience de soi

Directive préalable

Soins de fin de vie

Soins palliatifs

Soins terminaux

Une belle mort

Au moment où nous écrivons ce chapitre, la mort et les rituels qui y sont associés dans le monde entier sont en train de changer en raison de la pandémie mondiale de COVID-19. Les facteurs qui contribuent à ces changements comprennent les avertissements aux voyageurs, les exigences relatives à la distanciation sociale, le port du masque, les règles qui limitent la visite au domicile et à l'hôpital de personnes dont l'espérance de vie est limitée par une maladie, et les restrictions sur le nombre de personnes admises aux funérailles. Les restrictions imposées empêchent les familles et les amis de se rassembler pour les rituels funéraires et cérémoniels lors du décès d'une personne. La diffusion vidéo de telles cérémonies permet aux gens du monde entier de participer virtuellement à ces événements. Malheureusement, la société mondiale sera confrontée à cette phase de la pandémie de COVID-19 pendant de nombreux mois à venir. L'impact à long terme de l'absence ou de la modification des traditions n'est pas encore compris; cependant, la pandémie a mis en évidence l'importance des rituels pendant cette étape de la vie, ainsi que la nécessité et la capacité de s'adapter.

Comme d'autres aspects de la vie, la façon dont la fin de vie et la mort sont vécues est imbriquée dans la culture. Dans ce chapitre, nous discuterons de la façon dont les fournisseurs de soins de santé peuvent travailler avec les gens et leurs familles à l'approche de la fin de leur vie. Nous commençons par aborder l'impact du décès et des soins de fin de vie sur le fournisseur de soins. C'est important, car la conscience de soi est un aspect fondamental de soins de qualité adaptés aux réalités culturelles. La discussion sur les considérations culturelles dans la mort fait ressortir des aspects des soins de fin de vie particulièrement sensibles aux nuances culturelles. Nous allons voir notamment la compréhension d'une « belle mort », le sens de la souffrance et la façon dont se prennent les décisions importantes relatives à la vie et à la mort. Nous offrons des exemples de modèles culturels précis à titre d'illustrations et d'exemples seulement. Être un expert dans différentes cultures n'est ni possible ni souhaité. Pour être à l'écoute des besoins et des préférences des patients, les fournisseurs doivent comprendre les variations et les modèles culturels, en particulier ceux qui diffèrent des besoins du fournisseur ou du système. Cependant, il convient de s'abstenir d'utiliser des étiquettes culturelles pour faire des suppositions ou alimenter des stéréotypes. Il y a toujours des différences entre les cultures, les groupes et les populations et au sein de chacun d'eux. Les conversations délibérées sont une partie importante de tous les soins de fin de vie, en particulier des soins palliatifs. L'aide médicale à mourir (AMM), une option de fin de vie pour les personnes admissibles qui en font la demande volontaire, sera décrite dans le contexte canadien. Le chapitre se termine par une brève exploration du deuil et de l'importance des rituels pour soutenir l'affliction.

Reconnaître le besoin de soutien des fournisseurs de soins par rapport au décès

Prendre soin d'une personne en fin de vie, des membres de sa famille et de ses proches a une incidence sur les fournisseurs de soins de santé (McGilton et coll., 2013; Muskat et coll., 2019; Niehaus et coll., 2020; Rapoport et coll., 2017; Shi et coll., 2019). Souvent, les fournisseurs de soins estiment qu'ils sont mal préparés par rapport au décès et à la façon de s'occuper de personnes en train de mourir (Brown et coll., 2020). Les nouveaux diplômés, en particulier, peuvent éprouver des sentiments négatifs tels que la nervosité, l'impuissance, le stress, la culpabilité et la frustration (Zheng et coll., 2016). L'éducation a une importante influence sur les attitudes et les niveaux d'aisance des fournisseurs de soins de santé par rapport à des maladies limitant l'espérance de vie et à la mort (Chan et coll., 2020; Gonella et coll., 2020; Niehaus et coll., 2020; Shi et coll., 2019). Bien que de nombreux programmes éducatifs consacrent une certaine attention aux approches palliatives des soins, la plupart des fournisseurs déclarent avoir l'impression qu'ils ne sont pas suffisamment préparés pour travailler avec des personnes et des familles aux prises avec une maladie limitant l'espérance de vie (McMorrow et Wiltse, 2019; Miller et coll., 2008). Les programmes de formation en santé mettent généralement l'accent sur ce qu'il faut *faire* pour maintenir le patient en vie, en tenant très peu compte des soins de fin de vie. Par conséquent, pour fournir des soins palliatifs et de fin de vie aux personnes, au lieu de se concentrer sur ce qu'il faut *faire*, il faut passer à une approche *axée sur le confort* ou qui consiste simplement à *être avec* les gens ou à les soutenir de la manière la plus significative pour eux.

Pour s'occuper efficacement des personnes et de leurs familles, les fournisseurs de soins de santé doivent connaître leurs opinions et leurs croyances personnelles concernant le mourir et la mort (McMorrow et Wiltse, 2019; Rasheed, 2015). La **conscience de soi** est un outil thérapeutique important dans une relation solide entre le patient et les fournisseurs de soins de santé. « La conscience de soi est le processus continu de compréhension et de connaissance de sa propre identité, de ses croyances, de ses pensées, de ses traits de caractère, de ses motivations, de ses sentiments et de son comportement, ainsi que la conscience des différents effets que tout cela a sur les autres » (Rasheed, 2015, p. 212). La conscience de soi s'atteint par l'autoréflexion. Le fait de connaître ses valeurs, ses croyances, ses forces et ses limites uniques rend les fournisseurs de soins de santé mieux outillés pour établir une relation thérapeutique avec un patient. Le tableau 13.1 énumère certaines questions de réflexion pour améliorer la conscience de soi.

Les exigences physiques de la prestation de soins conjuguées à la charge émotionnelle liée au soutien d'un patient et d'une famille dans leur parcours vers la fin de vie peuvent avoir un impact important sur les fournisseurs de soins de santé (Alderson et coll., 2015; Cheung et coll., 2015).

TABLEAU 13.1 ■ **Comprendre vos propres points de vue sur la mort**

Vous trouverez ci-dessous quelques questions qui peuvent être utilisées pour l'autoréflexion :
- Quand avez-vous vécu un décès pour la première fois au sein de votre famille, d'un groupe d'amis ou de votre communauté?
- Dans votre famille, comment les gens se comportent-ils lorsqu'une personne décède?
- Quelles sont vos croyances sur la mort? Sont-elles semblables ou différentes des croyances évidentes au sein de votre famille ou parmi vos collègues?
- Quelles sont vos croyances sur la vie après la mort?
- Y a-t-il des traditions ou des activités particulières qui vous ont aidé à faire face à la mort?
- Avez-vous observé des traditions ou participé à des activités qui étaient importantes pour les autres, mais différentes des vôtres?

Par conséquent, les fournisseurs de soins de santé doivent prendre soin d'eux-mêmes, de leur santé et de leur bien-être personnels (Linzitto et Grance, 2017; Mills et coll., 2018; Shariff et coll., 2017). Le tableau 13.2 montre certaines activités pour prendre soin de soi qui peuvent aider à gérer le stress et l'épuisement professionnel éventuel.

Considérations culturelles dans les soins

Reconnaître un besoin de soutien

Elizabeth est infirmière en unité de soins intensifs (USI). Depuis trois semaines, elle s'occupe d'un patient dont la santé décline rapidement et pour qui les traitements sont inefficaces. Lorsqu'Elizabeth quitte le travail, elle se sent bouleversée et pleure souvent parce que ses efforts pour assurer le confort du patient ne fonctionnent pas. La famille du patient appelle souvent et demande si l'équipe fait tout ce qu'elle peut, ce qui complique encore plus la situation. Elle dort mal et se sent épuisée émotionnellement.

Pendant une pause dîner, Elizabeth vous raconte à quel point elle est affectée par la prestation des soins à son patient.
- Que répondriez-vous à Elizabeth?
- Que peut faire Elizabeth pour se soutenir elle-même?
- Que peut faire Elizabeth pour soutenir la famille?
- Quels facteurs peuvent contribuer aux questions et aux préoccupations de la famille?

TABLEAU 13.2 ■ **Activités pour prendre soin de soi**

Activités physiques	Toute activité physique, y compris la course, la marche rapide, la randonnée, le pilates, la danse aérobique latine, le patinage, le ski, le curling, la natation, la danse, les arts martiaux, le cyclisme, les sports d'équipe, la promenade du chien, l'équitation
Passe-temps	Cuisine, pâtisserie, peinture, lecture, écriture, jardinage, musique, batterie, voyage, couture, tricot, crochet, tissage, macramé, jeux vidéo
Activités culturelles et spirituelles	Visualisation, yoga, méditation de pleine conscience, prière, pause et respiration, tenue d'un journal, exercices de gratitude, promenades dans la nature, retraite spirituelle, conversation avec un chef spirituel, participation à un événement religieux
Activités sociales	Rencontrer des amis et des membres de la famille; faire une activité de groupe en s'inscrivant à un cercle de tricot, un groupe de prière, un groupe biblique ou un sport collectif; suivre un cours; participer à des activités et à des festivals communautaires locaux, à un club de lecture, à un cercle de courtepointe; regarder des compétitions sportives, y assister ou y participer

Il est important de reconnaître que les fournisseurs de soins de santé qui s'occupent de patients en fin de vie risquent de souffrir d'une usure de compassion générale et sont confrontés à leurs points de vue sur la mort et le mourir. Dans une revue de la littérature sur l'anxiété liée à la mort chez les professionnels de la santé, Shariff et coll. (2017) notent qu'il s'agit d'une expérience normative pour les fournisseurs de soins de santé et qu'elle influence les soins fournis. En plus des stratégies d'adaptation personnelle et pour prendre soin de soi, les auteurs recommandent des programmes de formation sur le décès visant à augmenter chez les fournisseurs de soins de santé la capacité de parler de la mort avec les patients et les membres de la famille. Nolte et coll. (2017) ont examiné l'usure de compassion chez les infirmières et constaté que le milieu de travail joue un rôle important. Discuter et faire des comptes rendus avec l'équipe, se former sur l'usure de compassion et prendre pour modèles des dirigeants et des cadres supérieurs sont des stratégies pouvant s'avérer efficaces pour surmonter et prévenir l'usure de compassion (Nolte et coll., 2017).

Considérations culturelles et décès

Le Canada est une mosaïque culturelle composée de gens issus de nombreuses cultures et origines, qui se mêlent et s'intègrent aux communautés existantes. Cette tendance exige que les fournisseurs de soins de santé réfléchissent à leurs propres points de vue appris et établis, puis qu'ils soient prêts à accepter des pratiques relatives à la mort et au mourir propres aux valeurs, aux croyances et aux souhaits uniques de la personne. Des facteurs contextuels tels que la culture, les influences sociales et politiques, et même la géographie influencent la façon dont une personne réagit à la fin de sa vie et face à sa mort (Cohen-Mansfield et coll., 2018; Glaser et Strauss, 1968). Comme le suggèrent Srivastava et Srivastava (2019), la culture englobe des traditions apprises et communément comprises, ainsi que des règles d'engagement inconscientes. Des facteurs tels que l'ethnie, la religion, le lieu de naissance, le genre, les traditions familiales et les expériences personnelles façonnent ce qu'une personne pense de la mort et la façon dont elle l'appréhende. Cependant, il est essentiel que les fournisseurs de soins de santé reconnaissent que ce que les gens pensent du mourir, de la mort et de l'au-delà est unique. Ils ne doivent donc pas faire d'hypothèses stéréotypées basées sur de tels facteurs.

POINTS DE VUE SUR LA MORT ET LE MOURIR

Il est important de reconnaître que les points de vue sur la mort et le mourir dans les cultures occidentales sont fortement influencés par le christianisme (Laungani et Laungani, 2015), où la mort est généralement considérée comme la fin de la vie d'une personne. À la mort d'une personne, l'accent peut être mis sur la célébration de la vie de la personne décédée, sur le chagrin des endeuillés ou sur les deux. Dans de nombreuses cultures, cependant, la mort est considérée comme une transition vers une autre identité ou étape, et donc l'attention est également dirigée vers une transition en douceur pour le défunt.

Pour certaines cultures, la mort est vécue comme un événement privé, affectant grandement la famille immédiate, tandis que dans d'autres communautés, la mort peut être considérée comme affectant la communauté plus étendue. Une vision publique de la mort peut être accompagnée d'une expression plus publique du deuil et du chagrin. La culture et la religion sont interreliées, et ces liens peuvent devenir plus forts vers la fin de la vie et lorsque le décès est imminent. Des personnes et des familles peuvent préférer recevoir le soutien de chefs religieux ou spirituels; cependant, il ne faut pas le présumer. Il est important de se renseigner sur les types de soutien souhaités ou susceptibles d'être bien accueillis, car beaucoup de gens sont laïques ou préfèrent exprimer leur foi en privé et directement avec leur Dieu (Alladin, 2015).

RITUELS DE SOINS POUR LE DÉFUNT ET LA FAMILLE

Divers rituels et pratiques entourent la fin de vie et la mort. La culture et la religion façonnent notre compréhension de la fin de la vie, de la mort, de l'au-delà, des cérémonies et des pratiques funéraires (Gire, 2014). Au décès d'une personne, un signal est envoyé à la communauté locale régissant divers comportements et rôles sociaux à assumer, et les attentes par rapport aux dispositions particulières prises pour l'enterrement. Le décès est structuré culturellement et déclenche des rituels et des traditions autour des soins de la dépouille et du soutien aux êtres chers laissés dans le deuil. Les rituels sont un moyen de prendre soin de la famille et, pour certains, d'entreprendre les tâches de transition de l'âme du défunt. Les normes culturelles peuvent dicter la façon dont le corps de la personne décédée est traité. Il peut être important de garder le silence autour du corps (bouddhistes) ou de psalmodier des chants ou des mots religieux. Les traditions peuvent déterminer la façon de laver le corps et la personne qui doit s'en occuper. Toucher ou caresser la tête revêt une signification particulière. Avant de le faire, il convient de vérifier auprès de la famille si cela est approprié (Gaun, 2015; Laungani et Laungani, 2015). Certaines personnes peuvent exprimer le souhait de faire placer le corps du défunt sur le sol ou un tapis (Parkes, 2015). Les personnes de confession juive peuvent souhaiter qu'il y ait toujours quelqu'un (ami/e ou membre de la famille) avec la personne décédée pour ne pas laisser le corps seul (Levine, 2015). Pour chaque patient et famille, les préférences et les besoins seront déterminés par leur situation unique. Les fournisseurs de soins de santé peuvent jouer un rôle de soutien important en se renseignant sur ces besoins et en y étant ouverts et réceptifs.

Les normes culturelles dictent également la période de deuil, la couleur des vêtements à porter ou à éviter, ainsi que les activités et la façon dont les familles et les membres de la communauté se comportent (Rosenblatt, 2015). Par exemple, dans l'hindouisme, il peut y avoir une cérémonie *havan* dont le but est de prier pour le passage en douceur de l'âme défunte ainsi que pour la paix et le réconfort de la famille éprouvée par le deuil. Les personnes de confession juive peuvent pratiquer la *Shiva*, qui est traditionnellement une période de deuil de sept jours pendant laquelle la famille ne peut pas quitter la maison et reçoit la visite des membres de la communauté venus offrir leurs condoléances et de la nourriture (Sinai Chapels, 2021). Pour les hindous, le rituel de deuil est de 13 jours pendant lesquels la famille s'isole chez elle, souvent sans cuisiner. Elle est soutenue par la communauté qui la visite pour lui présenter ses condoléances et lui apporter de la nourriture. Dans les traditions occidentales, la couleur associée au deuil est le noir, alors que pour les communautés hindoues et bouddhistes, cela peut être traditionnellement le blanc, bien que le noir puisse être accepté dans le contexte de la société canadienne. Le deuil et le chagrin sont intensément personnels. Leurs manifestations ne doivent donc pas conduire à des suppositions ou à des stéréotypes. Il est important que les fournisseurs comprennent ce à quoi s'attendent les membres de la famille et qu'ils soient en mesure d'aborder ces sujets délicats lorsque l'occasion se présentera. Souvent, l'incapacité à accomplir des rituels selon ce qu'une personne pense être les méthodes prescrites peut entraîner des sentiments de culpabilité et ajouter au fardeau du deuil; là encore, le soutien des fournisseurs peut être utile.

LANGAGE ET DÉCÈS

La diversité des cultures, des lieux, des pays, des religions, des langues, des dialectes et des situations sociales nuance la façon dont les gens parlent de la mort et communiquent à ce sujet (tableau 13.3). Les expressions utilisées reflètent souvent les valeurs ou les émotions sous-jacentes liées à un événement. Les fournisseurs devraient être à l'affût des indices donnés par les patients et les familles en ce qui concerne la façon dont la mort (ou la mort imminente) est vécue. Des expressions telles que « a fermé les yeux » ou « est allé au ciel » peuvent être très réconfortantes et pertinentes pour certains et assez déroutantes pour d'autres. Les complexités peuvent être aggravées si les patients et les familles ont une maîtrise limitée de l'anglais ou si les termes culturels utilisés ne leur sont pas

TABLEAU 13.3 ■ **Mots et expressions courants désignant la mort**

Aller au ciel	Fermer les yeux	Périr
Aller rejoindre le Seigneur	Manger les pissenlits par la racine	Rendre l'âme
Casser sa pipe	Mourir	Rendre son dernier souffle
Crever	Ne pas s'en sortir	Repos
Décéder	N'être plus parmi nous	Reposer en paix
Disparaître	Paraître devant Dieu	Repos éternel
En paix	Partir	Se retirer
Être auprès du Créateur	Partir vers un monde meilleur	S'éteindre
Être dans un monde meilleur	Passer le pas	Sortir les pieds devant
Être emporté	Payer son tribut	Succomber
Être rappelé	Perdre la bataille	Terrasser
Expirer	Perdre la vie	Trépasser

familiers. Souvent, les gens seront à l'aise avec des expressions comme « perdu la bataille » lorsqu'ils font référence à un décès à la suite d'une maladie telle que le cancer, mais la même expression peut les rendre mal à l'aise si elle fait référence à un décès par suicide ou par surdose.

Considérations culturelles dans les soins

Réflexions sur le langage

Réfléchissez à certaines expressions courantes ou au langage que vous utilisez pour dire que quelqu'un est mort. Discutez-en avec un partenaire.

- Qu'avez-vous appris?
- Qu'est-ce qui pousse les gens à utiliser des expressions particulières?

UNE BELLE MORT

Qu'est-ce qui constitue une belle mort? La réponse varie sûrement selon la personne à qui vous posez la question. La littérature indique que les points de vue des patients, des familles, des soignants et des fournisseurs de soins de santé diffèrent sur ce qui constitue une belle mort (Krikorian et coll., 2020; Rainsford et coll., 2016). D'un point de vue professionnel, le concept « d'**une belle mort** » est associé aux soins terminaux et palliatifs, et est synonyme de mort paisible, de bien mourir (Krikorian et coll., 2020). Il s'agit d'un objectif crucial des soins palliatifs et de fin de vie (Rice, 2019).

Krikorian et coll. (2020) ont entrepris un examen systématique des points de vue des patients sur les notions de belle mort et ont identifié six éléments de base qui correspondaient à la plupart des descriptions. Les voici : (1) le contrôle de la douleur et des symptômes; (2) la prise de décision claire; (3) le sentiment d'achèvement; (4) le sentiment d'être vu et perçu comme une personne; (5) la préparation au décès; et (6) la capacité de laisser quelque chose aux autres. Les auteurs notent également que les thèmes particuliers de ces éléments de base sont influencés par des facteurs tels que la culture, la religion, les circonstances de la vie, l'âge, la situation financière et les troubles de santé ou la maladie. Bien que l'accord était général en ce qui concerne le contrôle de la douleur et des symptômes, il y avait des variations culturelles dans le degré d'autonomie et de contrôle pour la prise de décision, le désir d'être éveillé et alerte ou de mourir dans le sommeil, le désir de soutien spirituel et la capacité de réaliser les traditions associées à la nourriture et aux soins du corps après la mort. Rainsford et coll. (2016) ont entrepris une étude de la portée des incidences d'une belle mort selon des résidents de régions rurales et ont cerné des thèmes semblables, à savoir : une belle mort est paisible et sans douleur, contrôlée (contrôle des symptômes, lieu de décès, prise de décision, mode de décès et maintien de l'indépendance), opportune (après une vie bien remplie et avec la possibilité de faire ses adieux), ainsi que digne et entourée (en présence d'amis et de membres de la famille). Les deux études notent que l'expérience souhaitée est propre à chaque personne et est influencée par des facteurs émotionnels, spirituels et culturels. La familiarité du lieu est également apparue comme un facteur important en raison du souhait de mourir chez soi ou au moins au sein de la communauté d'origine. Des aspects facilitant la transition vers l'au-delà, comme la conscience tournée vers la prière, l'orientation du corps dans une direction favorable ou un moment particulier du cycle saisonnier peuvent également contribuer à la définition d'une belle mort.

SIGNIFICATION DE LA SOUFFRANCE

La culture abrite à la fois le sens de la souffrance et la réponse à la souffrance. Les croyances religieuses influencent la question de savoir si la souffrance est perçue comme une réalité inhérente à la vie qu'il faut accepter ou un élément à éviter, empêcher ou éliminer (Cain et Denny, 2018; Gielen, 2016). La souffrance peut être considérée comme le résultat du karma (pour les hindous et les bouddhistes) et donc attribuée aux actions d'une personne ou, selon certaines vues chrétiennes, comme une punition divine pour les péchés commis (Gielen et coll., 2016; Hall et Hill, 2019). Ainsi, certains patients peuvent vouloir souffrir en silence et endurer la douleur comme une mise à l'épreuve de leur foi ou une expiation du karma dans cette vie plutôt que de le transmettre à la vie suivante. Certains patients peuvent compter davantage sur l'aide de la religion que sur celle des médicaments. En plus de la culture et de la religion, les circonstances individuelles sont également susceptibles d'influencer l'approche de la gestion de la douleur. La famille d'un patient ayant un passé de dépendance et de consommation de substances peut être réticente à accepter les opioïdes comme forme de soulagement (Cain et coll., 2018). Il est impératif que les fournisseurs de soins de santé comprennent les différences possibles en fonction des cultures et des circonstances de la vie, et discutent avec les patients et les familles pour comprendre leur vision des choses. Cela est essentiel pour apporter un soutien respectueux, mais cela favorise également la prise de décisions éclairées (voir le chapitre 4 qui traite de manière plus approfondie des stratégies de validation, d'adaptation/de négociation ou de reformulation).

PRISE DE DÉCISION ET DIVULGATION

La culture occidentale privilégie l'autonomie individuelle dans la gestion des soins et la prise de décision. Cependant, cela est incompatible avec de nombreuses visions du monde et peut donc placer les patients et les familles dans une relation conflictuelle avec les fournisseurs de soins de santé et le système. Pour certaines cultures, la participation de la famille à la prise de décision est normale et essentielle, parfois au point où « le patient peut être exclu de la prise de décision » (Gielen et coll., 2016, p. 577), tandis que d'autres s'en remettent à l'expertise des fournisseurs. Certains patients veulent tout savoir sur l'évolution et le pronostic de leur maladie, tandis que d'autres préfèrent ne pas être informés en cas de mauvais pronostic et de mort imminente (p. ex., de nombreuses cultures asiatiques et autochtones) (Ohr et coll., 2017).

Alors que parler de la mort imminente est accepté dans certaines cultures, pour d'autres, cela est exclu. Par exemple, dans la culture traditionnelle chinoise, il n'est pas approprié d'aborder le sujet du décès ni de prononcer le mot *mort*. Selon certaines croyances et superstitions, prononcer le mot *mort* porte malheur. On utilise alors plutôt des expressions telles qu'« ils ne sont plus parmi nous ». De même, dans la culture somalienne, les personnes souffrant de cancer cachent souvent leur diagnostic (Canadian Virtual Hospice, 2021). Ces tabous et ces réticences doivent être compris du point de vue des valeurs, des croyances et des visions du monde ainsi que de celui du pouvoir, de la position sociale et de l'héritage historique des injustices et du racisme. Cain et coll. (2018) notent que « les préférences sont complexes et découlent de facteurs culturels et structurels. La disponibilité, l'accessibilité, l'acceptabilité et la connaissance des options influencent également fondamentalement les préférences [… et] le sens culturel émane de multiples lieux sociaux, en fonction des circonstances sociales, historiques et politiques » (p. 1409). Ainsi, la réticence à aborder certains sujets ou la « préférence » de les éviter peut être influencée par une méfiance à l'égard du système. Le vrai problème n'est peut-être pas le caractère tabou du sujet, mais plutôt le fait de ne pas savoir avec qui et comment l'aborder.

Les sources d'information peuvent également différer. Alors que certains patients comptent sur leur équipe de soins pour les informer, d'autres utiliseront Internet et des ressources publiées, et d'autres encore se renseigneront auprès de leur famille. En soulignant l'importance de la communication dans les soins terminaux et palliatifs, Herbstsomer et Stahl (2021) notent que les patients non occidentaux et issus de minorités ethniques comptent sur de multiples sources d'information, y compris la famille, les amis et les chefs spirituels et religieux. Faire ses propres recherches au lieu de se fier à l'équipe de soins de santé peut être le signe d'une méfiance à l'égard du système. Les fournisseurs doivent être sensibles à une telle dynamique et travailler avec les dirigeants et les chefs spirituels, culturels et communautaires pour faciliter les conversations nécessaires favorisant une belle mort.

Les diverses approches de communication et de prise de décision s'avèrent particulièrement difficiles lorsqu'il est question des directives préalables et de celles visant « le non-réanimation ». Certains patients et familles peuvent être disposés à s'engager dans le dialogue, mais sans mettre ces souhaits par écrit, soit en raison de fortes traditions orales, soit d'un manque de confiance à l'égard du fournisseur de soins de santé ou du système (Cain et coll., 2018; Semlali et coll., 2020). La méfiance peut découler de communications et de relations laissant à désirer avec le ou les fournisseurs actuels ou de « modèles historiques d'esclavage, de racisme et d'abus dans la recherche » (Cain et coll., 2018, p. 1411), et de la crainte que de telles directives entraînent de mauvais soins ou de la négligence. Les croyances religieuses sont un autre facteur susceptible d'influencer les discussions liées à un mauvais pronostic, car les décisions concernant la vie et la mort sont perçues comme étant entre les mains de Dieu. Les estimations des fournisseurs de soins de santé quant au temps qu'il reste avant le décès peuvent alors paraître offensantes et être accueillies avec colère.

CONVERSATIONS CRUCIALES AVANT LA MORT

La Dre Christine Newman, experte canadienne en soins palliatifs pédiatriques, identifie des points de discussion critiques où les personnes (dès l'âge de huit ans) et leurs équipes de soins de santé pourraient avoir à planifier une belle mort (CBC, 2010). Ces points de conversation cruciaux aident au processus de planification préalable des soins. La Dre Newman avertit que les souhaits individuels par rapport à une belle mort peuvent changer tout au long de la vie. Comprendre ce qu'est une belle mort pour un patient se fait en ayant une série continue de conversations (Muskat et coll., 2019, 2020; Newman et coll., 2014). Comme il a été mentionné plus tôt sur la communication et la prise de décision, ces conversations doivent être considérées sous un angle culturel et peuvent devoir être arbitrées par la famille ou d'autres personnes qui comprennent la culture du patient ainsi que la culture professionnelle des soins (médiateurs culturels).

Newman indique les sujets clés de la conversation cruciale que les fournisseurs de soins de santé doivent avoir avec les gens (y compris les enfants dès l'âge de huit ans) lorsqu'ils entrent en soins palliatifs (CBC, 2010).

1. *Suis-je en train de mourir?*

    Pour pouvoir réfléchir à sa vie et contribuer à la planification de sa belle mort, la personne doit savoir qu'elle est en train de mourir (Anderson et coll., 2019; Rice, 2019). Les familles ne voudront peut-être pas dire au patient qu'il est en train de mourir de peur que l'être cher perde espoir ou cesse de se battre. Les chercheurs ont constaté que les gens savent généralement qu'ils sont en train de mourir par la diminution apparente de leur force globale, de leur niveau d'énergie et de leurs capacités fonctionnelles (Cohen-Mansfield et coll., 2018; Reese et coll., 2020; Weaver et Wiener, 2020).

    Pour se préparer à la fin de vie, certains patients rédigent une **directive préalable**, un document dans lequel ils expriment leurs souhaits concernant les soins intensifs ou les traitements médicaux de maintien de la vie en cas d'incapacité. Les valeurs occidentales relatives à l'autonomie et au choix façonnent ces documents et les directives. En créant des directives préalables, la personne s'assure que ses souhaits et ses valeurs guideront la prise de décision dans les discussions de fin de vie. Il est impératif de choisir un mandataire spécial. Cette personne réalisera les souhaits de la personne mourante lorsqu'elle deviendra inapte. Il est important de se rappeler que la rédaction de ce type de document peut ne pas être appropriée dans certaines cultures.

2. *À quoi ressemblera ma mort?*

Le patient doit savoir comment se passera sa mort à mesure que la maladie évoluera. Bien qu'une estimation précise du temps puisse ne pas être possible, il est important de présenter des généralités sur ce qu'il faut attendre. Cette description doit comprendre des détails sur les symptômes attendus tels que la douleur, les difficultés respiratoires ou l'incapacité de manger. De plus, une discussion sur la gestion des symptômes est nécessaire.

Considérations culturelles dans les soins

Médecine traditionnelle

Nous devons reconnaître le choix de certains patients d'utiliser des médicaments traditionnels pour gérer les symptômes en fin de vie. Dans la culture autochtone, le tabac, le foin d'odeur, la sauge et le cèdre sont quelques-uns des remèdes utilisés lorsqu'une personne est malade. Les personnes et leurs familles trouvent du réconfort dans des cérémonies telles que la visite d'Aînés, les prières, la purification, les sueries, la danse, le tambour, les cercles de guérison et un régime traditionnel fait de gibier, de poisson, de noix et de petits fruits (Canadian Virtual Hospice, 2021). (Voir https://livingmyculture.ca/culture/first-nations/traditional-medicines-at-end-of-life/.)

---

3. *Où vais-je mourir?*

En soins palliatifs, les gens peuvent avoir le choix de l'endroit où ils aimeraient mourir : l'hôpital, l'hospice ou le domicile (Gonella et coll., 2020). Cependant, ces choix peuvent être limités selon la région géographique, car toutes les collectivités ne disposent pas nécessairement d'unités de soins palliatifs en milieu hospitalier. Lorsque les gens choisissent des soins à domicile, les services médicaux tels que les soins infirmiers et l'inhalothérapie se font à domicile. L'équipement médical est apporté au domicile, comme un lit d'hôpital, de l'oxygène, des pompes et des suppléments de liquide pour perfusion intraveineuse. Le domicile peut ne pas être un endroit approprié selon la composition de la famille et la dégradation de l'état du patient. Il existe des preuves suggérant que le décès d'un parent à son domicile en présence de jeunes enfants peut nuire à la santé mentale de ces derniers, à moins qu'il n'y ait un soutien approprié en place (Bergman et coll., 2017). Par conséquent, l'endroit où la mort d'une personne se produira est souvent à évaluer.

4. *Qui peut être avec moi?*

Il est essentiel que le patient mourant désigne les personnes importantes dans sa vie. On présume qu'il s'agit d'un conjoint, d'un parent ou d'une personne de la lignée du mourant. Les fournisseurs de soins de santé doivent se rappeler que le patient doit désigner, parmi leur équipe de soutien, les personnes dont ils souhaitent la présence au moment du décès.

Dans certaines communautés, comme la nation Haisla (communauté autochtone de la Colombie-Britannique, au Canada), un chef ou un Aîné peut être le porte-parole (Terrace/Kitimat and Indigenous Health Improvement Committee, 2016). Les membres de la famille sont soutenus par la communauté, qui offre un réseau de réconfort et de soins. Les membres de la communauté aident les familles par de la nourriture, du soutien, des prières et des protocoles culturels associés à la mort. Lorsque le décès survient, toute la communauté se rend à l'hôpital. Ce rassemblement est un signe de respect et la façon dont la communauté fait ses adieux à la personne.

5. *Comment faire mes adieux?*

Le moment où deux personnes se font leurs adieux peut être intensément émotif. Les recherches indiquent que manifester sa gratitude à ses relations et faire ses adieux aux parents, aux frères et sœurs, aux membres de la famille élargie, aux amis et aux collègues peut faciliter le processus de fin de vie et de deuil (Grant et coll., 2020; Neimeyer et coll., 2014). Les gens ne savent souvent pas comment faire leurs adieux. Voici quelques suggestions à l'intention du patient ou de sa famille.

- Se remémorer la relation
- Évoquer de bons souvenirs
- Regarder ensemble l'un de ses films préférés ou écouter de la musique
- Visiter un endroit spécial
- Si les personnes sont religieuses, prier ou participer ensemble à une cérémonie

6. *Comment serai-je honoré?*

Les personnes qui décèdent peuvent vouloir participer activement à la préparation de la cérémonie ou déterminer ce que leurs proches feront pour se souvenir d'elles. Le choix en matière de funérailles, par exemple, dépend des traditions culturelles et religieuses, des préférences familiales ainsi que du coût. Certains patients peuvent souhaiter organiser un service religieux à l'avance en choisissant la musique, les textes sacrés, le cercueil ou l'urne, et le lieu de sépulture. D'autres laisseront ces questions à la famille et à la communauté. Pour certains, savoir que la famille maintiendra les traditions peut être très réconfortant.

La compétence culturelle en action

Autres approches et questions pour les conversations cruciales

Chaque fournisseur de soins de santé doit préparer la façon dont il parlera de la fin de vie à un patient. Les réponses du patient façonneront la prestation des soins par l'équipe de soins de santé.

Début de la conversation

« Je veux m'assurer que nous continuons toujours de faire ce qui vous aide. Nous ne voulons jamais faire quelque chose que vous ne souhaitez pas. J'ai besoin de savoir ce qui serait le plus important pour vous, compte tenu de votre maladie. »

« (Nom du patient), je fais partie de l'équipe de soins qui s'occupera de vous au fil de l'évolution de votre maladie. Je veux vous poser quelques questions afin que nous puissions vous fournir les soins que vous souhaitez. »

Croyances

- Comment puis-je honorer vos croyances spirituelles et culturelles à l'approche de la mort?
- Avez-vous des souhaits par rapport à votre environnement physique à l'approche de la mort?
- Où voulez-vous mourir?
- Quel est le rôle de la religion ou de la culture dans la prise de décisions concernant la maladie et le traitement?
- Avez-vous des croyances ou des traditions culturelles que je dois respecter lorsque je prends soin de vous?
- Avez-vous pris des décisions concernant les directives préalables et les options de traitement en fin de vie?
- Y a-t-il des personnes dont vous souhaitez la présence à l'approche de la mort?
- Comment voulez-vous faire vos adieux aux personnes importantes dans votre vie?

Réseau de soutien

- Y a-t-il des membres de votre famille ou des personnes importantes dans votre vie que vous aimeriez voir participer à vos soins?
- Quel est le rôle de votre famille ou des personnes importantes dans vos soins?
- Y a-t-il des gens dont vous ne voulez pas recevoir la visite ni voir?
- Y a-t-il des personnes précises qui dirigeront vos soins ou prendront des décisions si vous n'êtes plus en mesure de le faire?

Suite

La compétence culturelle en action — *suite*

- Y a-t-il des chefs religieux ou autres qui seront impliqués dans vos soins en fin de vie?
- Si votre état change, les gens peuvent-ils encore venir vous voir?

Douleur

- Comment gérez-vous le confort et la douleur?
- Comment voudriez-vous que je vous aide à gérer votre douleur?

Décès

- Y a-t-il des personnes précises dont vous voulez ou ne voulez pas la présence au moment de mourir?
- Quelles sont vos convictions à propos du corps après la mort?
- Lorsque la mort survient, comment votre corps doit-il être traité?
- Qui fera les plans définitifs?

Les questions ci-dessus ont été créées à partir des ressources suivantes : Rapoport, A., Shaheed, J., Newman, C., et coll. (2017). Physician-patient end-of-life care discussions: Correlates and associations with end-of-life care preferences of cancer patients – A cross-sectional survey study. *Palliative Medicine, 30*(3), p. 253-259; Saccomano, S. J. et Abbatiello, G. A. (2014). Cultural considerations at the end of life. *The Nurse Practitioner, 39*(2), p. 24-31. https://doi.org/10.1097/01.NPR.0000441908.16901.2e.

Soins palliatifs

Les fournisseurs de soins de santé utilisent souvent les termes *soins de fin de vie* et *soins palliatifs* de façon interchangeable. Cependant, il existe des différences qui permettent de distinguer ces approches de soins (Krau, 2016). Les **soins palliatifs** mettent l'accent sur l'amélioration de la qualité de vie des patients atteints de maladies graves, par le traitement des symptômes et un soutien émotionnel (Association des infirmières et infirmiers du Canada [AIIC], 2017; Organisation mondiale de la Santé, 2020). Les principaux objectifs des soins palliatifs consistent à (1) traiter une personne atteinte d'une maladie lorsqu'une guérison ou un rétablissement est impossible, et (2) prolonger ce qui, pour la personne, est une vie de qualité et active à mesure que la maladie progresse. La création d'un environnement propice à une qualité de vie optimale pour le patient et les personnes importantes dans sa vie peut inclure le contrôle des symptômes persistants, pénibles et en progression. Tout au long du continuum de la maladie, l'attention portée à tous les aspects de la vie, y compris les besoins physiques, sociaux, spirituels et psychologiques, est primordiale.

Les **soins de fin de vie** sont une étape des soins palliatifs, lorsque la mort active remplace la vie active. Dans cette phase, l'objectif consiste, pour les membres de l'équipe de soins de santé, à fournir des soins de soutien à la personne et à son réseau de soutien à l'approche de la fin de sa vie. Un élément important des soins de fin de vie consiste à mettre l'accent sur la possibilité pour les patients de mourir dans la dignité (Krau, 2016). Il est difficile de déterminer exactement quand cette phase commence. La plupart considèrent qu'elle survient au cours de la dernière année de vie (Lewis, 2018). Les **soins terminaux** désignent les soins fournis à une personne atteinte d'une maladie limitant l'espérance de vie. Ils mettent l'accent sur le contrôle de la douleur et le soutien émotionnel au cours des derniers mois de la vie (AIIC, 2017; Matzo et Sherman, 2014). Les soins terminaux peuvent être fournis à domicile ou dans un établissement souvent conçu pour ce type de soins et de services.

Il est essentiel que les fournisseurs de soins de santé commencent à discuter de leurs souhaits relativement à une belle mort tout au long de l'évolution des soins palliatifs et de la fin de vie. La trajectoire des soins palliatifs et de fin de vie commence lorsqu'un patient reçoit un diagnostic de maladie limitant l'espérance de vie et se poursuit tout au long du continuum de soins, jusqu'aux soins à domicile, aux soins terminaux et aux soins de fin de vie, et enfin jusqu'au deuil de la famille après son décès.

L'approche de soins palliatifs est basée sur (1) une communication ouverte, transparente et honnête entre l'équipe de soins de santé et le patient et la famille et (2) l'amélioration de la qualité de la vie. Les considérations culturelles liées aux soins de fin de vie et au décès s'étendent à toute les circonstances entourant les soins de fin de vie et le décès, qu'il soit soudain ou prévisible, avec ou sans soins palliatifs et terminaux.

Il est important de se rappeler que la culture comporte à la fois des modèles et du pouvoir (voir le chapitre 1), de sorte que les iniquités en santé qui existent dans d'autres aspects des soins de santé s'étendent aux soins palliatifs et aux soins terminaux. Dans une revue exploratoire sur les obstacles à la prestation de soins palliatifs culturellement compétents dispensés en oncologie à des patients LGBT, Haviland et coll. (2021) notent que « les patients LGBT et leurs soignants sont victimes d'homophobie, d'exclusion, d'isolement social, de criminalisation, de persécution et de peur de la discrimination. De plus, le manque de connaissances des fournisseurs a suscité des perceptions négatives chez les patients à l'égard des [fournisseurs] dans la prestation de soins palliatifs » (p. 316). Les auteurs soulignent l'importance d'affirmer l'identité culturelle, en particulier pour les patients qui peuvent vivre un changement dans leurs réseaux sociaux ou un conflit entre la famille choisie et la famille biologique.

Les patients qui s'identifient comme une minorité raciale ou ethnique ont tendance à sous-utiliser les services de soins palliatifs et se trouvent davantage pénalisés par une mauvaise gestion de la douleur et des symptômes, ce qui a une incidence sur leur qualité de vie (Alderson et coll., 2015; Gazaway et coll., 2019). Les facteurs qui entravent l'utilisation des services comprennent la méfiance à l'égard du système, le manque de connaissances sur la progression de la maladie et les modalités de soins disponibles, les barrières culturelles et linguistiques entraînant des conversations inefficaces et le manque de compréhension des croyances et des préférences religieuses et culturelles des fournisseurs de soins de santé.

Gazaway et coll. (2019) préconisent un modèle de soins qui intègre les soins palliatifs dans le continuum des maladies chroniques. Le modèle en quatre phases propose des soins palliatifs précoces, qui comprennent de la formation sur la progression de la maladie, la gestion des symptômes et le soutien psychologique, des soins palliatifs épisodiques prodigués lors d'une crise médicale par une équipe interprofessionnelle, des soins palliatifs tardifs où l'accent peut être mis sur la planification préalable des soins, et enfin, des soins terminaux pour permettre une belle mort dans la dignité. Tout au long de ces phases, une relation de confiance entre un patient et l'équipe de soins de santé se développe. Du temps pour discuter, des contacts réguliers et de la compassion sont essentiels au succès de cette relation.

Il est également important de reconnaître le rôle que les organismes propres à certaines cultures peuvent jouer à cette étape critique de la vie. Par exemple, Casey House, le premier et le seul hôpital ou centre de soins autonome à l'intention des personnes vivant avec le VIH/sida, et ayant une approche multidisciplinaire de la santé et du bien-être au Canada, a ouvert ses portes en 1988. Auparavant, les personnes atteintes du VIH/sida étaient traitées par des fournisseurs de soins vêtus de combinaisons contre les matières dangereuses. La philosophie de Casey House était différente. L'équipe multidisciplinaire de Casey House a fourni des soins holistiques sans jugement et sans stigmatisation. Dans ce milieu semblable à celui d'une maison, les patients et leurs proches sont pris en charge et traités avec respect et dignité. Aujourd'hui, Casey House fournit des soins et des services grâce à des programmes pour les patients hospitalisés et les patients externes, des soins communautaires et de sensibilisation, des programmes sociaux communautaires, de la recherche et de l'éducation (voir www.caseyhouse.com).

Un autre exemple est le All Nations' Healing Hospital, détenu et exploité par le Conseil tribal File Hills Qu'Appelle et le Conseil tribal Touchwood Agency en Saskatchewan, qui a un lit consacré aux services de soins palliatifs et un programme de soins à domicile. La philosophie de soins de l'organisme met l'accent sur la prestation de services de soins de santé holistiques et sécuritaires qui adhèrent à la culture et aux traditions des Premières Nations. En outre, des pharmacopées traditionnelles, des salles de guérison et des services de purification sont à la disposition des patients et de leurs familles. (Voir https://allnationshealinghospital.ca/.)

L'aide médicale à mourir : une nouvelle option de fin de vie au Canada

L'**aide médicale à mourir (AMM)** est une option de soins de fin de vie offerte aux personnes canadiennes qui satisfont à un ensemble d'exigences légales évaluées par des fournisseurs de soins de santé autorisés, comme des médecins ou des infirmières ou infirmiers praticiens[1]. Les personnes admissibles peuvent choisir l'une des deux voies pour recevoir les médicaments prescrits destinés à mettre fin à leur vie : administrés par un clinicien (p. ex., par voie intraveineuse) ou auto-administrés (p. ex., par voie orale).

Le développement de l'aide médicale à mourir peut être attribué à la pression de la communauté. Au début des années 1990, Sue Rodriguez, une Canadienne atteinte de sclérose latérale amyotrophique (SLA, ou maladie de Lou Gehrig), a demandé aux tribunaux canadiens le droit légal d'avoir l'aide d'un médecin pour mettre fin à sa vie au moment de son choix. À cette époque, l'aide au suicide était illégale et susceptible d'entraîner une peine d'emprisonnement. Cette affaire, bien que controversée, a suscité des conversations partout au Canada sur la question de mourir dans la dignité et d'avoir le choix de mettre fin à sa vie en raison de circonstances médicales.

Dans l'affaire *Carter c. Canada*, la Cour a statué que les dispositions du Code criminel portaient atteinte à la Charte des droits et libertés. Plus précisément, cela traitait de l'aide médicale à mourir pour une personne adulte capable qui consent clairement à mettre fin à sa vie, et qui est affectée de problèmes de santé graves et irrémédiables (y compris une affection, une maladie ou un handicap) lui causant des souffrances persistantes qui lui sont intolérables au regard de sa condition. Les jalons de la légalisation de l'aide médicale à mourir sont présentés dans le tableau 13.4. Le tableau 13.5 présente les critères d'admissibilité de l'aide médicale à mourir à compter du 17 mars 2021.

TABLEAU 13.4 ■ Jalons de la légalisation de l'aide médicale à mourir

- En février 2015, la Cour suprême du Canada a statué en décidant d'exempter de toute responsabilité clinique les fournisseurs de soins de santé ayant participé à l'administration de médicaments pour mettre fin à la vie d'une personne (Versluis, 2020). Par la suite, la Cour suprême a établi un nouvel échéancier donnant au gouvernement fédéral jusqu'au 6 juin 2016 pour instaurer une nouvelle loi.

- Le 17 juin 2016, le gouvernement fédéral a adopté des critères d'admissibilité et des mesures de sauvegarde dans le cadre du projet de loi C-14. Cette motion historique signifiait qu'il n'était plus illégal pour les médecins et les infirmières et infirmiers praticiens d'aider des personnes à mettre fin à leurs jours, pourvu que toutes les exigences législatives soient respectées. Le terme *AMM*, aide médicale à mourir, a été inventé pour désigner le rôle et les compétences des médecins et des infirmières et infirmiers praticiens qui sont autorisés à déterminer l'admissibilité et à administrer les médicaments (Beuthin et coll., 2018). Les pharmaciens ont également été inclus dans les nouvelles lois, ce qui permet une protection transparente des ordonnances préparées aux fins de l'aide médicale à mourir.

- Le 5 octobre 2020, le ministre de la Justice et procureur général du Canada a déposé au Parlement le projet de loi C-7 : *Loi modifiant le Code criminel (aide médicale à mourir),* qui proposait des modifications à la loi canadienne sur l'aide médicale à mourir (gouvernement du Canada, 2021).

- Le 17 mars 2021, le Parlement du Canada a adopté les modifications proposées à la loi, et le projet de loi C-7 a reçu la sanction royale. Une approche à deux volets a été créée pour les personnes qui demandent l'aide médicale à mourir, qu'elles doivent suivre pour accéder au processus d'évaluation.

---

[1]En vertu de la loi fédérale canadienne, toutes les demandes d'aide médicale à mourir doivent être évaluées par deux fournisseurs de soins de santé indépendants, soit des médecins, soit des infirmières ou infirmiers praticiens. « Pour être considéré comme indépendant, nul d'entre eux ne doit :
- être en situation d'autorité par rapport à l'autre;
- pouvoir bénéficier, en toute connaissance de cause, de votre décès;
- être lié à l'autre ou à vous d'aucune façon qui puisse affecter son objectivité. »
https://www.canada.ca/fr/sante-canada/services/services-avantages-lies-sante/aide-medicale-mourir.html.

TABLEAU 13.5 ■ **Critères d'admissibilité et mesures de sauvegarde conformément au projet de loi C-7**

Critères d'admissibilité à l'aide médicale à mourir à compter du 17 mars 2021

Une personne qui souhaite recevoir l'AMM doit satisfaire aux critères d'admissibilité suivants :

- Être âgée d'au moins 18 ans et être capable de prendre des décisions
- Être admissible à des services de santé financés par l'État
- Faire une demande délibérée qui ne découle pas de pressions externes
- Donner son consentement éclairé à recevoir l'AMM, ce qui signifie que la personne a consenti à recevoir l'AMM après avoir reçu toute l'information nécessaire pour prendre cette décision
- Être atteinte d'une maladie, d'une affection ou d'un handicap grave et incurable
- Se trouver à un stade avancé de déclin des capacités qui est irréversible
- Ressentir des souffrances physiques ou psychologiques insupportables qui ne peuvent pas être atténuées dans des conditions que la personne juge acceptables

AMM, aide médicale à mourir.

Tiré de Nicol, J., et Tiedemann, M. (2021). *Résumé législatif du projet de loi C-7 : Loi modifiant le Code criminel (aide médicale à mourir)*. Publications de recherche de la Bibliothèque du Parlement. https://lop.parl.ca/sites/PublicWebsite/default/fr_CA/ResearchPublications/LegislativeSummaries/432C7E; Ordre des infirmières et infirmiers de l'Ontario. (2021). *Orientation sur le rôle des infirmières dans l'aide médicale à mourir*. https://www.cno.org/globalassets/docs/prac/51056-guidance-on-nurses-roles-in-maid-fre.pdf.

APPROCHE À DEUX VOLETS

La loi révisée par le projet de loi C-7 a ajouté une approche à deux volets quant aux mesures de sauvegarde procédurales que les cliniciens doivent suivre. Chaque volet est identifié par l'évaluateur de l'AMM, qui détermine si la mort naturelle d'une personne est raisonnablement prévisible.

Pour les personnes dont la mort naturelle est raisonnablement prévisible, les mesures de sauvegarde procédurales ont été assouplies et ne comprennent plus la période de réflexion de dix jours qui figurait dans la loi précédente sur l'AMM.

Pour les personnes dont la mort naturelle n'est pas raisonnablement prévisible, de nouvelles mesures de sauvegarde procédurales renforcées ont été mises en place pour promouvoir un calendrier adéquat et la consultation d'experts pendant le processus d'évaluation de l'AMM (tableau 13.6).

MALADIE MENTALE ET AMM

Actuellement, les personnes qui demandent l'AMM et dont le seul problème médical est une maladie mentale ne sont pas admissibles. Conformément au projet de loi C-7, cette exclusion en vigueur jusqu'au 17 mars 2023 donne au gouvernement fédéral le temps d'examiner et de planifier davantage les mesures de sauvegarde appropriées. Cela comprend également des examens supplémentaires de la part d'experts dans des domaines connexes. De nouvelles recommandations seront alors élaborées aux fins d'examen en vue des changements potentiels à apporter à la loi sur l'aide médicale à mourir.

IDENTITÉS CULTURELLES DANS L'AMM

Les exigences fédérales en matière de rapports sur les personnes qui demandent l'AMM ont été limitées à des critères démographiques comme l'âge, le diagnostic, le genre et le lieu. La consultation à l'échelle nationale des changements proposés à l'AMM a soulevé des inquiétudes à propos des populations marginalisées, où il y avait la possibilité d'un accès inéquitable à l'AMM, en particulier pour les personnes vulnérables. Le projet de loi C-7 a instauré la production de nouveaux rapports fédéraux. Les changements apportés à la nouvelle loi en ce qui a trait à la collecte de renseignements

TABLEAU 13.6 ■ **Mesures de sauvegarde procédurales de l'aide médicale à mourir à compter du 17 mars 2021**

Mesures de sauvegarde visant les personnes dont la mort naturelle est raisonnablement prévisible

Les mesures de sauvegarde procédurales suivantes s'appliquent aux personnes dont la mort naturelle **est** raisonnablement prévisible :

- La demande d'aide médicale à mourir (AMM) doit être faite par écrit après que la personne a été avisée qu'elle a un problème de santé grave et irrémédiable.
- Une demande écrite doit être signée par un témoin indépendant (un préposé aux soins personnels rémunéré ou un travailleur de la santé peut agir en tant que témoin indépendant).
- Deux médecins ou infirmières ou infirmiers praticiens indépendants doivent fournir une évaluation et confirmer que tous les critères d'admissibilité sont respectés.
- La personne doit être avisée qu'elle peut retirer sa demande en tout temps, de quelque manière que ce soit.
- Immédiatement avant de recevoir l'AMM, la personne doit avoir la possibilité de retirer son consentement et doit confirmer expressément son consentement (toutefois, cette exigence de « consentement final » peut être levée dans certaines circonstances, qui peuvent faire l'objet d'une entente par écrit entre le fournisseur de l'aide médicale à mourir et la personne).

Mesures de sauvegarde visant les personnes dont la mort naturelle n'est pas raisonnablement prévisible

Les mesures de sauvegarde procédurales suivantes s'appliquent maintenant aux personnes dont la mort naturelle **n'est pas** raisonnablement prévisible (indique les mesures de sauvegarde propres à ces demandes) :

- La demande d'AMM doit être faite par écrit après que la personne a été avisée qu'elle a un problème de santé grave et irrémédiable.
- Une demande écrite doit être signée par un témoin indépendant (un préposé aux soins personnels rémunéré ou un travailleur de la santé peut agir en tant que témoin indépendant).
- Deux médecins ou infirmières ou infirmiers praticiens indépendants doivent fournir une évaluation et confirmer que tous les critères d'admissibilité sont respectés.
  - Si aucun des deux praticiens qui évaluent l'admissibilité n'a d'expertise relative à l'état médical causant la souffrance de la personne, il faut consulter un praticien qui possède une telle expertise.
- La personne doit être avisée qu'elle peut retirer sa demande en tout temps, de quelque manière que ce soit.
- La personne doit connaître les moyens disponibles et appropriés pouvant soulager ses souffrances, y compris les services de counseling, les services de soutien en santé mentale et en invalidité, les services communautaires et les soins palliatifs, et elle doit se voir offrir des consultations avec des professionnels qui fournissent de tels services.
- La personne et les praticiens doivent avoir discuté des moyens raisonnables qui existent pour soulager sa souffrance et convenir que cette personne a sérieusement envisagé ces moyens.
- Les évaluations de l'admissibilité doivent s'étaler sur une période d'au moins 90 jours. Cette durée peut être moindre si la personne est sur le point de perdre sa capacité décisionnelle en matière de soins de santé, à condition que les deux évaluations soient terminées.
- Immédiatement avant l'administration de l'AMM, le praticien doit donner à la personne la possibilité de retirer sa demande et doit s'assurer qu'elle consent expressément à la procédure.

Gouvernement du Canada. (2021). *Projet de loi C-7 : Loi modifiant le Code criminel (aide médicale à mourir).* https://parl.ca/DocumentViewer/fr/43-2/projet-loi/C-7/sanction-royal.

comprennent les renseignements liés à la race, à l'identité autochtone et au handicap, ainsi que la nécessité de déterminer si des inégalités existent ou s'il y a un désavantage individuel ou systémique dans le contexte de l'AMM ou de son administration (gouvernement du Canada, 2021).

Compte tenu des limites des données, il n'est pas surprenant que la littérature sur les considérations culturelles dans l'AMM soit limitée, en grande partie théorique et anecdotique.

Hart (2020) parle de l'impact sur le clergé, Isgandarova (2018) discute des défis liés à l'AMM pour les fournisseurs de soins de santé musulmans et Larm (2019) aborde les perspectives sur l'AMM et la belle mort au monastère de Thrangu, au Canada. Les points clés qui ressortent de ces discussions sont les suivants : (1) la littérature à ce jour examine l'AMM d'un point de vue théologique; plus d'informations et de compréhension du point de vue de la pratique sont donc nécessaires; (2) les perspectives religieuses sont interprétées de diverses manières, et la compassion, l'atténuation de la souffrance et la dignité sont des valeurs qui font partie des raisons rendant l'AMM acceptable pour des personnes de différentes confessions; et (3) il est nécessaire d'avoir un dialogue plus ouvert autour de l'AMM afin de promouvoir la sensibilisation (conscience de soi et informations sur l'AMM), de réduire les sentiments d'isolement et de silence, et d'accroître les possibilités de soutien pour ceux qui font face à l'AMM en tant que patients, membres de la famille ou fournisseurs.

APERÇU DE L'AMM

Une personne peut présenter une demande d'AMM par l'entremise de son fournisseur de soins primaires, de spécialistes des soins de santé ou du service provincial de coordination de l'AMM. Les étapes préliminaires du processus comprennent deux évaluations indépendantes pour déterminer l'admissibilité, ainsi qu'un formulaire de demande écrit d'AMM, signé devant un témoin indépendant. Une fois toutes les exigences subséquentes satisfaites, une personne peut choisir de planifier les détails entourant son décès avec le fournisseur d'AMM et ses proches, ce qui peut inclure des pratiques religieuses, spirituelles, personnelles ou culturelles tout au long du processus. Étant donné que l'AMM est planifiée, il est possible de discuter ouvertement avec une personne de ses préférences de fin de vie et de l'aider en soutenant sa vision de ce qu'est une belle mort. La date et l'heure de l'AMM sont généralement décidées par la personne, en tenant compte de la disponibilité du fournisseur d'AMM, qui peut veiller à commander les médicaments requis.

Considérations culturelles dans les soins

L'aide médicale à mourir offre une possibilité d'affirmation

Les scénarios suivants ont été adaptés à partir d'expériences vécues afin de donner des exemples tout en préservant la confidentialité.

1. **Homme homosexuel dans la soixantaine.** Au moment de l'aide médicale à mourir (AMM), le partenaire et les parents du patient étaient présents et réunis autour du patient. C'était important, car au départ, les parents avaient eu beaucoup de mal à accepter l'homosexualité de leur fils. Au fil du temps, leurs relations se sont améliorées et se réunir dans les derniers moments a été considéré comme une affirmation de l'identité et une occasion de solidarité qui se poursuivrait entre les parents et le partenaire. Le patient a même comparé l'impact de cette nouvelle option de fin de vie à celui de la légalisation du mariage homosexuel.

2. **Une femme a choisi l'AMM après un diagnostic de cancer du sein et de métastases.** La communauté chrétienne avait toujours été très importante pour elle et elle s'est d'abord demandé comment sa décision serait perçue par ses pairs et comment obtenir la bénédiction de son chef religieux à ce moment important de sa vie. Dialoguer avec l'équipe l'a réconfortée, car on l'a assurée du respect de sa vie privée et de ses renseignements personnels. Le certificat de décès n'indiquait pas qu'elle avait reçu l'aide médicale à mourir. Son choix concernant l'AMM ne risquait donc pas d'être divulgué dans les dossiers. Elle a également trouvé le courage de se confier à son chef religieux, qui l'a soutenue et était présent pendant la procédure d'AMM. Elle ne voulait pas que cela ait lieu chez elle, pour ne pas associer son domicile à sa mort ni laisser à sa famille le fardeau de s'occuper d'elle après. Elle est morte paisiblement à l'hôpital, entourée des membres de sa famille et du clergé.

3. **Patient hispanique dont l'anglais n'était pas la langue maternelle.** Ce patient a entendu parler de l'AMM dans les médias. Même si c'était ce qu'il voulait, sa famille y était opposée. Avec le temps, grâce au soutien de l'équipe de soins, la famille a fini par accepter les souhaits du patient et s'est sentie

Suite

Considérations culturelles dans les soins — *suite*

prête à lui rendre visite à l'hôpital. Le patient était très préoccupé pour les membres de sa famille, car il comprenait que c'était difficile pour eux. Il faisait donc passer leurs besoins et leur confort avant ses propres souhaits. Il a informé sa famille de la date, mais a décidé de ne pas leur dire l'heure à laquelle il recevrait l'AMM. Fait intéressant, la famille a appelé le patient ce jour-là et après avoir appris l'heure de l'AMM, a décidé de venir pour être avec lui pendant la procédure. La famille a exprimé sa gratitude à l'équipe de soins pour avoir respecté les souhaits du patient et a compris que c'était ce qu'il voulait.

AMM ET FOURNISSEURS DE SOINS DE SANTÉ

Bien que les médecins et les infirmières et infirmiers praticiens soient légalement autorisés à déterminer l'admissibilité et à fournir l'AMM, les autres fournisseurs de soins de santé n'ont peut-être pas toujours une idée claire du processus d'AMM. Malgré le manque de clarté des rôles, les ordres professionnels et les associations encouragent leurs membres à continuer d'offrir des soins courants et optimaux et d'exercer dans leur champ de pratique. Les professionnels de la santé, comme les infirmières, les travailleurs sociaux, le personnel de soutien, les éthiciens et les fournisseurs de soutien spirituel, peuvent collaborer dans le soutien fourni aux personnes et à leurs familles tout au long du processus d'AMM. Bien que la législation le prévoie, aucune attention n'a été accordée aux fournisseurs de soins de santé qui doivent participer à l'AMM (Versluis, 2020). Il est nécessaire d'accorder plus d'attention au soutien de tous les fournisseurs de soins de santé dans la gestion des dilemmes moraux qui peuvent découler des procédures d'AMM (Association médicale canadienne, 2017). Les écoles de formation professionnelle en santé et les organismes de soins de santé doivent travailler avec les étudiants et les fournisseurs de soins pour réfléchir à cette nouvelle intervention médicale de fin de vie et à la façon de réagir à la détresse émotive et sociale qui peut s'ensuivre. Bruce et Beuthin (2020) ont exploré la façon dont l'expérience globale de la souffrance que vivent le personnel infirmier est façonnée par leur participation à l'AMM. Ils ont remarqué des occasions où l'AMM a aidé à « transformer » les difficultés et les frustrations accompagnant souvent la « souffrance » et « l'incapacité d'en faire plus » associées aux soins de fin de vie en récits de belle mort, caractérisés par une mort paisible et de la gratitude. Les participants ont également noté « la possibilité de préjudices si l'AMM n'est pas mise en œuvre avec le plus grand soin » et se sont demandé si le « caractère sacré de la mort [serait] diminué au fil du temps », se disant préoccupés par un risque de désensibilisation (Bruce et Beuthin, 2020, p. 273).

Le processus d'AMM peut avoir lieu à divers endroits : une maison, un hôpital, un centre de soins palliatifs, un cabinet médical ou un établissement de soins (British Columbia Coroners Service, 2017). Cependant, l'accessibilité à l'AMM dans ces milieux peut légèrement différer ou poser des obstacles importants, ce qui génère ensuite d'éventuels retards dans le processus. Par exemple, un fournisseur d'AMM qui travaille dans un contexte différent peut exiger que les patients se soumettent à une évaluation supplémentaire pour confirmer leur admissibilité, conformément au cadre de protection juridique propre à ce fournisseur d'AMM. Dans la mesure du possible, les médecins et les infirmières et infirmiers praticiens qui participent aux évaluations et à la prestation de l'AMM à une personne respectent généralement l'emplacement désigné pour l'AMM, ce qui favorise la continuité des soins et rationalise les mesures de protection et la documentation.

Deuil

Lorsqu'un patient meurt, l'attention des fournisseurs de soins de santé se tourne vers la famille et les proches qui commencent leur deuil. À ce stade, les gens éprouvent une variété de réactions face à la perte causée par le décès d'une personne aimée. La *perte* et le *deuil* sont parfois utilisés de manière interchangeable. Le deuil ne se limite pas à la mort; il s'agit d'une réaction émotionnelle et psychologique à la perte (Grant et coll., 2020; Silverman et coll., 2020).

Comme d'autres aspects de la vie et de la mort, la perte et le deuil sont également façonnés par des modèles culturels et des caractéristiques individuelles. Comme nous l'avons vu précédemment, les cultures et les communautés ont souvent des traditions conçues pour donner du temps et de l'espace pour pleurer la perte (faire son deuil) et permettre le soutien de l'entourage (service commémoratif, visites, offre de nourriture). Les traditions varient d'une culture à l'autre et sont vécues différemment par chacun ou revêtent une signification différente. Chaque personne réagit différemment à la perte et au deuil.

Souvent, les fournisseurs de soins de santé ne savent pas quoi dire aux membres de la famille à la suite d'un décès. Le tableau 13.7 présente quelques suggestions à prendre en considération. Il ne s'agit pas d'une liste exhaustive et nous invitons les lecteurs à réfléchir à leurs expériences sur la façon de soutenir la famille et la communauté en période de perte et de deuil.

TABLEAU 13.7 ■ **Que dire quand vous ne savez pas quoi dire**

Vous trouverez ci-dessous quelques énoncés pouvant être utilisés par les fournisseurs de soins de santé pour entamer une conversation lors d'un deuil.

1. **Toutes mes condoléances**.

   Il est important que les fournisseurs de soins de santé ne prétendent pas comprendre comment une autre personne se sent. Ne prétendez pas comprendre la douleur ou l'importance de la perte.

2. **Désignez la personne par son nom**.

   Les mots sont particulièrement importants au moment d'aborder le décès d'un être cher avec la famille. N'utilisez pas de mots tels que « le défunt », « votre mari décédé » et ainsi de suite. Par exemple, si un membre de la famille demande au personnel infirmier : « Où allez-vous l'emmener maintenant? », répondez en utilisant le nom du patient : « Je vais emmener M. Y à la morgue une fois que vous lui aurez fait vos adieux. Le salon funéraire viendra le chercher là. »

3. **Demandez : « De quoi avez-vous besoin? Puis-je… »**

   Les émotions et le choc extrêmes que ressent un membre de la famille au moment du décès d'un être cher peuvent être accablants, que le décès ait été prévisible ou non. Il est important que les fournisseurs de soins de santé demandent comment ils peuvent aider. Souvent, les gens ne sont pas conscients de l'aide dont ils peuvent avoir besoin. Quelques suggestions :

   • Appeler d'autres membres de la famille
   • Fournir une lettre médicale pour leur employeur ou leur école
   • Donner les coordonnées du salon funéraire local

4. **Proposer des options pour « garder un souvenir », si cela est culturellement approprié.**

   Souvent, les membres de la famille souhaitent avoir une partie de la personne comme souvenir ou faire un rituel (par exemple, toucher les pieds d'un proche en signe de respect). Pour certains membres de la famille, il peut être important de prendre une mèche de cheveux, une empreinte du pouce, de la main ou du pied, ou encore une photo de la personne. D'autres peuvent avoir davantage besoin de temps, d'intimité et de soutien.

5. **Établir des liens avec les services de soutien, si cela est approprié sur le plan culturel.**

   Immédiatement après le décès d'un être cher, les gens sont en état de choc et peuvent ne pas avoir conscience qu'ils ont besoin d'aide alors qu'ils vivent un deuil. La plupart des collectivités offrent des ressources pour aider les gens à vivre leur deuil après la perte d'un être cher. Elles peuvent être accessibles auprès de :

   • Chefs spirituels
   • Groupes communautaires de soutien au rétablissement de personnes endeuillées
   • Travailleurs sociaux et conseillers
   • Programmes d'aide aux employés
   • Employeur ou établissement d'enseignement
   • Salon funéraire local

LE POUVOIR DES RITUELS

Doka (2015) souligne l'importance des rituels pendant la maladie, au moment du décès et de la période de deuil. Les rituels peuvent être publics ou privés, culturels ou individuels. En l'absence de rituels traditionnels ayant un sens pour les gens, ceux-ci peuvent être invités à créer leurs propres rituels.

Lorsqu'ils sont utilisés en dehors des traditions entourant le moment du décès, comme les funérailles et la période de deuil, les rituels peuvent assurer la continuité du lien avec les proches décédés. Pour certains, il peut s'agir de souligner un anniversaire par une fête ou un toast. Pour d'autres, l'hommage sera plus élaboré, comme un culte annuel ou une cérémonie à la mémoire des ancêtres. Ce genre de cérémonies existe dans toutes les cultures. De tels « *rituels de continuité* réaffirment un lien continu avec le défunt, soit la reconnaissance que la relation est conservée même dans la mort » (Doka, 2015, p. 240). Cette continuité et cette connectivité peuvent s'étendre à une relation continue avec Dieu (Gielen et coll., 2016). Doka mentionne également les *rituels de transition* qui aident à démarrer le processus de deuil et les *rituels de réconciliation* qui aident à gérer les questions non résolues. Exprimer des remords ou le pardon peut être un exemple de rituel de réconciliation. Les *rituels d'affirmation* sont semblables à ceux de réconciliation, mais ils mettent l'accent sur l'affirmation de la valeur ou du soutien que la ou les personnes décédées apportent par leur héritage ou ses répercussions (Doka, 2015).

Considérations culturelles dans les soins

Essuyer les larmes

L'Aînée Elva Jameson était affligée par la mort de sa fille. Elle a suivi des séances de counseling, mais cela ne l'a pas aidée. Cela l'a amenée à revenir auprès de son peuple. La *cérémonie pour essuyer les larmes* a eu lieu chez elle. L'Aînée Elva croit que la cérémonie a été efficace, parce qu'elle se situait au niveau de l'esprit, et non aux niveaux mental, émotionnel ou cognitif. Le lien entre les gens de sa communauté se fait au niveau de l'esprit. Elle a senti que les chansons de la cérémonie étaient puissantes et ont eu un impact sur tout le corps. Depuis son expérience, elle a utilisé la cérémonie pour aider d'autres personnes à traverser leur deuil. (Voir https://livingmyculture.ca/culture/first-nations/wiping-the-tears-ceremony/.)

Résumé

Les fournisseurs de soins de santé doivent comprendre que chaque personne a des besoins différents en ce qui concerne la mort et le mourir. La culture influence la façon dont les personnes perçoivent la fin de vie et y réagissent. Prendre soin d'une personne en fin de vie et de sa famille doit se faire avec bienveillance, compassion, respect et sensibilité.

L'aide médicale à mourir au Canada est relativement récente comparativement à d'autres approches de soins de fin de vie. Elle fait ressortir la nécessité de mieux comprendre l'impact de la culture dans le choix de l'AMM et le rôle de la culture dans la planification du décès. Bien que le sujet de l'AMM soit encore considéré comme non conventionnel ou mal connu, il évolue et continue de susciter et de provoquer d'importantes discussions partout au Canada, d'autant plus que la législation sur l'AMM est évaluée en fonction du potentiel de changements révisés. En fin de compte, l'amélioration de l'accès à des soins et ressources optimaux en fin de vie aidera les personnes à prendre des décisions éclairées qui favoriseront une approche centrée sur la personne dans leur parcours de soins avec leur famille, leurs proches et leur équipe de soins de santé.

Les exigences physiques et psychosociales des soins fournis aux personnes en fin de vie peuvent avoir une incidence sur les fournisseurs de soins de santé et compromettre éventuellement les soins. Pour pouvoir prendre soin des personnes en fin de vie et de leurs familles, les fournisseurs de soins de santé doivent également prendre soin de leur santé et de leur bien-être par des activités personnelles.

http://evolve.elsevier.com/Srivastava/competenceculturelle/

Questions à des fins d'examen et de discussion

1. Que faites-vous pour prendre soin de vous régulièrement? Y a-t-il d'autres activités pour lesquelles vous aimeriez obtenir du soutien?

2. Un patient vous dit qu'il est préoccupé par la souffrance vers la fin de sa vie et dit qu'il ne veut pas souffrir au moment de mourir. En réfléchissant aux thèmes de ce chapitre, comment continueriez-vous à soutenir ce patient?

3. Réfléchissez à une expérience récente que vous avez vécue concernant le décès d'un membre de votre famille, d'un ami ou d'un patient. Quels facteurs ont influencé les décisions qui ont été prises et ce qui a été fait au moment de la mort?

4. Visitez le site Web https://livingmyculture.ca/topic/after-death-and-ceremonies. Choisissez une culture que vous ne connaissez pas et regardez une vidéo. En quoi les points de vue présentés sont-ils semblables ou différents des vôtres? Que peuvent faire les fournisseurs de soins de santé pour soutenir une famille selon cette perspective? (Veuillez noter que ces vidéos sont disponibles en anglais seulement.)

Activité expérientielle ou de réflexion de groupe

ACTIVITÉ DE JEU DE RÔLE SUR LES CONVERSATIONS CRUCIALES (30 MINUTES)

En tant qu'infirmière ou infirmier, vous devez avoir des conversations cruciales avec les patients sur leurs attentes relatives à la fin de vie. Le but de cette activité est de vous exercer à avoir une conversation cruciale.

1. La personne 1 joue le rôle du patient ou de la patiente.
2. La personne 2 joue le rôle de l'infirmière ou de l'infirmier.
3. Les autres peuvent observer ou échanger les rôles au milieu de l'activité.

Préparation (5 minutes) :

1. Créez un scénario de questions et de réponses qui, selon vous, sont nécessaires pour avoir une conversation sur la fin de vie avec un patient.
2. Réfléchissez à la façon dont vous pourriez réagir à la prochaine activité.

Activité de mise en situation (10 minutes) :

La conversation commence par (1) l'infirmière ou l'infirmier qui lance la discussion et (2) la réponse du patient ou de la patiente.

Récapitulation et discussion (15 minutes) :

- Qu'est-ce que chacun de vous a ressenti à propos de cette conversation?
- Qu'est-ce qui s'est bien passé?
- Réexaminez la conversation. Où faut-il apporter des améliorations?
- Si vous deviez avoir une conversation cruciale avec un vrai patient, comment l'aborderiez-vous?

Références

Alderson, M., Parent-Rocheleau, X., et Mishara, B. (2015). Critical review on suicide among nurses: What about work-related factors? *Crisis, 36*(2), 91–101. https://doi.org/10.1027/0227-5910/a000305.

Alladin, W. (2015). The Islamic way of death and dying: Homeword bound. Dans Parkes, C. M., Laungani, P., et Young, W. (éditeurs), *Death and bereavement across cultures* (2e éd., p. 110-132). Routlede. https://doi.org/10.4324/9781315721088.

Anderson, R. J., Bloch, S., Armstrong, M., et coll. (2019). Communication between healthcare professionals and relatives of patients approaching the end-of-life: A systematic review of qualitative evidence. *Palliative Medicine, 33*(8), 926–941. https://doi.org/10.1177/0269216319852007.

Association des infirmières et infirmiers du Canada (AIIC). (2017). *Aide médicale à mourir*. https://www.cna-aiic.ca/fr/representation-et-politiques/priorites-en-matiere-de-repesentation/aide-medicale-a-mourir.

Association médicale canadienne. (2017). *Politique de l'AMC, Aide médicale à mourir*. https://policybase.cma.ca/media/policypdf/PD17-03f.pdf.

Beaune, L., et Newman, C. (2003). In search of a good death. *BMJ, 327*(7408), 222–223. https://doi.org/10.1136/bmj.327.7408.222-b.

Bergman, A. S., Axberg, U., et Hanson, E. (2017). When a parent dies – A systematic review of the effects of support programs for parentally bereaved children and their caregivers. *BMC Palliative Care, 16*(1), 39. https://doi.org/10.1186/s12904-017-0223-y.

Beuthin, R., Bruce, A., et Scaia, M. (2018). Medical Assistance in Dying (MAiD): Canadian nurses' experiences. *Nursing Forum, 53*(4), 511–520. https://doi.org/10.1111/nuf.12280.

British Columbia Coroners Service. (2017). *Coroners service death review panel: A review of medically assisted deaths for the period of January 1–December 31, 2016*. https://www2.gov.bc.ca/assets/gov/birth-adoption-death-marriage-and-divorce/deaths/coroners-service/death-review-panel/maid_panel_report_2017_final.pdf.

Brown, J., Goodridge, D., et Thorpe, L. (2020). Medical Assistance in Dying in health sciences curricula: A qualitative exploratory study. *Canadian Medical Education Journal, 2020*(6), 79–89. https://doi.org/10.36834/cmej.69325.

Bruce, A., et Beuthin, R. (2020). Medically assisted dying in Canada: "Beautiful death" is transforming nurses' experiences of suffering. *Canadian Journal of Nursing Research, 52*(4), 268–277. https://doi.org/10.1177/0844562119856234.

Cain, C. L., Surbone, A., Elk, R., et coll. (2018). Culture and palliative care: Preferences, communication, meaning, and mutual decision making. *Journal of Pain and Symptom Management, 55*(5), 1408–1419. https://doi.org/10.1016/j.jpainsymman.2018.01.007.

Cain, J. M., et Denny, L. (2018). Palliative care in women's cancer care: Global challenges and advances. *International Journal of Gynecology and Obstetrics, 143*, 153–158. https://doi.org/10.1002/ijgo.12624.

Canadian Virtual Hospice. (2021). *Talking about cancer is taboo*. https://livingmyculture.ca/culture/somali/talking-about-cancer-is-taboo/.

CBC. (2010). *Defining a good death: An interview with Dr. Christine Newman*. https://www.cbc.ca/player/play/1898616759.

Chan, C. W. H., Chow, M. C. M., Chan, S., et coll. (2020). Nurses' perceptions of and barriers to the optimal end-of-life care in hospitals: A cross-sectional study. *Journal of Clinical Nursing, 29*(7–8), 1209–1219. https://doi.org/10.1111/jocn.15160.

Cheung, T., Lee, P. H., et Yip, P. S. F. (2015). Suicidality among Hong Kong nurses: Prevalence and correlates. *Journal of Advanced Nursing, 72*(4), 836–848. https://doi.org/10.1111/jan.12869.

Cohen-Mansfield, J., Skornick-Bouchbinder, M., et Brill, S. (2018). Trajectories of end of life: A systematic review. *The Journals of Gerontology: Series B, 73*(4), p. 564-572. https://doi.org/10.1093/geronb/gbx093.

Doka, K. J. (2015). Spirituality: QUO VADIS? Dans Stillion, J. M., et Attig, T. (éditeurs), *Death, dying, and bereavement: Contemporary perspectives, institutions, and practices*. Springer.

Gaun, M. (2015). The Buddhist way of death. Dans Parkes, C. M., Laungani, P., et Young, W. (éditeurs), *Death and bereavement across cultures* (2e éd., p. 61-72). Routledge.

Gazaway, S., Stewart, M., et Schumacher, A. (2019). Integrating palliative care into the chronic illness continuum: A conceptual model for minority populations. *Journal of Racial and Ethnic Health Disparities, 6*, 1078–1086. https://doi.org/10.1007/s40615-019-00610-y.

Gielen, J. (2016). Education in care ethics: A way to increase palliative care awareness in India. *International Journal of Ethics Education, 1*(1), 15–24. https://doi.org/10.1007/s40889-015-0003-6.

Gielen, J., Bhatnagar, S., et Chaturvedi, S. K. (2016). Spirituality as an ethical challenge in Indian palliative care: A systematic review. *Palliative and Supportive Care, 14*(5), 561–582. https://doi.org/10.1017/S147895151500125X.

Gire, J. (2014). How death imitates life: Cultural influences on conceptions of death and dying. *Online Readings in Psychology and Culture, 6*(2). https://doi.org/10.9707/2307-0919.1120.

Glaser, B. G., et Strauss, A. (1968). *Time for dying*. Routledge.

Gonella, S., Basso, I., De Marinis, M. G., et coll. (2020). Communication between healthcare professionals and relatives of patients approaching the end-of-life: A systematic review of qualitative evidence. *Palliative Medicine, 29*(6), 64–74. https://doi.org/10.1177/1755738015581026.

Gouvernement du Canada. (2021). *Projet de loi C-7 : Loi modifiant le Code criminel (aide médicale à mourir)*. https://parl.ca/DocumentViewer/fr/43-2/projet-loi/C-7/sanction-royal.

Grant, P. C., Depner, R. M., Levy, K., et coll. (2020). Family caregiver perspectives on end-of-life dreams and visions during bereavement: A mixed methods approach. *Journal of Palliative Medicine, 23*(1), 48–53. https://doi.org/10.1089/jpm.2019.0093.

Hall, E. M., et Hill, P. (2019). Meaning-making, suffering, and religion: A worldview conception. *Mental Health, Religion & Culture, 22*(5), 467–479.

Hart, A. E. (2020). *Medical Assistance in Dying and its impact on clergy who have accompanied patients through the procedure. [Thèse de maîtrise inédite.]* Atlantic School of Theology. https://library2.smu.ca/bitstream/handle/01/29494/Hart_April_GRP_2020.pdf?sequence=1&isAllowed=y.

Haviland, K., Walters, C., et Newman, S. (2021). Barriers to palliative care in sexual and gender minority patients with cancer: A scoping review of the literature. *Health and Social Care in the Community, 29*, 305–318. https://doi.org/10.1111/hsc.13126.

Herbstsomer, R. A., et Stahl, S. T. (2021). Cross cultural experiences of hospice and palliative care services: A thematic analysis. *OMEGA – Journal of Death and Dying, 84*(2), 551–556. https://doi.org/10.1177/0030222820904205.

Isgandarova, N. (2018). Medical Assistance in Dying: Challenges for Muslim healthcare professionals. *Journal of Pastoral Care & Counseling, 72*(3), 202–211. https://doi.org/10.1177/1542305018796184.

Krau, S. D. (2016). The difference between palliative care and end of life care: More than semantics. *The Nursing Clinics of North America, 51*, ix–x. https://doi.org/10.1016/j.cnur.2016.07.002.

Krikorian, A., Maldonado, C., et Pastrana, T. (2020). Patients' perspectives on the notion of a good death: A systematic review of the literature. *Journal of Pain and Symptom Management, 59*(1), 152–164. https://doi.org/10.1016/j.jpainsymman.2019.07.033.

Larm, J. (2019). Good deaths: Perspectives on dying well and on Medical Assistance in Dying at Thrangu Monastery Canada. *Religions, 10*, 70. https://doi.org/10.3390/rel10020070.

Laungani, P., et Laungani, A. (2015). Death in a Hindu family. Dans Parkes, C. M., Laungani, P., et Young, W. (éditeurs), *Death and bereavement across cultures* (2e éd., p. 42-60). Routledge.

Levine, E. (2015). Jewish views and customs on death. Dans Parkes, C. M., Laungani, P., et Young, W. (éditeurs), *Death and bereavement across cultures* (2e éd., p. 76-93). Routledge.

Lewis, R. (2018). End-of-life care in non-malignant conditions. *InnovAiT: Education and Inspiration for General Practice, 11*(1), 41–47. https://doi.org/10.1177/1755738017736910.

Linzitto, J. P., et Grance, G. (2017). Health professionals' quality of life in relation to end of life care. *Current Opinion in Supportive and Palliative Care, 11*(4), p. 306-309. https://doi.org/10.1097/SPC.0000000000000307.

Matzo, M., et Sherman, D. W. (2014). Palliative care nursing: Quality care to the end of life (4e éd.). Springer Publishing Company.

McGilton, K. S., Tourangeau, A., Kavcic, C., et coll. (2013). Determinants of regulated nurses' intention to stay in long-term care homes. *Journal of Nursing Management, 21*, 771–781. https://doi.org/10.1111/jonm.12130.

McMorrow, S., et Wiltse, P. (2019). Trauma sensitive training needs for nurses working with families. *International Journal of Caring Sciences, 12*(2), 1213–1217.

Miller, K.-L., Reeves, S., Zwarenstein, M., et coll. (2008). Nursing emotion work and interprofessional collaboration in general internal medicine wards: A qualitative study. *Journal of Advanced Nursing, 64*(4), 332–343. https://doi.org/10.1111/j.1365-2648.2008.04768.x.

Mills, J., Wand, T., et Fraser, J. A. (2018). Exploring the meaning and practice of self-care among palliative care nurses and doctors: A qualitative study. *BMC Palliative Care, 17*(1), 63. https://doi.org/10.1186/s12904-018-0318-0.

Muskat, B., Greenblatt, A., Anthony, S., et coll. (2020). The experiences of physicians, nurses, and social workers providing end-of-life care in a pediatric acute-care hospital. *Death Studies, 44*(2), 105–116. https://doi.org/10.1080/07481187.2018.1526829.

Neimeyer, R. A., Klass, D., et Dennis, M. R. (2014). A social constructionist account of grief: Loss and the narration of meaning. *Death Studies, 38*(8), 485–498. https://doi.org/10.1080/07481187.2014.913454.

Newman, C., Rapoport, A., et Sangha, G. (2014). Ethical conflicts that may arise when caring for dying children. Dans Zlotnik Shaul, R. (éditeure), *Paediatric patient and family-centred care: Ethical and legal issues. International library of ethics, law, and the new medicine* (p. 321–335). Springer. https://doi.org/10.1007/978-1-4939-0323-8_18.

Nicol, J., et Tiedemann, M. (2021). *Résumé législatif du projet de loi C-7 : Loi modifiant le Code criminel (aide médicale à mourir).* Publications de recherche de la Bibliothèque du Parlement. https://lop.parl.ca/sites/PublicWebsite/default/fr_CA/ResearchPublications/LegislativeSummaries/432C7E.

Niehaus, J. Z., Palmer, M., LaPradd, M., et coll. (2020). Pediatric resident perception and participation in end-of-life care. *American Journal of Hospice and Palliative Medicine, 37*(11), 936–942. https://doi.org/10.1177/1049909120913041.

Nolte, A. G. W., Downing, C., Temane, A., et coll. (2017). Compassion fatigue in nurses: A metasynthesis. *Journal of Clinical Nursing, 26*, 4364–4378. https://doi.org/10.1111/jocn.13766.

Ohr, S., Jeong, S., et Saul, P. (2017). Cultural and religious beliefs and values, and their impact on preferences for end-of-life care among four ethnic groups of community-dwelling older persons. *Journal of Clinical Nursing, 26*(11–12), p. 1681-1689. https://doi.org/10.1111/jocn.13572.

Ordre des infirmières et infirmiers de l'Ontario. (2021). *Orientation sur le rôle des infirmières dans l'aide médicale à mourir.* https://www.cno.org/globalassets/docs/prac/51056-guidance-on-nurses-roles-in-maid-fre.pdf.

Organisation mondiale de la Santé (OMS). (2020). *Soins palliatifs* [Principaux repères]. https://www.who.int/fr/news-room/fact-sheets/detail/palliative-care.

Parkes, C. M. (2015). Help for the dying and bereaved. Dans Parkes, C. M., Laungani, P., et Young, W. (éditeurs), *Death and bereavement across cultures* (2e éd., p. 166-177). Routledge.

Rainsford, S., Macleod, R. D., et Glasgow, N. J. (2016). Place of death in rural palliative care: A systematic review. *Palliative Medicine, 30*(8), 745–763. https://doi.org/10.1177/0269216316628779.

Rapoport, A., Shaheed, J., Newman, C., et coll. (2017). Physician-patient end-of-life care discussions: Correlates and associations with end-of-life care preferences of cancer patients—A cross-sectional survey study. *Palliative Medicine, 30*(3), 253–259.

Rasheed, S. (2015). Self-awareness as a therapeutic tool for nurse/client relationship. *International Journal of Caring Science, 8*(1), 211–216.

Reese, D. J., Buila, S., Cox, S., et coll. (2020). Truth telling as an element of culturally competent care at end of life. *American Journal of Hospice and Palliative Medicine, 34*(6), 181–188.

Rice, M. (2019). *A good death.* Murdoch Books Pty Limited.

Rosenblatt, P. C. (2015). Grief in small scale societies. Dans Parkes, C. M., Laungani, P., et Young, W. (éditeurs), *Death and bereavement across cultures* (2e éd., p. 23-41). Routledge.

Saccomano, S. J., et Abbatiello, G. A. (2014). Cultural considerations at the end of life. *Nurse Practitioner, 39*(2), 24–31. https://doi.org/10.1097/01.NPR.0000441908.16901.2e.

Semlali, I., Tamches, E., Singy, P., et coll. (2020). Introducing cross-cultural education in palliative care: Focus groups with experts on practical strategies. *BMC Palliative Care, 19*, 171. https://doi.org/10.1186/s12904-020-00678-y.

Shariff, A., Olson, J., Salas, A. S., et coll. (2017). Nurses' experiences of providing care to bereaved families who experience unexpected death in intensive care units: A narrative overview. *The Canadian Journal of Critical Care Nursing, 28*(1), 21–29.

Shi, H., Shan, B., Zheng, J., et coll. (2019). Knowledge and attitudes toward end-of-life care among community health care providers and its influencing factors in China: A cross-sectional study. *Medicine, 98*(45). e17683-e17683. https://doi.org/10.1097/MD.0000000000017683.

Silverman, G. S., Baroiller, A., et Hemer, S. R. (2020). Culture and grief: Ethnographic perspectives on ritual, relationships and remembering. *Death Studies, 45*(1), 1–8. https://doi.org/10.1080/07481187.2020.1851885.

Sinai Chapels. (2021). Shiva customs: A guide to Jewish funerals & customs. https://jewishfunerals.com/shiva-customs/.

Srivastava, R., et Srivastava, R. (2019). Impact of cultural identity on mental health in post-secondary students. *International Journal of Mental Health and Addiction, 17.* https://doi.org/10.1007/s11469-018-0025-3.

Terrace/Kitimat and Indigenous Health Improvement Committee (2016). *Cultural practices around death [vidéo].* Haisla Nation. Indigenous Health, Northern Health. YouTube. https://www.youtube.com/watch?v=gdjnSp3Wxd8&feature=youtu.be.

Versluis, D. (2020). Spotlight on unique advanced practice roles in Canada: MAiD. Dans Staples, E., Pilon, R., et Hannon, R. A. (éditeurs), *Canadian perspectives in advanced practice nursing* (2e éd., p. 538-539). Canadian Scholars.

Weaver, M. S., et Wiener, L. (2020). Applying palliative care principles to communicate with children about COVID-19. *Journal of Pain and Symptom Management, 60*(1), e8–e11. https://doi.org/10.1016/j.jpainsymman.2020.03.020.

Zheng, R., Lee, S. F., et Bloomer, M. J. (2016). How new graduate nurses experience patient death: A systematic review and qualitative meta-synthesis. *International Journal of Nursing Studies, 53*, 320–330. https://doi.org/10.1016/j.ijnurstu.2015.09.013.

CHAPITRE 14

Considérations culturelles dans la pratique en santé mentale

Ann Pottinger, Stephen G. Lincoln[1]

OBJECTIFS D'APPRENTISSAGE

À la fin de ce chapitre, l'apprenant sera en mesure de :

- Expliquer la façon dont la culture influence les points de vue sur la santé mentale et la maladie mentale
- Reconnaître la valeur de l'intégration de l'expertise des patients et des familles pour améliorer les soins
- Discuter des principaux domaines d'influence culturelle suivants et de leurs incidences sur les fournisseurs de soins de santé mentale :
  - Points de vue sur la santé mentale et les maladies mentales
  - Expression émotionnelle et concepts de détresse
  - Communication et son contexte
  - Influence du collectivisme
  - Expériences de racisme, d'oppression et de traumatisme
  - Travailler avec les familles et les communautés
  - Élaboration de programmes et collaboration avec les communautés
- Évaluer certains outils cliniques, y compris la formulation culturelle (clinique), pour une pratique en santé mentale culturellement compétente

TERMES CLÉS

Autoréflexivité

Collectivisme

Entretien de formulation culturelle (EFC)

Explications culturelles

Facteurs de stress sociaux

Grille de planification des soins à 6 P

Identité culturelle

Idiome culturel de détresse

LEARN

Mentalité axée sur la culture (MC)

Modèle explicatif de la maladie

Réflexion critique

Sécurité culturelle

Somatisation

Thérapie cognitivo-comportementale culturellement adaptée (TCC-CA)

---

[1]Les auteurs remercient Hung-Tat (Ted) Lo, l'ancien co-auteur de ce chapitre, dont certaines des idées continuent d'être reflétées dans ce chapitre actualisé.

La culture façonne nos convictions et nos pratiques en matière de santé, y compris les expériences qui sont considérées comme des maladies et la façon dont elles devraient être traitées ou si elles devraient être traitées. Conformément à ces notions, la culture influence nos points de vue sur la santé mentale, les maladies mentales et la dépendance; et ces points de vue façonnent ensuite la manière dont les troubles de santé particuliers sont à la fois conceptualisés et vécus. Les croyances sur les maladies mentales sont intimement liées à la religion, à la spiritualité et à la tradition, qui sont des composantes de la culture. Par exemple, si la psychose est considérée comme une manifestation de la possession par un esprit maléfique, alors l'action pourrait être l'exorcisme[2]. Si la dépression est perçue comme de la « paresse », alors la réponse pourrait être une certaine forme d'exclusion ou des efforts visant à améliorer l'éthique de travail. Alors que lorsqu'une maladie mentale est considérée comme un déséquilibre quelconque, par exemple un déséquilibre chimique, les efforts se concentrent sur l'atteinte de l'équilibre d'une façon ou d'une autre, y compris l'utilisation de médicaments psychotropes. La culture, y compris l'aspect religieux de la culture et d'autres normes sociales, pourrait déterminer si une dépendance est considérée comme une maladie. On pourrait être d'avis que la personne a le contrôle sur la consommation d'une substance et que, par conséquent, l'abus de substances n'est pas une maladie.

Une autre moyen dont la culture influence nos points de vue est liée à la façon dont la santé mentale proprement dite est comprise, si elle est même présente, et si elle existe, si elle est comprise séparément de la santé physique, spirituelle ou globale. Dans toutes les cultures, les maladies mentales s'accompagnent de stigmatisation. Cependant, la façon dont la stigmatisation se manifeste ou est vécue est également façonnée par la culture. Par exemple, bien qu'une famille ayant une vision du monde principalement individualiste puisse être affectée négativement par la stigmatisation en raison de la maladie d'une personne, dans une famille très collectiviste où la plus petite unité d'identité est la famille, la maladie est vécue par l'unité familiale qui peut ensuite subir une exclusion importante des aspects clés d'une communauté, selon la culture (voir aussi le chapitre 7).

Les soins de santé mentale et les milieux dans lesquels les soins ont lieu varient d'une culture à l'autre. La culture influence non seulement nos points de vue sur la santé mentale, les maladies mentales et les dépendances, mais elle a également une incidence notable sur les comportements de recherche de santé et les options de soins. Les soins de santé mentale et la psychiatrie ont leurs propres cultures, qui ont inclus le confinement, le placement en établissement et la violation des droits de groupes de personnes. Le traitement de la toxicomanie a sa propre culture qui met l'accent sur l'effort autonome. Il est important de reconnaître la culture de l'organisation ou des services qui fournissent des soins et du soutien. La culture influence les attitudes des patients, des familles et des fournisseurs de soins, ainsi que les milieux et systèmes dans lesquels les soins sont fournis (Gopalkrishnan, 2018). L'efficacité de ces soins est façonnée par l'influence qu'ils ont sur le patient tout au long du processus de soins, en fonction des nuances culturelles complexes du patient et du milieu. Certaines de ces subtilités culturelles existent dans les domaines de l'expression émotionnelle, de la honte, de la dynamique du pouvoir et des convictions spirituelles (Hechanova et Waelde, 2017), ainsi que dans les styles de communication. Les expériences quotidiennes d'interaction avec le monde sont toutes sujettes à être filtrées et interprétées à travers la culture. En même temps, les évaluations de la santé mentale dépendent en grande partie des techniques d'observation et d'évaluation, qui sont le produit de l'expérience subjective de l'évaluateur qui doit travailler avec peu d'outils objectifs comme les radiographies ou les analyses sanguines. En d'autres termes, le clinicien est également l'instrument diagnostique et thérapeutique, et la culture du clinicien peut façonner l'interaction de manière significative. Le développement de la compétence clinique pour travailler de manière efficace avec des patients de diverses

---

[2]L'*exorcisme* fait généralement référence au fait de chasser ou de tenter de chasser les mauvais esprits d'une personne ou d'un lieu en utilisant des rituels qui peuvent impliquer la prière ou la magie.

cultures est donc un élément essentiel du développement professionnel pour tout fournisseur de soins de santé mentale dans les environnements de plus en plus diversifiés au sein desquels nous travaillons. Dans ce chapitre, nous présentons sept principaux domaines d'influences culturelles diversifiées qui ont une incidence sur la pratique en santé mentale. Les concepts vitaux de la dynamique du pouvoir, de la sécurité et de la confiance sont examinés tout au long du chapitre, ainsi que le besoin de réflexion critique et d'autoréflexivité. Ces domaines principaux et ces concepts vitaux sont présentés et proposés pour finalement guider une pratique en santé mentale qui est culturellement congruente.

Principaux domaines de compétence culturelle dans la pratique en santé mentale

Une pratique en santé mentale culturellement compétente requiert une prise de conscience, des connaissances et, en fin de compte, l'utilisation des compétences dans certains domaines clés à diverses étapes tout au long des rencontres thérapeutiques. Certains principaux domaines doivent être examinés lorsque la prestation des soins de santé mentale se fait d'une culture à une autre, lorsque le travail se déroule au sein de communautés ethnoculturelles spécifiques (Filmer et Herbig, 2018) ou lorsqu'il est question d'enjeux de santé mentale à l'échelle des populations cliniques. Le tableau 14.1 présente les sept principaux domaines qui nécessitent un examen attentif en santé mentale. Les concepts de dynamique du pouvoir, de confiance et de sécurité sont primordiaux entre et à travers ces domaines.

TABLEAU 14.1 ■ **Sept principaux domaines de considération culturelle dans les soins de santé mentale**

Dans le domaine des soins de santé mentale, les principaux domaines de considération culturelle sont les suivants :
1. Points de vue sur la santé mentale et les maladies mentales
2. Expression émotionnelle et concepts de détresse
3. Communication et son contexte
4. Influence du collectivisme
5. Expériences de racisme, d'oppression et de traumatisme
6. Travailler avec les familles et les communautés
7. Élaboration de programmes et collaboration avec les communautés

Points de vue sur la santé mentale et les maladies mentales

Il est essentiel de comprendre les divers points de vue culturels sur la santé mentale et les maladies mentales, car ils influencent à la fois les voies d'aide recherchées et les types de traitement jugés acceptables (Chander et coll., 2019). Comme il a été mentionné dans l'introduction, ces points de vue influencent ce qui est envisagé comme une maladie mentale et les causes des maladies mentales. Par exemple, en Syrie, les notions de bien-être psychologique et de santé mentale sont généralement associées à des implications négatives, et la souffrance est considérée comme une partie normale de la vie qui ne nécessite généralement pas d'intervention, sauf lorsqu'elle est grave et débilitante (Hassan et coll., 2015). Certains comportements qui semblent indiquer une maladie mentale aux fournisseurs de soins de santé peuvent être considérés par certains groupes et communautés comme une « malédiction », une « faiblesse » ou une « dangerosité ». D'autre part, certains comportements peuvent être considérés comme le fait d'une personne hautement religieuse, spirituelle ou douée. En tant que fournisseurs de soins de santé, nous devons comprendre et reconnaître que ce ne sont pas tous les membres d'un groupe qui souscrivent aux points de vue ou aux normes de leur groupe, ou qu'ils peuvent le faire à des degrés différents. Par exemple, il ne serait pas inhabituel que les points de vue et les pratiques varient d'une génération à l'autre d'un groupe ou en raison de processus comme l'acculturation. L'expérience des immigrants et des réfugiés, y compris les événements qui se sont déroulés avant, pendant et après le déménagement physique réel, façonne les visions du monde des gens. Par exemple, un patient réfugié peut être très méfiant à l'égard des institutions gouvernementales, ce qui ne devrait pas être interprété à tort comme de la paranoïa (Kronick, 2018). Ainsi, certaines connaissances historiques et sociopolitiques concernant des communautés d'immigrants spécifiques faciliteront l'évaluation, et une certaine connaissance des ressources communautaires locales sera cruciale dans la formulation d'un plan de soins. Par conséquent, des connaissances culturelles spécifiques, comme celle du processus d'audience sur le statut de réfugié, sont importantes lorsqu'on travaille avec ces populations (Kronick, 2018) (voir le chapitre 11).

Bien que posséder des connaissances sur les divers points de vue en matière de santé mentale soit important, les fournisseurs de soins de santé ne doivent pas utiliser ces connaissances pour faire des suppositions ou tomber dans des stéréotypes. Comme la culture, les points de vue sur la santé mentale ne sont pas statiques et ne restent pas figés tout au long de la vie d'un groupe ou d'un individu. De plus, certains groupes partagent des points de vue similaires sur la santé mentale et certains groupes expriment leur détresse de la même manière.

Expression émotionnelle et concepts de détresse

Les diverses façons dont les émotions et la détresse sont exprimées d'une culture à l'autre sont un domaine principal à considérer dans la pratique en santé mentale. La présentation doit être comprise dans le cadre de l'évaluation et pour déterminer une évaluation plus poussée. Un manque de compréhension de la part des fournisseurs de soins de santé à l'égard des conceptualisations de la santé mentale par des cultures non occidentales peut compromettre l'efficacité des traitements et des programmes de santé mentale. Pour promouvoir la compréhension et répondre à ces préoccupations, le *Manuel diagnostique et statistique des troubles mentaux*, cinquième édition (*Diagnostic and Statistical Manual of Mental Disorders*, DSM-5), présente les répercussions culturelles sur les troubles mentaux d'une manière multidimensionnelle qui comprend la notion de concept culturel de détresse (CD), lequel est composé de trois types de caractéristiques culturelles d'expériences de santé mentale : les syndromes culturels, les idiomes culturels de détresse et les explications ou causes perçues culturelles (American Psychiatric Association [APA], 2013). Un **idiome culturel de détresse** est une expression de détresse et de problèmes psychologiques qui sont, en partie, propres à certaines cultures. Les idiomes culturels de détresse pourraient donc correspondre ou non à une étiquette ou à un diagnostic de maladie mentale du point de vue du patient ou selon le diagnostic occidental de la maladie mentale (APA, 2013).

La **somatisation** est un idiome culturel de détresse et fait référence au phénomène dans lequel la détresse émotionnelle ou mentale est exprimée comme une plainte physique et constitue une expression commune à plusieurs groupes. Par exemple, conformément aux normes culturelles d'expression émotionnelle, une femme chinoise souffrant de dépression pourrait se plaindre d'une pression sur la poitrine. De même, en Syrie, où les concepts d'état psychologique et de santé mentale ne sont dans l'ensemble pas compris et sont souvent associés à des connotations essentiellement négatives, les gens se plaignent généralement d'abord de maux physiques auprès des milieux médicaux avant de prêter attention aux problèmes psychologiques et de santé mentale (Hassan et coll., 2015). Ainsi, lors de l'évaluation de la cause du symptôme physique, une évaluation plus holistique est nécessaire. Par ailleurs, l'évaluation de la maladie mentale pourrait commencer par une évaluation de la maladie physique pour une évaluation plus complète, ainsi que par des domaines qui sont plus faciles à décrire et à discuter. Là encore, bien que des connaissances culturelles spécifiques soient importantes, il est tout aussi important d'éviter les suppositions selon lesquelles les connaissances détenues s'appliquent à tous les individus d'un groupe particulier.

Communication et son contexte

Une communication efficace est essentielle à une évaluation précise de la santé mentale. Les styles et règles d'interaction varient d'une culture à l'autre (Liu, 2016). Un aspect fondamental des soins de santé mentale culturellement compétents est la compréhension du contexte de la communication et du rôle de ce contexte dans la détermination du sens. Un groupe peut partager certains éléments culturels avec d'autres groupes tout en ayant des éléments distincts de ceux d'autres groupes. Ces éléments communs et dimensions de variabilité sont parfois classés comme des *caractéristiques à contexte élevé* et *à contexte faible* (Hall et Whyte, 1960) (voir aussi le chapitre 5). La communication à contexte élevé comporte l'utilisation indirecte de la communication verbale et s'appuie sur le contexte pour transmettre le sens (Yang et coll., 2021). En d'autres termes, ce qui est dit est moins important que le contexte. Le sens de la communication dépend de l'environnement physique et social, et l'auditeur ou le récepteur doit prêter attention au contexte pour déterminer le sens. Alors que dans les cultures à contexte faible, ce qui est dit est le plus important et a généralement la même signification dans tous les contextes. Dans la communication à contexte faible, la personne qui parle a la responsabilité de choisir des mots particuliers et doit prêter attention à l'ordre des mots pour s'assurer que ce qu'elle dit et la façon dont elle parle transmettent le sens voulu. Les Japonais, en guise d'exemple d'une culture à contexte élevé, utilisent généralement des mots dont le sens est propre à la situation sociale. En revanche, les Nord-Américains, en guise d'exemple de culture à contexte faible, utiliseront des mots ayant le même sens, quelle que soit la situation sociale. Par conséquent, dans une culture à contexte élevé, selon la situation, une personne peut dire « oui » ou exprimer son accord par politesse ou par désir de ne pas s'opposer ouvertement; dans ce cas, « oui » peut signifier, « Oui, je vous entends » plutôt que « Oui, je suis d'accord ». Alors que dans une culture à contexte faible, « oui » est plus susceptible de signifier l'accord dans toutes les situations. Ce contraste entre la culture à contexte élevé et la culture à contexte faible est pertinent ici, car les cliniciens doivent être sensibles à ce genre de différences liées au sens et à la façon dont ces différences peuvent se manifester dans la présentation, l'évaluation et le traitement de la maladie mentale. Les cultures à contexte faible sont plus susceptibles de fournir des détails propres à leur situation, tandis que les personnes à contexte élevé pourraient s'attendre à ce que le fournisseur comprenne les inférences et nécessiter un examen et une validation plus approfondis pour déterminer une vue d'ensemble complète. Consulter le chapitre 5 pour obtenir une discussion plus approfondie de la communication à contexte élevé et à contexte faible.

Considérations culturelles dans les soins

Réflexion sur l'évaluation de l'état mental

Tenez compte de l'évaluation de l'état mental et de la façon dont certaines observations, comme le contact visuel et le style de communication, sont interprétées. Il est essentiel d'examiner toute supposition sur laquelle ces aspects et d'autres aspects d'une évaluation sont interprétés.

Quelles sont les différentes façons d'interpréter l'évitement du contact visuel?

- Une preuve de respect
- Une démonstration de honte
- Une manifestation de timidité et de retrait
- Une manifestation de désintérêt pour son environnement
- Une manifestation de malhonnêteté
- Une manifestation de…

Suite

Considérations culturelles dans les soins — *suite*

Quelles sont les différentes façons d'interpréter la narration détaillée en réponse à une question pour laquelle il semble y avoir une réponse simple et directe?
- Une démonstration d'un processus de pensée modifié – prolixité circonlocutoire
- Une démonstration d'un style de communication particulier : contexte élevé
- Une manifestation d'un besoin d'interprétation linguistique
- Une manifestation d'un domaine d'importance significative

Demandez-vous : Quelle a été ma première pensée ou interprétation? Quelles pourraient être les conséquences si cette première interprétation était erronée? Réfléchissez à ces questions après chacune de vos évaluations.

L'évaluation des troubles de l'humeur (affectifs) et de la pensée est particulièrement difficile dans les contextes culturels variés. Les fournisseurs de soins de santé sont encouragés à mener toutes les interactions en se montrant curieux et désireux de poser des questions sur les antécédents et les croyances du patient (Yager et Kay, 2020) et d'écouter attentivement les réponses à ces questions. Yager et Kay (2020) encouragent les fournisseurs à aller au-delà de la simple curiosité à l'égard des patients. Ils encouragent une « curiosité autoréflexive [qui] aborde des questions concernant la façon dont les propres expériences positives et négatives antérieures des stagiaires ont affecté la mémoire et l'apprentissage, façonné leurs sentiments actuels sur eux-mêmes et leurs mondes, et par conséquent, influencent la façon dont ils réagissent aux personnes, y compris aux patients et aux événements » (p. 92).

Le soutien linguistique est un autre aspect important des soins dans tous les domaines des soins de santé, et surtout dans les soins de santé mentale compte tenu de la quantité de communication verbale et de l'importance accordée à l'entrevue clinique dans l'évaluation et les soins. Même lorsque le patient parle un peu l'anglais (ou la langue dominante), il est souvent souhaitable de travailler avec un interprète culturel pour favoriser la pleine expression. Il est essentiel que les fournisseurs de soins de santé et les interprètes reçoivent une formation dans le domaine des soins de santé (Krystallidou et coll., 2018) et, en particulier, dans les domaines spécialisés de la santé mentale et de la dépendance, surtout compte tenu de la stigmatisation et de la double stigmatisation associées à ces domaines. Il faut également reconnaître que les interprètes sont des êtres culturels qui ont leurs propres sentiments à l'égard du patient et du fournisseur de soins de santé, ainsi que leurs propres points de vue sur la maladie mentale. Les fournisseurs de soins de santé devraient envisager de faire appel à des interprètes afin de décoder les comportements en dehors des évaluations officielles. Par exemple, si un patient hospitalisé se parle à haute voix dans une autre langue, le fournisseur de soins de santé peut faire appel à un interprète pour comprendre le contenu de l'expression plutôt que d'étiqueter automatiquement le comportement comme psychotique ou un simple « babillage ».

En plus d'un interprète, il est souvent utile d'avoir l'aide de consultants culturels. Il s'agit de professionnels qui connaissent bien les antécédents culturels du patient et peuvent aider le fournisseur de soins de santé à contextualiser les comportements et les idées dans le cadre des antécédents ethnoculturels du patient. Ils peuvent participer à l'évaluation ou offrir des conseils au fournisseur de soins de santé par la suite. Sans cette compréhension, il pourrait être impossible d'effectuer des évaluations précises de la santé mentale. Les fournisseurs de soins de santé sont encouragés à travailler avec des ressources comme des consultants culturels pour négocier le traitement et les soins dans des situations complexes, afin d'aborder l'interaction des facteurs culturels, historiques et systémiques d'une manière qui préserve les valeurs du patient et favorise la résilience.

Influence du collectivisme

Le **collectivisme** fait référence à la pratique qui accorde la priorité aux besoins ou intérêts globaux d'un groupe par rapport à ceux d'une ou de plusieurs personnes au sein de ce groupe. Les cultures ou approches collectivistes présentent à la fois des avantages et des inconvénients. Le collectivisme permet souvent à un groupe de croître, ce qu'il fait par des sacrifices consentis par des individus au sein d'un groupe. Alors qu'à l'échelle mondiale, de nombreuses cultures adoptent la valeur et le principe du collectivisme; les soins de santé occidentaux sont fondés sur les principes de l'individualisme et de l'autonomie individuelle, qui comportent également des avantages et des inconvénients. Comme il a été mentionné précédemment, en ce qui concerne les familles, la plus petite unité d'identité dans une culture collectiviste est la famille.

Alors que l'individualisme est associé à une faible distance de pouvoir, le collectivisme est associé à une grande distance de pouvoir. La *distance de pouvoir* fait référence à la mesure dans laquelle on s'attend à ce que le pouvoir soit réparti également (ou non) au sein de la famille et de la société (voir les chapitres 3 et 5).

Dans le collectivisme, où il y a une tendance à une grande distance de pouvoir, les attentes sont généralement moins élevées en matière de consultation et plus élevées quand il est question que les personnes en position d'autorité puissent dire aux autres ce qu'il faut faire. Dans les cultures à grande distance de pouvoir, le niveau d'inégalité de la société est validé par les adeptes autant que par les meneurs (Hofstede, 2011). Cela a des répercussions potentielles sur la façon dont les patients pourraient communiquer avec les fournisseurs en ce qui a trait aux questions et à la participation dans les décisions de soins. Les patients ayant une orientation collectiviste pourraient hésiter à exprimer leur désaccord avec un plan de soins et de traitement proposé et avoir des attentes plus élevées envers le fournisseur quand il s'agit de déterminer les objectifs et les interventions du traitement.

Une réflexion et une planification réfléchies sont particulièrement nécessaires lorsqu'on travaille avec des familles collectivistes. D'une part, il faut reconnaître et préserver les valeurs clés du collectif; d'autre part, il faut tenir compte des besoins d'un membre individuel, y compris les questions de sécurité et de risque. Les besoins de la famille sont aussi importants pour l'individu que ses propres besoins, la priorité étant accordée aux besoins de la famille. Mais les individus font peut-être d'énormes sacrifices qui, en fin de compte, ont une incidence négative sur leur santé mentale. Finalement, la santé de la famille est aussi vraisemblablement affectée négativement, mais ce lien n'est pas toujours vu ni reconnu par le membre individuel ou la famille. Bien que la famille collectiviste favorise souvent l'adaptation et la résilience et serve de facteur de protection, le collectivisme peut constituer un facteur de risque (Gopalkrishnan, 2018). Le patient individuel ainsi que la famille pourraient avoir besoin d'évaluations et, en même temps, les normes et les attentes culturelles pourraient rendre certains sujets inappropriés. La compétence culturelle signifie combler les écarts et concilier les différences pour que les soins soient efficaces et aident les gens. Une telle compétence ne signifie pas le non-respect ou la diminution d'autres compétences ou normes professionnelles. Pourtant, il est également nécessaire de reconnaître que les normes sont appuyées par des valeurs et une vision du monde particulière.

Considérations culturelles dans les soins

Respect des familles collectivistes et évaluations

Un adolescent sud-asiatique reçoit des soins dans une clinique de services de santé mentale externes. Il dit que sa famille est aimante, et que sa mère défend ses intérêts et fait partie intégrante de son cercle de soins. Son expérience comprend la psychose et des pensées suicidaires occasionnelles. Il a des problèmes d'assiduité à l'école et ses notes sont en baisse.

Voulant être centré sur la famille et respectueux de la norme culturelle collectiviste associée aux familles sud-asiatiques, le clinicien principal s'empresse d'inclure la mère dans toutes les conversations et, à certains moments, s'appuie fortement sur les comptes-rendus de la mère décrivant la façon dont son enfant adolescent se porte plutôt que sur l'évaluation directe du patient. La mère du patient signale qu'il va à l'école et que tout va bien. Le patient quitte la maison chaque matin avec l'intention d'aller à l'école,

Suite

Considérations culturelles dans les soins — *suite*

ce qui sert de signe à la mère que « les choses s'améliorent ». En fait, les choses ne vont pas bien. Le patient ne va pas à l'école régulièrement et sa consommation de substances illicites augmente également.

Compte tenu de ce scénario, que pourrait faire le clinicien pour être respectueux des normes culturelles collectivistes et garantir des évaluations précises?

Pendant que vous réfléchissez à ce scénario, gardez ce qui suit à l'esprit :

- Il est important de reconnaître que le portrait dressé par la mère selon lequel les choses s'améliorent est probablement influencé par les rêves qu'elle a pour son enfant, la valeur de l'éducation, les points de vue sur la maladie mentale et son espoir pour l'avenir. À la lumière de cette dynamique et de cet espoir, il n'est pas rare de présenter la famille de la meilleure façon possible.
- Il est essentiel de reconnaître que la participation régulière de la famille ne signifie pas une dépendance absolue à l'égard de celle-ci.
- Le suicide pourrait être la conséquence potentielle d'évaluations inexactes. Quel est le rôle de l'augmentation de la consommation de substances comme facteur de risque de suicide?
- La norme des soins exige une évaluation directe du patient.

Expériences de racisme, d'oppression et de traumatisme

Dans la prestation des soins de santé mentale, les connaissances culturelles englobent également la compréhension et la reconnaissance de l'incidence importante des traumatismes historiques, de la discrimination, de la colonisation et du racisme sur la santé mentale de populations particulières (Abramovich et Pang, 2020). Par exemple, les peuples autochtones ont en commun les expériences de la colonisation et des pensionnats. Les personnes juives ont en commun les expériences de l'antisémitisme et de l'Holocauste. Les personnes noires ont en commun les expériences de la colonisation et l'histoire de l'esclavage. Les membres des communautés lesbiennes, gaies, bisexuelles, transgenres, queer, bispirituelles et plus (2ELGBTQI+) ont en commun des expériences de discrimination au sein de sociétés dominées par la culture hétéronormative. Ces expériences collectives, ainsi que les expériences traumatisantes d'autres groupes, ont une incidence sur la santé mentale et le bien-être. Il est intéressant de noter que de telles expériences peuvent être plus courantes dans plusieurs cultures, mais ne pas émerger tout simplement parce qu'elles ne sont pas divulguées. Une méta-analyse de 293 études a indiqué que le racisme est lié de façon significative à une moins bonne santé; le rapport est deux fois plus grand pour une moins bonne santé mentale en comparaison à une moins bonne santé physique (Paradies et coll., 2015).

Il est essentiel que les fournisseurs aient conscience de certaines inégalités particulières et qu'ils connaissent leurs sources ainsi que les structures ou les systèmes qui jouent un rôle majeur dans leur maintien. Au Canada, un exemple de domaine de sensibilisation est la compréhension que les taux de suicide chez les jeunes dans des communautés autochtones particulières sont plus élevés que dans les communautés non autochtones, ainsi que les facteurs contributifs. On estime que les taux de suicide sont de cinq à sept fois plus élevés chez les jeunes autochtones que chez les jeunes non autochtones au Canada (gouvernement du Canada, 2018). Les décès par suicide chez les personnes autochtones se produisent également à des taux plus élevés dans d'autres pays. Par exemple, en Australie, les statistiques indiquent que le taux de suicide chez les enfants et les jeunes autochtones est près de cinq fois supérieur au taux des personnes non autochtones du même âge (Ralph et Ryan, 2017), et le taux de suicide global chez les personnes autochtones est deux fois supérieur à celui des personnes non autochtones (Australian Bureau of Statistics, 2019; Australian Institute of Health and Welfare, 2019). Il est nécessaire d'être conscient et de tenir compte de la dynamique sociale et structurelle existante qui influence ces taux élevés de suicide (Ansloos, 2018).

Ces connaissances culturelles spécifiques, et surtout les traumatismes historiques et les autres facteurs actuels contribuant au suicide, sont essentielles à la capacité du fournisseur de soins de santé de faire preuve d'humilité et de favoriser la sécurité culturelle. « La **sécurité culturelle** est atteinte en reconnaissant les histoires coloniales et les systèmes d'identités racialisées, de discrimination, de domination, de marginalisation et d'exclusion, et en travaillant à redistribuer le pouvoir pour atteindre l'équité » (Kirmayer et Jarvis, 2019, cité dans Kirmayer, 2019, p. 1132). Les répercussions du traumatisme historique subi par les peuples autochtones, qui comprend des pratiques délibérées comme les pensionnats pour supprimer leur langue et leur culture, se font encore sentir aujourd'hui (Hiller et coll., 2020, 2021) et nécessitent une réflexion, une sensibilité et le profond besoin de soins culturellement sécuritaires. Dans les rencontres et les milieux de soins de santé culturellement sécuritaires, les personnes se sentent en sécurité et respectées pour les personnes qu'elles sont au moment présent, pour la manière dont elles sont façonnées et situées par leur passé, et pour leurs attentes à l'égard de l'avenir. D'après nos expériences, nous (les auteurs) croyons que l'un des objectifs principaux de la compétence culturelle est que les patients et les familles perçoivent les processus de soins comme étant culturellement sécuritaires. De même, savoir que les taux de suicide sont plus bas dans les communautés autochtones ayant une plus grande autonomie gouvernementale (Autorité sanitaire des Premières Nations [ASPN], 2011) permet de mettre l'accent sur la résilience. Les communautés ayant des niveaux plus élevés de connaissance des langues traditionnelles, et dans lesquelles les langues autochtones sont largement parlées, font partie de celles qui ont signalé plus de 50 % de suicides en moins que celles qui avaient effectivement perdu leur langue. Parmi les autres facteurs qui favorisent la résilience des personnes et des communautés, mentionnons la « continuité culturelle » ainsi que le contrôle et l'administration des services de santé (Chandler et Lalonde, 2008).

De même, il existe des preuves solides que les jeunes autochtones sont plus susceptibles de consommer des substances plus tôt que leurs homologues non autochtones. « Au Canada, des programmes de prévention adaptés à la culture sont nécessaires pour les jeunes autochtones dès l'école primaire » (Maina et coll., 2020). De plus, « le fait de s'assurer que les valeurs, croyances, langues, images et visions du monde autochtones sont au cœur du programme de prévention a amélioré l'efficacité, la pertinence et la durabilité des programmes de prévention. Les communautés autochtones sont les mieux placées pour faciliter l'adaptation culturelle sans compromettre la fidélité des programmes de prévention fondés sur des données probantes » (Maina et coll., 2020).

Les répercussions de la discrimination intégrée dans l'ensemble de la société hétéronormative et son incidence potentielle sur la santé mentale des personnes 2ELGBTQI+ reflètent également l'importance de la sensibilisation et des connaissances spécifiques. Les résultats d'une étude ethnographique (Abramovich et Pang, 2020) de jeunes sans-abri 2ELGBTQI+ dans la région de York (Ontario, Canada) indiquent qu'au moins trois jeunes sur quatre avaient fait une surdose au cours de la dernière année et environ quatre sur dix avaient tenté de se suicider. Les jeunes participants à l'étude ont indiqué qu'ils éprouvaient un important rejet familial après avoir révélé leur orientation sexuelle, ce qui a mené à une faible estime de soi, à la peur, à l'anxiété et au stress. Bien qu'il faille du courage pour discuter d'une dépendance, dans la même étude, un répondant a déclaré : « Je suis plus à l'aise de parler aux gens de ma dépendance à l'héroïne que de leur dire que je suis gai » (Abramovich et Pang, 2020, p. 27). Cette déclaration souligne le besoin de sécurité culturelle en ce qui a trait à la sexualité et à l'identité sexuelle.

L'incidence des traumatismes historiques, du racisme systémique et des microagressions quotidiennes sur la santé mentale et le bien-être des personnes noires est un exemple particulièrement profond de l'importance des connaissances culturellement spécifiques. Les expériences négatives, par exemple, de plusieurs jeunes hommes noirs avec les forces de l'ordre et le système de justice pénale exigent une compréhension culturellement spécifique et radicalement différente de la peur, de la suspicion et de la méfiance. « Il existe plusieurs obstacles à la sécurité psychopolitique auxquels les hommes noirs doivent faire face ou résister. Le terme *psychopolitique* souligne la nature inséparable des aspects psychologiques et politiques du bien-être » (Mosley et coll., 2017, p. 165). Le contexte sociohistorique du racisme influence les réactions des hommes noirs et peut refléter des adaptations saines ou protectrices qui se manifestent comme des comportements paranoïaques (Mosley et coll., 2017).

Selon un sondage national mené en 2020, environ 3 sur 10 (28 %) des 1 000 adultes canadiens interrogés ont indiqué avoir été victimes de racisme (Ipsos, 2020). « Bien que la discrimination raciale soit associée à des conséquences négatives sur la santé mentale des deux sexes, les jeunes hommes noirs diffèrent des jeunes femmes noires (par exemple) en ce qui a trait à l'effet d'une augmentation de la discrimination sur la détérioration des symptômes psychologiques. Parmi ceux qui font la transition vers le début de l'âge adulte dans les régions économiquement défavorisées, les jeunes hommes noirs semblent être plus sensibles que les femmes aux effets psychologiques de la discrimination raciale accrue au fil du temps » (Assari et coll., 2017). La sensibilisation à ces questions et ces expériences est importante si un fournisseur de soins de santé veut fournir des soins compétents. Les recherches sur les femmes noires et la santé psychologique sont limitées. Dans une étude utilisant des données d'enquête épidémiologique sur les Noirs résidant aux États-Unis, Lacey et coll. (2015) ont identifié la violence physique grave entre partenaires intimes, la discrimination et les problèmes de voisinage (dans une moindre mesure) comme des facteurs importants de la santé des femmes noires (Lacey et coll., 2015). Plus de recherche et de compréhension contextuelle sont nécessaires pour cette population.

Considérations culturelles dans les soins

Suppositions, dangers et alliance thérapeutique

Dans le scénario qui suit, considérez ce que le clinicien peut faire lorsqu'il évalue le patient qui est membre d'un groupe ayant subi une oppression historique et continuelle.

Un jeune homme noir est envoyé dans une clinique de santé mentale pour passer une évaluation en raison d'une possibilité d'anxiété, de dépression, d'abus de substances, d'idées suicidaires intermittentes et de problèmes juridiques potentiels. Pour l'évaluation initiale, le patient a déclaré s'être senti rejeté à cause d'une des questions initiales posées par le clinicien : « Combien de temps avez-vous passé en prison? » (la question a probablement été posée en raison d'une supposition faite d'après une évaluation antérieure particulière dans le dossier de santé du patient). Le patient n'a pas répondu à la question au début et celle-ci a donc été répétée plusieurs fois. Le patient a indiqué être parti du rendez-vous en se sentant plus mal qu'avant, au point d'avoir des pensées suicidaires. Il a déclaré qu'il n'avait pas l'impression que le clinicien se souciait de lui ou de sa santé mentale. L'accent était plutôt mis sur un récit souvent attribué aux hommes noirs et était préjudiciable.

Considérez la situation ci-dessus sous plusieurs angles :
1. Quelle est l'incidence sur le patient en matière de recherche future de soins de santé?
2. De quelle façon cette situation aurait-elle pu être abordée différemment pour obtenir un résultat plus positif?
3. La norme des soins exige-t-elle, à tout le moins, des efforts pour établir un rapport thérapeutique qui consiste à faire preuve d'une certaine empathie et à gagner la confiance?

Comme il a été mentionné précédemment, les fournisseurs de soins de santé doivent également comprendre l'influence des processus sociaux sur les patients. Le racisme a été déterminé comme un facteur contribuant à un diagnostic erroné et à un traitement inférieur des membres des communautés noires dans plusieurs pays (Alang, 2019). De même, le fait d'ignorer, de négliger ou de minimiser l'incidence du colonialisme sur la santé mentale et physique des peuples autochtones entraînera des soins inadéquats et une plus grande marginalisation. Les populations autochtones ont une forte prévalence de problèmes de santé mentale et de consommation de substances qui sont liés à l'oppression culturelle et à la marginalisation (Turner et Luna Sánchez, 2020); pourtant, ces facteurs en tant que seul récit des peuples autochtones contribuent à une marginalisation accrue.

Il existe un lien entre diverses expériences d'oppression et une mauvaise santé mentale ou une maladie mentale. Les personnes gaies, lesbiennes et transgenres, par exemple, ont des valeurs et des préoccupations communes, y compris le stress lié à des questions comme l'identité, le processus de révélation de l'orientation sexuelle et la consommation de substances (Charbonnier et coll., 2018). Ces problèmes peuvent conduire à la dépression et à une faible estime de soi en réponse à la stigmatisation et à l'intériorisation de la vision de la société de leurs identités sexuelles. Au-delà de la nécessité de connaître l'expérience des groupes qui ont été victimes de différentes formes d'oppression, les fournisseurs de soins de santé mentale doivent mettre ces connaissances « en pratique » en posant des questions attentionnées sur ces domaines lors de leurs évaluations afin de déterminer leur incidence sur les comportements et la santé mentale des patients.

Il est intéressant de noter que le besoin de compétences culturelles spécifiques soulève également la question du jumelage ethnique et culturel (dont il est question au chapitre 2) du fournisseur de soins de santé et du patient, et de la façon dont ces jumelages ont le potentiel d'améliorer les résultats pour les patients. Bien qu'un tel jumelage ainsi que le jumelage racial puissent être considérés comme un aspect des soins culturellement compétents, les preuves liées à cette pratique en termes de résultats cliniques réels sont peu concluantes dans le meilleur des cas. Pourtant, dans certains cas isolés, les de patients semblent indiquer que le jumelage culturel pourrait favoriser la participation initiale à la thérapie et la probabilité de la poursuivre. Nous, les auteurs, sommes conscients que dans la réalité clinique, et surtout dans l'environnement diversifié qu'est le Canada, il est impossible de fournir un jumelage ethnique pour tous les patients. De plus, un jumelage ethnique ne garantit pas un jumelage culturel pour des raisons qui peuvent inclure une variation dans l'identification ethnoculturelle et le degré d'acculturation (Chenot et coll., 2019). En fait, posséder une bonne connaissance de toutes les cultures que l'on pourrait rencontrer dans sa pratique est une tâche formidable en soi. Il est donc impératif que tous les fournisseurs de soins de santé acquièrent un certain degré de compétence générique afin de pouvoir fournir des soins cliniques de qualité et efficaces à tout patient dans un environnement multiculturel et reconnaître la nécessité d'un soutien supplémentaire en cas de besoin. De plus, pour certains patients, un jumelage culturel pourrait ne pas fournir la sécurité ou la confidentialité dont ils ont besoin, surtout lorsqu'ils pourraient vouloir discuter de ce qu'ils considèrent comme les aspects négatifs de leur culture. Pourtant, pour d'autres patients, un tel jumelage et le besoin de services ethnospécifiques ou culturellement spécifiques sont très importants en raison de leurs expériences relatives à la confiance, à la méfiance ainsi que des événements et circonstances historiques qui pourraient avoir entraîné un besoin plus profond de sécurité culturelle lors de l'accès aux soins et dans tout le continuum des soins.

Travailler avec les familles et les communautés

La signification de la famille et le rôle des individus au sein des familles varient également d'une culture à l'autre. La culture façonne tous les aspects de la vie familiale, y compris les processus de communication et de prise de décision. Dans de nombreuses cultures, la norme veut que l'individu sacrifie son autonomie au profit de la famille. Le fournisseur de soins de santé doit comprendre les visions du monde des patients et des familles et la façon dont leurs points de vue et leurs valeurs sont liés à la stigmatisation, à la sécurité et au risque, aux options de traitement, à la prise de décision et au consentement éclairé. La participation de la famille est de la plus haute importance dans le travail avec la plupart des communautés ethnoculturelles et les modèles de thérapie familiale doivent répondre aux différences culturelles afin d'être culturellement adaptés.

Travailler avec les familles et les communautés ethniques est une compétence qui a rarement été enseignée dans les écoles professionnelles et qui, ces dernières années, fait l'objet d'une plus grande attention dans les programmes éducatifs. Les fournisseurs de soins de santé ont besoin de ce genre de compétence lorsqu'ils doivent faire appel à des interprètes ou des consultants culturels, ou lorsqu'ils veulent s'adresser à des organismes communautaires. C'est également un atout important lors de l'élaboration de programmes pour ces communautés. Comme dans toute collaboration entre les hôpitaux et la communauté, on ne saurait trop insister sur l'importance du respect et de la prévenance.

Considérez ici que, bien que la structure de la famille nucléaire soit souvent perçue comme un type de famille typique dans la société occidentale, cette structure pourrait ne pas convenir à d'autres cultures, y compris les populations autochtones (Tam et coll., 2017). Plus précisément, les perceptions de la famille autochtone pourraient être encadrées par une perspective personnelle ou institutionnelle. « Au niveau personnel, la perception de [la] famille autochtone [est] influencée par la culture, surtout les liens sociaux, la langue, les pratiques d'éducation des enfants et le lieu de résidence. Au niveau institutionnel, la perception de [la] famille autochtone [est] définie par des termes démographiques [et] juridiques, et influencée par le changement temporel, bien que généralement à travers une optique non autochtone » (Tam et coll., 2017, p. 243). Par conséquent, les définitions occidentales standard de la famille pourraient ne pas représenter fidèlement les familles autochtones. De plus, bien que les définitions institutionnelles de la famille puissent servir à des fins spécifiques, les influences culturelles doivent être prises en compte.

Pour respecter les familles autochtones et travailler avec elles, il faut donc comprendre les différences culturelles en matière d'identité, de parenté, de langue et de mobilité. Les termes standard peuvent être limités ici en raison « des facteurs influençant l'ambiguïté des limites familiales, comme les aidants multiples, des ambiguïtés dans le statut juridique, des ménages complexes et des perceptions différentes de la définition de la famille » (Tam et coll., 2017, p. 247). Les notions de vie privée et d'autonomie individuelle, qui sont des aspects de la culture individualiste des soins de santé mentale, ont souvent une incidence négative sur les familles, surtout les familles collectivistes. Les familles ont du mal à comprendre les raisons pour lesquelles le membre de leur famille, lorsqu'il est confronté à une maladie mentale qui affecte la pensée et les relations, a le droit de ne pas inclure sa famille dans les soins. Dans de telles situations, les fournisseurs de soins de santé sont encouragés à réfléchir à la façon dont ils peuvent honorer les droits des patients individuels et, en même temps, réagir avec empathie à la détresse des familles. Une option serait de demander aux membres de la famille d'exprimer leurs sentiments par rapport à cette situation où les renseignements qu'ils demandent ne peuvent pas leur être fournis et d'indiquer quels soutiens pourraient leur être utiles. Bien que les fournisseurs ne puissent pas communiquer de renseignements sur le patient aux membres de la famille, ils peuvent transmettre des messages d'amour, de soutien, d'inquiétude et ainsi de suite, de la famille au patient. Une autre option consiste à mettre la famille en contact avec d'autres ressources, comme le service d'engagement familial d'un hôpital ou un service de santé mentale communautaire qui fournit de l'éducation et du soutien sur la maladie mentale et la dépendance aux familles. Se contenter de faire référence à la « législation relative à la protection de la vie privée » avec détachement peut être très dommageable.

Élaboration de programmes et collaboration avec les communautés

Les programmes de santé mentale doivent comprendre des systèmes et des processus qui fournissent des renseignements sur les besoins et les visions du monde de groupes diversifiés. Élaborer des programmes pour les groupes culturels nécessite l'intégration réfléchie des valeurs culturelles de ces groupes, et idéalement, la participation directe des membres de la communauté. Les fournisseurs de soins de santé doivent tenir compte des suppositions sur lesquelles les services sont fondés et de l'incidence de ces suppositions sur l'accessibilité et les soins fournis à divers patients. Par exemple, les services de santé mentale conventionnels qui sont fondés sur les valeurs et les suppositions occidentales dominantes sont rarement efficaces pour les Premières Nations, les Inuits, les Métis, les Noirs et certaines communautés d'immigrants et de réfugiés. Il existe des preuves manifestes que le contrôle des programmes de santé mentale par les communautés qu'ils desservent contribue à de meilleurs résultats en matière de santé (Nelson et Wilson, 2017), ce qui rend vitale l'élaboration collaborative des programmes. Plus précisément, les recherches indiquent que l'inclusion de méthodes de guérison traditionnelles est essentielle à l'amélioration des résultats pour la santé. Surtout, il est essentiel de comprendre le traumatisme historique intergénérationnel et les effets des traumatismes pour comprendre la « capacité humaine stressée » dans les communautés autochtones (O'Neill et coll., 2018). Lors de l'élaboration de programmes pour une communauté, il est essentiel que celle-ci participe et en éclaire le développement. Le tableau 14.2 présente certaines questions clés à considérer lors de l'élaboration de programmes pour une communauté.

TABLEAU 14.2 ■ **Questions importantes à examiner par les planificateurs de programmes**

Les questions importantes que les planificateurs de programme doivent poser systématiquement sont les suivantes :

1. Quelle est la culture de la santé mentale et comment les valeurs de cette culture se comparent-elles aux valeurs des groupes diversifiés? De quelle façon les écarts de pouvoir sont-ils traités?
2. De quelle façon les fournisseurs de soins de santé communiquent-ils?
   - Le matériel pédagogique est-il fourni dans différentes langues?
   - À quelle fréquence les fournisseurs de soins de santé travaillent-ils avec des interprètes?
3. Le groupe de patients reflète-t-il la diversité de la population générale? Les services de nos programmes sont-ils accessibles?
4. Les membres des groupes diversifiés participent-ils à la planification du programme ou ont-ils leur mot à dire?
5. Le programme répond-il aux besoins du ou des groupes pour lesquels il a été conçu? Pour les programmes destinés aux groupes diversifiés, y a-t-il des obstacles pour certains groupes? Pour les programmes propres à un groupe, y a-t-il des obstacles pour les sous-groupes au sein du groupe pour lequel le programme a été conçu?

Considérations culturelles dans les soins

Exemple d'un programme co-conçu avec les communautés

Il y a un peu plus de deux décennies, une équipe de travailleurs sociaux autochtones et un Aîné ont formé la première équipe du Centre de toxicomanie et de santé mentale (CAMH) pour répondre aux besoins uniques des patients des Premières Nations, Inuits et Métis. À l'automne 2020, le CAMH a officiellement lancé Shkaabe Makwa, un centre unique et intégré co-conçu qui vise à transformer les résultats en matière de santé grâce à l'avancement de la recherche, de la formation et à des modèles de guérison innovants qui combinent le savoir traditionnel et l'expertise médicale. Voici l'explication des dirigeants du centre : « Nous croyons que la culture est essentielle à la guérison et au bien-être, et nous sommes déterminés à apporter des changements de manière à respecter et à honorer le savoir traditionnel et l'expertise communautaire » (Linklater, 2020). Voir aussi https://www.camh.ca/en/driving-change/shkaabe-makwa pour en savoir plus (veuillez noter que les renseignements sur ce site Web sont disponibles en anglais seulement).

Contrairement à l'exemple d'un programme co-conçu dans l'encadré précédent, « Considérations culturelles dans les soins », lorsqu'il y a peu de participation à la planification et aux services, le mélange culturel entre les patients du programme peut entraîner certains conflits. Les membres de l'équipe de traitement sont souvent tout aussi diversifiés et la dynamique culturelle entre eux est un autre domaine important que les planificateurs et les leaders doivent considérer. Tout manque de concordance peut facilement entraîner des perturbations dans les soins aux patients.

Enfin, il vaut la peine de souligner qu'au Canada, malgré une abondance de recherches en santé documentant les inégalités dans les taux de morbidité et de mortalité chez les personnes autochtones, nettement moins de recherches se sont concentrées sur la santé mentale. La recherche qui porte sur la santé mentale des communautés autochtones reflète certaines tendances importantes, y compris une préoccupation énorme à l'égard des questions liées au colonialisme dans les services de santé mentale, mais avec plusieurs lacunes importantes; une trop grande importance accordée au suicide et à la consommation problématique de substances qui peuvent avoir des répercussions négatives; et une sous-représentation de certains groupes de population, y compris les Métis et les personnes autochtones vivant en milieu urbain ou dans un endroit autre qu'une réserve (Nelson et Wilson, 2017).

Culture et traitements et thérapies pour les maladies mentales

La compétence culturelle et la sécurité culturelle sont essentielles aux soins de santé mentale efficaces. Les considérations culturelles peuvent exiger la modification des méthodes de traitement comme la psychopharmacologie et la psychothérapie. Les plans de traitement peuvent devoir être conçus spécifiquement avec l'aide de ressources culturelles; par exemple, en travaillant avec des guérisseurs et des médecines traditionnelles.

Il peut être nécessaire d'utiliser les ressources culturelles pour personnaliser le traitement et les soins. Ces consultations peuvent inclure l'utilisation de remèdes à base de plantes ou la participation de chamans et de guérisseurs. Les fournisseurs de soins de santé doivent se familiariser avec diverses pratiques culturelles pour négocier confortablement et respectueusement en faisant abstraction des différences lorsqu'ils travaillent avec les patients. En plus de posséder des connaissances sur les ressources culturelles et les thérapies complémentaires, les fournisseurs de soins de santé doivent prendre en considération les aspects pertinents, comme les normes professionnelles, la compétence, les politiques organisationnelles et le champ de pratique, pour déterminer dans quelle mesure ils participeront à ces thérapies ou pratiques. Ils sont également encouragés à réfléchir de manière critique à la mesure dans laquelle les normes culturelles de la profession sont codifiées au sein de la profession, de ses documents et de ses processus.

PSYCHOPHARMACOLOGIE

Il est important de comprendre que, bien que le domaine de la psychopharmacologie ait progressé, il l'a fait avec peu de reconnaissance de la variance culturelle. Ce n'est qu'au cours des dernières années que les essais de médicaments commencent à inclure des considérations de regroupements culturels dans l'échantillonnage. Cependant, il existe un ensemble de connaissances croissant et une reconnaissance que le métabolisme des médicaments peut être influencé par des caractéristiques ethniques, génétiques et psychosociales. Bien que l'ethnicité représente un facteur qui influence les réactions aux médicaments psychotropes, les renseignements restent limités sur les incidences possibles spécifiques de l'ethnicité sur la psychopharmacologie (Marazziti et coll., 2020). Ces incidences peuvent se manifester comme des effets indésirables inattendus pour une faible dose de médicament antipsychotique chez un homme asiatique plus jeune ou, inversement, comme un manque de progrès malgré une dose élevée chez une femme mexicaine élancée. Certains groupes ont tendance à être plus sensibles aux effets de certains médicaments, tandis que d'autres sont moins sensibles. Se fondant sur une étude comparative d'un petit échantillon d'hommes sénégalais et italiens, les chercheurs suggèrent de procéder à un examen en profondeur lors de l'administration de composés psychotropes chez des individus non européens (Marazziti et coll., 2020). Une telle prudence ne devrait pas être interprétée comme évitant d'administrer des psychotropes, mais plutôt comme une attention particulière portée à des aspects comme le temps nécessaire pour métaboliser ces médicaments et leurs effets indésirables potentiels. De plus, la façon dont les médicaments sont perçus varie d'une culture à l'autre et le rôle potentiel de l'interaction de l'alimentation et des médicaments doit être pris en compte.

PSYCHOTHÉRAPIE ET COUNSELING

Les aspects culturels de la psychothérapie et du counseling, ainsi que la façon dont les perspectives occidentales dominantes sont à l'œuvre et intégrées dans ces approches, doivent être examinés. La psychothérapie est un produit culturel de l'Europe du dix-neuvième siècle qui peut encore être considérée avec suspicion par plusieurs cultures. Plus récemment, une plus grande attention a été accordée aux approches complémentaires en matière de soins en Amérique du Nord (voir le chapitre 8). Les questions culturelles complexes doivent être considérées afin de fournir avec compétence divers types de services de counseling, y compris les psychothérapies et les thérapies de groupe et familiales. Des efforts ont été déployés pour adapter culturellement certaines thérapies.

La thérapie cognitivo-comportementale (TCC) a été développée dans le cadre de la culture occidentale comme traitement pour les personnes atteintes de maladies mentales spécifiques comme la dépression et l'anxiété sociale. Dès le milieu des années 1990, la nécessité de s'occuper des influences culturelles en ce qui a trait aux stratégies de TCC a été déterminée (Hays, 1995). Bien que certains concepts de TCC puissent ne pas se traduire directement d'une langue à l'autre, « les concepts de TCC de "schémas", de "pensées automatiques" et de "distorsions" peuvent facilement se traduire dans certains groupes culturels » (Dobson, 2018, p. 121). Des modifications peuvent être nécessaires pour rendre ces concepts compréhensibles et acceptables dans les cultures non occidentales. La **thérapie cognitivo-comportementale culturellement adaptée (TCC-CA)** fait référence à « une modification systématique du protocole de TCC pour tenir compte du contexte linguistique et culturel afin de promouvoir la compatibilité avec les valeurs des patients » (Naeem, 2012, cité dans Naeem et coll., 2019, p. 388-389). La TCC-CA pour les peuples autochtones en Amérique du Nord intègre généralement des concepts, convictions ou valeurs autochtones au protocole ou à l'approche (Kowatch et coll., 2019). Certains concepts communs inclus dans les versions adaptées de ces programmes de TCC comprennent les liens communautaires, les liens avec la tradition et la participation dans les cérémonies tout au long du traitement. La roue de médecine est fréquemment incluse dans les adaptations. La roue de médecine, comme il est indiqué au chapitre 8, met l'accent sur la notion selon laquelle les domaines physique, émotionnel, mental et spirituel sont fondamentaux pour la santé et le bien-être.

La TCC a été adaptée à divers groupes, y compris les réfugiés traumatisés et les groupes ethniques minoritaires (Hinton et coll., 2012), les femmes latino-américaines atteintes du trouble de stress post-traumatique (TSPT) résistant au traitement (Hinton et coll., 2011), les groupes de l'Asie du Sud-Est (Hinton et Jalal, 2019) et les personnes anglophones originaires des Caraïbes au Canada (Centre de toxicomanie et de santé mentale [CAMH], 2011). Toutes les TCC-CA ont des adaptations communes qui tiennent compte du contexte et des valeurs des groupes pour lesquels elles ont été adaptées. La TCC pour les personnes anglophones originaires des Caraïbes met l'accent sur la sécurité culturelle et accorde une attention particulière à la dynamique du pouvoir liée au statut ethnique et racial dans la prépondérance d'un contexte eurocentrique (CAMH, 2011). Elle examine la façon dont les pratiques historiques et actuelles ont contribué aux perceptions des membres de ce groupe à l'égard des services de santé mentale et des rencontres cliniques moins bonnes. Dans l'ensemble, les psychothérapies adaptées à la culture améliorent les résultats; toutefois, l'effet est plus important pour certains groupes que pour d'autres. Elle améliore également les résultats pour le traitement de l'abus de substances. De plus, les traitements adaptés à la culture pour les jeunes ethnoculturels et racialisés sont des pratiques prometteuses (Commission de la santé mentale du Canada, 2016).

Outils cliniques

L'une des difficultés liées au développement des compétences culturelles est le manque d'outils concrets pour combler l'écart entre acquérir une sensibilisation culturelle et l'intégrer dans la pratique quotidienne. L'autre défi est la facilité avec laquelle les outils encouragent l'intégration des considérations culturelles dans les évaluations globales. Dans les sections qui suivent, les auteurs décrivent des outils qui pourraient être utiles dans la pratique en santé mentale.

ENTRETIEN DE FORMULATION CULTURELLE

La formulation culturelle est un outil inclus dans la version précédente du *Manuel diagnostique et statistique des troubles mentaux* (DSM) IV (APA, 1994) en tant qu'Annexe I, juste avant la liste des collaborateurs; par conséquent, cet outil pourrait facilement passer inaperçu, même par les personnes qui utilisent le DSM chaque jour. Cependant, cela représentait une victoire durement gagnée pour un petit groupe de défenseurs au sein de la communauté psychiatrique américaine. Le développement historique du DSM lui-même démontre à quel point le document est un artéfact culturel en soi, car chaque version reflète les normes culturelles de la période au cours de laquelle elle a été élaborée. Par exemple, l'homosexualité en tant que trouble a été retirée du DSM en 1973, en partie en réponse à l'évolution du climat sociopolitique. En même temps, il y a des avantages à trouver dans la fluidité du DSM et des processus impliqués dans ses révisions. La dernière version, DSM-5 (APA, 2013), a mis à jour les critères pour refléter les variations dans les présentations cliniques d'une culture à l'autre. Elle fournit des renseignements détaillés sur les concepts culturels de détresse et reconnaît les variations culturelles dans la façon dont les symptômes sont manifestés et expliqués. Le DSM-5 comprend l'**Entretien de formulation culturelle (EFC)**, un outil destiné à faciliter des évaluations complètes axées sur la personne. L'EFC indique plusieurs directions d'enquête et comprend 16 questions en lien avec quatre domaines :
1. Définitions culturelles du problème
2. Perceptions culturelles de la cause, du concept et du soutien
3. Facteurs culturels affectant l'auto-adaptation et les antécédents de recherche d'aide
4. Facteurs culturels affectant la recherche d'aide actuelle

Les questions dans ces domaines exigent des enquêtes dans des domaines comme la compréhension culturelle des problèmes et les perceptions de leurs causes (modèles explicatifs), les identités culturelles, les facteurs de stress psychosociaux, l'adaptation et les domaines de vulnérabilité et de résilience, les comportements de recherche d'aide et les aspects culturels de la relation clinicien-patient. Les domaines sont brièvement examinés dans les sections suivantes, et des outils et stratégies spécifiques qui peuvent être utiles pour explorer ces domaines sont présentés.

Définitions culturelles du problème

Dans ce domaine, l'accent est mis sur la description et la compréhension du « problème » par la personne. Il est essentiel de garder à l'esprit que la personne pourrait ne pas envisager sa situation comme un « problème » et pourrait la décrire différemment. Comprendre la personne, sa situation et ce qui compte le plus pour elle est de la plus haute importance. L'approche et la volonté d'apprendre directement du patient seront d'une utilité considérable. En tant que fournisseur de soins de santé, l'**autoréflexivité** et la conscience de ses propres préjugés (Shepherd et coll., 2019) seront essentielles avant, pendant et après l'entretien. Au cours de l'entretien, il est suggéré que les cliniciens se concentrent sur une écoute en profondeur en tenant compte des « œillères » ou des suppositions qu'ils ont eux-mêmes concernant le « problème ». Il faut réfléchir au fait que l'entretien est axée sur les personnes en fonction des valeurs occidentales d'autonomie et d'autodétermination sur lesquelles repose la pratique. Pour certains groupes ayant des visions du monde collectivistes, ce serait le groupe à ce stade qui répondrait aux questions incluses dans ce domaine.

Perceptions culturelles de la cause, du concept et du soutien

Ce domaine comprend des questions dans les sous-catégories des causes, facteurs de stress et soutiens, ainsi que celle du rôle de l'identité culturelle. Le **modèle explicatif de la maladie** (Kleinman, 1988) est utilisé pour connaître les points de vue de la personne concernant la ou les causes de son problème, de sa situation ou de sa maladie. Les **explications culturelles** sont des significations, des convictions et des attitudes qu'une culture attribue à un phénomène particulier. Kleinman (1988) a formulé l'idée que dans différentes cultures, il peut y avoir différents langages de détresse, comme la somatisation, et différents modèles explicatifs de maladies. Il a proposé une série de questions pour clarifier le modèle explicatif dans le but d'obtenir le point de vue de la personne sur la nature, la cause, les conséquences et le traitement du problème ou de la situation. Pour répondre aux différences entre les modèles du patient et du fournisseur de soins de santé, Srivastava, dans le chapitre 4, propose une adaptation des trois modes d'action de Leininger (1995) :

1. *Validation ou préservation :* respecter et préserver les valeurs dans la mesure du possible
2. *Adaptation ou négociation :* adapter et négocier en tenant compte des préférences et des visions du monde, au besoin
3. *Recadrage ou remodelage :* créer de nouvelles options et approches pour le patient, le fournisseur de soins de santé ou le système

Les questions de l'EFC dans les domaines des facteurs de stress et des soutiens sont utilisées pour obtenir des renseignements sur le contexte de vie de la personne, y compris les domaines de stress, les ressources, les soutiens et les forces. Les **facteurs de stress sociaux** sont des événements ou des expériences qui sont liés aux conditions sociales des individus et qui les affectent, y compris leurs situations, leurs rôles et leurs relations. Le statut d'immigration, la discrimination et la stigmatisation pourraient être identifiés comme des facteurs de stress, tandis que la religion, la spiritualité et la famille pourraient être considérées comme des forces, des facteurs de stress ou les deux.

Il existe des liens importants entre la santé mentale et l'**identité culturelle**, ce sentiment d'appartenance à un groupe ou à une culture qui est fondé sur des caractéristiques communes avec d'autres membres du groupe culturel. Le fournisseur de soins de santé doit demander à la personne de réfléchir aux éléments les plus saillants de son identité culturelle. Étant donné que l'identité ne peut pas être fondée uniquement sur l'apparence, il est important de vérifier l'identité du patient dans le cadre de l'évaluation. Les fournisseurs de soins de santé mentale doivent être conscients que les identités ne sont pas statiques. Groen et coll. (2018) suggèrent que les cliniciens, afin de saisir et d'aborder la complexité de l'identité culturelle, tiennent compte des divisions de l'identité personnelle, ethnique et sociale. Ces chercheurs suggèrent qu'il est très important que les cliniciens, lorsqu'ils travaillent avec des réfugiés qui ont vécu un traumatisme, visent à évaluer tout changement d'identité lié au stress et aux autres problèmes associés à l'acculturation. Veuillez consulter la présentation sur l'identité au chapitre 3, qui comprend trois caractéristiques clés de l'identité qui sont également pertinentes dans la pratique en santé mentale : l'identité perçue, l'identité attribuée et les identités multiples.

Il est utile de déterminer les modèles d'acculturation, les intersections d'identités et les aspects de l'identité qui comptent le plus pour un patient dans une situation particulière et leurs conséquences pour la santé mentale. Par exemple, un patient métis avec un père noir et une mère blanche pourrait avoir besoin d'explorer activement l'un ou l'autre côté de son héritage pour arriver à un sentiment d'identité cohérent, car cela est essentiel pour la santé mentale d'une personne. De plus, l'identité de genre d'une personne n'est pas toujours évidente en fonction de son apparence. Il est tout aussi important de se rappeler que les mêmes problèmes d'identité, ainsi que leurs incidences sur les interactions, s'appliquent aux fournisseurs de soins de santé et à toutes les personnes qu'ils rencontrent dans la pratique, y compris les familles, les interprètes et les collègues. L'identité est un aspect important du bien-être de la santé mentale non seulement pour les individus, mais aussi pour les communautés.

Facteurs culturels affectant l'auto-adaptation et les antécédents de recherche d'aide

Dans ce domaine, comme le titre l'indique, l'objectif est de se renseigner auprès de la personne sur ce qu'elle fait pour s'adapter et sur ses démarches de recherches d'aide (où, quand et auprès de qui). Les diverses sources d'aide comprennent les soins médicaux, les groupes de soutien, le traitement en santé mentale, le counseling en milieu de travail et le counseling religieux ou spirituel. De nombreux patients sollicitent des guérisseurs traditionnels et se fient à eux pour diverses formes de guérison, dont certaines peuvent être considérées comme alternatives par d'autres fournisseurs de soins de santé dans le cadre des services de santé « traditionnels ». L'aide que les gens et leurs familles recherchent ou utilisent est souvent liée à leurs croyances sur les causes du problème. Par exemple, la famille qui croit que la « possession » est la principale cause de psychose peut envisager un exorcisme pour son proche. En fait, peu importe le remède ou la personne sollicitée pour aider, les fournisseurs de soins de santé doivent écouter leurs patients et prendre en compte ces solutions qui pourraient différer de leurs propres points de vue et recommandations en matière de soins. Un autre aspect à considérer est qu'une fois qu'une personne accède au système de soins de santé mentale « traditionnel », les traitements traditionnels peuvent ne pas fonctionner ou ne plus fonctionner dans la mesure souhaitée par le patient. Les fournisseurs de soins de santé doivent explorer les obstacles sociaux aux recherches d'aide antérieures, à l'accès aux soins et à la participation au traitement (EFC; APA, 2013), ainsi que des obstacles potentiels à la recherche d'aide actuelle.

Facteurs culturels affectant la recherche d'aide actuelle

La façon dont les gens perçoivent les besoins et leurs attentes ainsi que celles de leur réseau social peut affecter leurs comportements de recherche d'aide lors des rencontres avec des fournisseurs de soins de santé. Notamment, les éléments culturels de la relation entre le patient et les soins de santé affectent la recherche d'aide. En plus d'avoir une incidence évidente sur l'évaluation et le traitement, les différences linguistiques et culturelles exercent également une influence et jouent un rôle dans le cadre des relations thérapeutiques. Étant donné que les patients et les fournisseurs de soins de santé ont chacun leur culture, les praticiens sont encouragés à réfléchir au rôle de la culture et des différences de pouvoir dans la relation thérapeutique, et à la façon dont ces éléments sont liés aux notions de confiance, de transfert et de contretransfert. Les jumelages thérapeutiques (que les chercheurs appellent *dyades*) sont illustrés à la fig. 14.1. Majorité (M) et minorité (m) font référence à la dynamique du pouvoir et n'indiquent pas nécessairement des nombres, de sorte qu'un fournisseur de soins de santé blanc travaillant dans un quartier noir serait toujours considéré comme un membre de la culture majoritaire.

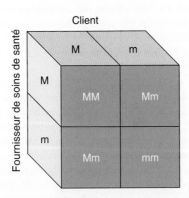

M = Culture majoritaire; m = Culture minoritaire

Fig. 14.1 Psychodynamique de la relation fournisseur de soins de santé-patient.

Avec un thérapeute majoritaire et un patient minoritaire (Mm), le patient pourrait faire davantage confiance au fournisseur de soins de santé, estimant qu'un fournisseur de soins de santé majoritaire est plus instruit qu'un fournisseur minoritaire, ce qui entraîne un transfert positif; ou le patient pourrait se sentir victime de discrimination de la part du fournisseur de soins de santé majoritaire en raison de son expérience passée, ce qui entraîne un transfert négatif. D'autre part, le fournisseur de soins de santé pourrait être content d'aider un patient minoritaire, ce qui contribue à un contretransfert positif, ou le fournisseur de soins de santé pourrait avoir des idées préconçues selon lesquelles le patient pourrait être paresseux et sans instruction, ce qui contribue à un contretransfert négatif. Différents types de dynamiques pourraient émerger avec différents jumelages. C'est encore plus compliqué avec « mm » en raison des nombreuses variations possibles; le patient et le fournisseur de soins de santé pourraient appartenir au même groupe ethnique ou à deux groupes minoritaires différents. Il faut prêter attention aux écarts de pouvoir qui existent entre le patient et le fournisseur de soins de santé; ces écarts de pouvoir doivent être évalués et explicitement discutés. L'objectif initial est d'instaurer la confiance et de favoriser la sécurité, ce qui est facilité par un dialogue honnête et transparent qui aborde le pouvoir, la sécurité et la peur tels qu'ils sont perçus et vécus par les patients.

GRILLE DE PLANIFICATION DES SOINS À 6 P

La **grille de planification des soins à 6 P** est un outil qui permet au fournisseur de soins de santé d'intégrer toutes les données cliniques dans une évaluation globale du patient. Les auteurs présentent une version élargie (voir le tableau 14.3) de l'approche holistique de la grille bio-psycho-sociale (Engel, 1977), où le terme « bio » fait référence à l'approche biologique et physiologique, « psycho » aux aspects de la pensée et des sentiments, et « social » au réseautage social. Cette version comprend les aspects culturels et les identités culturelles, et l'ajout d'une dimension spirituelle qui permet d'inclure les questions spirituelles souvent prédominantes et importantes dans divers groupes ethnoculturels.

Considérations culturelles dans les soins

Grille de planification des soins : aperçu de tous les renseignements pertinents

Les 6 P dans chaque dimension (biologique, psychologique, sociale ou culturelle et spirituelle) sont les suivants :

- La colonne *Présentant*, pour résumer les caractéristiques cliniques telles que présentées
- La colonne *Prédisposant*, pour résumer les expériences et facteurs contributifs antérieurs, par exemple, la génétique, le traumatisme, l'oppression, le racisme
- La colonne *Précipitant*, pour résumer les facteurs de stress et autres facteurs déclencheurs actuels
- La colonne *Perpétuant*, pour résumer les facteurs de stress et autres facteurs continus
- La colonne *Protégeant*, pour considérer les forces et favoriser la résilience, par exemple, la spiritualité, la religion
- La colonne *Plan*, pour indiquer les types d'actions et d'interventions

Réfléchissez : Quel est le plan que je (nous, l'équipe de soins de santé) recommande par rapport au plan avec lequel le patient est d'accord? Est-ce que je suppose/nous supposons une entente?

La grille de planification des soins à 6 P fournit un moyen de saisir, au cours des évaluations cliniques, tous les renseignements pertinents, y compris les renseignements culturels, qui guideront l'intervention ou la planification des soins.

L'utilisation de la grille est illustrée au tableau 14.3 en planifiant les soins pour le scénario hypothétique de Kyoko, une Japonaise célibataire de 39 ans, qui a immigré à Toronto il y a un an. Elle a réussi à trouver du travail et va bien. Cependant, elle est assez timide, et étant sans sa famille pour la première fois, elle s'est sentie seule et est devenue déprimée. Puis, son médecin de famille lui a dit

TABLEAU 14.3 ■ La grille de planification des soins à 6 P pour Kyoko

	Présentant	Prédisposant	Précipitant	Perpétuant	Protégeant	Plan
Biologique	Insomnie	Antécédents familiaux de cancer	Masse mammaire	Diagnostic de cancer incertain	En bonne santé par ailleurs	Antidépresseur
Psychologique	Déprimée	Timidité, culpabilité envers la mère	Façon dont on lui a donné le diagnostic ou pronostic	Difficulté à exprimer ses émotions	Manque de confiance envers le thérapeute	Encouragée à trouver un traitement et du soutien
Social	Isolement Japonaise	Seule au Canada		Isolement supplémentaire	Travaille bien	Défense de ses droits avec un spécialiste
Spirituel	Confuse			N'utilise pas de ressource religieuse	Prie chez elle	Trouver un temple

Remarque : Certains éléments peuvent être placés dans différentes catégories, et certaines catégories peuvent être laissées en blanc s'il n'y a pas de renseignements. L'identité culturelle peut être incluse dans la colonne Présentant de la section Social.

qu'elle avait une masse mammaire, possiblement un cancer. Sa mère est morte d'un cancer du sein six ans plus tôt et Kyoko a souvent senti qu'elle n'en avait pas fait assez pour elle. Elle a dû attendre que le spécialiste lui donne le diagnostic et le pronostic. Elle ne pouvait parler à personne de la possibilité d'un cancer du sein et est devenue obsédée par ses conséquences potentielles et la peur et la stigmatisation qui y sont associées. Elle avait l'habitude de prier au temple, mais n'en avait pas fréquenté à Toronto. Elle a été adressée à un thérapeute blanc. Elle avait du mal à s'exprimer en anglais et était également réticente à parler de ses émotions négatives. Reportez-vous au tableau 14.3 pour voir un exemple de la façon dont la grille de planification des soins à 6 P est utilisée pour saisir des renseignements pertinents, y compris des renseignements culturels, dans ce scénario hypothétique de Kyoko.

L'APPROCHE *LEARN* POUR NÉGOCIER AU-DELÀ DES DIFFÉRENCES

Il est essentiel que les fournisseurs de soins de santé participent à une communication interculturelle pour négocier les soins avec les différences entre leurs points de vue et ceux de leurs patients. Comme nous l'avons vu au chapitre 4, l'outil **LEARN** (Ladha et coll., 2018, adapté de Berlin et Fowkes, 1983) peut être utilisé pour faciliter une telle négociation. *LEARN* fait référence à **L**isten (écouter) pour comprendre, **E**xplain (expliquer) votre point de vue, **A**cknowledge (reconnaître) les différences, **R**ecommend (recommander) des options, et **N**egotiate (négocier) les soins. Lors de l'utilisation de l'outil LEARN, il est important de se rappeler ce qui suit :

1. L'ordre dans lequel les choses sont faites est important. Le fournisseur de soins de santé doit d'abord écouter avant d'expliquer ou d'« éduquer ».
2. Reconnaître le point de vue du patient ne signifie pas que le fournisseur de soins de santé est d'accord avec ce point de vue. Ce qui est essentiel, c'est la validation et la clarification de ce qui a été compris pendant l'écoute.
3. La recommandation d'options ne signifie pas qu'un patient acceptera l'une des options. Les fournisseurs de soins de santé sont encouragés à faire participer les patients à la discussion et à la modification possible de ces options.
4. Lorsque le fournisseur de soins de santé fait preuve d'écoute, de reconnaissance et de respect, cela peut offrir aux patients des options pour accéder au système à l'avenir, même

lorsqu'ils ne sont pas forcément d'accord avec l'une des options. Tout manque de respect ou comportement condescendant pourrait constituer un obstacle à l'accès au système à l'avenir, car les professionnels de la santé, consciemment ou inconsciemment, représentent les systèmes de santé dans lesquels ils travaillent.

Considérations culturelles dans les soins

LEARN : négocier au-delà des différences

Un patient d'origine antillaise qui vit au Canada depuis 35 ans a commencé à éprouver les symptômes suivants : « aucune énergie, difficulté à dormir la nuit et difficulté à se réveiller le matin ». Le patient s'est décrit comme étant « léthargique » et « paresseux » et a déclaré avoir pris un tonique (contenant « des minéraux et beaucoup de fer ») pour contrer le manque d'énergie et la léthargie. Cependant, le patient a indiqué que « le tonique semblait fonctionner pendant quelques semaines, mais n'était plus aussi efficace qu'au début ». Le praticien de soins de santé primaires (PSSP) a indiqué au patient que les symptômes qu'il éprouvait suggéraient une dépression. Le patient était d'avis qu'aucune personne de son pays d'origine ne souffrait de cette affection et a même exprimé sa conviction qu'une telle affection était une « notion nord-américaine ». Lorsqu'on lui a demandé quel nom il donnerait à ce qu'il ressentait, le patient a répondu « paresse » et peut-être « trop de stress ». Cependant, le patient n'était pas sûr qu'il était paresseux. Le PSSP a reconnu qu'il y avait une différence entre le point de vue du patient et son point de vue sur la situation, et a indiqué que le diagnostic fondé sur l'évaluation était une dépression clinique. Le PSSP a expliqué son point de vue sur la dépression clinique et sur la façon dont elle est causée par un déséquilibre chimique dans le cerveau. Le patient croit fermement qu'il ne souffre pas de dépression et pense que les seules choses déséquilibrées sont son énergie, son sommeil et sa fatigue, probablement à cause du stress. Le patient est inquiet, parce que sa capacité à travailler est affectée. Le PSSP explique qu'il semble que les similitudes entre leurs points de vue sont qu'ils sont tous deux préoccupés et veulent résoudre le problème « du manque d'énergie, du mauvais sommeil et de la fatigue » et suggère qu'un médicament classé comme un antidépresseur qui affecte les niveaux de sérotonine dans le cerveau pourrait potentiellement améliorer l'énergie et le sommeil. Le PSSP suggère également un certain type de counseling. Le patient répond que Dieu est son conseiller et refuse d'abord une telle thérapie. Cependant, grâce à un dialogue continu, le patient décide d'essayer le médicament et on le renseigne sur ce médicament, y compris sur les effets indésirables potentiels. Le patient continue de prendre le médicament et explique régulièrement que bien qu'il s'agisse d'un antidépresseur, il ne le prend pas pour la dépression, mais le prend pour son stress et pour améliorer son sommeil et son énergie afin de pouvoir aller au travail. Le patient signale que le médicament fonctionne pour lui.

1. Quel aurait pu être le résultat si le PSSP avait insisté sur l'acceptation du diagnostic ou de l'étiquette de dépression par le patient?
2. Malgré la non-acceptation de l'étiquette de dépression, le patient a-t-il été renseigné en matière de santé et a-t-il donné son consentement éclairé?
3. Quelle pourrait être une façon culturellement appropriée de décrire la thérapie cognitivo-comportementale (« un certain type de counseling ») à ce patient? De quelle façon la discussion pourrait-elle se poursuivre? Peut-être que le PSSP pourrait reconnaître que le counseling n'a pas pour but de remplacer Dieu en tant que conseiller, ni à s'y opposer?

OUTILS DE RÉFLEXION CRITIQUE ET D'AUTORÉFLEXIVITÉ

Étant donné les facteurs comme la nature de l'ethnocentrisme, le pouvoir associé au rôle des fournisseurs de soins de santé mentale et la notion d'« œillères », les auteurs (nous) recommandent une approche ciblée et disciplinée d'autoréflexivité et de réflexion critique. « La **réflexion critique** est un processus par lequel les suppositions établies sur soi-même sont continuellement soumises à l'analyse, au questionnement et à la critique » (Liu, 2015, p. 144), y compris les suppositions et les implications sociales et politiques des contextes et des systèmes dans lesquels les soins sont fournis. L'objectif d'une telle réflexion est de comprendre les vulnérabilités et les changements de comportement pour atteindre une prestation de soins et de services plus équitables. Il est essentiel de saisir les occasions d'apprendre et de s'améliorer et de reconnaître que les bonnes intentions des fournisseurs de soins de santé sont

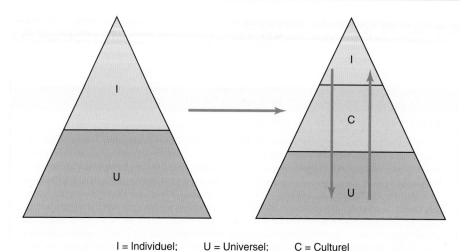

I = Individuel;   U = Universel;   C = Culturel

Fig. 14.2   Le triangle de Kluckhohn. (D'après Kluckhohn, C., et Murray, H. A. [éditeurs]. [1953]. *Personality in nature, society, and culture* [p. 53]. Knopf.)

insuffisantes et pourraient avoir des résultats dévastateurs. Divers outils sont disponibles et nous recommandons deux approches qui peuvent être utilisées individuellement ou au sein d'un groupe, ainsi que pendant la supervision clinique : le triangle de Kluckhohn et la mentalité axée sur la culture.

Triangle de Kluckhohn

Les concepts d'universalité, de similitude et d'individualité sont présentés au chapitre 3. Une autre façon de comprendre l'importance de ces concepts est de considérer la citation suivante et son application dans la pratique. « Chaque [personne] est, à certains égards, comme toutes les autres [personnes], comme certaines autres [personnes] et comme aucune autre [personne] » (Kluckhohn et Murray, 1953, p. 388).

Cette citation peut être utile pour conceptualiser la nature de la culture. « Comme toutes les autres [personnes] » représente l'aspect universel, « comme certaines autres [personnes] » représente l'aspect culturel et « comme aucune autre [personne] » représente l'aspect individuel. Présenté sous forme de triangle à trois couches, il s'agit d'un rappel graphique pour nous, en tant que fournisseurs de soins de santé, qu'il faut prendre en compte l'influence exercée par la culture à tous les niveaux de nos interactions avec les patients.

Pour les non-initiés, il n'y a que deux couches : la couche individuelle et la couche universelle. On considérerait la présentation de toutes les données cliniques du patient individuel en les comparant à nous-mêmes. Notre propre vision universelle, comme nos propres points de vue sur la santé mentale, la maladie mentale et les dépendances, est censée être applicable à tous. Conséquemment, nous sommes susceptibles d'intervenir de manières qui sont considérées comme universellement valables. Avec l'introduction de la couche culturelle, nous aurions trois couches. Les renseignements provenant du patient seraient alors filtrés à travers la couche culturelle et nous les interpréterions avec nos connaissances culturelles, en gardant toujours à l'esprit la nécessité de vérifier nos interprétations avec le patient afin d'éviter les stéréotypes. Par exemple, nous ne supposerions pas que l'évitement du contact visuel indique un état dépressif ou que la personne a quelque chose à cacher. Nous susciterions et accepterions l'explication du patient que son évitement du contact visuel est un signe de respect. Ce n'est qu'après avoir vérifié les observations auprès des patients que nous pourrions atteindre une position permettant de vraiment comprendre et utiliser nos connaissances professionnelles pour intervenir. Cependant, l'intervention doit encore une fois passer par la couche culturelle pour garantir qu'elle est culturellement appropriée et en mesure d'atteindre l'objectif souhaité (fig. 14.2).

Considérations culturelles dans les soins

Utiliser la couche de la culture : vérifier auprès du patient

Scénario : M. Chan, un Chinois de 65 ans, est devenu déprimé en raison de diverses préoccupations somatiques après sa retraite et son immigration au Canada. Il a cessé de prendre ses antidépresseurs.

Quelle pourrait être une réaction commune d'un fournisseur de soins de santé?

Le fournisseur de soins de santé pourrait considérer M. Chan comme ayant fait preuve de non-adhésion au traitement lorsqu'il a cessé de prendre ses antidépresseurs.

Quelle pourrait être la compréhension du fournisseur de soins de santé lorsque le niveau de la culture est appliqué?

En utilisant la couche culturelle, on pourrait comprendre que la dépression n'est pas une maladie connue dans la culture chinoise. On pourrait aussi découvrir que M. Chan craignait les étourdissements qu'il ressentait, car il les a interprétés comme le signe d'une maladie grave. De plus, il ne comprenait pas la façon dont son problème pourrait être réglé par des médicaments.

Quelle pourrait être la compréhension nouvellement éclairée du fournisseur de soins de santé du niveau universel?

Le fournisseur de soins de santé pourrait par la suite comprendre qu'un patient ne prendrait rien qui lui fait peur sans être convaincu de son efficacité (le résultat d'avoir de nouveaux yeux et de nouvelles oreilles – voir le chapitre 3).

Quelles mesures le fournisseur de soins de santé pourrait-il prendre après la filtration culturelle?

Le fournisseur de soins de santé pourrait expliquer à M. Chan sa condition en utilisant le concept de neurasthénie, un concept qui est bien établi dans la culture de M. Chan, et présenter le médicament comme un « tonique » tout en le rassurant que les étourdissements n'étaient pas graves et ne dureraient pas longtemps.

Mentalité axée sur la culture

Les auteurs (et le co-auteur précédent) de ce chapitre croient que les gens sont différents quant à leur aptitude à faire face à des rencontres interculturelles et appellent cette aptitude la **mentalité axée sur la culture (MC)**[3]. La mentalité axée sur la culture est ce que les fournisseurs de soins de santé apportent à leurs rencontres avec les patients. Une partie de cette aptitude est dérivée de la nature, mais une partie de celle-ci peut aussi être délibérément enrichie. Nous considérons cette aptitude comme la base de la compétence culturelle clinique et en améliorant notre MC, nous développons davantage cette compétence. Une conceptualisation de la MC, incluant certains de ses domaines, est présentée dans le tableau 14.4.

Pour améliorer sa MC, le fournisseur de soins de santé devrait systématiquement poser les questions suivantes :

- Avant toute rencontre, demandez : « Est-ce que je veux interagir avec cette personne d'une manière respectueuse? »
- Lors de la rencontre, demandez: « Suis-je conscient que nous avons des visions du monde différentes? De quelle façon le patient pourrait-il vivre la différence de pouvoir entre nous?
  - De quelles façons puis-je favoriser la sécurité culturelle et psychologique?
  - Quels traumatismes et facteurs historiques et contextuels dois-je prendre en compte? »
- En tout temps, demandez-vous : « Est-ce que je vis une vie "culturellement consciente"? Est-ce que j'ai la confiance du patient? » Nous nous demandons souvent si nous avons le temps et si nous avons les outils. Il est primordial et fondamental que nous nous interrogions sur la confiance, qui est indispensable pour la sécurité culturelle.

Ces questions peuvent constituer un outil utile pour développer la compétence culturelle et peuvent être utilisées pendant la pratique réflexive et la supervision clinique des fournisseurs de soins de santé qui participent aux soins de santé mentale.

---

[3]La notion de mentalité axée sur la culture décrite ici est semblable au concept de sensibilité culturelle qui a été présenté au chapitre 3.

TABLEAU 14.4 ■ Mentalité axée sur la culture : domaines et questions autoréflexives

Domaine de mentalité axée sur la culture (MC)	Questions autoréflexives
Attitude Certaines attitudes contribuent à la MC :	
a. **Curiosité** – nous pousse à nous renseigner sur la culture d'une autre personne	*Demandez : Qu'est-ce qui me motive à me renseigner sur la culture d'une autre personne?*
b. **Respect** – guide notre interaction afin que l'autre personne ne se sente pas envahie ou intimidée	*Demandez : Comment savoir ce que l'autre considère comme respectueux? De quelle façon ma présence et mon approche sont-elles perçues? Ai-je demandé cette rétroaction?*
c. **Désir** de tisser des liens – évaluez votre désir de tisser des liens	*Demandez : Qu'est-ce que je fais pour essayer sincèrement de tisser des liens avec l'autre personne?*
Conscience Certains domaines de la conscience contribuent à la MC : Conscience des visions du monde de l'autre Conscience de ses propres visions du monde Conscience de la dynamique des différences (décrite au chapitre 3)	*Demandez : Suis-je conscient du fait que l'autre personne a sa propre vision du monde, y compris son point de vue sur la santé mentale et les causes des maladies mentales?* *Suis-je conscient qu'à titre de personne et fournisseur de soins de santé, j'ai aussi une vision du monde particulière? Quelle supposition pourrais-je faire à cause de ces points de vue? Comment pourrais-je utiliser les connaissances ancrées dans ma propre vision du monde pour offrir des possibilités et des options aux autres?* *Ai-je accordé une attention particulière à la dynamique du pouvoir, aux écarts de pouvoir et à leur incidence sur la relation entre le patient et moi? Ai-je utilisé mon pouvoir pour imposer des points de vue, pour offrir des options ou pour aider les patients à négocier de nouveaux contextes et sources de connaissances?*
Autobiographie ou expérience personnelle L'expérience de vie unique du fournisseur de soins de santé contribue fortement à la MC : a. Passée (p. ex., le fournisseur de soins de santé pourrait avoir un héritage biculturel ou l'expérience d'être membre d'un groupe minoritaire) b. Actuelle (p. ex., réseau social actuel, exposition à d'autres cultures par les médias) c. Future (p. ex., aspirations et orientation dans la vie)	*De quelle façon mes expériences et mes aspirations entrent-elles en ligne de compte dans la façon dont j'évalue et planifie les soins avec le patient?*

Résumé

La sécurité culturelle est à la fois un processus et un résultat, et sert de fondement à une pratique en santé mentale culturellement compétente. La compétence culturelle permet aux fournisseurs de soins de santé de comprendre les individus comme des êtres culturels uniques. Les fournisseurs de soins de santé doivent se concentrer sur les perspectives des patients et utiliser leurs souhaits et leurs points de vue pour orienter les soins et les traitements. Même avec différents patients d'un milieu culturel similaire, il n'existe aucune approche ou intervention universelle qui fonctionnera toujours. Les soins de santé mentale culturellement compétents sont également des soins holistiques : toutes les sphères bio-psycho-sociales et spirituelles sont prises en compte. La sécurité culturelle sert de fondement à l'élaboration de programmes de santé mentale efficaces et culturellement compétents. Une telle sécurité ne peut être cultivée que lorsque l'on prête attention aux traumatismes historiques découlant de l'oppression, de l'oppression actuelle, et aux systèmes construits sur des histoires oppressives, car ils ont tous une incidence sur la santé mentale. La compétence culturelle ainsi que des programmes culturellement compétents sont nécessaires pour fournir des soins à l'échelle des diverses cultures. De plus, des connaissances spécifiques sont nécessaires pour travailler de manière compétente avec des groupes particuliers, surtout les groupes qui ont vécu des traumatismes et qui se méfient d'un système, et qui pourraient percevoir les fournisseurs de soins de santé comme des représentants d'un système dans lequel leur traumatisme est intégré et codifié.

Dans ce chapitre, nous avons identifié les principaux problèmes dans les soins de santé mentale qui sont influencés par la culture et présenté les compétences spécifiques et génériques qui sont nécessaires pour les fournisseurs de soins de santé. L'identité culturelle et les explications culturelles sont deux domaines importants qui nécessitent une évaluation avant que les interventions appropriées puissent être déterminées. La dynamique du pouvoir entre les fournisseurs de soins de santé et les patients est soulignée par le biais d'une discussion sur la psychodynamique de cette relation et son incidence potentielle sur la relation thérapeutique. Le chapitre présente un exercice de formulation des soins qui illustre comment cet outil peut être utilisé pour intégrer les données cliniques pertinentes dans une évaluation globale et un plan de soins.

Bien que la discussion dans ce chapitre ait porté sur le fournisseur de soins de santé, en tant qu'individu, participant aux soins de santé mentale, les personnes culturellement compétentes peuvent exercer peu d'influence si le système dans lequel elles travaillent n'est pas culturellement compétent. Par ailleurs, pour développer un système de santé mentale culturellement compétent, les fournisseurs de soins de santé individuels doivent également être formés et soutenus dans le développement de leurs compétences culturelles. Cette interrelation ne peut pas être surestimée compte tenu du développement inégal dans le domaine.

Bien que le développement de la compétence culturelle puisse être une responsabilité éthique et une nécessité pratique, il sert également de source d'énormes récompenses personnelles. La compétence culturelle favorise une perspective unique sur la pleine richesse de l'expérience humaine. Développer la compétence culturelle est un parcours continu sans point final spécifique, un parcours que le lecteur est encouragé à entreprendre. La réflexion critique et l'autoréflexivité sont essentielles à la compétence culturelle, et nous recommandons une approche ciblée et structurée lors de la participation à ces activités. Dans le cadre de ce parcours, nous soulignons l'importance de la valeur d'apprendre directement de l'expertise des patients, des familles et des communautés.

(e) http://evolve.elsevier.com/Srivastava/competenceculturelle/

Questions à des fins d'examen et de discussion

1. Quels sont certains différents points de vue que vous avez rencontrés sur la santé mentale ou la maladie mentale? Réfléchissez à la façon dont vous réagirez ou avez déjà réagi à un patient ayant un point de vue particulier qui est différent du vôtre.
2. De quelles façons pouvez-vous intégrer l'expertise de divers patients et familles pour améliorer la sécurité culturelle tout au long des soins?
3. Réfléchissez au rôle que joue le contexte dans votre communication professionnelle. Votre communication correspond-elle à un contexte élevée ou à un contexte faible?
4. De quelles façons examinez-vous les préjugés et « œillères » systémiques dans la prestation des soins de santé mentale?
5. De quelle façon décririez-vous à un pair les répercussions du racisme, de l'oppression, des traumatismes et de la stigmatisation sur la santé mentale des personnes et des groupes?

Activité expérientielle ou de réflexion de groupe

En travaillant en équipe de deux ou en groupe, remplissez les 6 P sur la *grille de planification des soins* pour un patient qui a été envoyé dans une clinique de santé mentale communautaire avec un diagnostic de trouble dépressif et qui manifeste une attitude de suspicion et des signes de paranoïa. Le patient appartient à un groupe historiquement opprimé. Il ne fait pas confiance aux fournisseurs de soins de santé mentale et ne croit pas qu'il soit nécessaire de prendre « beaucoup de médicaments » ou de participer à des séances de counseling. Le patient affirme qu'il croit que Dieu est son conseiller et qu'il l'aidera dans sa situation actuelle, qu'il considère comme « n'ayant plus assez d'énergie pour travailler ou pour supporter les histoires du bureau ». Il ne pense pas qu'on peut l'aider dans cette clinique, car son problème est lié au travail, et non à sa santé mentale. Le patient décide d'assister au premier rendez-vous, car il veut apaiser son médecin de plusieurs années qui l'a référé et avec qui il a une bonne relation.

Références

Abramovich, A., et Pang, N. (2020). *Understanding LGBTQ2S youth homelessness in York region.* https://www. homelesshub.ca/resource/understanding-lgbtq2s-youth-homelessness-york-region.

Alang, S. (2019). Mental health care among blacks in America: Confronting racism and constructing solutions. *Health Services Research, 54*(2), 346–355. https://doi.org/10.1111/1475-6773.13115.

American Psychiatric Association. (1994). *Diagnostic and statistical manual of mental disorders* (4e éd.). American Psychiatric Association.

American Psychiatric Association. (2013). *Diagnostic and statistical manual of mental disorders* (5e éd.). American Psychiatric Association.

Ansloos, J. (2018). Rethinking indigenous suicide. *International Journal of Indigenous Health, 13*(2), 8–28. https://doi.org/10.32799/ijih.v13i2.32061.

Assari, S., Moazen-Zadeh, E., Caldwell, C., et coll. (2017). Racial discrimination during adolescence predicts mental health deterioration in adulthood: Gender differences among Blacks. *Frontiers in Public Health, 5*(article 104), 1–10. https://doi.org/10.3389/fpubh.2017.00104.

Australian Bureau of Statistics. (2019). *Intentional self-harm (suicides), key characteristics.* https://www. abs.gov.au/statistics/health/causes-death/causes-death-australia/latest-release#intentional-self-harm-suicides-key-characteristics.

Australian Institute of Health and Welfare. (2019). *Deaths by suicide amongst Indigenous Australians.* https://www. aihw.gov.au/suicide-self-harm-monitoring/data/populations-age-groups/suicide-indigenous-australians

Autorité sanitaire des Premières Nations (ASPN) / First Nations Health Authority (FNHA). (2011). *Our history, our health.* http://www.fnha.ca/wellness/our-history-our-health.

Berlin, E., et Fowkes, W. (1983). A teaching framework for cross-cultural health care. Application in family practice. *Western Journal of Medicine, 139*(6), 934–938.

Centre de toxicomanie et de santé mentale / Centre for Addiction and Mental Health (CAMH). (2011). *Cognitive-behavioural therapy for English-speaking people of Caribbean origin: A manual for enhancing the effectiveness of CBT for English-speaking people of Caribbean origin in Canada.* https://www.scribd.com/document/651911988/CBT-Anglophone-English.

Chander, K., Manjunatha, N., Binukumar, B., et coll. (2019). The prevalence and its correlates of somatization disorder at a quaternary mental health centre. *Asian Journal of Psychiatry, 42*, 24–27. https://doi.org/10.1016/j.ajp.2019.03.015.

Chandler, M., et Lalonde, C. (2008). Cultural continuity as a protective factor against suicide in First Nations youth. *Horizons—A Special Issue on Indigenous Youth, Hope or Heartbreak: Indigenous Youth and Canada's Future, 10*(1), 68–72.

Charbonnier, E., Dumas, F., Chesterman, A., et coll. (2018). Characteristics of stress and suicidal ideation in the disclosure of sexual orientation among young French LGB adults. *International Journal of Environmental Research and Public Health, 15*(2), 290. https://doi.org/10.3390/ijerph15020290.

Chenot, D., Benton, A., Iglesias, M., et coll. (2019). Ethnic matching: A two-state comparison of child welfare workers' attitudes. *Children and Youth Services Review, 98*, 24–31. https://doi.org/10.1016/j.childyouth.2018.12.008.

21 8

Commission de la santé mentale du Canada. (2016). Arguments en faveur de la diversité : favoriser l'amélioration des services de santé mentale pour les immigrants, les réfugiés et les groupes ethnoculturels ou racialisés. https://www.mentalhealthcommission.ca/wp-content/uploads/drupal/2016-10/case_for_diversity_oct_2016_fr.pdf.

Dobson, K. S. (2018). Dissemination: Science and sensibilities. *Canadian Psychology/Psychologie Canadienne, 59*(2), 120–125. https://doi.org/10.1037/cap0000143.

Engel, G. L. (1977). The need for a new medical model: A challenge for biomedicine. *Science, 196*, 129–136.

Filmer, T., et Herbig, B. (2018). Effectiveness of interventions teaching cross-cultural competencies to health-related professionals with work experience: A systematic review. *The Journal of Continuing Education in the Health Professions, 38*(3), 213–221. https://doi.org/10.1097/CEH.0000000000000212.

Gopalkrishnan, N. (2018). Cultural diversity and mental health: Considerations for policy and practice. *Frontiers in Public Health, 6*, 179–179. https://doi.org/10.3389/fpubh.2018.00179.

Gouvernement du Canada. (2018). *Prévention du suicide dans les communautés autochtones*. Services aux Autochtones Canada. https://www.sac-isc.gc.ca/fra/1576089685593/1576089741803.

Groen, S., Richters, A., Laban, C., et coll. (2018). Cultural identity among Afghan and Iraqi traumatized refugees: Towards a conceptual framework for mental health care professionals. *Culture, Medicine and Psychiatry, 42*(1), 69–91. https://doi.org/10.1007/s11013-016-9514-7.

Hall, E., et Whyte, W. (1960). Intercultural communication: A guide to men of action. *Human Organization, 19*, 5–12.

Hassan, G., Kirmayer, L. J., Mekki-Berrada, A., et coll. (2015). *Culture, context and the mental health and psychosocial wellbeing of Syrians: A review for mental health and psychosocial support staff working with Syrians affected by armed conflict*. United Nations High Commissioner for Refugees. http://www.unhcr.org/55f6b90f9.pdf.

Hays, P. (1995). Multicultural applications of cognitive-behavior therapy. *Professional Psychology: Research and Practice, 26*(3), 309–315. https://doi.org/10.1037/0735-7028.26.3.309.

Hechanova, R., et Waelde, L. (2017). The influence of culture on disaster mental health and psychosocial support interventions in Southeast Asia. *Mental Health, Religion & Culture, 20*(1), 31–44. https://doi.org/10.1080/13674676.2017.1322048.

Hillier, S., Winkler, E., et Lavallée, L. F. (2020). Decolonising the HIV care cascade: Policy and funding recommendations from Indigenous people living with HIV and AIDS. *International Journal of Indigenous Health, 15*(1), 47–59. https://doi.org/10.32799/ijih.v15i1.34001.

Hiller, S., Winkler, E., et Lavallée, L. (2021). Colonisation, suicide, and resilience: Storying with First Nations people living with HIV and AIDS. *Journal of Indigenous Wellbeing Te Mauri-Pitmatisiwin, 6*(2), 2H–13H.

Hinton, D., et Jalal, B. (2019). Dimensions of culturally sensitive CBT: Application to Southeast Asian populations. *American Journal of Orthopsychiatry, 89*(4), 493–507. https://doi.org/10.1037/ort0000392.

Hinton, D., Hofmann, S., Rivera, E., et coll. (2011). Culturally adapted CBT (CA-CBT) for Latino women with treatment-resistant PTSD: A pilot study comparing CA-CBT to applied muscle relaxation. *Behaviour Research and Therapy, 49*(4), 275–280. https://doi.org/10.1016/j.brat.2011.01.005.

Hinton, D. E., Rivera, E. I., Hofmann, S. G., et coll. (2012). Adapting CBT for traumatized refugees and ethnic minority patients: Examples from culturally adapted CBT (CA-CBT). *Transcultural Psychiatry, 49*(2), 340–365. https://doi.org/10.1177/1363461512441595.

Hofstede, G. (2011). Dimensionalizing cultures: The Hofstede model in context. *Online Readings in Psychology and Culture, 2*(1). http://scholarworks.gvsu.edu/orpc/vol2/iss1/8/.

Ipsos (Sondage). (2020). *Majority (60%) see racism as a serious problem in Canada today, up 13 points since last year*. https://www.ipsos.com/en-ca/majority-60-see-racism-serious-problem-canada-today-13-points-last-year.

Kirmayer, L. (2019). The politics of diversity: Pluralism, multiculturalism and mental health. *Transcultural Psychiatry, 56*(6), 1119–1138. https://doi.org/10.1177/1363461519888608.

Kirmayer, L., et Jarvis, G. (2019). Culturally responsive services as a path to equity in mental healthcare. *HealthcarePapers (Toronto), 18*(2), 11–23. https://doi.org/10.12927/hcpap.2019.25925.

Kleinman, A. (1988). *The illness narratives: Suffering, healing and the human condition*. Basic Books.

Kluckhohn, C., et Murray, H. A. (éditeurs). (1953). *Personality in nature, society and culture*. Knopf.

Kowatch, K., Schmidt, F., et Mushquash, C. (2019). Review of culturally-adapted cognitive behavioral therapy interventions for North American Indigenous children and youth. *Journal of Concurrent Disorders, 1*(3), 5–22.

Kronick, R. (2018). Mental health of refugees and asylum seekers: Assessment and intervention. *The Canadian Journal of Psychiatry, 63*(5), 290–296. https://doi.org/10.1177/0706743717746665.

Krystallidou, D., Van De Walle, C., Deveugele, M., et coll. (2018). Training "doctor-minded" interpreters and "interpreter-minded" doctors: The benefits of collaborative practice in interpreter training. *Interpreting: International Journal of Research and Practice in Interpreting, 20*(1), 126–144. https://doi.org/10.1075/intp.00005.kry.

Lacey, K. K., Parnell, R., Mouzon, D. M., et coll. (2015). The mental health of US Black women: The roles of social context and severe intimate partner violence. *BMJ Open, 5*, e008415. https://doi.org/10.1136/bmjopen-2015-008415.

Ladha, T., Zubairi, M., Hunter, A., et coll. (2018). Cross-cultural communication: Tools for working with families and children. *Paediatrics & Child Health, 23*(1), 66–69. https://doi.org/10.1093/pch/pxx126.

Leininger, M. (1995). *Transcultural nursing: Concepts, theories, research & practices.* McGraw-Hill, Inc.

Linklater, R. (2020). *Shkaabe Makwa: Connecting communities and service providers.* Centre de toxicomanie et de santé mentale / Centre for Addiction and Mental Health (CAMH).

Liu, K. (2015). Critical reflection as a framework for transformative learning in teacher education. *Educational Review (Birmingham), 67*(2), 135–157. https://doi.org/10.1080/00131911.2013.839546.

Liu, M. (2016). Verbal communication styles and culture. *Oxford Research Encyclopedias: Communication.* https://doi.org/10.1093/acrefore/9780190228613.013.162.

Maina, G., Mclean, M., Mcharo, S., et coll. (2020). A scoping review of school-based indigenous substance use prevention in preteens. *Substance Abuse Treatment, Prevention and Policy, 15*(1), 1–74. https://doi.org/10.1186/s13011-020-00314-1.

Marazziti, D., Stahl, S., Simoncini, M., et coll. (2020). Psychopharmacology and ethnicity: A comparative study on Senegalese and Italian men. *The World Journal of Biological Psychiatry, 21*(4), 300–307. https://doi.org/10.1080/15622975.2019.1583373.

Mosley, D., Owen, K., Rostosky, S., et coll. (2017). Contextualizing behaviors associated with paranoia: Perspectives of Black men. *Psychology of Men & Masculinity, 18*(2), 165–175. https://doi.org/10.1037/men0000052.

Naeem, F. (2012). *Adaptation of cognitive behaviour therapy for depression in Pakistan.* Lambert Academic Publishing.

Naeem, F., Phiri, P., Rathod, S., et coll. (2019). Cultural adaptation of cognitive-behavioural therapy. *British Journal of Psychological Advances, 25*(6), 387–395. https://doi.org/10.1192/bja.2019.15.

Nelson, S., et Wilson, K. (2017). The mental health of Indigenous peoples in Canada: A critical review of research. *Social Science & Medicine (1982), 176*, 93–112. https://doi.org/10.1016/j.socscimed.2017.01.021.

O'Neill, L., Fraser, T., Kitchenham, A., et coll. (2018). Hidden burdens: A review of intergenerational, historical and complex trauma, implications for Indigenous families. *Journal of Child & Adolescent Trauma, 11*(2), 173–186. https://doi.org/10.1007/s40653-016-0117-9.

Paradies, Y., Ben, J., Denson, N., et coll. (2015). Racism as a determinant of health: A systematic review and meta-analysis. *PloS One, 10*(9), e0138511–e0138511. https://doi.org/10.1371/journal.pone.0138511.

Ralph, S., et Ryan, K. (2017). Addressing the mental health gap in working with indigenous youth: Some considerations for non-Indigenous psychologists working with Indigenous youth. *Australian Psychologist, 52*(4), 288–298.

Shepherd, S. M., Willis-Esqueda, C., Newton, D., et coll. (2019). The challenge of cultural competence in the workplace: Perspectives of healthcare providers. *BMC Health Services Research, 19*, 135. https://doi.org/10.1186/s12913-019-3959-7.

Tam, B., Findlay, L., et Kohen, D. (2017). Indigenous families: Who do you call family? *Journal of Family Studies, 23*(3), 243–259. https://doi.org/10.1080/13229400.2015.1093536.

Turner, B., et Luna Sánchez, S. (2020). The legacy of colonialism in Guatemala and its impact on the psychological and mental health of Indigenous Mayan communities. *International Review of Psychiatry (Abingdon, England), 32*(4), 313–319. https://doi.org/10.1080/09540261.2020.1751090.

Yager, J., et Kay, J. (2020). Clinical curiosity in psychiatric residency training: Implications for education and practice. *Academic Psychiatry, 44*(1), 90–94. https://doi.org/10.1007/s40596-019-01131-w.

Yang, X., Hou, J., et Arth, Z. W. (2021). Communicating in a proper way: How people from high-/low-context culture choose their media for communication. *The International Communication Gazette, 83*(3), 238–259. https://doi.org/10.1177/1748048520902617.

CHAPITRE 15

Considérations culturelles dans la gestion de la douleur

Monakshi Sawhney

À la fin de ce chapitre, l'apprenant sera en mesure de :

- Discuter de la définition de la douleur
- Comprendre comment l'histoire se répercute sur l'environnement actuel de la douleur et de la dépendance
- Expliquer le concept du seuil de douleur et la manière dont cela est vécu parmi les différents groupes culturels
- Discuter des variations dans les réactions affectives à la douleur parmi divers groupes culturels
- Comprendre comment fournir des soins de la douleur culturellement adaptés

TERMES CLÉS

Douleur	Dramatisation de la douleur	Outils d'évaluation de la douleur
Douleur aiguë	Niveau de tolérance à la douleur	Seuil de douleur
Douleur chronique		Stoïque

La douleur est une sensation désagréable ressentie par toutes les personnes de toutes les cultures, indépendamment de l'âge, du sexe et du statut socio-économique. C'est une « expérience universelle de l'existence humaine » (Khan et coll., 2015). La douleur est une expérience subjective et il y a des variations dans la façon dont les gens perçoivent et interprètent la douleur, et y réagissent. La culture peut influencer de nombreux facteurs liés à la douleur, comme la façon dont les gens communiquent sur la douleur qu'ils ressentent, son intensité et la tolérance à la douleur, les croyances sur la façon de s'adapter à la douleur et la dramatisation de la douleur (Sharma et coll., 2018).

L'Association internationale pour l'étude de la douleur (International Association for the Study of Pain, IASP) définit la **douleur** comme « une expérience sensorielle et émotionnelle désagréable associée à des lésions tissulaires réelles ou potentielles, ou qui ressemble à celle associée à ces dernières » (Raja et coll., 2020). Cette définition de la douleur est appuyée par six autres concepts clés qui développent davantage la définition pour en donner une compréhension plus complète. Les six concepts supplémentaires sont les suivants (Raja et coll., 2020) :

1. La douleur est une expérience personnelle influencée par des facteurs biologiques, psychologiques et sociaux.
2. La douleur est plus qu'une réponse neurologique (c.-à-d. qu'elle ne se limite pas à l'activité des neurones sensoriels).

3. La compréhension de la douleur d'une personne change au cours de la vie et de l'expérience de vie.
4. Les cliniciens doivent respecter l'expérience de la douleur de la personne.
5. La douleur peut être un catalyseur de l'adaptation, mais elle peut également avoir des effets négatifs sur la fonction et le bien-être social et psychologique.
6. Il existe plusieurs façons d'exprimer la douleur (verbale et comportementale).

Cette définition permet de décrire la douleur comme un phénomène qui affecte le bien-être physique et psychosocial d'un patient. La douleur est une expérience subjective qui ne peut pas être déterminée uniquement par les lésions tissulaires. L'expérience émotionnelle associée à la douleur d'un patient doit être considérée aussi attentivement que l'expérience physique.

Une définition de la douleur qui souligne sa nature subjective et personnelle vient de McCaffery et Pasero (1999). Ils affirment que « la douleur est tout ce que la personne qui en fait l'expérience dit qu'elle est, existant chaque fois [qu'elle dit] qu'elle existe » (McCaffery et Pasero, 1999, p. 17). Cette définition nous aide à nous rappeler que chaque patient est un expert lorsqu'il s'agit de sa propre douleur (McCaffery et Pasero, 1999).

La **douleur aiguë** est définie comme « la réaction physiologique et l'expérience provoquées par des stimuli nocifs qui peuvent devenir pathologiques, qui ont l'habitude de se manifester soudainement, qui ne durent pas longtemps et qui motivent les comportements pour éviter les lésions tissulaires potentielles ou réelles » (Kent et coll., 2017, p. 950; Qualité des services de santé Ontario, 2018a).

La douleur chronique non cancéreuse est définie comme une douleur qui dure au-delà du temps de guérison typique à la suite d'une blessure, ou une douleur qui dure trois mois ou plus. La douleur chronique non cancéreuse a un effet négatif sur la qualité de vie et interfère avec les activités de la vie quotidienne (Fillingim et coll., 2014; Qualité des services de santé Ontario, 2018b). Au Canada, 19 % de la population déclarent vivre avec une douleur chronique (Cragg et coll., 2018).

La douleur est également un mécanisme de sécurité dans la mesure où elle peut agir comme une alerte précoce de la maladie et fournir des renseignements sur la façon de s'adapter ou de nous protéger (Woolf, 2010). Malheureusement, il existe un petit groupe de personnes qui reçoivent un diagnostic d'insensibilité congénitale à la douleur (ICD), un phénotype génétique extrêmement rare dans lequel aucune douleur d'aucun type n'est ressentie au cours de la vie des personnes touchées (Drissi et coll., 2020). L'incapacité à ressentir la douleur est dangereuse; elle conduit à des blessures répétées et empêche la guérison normale.

Considérations culturelles dans les soins

Évaluer en vue de fournir des soins sécuritaires centrés sur le patient

Uthman, un homme de 65 ans originaire d'Égypte, a déménagé au Canada il y a 20 ans et a subi hier une arthroplastie totale du genou. Ses antécédents médicaux révèlent qu'il souffre d'arthrose sévère du genou et de légères douleurs au bas du dos; il est par ailleurs en bonne santé et ne prend aucun médicament sur ordonnance. Après la chirurgie, cet homme doit prendre un anticoagulant pendant 14 jours pour prévenir une thrombose veineuse profonde (TVP) et des analgésiques pour aider à gérer la douleur postopératoire (Bircher et Chowdhury, 2020; Chou et coll., 2016).

Il demande aux membres de l'équipe de soins de santé à quel moment il pourra reprendre des traitements par ventouses pour ses maux de dos et son état de santé général. Une évaluation plus approfondie révèle qu'Uthman utilise des traitements de massage et de ventouses sèches pour contribuer à son bien-être, améliorer sa circulation sanguine et renforcer son système immunitaire.

Quelles mesures faut-il prendre pour s'assurer que les soins prodigués sont sécuritaires et centrés sur le patient?

Alors que les pays continuent de croître en diversité culturelle, une plus grande attention est accordée à la compréhension de la façon dont la culture influence l'expérience de la douleur. Les facteurs psychosociaux qui sont influencés par la culture constituent une partie importante de l'évaluation et de la gestion de la douleur. Mark Zoborowski (1952) a été l'un des premiers chercheurs à examiner les différences culturelles dans la réaction à la douleur; il a reconnu que la douleur acquiert des significations sociales et culturelles spécifiques et que les réactions à la douleur devraient être examinées sous cet angle. Comprendre les attitudes de groupe à l'égard de la douleur peut être utile pour comprendre les réactions individuelles (Zoborowski, 1952) et peut aider les fournisseurs de soins de santé à assurer une gestion de la douleur axée sur la culture. Cependant, la façon dont la culture et les convictions influencent le comportement d'une personne en ce qui a trait à la douleur et à sa prise en charge varie « d'un endroit à l'autre et d'une personne à l'autre » et ce qui pourrait être culturellement acceptable pour une personne pourrait être inacceptable pour une autre, même si elle partage les mêmes antécédents culturels (Ovienloba, 2017, p. 31).

Ce chapitre a pour but de fournir des conseils sur une pratique de gestion de la douleur culturellement adaptée. Le chapitre commence par un examen des concepts historiques de la gestion de la douleur parmi les groupes culturels, ainsi que des différences dans la façon dont divers groupes culturels expriment et vivent la douleur. Les concepts de seuil de douleur, de tolérance, de dramatisation et de stoïcisme, ainsi que les différences dans la réaction affective à la douleur, sont soulignés. Les facteurs qui ont une incidence sur l'accès aux soins de la douleur seront également abordés.

Histoire, philosophie, religion et politique : incidence sur la douleur

L'histoire de la signification de la douleur peut façonner et façonne déjà notre compréhension actuelle du terme. Il existait des significations philosophiques, religieuses et politiques de la douleur bien avant que les fournisseurs de soins de santé ne commencent à étudier ce phénomène. La douleur a été représentée dans la religion et la philosophie pendant des siècles. La compréhension de la douleur et de sa gestion, ou les croyances auxquelles elles sont associées, dans la population générale est encore influencée par ces premiers points de vue. Les philosophes et les historiens ont présenté la douleur à la fois comme une sensation physique et une émotion. Socrate et Kant ont tous deux décrit la nécessité pour une personne de ressentir la douleur pour bien comprendre et ressentir le plaisir (Khan et coll., 2015). Ils ont décrit la nécessité de faire l'expérience du contraste entre la douleur et le plaisir pour vraiment apprécier les deux.

La compréhension de la douleur et de sa gestion, ou les croyances auxquelles elles sont associées, dans la population générale continue d'être influencée par les points de vue religieux. Les convictions religieuses peuvent jouer un rôle important dans la réaction d'une personne à l'expérience de la douleur. Dans le contexte religieux, la douleur est une image courante dans l'enseignement judéo-chrétien et comprend des histoires sur la mise à l'épreuve de la foi religieuse (Khan et coll., 2015; Meldrum, 2003). Plusieurs personnes sont d'avis qu'on leur a infligé de la douleur pour expier leurs mauvaises actions antérieures. Dans la religion hindoue, on pense que la douleur est une conséquence associée au karma ou le résultat d'actions passées dans la vie actuelle ou dans une vie antérieure (Barbato, 2017). La prière et les convictions religieuses ont été utilisées pour aider à gérer la douleur pendant des siècles et sont encore utilisées aujourd'hui. Des études ont démontré que le fait de se concentrer ou de méditer sur des images religieuses, quelle que soit la religion, peut réduire l'intensité de la douleur chez les adeptes de la religion en question (Barbato, 2017). Une étude qui a examiné l'incidence de la prière religieuse sur la douleur par rapport à la prière laïque pendant l'application d'une stimulation électrique douloureuse a révélé que l'intensité de la douleur était réduite de 11 % et les désagréments douloureux de 26 % avec la prière religieuse par rapport à la prière laïque (Elmholdt et coll., 2017). Il est important que les fournisseurs de soins de santé explorent l'incidence des convictions religieuses et l'efficacité des stratégies d'adaptation religieuses, y compris la prière, sur l'expérience de la douleur du patient.

En plus des enseignements religieux, le climat politique dans le monde entier a une influence sur les croyances actuelles relatives à la douleur. L'utilisation d'opioïdes dans la gestion de la douleur est un exemple d'option de traitement qui a été influencée par des événements historiques et politiques. Les événements des Première et Seconde Guerres mondiales, l'ère de la prohibition et la lutte continue contre les drogues illicites continuent de façonner nos attitudes actuelles à l'égard de la douleur et de sa prise en charge. Aujourd'hui, partout dans le monde, les fournisseurs de soins de santé, les particuliers et les gouvernements sont de plus en plus préoccupés par l'abus d'opioïdes et la dépendance. Cependant, jusqu'à la fin des années 1800, les opioïdes n'étaient pas réglementés et étaient facilement disponibles dans les pharmacies de quartier. Les opioïdes constituaient le traitement standard pour la gestion de la douleur aiguë, de la douleur chronique et de la douleur cancéreuse ou palliative. Cela a changé dans les années 1870 lorsque les médecins ont commencé à s'inquiéter de l'abus d'opioïdes (Jones et coll., 2018). Aujourd'hui, plusieurs personnes (et fournisseurs de soins de santé) craignent que l'utilisation d'opioïdes pour gérer la douleur entraîne une dépendance aux opioïdes ou des décès liés aux opioïdes. L'une des raisons pour lesquelles la douleur continue d'être sous-traitée au Canada et dans d'autres pays est cette peur de créer une dépendance (gouvernement du Canada, 2019; Webster et coll., 2019). La crise des opioïdes devient une préoccupation mondiale, s'étendant de l'Amérique du Nord à d'autres parties du monde, y compris l'Australie. Pour de plus amples renseignements, voir Belzak et Halverson (2018), Vadivelu et coll. (2018) et Tomazin (2020).

L'histoire du racisme systémique liée à l'utilisation des médicaments antidouleur a entraîné la souffrance inutile de plusieurs patients, simplement en raison de leur origine culturelle ou ethnique. Le racisme contre les Noirs, les Autochtones et les personnes de couleur a fait ressortir la façon dont le construit social de la race s'est répercuté sur la capacité des personnes de différentes cultures à obtenir une prise en charge efficace de la douleur (Hoffman et coll., 2016; Patrick, 2020). Un tel traitement est basé sur le concept d'une fausse croyance, une représentation cognitive interne qui n'est pas étayée par des preuves (Schweikart, 2018). Les fausses croyances, par exemple celles voulant que les corps des Noirs (personnes d'ascendance africaine) soient biologiquement différents des corps des Blancs, que les Noirs aient un crâne plus épais et une peau plus épaisse et soient donc moins sensibles à la douleur, ont été soutenues par les chercheurs scientifiques et les médecins pour justifier le traitement inhumain des Noirs dans la recherche médicale. Ces fausses croyances continuent d'influencer le traitement de la douleur chez les personnes noires, chez les personnes autochtones et chez d'autres personnes de couleur (Hoffman et coll., 2016; Mack et coll., 2018).

Les peuples autochtones du Canada, de l'Australie et du monde entier éprouvent des difficultés à accéder aux services de soins de santé, y compris à une évaluation appropriée de la douleur et sa prise en charge efficace. Les obstacles à l'accès aux services de santé comprennent la difficulté d'obtenir des soins de qualité, les longs temps d'attente pour obtenir une évaluation par les fournisseurs de soins de santé et les expériences de racisme et de discrimination. Les personnes autochtones ont signalé que les fournisseurs de soins de santé pourraient ne pas croire les signalements de douleur et refuser de leur prescrire des analgésiques pour traiter la douleur en raison de préoccupations concernant l'abus de substances dans les communautés autochtones (Latimer et coll., 2018; Nelson et Wilson, 2018; Strong et coll., 2015; Turpel-Lafond, 2020). Les stéréotypes et les préjugés implicites pratiqués par les fournisseurs de soins de santé continuent d'avoir une incidence sur la prestation d'une gestion efficace de la douleur aux personnes de couleur (Santé Canada, 2021).

Considérations culturelles dans les soins

Points de vue personnels sur la douleur

Pensez aux six derniers mois et à toutes les expériences de la douleur que vous ou un membre de votre famille avez vécues.

- De quelle façon la douleur a-t-elle été vécue et gérée? De quelle façon cela a-t-il été influencé par la compréhension de la cause de la douleur (p. ex., blessure, maladie chronique ou étiologie incertaine)?
- La douleur a-t-elle été gérée par des médicaments ou des stratégies non pharmaceutiques? Quels facteurs ont influencé ces choix?
- D'autres personnes ont-elles compris et reconnu votre expérience de la douleur (ou celle du membre de votre famille)? Quels soutiens ont été (ou auraient pu être) utiles?

Seuil de douleur, tolérance, dramatisation et stoïcisme

Pourquoi différentes personnes ou différents groupes de personnes vivent-ils et expriment-ils la douleur de différentes manières? Y a-t-il des différences dans les seuils de douleur des divers groupes culturels? Les définitions suivantes examinent les expériences et l'expression de la douleur que les fournisseurs de soins de santé pourraient constater. Ces expériences ou expressions de la douleur pourraient faire partie d'une norme culturelle. Bien qu'il soit important de comprendre ces définitions, il l'est tout autant de ne pas oublier que la douleur est une expérience subjective et individuelle. Dans le domaine de la recherche sur la douleur, le **seuil de douleur** est défini comme « l'intensité minimale d'un stimulus perçu comme douloureux » (IASP, 2017), et le **niveau de tolérance à la douleur** est le plus grand niveau de douleur qu'une personne est « prête à accepter dans une situation donnée » (IASP, 2017). Il est important de noter que le seuil de douleur et le niveau de tolérance à la douleur sont les expériences subjectives de la personne (IASP, 2017). La **dramatisation de la douleur** est définie comme « une disposition mentale négative exagérée qui se manifeste au cours d'une expérience douloureuse réelle ou anticipée » (Sullivan et coll., 2001). Le fait d'être **stoïque** (ou le stoïcisme) est défini comme une « réaction fermement restrictive à la douleur ou à la détresse » (Merriam-Webster Online Dictionary, 2005). Le comportement stoïque d'un patient ne signifie pas nécessairement qu'il y a une tolérance élevée à la douleur dans la culture du patient; il peut plutôt être le reflet de normes culturelles qui déterminent la façon dont la douleur doit être exprimée. Inversement, une réponse émotionnelle à la douleur ne signifie pas que le patient souhaite obtenir des analgésiques. Les fournisseurs de soins de santé devraient éviter les stéréotypes culturels associés au seuil de douleur, à la tolérance à la douleur, à la dramatisation et au stoïcisme lorsqu'ils évaluent et gèrent la douleur. Il est important d'évaluer individuellement chaque patient qui éprouve de la douleur (Raja et coll., 2020).

Il existe très peu d'études canadiennes publiées qui examinent la douleur au sein de différents groupes culturels ou chez les personnes socialement marginalisées. Par conséquent, le présent chapitre s'inspire largement des données des États-Unis. Kim et ses collègues (2017) ont mené une méta-analyse examinant les différences raciales et ethniques en matière de sensibilité à la douleur aux États-Unis et incluant les personnes qui s'identifiaient comme noires (afro-américaines), asiatiques, blanches (européennes) ou hispaniques. Les auteurs ont signalé que les personnes qui s'identifiaient comme noires, asiatiques ou hispaniques avaient une tolérance à la douleur plus faible que celle des personnes blanches lorsque le froid était appliqué comme stimulus douloureux. Lorsque la chaleur a été utilisée comme stimulus douloureux, les personnes d'origine asiatique avaient un seuil de douleur provoquée par la chaleur plus bas et ont signalé des scores de douleur plus élevés par rapport aux personnes blanches et hispaniques. Les personnes noires ont signalé une sensibilité plus élevée à la douleur provoquée par la chaleur que les personnes blanches

(Kim et coll., 2017). Lorsque la douleur provoquée par la chaleur (test de sensibilité thermique) a été comparée chez des volontaires en bonne santé de trois populations distinctes de l'Asie de l'Est (chinoises, malaisiennes et indiennes), Yosipovitch et coll. (2004) n'ont trouvé aucune différence significative dans les seuils de douleur entre les trois populations.

Les études qui ont examiné la douleur expérimentale provoquée par la pression n'ont rapporté aucune différence dans le seuil de douleur entre les personnes afro-américaines, hispaniques et blanches. Lorsque la douleur expérimentale provoquée par la pression a été examinée chez des personnes de différents pays asiatiques (Chine, Japon et Inde) par rapport aux personnes de pays européens (Danemark, Suède), les personnes européennes blanches présentaient un seuil de douleur plus élevé que celui des personnes asiatiques (Kim et coll., 2017). Des études examinant le niveau de tolérance des personnes au sein de divers groupes culturels ont révélé que les sujets afro-américains avaient évalué la chaleur cutanée (chaleur appliquée sur la peau, augmentation de la température) et la douleur au garrot comme étant plus désagréables et plus intenses comparativement aux personnes blanches, indiquant que les personnes afro-américaines avaient une tolérance à la douleur plus faible (Kim et coll., 2017). De même, l'étude OPPERA sur la douleur oro-faciale (Orofacial Pain: Prospective Evaluation and Risk Assessment) a indiqué que les femmes étaient significativement plus sensibles à la douleur que les hommes et que les personnes blanches étaient moins sensibles à la douleur que les personnes noires, les personnes d'origine hispanique et les personnes asiatiques (Ostrom et coll., 2017).

Ces études indiquent que différentes personnes présentent des variations dans la tolérance à la douleur, mais elles ne montrent pas de différence dans le seuil de douleur en fonction de la culture ou de l'origine ethnique. Il est important de noter que toutes ces études avaient des groupes échantillons très restreints, limitant ainsi une large application des résultats au grand public. La détermination qu'un stimulus spécifique est douloureux (p. ex., une sonde thermique à 30 °C), également connue sous le nom de seuil de douleur, n'indique pas combien de temps ce stimulus douloureux sera toléré, ni l'intensité de la douleur qu'une personne ressentira. Il n'existe aucune preuve solide que le seuil de douleur varie d'un groupe culturel à l'autre, mais les stéréotypes continuent d'influencer la pratique des fournisseurs de soins de santé (Hoffman et coll., 2016). Chaque personne a des convictions personnelles et des idées préconçues sur la douleur, qui sont basées sur des facteurs culturels, sociologiques et ethniques. Les normes sociales et culturelles au sein d'un groupe ethnique dictent souvent la façon dont le comportement douloureux est exprimé (Yosipovitch et coll., 2004). Nous pouvons en apprendre davantage sur ces normes liées à la douleur grâce aux études d'observation cliniques qui sont axées sur les réactions affectives à la douleur.

Différences dans les réactions affectives à la douleur

Comme il a été mentionné précédemment, Mark Zoborowski (1952), l'un des premiers chercheurs à examiner l'influence des normes culturelles sur la douleur, a conclu qu'il existe des différences entre les divers groupes culturels. Cependant, les réactions similaires à la douleur par les membres de différents groupes culturels ne reflètent pas nécessairement des attitudes similaires à l'égard de la douleur et les réactions similaires à la douleur pourraient avoir des fonctions ou des significations différentes dans diverses cultures (Zoborowski, 1952).

Une première étude de Zoborowski a servi de base à d'autres études qui explorent l'influence culturelle sur la douleur. Une étude qualitative pilote menée aux États-Unis, qui a examiné les différences culturelles dans l'expérience de la douleur, a révélé que les participants afro-américains et hispaniques étaient plus susceptibles que les participants asiatiques et blancs de dire qu'ils exprimaient ouvertement des symptômes de douleur. La réaction du participant à la douleur était semblable à la réaction des membres de sa famille à la douleur (Liao et coll., 2016). Voir le tableau 15.1 pour obtenir quelques exemples qui pourraient aider les fournisseurs de soins de santé à comprendre comment les personnes ayant des antécédents culturels différents réagissent à la douleur et gèrent la douleur.

En résumé, les personnes ayant des antécédents culturels différents expriment la douleur de diverses manières et associent des significations différentes à la douleur qu'elles ressentent. Les fournisseurs de soins de santé devraient reconnaître que certaines personnes s'adaptent ou s'assimilent à la culture dans laquelle elles migrent. Les fournisseurs de soins de santé ne devraient pas présumer que chaque personne affiliée à un groupe culturel spécifique affichera les comportements douloureux de ce groupe culturel. La compréhension de ces réactions affectives à la douleur devrait aider les fournisseurs de soins de santé à reconnaître les variations dans la façon dont la douleur est exprimée et à accepter ces variations.

TABLEAU 15.1 ■ **Exemples de réactions à la douleur**

Groupe	Réaction à la douleur
Origine hispanique	Les cultures hispaniques traditionnelles considèrent la douleur et la maladie comme une punition divine. Beaucoup utiliseront la religion ou la prière pour faire face à la douleur (Gagnon et coll., 2014; Hollingshead et coll., 2016). La douleur peut être considérée comme une expérience positive, car elle contribue à la croissance spirituelle (Liao et coll., 2016). Les personnes d'origine cubaine, mexicaine, portoricaine, sud-américaine, centraméricaine ou d'une autre culture hispanique vivant aux États-Unis pourraient signaler moins d'affections douloureuses et de perturbations liées à la douleur dans les activités de la vie quotidienne, car elles se concentrent sur la conservation de leur niveau de fonctionnement afin de pouvoir maintenir leurs rôles sociaux. De plus, elles pourraient attendre que la douleur soit intense avant de demander de l'aide pour la gérer, à cause de leurs craintes liées à la dépendance ou aux effets indésirables des médicaments (Hollingshead et coll., 2016). En ce qui concerne la douleur chronique, certaines personnes pourraient utiliser la dramatisation de la douleur comme moyen de décrire la douleur et d'y faire face (Gagnon et coll., 2014; Meints et coll., 2019).
Origine africaine (Afro-Américain, Canadien noir)	Les Afro-Américains pourraient exprimer une plus grande sévérité de douleur que les Américains d'origine européenne blanche (Kim et coll., 2017). La prière, l'espoir et l'adaptation axée sur les émotions pourraient être utilisés comme stratégie d'adaptation (Miller-Matero et coll., 2017; Orhan et coll., 2018). Lorsqu'on leur demande ce que la douleur signifie pour elles, ces personnes la décrivent comme une expérience sensorielle ou le fait d'« avoir mal ». Les Afro-Américains pourraient attendre que la douleur soit intense avant de demander de l'aide à un médecin ou à une infirmière (Liao et coll., 2016).
Femmes de cultures arabes pendant l'accouchement	Les femmes d'origine arabe sont verbalement expressives pendant le travail, pleurant et criant souvent. Elles accepteront des analgésiques pour gérer la douleur pendant l'accouchement (Kridli, 2002). Cependant, ces femmes obtiennent du réconfort et du soutien de leur foi religieuse et d'autres membres féminins de leur famille (Callister et coll., 2003).

Suite

TABLEAU 15.1 ■ **Exemples de réactions à la douleur — *suite***

Groupe	Réaction à la douleur
Hindoue sud-asiatique	Les personnes sud-asiatiques hindoues au Canada pourraient préférer définir la douleur par rapport à la mesure dans laquelle elle interfère avec le fonctionnement quotidien ou le travail (Bostick et coll., 2020; Holt et Waterfield, 2018). Elles pourraient changer leur alimentation et manger des aliments qui sont connus pour diminuer l'inflammation, ou utiliser des remèdes traditionnels pour aider à gérer la douleur (Bostick et coll., 2020).
	Dans une étude menée au Royaume-Uni auprès de femmes sud-asiatiques vivant avec une douleur chronique, les femmes ont décrit avoir dû poursuivre leur travail malgré la douleur, pour prendre soin de leur famille et de leur communauté (Mustafa et coll., 2020).
Origine chinoise	Les patients d'origine chinoise pourraient être réticents à exprimer la douleur, car révéler et admettre la douleur est un signe de faiblesse. Ils pourraient endurer la douleur et ne pas la signaler jusqu'à ce qu'elle devienne insupportable.
	Ils pourraient être réticents à discuter de la douleur, car ils croient que parler du problème à quelqu'un en dehors de la famille sera une source de honte pour eux. Cela peut rendre difficile l'évaluation précise de la douleur du patient. De plus, les fournisseurs de soins de santé sont perçus comme des personnes de statut social élevé; il peut donc être culturellement inapproprié de les déranger (Tung et Li, 2015). Certains pourraient croire que les bons patients ne se plaignent pas et se présenter comme les « patients parfaits » en réprimant leurs émotions, même s'ils éprouvent une douleur intense (Tung et Li, 2015). Les patients pourraient également avoir des convictions négatives au sujet des opioïdes et des effets indésirables liés à leur utilisation.
Peuples autochtones au Canada	Dans certaines communautés autochtones du Canada et des États-Unis, la roue de médecine est un concept important en matière de santé et de bien-être. Elle comprend quatre dimensions du bien-être : physique, mentale, émotionnelle et spirituelle (Latimer et coll., 2018).
	Les jeunes et les adultes autochtones pourraient cacher leur douleur aux fournisseurs de soins de santé et aux membres de leur famille dans le but de maintenir leur vie privée et d'être respectés (Duwe, 2019). Ils pourraient être réticents à signaler la douleur et n'utiliser que des descriptions vagues pour en parler.
	Une étude qualitative qui a examiné l'expérience de la douleur chez les jeunes autochtones a décrit des situations dans lesquelles les participants ont essayé de gérer leur douleur par eux-mêmes en s'allongeant, en ignorant la douleur et en frottant l'endroit douloureux (Latimer et coll., 2018).

Traitements complémentaires et alternatifs pour la gestion de la douleur

Certaines personnes incluent la médecine traditionnelle chinoise (MTC), la médecine ayurvédique et la médecine complémentaire et alternative (MCA) dans leur régime de gestion de la douleur (ces formes de guérison sont également discutées au chapitre 8).

La MTC existe depuis plus de 5 000 ans et nécessite une compréhension du corps humain en relation avec l'univers qui l'entoure (une personne et le ciel sont une seule entité) (Yuan et coll., 2015).

Elle implique d'équilibrer l'énergie à l'intérieur et autour de l'individu. Elle comprend des traitements comme l'acupuncture, l'acupression, la moxibuxion (où le moxa composé d'armoise séchée est brûlé près de la peau), le massage et l'alimentation (Harvie et coll., 2019). Il existe des preuves que l'acupuncture, l'acupression et les ventouses sont efficaces pour soulager les douleurs au cou, les douleurs lombaires et les douleurs causées par les migraines (Harvie et coll., 2019; Yuan et coll., 2015).

La thérapie par les ventouses a été utilisée pendant des siècles au Moyen-Orient et en Asie pour traiter un certain nombre de problèmes de santé, y compris la douleur. La thérapie par les ventouses consiste à appliquer des ventouses sur des points sélectionnés de la peau et à créer une pression subatmosphérique, soit par la chaleur, soit par aspiration, pour augmenter le débit sanguin et diminuer l'inflammation, favorisant ainsi la circulation sanguine et améliorant le système immunitaire (Aboushanab et AlSanad, 2018; Al-Bedah et coll., 2018). Il a été signalé que la thérapie par les ventouses offre des avantages pour le traitement des douleurs lombaires, des douleurs au cou et aux épaules, des maux de tête et des migraines, et des douleurs au genou. En fonction des preuves disponibles, les patients suivants ne devraient pas recevoir de traitement par les ventouses : patients ayant un cancer, patients atteints d'une défaillance d'organes, patients ayant recours à un stimulateur cardiaque, patients hémophiles ou atteints de drépanocytose, patients ayant une infection aiguë, patients utilisant des anticoagulants, patients ayant une maladie cardiaque ou patientes enceintes (Aboushanab et AlSanad, 2018; Al-Bedah et coll., 2018).

La MTC présente des similitudes avec la médecine ayurvédique hindoue, qui a également fourni une perspective traditionnelle sur la gestion de la douleur. La médecine ayurvédique est un système médical complet qui fait partie du système traditionnel de soins de santé en Inde depuis plus de 5 000 ans. Elle est similaire à la MTC parce qu'elle se concentre sur l'établissement et le maintien de l'équilibre des énergies vitales à l'intérieur d'un individu au lieu de se concentrer sur chacun des symptômes. Les traitements ayurvédiques comprennent la méditation, le yoga, le massage, les plantes et l'alimentation. Le traitement à base de plantes peut inclure l'application d'onguents, y compris des « onguents contre la douleur ». Le nombre d'études évaluant l'effet des traitements ayurvédiques a augmenté; plusieurs études signalent des effets positifs des traitements ayurvédiques, avec des effets indésirables minimes (Kessler et coll., 2015). Les traitements ayurvédiques topiques, comme la pommade Rumalaya, se sont avérés efficaces pour gérer la douleur causée par l'arthrose (Kessler et coll., 2015). Le yoga, qui est également considéré comme une forme d'exercice, peut être efficace pour améliorer la douleur, la fonction et la raideur (Cramer et coll., 2017).

L'utilisation de la curcumine ou du curcuma comme supplément oral ou ajouté à la nourriture a gagné en popularité pour la gestion de la douleur causée par l'inflammation. Un essai clinique randomisé a examiné l'efficacité de la curcumine (curcuma) et de la combinaison de la curcumine et de l'acide boswellique sur la douleur chez les patients souffrant d'arthrose par rapport à un placebo. Cet essai a révélé que l'utilisation de la curcumine seule et la combinaison de la curcumine et de l'acide boswellique ont réduit la douleur chez les patients souffrant d'arthrose (Haroyan et coll., 2018). L'efficacité de la curcumine dans la réduction de la douleur liée à l'arthrose a été comparée à l'anti-inflammatoire non stéroïdien (AINS) diclofénac dans une étude ouverte (Shep et coll., 2019). Cette étude a indiqué que les patients prenant la curcumine ont eu une réduction semblable de la douleur par rapport aux patients prenant le diclofénac, indiquant que la curcumine pourrait être un analgésique alternatif pour les personnes qui ne peuvent pas prendre d'AINS; cependant, d'autres recherches sont nécessaires (Shep et coll., 2019).

Il est important de reconnaître que les patients pourraient utiliser la médecine traditionnelle ou la MCA dans le cadre de leur plan de gestion de la douleur. Environ 10 % des personnes canadiennes, 30 % des personnes américaines et plus de 50 % des personnes australiennes utilisent la MCA (Canizares et coll., 2017; Nahin et coll., 2016; Steel et coll., 2018). Pour la gestion de la douleur, cela comprend notamment les traitements comme l'acupuncture, le massage, les soins chiropratiques et l'homéopathie ou la naturopathie. L'ensemble des preuves à l'appui de la MCA dans la gestion de la douleur augmente et à mesure que son utilisation augmente, les fournisseurs de soins de santé pourront examiner les preuves associées à ces traitements, car elles pourraient répondre aux questions des patients concernant la valeur potentielle de la MCA dans la gestion de la douleur. Les fournisseurs de soins de santé devraient systématiquement évaluer l'utilisation de la MCA par les patients pour les aider à gérer leur douleur et être ouverts à évaluer l'utilité de ces thérapies ainsi qu'à établir des partenariats avec des guérisseurs axés sur la culture. Cela demande que les fournisseurs de soins de santé soient conscients de leurs propres préjugés et points de vue sur la gestion de la douleur et qu'ils adoptent une approche qui reflète le point de vue selon lequel le patient est l'expert dans sa gestion de la douleur.

Accès aux soins de la douleur en Amérique du Nord

La **douleur chronique** est une douleur qui persiste depuis au moins trois à six mois de plus que le temps de guérison tissulaire attendue. Au Canada, la douleur chronique est plus fréquente chez les personnes âgées, les femmes, les personnes autochtones, les anciens combattants et les populations touchées par les iniquités sociales et la discrimination (gouvernement du Canada, 2019). Au Canada, la douleur chronique est signalée le plus souvent par les personnes à faible revenu, ayant un coût moyen des soins de santé (hospitalisations, médicaments et soins médicaux) de 5 177 $ par personne et par an, et des coûts augmentant chaque année (Hogan et coll., 2016).

Aux États-Unis, on estime que 50 millions d'adultes éprouvent des douleurs chroniques qui interfèrent avec la vie quotidienne ou les activités professionnelles. Le coût de la douleur est estimé entre 560 et 635 milliards de dollars par an (U.S. Department of Health and Human Services, 2019). Ces estimations de coûts sont basées sur les coûts directs des soins et n'incluent pas les coûts moins quantifiables, comme la qualité de vie. Les données australiennes indiquent qu'en 2016, une personne australienne sur cinq (1,6 million de personnes) souffrait de douleurs chroniques, représentant un coût estimé à 139 milliards de dollars en 2018 en raison d'une perte de productivité et d'une qualité de vie réduite (Australian Institute of Health and Welfare, 2020). Mills et coll. (2019) notent qu'à l'échelle mondiale, la douleur chronique est l'une des principales causes de maladies et d'incapacités et que le fardeau de la douleur chronique augmente dans le monde entier.

Bien que le fardeau de la douleur chronique soit important dans l'ensemble des sociétés, l'accès aux soins est incohérent. Plusieurs facteurs contribuent à la disponibilité inadéquate des soins de la douleur dans les communautés du Canada et des États-Unis. Les obstacles socio-économiques et culturels pourraient entraver l'accès à des soins interprofessionnels efficaces contre la douleur (Santé Canada, 2020; U.S. Department of Health and Human Services, 2019). Il existe des preuves d'inégalités raciales et ethniques dans le traitement de la douleur et les résultats des traitements; toutefois, peu d'interventions ont été conçues pour remédier à ces inégalités. Des soins de la douleur de qualité inférieure pourraient être liés à plusieurs facteurs, y compris les obstacles à l'accès aux soins de santé, le manque d'assurance, la discrimination, la probabilité plus faible d'être dépisté ou de recevoir un traitement, et les obstacles environnementaux qui nuisent à l'autogestion (Santé Canada, 2020; U.S. Department of Health and Human Services, 2019). Des soins individualisés centrés sur le patient qui comprennent des thérapies physiques, psychologiques et pharmacologiques pour gérer la douleur aiguë et la douleur chronique sont essentiels.

Le tableau 15.2 souligne les obstacles auxquels les personnes de cultures différentes pourraient être confrontées lorsqu'elles accèdent aux soins liés à leur douleur. Bien que la documentation citée dans le tableau se limite au Canada et aux États-Unis, les enjeux sont mondiaux et les lecteurs sont encouragés à chercher des renseignements pour les populations qu'ils desservent.

TABLEAU 15.2 ■ Obstacles courants à l'accès aux soins de la douleur

Obstacle	
Évaluation et traitement incohérents de la douleur	Des études sur des populations culturellement diversifiées ont révélé qu'il y a une forte prévalence de douleurs mal soulagées parmi les groupes minoritaires. Dans une étude menée auprès de résidents de foyers de soins infirmiers, les résidents noirs non hispaniques étaient moins susceptibles de faire documenter leur douleur autoévaluée ou leurs comportements douloureux que les résidents blancs non hispaniques. Les résidents noirs ont également reçu moins d'analgésiques que les résidents blancs (Mack et coll., 2018). Dans d'autres études, les Américains d'origine hispanique ont signalé que les fournisseurs de soins de santé ne croyaient pas leurs signalements de douleur, et parfois ces patients ne recevaient pas d'analgésiques lorsqu'ils étaient hospitalisés (Hollingshead et coll., 2016).
Barrière linguistique	Les barrières linguistiques, le manque de services d'interprétation et les différences culturelles dans les styles de communication sont couramment signalés par les fournisseurs de soins de santé et les patients dans la gestion de la douleur aiguë et de la douleur chronique (Bostick et coll., 2020; Lor et coll., 2020; Meints et coll., 2019; Sharma et coll., 2016). Une étude examinant la documentation de l'intensité de la douleur chez les patients hispanophones hospitalisés par rapport aux patients anglophones a indiqué que la douleur des hispanophones était évaluée et documentée significativement moins fréquemment que la douleur des anglophones. Cela suggère une utilisation insuffisante des services d'interprétation (McDonald et coll., 2015).
Peur de la dépendance	Les fournisseurs de soins de santé craignent la possibilité d'une mauvaise utilisation et d'une dépendance aux opioïdes et doivent trouver un équilibre entre le risque d'abus d'opioïdes et une gestion efficace de la douleur (Santé Canada, 2020; Webster et coll., 2019). La peur de la dépendance crée également une réticence de la part du patient à prendre des opioïdes pour gérer la douleur, alors qu'il serait approprié de les prendre.
Manque de connaissances	L'évaluation et la gestion de la douleur sont influencées par les connaissances et les attitudes des fournisseurs de soins de santé à l'égard de la douleur et de sa prise en charge. Des sondages menés auprès de fournisseurs de soins de santé ont révélé des lacunes en matière de connaissances et des obstacles comportementaux liés au contrôle de la douleur (Bouya et coll., 2019; Santé Canada, 2020; Hroch et coll., 2019; Smeland et coll., 2018; Ung et coll., 2016).

Fournir des soins de la douleur culturellement adaptés

Pour améliorer la sensibilité culturelle, les fournisseurs de soins de santé devraient évaluer la compréhension et les croyances des patients à l'égard de la douleur et en discuter avec eux. Cette évaluation peut avoir lieu avec les patients et leurs familles afin que des objectifs mutuels soient déterminés et pris en compte (Bostick et coll., 2020; Lor et coll., 2020). Les approches suivantes peuvent être utilisées pour aider à fournir des soins de la douleur culturellement adaptés.

ÊTRE CONSCIENT DES VALEURS PERSONNELLES QUI POURRAIENT AFFECTER L'ÉVALUATION ET LE TRAITEMENT DE LA DOULEUR

Il est important que les fournisseurs de soins de santé explorent leurs préjugés implicites ou leurs valeurs personnelles concernant la gestion de la douleur afin de pouvoir différencier leurs propres valeurs des valeurs de ceux à qui ils fournissent des soins. Les antécédents ethniques du patient pourraient inconsciemment influencer les décisions des fournisseurs de soins de santé concernant la gestion de la douleur. Des études sur la précision des fournisseurs de soins de santé dans l'évaluation de la douleur des patients ont révélé que le personnel médical et infirmier sous-estime la douleur des patients et qu'il pourrait limiter l'utilisation d'analgésiques (Ruben et coll., 2015).

Lorsque le fournisseur de soins de santé et le patient qui éprouve de la douleur partagent un langage et des valeurs communs concernant l'expression et la signification de la douleur, il pourrait y avoir moins de malentendus concernant les expériences et la gestion de la douleur (Lor et coll., 2020). Cependant, lorsque les valeurs concernant l'expression et la signification de la douleur sont différentes, des conflits peuvent survenir au moment de déterminer le plan de gestion de la douleur le plus efficace.

La société occidentale valorise une réponse stoïque à la douleur. Lorsque les patients expriment leur douleur, ils pourraient être considérés comme incapables de s'adapter et être qualifiés de « mauvais » patients ou de patients « non coopératifs ». Les fournisseurs de soins de santé doivent être conscients des préjugés et des stéréotypes lorsqu'ils évaluent et gèrent la douleur (Hoffman et coll., 2016). Une façon d'aider à éliminer les étiquettes négatives des patients est d'éviter d'utiliser l'expression « plaintes de douleur ». Une façon plus objective de communiquer la douleur d'un patient, verbalement ou par écrit, serait de citer « le signalement de douleur du client » et d'utiliser des mesures objectives pour évaluer la douleur (Scher et coll., 2018).

La compétence culturelle en action

Préférence du patient en matière d'onguent topique

Les patients pourraient avoir des préférences de traitement que les fournisseurs de soins de santé doivent comprendre, comme c'est le cas avec Savita, une femme de 62 ans d'origine indienne d'Asie qui a été admise à l'hôpital pour le traitement d'une pneumonie extrahospitalière.

Savita est également atteinte de polyarthrite rhumatoïde chronique douloureuse au genou droit. Chez elle, elle gérait la douleur de son genou avec un « onguent contre la douleur » topique que son jeune frère lui avait envoyé d'Inde. Elle connaît une diminution de sa mobilité depuis son admission à l'hôpital, ce qu'elle attribue à sa douleur au genou. Cependant, Savita refuse de prendre l'analgésique oral qui a été prescrit, car elle estime qu'il serait inutile si elle pouvait utiliser son propre onguent contre la douleur.

Bien que selon vos convictions personnelles, vous pensez que Savita devrait utiliser des analgésiques oraux comme traitement de première intention pour sa douleur, vous comprenez qu'elle préfère le traitement topique. En explorant la documentation au sujet de ce traitement topique pour la gestion de la douleur arthritique, vous trouvez des preuves limitées, mais positives à l'appui de cette pratique. Vous défendez les intérêts de la patiente pour qu'elle soit autorisée à poursuivre son traitement topique pour sa polyarthrite rhumatoïde douloureuse pendant son hospitalisation. La famille de Savita se fait un plaisir d'apporter l'onguent contre la douleur à l'hôpital pour qu'elle puisse l'utiliser au besoin.

Cet exemple souligne la façon dont les croyances personnelles concernant le traitement de la douleur pourraient différer, mais aussi comment la discussion et la recherche peuvent aider les fournisseurs de soins de santé à intégrer les préférences personnelles et culturelles dans le plan de soins pour leurs patients.

ÊTRE CONSCIENT DES VARIATIONS DANS LES RÉACTIONS AFFECTIVES ET DE LA SIGNIFICATION DE LA DOULEUR PARMI LES CULTURES

La façon dont la douleur est vécue et exprimée varie d'un groupe culturel à l'autre. Cela peut être dû à des valeurs culturelles de stoïcisme ou à la peur d'être mal jugé et de ne pas être respecté en raison des préjugés des fournisseurs de soins de santé. Il est donc important d'être conscient de ses propres suppositions, d'évaluer intentionnellement la douleur à l'aide d'outils validés et d'évaluer l'efficacité des stratégies de gestion de la douleur d'une manière centrée sur le patient.

Utiliser des outils d'évaluation de la douleur établis pour aider à mesurer la douleur

Les patients issus de nombreuses cultures différentes pourraient être évalués à l'aide d'outils d'évaluation de la douleur validés similaires, et les résultats auront des significations similaires d'une culture à l'autre. L'expression comportementale de la douleur peut différer parmi les groupes culturels; cependant, les classements de la douleur et les outils pour évaluer la douleur peuvent être appliqués efficacement d'une culture à l'autre. Plusieurs outils d'évaluation de la douleur validés ont été traduits dans différentes langues et testés dans différents pays du monde. L'autoévaluation de l'intensité de la douleur doit être mesurée à l'aide d'outils valides et fiables. Des exemples d'**outils d'évaluation de la douleur** comprennent, entre autres, l'échelle numérique de classement (ENC), les échelles des visages, les descripteurs verbaux de la douleur, ainsi que les outils comportementaux et d'observation pour évaluer la douleur chez les nourrissons et les adultes non verbaux (Herr et coll., 2004; Hicks et coll., 2001; Karcioglu et coll., 2018; Scher et coll., 2018).

Échelles d'intensité de la douleur

Une ENC d'intensité de la douleur se compose d'une plage de chiffres allant de 0 à 10 (voir la fig. 15.1A). Les personnes sont informées que 0 représente « aucune douleur » et 10 représente « la pire douleur imaginable ». L'ENC peut être utilisée verbalement ou visuellement. Un patient souffrant de douleur indiquerait ou noterait le chiffre qui représente le mieux le niveau d'intensité de sa douleur. Une autre façon d'évaluer l'intensité de la douleur est d'utiliser l'échelle de mots descriptifs. Cela consiste à demander au patient si la douleur est nulle, légère, modérée ou sévère (Karcioglu, et coll., 2018).

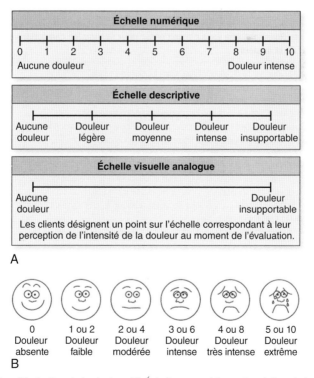

Fig. 15.1 Échelles d'évaluation de la douleur. (A) Échelles : numérique, descriptive et visuelle analogique. (B) Échelle des visages de Wong-Baker. ([B] Wong-Baker FACES Foundation. [1983]. www.WongBakerFACES. org. Utilisé avec autorisation. Publié dans Hockenberry, M. J., et Wilson, D. (2018). *Whaley & Wong's Nursing Care of Infants and Children*. Elsevier Inc.)

Échelle des visages pour évaluer la douleur – révisée

Les échelles des visages pour évaluer la douleur présentent au patient des dessins d'expressions faciales représentant des niveaux croissants d'intensité de la douleur (Hicks et coll., 2001; Karcioglu et coll., 2018). On demande au patient de sélectionner le visage qui représente le mieux l'intensité (ou le niveau) de la douleur, et la note obtenue est le chiffre correspondant (ordre de classement) de l'expression choisie. Les patients ne voient pas les chiffres; ceux-ci ne sont montrés dans la fig. 15.1B qu'à des fins de référence. L'échelle des visages pour évaluer la douleur – révisée (FPS-R) existe en 22 langues (https://www.iasp-pain.org/resources/faces-pain-scale-revised/). Elle a été mise au point pour évaluer l'intensité de la douleur chez les enfants, mais peut également être utilisée avec les adultes, même lorsqu'une barrière linguistique existe.

Outils d'évaluation de la douleur supplémentaires

Un outil multidimensionnel peut être utilisé lorsqu'une évaluation plus complète de la douleur est nécessaire. Le Questionnaire McGill sur la douleur et l'Inventaire abrégé de la douleur sont deux exemples d'outils permettant une évaluation complète de la douleur. Ces deux outils d'évaluation validés sont disponibles en ligne et ont été utilisés auprès de patients aux antécédents culturels variés (Cleeland et coll., 1996; Greenwald, 1991; Lasch, 2000; Melzak, 1975; Saxena et coll., 1999).

N'oubliez pas que l'autoévaluation de la douleur par un patient est l'indicateur le plus fiable de la présence et de l'intensité de la douleur et de son incidence sur la fonction et la qualité de vie. En plus des outils d'évaluation de la douleur établis, le tableau 15.3 présente des questions qui pourraient aider le fournisseur de soins de santé à obtenir une évaluation de la douleur culturellement adaptée.

TABLEAU 15.3 ■ **Questions que vous pouvez poser pour évaluer les convictions d'une personne au sujet de la douleur**

- Comment appelez-vous votre douleur? Quel nom lui donnez-vous?
- À votre avis, pourquoi avez-vous cette douleur?
- Que signifie votre douleur pour votre corps?
- Quelle est son intensité? Va-t-elle durer longtemps ou peu de temps?
- Avez-vous des craintes au sujet de votre douleur? Si oui, que craignez-vous le plus de votre douleur?
- Quels sont les principaux problèmes que votre douleur vous cause?
- À votre avis, quel genre de traitement devriez-vous recevoir? Quels sont les résultats les plus importants que vous espérez obtenir de ce traitement?
- Quels remèdes culturels avez-vous essayés pour vous aider à gérer votre douleur?
- Avez-vous vu un guérisseur traditionnel pour votre douleur? Voulez-vous en rencontrer un?
- À quel membre de votre famille parlez-vous de votre douleur, le cas échéant? Que sait-il? Que voulez-vous qu'il sache?
- Avez-vous de la famille et des amis qui vous aident à cause de votre douleur? Si oui, qui vous aide?

Tiré de Lasch, K. E. (2000). Culture, pain, and culturally sensitive pain care. *Pain Management Nursing*, *1*(3 supp. 1), p. 19.

DIFFÉRENCES BIOLOGIQUES DANS LE MÉTABOLISME DES MÉDICAMENTS

La constitution génétique des patients, telle qu'est est influencée par leur origine ethnique, peut avoir une incidence dans la façon dont les médicaments sont métabolisés. Par exemple, la codéine (un pro-médicament), un analgésique opioïde faible, est métabolisée dans le foie et convertie dans sa forme analgésique active, qui est la morphine. Elle est convertie de la codéine en morphine à l'aide d'une enzyme cytochrome P-450, CYP2D6. Cela est également vrai pour le tramadol, qui est un promédicament métabolisé par le cytochrome P-450 (CYP), les enzymes CYP2D6 et CYP3A4, et converti à ses métabolites analgésiques opioïdes plus puissants, en particulier O-desméthyltramadol (Crews et coll., 2012; Miotto et coll., 2017). Cependant, certaines personnes ne produisent qu'une petite quantité de l'enzyme CYP2D6 et ne sont pas en mesure de décomposer (métaboliser) la codéine en morphine, ou le tramadol en O-desméthyltramadol. Si un patient ne peut pas métaboliser ces analgésiques, ces derniers seront inefficaces (Miotto et coll., 2017).

Environ 5 à 10 % des individus sont de faibles métaboliseurs. Chez ces personnes, la codéine et le tramadol fourniront peu ou pas de soulagement de la douleur. Les faibles métaboliseurs sont plus courants chez les Européens blancs et leurs descendants (Dean, 2021). Il y a aussi des gens qui sont des métaboliseurs ultra-rapides (très rapides) et qui connaissent une augmentation de la production d'ingrédients actifs (métabolites) de la codéine (qui est la morphine) et du tramadol (qui est O-desméthyltramadol). On estime que 1 à 2 % des individus sont des métaboliseurs ultra-rapides, mais cela peut varier considérablement selon les groupes ethniques. On estime que jusqu'à 28 % des personnes nord-africaines, éthiopiennes et arabes, jusqu'à 10 % des personnes blanches, 3 % des personnes afro-américaines et jusqu'à 1 % des personnes hispaniques, chinoises et japonaises sont des métaboliseurs ultra-rapides (Dean, 2021). Chez les enfants qui sont des métaboliseurs ultra-rapides, l'utilisation de la codéine ou du tramadol peut entraîner une sédation trop importante, une dépression respiratoire et la mort (Fortenberry et coll., 2019). Opter plutôt pour un opioïde qui n'est pas activé par les enzymes CYP2D6 peut fournir un soulagement de la douleur plus efficace. Des exemples de tels opioïdes comprennent la morphine, l'hydromorphone, l'oxycodone et le fentanyl (Owusu Obeng et coll., 2017; Smith et coll., 2019).

La compétence culturelle en action

Évaluation, préjugés et suppositions

Christopher, un Canadien noir de 26 ans, subit une intervention chirurgicale d'urgence pour une appendicite. Il a été admis à l'unité chirurgicale pour patients hospitalisés et il est revenu de la chirurgie il y a 8 heures. À la suite de son appendicectomie, il reçoit de la codéine, de l'acétaminophène et du célécoxib pour gérer sa douleur. À l'aide de l'échelle numérique de classement, il évalue sa douleur au repos à 6/10 et à 8/10 lorsqu'il bouge. Il vous informe que la codéine qu'il reçoit n'est pas efficace dans la gestion de sa douleur et demande si son médicament contre la douleur peut être remplacé par quelque chose de plus fort. Quand vous quittez sa chambre, vous pouvez l'entendre parler au téléphone et rire.

1. Que consigneriez-vous pour l'intensité de la douleur de Christopher?
2. Quelles sont les raisons possibles de la demande de Christopher pour un opioïde plus fort ou différent?
3. Quelles prochaines mesures prendriez-vous en ce qui concerne la gestion de la douleur de Christopher?

INCLURE DES PRATIQUES SPÉCIFIQUES À LA CULTURE ET CENTRÉES SUR LE PATIENT DANS LE PLAN DE GESTION DE LA DOULEUR

L'équipe de soins de santé doit communiquer à la fois avec le patient et la famille sur la façon dont des pratiques propres à la culture peuvent être incluses dans le plan de soins. Ce type de discussion peut aider à clarifier les méthodes de traitement que le patient trouverait utiles, ou inutiles, pour gérer sa douleur. Comprendre les croyances courantes sur la douleur dans diverses cultures est utile pour fournir une gestion de la douleur culturellement adaptée. Lorsque les fournisseurs de soins de santé s'instruisent sur la diversité culturelle, la sensibilisation et la sensibilité culturelles, ils sont mieux à même de fournir des soins holistiques, inclusifs, culturellement sûrs et centrés sur le patient.

Résumé

La douleur est une expérience subjective qui a des significations différentes pour différentes personnes. À mesure que la diversité culturelle augmente, les fournisseurs de soins de santé seront amenés à soigner des personnes venant de plusieurs milieux qui sont différents des leurs, la gestion de la douleur constituant un aspect important des soins fournis. Il est important de reconnaître que différents groupes culturels expriment la douleur de diverses manières : certains groupes permettent la libre expression de la douleur, tandis que d'autres valorisent le stoïcisme. Différents groupes culturels attribuent également différentes significations à leur douleur. Les personnes qui ont immigré pourraient adopter l'expression et la signification communes de la douleur de leur nouvelle patrie, laissant derrière elles leurs valeurs culturelles traditionnelles. Il existe également plusieurs obstacles à l'accès à des soins efficaces de la douleur aiguë et de la douleur chronique. Il est important que les fournisseurs de soins de santé adoptent une approche culturellement adaptée et centrée sur le patient pour l'évaluation et la gestion de la douleur. Cette approche doit reconnaître les différences culturelles dans les expériences de douleur et les obstacles socioculturels aux soins efficaces de la douleur.

Lors de l'évaluation de la douleur chez des patients aux antécédents culturels différents, la connaissance des modèles culturels peut être utile pour faire des généralisations sur les populations; cependant, ces généralisations ne devraient pas être utilisées pour prédire le comportement individuel (Crawley et coll., 2002). Une façon d'éviter de faire ces généralisations dans l'évaluation et la gestion de la douleur est de se rappeler la définition de la douleur : la douleur est une expérience individuelle et subjective, avec des éléments émotionnels et sensoriels. Seule la personne qui éprouve la douleur peut la décrire et indiquer quand elle se produit. Des signaux non verbaux pour déterminer la présence et l'intensité de la douleur pourraient ne pas toujours être présents. Utiliser des outils d'évaluation de la douleur valides et fiables et poser des questions qui peuvent aider à obtenir une évaluation de la douleur culturellement adaptée aideront les fournisseurs de soins de santé à déterminer la présence et l'intensité de la douleur, ainsi que le meilleur plan de traitement.

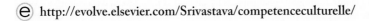 http://evolve.elsevier.com/Srivastava/competenceculturelle/

Questions à des fins d'examen et de discussion

1. Quels sont certains des facteurs liés à la douleur que la culture peut influencer?
2. De quelle façon les fournisseurs de soins de santé peuvent-ils éviter les préjugés personnels lorsqu'ils évaluent la douleur?
3. De quelle façon les fournisseurs de soins de santé peuvent-ils utiliser les connaissances sur les points de vue des groupes culturels à l'égard de la douleur?
4. Déterminez trois stratégies pour améliorer la gestion de la douleur lorsque des soins sont prodigués aux patients de divers groupes culturels.

Activité expérientielle ou de réflexion de groupe

1. En travaillant en petits groupes, passez en revue l'encadré Considérations culturelles dans les soins, « Évaluer en vue de fournir des soins sécuritaires centrés sur le patient » qui se trouve au début du chapitre. Discutez et déterminez les actions pour soutenir la demande d'Uthman d'utiliser la thérapie par les ventouses comme méthode de gestion de la douleur. Dressez la liste de toutes les actions suggérées par les membres du groupe. Classez ces actions par ordre de priorité. Éliminez les actions ou les démarches qui n'appuient pas les soins culturellement sûrs et les soins centrés sur le patient.

Vos réponses comprenaient-elles les points suivants :
- Comprendre ce qu'est la thérapie par les ventouses
- Chercher des preuves sur la façon dont la thérapie par les ventouses est utile pour gérer la douleur et améliorer la santé
- Déterminer s'il y a des contre-indications absolues ou relatives à la thérapie par les ventouses

Dans votre suivi, vous avez appris qu'une *contre-indication relative* à la thérapie par les ventouses est l'utilisation d'anticoagulants, et vous savez que le protocole exige l'utilisation d'anticoagulants pendant 14 jours après la chirurgie. Discutez des façons d'aborder ce conflit potentiel. (Conseil : considérez les modes de prise de décision présentés au chapitre 4.)

2. Passez en revue le rapport « In Plain Sight » (À la vue de tous) (Turpel-Lafond, 2020) pour trouver des exemples d'expériences discriminatoires dans les soins de la douleur. (Veuillez noter que ce rapport est disponible en anglais seulement.) En petits groupes, discutez de la façon dont les fournisseurs de soins de santé peuvent s'attaquer à ce problème pour améliorer les soins de la douleur. Avez-vous été témoin d'exemples semblables à ceux cités? Si c'est le cas, quelles mesures pouvez-vous prendre? (Conseil : voir la section du chapitre 4 sur l'alliance inclusive et la défense des droits.) Réfléchissez aux stéréotypes ou aux préjugés que les fournisseurs de soins de santé pourraient avoir et qui peuvent avoir une incidence sur l'évaluation de la douleur ou la gestion de la douleur d'un patient.

Références

Aboushanab, T. S., et AlSanad, S. (2018). Cupping therapy: An overview from a modern medicine perspective. *Journal of Acupuncture and Meridian Studies, 11*(3), 83–87. https://doi.org/10.1016/j.jams.2018.02.001.

Al-Bedah, A., Elsubai, I. S., Qureshi, N. A., et coll. (2018). The medical perspective of cupping therapy: Effects and mechanisms of action. *Journal of Traditional and Complementary Medicine, 9*(2), 90–97.

Association internationale pour l'étude de la douleur / International Association for the Study of Pain (IASP). (2017). Pain terminology. https://www.iasp-pain.org/Education/Content.aspx?ItemNumber=1698.

Australian Institute of Health and Welfare. (2020). *Chronic pain in Australia*. https://www.aihw.gov.au/getmedia/10434b6f-2147-46ab-b654-a90f05592d35/aihw-phe-267.pdf.aspx?inline=true.

Barbato, M. (2017). Interreligious resources for pain management. *The Journal of Interreligious Studies, 20*, 80–89.

Belzak, L., et Halverson, J. (2018). La crise des opioïdes au Canada : une perspective nationale. *Promotion de la santé et prévention des maladies chroniques au Canada : Recherche, politiques et pratiques, 38*(6), 224–233. https://doi.org/10.24095/hpcdp.38.6.02f.

Bircher, A., et Chowdhury, A. (2020). Current DVT prophylaxis: A review. *Orthopaedics and Trauma, 34*(3), 161–167. https://doi.org/10.1016/j.mporth.2020.03.010.

Bostick, G. P., Norman, K. E., Sharma, A., et coll. (2020). Improving cultural knowledge to facilitate cultural adaptation of pain management in a culturally and linguistically diverse community. *Physiotherapy Canada, 73*(1), 19–25. https://doi.org/10.3138/ptc-2019-0027.

Bouya, S., Balouchi, A., Maleknejad, A., et coll. (2019). Cancer pain management among oncology nurses: Knowledge, attitude, related factors, and clinical recommendations: A systematic review. *Journal of Cancer Education, 34*(5), 839–846. https://doi.org/10.1007/s13187-018-1433-6.

Callister, L. C., Khalaf, I., Semenic, S., et coll. (2003). The pain of childbirth: Perceptions of culturally diverse women. *Pain Management Nursing, 4*(4), 145–154.

Canizares, M., Hogg-Johnson, S., Gignac, M., et coll. (2017). Changes in the use practitioner-based complementary and alternative medicine over time in Canada: Cohort and period effects. *PloS One, 12*(5), e0177307.

Chou, R., Gordon, D. B., de Leon-Casasola, O. A., et coll. (2016). Management of postoperative pain: A clinical practice guideline from the American Pain Society, the American Society of Regional Anesthesia and Pain Medicine, and the American Society of Anesthesiologists' Committee on Regional Anesthesia, Executive Committee, and Administrative Council. *The Journal of Pain, 17*(2), 131–157. https://doi.org/10.1016/j.jpain.2015.12.008.

Cleeland, C. S., Nakamura, Y., et Mendoza, T. R. (1996). Dimensions of the impact of cancer in a four-country sample: New information from multidimensional scaling. *Pain, 67*, 267–273.

Cragg, J. J., Warner, F. M., Shupler, M. S., et coll. (2018). Prévalence de la douleur chronique chez les personnes souffrant de problèmes neurologiques. *Statistique Canada : Rapports sur la santé, 29*(3), 11–16.

Cramer, H., Klose, P., Brinkhaus, B., et coll. (2017). Effects of yoga on chronic neck pain: A systematic review and meta-analysis. *Clinical Rehabilitation, 31*(11), 1457–1465. https://doi.org/10.1177/0269215517698735.

Crawley, L. M., Marshall, P. A., Lo, B., et coll. (2002). Strategies for culturally effective end-of-life care. *Annals of Internal Medicine, 1*(9), 673–679.

Crews, K. R., Gaedigk, A., Dunnenberger, H. M., et coll. (2012). Clinical Pharmacogenetics Implementation Consortium (CPIC) guidelines for codeine therapy in the context of cytochrome P450 2D6 (CYP2D6) genotype. *Clinical Pharmacology and Therapeutics, 91*(2), 321–326. https://doi.org/10.1038/clpt.2011.287.

Dean, L. (2021). Codeine therapy and CYP2D6 genotype. Dans Pratt, V. M., Scott, S. A., Pirmohamed, M., et coll. (éditeurs), Medical genetics summaries. National Center for Biotechnology Information (É.-U.).

Drissi, I., Woods, W., et Woods, C. G. (2020). Understanding the genetic basis of congenital insensitivity to pain. *British Medical Bulletin, 133*, 65–78. https://doi.org/10.1093/bmb/ldaa003.

Duwe, E. A. G. (2019). Suffering like a broken toy: Social, psychological, and cultural impacts for urban American Indians with chronic pain. *International Journal of Indigenous Health, 14*(2), 150–168. https://doi.org/10.32799/ijih.v14i2.31707.

Elmholdt, E. M., Skewes, J., Dietz, M., et coll. (2017). Reduced pain sensation and reduced BOLD signal in parietofrontal networks during religious prayer. *Frontiers in Human Neuroscience, 11*, 337. https://doi.org/10.3389/fnhum.2017.00337.

Fillingim, R. B., Bruehl, S., Dworkin, R. H., et coll. (2014). The ACTTION-American Pain Society Pain Taxonomy (AAPT): An evidence-based and multidimensional approach to classifying chronic pain conditions. *The Journal of Pain, 15*(3), 241–249. https://doi.org/10.1016/j.jpain.2014.01.004.

Fortenberry, M., Crowder, J., et So, T. Y. (2019). The use of codeine and tramadol in the pediatric population—What is the verdict now? *Journal of Pediatric Health Care, 33*(1), 117–123. https://doi.org/10.1016/j.pedhc.2018.04.016.

Gagnon, C. M., Matsuura, J. T., Smith, C. C., et coll. (2014). Ethnicity and interdisciplinary pain treatment. *Pain Practice, 14*(6), 532–540. https://doi.org/10.1111/papr.12102.

Gouvernement du Canada. (2019). *Rapport du Groupe de travail canadien sur la douleur : La douleur chronique au Canada : jeter les bases d'un programme d'action*. https://www.canada.ca/fr/sante-canada/organisation/a-propos-sante-canada/mobilisation-publique/organismes-consultatifs-externes/groupe-travail-douleur-chronique/rapport-2019.html.

Greenwald, H. P. (1991). Interethnic differences in pain perception. *Pain, 44*(2), 157–163. https://doi.org/10.1016/0304-3959(91)90130-P.

Haroyan, A., Mukuchyan, V., Mkrtchyan, N., et coll. (2018). Efficacy and safety of curcumin and its combination with boswellic acid in osteoarthritis: A comparative, randomized, double-blind, placebo-controlled study. *BMC Complementary and Alternative Medicine, 18*(1), 7. https://doi.org/10.1186/s12906-017-2062-z.

Harvie, A., Steel, A., et Wardle, J. (2019). Traditional Chinese medicine self-care and lifestyle medicine outside of Asia: A systematic literature review. *Journal of Alternative and Complementary Medicine (New York, N.Y.), 25*(8), 789–808. https://doi.org/10.1089/acm.2018.0520.

Herr, K. A., Spratt, K., Mobily, P. R., et coll. (2004). Pain intensity assessment in older adults: Use of experimental pain to compare psychometric properties and usability of selected pain scales with younger adults. *Clinical Journal of Pain, 20*(4), 207–219. https://doi.org/10.1097/00002508-200407000-00002.

Hicks, C. L., von Baeyer, C. L., Spafford, P. A., et coll. (2001). The Faces Pain Scale-Revised: Toward a common metric in pediatric pain measurement. *Pain, 93*(2), 173–183. https://doi.org/10.1016/S0304-3959(01)00314-1.

Hoffman, K. M., Trawalter, S., Axt, J. R., et coll. (2016). Racial bias in pain assessment and treatment recommendations, and false beliefs about biological differences between blacks and whites. *Proceedings of the National Academy of Science of the United States of America, 113*(16), 4296–4301. https://doi.org/10.1073/pnas.1516047113.

Hogan, M. E., Taddio, A., Katz, J., et coll. (2016). Incremental health care costs for chronic pain in Ontario, Canada: A population-based matched cohort study of adolescents and adults using administrative data. *Pain, 157*(8), 1626–1633.

Hollingshead, N. A., Ashburn-Nardo, L., Stewart, J. C., et coll. (2016). The pain experience of Hispanic Americans: A critical literature review and conceptual model. *The Journal of Pain, 17*(5), 513–528. https://doi.org/10.1016/j.jpain.2015.10.022.

Holt, S., et Waterfield, J. (2018). Cultural aspects of pain: A study of Indian Asian women in the UK. *Musculoskeletal Care, 16*(2), 260–268. https://doi.org/10.1002/msc.1229.

Hroch, J., VanDenKerkhof, E. G., Sawhney, M., et coll. (2019). Knowledge and attitudes about pain management among Canadian nursing students. *Pain Management Nursing, 20*(4), 382–389. https://doi.org/10.1016/j.pmn.2018.12.005.

Jones, M. R., Viswanth, O., Peck, J., et coll. (2018). A brief history of the opioid epidemic and strategies for pain medicine. *Pain Therapies, 7*, 13–21.

Karcioglu, O., Topacoglu, H., Dikme, O., et coll. (2018). A systematic review of the pain scales in adults: Which to use? *The American Journal of Emergency Medicine, 36*(4), 707–714. https://doi.org/10.1016/j.ajem.2018.01.008.

Kent, M. L., Tighe, P. J., Belfer, I., et coll. (2017). The ACTTION-APS-AAPM Pain Taxonomy (AAAPT) multidimensional approach to classifying acute pain conditions. *Pain Medicine, 18*(5), 947–958. https://doi.org/10.1093/pm/pnx019.

Kessler, C. S., Pinders, L., Michalsen, A., et coll. (2015). Ayurvedic interventions for osteoarthritis: A systematic review and meta-analysis. *Rheumatology International, 35*(2), 211–232. https://doi.org/10.1007/s00296-014-3095-y.

Khan, M. A., Raza, F., et Khan, I. A. (2015). Pain: History, culture and philosophy. *Acta Medico-Historica Adriatica: AMHA, 13*(1), 113–130.

Kim, H. J., Yang, G. S., Greenspan, J. D., et coll. (2017). Racial and ethnic differences in experimental pain sensitivity: Systematic review and meta-analysis. *Pain, 158*(2), 194–211. https://doi.org/10.1097/j.pain.0000000000000731.

Kridli, S. A. (2002). Health beliefs and practices among Arab women. MCN. *The American Journal of Maternal Child Nursing, 27*(3), 178–182. https://doi.org/10.1097/00005721-200205000-00010.

Krupić, F., Čustović, S., Jašarević, M., et coll. (2019). Ethnic differences in the perception of pain: A systematic review of qualitative and quantitative research. *Medicinski Glasnik, 16*(1), 108–114. https://doi.org/10.17392/966-19.

Lasch, K. E., Wilkes, G., Montuori, L. M., et coll. (2000). Using focus group methods to develop multicultural cancer pain education materials. *Pain Management Nursing, 1*(4), 129–139.

Latimer, M., Sylliboy, J. R., MacLeod, E., et coll. (2018). Creating a safe space for First Nations youth to share their pain. *Pain Reports, 3*(Suppl 1), e682. https://doi.org/10.1097/PR9.0000000000000682.

Lauche, R., Hunter, D. J., Adams, J., et coll. (2019). Yoga for osteoarthritis: A systematic review and meta-analysis. *Current Rheumatology Reports, 21*(9), 47. https://doi.org/10.1007/s11926-019-0846-5.

Liao, Y. H., Henceroth, M., Lu, Q., et coll. (2016). Cultural differences in pain experience among four ethnic groups: A qualitative pilot study. *Journal of Behavioral Health, 5*(2), 75–81. https://www.researchgate.net/publication/294120905_Cultural_Differences_in_Pain_Experience_among_Four_Ethnic_Groups_A_Qualitative_Pilot_Study.

Lor, M., Rabago, D., et Backonja, M. (2020). "There are so many nuances …": Health care providers' perspectives of pain communication with Hmong patients in primary care settings. *Journal of Transcultural Nursing, 32*(5), 575–582. https://doi.org/10.1177/1043659620959437.

Mack, D. S., Hunnicut, J. N., Jesdale, B. M., et coll. (2018). Non-Hispanic Black-White disparities in pain and pain management among newly admitted nursing home residents with cancer. *Journal of Pain Research, 11*, 753–761.

McCaffery, M., et Pasero, C. (1999). *Pain clinical manual* (2e éd.). Mosby.

McDonald, D. D., Ambrose, M., et Morey, B. (2015). Hispanic inpatient pain intensity. *Western Journal of Nursing Research, 37*(11), 1479–1488. https://doi.org/10.1177/0193945914540056.

Meints, S. M., Cortes, A., Morais, C. A., et coll. (2019). Racial and ethnic differences in the experience and treatment of noncancer pain. *Pain Management, 9*(3), 317–334. https://doi.org/10.2217/pmt-2018-0030.

Meldrum, M. (2003). A capsule history of pain management. *Journal of the American Medical Association, 290*(18), 2470–2475.

Melzak, R. (1975). The McGill pain questionnaire: Major properties and scoring methods. *Pain, 1*, 277–299.

Merriam-Webster Online Dictionary. (2005). *Stoic.* http://www.m-w.com/dictionary/stoic.

Miller-Matero, L. R., Chipungu, K., Martinez, S., et coll. (2017). How do I cope with pain? Let me count the ways: Awareness of pain coping behaviors and relationships with depression and anxiety. *Psychology, Health & Medicine, 22*(1), 19–27. https://doi.org/10.1080/13548506.2016.1191659.

Mills, S., Nicolson, K. P., et Smith, B. H. (2019). Chronic pain: A review of its epidemiology and associated factors in population-based studies. *British Journal of Anaesthesia, 123*(2), e273–e283. https://doi.org/10.1016/j.bja.2019.03.023.

Miotto, K., Cho, A. K., Khalil, M. A., et coll. (2017). Trends in tramadol: Pharmacology, metabolism, and misuse. *Anesthesia and Analgesia, 124*(1), 44–51. https://doi.org/10.1213/ANE.0000000000001683.

Mustafa, N., Einstein, G., MacNeill, M., et coll. (2020). The lived experiences of chronic pain among immigrant Indian-Canadian women: A phenomenological analysis. *Canadian Journal of Pain, 4*(3), 40–50. https://doi.org/10.1080/24740527.2020.1768835.

Nahin, R. L., Boineau, R., Khalsa, P. S., et coll. (2016). Evidence-based evaluation of complementary health approaches for pain management in the United States. *Mayo Clinic Proceedings, 91*(9), 1292–1306. https://doi.org/10.1016/j.mayocp.2016.06.007.

Nelson, S. E., et Wilson, K. (2018). Understanding barriers to health care access through cultural safety and ethical space: Indigenous people's experiences in Prince George, Canada. *Social Science & Medicine, 218*, 21–27.

Orhan, C., Van Looveren, E., Cagnie, B., et coll. (2018). Are pain beliefs, cognitions, and behaviors influenced by race, ethnicity, and culture in patients with chronic musculoskeletal pain? A systematic review. *Pain Physician, 21*(6), 541–558.

Ostrom, C., Bair, E., Maixner, W., et coll. (2017). Demographic predictors of pain sensitivity? Results from the OPPERA Study. *The Journal of Pain, 18*(3), 295–307.

Ovienloba, A. A. (2017). Anthropological synthesis of spirituality and pain management: How spirituality affects pain outcomes and copings. *Journal of Health and Human Experience, 3*(1), 103–114.

Owusu Obeng, A., Hamadeh, I., et Smith, M. (2017). Review of opioid pharmacogenetics and considerations for pain management. *Pharmacotherapy, 37*(9), 1105–1121. https://doi.org/10.1002/phar.1986.

Patrick, J. O. (2020). A concern for the human race. *Journal of Health and Human Experience, 4*(3), 135–141.

Qualité des services de santé Ontario. (2018a). Prescription d'opioïdes pour soulager la douleur aiguë. http://www.hqontario.ca/Améliorer-les-soins-grâce-aux-données-probantes/Normes-de-qualité/Voir-toutes-les-normes-de-qualité/Prescription-dopioïdes-pour-soulager-la-douleur-aiguë.

Qualité des services de santé Ontario. (2018b). Prescription d'opioïdes pour soulager la douleur chronique. http://www.hqontario.ca/Améliorer-les-soins-grâce-aux-données-probantes/Normes-de-qualité/Voir-toutes-les-normes-de-qualité/Prescription-dopioïdes-pour-soulager-la-douleur-chronique.

Raja, S. N., Carr, D. B., Cohen, M., et coll. (2020). The revised International Association for the Study of Pain definition of pain: concepts, challenges, and compromises. *Pain, 161*(9), 1976–1982. https://doi.org/10.1097/j.pain.0000000000001939.

Ruben, M. A., van Osch, M., et Blanch-Hartigan, D. (2015). Healthcare providers' accuracy in assessing patients' pain: A systematic review. *Patient Education and Counseling, 98*(10), 1197–1206. https://doi.org/10.1016/j.pec.2015.07.009.

Santé Canada. (2020). *Ce que nous avons entendu : travailler ensemble pour mieux comprendre, prévenir et gérer la douleur chronique*. Rapport du Groupe de travail canadien sur la douleur. https://www.canada.ca/content/dam/hc-sc/documents/corporate/about-health-canada/public-engagement/external-advisory-bodies/canadian-pain-task-force/report-2020-rapport/2020-rapport.pdf.

Santé Canada. (2021). Un plan d'action pour la douleur au Canada. https://www.canada.ca/fr/sante-canada/organisation/a-propos-sante-canada/mobilisation-publique/organismes-consultatifs-externes/groupe-travail-douleur-chronique/rapport-2021.html#_Toc69113074.

Saxena, A., Mendoza, T., et Cleeland, C. (1999). The assessment of cancer pain in North India: Validation of the Hindi Brief Pain Inventory–BPI-H. *Journal of Pain and Symptom Management, 17*(1), 27–41.

Scher, C., Meador, L., Van Cleave, J. H., et coll. (2018). Moving beyond pain as the fifth vital sign and patient satisfaction scores to improve pain care in the 21st century. *Pain Management Nursing, 19*(2), 125–129. https://doi.org/10.1016/j.pmn.2017.10.010.

Schweikart, S. J. (2018). Constitutional regulation of speech (and false beliefs) in health care. *AMA Journal of Ethics, 20*(11), E1041–E1048. https://doi.org/10.1001/amajethics.2018.1041.

Sharma, S., Abbott, J. H., et Jensen, M. P. (2018). Why clinicians should consider the role of culture in chronic pain. *Brazilian Journal of Physical Therapy, 22*(5), 345–346. https://doi.org/10.1016/j.bjpt.2018.07.002.

Sharma, S., Pathak, A., et Jensen, M. P. (2016). Words that describe chronic musculoskeletal pain: Implications for assessing pain quality across cultures. *Journal of Pain Research, 9*, 1057–1066. https://doi.org/10.2147/JPR.S119212.

Shep, D., Khanwelkar, C., Gade, P., et coll. (2019). Safety and efficacy of curcumin versus diclofenac in knee osteoarthritis: A randomized open-label parallel-arm study. *Trials, 20*(1), 214. https://doi.org/10.1186/s13063-019-3327-2.

Simpson, C. A. (2006). Complementary medicine in chronic pain treatment. *Physical Medicine and Rehabilitation Clinics of North America, 17*(2). 451–472, viii. https://doi.org/10.1016/j.pmr.2005.11.006.

Smeland, A. H., Twycross, A., Lundeberg, S., et coll. (2018). Nurses' knowledge, attitudes and clinical practice in pediatric postoperative pain management. *Pain Management Nursing, 19*(6), 585–598. https://doi.org/10.1016/j.pmn.2018.04.006.

Smith, D. M., Weitzel, K. W., Elsey, A. R., et coll. (2019). CYP2D6-guided opioid therapy improves pain control in CYP2D6 intermediate and poor metabolizers: A pragmatic clinical trial. *Genetics in Medicine, 21*(8), 1842–1850. https://doi.org/10.1038/s41436-018-0431-8.

Steel, A., McIntyre, E., Harnett, J., et coll. (2018). Complementary medicine use in the Australian population: Results of a nationally representative cross-sectional survey. *Scientific Reports, 8*(1), 17325. https://doi.org/10.1038/s41598-018-35508-y.

Strong, S., Nielsen, T. M., Williams, M., et coll. (2015). Quiet about pain: Experiences of Indigenous people in two rural communities. *Australian Journal of Rural Health, 23*(3), 181–184. https://doi.org/10.1111/ajr.12185.

Sullivan, M. J. L., Thorn, B., Keefe, F. J., et coll. (2001). Theoretical perspectives on the relation between catastrophizing and pain. *Clinical Journal of Pain 2001, 17*, 52–64.

Tomazin, F. (2020). Australia's opioid crisis: Deaths rise as companies encourage doctors to prescribe. *The Age*, 4 fév. https://www.theage.com.au/national/australia-s-opioid-crisis-deaths-rise-as-companies-encourage-doctors-to-prescribe-20200203-p53x72.html.

Tung, W. C., et Li, Z. (2015). Pain beliefs and behaviours among Chinese. *Home Health Care Management, 27*(2), 95–97.

Turpel-Lafond M. E. (2020). *In plain sight: Addressing Indigenous-specific racism and discrimination in B.C. health care* . https://www.bcchr.ca/sites/default/files/group-opsei/in-plain-sight-full-report.pdf.

Ung, A., Salamonson, Y., Hu, W., et coll. (2016). Assessing knowledge, perceptions and attitudes to pain management among medical and nursing students: A review of the literature. *British Journal of Pain, 10*(1), 8–21. https://doi.org/10.1177/2049463715583142.

U.S. Department of Health and Human Services. (2019, mai). Pain Management Best Practices Inter-Agency Task Force Report: Updates, gaps, inconsistencies, and recommendations. https://www.hhs.gov/sites/default/files/pain-mgmt-best-practices-draft-final-report-05062019.pdf.

Vadivelu, N., Kai, A. M., Kodumudi, V., et coll. (2018). The opioid crisis: a comprehensive overview. *Current Pain and Headache Reports, 22*(16). https://doi.org/10.1007/s11916-018-0670-z.

Webster, F., Rice, K., Katz, J., et coll. (2019). An ethnography of chronic pain management in primary care: The social organization of physicians' work in the midst of the opioid crisis. *PLoS One, 14*(5), e0215148. https://doi.org/10.1371/journal.pone.0215148.

Woolf, C. (2010). What is this thing called pain? *The Journal of Clinical Investigation, 120*(11), 3742–3744. https://doi.org/10.1172/JCI45178.

Yosipovitch, G., Meredith, G., Chan, Y. H., et coll. (2004). Do ethnicity and gender have an impact on pain thresholds in minor dermatologic procedures? A study on thermal pain perception thresholds in Asian ethnic groups. *Skin Research and Technology, 10*, 38–42.

Yuan, Q. L., Guo, T. M., Liu, L., et coll. (2015). Traditional Chinese medicine for neck pain and low back pain: A systematic review and meta-analysis. *PloS One, 10*(2), e0117146. https://doi.org/10.1371/journal.pone.0117146.

Zoborowski, M. (1952). Cultural components in responses to pain. *Journal of Social Issues, 8*, 15–30.

CHAPITRE 16

L'influence des déterminants sociaux et structurels sur la santé communautaire : une perspective sur l'expérience afro-néo-écossaise

Barbara-Ann Hamilton-Hinch, Nancy MacVicar

En tant qu'Afro-Néo-Écossais autochtone de huitième génération[1], cela me rappelle l'omniprésence du racisme et de la discrimination dans tous les systèmes et toutes les structures. Dans ce chapitre, je voulais raconter certaines des expériences des personnes d'ascendance africaine, en particulier celle des Afro-Néo-Écossais autochtones, afin que vous, lecteur, puissiez prendre part au voyage du changement. Vous noterez l'utilisation des termes Noirs, Afro-Néo-Écossais autochtones et Afro-Canadiens dans ce chapitre; il est important que nous respections la façon dont les groupes et les individus choisissent d'être identifiés.

Barb Hamilton-Hinch

En tant que femme issue de la colonisation par les Blancs, j'ai été mise au défi alors que j'écrivais les éléments de ce chapitre. Je reconnais ne pas avoir été victime de racisme et ne pas avoir à me débattre avec les déterminants de la santé ou les déséquilibres de pouvoir. Je tiens à vous encourager, comme moi, à continuer d'écouter comment les déséquilibres de pouvoir ont façonné la santé de nombreux Canadiens. Engageons-nous et travaillons ensemble pour améliorer la santé en nous attaquant aux déterminants sociaux et structurels de la santé.

Nancy MacVicar

OBJECTIFS D'APPRENTISSAGE

À la fin de ce chapitre, l'apprenant sera en mesure de :

- Refléter une compréhension des expériences des Afro-Néo-Écossais autochtones et d'autres personnes d'ascendance africaine vivant au Canada
- Déterminer et décrire les déterminants sociaux et structurels de la santé et les iniquités en santé qui touchent les personnes d'ascendance africaine vivant en Nouvelle-Écosse
- Décrire comment examiner les préjugés personnels et sociétaux lorsqu'on fait participer une collectivité à l'élaboration de stratégies visant à améliorer la santé de la population
- Décrire comment les stratégies pour la santé de la population visant à améliorer la santé peuvent entraîner des conséquences involontaires
- Explorer des stratégies pour promouvoir l'équité en santé et améliorer la santé des personnes et des populations
- Décrire comment la COVID-19 a touché des populations particulières au Canada et exacerbé les iniquités en santé

---

[1] Le terme *Afro-néo-écossais autochtone* décrit l'identité des Néo-Écossais noirs qui ont une histoire et des expériences distinctes des expériences des immigrants noirs des États-Unis, des Caraïbes et de l'Afrique. Le terme n'est pas censé être irrespectueux envers le peuple autochtone mi'kmaq et est discuté plus en détail dans le chapitre.

TERMES CLÉS

Afro-Néo-Écossais	Engagement communautaire	Protection de la santé
Déterminants sociaux de la santé	Iniquité en santé	Racisme environnemental
Déterminants structurels de la santé	Justice sociale	Racisme structurel
	Promotion de la santé	Santé
		Santé publique

Comme il est indiqué tout au long de ce livre, les fournisseurs de soins de santé doivent acquérir des compétences culturelles lorsqu'ils travaillent au sein des systèmes de santé et des milieux communautaires. Le présent chapitre vise à illustrer l'impact des déterminants sociaux et structurels de la santé tels qu'ils sont vécus par les personnes d'ascendance africaine vivant en Nouvelle-Écosse. Les connaissances s'appliquent à d'autres populations diversifiées. Ce chapitre a été rédigé pendant une pandémie mondiale et il serait donc incomplet si l'impact de la COVID-19, en particulier sur les populations diversifiées, n'était pas discuté. Une partie importante est consacrée à des ressources fondées sur des données probantes sur les Afro-Néo-Écossais, la santé publique et la compétence culturelle. Les **Afro-Néo-Écossais** et les Noirs autochtones peuvent être définis comme « un peuple distinct qui descend de loyalistes noirs libres et asservis, de réfugiés noirs, de Marrons, des Planteurs et d'autres Noirs qui peuplaient les 52 communautés noires terrestres d'origine en Mi'kma'ki » (Williams et coll., 2018, p. 1). Cette définition est fondée sur « des traditions, des pratiques, des institutions et des façons d'établir des liens culturels, sociaux, économiques, politiques, spirituels et sociaux uniques » (p. 1) et « a été élaborée à partir d'analyses documentaires, de consultations communautaires, de la façon dont nous nous identifions et dont nos institutions nous ont définis en tant que peuple au fil du temps » (p. 1).

Le chapitre commence par une exploration de l'histoire et du développement de la santé publique. Il décrit comment la santé publique a évolué, passant d'une priorité sur la santé individuelle à la santé de la population, en mettant l'accent sur les déterminants sociaux et structurels de la santé à l'aide d'un cadre de justice sociale. La **justice sociale** est un concept sociétal, fondé sur les concepts des droits de la personne et de l'équité, qui favorise le traitement équitable des personnes et des groupes ainsi qu'une part équitable des bienfaits de la société (Agence de la santé publique du Canada [ASPC], 2021c). Le chapitre fournit des exemples d'efforts de promotion de la santé visant à remédier aux iniquités en santé à l'échelle individuelle, communautaire et sociétale. L'impact des déterminants sociaux et structurels de la santé est illustré en décrivant une partie de l'histoire colonisée des Afro-Néo-Écossais. Les leçons tirées des expériences des Afro-Néo-Écossais peuvent être appliquées au moment d'examiner d'autres populations qui peuvent être assujetties aux déterminants sociaux et structurels de la santé. Le chapitre fait valoir la nécessité d'améliorer la collecte de données racialisées et les indicateurs de santé pour que les Canadiens puissent comprendre et aborder les problèmes qui ont une incidence négative sur l'état de santé des Afro-Néo-Écossais et des Canadiens noirs, car il est impossible de se concentrer sur les questions qui ne sont pas mesurées.

Il serait irréfléchi d'entamer ce chapitre sans reconnaître la nature omniprésente du privilège, en particulier le privilège blanc, au sein de la société canadienne. Ce statut privilégié signifie que les idéologies, les croyances et les traditions eurocentriques se sont normalisées dans les structures, les pratiques institutionnelles et les principes. Ces normes entraînent le mauvais traitement systématique des personnes racialisées (Hamilton-Hinch, 2016; James et coll., 2010; Veenstra et Patterson, 2016; Waldron, 2016, 2018a, b, c, 2020; Waldron et coll., 2015). Les fournisseurs de soins de santé doivent être conscients que les iniquités en santé peuvent s'accroître lorsque les interventions de promotion de la santé ciblent manifestement la population majoritaire au lieu de se concentrer sur les populations aux prises avec les déterminants sociaux et structurels de la santé (Trinh-Shevrin et coll., 2015). Par conséquent, les fournisseurs de soins de santé et les équipes de soins de santé doivent devenir culturellement compétents pour fournir des soins sûrs et culturellement appropriés. La compétence culturelle est un voyage, pas une destination.

Santé publique

La **santé publique** est une approche « de maintien et d'amélioration de la santé des populations fondée sur les principes de la justice sociale, des droits de la personne et de l'équité, sur des politiques et des pratiques éclairées par des données probantes et sur la prise en compte des déterminants de la santé sous-jacents » (Association canadienne de santé publique, 2017, p. 4). Les équipes interdisciplinaires en santé publique comprennent des médecins, des épidémiologistes, des agents d'hygiène du milieu, des visiteurs du programme de visites à domicile bonifié, des promoteurs et des éducateurs de la santé, du personnel infirmier, des nutritionnistes, des analystes des politiques, des hygiénistes dentaires, des travailleurs sociaux, des spécialistes des loisirs thérapeutiques et d'autres personnes qui se concentrent sur la protection de la santé, la promotion de la santé, la surveillance de la santé de la population, le développement en bonne santé et la prévention des décès, des maladies, des blessures et du handicap. Pour améliorer la santé de la population, il faut faire participer les secteurs public et communautaire à la définition de l'enjeu, à l'élaboration d'interventions et à l'évaluation des résultats. Il est également important de reconnaître que la santé publique continue d'évoluer (Association canadienne de santé publique, 2017).

La **protection de la santé** protège les personnes, les groupes et les populations contre les maladies infectieuses comme la COVID-19 ou la tuberculose, et contre les dangers environnementaux non infectieux comme la fumée secondaire ou le plomb (ASPC, 2021c) Les tuyaux et la peinture plus anciens sont des sources d'empoisonnement au plomb. Des normes d'hygiène du milieu ont été mises en œuvre pour éliminer le plomb de l'essence, des tuyaux et de la peinture (Santé Canada, 2021). La **promotion de la santé** améliore la santé des populations grâce à des initiatives telles que les règlements sur le tabagisme, l'amélioration de la sécurité des aliments, l'amélioration de l'accès à un logement abordable et l'augmentation du salaire minimum (ASPC, 2021c).

L'état de santé était autrefois attribué au choix environnemental, biologique, génétique, culturel ou de mode de vie (Lalonde, 1974). Cependant, l'Institut canadien de recherches avancées estime que seulement 25 % de la santé de la population est attribuable au système de soins de santé, tandis que 15 % est attribuable à des facteurs biologiques et génétiques, 10 % à l'environnement physique et 50 % aux environnements sociaux et économiques (Association médicale canadienne, 2022; Raphaël, 2016). Les inégalités en santé entre les populations découlent de différences systématiques dans l'état de santé en raison d'une exposition inégale aux déterminants sociaux de la santé le long d'un gradient (Farrer et coll., 2015; Lucyk et McLaren, 2017; Trinh-Shevrin et coll., 2015; Veenstra et Patterson, 2016; Waldron et coll., 2015; Walker et coll., 2016).

Un document de présentation du gouvernement, *Nouvelle perspective de la santé des Canadiens* (rapport Lalonde), publié en 1974, proposait que la modification des comportements liés au mode de vie ou des environnements sociaux et physiques pourrait améliorer l'état de santé des Canadiens. Ce rapport a donné lieu à plusieurs programmes très réussis qui ont accru la sensibilisation du public aux risques pour la santé associés à certains comportements personnels liés au mode de vie (p. ex., tabagisme, alcool, nutrition, condition physique). La Conférence d'Alma Ata a recadré la santé non seulement comme une absence de maladie, mais aussi comme un « état de bien-être positif pour tous d'ici la fin du 20ème siècle et une combinaison d'actions promotionnelles, préventives, curatives et de réadaptation » (Organisation mondiale de la Santé [OMS], 1978). La Déclaration d'Alma Ata a estimé que les inégalités en santé entre les différentes parties du monde, ainsi qu'entre les pays et à l'intérieur des pays, étaient inacceptables. Bien que le rapport Lalonde ait été novateur, il a été critiqué pour avoir trop mis l'accent sur les responsabilités individuelles en matière de santé et négligé les problèmes sociétaux qui ont entraîné des inégalités en santé (Lucyk et McLaren, 2017). La santé de la population est apparue dans le but d'améliorer la santé de l'ensemble de la population et de réduire les iniquités en santé parmi les groupes de population (ASPC, 2021c). Il est également devenu évident que le renforcement du changement au niveau individuel pourrait marginaliser davantage ceux qui n'ont pas les leviers financiers et sociaux pour améliorer leur état de santé (Trinh-Shevrin et coll., 2015). Un document fondateur, la Charte d'Ottawa pour la promotion de la santé, a été élaboré en 1986. La Charte décrivait la **santé** comme « un état complet de bien-être physique, mental et social ». La promotion de la santé met l'accent sur l'équité en santé en combinant « des méthodes différentes, mais complémentaires, et notamment : la législation, les mesures fiscales, la taxation et les changements organisationnels » (OMS, 1986). Au cours des dernières décennies, on a reconnu que le fait de trop se concentrer sur les responsabilités individuelles en matière de santé néglige les questions sociétales. Il est donc essentiel de s'attaquer aux déterminants sociaux de la santé pour réduire les iniquités en santé (Lucyk et McLaren, 2017).

Déterminants sociaux et structurels de la santé

Bien que de nombreux Canadiens jouissent d'une bonne santé, ce n'est pas le cas de l'ensemble de la population (ASPC, 2018). L'équité en santé est directement touchée par les déterminants sociaux et structurels de la santé. Les **déterminants structurels de la santé** sont des systèmes économiques, sociaux et politiques produisant des systèmes socio-économiques inégaux qui stratifient les personnes en fonction du revenu, de la profession, du genre, de la race, de l'origine ethnique et d'autres facteurs menant au gradient d'iniquité en santé (ASPC, 2020a). L'**iniquité en santé** (parfois appelée disparité en matière de santé) fait référence aux différences en matière de santé qui sont systémiques, évitables et injustes (Arcaya et coll., 2015; Trinh-Shevrin et coll., 2015). Elles peuvent être observées dans tous les groupes sociaux, au sein des mêmes populations, ou sous forme de gradient dans une population classée selon la position sociale (McCartney et coll., 2019).

DÉTERMINANTS SOCIAUX DE LA SANTÉ

Les déterminants de la santé représentent un large éventail de facteurs personnels, environnementaux, sociaux et économiques, qui comprennent « le revenu et le statut social, l'emploi et les conditions de travail, l'éducation et la littératie, les expériences vécues pendant l'enfance, l'environnement physique, le soutien social et la capacité d'adaptation, les comportements sains, l'accès aux services de santé, la biologie et le patrimoine génétique, le genre, la culture et la race et le racisme qui déterminent la santé d'une personne ou d'une population » (ASPC, 2020b). Les **déterminants sociaux de la santé** désignent un sous-ensemble de facteurs sociaux et économiques au sein des déterminants plus larges de la santé qui se rapportent à la place d'une personne dans la société, y compris le revenu, le niveau de scolarité ou l'emploi. Les communautés noires, autochtones et bispirituelles, lesbiennes, gaies, bisexuelles, transgenres, queer et autres identités sexuelles (2ELGBTQI+) sont également victimes de racisme, de discrimination et de traumatismes historiques qui s'ajoutent aux déterminants sociaux de la santé (Abdilliha et Shaw, 2020).

Les communautés peuvent également définir leurs propres déterminants sociaux de la santé. Waldron et coll. (2015) ont aidé les résidents afro-néo-écossais de North End Halifax à dresser une liste axée sur la communauté des déterminants sociaux de la santé, qui comprenait des facteurs figurant dans la liste de l'Agence de la santé publique du Canada (ASPC) comme la race, l'emploi, l'éducation et la littératie. Dans cette liste, les résidents de la communauté ont fait remarquer que les logements abordables étaient remplacés par des entreprises et des maisons aisées des classes moyennes et supérieures, déplaçant les personnes qui y vivaient depuis des générations. Pour cette raison, les participants ont indiqué que l'embourgeoisement était un déterminant de la santé. Un participant à l'étude a fait remarquer : « Nous ne pouvons pas perdre de vue les problèmes systémiques auxquels nous sommes confrontés en tant que personnes en ce qui concerne notre santé… jeter un coup d'œil aux politiques, aux procédures, aux aspects systémiques du système pour voir comment cela nous affecte négativement » (p. 32).

DÉTERMINANTS STRUCTURELS DE LA SANTÉ

Les déterminants de la santé peuvent être décrits comme fonctionnant à trois niveaux : distal, intermédiaire et proximal (ASPC, 2018). Ces niveaux sont différenciés en fonction de la proximité de l'individu, comme le montre la fig. 16.1. Cette figure indique certains des déterminants structurels et sociaux de la santé qui s'appliquent aux Afro-Néo-Écossais.

Les déterminants structurels de la santé (également connus sous le nom de niveau distal) s'éloignent le plus de l'individu au niveau du système, en consolidant le pouvoir économique, social et politique et en veillant à ce que ceux qui ont déjà une position privilégiée dans la société la conservent. Les systèmes économique, social et politique sont étroitement liés, produisant des systèmes socio-économiques inégaux qui stratifient les individus en fonction du revenu, de la profession, du genre, de la race, de l'origine ethnique et d'autres facteurs menant au gradient d'iniquité en santé. Ces déterminants structurels influent sur les conditions sociales et physiques dans lesquelles

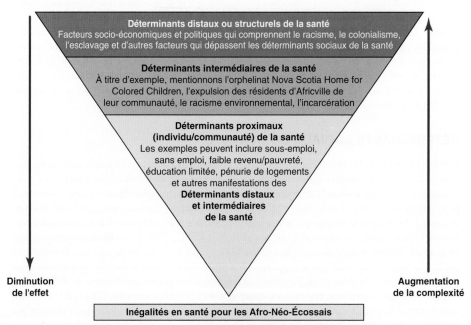

Fig. 16.1 Déterminants structurels de la santé pour les Afro-Néo-Écossais. (Créé par la Dre Barbara-Ann Hamilton-Hinch et Nancy MacVicar. Adapté de l'Organisation mondiale de la Santé [OMS]. [2010]. *A conceptual framework for action on the social determinants of health*. Determinants of Health Discussion Paper 2 [Policy and Practice]. https://www.who.int/publications/i/item/9789241500852.)

les gens vivent, travaillent et vieillissent. Le niveau intermédiaire des déterminants situe une personne dans la hiérarchie sociale et influe sur sa vulnérabilité aux situations qui compromettent sa santé et aux mécanismes de protection qui réduisent ces problèmes. Le niveau individuel (également connu sous le nom de niveau proximal) comprend les déterminants de la santé tels que le revenu, le niveau de scolarité et l'emploi (ASPC, 2018). Les fournisseurs de soins de santé peuvent soutenir les mouvements de justice sociale qui reconnaissent et s'efforcent de changer les systèmes politiques et socio-économiques injustes afin que tout le monde ait accès aux mêmes possibilités d'égalité en santé (Association canadienne de santé publique, 2017).

NOUVELLE-ÉCOSSE AFRICAINE – ILLUSTRATION DES EFFETS DES INIQUITÉS EN SANTÉ

Les personnes d'ascendance africaine résident en Nouvelle-Écosse depuis plus de 400 ans. La majorité des Afro-Néo-Écossais (77,3 %) sont présents au Canada depuis trois générations ou plus, ce qui représente la plus grande communauté autochtone noire/afro-néo-écossaise au Canada (Walker, 2015). Alors qu'ils s'installaient en Nouvelle-Écosse, les Afro-Néo-Écossais ont reçu les terres les plus inhospitalières et ont été forcés de vivre en marge de la société. Malgré ces difficultés, les personnes d'ascendance africaine ont persévéré et vivent maintenant dans des communautés historiques distinctes dans toute la province (Walker, 2015).

À l'heure actuelle, les personnes d'ascendance africaine constituent la plus grande communauté racialement visible, représentant près de 2,4 % de la population de la Nouvelle-Écosse (Office des affaires afro-néo-écossaises, 2022). Il est important de reconnaître qu'une proportion d'Afro-Néo-Écossais ne se sent pas en sécurité pour s'auto-identifier comme groupe racial particulièrement visible, bien qu'ils soient présents dans le pays depuis des générations, à cause de la peur, des expériences de discrimination et du racisme ciblé. Par conséquent, ces chiffres signalés pourraient être plus élevés (Hamilton-Hinch, 2016). Le tableau 16.1 présente un aperçu historique des personnes d'ascendance africaine en Nouvelle-Écosse.

Il est important d'examiner l'aperçu historique des personnes d'ascendance africaine en Nouvelle-Écosse afin d'acquérir une compréhension plus complète des déterminants sociaux et structurels de la santé par rapport à leur santé et à leur bien-être. Ces problèmes peuvent être généralisés à d'autres populations aux prises avec des problèmes similaires, comme les nouveaux immigrants et les Autochtones.

Déterminants sociaux et iniquités en santé chez les Afro-Néo-Écossais et les Canadiens noirs

Un rapport du Conseil des droits de l'homme des Nations Unies (2017) indique que le Canada a créé des lois sur les droits de la personne, mais n'a pas adopté de mesures ciblées pour éliminer les obstacles auxquels les Canadiens noirs sont confrontés afin d'obtenir des droits sociaux et économiques identiques au reste de la société. Il en résulte que les Canadiens noirs souffrent de façon disproportionnée de problèmes de santé chroniques comme l'hypertension, le diabète, le VIH et le sida, les cancers, les problèmes de santé mentale et la drépanocytose (Conseil des droits de l'homme des Nations Unies, 2017). Les personnes aux prises avec des déterminants sociaux de la santé comme le racisme subissent également des niveaux élevés de stress physiologique et psychologique. Faire face à des logements insalubres, à l'insécurité alimentaire, à un faible revenu et à des conditions de travail inadéquates accroît les inégalités en matière de santé (Mikkonen et Raphael, 2010).

Un état de santé autoévalué comme étant passable ou mauvais a été signalé par 14,2 % des Canadiens noirs, comparativement à 11,3 % des Canadiens blancs. Les jeunes femmes noires âgées de 12 à 17 ans ont déclaré des niveaux significativement plus faibles d'« excellente ou de très bonne » santé mentale, soit 64,0 % comparativement à 77,2 % des jeunes femmes blanches (Outil de données sur les inégalités en santé à l'échelle du Canada, 2017). Le Canada n'a pas recueilli de

TABLEAU 16.1 ■ **Aperçu historique de la Nouvelle-Écosse africaine**

Date	Événement historique
1605	Arrivée de Mathieu da Costa dans le cadre d'une expédition qui a fondé Port-Royal.
Années 1700	De petites populations de Noirs francophones et anglophones faisaient partie des villes coloniales, dont 300 à Louisbourg et au début de Halifax.
1763	Entre 100 et 150 personnes d'origine africaine figuraient parmi les nouveaux arrivants connus sous le nom de Planteurs qui venaient de la Nouvelle-Angleterre après que les Britanniques aient pris le contrôle de la Nouvelle-Écosse en 1763.
1782 à 1795	Environ 3 500 loyalistes noirs s'enfuirent vers ce qui est aujourd'hui la Nouvelle-Écosse et le Nouveau-Brunswick à la fin de la Révolution américaine en 1776. En échange de leur liberté, ils se sont battus pour la Grande-Bretagne. Ils vivaient à Annapolis Royal et dans d'autres régions comme Cornwallis/Horton, Weymouth, Digby, Windsor, Preston, Sydney, Fort Cumberland, Parrsboro, Halifax, Birchtown et Port Mouton. À leur arrivée dans les Maritimes, ils n'ont pas reçu les terres promises, ont été forcés de travailler sur des projets publics tels que des routes et des bâtiments, et se sont vu refuser un statut égal à celui des Loyalistes blancs.
1784	Première émeute raciale au Canada à Shelburne, en Nouvelle-Écosse.
1792	Mille cent quatre-vingt-dix hommes, femmes et enfants quittèrent Halifax pour la Sierra Leone, en Afrique de l'Ouest. Soixante-cinq sont morts pendant le voyage.
1796	Près de 600 Marrons de Trelawny exilés de la Jamaïque sont arrivés dans les Maritimes. Ils ont fait face à des conditions misérables et ont choisi d'émigrer en Sierra Leone en 1800.
1813 à 1815	Environ 2 000 Noirs américains réfugiés de la guerre de 1812 (dans des conditions semblables à celles des Loyalistes noirs) s'installèrent dans la région de Halifax et vécurent dans des régions comme Preston, Hammonds Plains, Beechville, Porters Lake, Lucasville et Windsor.
1833	La Grande-Bretagne a officiellement aboli l'esclavage des Africains dans l'Empire britannique, y compris les Maritimes.
1848	Premiers enregistrements d'une présence noire à Africville. La communauté a existé pendant 150 ans avec des centaines de personnes et de familles qui y vivaient. La communauté avait des magasins, une école, un bureau de poste et l'église baptiste Seaview.
1854	L'African United Baptist Association a officiellement établi de nombreuses églises dans la province, qui existent encore aujourd'hui.
1916 à 1918	Le 2e Bataillon de construction a été formé pendant la Première Guerre mondiale, le premier et le seul régiment militaire noir du Canada.
Années 1920	Des centaines d'immigrants caribéens appelés « arrivants tardifs » se sont rendus au Cap-Breton pour travailler dans les mines de charbon et l'aciérie.
1954	La ségrégation légale des écoles a pris fin.
Années 1960	Les modifications apportées à la Loi canadienne sur l'immigration ont permis l'immigration de Noirs directement d'Afrique et des Caraïbes.

Tiré de Marshall, T. (2013). Communautés noires au Canada. *L'Encyclopédie canadienne,* Historica Canada (dernière modification en 2021). https://www.thecanadianencyclopedia.ca/fr/article/noirs; Black Cultural Centre. (2021). *Black Migration in Nova Scotia.* https://bccns.com/our-history/.

données racialisées sur la santé, de sorte qu'il n'a pas une compréhension complète de l'ampleur des iniquités en santé au sein de ces populations (Dryden et Nnorom, 2021; Conseil des droits de l'homme des Nations Unies, 2017). Pour cette raison, le Canada s'est fié aux données des États-Unis et d'autres pays pour comprendre les disparités en matière de santé.

Pour une description plus détaillée des disparités en matière de santé chez les Canadiens noirs, voir le tableau 16.2.

TABLEAU 16.2 ■ **Disparités en matière de santé chez les Canadiens noirs**

- Les répondants noirs étaient plus susceptibles que les Blancs de déclarer de l'hypertension. Cette tendance se produit également aux États-Unis, où la prévalence de l'hypertension chez les Afro-Américains est la plus élevée au monde. Entre 2009 et 2012, la prévalence de l'hypertension ajustée selon l'âge chez les hommes noirs était de 44,9 %, comparativement à 32,9 % chez les hommes blancs et de 46,1 % chez les femmes noires comparativement à 30,1 % chez les femmes blanches (Spence et Rayner, 2018).

- 2,1 fois plus d'adultes canadiens noirs que de Canadiens blancs sont diabétiques (Outil de données sur les inégalités en santé à l'échelle du Canada, 2017).

- 54,2 % des Canadiens blancs sont modérément actifs, comparativement à 40,8 % des Canadiens noirs âgés de 18 ans et plus (Outil de données sur les inégalités en santé à l'échelle du Canada, 2017).

- En 2016, les Canadiens noirs affichaient des taux significativement plus faibles de consommation excessive d'alcool et de tabagisme que les Canadiens blancs (Outil de données sur les inégalités en santé à l'échelle du Canada, 2017).

- Les Afro-Néo-Écossais sont moins susceptibles d'accéder aux services de santé que les autres groupes. Des facteurs sociaux tels que le chômage, la pauvreté, le racisme et la discrimination augmentent le risque de maladie et interfèrent avec l'obtention de soins médicaux culturellement compétents (Conseil des droits de l'homme des Nations Unies, 2017).

Il est important que les fournisseurs de soins de santé soient conscients de ces iniquités en santé. Reconnaître que ces problèmes sont probablement le résultat de déterminants sociaux de la santé peut avoir une incidence sur la planification des soins et fournir des soutiens supplémentaires pour atténuer les problèmes liés à l'insécurité alimentaire, aux problèmes de logement, au transport et aux difficultés pour venir aux rendez-vous. Lorsqu'on prend les antécédents d'un patient, le fournisseur de soins de santé doit utiliser la communication thérapeutique, en évitant la stigmatisation et le jugement. Il est important de poser des questions ouvertes, telles que « Parlez-moi de… » et « Quels obstacles rendraient difficile pour vous de...? » Voyez l'histoire suivante au sujet de Mary pour comprendre les considérations culturelles dans les soins.

Considérations culturelles dans les soins

Insécurité alimentaire

Mary avait un rendez-vous régulier avec une infirmière praticienne pour surveiller son diabète. Sa glycémie était élevée et elle a admis qu'elle ne suivait pas son régime diabétique. L'infirmière praticienne a rappelé à Mary qu'elle devait suivre son régime alimentaire pour rester en bonne santé et a sorti les documents habituels sur le diabète. Elle a commencé à passer en revue les informations et s'est arrêtée lorsque Mary lui a demandé : « Puis-je acheter ce genre de choses au Dollarama? » Soudain, l'infirmière praticienne s'est rendu compte qu'elle devait explorer avec sensibilité la question de la sécurité alimentaire avec Mary et a commencé à lui demander où elle magasinait. Mary vivait auparavant avec sa fille, qui participait au loyer. Après que sa fille a déménagé, Mary a dû payer le loyer au complet, ce qui ne lui laissait que 50 $ par mois pour se nourrir. Mary n'était pas au courant des ressources du quartier comme le Food Pantry et les allocations gouvernementales auxquelles elle était admissible en raison de son diabète.

Cette situation illustre la nécessité pour les fournisseurs de soins de santé de comprendre que les patients peuvent ne pas être en mesure de suivre les recommandations en matière de soins de santé en raison de problèmes sociaux plus vastes tels que l'insécurité alimentaire, l'absence de logement abordable et le faible revenu. Il est essentiel que les fournisseurs de soins de santé ne sautent pas aux conclusions, mais développent des compétences en communication qui explorent avec sensibilité les problèmes systémiques qui contribuent aux défis pour suivre les recommandations en matière de soins de santé. Il existe une occasion d'appuyer les communautés qui défendent le logement abordable, la proximité des supermarchés et un revenu de subsistance.

TABLEAU 16.3 ■ Déterminants sociaux et iniquités en santé chez les Canadiens noirs : aperçu

Éducation	• En 2016, seulement 1,8 % des enseignants du primaire et du secondaire au Canada étaient noirs (Turcotte, 2020).
	• Les élèves noirs du secondaire sont les plus susceptibles d'être intégrés à des cours de niveau inférieur, à des plans de programmes individuels et à des programmes appliqués, et les moins susceptibles de s'inscrire au collège et à l'université (Hamilton-Hinch et coll., 2017; Turner, 2017).
	• Les jeunes Noirs de Toronto sont victimes de discrimination et font l'objet de stéréotypes négatifs et d'attentes moins élevées (Turner, 2017).
	• En Nouvelle-Écosse, les iniquités en matière d'éducation sont inchangées depuis 30 ans après la fin de la ségrégation (Conseil des droits de l'homme des Nations Unies, 2017).
	• En 2016, les jeunes Noirs âgés de 23 à 27 ans étaient moins susceptibles d'avoir un certificat, un diplôme ou un titre universitaire d'études postsecondaires que les autres jeunes Canadiens de ce groupe d'âge (Turcotte, 2020).
Emploi et revenu	• En 2016, le taux de chômage de la population noire était de 9,2 %, comparativement à 5,3 % pour les personnes du reste de la population ayant fait des études postsecondaires (Statistique Canada, 2020).
	• En 2014, 13 % des Canadiens noirs ont déclaré avoir été victimes de discrimination au travail ou dans le cadre d'un processus d'embauche, comparativement à 6 % chez le reste de la population canadienne (Turcotte, 2020). Un taux élevé de discrimination de 50 % a été constaté dans un sondage auprès des élèves réalisé en 2011-2012 au Québec par la Corporation d'employabilité et de développement économique communautaire (CEDEC, 2013). Il convient de noter que 20 % des répondants n'ont pas répondu à la question sur la discrimination.
	• En 2016, les hommes noirs étaient 1,5 fois plus susceptibles d'être au chômage que les hommes blancs (Outil de données sur les inégalités en santé à l'échelle du Canada, 2017).
	• En 2016, la prévalence des ménages à faible revenu chez les hommes afro-néo-écossais était de 21,9 % et de 21,7 % chez les femmes, comparativement au reste de la Nouvelle-Écosse, à 7,9 % (Statistique Canada, 2019).
	• En 2016, le taux de chômage de la population noire était de 9,2 %, comparativement à 5,3 % pour les personnes du reste de la population ayant fait des études postsecondaires (Statistique Canada, 2019).
Logement	• Un obstacle commun à un logement convenable est la discrimination des propriétaires à l'égard des locataires noirs (Teixeira, 2008).
	• Les Afro-Néo-Écossais qui résident dans des régions particulières depuis 20 ans ont le droit d'obtenir la propriété de la terre. Cependant, le processus est onéreux et constitue un fardeau injuste qui les prive de leur droit à la terre (Conseil des droits de l'homme des Nations Unies, 2017).
	• En 2016, 28,6 % des Canadiens noirs vivaient dans un logement inabordable, comparativement à 16,1 % des Canadiens blancs (Abdilliha et Shaw, 2020).
Insécurité alimentaire	• Les Canadiens noirs ont déclaré une insécurité alimentaire familiale modérée ou grave 2,8 fois plus souvent que les Canadiens blancs entre 2009 et 2012 (Outil de données sur les inégalités en santé à l'échelle du Canada, 2017).

Le tableau 16.3 décrit certains déterminants sociaux de la santé particuliers vécus par les Canadiens noirs et les Afro-Néo-Écossais.

Les expériences des déterminants sociaux de la santé ont une incidence sur la façon dont les Afro-Néo-Écossais et, dans une mesure similaire, les Noirs et les Afro-Canadiens interagissent avec le système de soins de santé. Les fournisseurs de soins de santé qui acquièrent une meilleure compréhension de la façon dont ces expériences ont affecté la capacité des Afro-Néo-Écossais à faire confiance au système de soins de santé fourniront des soins améliorés culturellement compétents. Le traumatisme historique des personnes d'ascendance africaine a contribué à instaurer la défiance. Il est bien documenté que les personnes d'ascendance africaine ont été traitées de manière contraire à l'éthique (Beskow, 2016; Brandt, 1978; Qureshi, 2004). Par exemple, des Afro-Américains ont été infectés par la syphilis dans des expériences médicales telles que l'étude de Tuskegee sur la syphilis de 1932 (Brandt, 1978) et, en 1951, les cellules d'Henrietta Lacks ont été récupérées et utilisées sans son consentement (Beskow, 2016). Des parties du corps de Saartjie Baartman ont été exposées en 1815, avant d'être enterrées en 2002 (Qureshi, 2004). Comprendre comment la population noire a été utilisée par la société sans son consentement pour approfondir les « connaissances scientifiques » peut aider les fournisseurs de soins de santé à reconnaître pourquoi cette population peut se méfier du système de soins de santé. Il est impératif qu'un espace d'accueil et d'inclusion soit créé (un espace qui reflète les patients), en particulier en ce qui concerne la santé, afin que chacun puisse recevoir un service optimal et équitable, indépendamment de la race, de l'origine ethnique, de l'orientation sexuelle, du revenu ou de l'éducation. Les fournisseurs de soins de santé ont besoin de connaissances et d'outils pour fournir des soins tenant compte des traumatismes et de la violence. Cela comprend l'acquisition d'une compréhension des traumatismes et de la violence et de leur impact sur la vie et les comportements des gens; la création d'un environnement émotionnellement et physiquement sûr; l'offre de choix, de collaboration et de connexion; et l'utilisation d'une approche fondée sur les forces pour la prestation de soins aux patients (Tebes et coll., 2019).

Déterminants structurels de la santé chez les Afro-Néo-Écossais

Les déterminants sociaux de la santé sont créés et maintenus par les déterminants structurels de la santé. Pour les Afro-Néo-Écossais, les déterminants structurels de la santé sont liés à leur expérience de traumatismes importants tout au long de leurs 400 ans d'histoire en Nouvelle-Écosse. Certaines de ces expériences comprennent le racisme structurel, la colonisation, l'esclavage, l'orphelinat Home for Colored Children, Africville, le racisme environnemental et les expériences avec le système de justice pénale (Conseil des droits de l'homme des Nations Unies, 2017).

RACISME STRUCTUREL

La race a été identifiée comme un déterminant social de la santé (gouvernement du Canada, 2021; Mikkonen et Raphaël, 2010; ASPC, 2020b; Waldron et coll., 2015). Le **racisme structurel** désigne « les processus de racisme qui sont intégrés aux lois (locales, étatiques et fédérales), aux politiques et aux pratiques de la société et de ses institutions qui offrent des avantages aux groupes raciaux considérés comme supérieurs, tout en opprimant, désavantageant ou négligeant autrement les groupes raciaux considérés comme inférieurs » (Williams et coll., 2019). Il est favorisé par les sociétés, à l'aide de systèmes politiques et socio-économiques bien ancrés qui sont historiquement enracinés et culturellement normalisés au fil des générations. Ces systèmes renforcent les croyances, les valeurs et la répartition des ressources discriminatoires, ce qui entraîne des effets néfastes sur la santé (Bailey et coll., 2017). Cela a une incidence sur l'accès à une éducation, un emploi, un revenu et des soins de santé de qualité et accroît l'exposition au système de justice pénale. Bien que les approches traditionnelles de la médecine et de la recherche en santé aient attribué les disparités en matière de santé dans les populations racialisées à des choix biologiques, génétiques, culturels ou de mode de vie, il est maintenant reconnu que les inégalités sociales et le racisme contribuent de façon importante à l'état de santé (Hamilton-Hinch, 2016; James et coll., 2010; Santé publique Ontario, 2020; Waldron et coll., 2015).

De nombreux signalements de racisme envers les Noirs sont vécus par les fournisseurs de soins de santé au sein du système de soins de santé canadien (Dryden et Nnorom, 2021; Nourpanah, 2019). Ce problème est exacerbé par la faible proportion de médecins noirs au Canada. Par exemple, en Ontario, les Noirs représentent 2,3 % des médecins en exercice, tandis que 4,5 % des Ontariens sont des citoyens noirs (Black Health Alliance, Health Commons Solutions Lab, 2020). Les fournisseurs de soins de santé doivent acquérir les compétences et le langage nécessaires pour répondre à ces commentaires en milieu de travail. Ils doivent également promouvoir des changements systémiques, y compris les pratiques d'embauche, la promotion et l'inclusion des Canadiens noirs et afro-canadiens dans les conseils d'administration.

COLONISATION

Il est important de reconnaître et de comprendre que les personnes d'ascendance africaine vivant au Canada ont connu la colonisation. Grâce au colonialisme, des systèmes de pouvoir socio-économiques et politiques ont été mis en place qui y ont intégré le racisme structurel (Chambers et coll., 2018; Waldron, 2018a, 2018b, 2018c; Waldron et coll., 2015). Des personnes d'ascendance africaine sont arrivées ou ont été amenées en Nouvelle-Écosse par divers moyens : certains esclaves, des serviteurs sous contrat, des exilés, des réfugiés et des loyalistes (Black Cultural Centre, 2021; Cooper, 2006; Pachai, 1990, 1997, 2007; Whitfield, 2006). Grâce à ces divers passages vers la Nouvelle-Écosse, les Afro-Néo-Écossais ont subi une perte de culture, de langue, de famille et de communauté, ce qui a eu un impact négatif sur leur santé mentale, physique, émotionnelle et spirituelle et sur leur bien-être (Beagan et Etowa, 2009, 2011; Beagan et coll., 2012; Este et Bernard, 2006; Hamilton-Hinch, 2016; James et coll., 2010; McGibbon et Etowa, 2009). On ne s'attendait pas à ce que les Afro-Néo-Écossais survivent, car on leur a donné des terres rocheuses et stériles à cultiver, des conditions de vie inférieures aux normes et un accès limité à l'éducation, à l'emploi et aux soins de santé (Pachai, 1990, 1997, 2007). En 2020, de nombreuses communautés afro-néo-écossaises sont considérées comme rurales et ne sont pas situées près des cliniques de santé, des hôpitaux, des épiceries et des établissements d'enseignement. Des éléments de la colonisation subsistent et sont évidents dans le traumatisme historique et générationnel d'avoir été asservi et privé de la connaissance d'une riche histoire.

ASSERVISSEMENT

L'histoire des personnes d'ascendance africaine ne commence pas par une histoire d'esclavage. Les personnes d'ascendance africaine sont des descendants de rois, de reines, d'orateurs, de mathématiciens, de scientifiques, de guérisseurs, d'enseignants, de cultivateurs, d'ingénieurs et d'architectes. Cependant, le traumatisme historique et générationnel d'avoir été réduit en esclavage est enraciné dans la psyché de certaines personnes d'ascendance africaine (Hamilton-Hinch, 2016; Leary, 2005). Ce traumatisme est transmis de génération en génération, ce qui entraîne un traumatisme intergénérationnel (DeGruy, 2005; Hamilton-Hinch, 2016). Waldron (2018a) décrit le traumatisme historique comme la relation entre le colonialisme, le racisme structurel et les mauvais résultats en matière de santé, vécus d'une génération à l'autre. Bien que le Canada soit souvent cité comme un lieu de refuge pour le Chemin de fer clandestin (« Underground Railroad », un réseau secret d'abolitionnistes blancs et de Noirs libres qui ont aidé les fugitifs vers la liberté), l'esclavage existait bel et bien en Nouvelle-Écosse, au Canada (Hamilton, 1994; Whitfield, 2006). L'esclavage n'a été aboli qu'en 1833, et même après cette date, un semblant d'esclavage a continué d'exister, car certains Afro-Néo-Écossais sont devenus des serviteurs sous contrat pour survivre, jusqu'à leur mort. D'autres Afro-Néo-Écossais n'ont pas reçu les ressources nécessaires pour subvenir à leurs besoins et à ceux de leur famille. Dans certains cas, les familles devaient compter sur le gouvernement pour s'occuper de leurs enfants.

HOME FOR COLORED CHILDREN
(MAISON POUR ENFANTS DE COULEUR)

… À la communauté afro-néo-écossaise : nous sommes désolés. La lutte contre la Maison n'est qu'un chapitre de l'histoire du racisme et de l'inégalité systémiques qui marquent notre province depuis des générations. Les Afro-Néo-Écossais sont une culture fondatrice de notre province – un peuple ingénieux et fort. Nous devons reconnaître qu'à bien des égards et depuis de nombreuses années, en tant que province, nous n'avons pas répondu adéquatement aux besoins des enfants afro-néo-écossais et de leurs familles. Nous sommes désolés. En tant que Néo-Écossais – en tant que peuple marchant ensemble – nous devons faire mieux. Les excuses ne ferment pas les livres, mais la reconnaissance du fait que nous devons jeter un regard inébranlable sur le passé alors que nous nous efforçons de vivre un avenir meilleur.

L'honorable Stephen McNeil, premier ministre de la Nouvelle-Écosse
(Communiqué de presse de la Nouvelle-Écosse, 2014)

Ces excuses ont été présentées par le premier ministre de la Nouvelle-Écosse pour les mauvais traitements infligés à de nombreux enfants d'ascendance africaine alors qu'ils étaient sous la garde de la province. Bien que la reconnaissance et les excuses soient une première étape, elles n'amélioreront pas les inégalités en santé chez les Afro-Néo-Écossais si le statu quo continue d'exister. La Home for Colored Children (plus tard appelé Akoma Family Centre) a ouvert ses portes en juin 1921 pour fournir des soins aux enfants d'ascendance africaine qui n'étaient pas acceptés ou autorisés dans les établissements de soins pour les Blancs en Nouvelle-Écosse. Bien que certains considéraient « la Maison » comme un lieu sûr, d'autres y ont subi des violences physiques, sexuelles et émotionnelles. Certains anciens pensionnaires de la Maison ont intenté avec succès un recours collectif contre la province de la Nouvelle-Écosse pour mauvais traitements. Néanmoins, les enfants d'ascendance africaine continuent d'être surreprésentés dans les institutions de protection de l'enfance (Trocme et coll., 2004; Turner, 2016; Ujima Design Team, 2015; Waldron, 2018c). Cette expérience est représentative d'un déterminant structurel intermédiaire de la santé.

Les fournisseurs de soins de santé doivent se demander pourquoi les enfants et les familles d'ascendance africaine continuent de subir des inégalités fondées sur leur race, leur communauté, leur revenu, leur éducation et d'autres déterminants sociaux et structurels de la santé, y compris le racisme environnemental. Il est essentiel de se concentrer également sur les forces inhérentes à la population afro-néo-écossaise. Malgré ces conditions, de nombreux Afro-Néo-Écossais ont résisté, survécu et prospéré dans les nombreuses communautés afro-néo-écossaises. Les fournisseurs de soins de santé doivent prendre en considération les traumatismes intergénérationnels et la prestation de soins tenant compte des traumatismes et de la violence dans tout plan de traitement (Tebes et coll., 2019). Il est important d'établir des relations fondées sur la confiance et le respect pour fournir des soins efficaces. Les fournisseurs de soins de santé doivent inviter leurs homologues non traditionnels à intégrer des plans de traitement, comme les Aînés, les conseillers spirituels et les conseillers non professionnels. Le système de soins de santé a l'obligation de travailler avec la communauté pour accroître la représentation des personnes d'ascendance africaine à tous les niveaux de soins et reconnaître les injustices vécues par les Afro-Néo-Écossais.

AFRICVILLE

L'esprit d'Africville ne mourra jamais. Africville était une communauté historique afro-néo-écossaise située sur les rives du bassin de Bedford. Les premiers enregistrements d'habitants noirs remontent à 1848 (McRae, 2021). Elle abritait de nombreux descendants de personnes d'ascendance africaine réduites en esclavage, libres et sous contrat à la recherche d'un emploi, d'opportunités et d'un sens de la famille. Africville avait ses propres écoles, magasins communau-taires, quincailleries et surtout, le cœur de la communauté, son église, l'église baptiste Seaview.

Comme l'affirme Irvine Carvery, un résident d'Africville, « vous n'étiez jamais isolé à Africville. Vous vous sentiez toujours chez vous; les portes étaient toujours ouvertes. C'est l'une des choses les plus importantes qui est toujours restée avec moi tout au long de ma vie » (McRae, 2021). La com-munauté d'Africville a fait face à d'innombrables défis discriminatoires. La ville a refusé de fournir de nombreuses commodités données à d'autres résidents de Halifax, y compris le ramassage des ordures, l'eau et les égouts, même si les résidents d'Africville payaient des taxes municipales.

La ville a également construit une prison, un hôpital pour les maladies infectieuses et un dépotoir près de la communauté. En 1964, la ville d'Halifax a expulsé les résidents d'Africville sans consultation significative. La ville a déclaré qu'elle voulait développer l'industrie et les infra-structures dans la région, mais cela ne s'est jamais produit. Victime du racisme et de la cupidité, Africville a été détruite et les résidents ont été forcés de quitter leurs maisons – certains étant déplacés à l'aide de camions à ordures – pour se retrouver dans des logements gouvernementaux (Office national du film, 1991; Remes, 2018; Rutland, 2011).

Lorsqu'ils vivaient à Africville, les résidents étaient propriétaires de leurs terres et de leurs maisons et avaient un fort sentiment d'appartenance à la communauté. Les enfants avaient des lieux pour jouer et les familles avaient des lieux de rassemblement et de culte. La destruction et la réinstallation des résidents d'Africville sont connues localement, nationalement et internationale-ment en raison du racisme manifeste, de la discrimination, du racisme environnemental et des violations des droits de la personne (Office national du film, 1991; Remes, 2018; Rutland, 2011).

RACISME ENVIRONNEMENTAL

Le **racisme environnemental** peut être décrit comme le placement disproportionné d'une indust-rie dangereuse pour l'environnement et d'autres activités dans les communautés autochtones et les communautés de couleur (Waldron, 2018a). Le racisme environnemental est considéré comme un déterminant structurel de la santé. La plupart des collectivités afro-néo-écossaises sont situées dans des collectivités rurales et bon nombre d'entre elles ont été exposées au racisme environnemental en raison de l'emplacement historique et continu des « décharges » et de l'évacuation des eaux usées de ruissellement, ce qui a entraîné la contamination de l'eau par l'arsenic (Hudson, 2001; Waldron, 2016, 2018a, b; Waldron et coll., 2015). Waldron et coll. (2015) ont facilité des recherches appro-fondies sur le racisme environnemental. Le livre de Waldon et le film subséquent, *There's Something in the Water*, ont acquis une reconnaissance internationale pour les communautés autochtones et afro-néo-écossaises. Selon la définition de Waldron (2018c, p. 36), le racisme environnemental fait référence à « des politiques, des pratiques ou des directives environnementales qui désavantagent de manière disproportionnée les individus, les groupes ou les communautés (intentionnellement ou non) en fonction de la race ou de la couleur ». Le racisme environnemental est lié à divers problèmes de santé chez les personnes d'ascendance africaine et autochtone, tels que des taux plus élevés de cancers, de diabète, de troubles pulmonaires et d'autres affections respiratoires, et d'allergies, ainsi qu'à des troubles émotionnels et psychologiques (Atari et coll., 2013; Cryder-man et coll., 2016; Masuda et coll., 2008; Sharp, 2009; Teelucksingh, 2006; Waldron, 2018a). Ces problèmes de santé accrus associés au racisme environnemental exigent une exploration, une attention et un lien plus approfondis avec les déterminants sociaux et structurels de la santé. Au fur et à mesure que des discussions politiques ont lieu sur l'emplacement de nouveaux dépotoirs ou l'élimination des polluants, les évaluations environnementales doivent examiner et aborder tout risque de racisme environnemental. En outre, le système de justice pénale est un autre domaine pertinent pour les personnes d'ascendance africaine qui exige un examen plus approfondi. Ceci est particulièrement important compte tenu du mouvement local, national et international Black Lives Matter (BLM) qui a vu le jour en 2020.

Le système (partial) de justice pénale

Le *Rapport indépendant sur les contrôles de routine d'Halifax en Nouvelle-Écosse* (le rapport Wortley) (Commission des droits de la personne de la Nouvelle-Écosse, 2019) indiquait que les Afro-Néo-Écossais sont 5,33 fois plus susceptibles d'être arrêtés par la police et 4,75 % plus susceptibles d'être accusés d'une infraction. La mise à jour du rapport Wortley (Commission des droits de la personne de la Nouvelle-Écosse, 2021) fournissait des renseignements sur les progrès réalisés à l'égard des 53 recommandations. Un African Nova Scotia Justice Institute, conçu pour créer des programmes et des services visant à aborder le racisme systémique auquel sont confrontés les Afro-Néo-Écossais dans leurs interactions avec le système de justice, est en cours d'élaboration. Les personnes d'ascendance africaine ont une longue histoire de racisme anti-Noir qui est ancrée dans les institutions de justice pénale. De même, le Sentencing Project (Nellis, 2016) indiquait que les personnes d'ascendance africaine sont incarcérées à un taux trois fois supérieur à celui des populations non racialisées (Statistique Canada, 2018). Les Afro-Néo-Écossais représentent 2,6 % de la population, mais ils constituent 11 % des admissions (ou de la détention provisoire) et 12 % de la détention après condamnation dans des établissements correctionnels pour adultes (NS Adult Admissions to Custody by Ethnicity, 2018). Entre mars 2003 et mars 2013, la population carcérale blanche a diminué de 3 %, alors qu'il y a eu une augmentation importante du nombre d'hommes et de femmes racialisés dans les prisons fédérales (Pedlar et coll., 2018). De plus, le Bureau de l'enquêteur correctionnel (BEC) a indiqué que les détenus noirs sont l'une des populations qui connaît la croissance la plus rapide dans les établissements fédéraux. C'est inquiétant; compte tenu du pourcentage de Noirs au Canada, ils ne devraient pas constituer 9,3 % de l'ensemble de la population carcérale fédérale, comme cela a été signalé en 2012 (Bureau de l'enquêteur correctionnel, 2014). La participation excessive des personnes d'ascendance africaine au système de justice pénale reflète les déterminants structurels et sociaux de la santé et le traumatisme intergénérationnel subi par de nombreuses personnes d'ascendance africaine. De plus, peu de programmes au sein du système et des institutions de justice pénale sont pertinents sur le plan culturel ou reconnaissent les besoins distincts des personnes d'ascendance africaine. Certains programmes ont été élaborés pour soutenir les populations de détenus autochtones, comme le Continuum de soins pour les Autochtones, les Aînés et les conseillers spirituels (Bureau de l'enquêteur correctionnel, 2015). Les fournisseurs de soins de santé doivent s'efforcer de réduire le taux de récidive et d'enquêter sur les expériences liées à la justice pénale des personnes d'ascendance africaine.

S'attaquer aux déterminants sociaux et structurels de la santé

Pour améliorer les disparités en matière de santé, il faut axer les interventions sur les niveaux socio-économique et politique (Lucyk et McLaren, 2017; Raphaël, 2011). Une approche de justice sociale est utilisée pour combler les écarts évitables, injustes et iniques en matière d'équité en santé entre les populations vulnérables et non vulnérables (Trinh-Shevrin et coll., 2015). Le plaidoyer est reconnu comme un moyen de promouvoir des politiques qui améliorent l'équité en santé en prenant des mesures sur les déterminants sociaux de la santé, et donc, en améliorant la santé des groupes qui ont été défavorisés (Lucyk et McLaren, 2017). Un examen de synthèse par Farrer et coll. (2015) a examiné la littérature et la documentation parallèle sur la défense de l'équité en santé. Ces auteurs décrivent la défense de l'équité en santé comme « une tentative délibérée d'influencer les décideurs et d'autres intervenants à appuyer ou à mettre en œuvre des politiques visant à améliorer l'équité en santé à l'aide de données probantes » (p. 396). Les efforts qui appuient la défense des intérêts pour s'attaquer aux déterminants sociaux et structurels de la santé nécessitent des données qualitatives et quantitatives opportunes et succinctes obtenues au niveau local, qui appuient les arguments en faveur de l'élaboration de politiques.

L'OMS (2010) a recommandé trois plans d'action : (1) améliorer les conditions de la vie quotidienne; (2) s'attaquer à la répartition inéquitable du pouvoir, de l'argent et des ressources; et (3) comprendre l'ampleur du problème et évaluer les interventions à l'aide d'outils de mesure. L'ASPC (2018) note qu'il est essentiel d'aborder les approches systémiques qui peuvent exacerber les disparités en matière de santé (p. ex., avantages fiscaux favorisant les membres les plus riches de la société). On a fait valoir que la promotion de la santé mettait l'accent sur le changement des individus, en insistant sur les choix de mode de vie et le changement de comportement, plutôt que de reconnaître et de résoudre les problèmes politiques, sociaux et économiques autour du capitalisme qui cimentent les déterminants sociaux de la santé (Baker et coll., 2018; Hanson et Metzl, 2016; Raphaël, 2011).

Trinh-Shevrin et coll. (2015) corrigent les déterminants structurels de la santé du point de vue de l'établissement de partenariats, de la mobilisation des communautés et de l'élaboration d'objectifs communs par les secteurs non liés à la santé et les décideurs. Une optique d'équité en santé doit être appliquée à toutes les élaborations de politiques par les politiques gouvernementales et non gouvernementales pour tous les secteurs. Les outils d'impact sur la santé sont des outils normalisés d'aide à la décision qui examinent de manière proactive les impacts potentiels de tout plan gouvernemental. Une évaluation des répercussions sur la santé examine les effets potentiels d'une politique ou d'un projet proposé sur la santé de la population et formule des recommandations pour appuyer la prise de décisions (Centre de collaboration nationale sur les politiques publiques et la santé, 2015). Les politiques et les interventions dans n'importe quel secteur peuvent involontairement désavantager des populations particulières. Par conséquent, il est essentiel d'examiner l'effet d'une décision sur les déterminants sociaux de la santé, d'examiner la répartition des effets entre les diverses populations et d'écouter les préoccupations des divers groupes susceptibles d'être touchés par le changement (Centre de collaboration nationale sur les politiques publiques et la santé, 2015; St-Pierre, 2015). Comme le suggèrent Woolf et coll. (2016), l'harmonisation des intervenants entre les secteurs incitera à atteindre des objectifs communs. Les fournisseurs de soins de santé peuvent aider les communautés à parler des effets potentiels sur la santé de diverses décisions politiques, mais ils doivent s'assurer qu'ils ne prennent pas le dessus et ne parlent pas en leur nom. Intuitivement, en tant que fournisseurs de soins de santé, lorsque nous savons mieux, nous faisons mieux.

Frieden (2010) a élaboré la période d'impact sur la santé pour illustrer les interventions qui auront le plus d'impact sur l'état de santé de la population. Les interventions axées sur les individus, comme le counseling pour favoriser la perte de poids ou l'augmentation de l'exercice, nécessitent un investissement élevé de la part des fournisseurs de soins de santé, mais ont un impact limité sur l'amélioration de la santé de la société. Ces interventions créent rarement des changements à long terme si les problèmes sociaux sous-jacents ne sont pas traités. La fig. 16.2 illustre l'impact de diverses interventions sur la santé de la population.

Éduquer un patient sur les aliments sains sans reconnaître le faible revenu ou la proximité limitée d'une épicerie ne l'aidera pas à apporter des changements pour adopter un mode de vie sain. Les fournisseurs de soins de santé peuvent soutenir les individus en fournissant des ressources telles que des informations sur le logement, les droits des locataires ou les banques alimentaires locales. De plus, les fournisseurs de soins de santé peuvent faire pression sur les politiciens et d'autres personnes pour qu'ils augmentent la quantité de logements abordables et le salaire minimum. Bien que ces approches nécessitent de la prévoyance et de l'investissement, elles ont également un impact plus important sur un plus grand nombre de personnes.

Les universités doivent soutenir les étudiants avec des stratégies de soutien qui renforcent les droits de la personne et l'équité. L'Université Dalhousie offre la Stratégie afro-néo-écossaise, qui apporte un soutien aux étudiants afro-néo-écossais en tant que personnes distinctes (Université Dalhousie, African Nova Scotian Strategy Advisory Council, s.d.; Gagnon, 2021). D'autres iniquités peuvent être abordées au moyen de mesures comme la scolarité gratuite pour

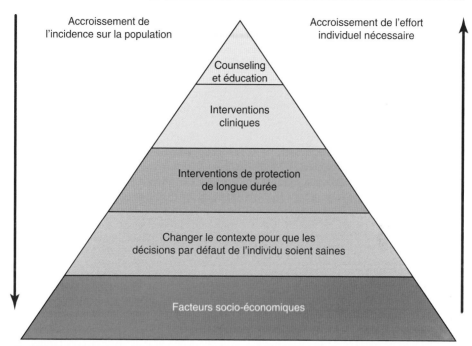

Fig. 16.2 Pyramide d'impact de la promotion de la santé. (Frieden, T. [2010]. A framework for public health action: The health impact pyramid. *American Journal of Public Health, 100*[4], p. 590-595.)

les établissements postsecondaires. Certaines provinces et universités ainsi que certains collèges ont instauré la scolarité gratuite pour les adultes qui étaient des enfants dans le système de soins. La Colombie-Britannique a annoncé que les jeunes adultes âgés de 19 à 27 ans qui avaient été pris en charge étaient admissibles et des centaines d'étudiants ont présenté une demande auprès de 25 universités en 2018 (BC Government News, 2018). De même, des établissements de la Nouvelle-Écosse comme l'Université Mount St. Vincent, l'Université Dalhousie et le Collège communautaire de la Nouvelle-Écosse ont annoncé des programmes de scolarité gratuite similaires ainsi que des programmes de soutien pour 2020-2021 destinés aux jeunes adultes qui avaient été en famille d'accueil (CBC/Radio-Canada, 2020a, 2021b). Cela donne la possibilité aux enfants qui ont eu des enfances difficiles et qui n'ont pas de système de soutien familial de suivre des études postsecondaires et d'avoir de meilleures perspectives d'emploi. Les personnes, y compris les enfants afro-néo-écossais, qui ont été prises en charge ont besoin de plus d'aide que d'autres pour avoir les mêmes possibilités.

Waldron et coll. (2015) ont fait participer des membres de la communauté afro-néo-écossaise à la recherche participative afin d'approfondir leur compréhension de la santé et des déterminants sociaux et structurels de la santé. Bien qu'un véritable engagement exige du temps et des efforts, les résultats sont significatifs, car ils aident les résidents à comprendre et à gérer les effets socio-économiques et politiques sur leur santé. Cela favorise l'action et l'autonomisation, ce qui est essentiel pour les populations qui ont été historiquement privées de leurs droits (Woolf et coll., 2016).

Les fournisseurs de soins de santé doivent comprendre les facteurs communautaires qui influent sur la santé des patients (Alicea-Alvarez et coll., 2016). Les efforts visant à améliorer la compréhension chez les étudiants en médecine et les autres professionnels de la santé ont inclus le travail sur le terrain, l'apprentissage par le service, des programmes visant à accroître la diversité dans les professions de la santé et des possibilités de bénévolat dans le programme d'études. Les fournisseurs de soins de santé, tant dans le milieu universitaire qu'en tant que diplômés, doivent être encouragés à regarder au-delà des problèmes individuels dans le système qui crée des inégalités en santé et à développer des compétences en défense des droits pour présenter des arguments fondés sur des données probantes en faveur de changements aux structures socio-économiques (Farrer et coll., 2015; Hanson et Metzl, 2016). Par exemple, l'Université Dalhousie à Halifax exige que les étudiants en médecine, en dentisterie et en sciences infirmières suivent un cours en études autochtones dans le cadre de leurs exigences en matière de diplôme. Elle appuie également deux programmes ayant pour mandat d'augmenter le nombre d'étudiants afro-néo-écossais (Université Dalhousie, s.d.; Hamilton-Hinch et coll., 2017) et autochtones en médecine, en dentisterie et en professions de la santé (Indigenous Health in Medicine, 2020).

Tous les fournisseurs de soins de santé ont besoin d'éducation sur les grands déterminants sociaux et structurels de la santé, d'y être exposés et de les reconnaître. Certains déterminants peuvent être inconnus, car l'ignorance ou le privilège blanc peut aveugler les gens à la préservation des politiques et des pratiques racistes par des politiques eurocentriques (Teelucksingh, 2018). Pour cette raison, il est important que les fournisseurs de soins de santé utilisent les outils de ce livre pour mieux comprendre les déterminants sociaux et structurels de la santé et les compétences d'engagement communautaire adaptées aux populations marginalisées (Cyril et coll., 2015). Un **engagement communautaire** efficace signifie que les membres de la communauté participent directement à la prise de décisions sur les développements qui touchent la communauté; par exemple, l'établissement de priorités en matière de santé, la prise de décision, la planification de stratégies et leur mise en œuvre (gouvernement du Canada, 2021). Il est important de ne pas examiner la santé sous l'angle du « daltonisme », mais plutôt de voir la diversité raciale et culturelle afin d'activer le changement. Il est tout aussi important d'appliquer la sensibilisation et la sensibilité culturelles pour permettre aux communautés de développer des initiatives comme le projet communautaire Hope Blooms.

La compétence culturelle en action

Hope Blooms

L'entreprise sociale Hope Blooms a été fondée en 2008 par sept jeunes enfants qui ont commencé à cultiver des tomates sur un terrain abandonné dans le centre d'Halifax. Aujourd'hui, 53 jeunes âgés de 5 à 18 ans, des personnes âgées et 35 familles y participent et exploitent un jardin communautaire, une serre et une cuisine communautaire primés. Les jeunes cultivent environ 1 814 kg (4 000 lb) de fruits et légumes frais par année, qui sont transformés en vinaigrettes aux herbes et en thés de spécialité. Ils favorisent une communauté saine grâce à leur entreprise sociale, à leurs jardins alimentaires biologiques urbains, à leurs programmes de nutrition et d'éducation expérientielle. Les fonds issus des ventes de vinaigrettes aux herbes et des thés sont restitués à la communauté. Cet organisme sans but lucratif crée un espace pour que « les jeunes d'Halifax deviennent des agents du changement dans leur communauté, améliorant ainsi la sécurité alimentaire, l'éducation et l'inclusion sociale et contrecarrant la pauvreté » (Hope Blooms, 2022). Dans le cadre d'une recherche menée par la Division de la promotion de la santé de l'École de santé et de performance humaine de l'Université Dalhousie, 100 % des jeunes estimaient que Hope Blooms avait accru leur capacité de nourrir leur famille, 99 % avaient un sentiment d'appartenance accru et 92 % avaient amélioré leur niveau de participation communautaire (O'Reilly, 2017). Les fonds de Hope Blooms sont consacrés à des bourses d'études. En 2016, un participant a été la première personne de sa famille à fréquenter l'école postsecondaire. Quatre jeunes ont obtenu leur diplôme d'études secondaires en 2018 et sont sur la bonne voie pour faire des études postsecondaires. Un autre participant qui s'était investi dans Hope Blooms depuis l'âge de 10 ans a été présélectionné pour la bourse Loran de 100 000 $. En 2016, quatre jeunes ont reçu leur certification de maîtres jardiniers biologiques, les plus jeunes au Canada à recevoir ce crédit universitaire. Hope Blooms continue de motiver et de soutenir la communauté, même pendant la pandémie de COVID-19 (Hope Blooms, 2018).

Les effets de la COVID-19

La COVID-19, une nouvelle maladie infectieuse causée par le SARS-CoV-2, a été identifiée chez l'humain en Chine le 31 décembre 2019. À la fin de janvier 2020, elle est arrivée au Canada lorsqu'un voyageur a présenté des symptômes après son arrivée et a été hospitalisé. Un mois plus tard, la transmission communautaire de la COVID-19 a été documentée au Canada. À la mi-décembre 2021, la COVID-19 avait infecté plus de 1,8 million de Canadiens, faisant plus de 30 000 morts (ASPC, 2022a). La connaissance de ce virus continue d'évoluer, mais il semble être plus contagieux que de nombreuses autres maladies respiratoires infectieuses. Au cours de la première année, la seule défense contre la propagation de la COVID-19 était les mesures de santé publique telles que la distanciation physique, le lavage des mains et le port du masque (ASPC, 2021d). En décembre 2020, de nouveaux vaccins avaient été mis au point et commençaient à être administrés (ASPC, 2022b).

D'autres variants infectieux préoccupants ont été identifiés, y compris le variant Omicron, qui se répandent dans le monde entier. Les symptômes de la COVID-19 peuvent aller de formes asymptomatiques à des formes plus graves de la maladie qui nécessitent une hospitalisation et un traitement dans une unité de soins intensifs (USI). Des personnes ont également présenté des séquelles post-infection et des conséquences potentielles à long terme.

La COVID-19 n'a pas touché la population du Canada de la même façon (ASPC, 2021e; OMS, 2021). Les populations plus âgées, les personnes atteintes d'une maladie chronique et les personnes immunodéprimées ont connu des taux d'infection plus élevés à la COVID-19, accompagnés d'impacts plus graves (ASPC, 2022c). Le Canada n'a pas systématiquement recueilli de renseignements sur l'origine ethnique, la race et les disparités connexes en matière de santé (Institut canadien d'information sur la santé [ICIS], 2020; Thompson et coll., 2021). Un rapport de l'ASPC (2020c) a analysé les données démographiques ainsi que les caractéristiques des quartiers des personnes décédées de la COVID-19 au Canada (à l'exception du Yukon). Ce rapport a utilisé des renseignements tirés du questionnaire abrégé du Recensement canadien de 2016, du profil des régions du recensement de 2016 et des données sur la mortalité liée à la COVID-19 de Statistique Canada. Il a découvert que les hommes de la tranche de revenu la plus faible étaient plus susceptibles de mourir de la COVID-19. Un nombre accru de décès est survenu dans les populations qui vivaient dans des appartements situés dans des quartiers à faible revenu et chez les personnes qui sont racialement visibles, les immigrants récents au Canada et qui ne parlent ni l'anglais ni le français (ASPC, 2021e). Alors que des renseignements décrivant les effets disproportionnés de la COVID-19 sur les populations noires et brunes commençaient à émerger, l'Ontario, le Québec et le Manitoba ont recueilli des renseignements à partir des données sur les cas de COVID-19 sur l'origine ethnique et la race (Santé publique Ontario, 2020). Les données sur les cas de COVID-19 dans une unité de santé publique de l'Ontario ont indiqué que le nombre de cas et le taux de mortalité étaient deux fois supérieurs parmi les résidents noirs. Des études américaines et britanniques ont également révélé que les populations noires étaient plus susceptibles de contracter la COVID-19 et d'être hospitalisées (Turner-Musa et coll., 2020). Warren et coll. (2020) ont déclaré que les Noirs américains représentaient 21 % des décès dus à la COVID-19, même s'ils ne constituent que 13 % de la population américaine. Afin de mieux comprendre les enjeux et de cibler les mesures de confinement, y compris la vaccination, l'ASPC a ajouté un champ fondé sur la race au formulaire de déclaration de cas de COVID-19 (ASPC, 2021a). Des questions sur les déterminants sociaux de la santé, y compris le logement, les problèmes de santé préexistants, l'emploi et l'identité de genre, sont également incluses.

La fig. 16.3 illustre comment les déterminants structurels et sociaux de la santé interagissent avec la transmission de la COVID-19 et les facteurs atténuants. Il est essentiel pour cette représentation de comprendre qu'il y a eu des inégalités de longue date en matière de santé avant la COVID-19.

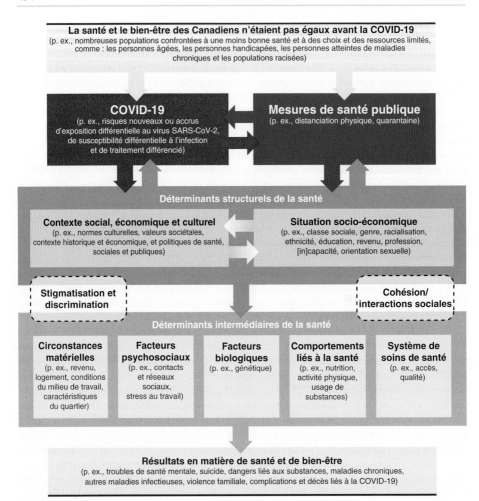

Fig. 16.3 Conséquences directes et indirectes de la COVID-19. (© Tous droits réservés. *Rapport de l'administratrice en chef de la santé publique du Canada sur l'état de la santé publique au Canada 2020 : Du risque à la résilience : une approche axée sur l'équité concernant la COVID-19.* Agence de la santé publique du Canada, 2020. Adapté et reproduit avec la permission du ministre de la Santé, 2021.)

Une étude canadienne qui a exploré les déterminants sociaux et structurels de la santé associés à la COVID-19 a suggéré que les personnes d'ascendance africaine et les personnes à faible revenu étaient plus susceptibles de contracter la COVID-19, parce que beaucoup d'entre elles utilisaient les transports en commun et certaines avaient des emplois comportant d'interagir avec le public (McNeely et coll., 2020). Il est plus difficile de s'absenter du travail pour les travailleurs faiblement rémunérés et qui ne bénéficient pas de congés de maladie payés. Le fait de vivre dans des conditions de surpeuplement et de grands ménages intergénérationnels rend l'auto-isolement difficile (ASPC, 2022c). Yoshida-Montezuma et coll. (2021) ont constaté que les parents qui étaient sans emploi, qui vivaient dans un appartement et qui étaient des travailleurs essentiels respectaient moins les mesures de santé publique. Les enfants des mêmes familles n'ont pas démontré le même résultat. Au Canada, 74 % des patients qui ont contracté la COVID-19 avaient un ou plusieurs problèmes de santé sous-jacents, principalement des maladies cardiovasculaires, de l'hypertension et du diabète. Ces maladies sous-jacentes peuvent exacerber les effets de la COVID-19. Bon nombre de ces affections sous-jacentes sont directement liées à une exposition à long terme au racisme et à la discrimination. En raison du racisme historique, certains Canadiens noirs ont une incidence plus élevée de ces comorbidités qui sont susceptibles d'aggraver la COVID-19 (Abdilliha et Shaw, 2020).

LA COVID-19 DANS LES SOINS DE LONGUE DURÉE (SLD)

Les résidents et les travailleurs des établissements de soins de longue durée (SLD) ont été touchés de manière disproportionnée par la première vague de COVID-19. L'Institut canadien d'information sur la santé (2021) affirme qu'entre le 1er mars 2020 et le 15 février 2021, plus de 2 500 établissements de SLD ont connu une éclosion de COVID-19. Cela a entraîné la mort de 14 000 résidents et de près de 30 employés, ce qui représente plus des deux tiers des décès au Canada au cours de cette période. La proportion de décès attribuables à la COVID-19 chez les résidents d'établissement de SLD était de 67 % et est considérablement plus élevée que la moyenne internationale de 41 %. La plupart des employés qui travaillent dans les établissements de SLD sont des aides-soignantes non réglementées ou des préposées aux services de soutien à la personne qui reçoivent de bas salaires, qui travaillent à temps partiel sans avantages sociaux et qui sont sous contrat par l'entremise d'organismes. De plus, 90 % des travailleurs sont des femmes, 60 % parlent l'anglais comme langue seconde, de 20 à 30 % ont plus d'un emploi et 65 % déclarent être incapables d'exécuter les tâches de soins (Estabrooks et coll., 2020). Les travailleuses sont souvent des femmes pauvres et racialisées de manière disproportionnée qui ont peu de chances de s'exprimer en raison de la menace de perte d'emploi. Comme la Dre Lightman l'a conclu lors de l'échange Meilleurs Cerveaux qui s'est tenu en juillet 2020, « la prestation de soins est essentielle et nous la dévaluons socialement et économiquement »… [Nous devons] « donner la priorité aux conditions d'emploi et à la rémunération des travailleurs marginalisés » (ASPC, 2021f, p. 7). Les fournisseurs de soins de santé peuvent préconiser des normes de soins, une rémunération adéquate et des niveaux de dotation en personnel pour soutenir à la fois le personnel et les patients dans les établissements de SLD.

STIGMATISATION

Comme il a été mentionné précédemment, la COVID-19 n'a pas touché tous les Canadiens de la même façon. Les groupes les plus à risque ont été touchés de façon disproportionnée par les mesures de santé publique, car l'accès au logement, le travail à domicile et le revenu n'étaient pas répartis également (ASPC, 2020c). La stigmatisation sociale est une association négative entre un groupe de personnes qui partagent certaines caractéristiques et une maladie spécifique. La race, l'orientation sexuelle, la capacité, le sexe, le genre, la religion ou l'âge peuvent réduire la position sociale, ce qui peut accroître la stigmatisation et la discrimination. Au cours d'une éclosion, cela peut entraîner un étiquetage, des stéréotypes, de la discrimination et une perte de statut affectant négativement les personnes atteintes de la maladie, leurs soignants, leurs amis, leurs familles et leurs communautés. La stigmatisation sape la cohésion sociale et accroît l'isolement social (OMS et coll., 2020). Cela a le potentiel de blâmer davantage les victimes.

Lorsque le virus est arrivé en Amérique du Nord, un politicien américain l'a qualifié de « virus chinois » (Turner-Musa et coll., 2020). Au fur et à mesure que les gens prenaient peur, ils ont ciblé des personnes d'origine chinoise, ce qui a donné lieu à de multiples histoires de racisme. En juin 2020, l'Institut Angus Reid, en partenariat avec l'Université de l'Alberta, a sondé 500 personnes d'Asie de l'Est et d'Asie à travers le Canada qui ont décrit des menaces, des graffitis et pire encore depuis que la pandémie avait été déclarée (Korzinski, 2020).

C'était justement ce que le Directeur général de l'OMS, le Dr Tedros Ghebreyesus, espérait éviter lorsque la maladie à coronavirus a été nommée COVID-19; suivant les meilleures pratiques, ce nom ne faisait pas référence à un animal, à un individu ou à un groupe de personnes (OMS, 2020).

Pendant les éclosions, des groupes communautaires peuvent être identifiés. Cela peut stigmatiser les communautés noires ou brunes qui sont identifiables par la couleur de leur peau. La peur et les médias sociaux ont banalisé les injures. Au début de la pandémie, deux groupes communautaires de COVID-19 en Nouvelle-Écosse ont été identifiés dans les actualités : l'une était une communauté afro-néo-écossaise et l'autre principalement blanche. La communauté afro-néo-écossaise s'est dite préoccupée « par le fait que le langage était problématique puisqu'il faisait progresser les stéréotypes entourant la fête excessive dans les communautés [noires] et que les gens là-bas "n'écoutent tout simplement pas" » (CBC/Radio-Canada, 2020b). Contrairement au stéréotype négatif, la communauté avait initié et développé des relations solides avec la santé publique locale et se rendait massivement dans un site de dépistage local afin de se protéger. Après la couverture médiatique négative, les Afro-Néo-Écossais ont été victimes de racisme et de discrimination lorsqu'ils allaient dans les magasins ou au travail. Comme le précise le document de l'OMS et coll. (2020), les mots ont de l'importance. Les décisions de révéler le nom de communautés ou de groupes spécifiques qui peuvent être ciblés ne peuvent être prises que lorsqu'il est essentiel de protéger la santé publique. Un message clair dans un article de médecins hygiénistes locaux demandait au public de ne pas stigmatiser les personnes ou les communautés en proie à des éclosions (CBC/Radio-Canada, 2021a).

Mise en œuvre du programme de vaccination contre la COVID-19 dans l'ensemble du Canada

Il existe une longue histoire de racisme systémique envers les Noirs et les Autochtones au sein du système de soins de santé canadien. Cela a entraîné une méfiance systémique à l'égard de ces systèmes, ce qui a contribué à une importante hésitation à l'égard de la vaccination contre la COVID-19 au sein des deux populations (ASPC, 2022a). Il s'agit d'une question cruciale, car la confiance est un facteur important pour convaincre les populations de recevoir le vaccin contre la COVID-19 (Burgess et coll., 2020).

Avant l'autorisation du vaccin par Santé Canada, le Comité consultatif national de l'immunisation (2020) a dressé une liste des groupes prioritaires pour la vaccination en fonction des facteurs programmatiques, de l'éthique économique, de la faisabilité et de l'acceptabilité. Les travailleurs de la santé publique dans tout le pays ont mobilisé un leadership formel et informel au sein des communautés noires, autochtones et autres et leur ont donné l'occasion de contrôler le déploiement du vaccin dans des communautés spécifiques (ASPC, 2022a). À la mi-décembre 2021, 87 % des Canadiens âgés de 12 ans et plus avaient été entièrement vaccinés. Il convient de noter que les doses de rappel ont été déployées et ne sont pas prises en compte dans cette statistique (ASPC, 2022a).

Partout au Canada, le déploiement initial du vaccin contre la COVID-19 a fait l'objet d'un approvisionnement limité. Par conséquent, les provinces devaient planifier soigneusement pour s'assurer que les communautés vulnérables à la COVID-19 étaient prioritaires. Les organismes communautaires, les dirigeants et les membres se sont employés à renforcer la confiance à l'égard du vaccin en fournissant des renseignements adaptés à la culture et en s'attaquant à la désinformation (ASPC, 2020c). Voici des exemples où le gouvernement et les organismes de santé ont travaillé en collaboration pour répondre aux priorités communautaires en matière de vaccins :

- Les guérisseurs traditionnels et les gardiens du savoir des Premières Nations du Manitoba ont été priorisés pour recevoir le vaccin (communiqué de presse du gouvernement du Manitoba, 2021).

- La Première Nation de Cowessess, en Saskatchewan, a travaillé avec un laboratoire de recherche en santé dirigé par les Autochtones, Morning Star, pour fournir de l'information sur les vaccins à la communauté et répondre aux questions (ASPC, 2021b).
- Au Yukon, plusieurs chefs des Premières Nations ont donné l'exemple en étant les premiers à recevoir le vaccin contre la COVID-19 (APTN National News, 2021).
- Le Black Scientists Task Force on Vaccine Equity a organisé une série d'assemblées publiques à Toronto pour contrer la méfiance et la désinformation à l'égard des vaccins (CBC/Radio-Canada, 2021c).
- En Nouvelle-Écosse, la Health Association of African Canadians et l'Association of Black Social Workers ont organisé des équipes d'intervention contre la COVID-19 et ont régulièrement organisé des assemblées publiques communautaires auxquelles participaient des professionnels de la santé d'origine africaine afin d'éduquer et d'informer les communautés et d'instaurer la confiance autour des vaccins contre la COVID-19 (ASPC, 2021b).

Les fournisseurs de soins de santé doivent examiner de façon critique les données sur toute maladie chronique ou infectieuse afin de discerner le fardeau des iniquités en santé et des déterminants sociaux et structurels sous-jacents de la santé. Il est important que les fournisseurs de soins de santé collaborent avec les collectivités pour s'attaquer aux structures socio-économiques et politiques qui maintiennent les iniquités en santé. Lorsqu'ils planifient des mesures de contrôle des maladies comme la vaccination, les fournisseurs de soins de santé doivent faire participer authentiquement les dirigeants et les membres de la communauté pour leur donner les moyens de prendre des décisions et de créer des solutions appropriées à leur communauté. Les travailleurs de la santé doivent établir des relations avec les membres de la collectivité afin de mieux comprendre la culture et les enjeux de la collectivité.

L'étude de cas suivante sur la compétence culturelle en action offre l'occasion de s'exercer et de mieux comprendre les sujets abordés dans ce chapitre. Des suggestions de réponses sont fournies pour guider l'apprentissage.

La compétence culturelle en action

Étude de cas : Engagement communautaire et promotion de la santé

Rose est une infirmière en santé publique relativement nouvelle qui rend visite aux jeunes mamans dans le cadre du programme Un départ en santé. Le programme offre des visites à domicile améliorées pour soutenir les parents, promouvoir une relation saine entre parents et enfants, favoriser le développement sain de l'enfant et relier les familles aux ressources communautaires, car le développement de la petite enfance est un déterminant de la santé.

Rose rencontre Andrea et son bébé de deux mois, Max, pour la deuxième fois. Elle est là pour faire une évaluation et commencer le processus d'admission au programme Un départ en santé. Andrea est une mère afro-néo-écossaise de 18 ans qui vit dans un petit appartement doté d'une seule chambre à coucher dans le nord d'Halifax. Andrea est également étudiante à temps partiel en première année d'université. La mère et le frère aîné d'Andrea vivent à 15 km de là, à Cherry Brook. Alors qu'Andrea et sa mère jouissent d'une bonne relation, sa mère n'a pas de voiture et les liaisons de transport en commun municipales entre les deux endroits sont mauvaises. Max est un bébé en bonne santé qui est actuellement allaité.

Rose frappe à la porte de l'appartement. Il n'y a pas de réponse pendant quelques minutes, puis la porte s'ouvre. Andrea est débraillée et on voit qu'elle a pleuré. Rose demande si elle peut entrer et Andrea hoche la tête. Rose regarde Andrea et réévalue le but de la visite. Plutôt que de commencer l'évaluation du programme Un départ en santé, elle essaie de comprendre ce qui se passe avec Andrea et son bébé.

« Comment ça va? » demande Rose en établissant un contact visuel avec Andrea et en s'asseyant.

« Je dois quitter cet appartement d'ici la fin du mois prochain », dit Andrea. « Max et moi n'avons nulle part où aller. » Elle câline son bébé en le serrant sur sa poitrine.

Rose dit : « Pouvez-vous m'en dire plus? »

« Le propriétaire dit que je dois partir parce qu'il va moderniser l'appartement afin d'augmenter le loyer. Je n'ai pas les moyens de payer plus et de payer mes frais de scolarité ».

Rose sait qu'Andrea touche des prestations d'assurance-emploi depuis que le café où elle travaillait à temps partiel a fermé ses portes à cause de la COVID-19. Son assurance-emploi se termine dans deux mois. Elle a également du mal à se procurer suffisamment de nourriture pour manger correctement, parce que la majeure partie de son argent est consacrée au loyer et qu'il n'y a pas d'épicerie à proximité, mais elle mentionne qu'elle prévoit de se rendre à la banque alimentaire locale le lendemain. Rose voit bien qu'Andrea a du mal, mais reconnaît qu'elle commence à identifier certaines actions. Rose l'aide à élaborer un plan basé sur les priorités et les besoins d'Andrea qui s'appuie sur sa résilience. Andrea et Rose déterminent des actions et des échéances :

1. Andrea et Max se rendront à la banque alimentaire le lendemain.
2. Rose obtiendra des coordonnées pour Andrea afin qu'elle puisse communiquer avec les services sociaux en vue d'obtenir un logement à la fin de la semaine.
3. Rose et Andrea se rendront au bureau de transport en commun au début de la semaine suivante pour obtenir un laissez-passer d'autobus gratuit (disponible pour tous ceux qui bénéficient des services sociaux).
4. Rose et Andrea se rendront à la bibliothèque locale dans quelques semaines pour chercher de nouvelles offres d'emploi en ligne.

Alors que la visite à domicile se termine, Andrea a l'air plus détendue et a commencé à établir un contact visuel. Rose et elle prévoient de se rencontrer la semaine prochaine.

1. Identifiez quels déterminants sociaux de la santé sont décrits et ce que Rose pourrait faire pour soutenir Andrea à court terme.
2. Que devrait faire Rose pour améliorer son propre niveau de compétence culturelle?
3. Que peut faire la Santé publique pour améliorer la compétence culturelle de l'équipe du programme Un départ en santé?
4. Quels déterminants structurels sous-jacents de la santé sont décrits dans le cas?
5. Décrivez comment les déterminants structurels de la santé vécus par Andrea peuvent être modifiés pour réduire les iniquités.

Résumé

Le présent chapitre explore la compréhension des déterminants sociaux et structurels de la santé et des iniquités en santé. Le chapitre met l'accent sur les personnes d'ascendance africaine vivant en Nouvelle-Écosse pour deux raisons : (1) rendre visible une population distincte au Canada et (2) illustrer l'impact des héritages historiques du racisme et de la discrimination et leur incidence continue sur la santé des personnes et des communautés. Cette compréhension peut être appliquée à d'autres communautés et populations qui ont été marginalisées. L'exemple de l'impact de la COVID-19 sur ces communautés souligne davantage la façon dont les inégalités sont accentuées lors d'une crise de santé publique.

Nous soutenons que les interventions en santé communautaire sont efficaces lorsque le travail est effectué en partenariat avec les communautés. À mesure que le monde qui nous entoure se diversifie, notre pratique doit évoluer. La prestation de soins équitables pour tous exige l'exploration des traumatismes historiques et intergénérationnels, l'exploration du racisme et du racisme environnemental, et la volonté de changer « les systèmes » qui ne répondent pas actuellement aux besoins des personnes d'ascendance africaine et d'autres. Plus important encore, cela signifie remettre en question nos suppositions et nos perspectives personnelles et professionnelles pour regarder au-delà des suppositions et des perspectives eurocentriques. L'application d'une perspective du racisme anti-Noir, d'une perspective d'afrocentricité ou d'une perspective d'indigénéité centrera l'expérience de ces communautés dont elles ont la charge. Pour atteindre l'équité en santé grâce à la promotion de la santé et à l'engagement communautaire, il faut comprendre les déterminants sociaux et structurels de la santé et y prêter attention.

http://evolve.elsevier.com/Srivastava/competenceculturelle/

Questions à des fins d'examen et de discussion

1. Décrivez une situation qui illustre comment les valeurs sociétales sous-tendent les déterminants sociaux de la santé et les déterminants structurels de la santé.
2. Décrivez comment vous examineriez les préjugés personnels et sociétaux au moment de faire participer une personne ou une communauté à l'élaboration de stratégies visant à améliorer la santé de la population. Quels outils pourriez-vous utiliser pour aborder cette analyse?
3. Décrivez comment les stratégies sur la santé de la population visant à améliorer la santé peuvent donner lieu à des conséquences involontaires.
4. Quelles stratégies peut-on utiliser pour promouvoir l'équité en santé et améliorer la santé des personnes et des populations?

Activité expérientielle ou de réflexion de groupe

Regardez le documentaire gratuit de l'Office national du film (veuillez noter que ce film est disponible en anglais seulement) :
Remember Africville (https://www.nfb.ca/film/remember-africville/).

DISCUSSION EN GROUPE

Quels éléments des déterminants sociaux et structurels de la santé sont évidents dans le film?
Quelles sont les forces de la communauté qui sont identifiables?
En tant que fournisseur de soins de santé, comment prodigueriez-vous des soins aux patients qui ont vécu des traumatismes historiques et générationnels, comme les résidents qui vivaient à Africville?
Élaborez ensemble un outil d'entrevue culturellement pertinent qui ne stigmatise pas, mais qui fournit des renseignements importants se rapportant à la prestation de soins de santé.
Entraînez-vous à utiliser cet outil avec un partenaire afin de pouvoir devenir plus à l'aise pour poser ces questions.

Références

Abdilliha, I., et Shaw, A. (2020). *Social determinants and inequities in health for Black Canadians: A snapshot.* https://www.canada.ca/content/dam/phac-aspc/documents/services/health-promotion/population-health/what-determines-health/social-determinants-inequities-black-canadians-snapshot/health-inequities-black-canadians.pdf.

Agence de la santé publique du Canada (ASPC). (2013). *Approche axée sur la santé de la population : cadre organisateur.* https://cbpp-pcpe.phac-aspc.gc.ca/fr/population-health-approach-organizing-framework/.

Agence de la santé publique du Canada (ASPC). (2018). *Les principales inégalités en santé au Canada : un portrait national.* https://www.canada.ca/content/dam/phac-aspc/documents/services/publications/science-research/key-health-inequalities-canada-national-portrait-executive-summary/hir-full-report-fra.pdf.

Agence de la santé publique du Canada (ASPC). (2020a). *Du risque à la résilience : une approche axée sur l'équité concernant la COVID-19.* https://www.canada.ca/content/dam/phac-aspc/documents/corporate/publications/chief-public-health-officer-reports-state-public-health-canada/from-risk-resilience-equity-approach-covid-19/cpho-covid-report-fra.pdf.

Agence de la santé publique du Canada (ASPC). (2020b). *Déterminants sociaux de la santé et inégalités en santé.* https://www.canada.ca/fr/sante-publique/services/promotion-sante/sante-population/est-determine-sante.html.

Agence de la santé publique du Canada (ASPC). (2020c). Inégalités sociales des décès liés à la COVID-19 au Canada, par caractéristiques individuelles et locales. https://health-infobase.canada.ca/src/doc/PDF_COVID-19_Mort_Can_2020_FR.pdf.

Agence de la santé publique du Canada (ASPC). (2021a). *Formulaire de déclaration de cas d'infection – COVID-19.* https://www.canada.ca/content/dam/phac-aspc/documents/services/diseases/2019-novel-coronavirus-infection/health-professionals/2019-nCoV-case-report-form-fr.pdf.

Agence de la santé publique du Canada (ASPC). (2021b). *Édition du dimanche de l'ACSP : l'incidence de la COVID-19 sur les communautés racialisées.* https://www.canada.ca/fr/sante-publique/nouvelles/2021/02/edition-du-dimanche-de-lacsp-lincidence-de-la-covid-19-sur-les-communautes-racialisees.html.

Agence de la santé publique du Canada (ASPC). (2021c). *Glossaire.* https://www.canada.ca/fr/sante-publique/services/pratique-sante-publique/competences-ligne/glossaire.html.

Agence de la santé publique du Canada (ASPC). (2021d). *Résumé de données probantes à l'appui des mesures de santé publique liées à la COVID-19.* https://www.canada.ca/fr/sante-publique/services/maladies/2019-nouveau-coronavirus/document-orientation/resume-donnees-probantes-appui-mesures-sante-publique-covid-19.html.

Agence de la santé publique du Canada (ASPC). (2021e). Déclaration de l'administratrice en chef de la santé publique du Canada, le 7 juillet 2021. https://www.canada.ca/fr/sante-publique/nouvelles/2021/07/declaration-de-ladministratrice-en-chef-de-la-sante-publique-du-canada-le-7juillet2021.html.

Agence de la santé publique du Canada (ASPC). (2021f). *Rapport sur les délibérations dans le cadre de l'échange Meilleurs Cerveaux : renforcement des déterminants structurels de la santé après la COVID-19.* https://www.canada.ca/fr/sante-publique/organisation/publications/rapports-etat-sante-publique-canada-administrateur-chef-sante-publique/du-risque-resilience-approche-equite-covid-19/rapport-deliberations-cadre-echange-meilleurs-cerveaux.html.

Agence de la santé publique du Canada (ASPC). (2022a). *Mise à jour sur l'épidémiologie de la COVID-19.* https://sante-infobase.canada.ca/covid-19/.

Agence de la santé publique du Canada (ASPC). (2022b). *Vaccination COVID-19 : couverture vaccinale.* https://sante-infobase.canada.ca/covid-19/couverture-vaccinale/.

Agence de la santé publique du Canada (ASPC). (2022c). *Personnes susceptibles de présenter une forme grave de la maladie ou des complications si elles contractent la COVID-19.* https://www.canada.ca/fr/sante-publique/services/publications/maladies-et-affections/personnes-susceptibles-gravement-malades-contractent-covid-19.html.

Alicea-Alvarez, N., Reeves, K., Lucas, M. S., et coll. (2016). Impacting health disparities in urban communities: Preparing future healthcare providers for "Neighbourhood-Engaged Care" through a community engagement course intervention. *Journal of Urban Health: Bulletin of the New York Academy of Medicine, 93*(4), 732–743.

APTN National News. (2021). *Yukon medical community trying to ease fears around COVID-19 vaccine.* https://www.aptnnews.ca/national-news/yukon-medical-community-covid-19-moderna-vaccine/.

Arcaya, M., Arcaya, A., et Subramanian, S. (2015). Inequalities in health: Definitions, concepts and theories. *Global Health Journal, 8*(1), 27106.

Association canadienne de santé publique. (2017). *La santé publique : un cadre conceptuel.* https://www.cpha.ca/sites/default/files/uploads/policy/ph-framework/phcf_f.pdf.

Association médicale canadienne. (2022). *Les soins de santé au Canada – qu'est-ce qui nous rend malades?* https://www.cma.ca/fr/les-soins-de-sante-au-canada-quest-ce-qui-nous-rend-malades.

Atari, D. O., Luginaah, I., Gorey, K., et coll. (2013). Associations between self-reported odour annoyance and volatile organic compounds in 'Chemical Valley' Sarnia, Ontario. *Environmental Monitoring and Assessment, 185*(6), 4537–4549.

Bailey, Z. D., Krieger, N., Agenor, M., et coll. (2017). Structural racism and health inequities in the USA. Evidence and interventions. *Lancet, 389,* 1453–1463.

Baker, S. R., Page, L. F., Thomson, W. M., et coll. (2018). Structural determinants and children's oral health: A cross-national study. *Journal of Dental Research, 97*(10), 1129–1136.

BC Government News. (2018). *Hundreds of former youth in care take advantage of tuition waiver.* https://news.gov.bc.ca/releases/2019PREM0038-000688.

Beagan, B. L., et Etowa, J. B. (2009). The impact of everyday racism on the occupations of African Canadian women. *Canadian Journal Occupational Therapy, 76*(4), 285–293.

Beagan, B. L., et Etowa, J. B. (2011). The meanings and functions of occupations related to spirituality for African Nova Scotian women. *Journal of Occupational Science, 18*(3), 277–290.

Beagan, B. L., Etowa, J. B., et Bernard, W. T. (2012). "With God in our lives he gives us the strength to carry on": African Nova Scotia women, spirituality, and racism-related stress. *Mental Health, Religion & Culture*, *15*(2), 103–120.

Beskow, L. M. (2016). Lessons from HeLa cells: The ethics and policy of biospecimens. *Annual Review of Genomics and Human Genetics, 17*, 395–417. https://doi.org/10.1146/annurev-genom-083115-022536.

Black Cultural Centre. (2021). *Black migration in Nova Scotia*. https://bccns.com/our-history/.

Black Health Alliance, Health Commons Solutions Lab. (2020). *Black experiences in health care symposium: Bringing together community and health systems for improved health outcomes.* Black Health Alliance, Health Commons Solutions Lab, Sinai Health. https://static1.squarespace.com/static/62ff6f02b371544df8193c2d/t/6341eca877da0b277bf92a5c/1665264828691/Full%2BReport-%2BBlack%2BExperiences%2Bin%2BHealth%2BCare%2BSymposium%2B2020.pdf.

Brandt, A. M. (1978). Racism and research: The case of the Tuskegee Syphilis Study. *The Hastings Center Report, 8*(6), 21–29. https://www.jstor.org/stable/3561468.

Bureau de l'enquêteur correctionnel (BEC). (2014). *Étude de cas sur la diversité dans les services correctionnels : l'expérience des détenus de race noire dans les pénitenciers.* https://oci-bec.gc.ca/index.php/fr/content/etude-cas-sur-diversite-dans-services-correctionnels-experience-detenus-race-noire-dans.

Bureau de l'enquêteur correctionnel (BEC). (2015). *Rapport annuel du Bureau de l'enquêteur correctionnel 2014-2015.* https://oci-bec.gc.ca/fr/content/rapport-annuel-du-bureau-enqueteur-correctionnel-2014-2015.

Burgess, R. A., Osborne, R. H., Yongabi, K. A., et coll. (2020). The COVID-19 vaccines rush: Participatory community engagement matters more than ever. *The Lancet, 397*(10268), 8–10. https://doi.org/10.1016/S0140-6736(20)32642-8.

CBC/Radio-Canada. (2020a). *Halifax University to cover tuition for former youth in foster care.* https://www.cbc.ca/news/canada/nova-scotia/nscc-waive-tuiton-former-youth-in-care-1.5866755.

CBC/Radio-Canada. (2020b). *Preston group upset premier singled community out for COVID-19 criticism.* https://www.cbc.ca/news/canada/nova-scotia/preston-covid-19-premier-mcneil-nova-scotia-stigma-1.5526032.

CBC/Radio-Canada. (2021a). *Blaming, shaming could lead to more COVID spread, doctors warn.* https://www.cbc.ca/news/canada/nova-scotia/covid-19-public-health-doctors-opinion-letter-stigma-virus-blaming-shaming-1.5892043.

CBC/Radio-Canada. (2021b). *NSCC covers tuition for former youth in foster care.* https://www.cbc.ca/news/canada/nova-scotia/nscc-waive-tuiton-former-youth-in-care-1.5866755.

CBC/Radio-Canada. (2021c). *20 townhalls later, here's how Toronto's Black scientists' task force reduced vaccine hesitancy.* https://www.cbc.ca/news/canada/toronto/20-townhalls-later-here-s-how-toronto-s-black-scientists-task-force-reduced-vaccine-hesitancy-1.6064806.

Centre de collaboration nationale sur les politiques publiques et la santé. (2015). *Note documentaire : quand faire une évaluation d'impact sur la santé (ÉIS)?* https://ccnpps-ncchpp.ca/docs/2015_EIS-HIA_QuandFaireUneEIS_Fr.pdf.

Chambers, L. A., Jackson, R., Worthington, C., et coll. (2018). Decolonizing scoping review methodologies for literature with and by Indigenous People and the African Diaspora: Dialoguing with tensions. *Qualitative Health Research, 28*(2), 175–188. https://doi.org/10.1177/1049732317743237.

Comité consultatif national de l'immunisation. (2020). *Orientations préliminaires sur les principales populations à immuniser en priorité contre la COVID-19.* https://www.canada.ca/fr/sante-publique/services/immunisation/comite-consultatif-national-immunisation-ccni/orientations-principales-populations-immuniser-priorite-covid-19.html.

Commission des droits de la personne de la Nouvelle-Écosse/Nova Scotia Human Rights Commission. (2019). *Halifax, Nova Scotia street checks report.* https://humanrights.novascotia.ca/streetchecks.

Commission des droits de la personne de la Nouvelle-Écosse/Nova Scotia Human Rights Commission. (2021). *The Wortley Report.* https://novascotia.ca/just/publications/docs/Wortley-Report-Update.pdf.

Communiqué de presse de la Nouvelle-Écosse. (2014). *Province apologizes to former residents of Nova Scotia Home for Coloured Children.* Gouvernement de la Nouvelle-Écosse. https://novascotia.ca/news/release/?id=20141010002.

Communiqué de presse du gouvernement du Manitoba. (2021). *First Nations, Provincial officials release vaccination plans to protect First Nations People from COVID-19.* https://news.gov.mb.ca/news/index.html?item=50543.

Conseil des droits de l'homme des Nations Unies. (2017). *Rapport du Groupe de travail d'experts sur les personnes d'ascendance africaine sur sa mission au Canada.* A/HRC/36/60/Add.1. https://documents.un.org/doc/undoc/gen/g17/239/61/pdf/g1723961.pdf?token=k1VtSZDGsHtWSC4s7U&fe=true.

Cooper, A. (2006). *The hanging of Angelique: The untold story of slavery in Canada and the burning of Old Montreal.* University of Georgia Press.

Corporation d'employabilité et de développement économique communautaire (CEDEC). (2013). *Initiative pour l'excellence de la carrière des Afro-Canadiens : sondage réalisé auprès des étudiants du premier cycle : rapport sommaire.* https://cedec.ca/wp-content/uploads/2021/05/CEDEC_ACCE_Final_Undergraduate_Report_June_26_2013_FR.pdf.

Cryderman, D., Letourneau, L., Miller, F., et coll. (2016). An ecological and human biomonitoring investigation of mercury contamination at the Aamjiwnaang First Nation. *EcoHealth, 13*(4), 78e.

Cyril, S., Smith, B. J., Possamai-Inesedy, A., et coll. (2015). Exploring the role of community engagement in improving the health of disadvantaged populations: A systemic review. *Global Health Action, 8*, 298642. https://doi.org/10.3402/gha.v8.29842.

Degruy, J. (2005). *Post traumatic slave syndrome: America's legacy of enduring injury and healing.* Uptone Press.

Dryden, O., et Nnorom, O. (2021). Time to dismantle anti-Black Racism in medicine in Canada. *CMAJ, 11*(193). https://doi.org/10.1503/cmaj.201579.

Estabrooks, C. A., Straus, S., Flood, C. M., et coll. (2020). *Restoring trust: COVID-19 and the future of long-term care.* Royal Society of Canada.

Este, D., et Bernard, W. T. (2006). Spirituality among African Nova Scotians: A key to survival in Canadian society. *Critical Social Work, 7*(1), 1–22.

Farrer, L., Marinetti, C., Cavaco, Y. K., et Costongs, C. (2015). Advocacy for health equity. *The Milbank Quarterly, 06. 93*(02), 392–437.

Frieden, T. (2010). A framework for public health action: The health impact period. *American Journal of Public Health, 100*(4), 590–595.

Gagnon, E. (2021). *'A Distinct People': Updated African Nova Scotia strategy get close-up at in-person event.* https://www.dal.ca/news/2021/10/26/-a-distinct-people---updated-african-nova-scotia-strategy-gets-c.html.

Gouvernement du Canada. (2021). *Inégalités sociales dans les décès attribuables à la COVID-19 au Canada.* https://sante-infobase.canada.ca/covid-19/inegalites-deces/rapport-technique.html.

Hamilton-Hinch, B. (2016). *Surviving the impact of the experience of the racism on health and well-being: An exploration of women of African ancestry living in Nova Scotia.* [Thèse de doctorat inédite.] Université Dalhousie.

Hamilton-Hinch, B., Harkins, M.J., et Seselja, D. (2017). Implementing culturally sensitive pedagogies. *Proceeding of the 2017 Atlantic Universities' Teaching Showcase, 21*(0), 99–114.

Hamilton, S. (1994). Naming names, naming ourselves: A survey of early Black women in Nova Scotia. Dans Bristow, P. (éditeure), *We're rooted here and they can't pull us up* (p. 13–40). University of Toronto Press https://doi.org/10.3138/9781442683273-004.

Hanson, H., et Metzl, J. (2016). Structural competency in the U.S. healthcare crisis: Putting social and policy interventions into clinical practice. *Bioethical Inquiry, 13*, 179–183. https://doi.org/10.1007/s11673-016-9719-z.

Hope Blooms. (2018). *Dragon's Den pitch.* https://hopeblooms.ca/.

Hope Blooms. (2022). *About us.* https://hopeblooms.ca/about/#:~:text=We%20engage%20youth%20in%20the,initiatives%20are%20inclusive%20and%20diverse.

Hudson, K. (2001). *The case of environmental racism in the Preston area.* [Thèse de doctorat inédite.] Université Dalhousie.

Indigenous Health in Medicine (IHIM). (2020). *Indigenous Health in Medicine program director looks to build and strengthen connections.* Université Dalhousie. https://medicine.dal.ca/news/2020/10/29/indigenous_health_in_medicine_program_manager_looks_to_build_and_strengthen_connections.html.

Institut canadien d'information sur la santé (ICIS). (2020). *Proposed standards for race-based and Indigenous identity data.* https://www.cihi.ca/fr/donnees-fondees-sur-la-race-et-lidentite-autochtone.

Institut canadien d'information sur la santé (ICIS). (2021). *Répercussions de la COVID-19 sur les soins de longue durée au Canada : regard sur les 6 premiers mois.* https://www.cihi.ca/sites/default/files/document/impact-covid-19-long-term-care-canada-first-6-months-report-fr.pdf.

James, C., Este, D., Bernard, W. T., et coll. (2010). *Race & well-being: The lives, hopes and activism of African Canadians.* Fernwood Publishing.

Korzinski, D. (2020). *Blame, bullying and disrespect: Chinese Canadians reveal their experiences with racism during COVID-19.* Institut Angus Reid. https://angusreid.org/racism-chinese-canadians-covid19/print.

Lalonde, M. (1974). *Nouvelle perspective de la santé des Canadiens.* Ministre de l'Approvisionnement et des Services du Canada. http://www.phac-aspc.gc.ca/ph-sp/pdf/perspect-fra.pdf.

Leary, J. D. (2005). *Post traumatic slave syndrome: America's legacy of enduring injury and healing.* Uptone Press.

Lucyk, K., et McLaren, L. (2017). Taking stock of the social determinants of health: A scoping review. *PLoS, 12*(5), e0177306. https://doi.org/10.1371/journal.pone.0177306.

Masuda, J. R., Zupancic, T., Poland, B., et coll. (2008). Environmental health and vulnerable populations in Canada: Mapping an integrated equity-focused research agenda. *The Canadian Geographer, 52*(4), 427–450.

McCartney, G., Popham, F., McMaster, R., et coll. (2019). Defining health and health inequalities. *Public Health, 172*, 22–30. https://doi.org/10.1016/j.puhe.2019.03.023.

McGibbon, E., et Etowa, J. (2009). *Anti-racist health care practice.* Canadian Scholars Press Inc.

McNeely, C. L., Schintler, L. A., et Stabile, B. (2020). Social determinants and COVID-19 disparities: Differential pandemic effects and dynamics. *World Medical and Health Policy, 9*(12), 206–217.

McRae, M. (2021). *L'histoire d'Africville.* Musée canadien pour les droits de la personne. https://droitsdelapersonne.ca/histoire/lhistoire-dafricville.

Mikkonen, J., et Raphael, D. (2010). *Social determinants of health: Canadian facts.* York University. https://thecanadianfacts.org/the_canadian_facts.pdf.

Ministère de la Justice de la Nouvelle-Écosse. (2018). *NS adult admissions to custody by ethnicity.* https://data.novascotia.ca/Crime-and-Justice/NS-Adult-Admissions-to-Custody-by-Ethnicity/9cqk-8ceu.

Nellis, A. (2016). The colour of justice: Racial and ethnic disparity in state prisons. *The Sentencing Project.org* https://www.jstor.org/stable/resrep27215.

Nourpanah, S. (2019). 'Maybe we shouldn't laugh so loud:' The hostility and welcome experienced by foreign nurses on temporary work permits in Nova Scotia Canada. *Labour/Le Travail, 83*, 105–120.

Office des affaires afro-néo-écossaises, gouvernement de la Nouvelle-Écosse. (2022). *African Nova Scotian community.* https://ansa.novascotia.ca/fr/.

Office national du film/National Film Board. (2021). *Remember Africville.* [vidéo]. https://www.nfb.ca/film/remember-africville/.

Organisation mondiale de la Santé (OMS). (1978). *Déclaration d'Alma-Ata.* https://iris.who.int/bitstream/handle/10665/347880/WHO-EURO-1978-3938-43697-61473-fre.pdf.

Organisation mondiale de la Santé (OMS). (1986). *The Ottawa Charter for health promotion: First international conference on health promotion*, 21 November 1986. https://www.canada.ca/fr/sante-publique/services/promotion-sante/sante-population/charte-ottawa-promotion-sante-conference-internationale-promotion-sante.html.

Organisation mondiale de la Santé (OMS). (2010). *A conceptual framework for action on the social determinants of health.* Social Determinants of Health Discussion Paper 2 (Policy and Practice). https://iris.who.int/bitstream/handle/10665/44489/9789241500852_eng.pdf.

Organisation mondiale de la Santé (OMS). (2020). *Allocution liminaire du Directeur général de l'OMS lors du point presse sur le 2019-nCoV du 11 février 2020.* https://www.who.int/fr/director-general/speeches/detail/who-director-general-s-remarks-at-the-media-briefing-on-2019-ncov-on-11-february-2020.

Organisation mondiale de la Santé (OMS). (2021). *Post COVID-19 condition (long COVID).* https://www.who.int/srilanka/news/detail/16-10-2021-post-covid-19-condition.

Organisation mondiale de la Santé (OMS). (2021). Update on the clinical long-term effects of COVID-19. Coronavirus Update 54.

Organisation mondiale de la Santé (OMS), UNICEF, et la Fédération internationale des sociétés de la Croix-Rouge et du Croissant-Rouge (IFRC). (2020). *Social stigma associated with the coronavirus disease (COVID-19).* https://www.unicef.org/documents/social-stigma-associated-coronavirus-disease-covid-19.

O'Reilly, J. (2017). Planting seeds for healthy youth: exploring parents percentions of a community-based program in Halifax, Nova Scotia. [Thèse de maîtrise]. https://dalspace.library.dal.ca/xmlui/handle/10222/72823.

Outil de données sur les inégalités en santé à l'échelle du Canada. (2017). Une initiative conjointe de l'Agence de la santé publique du Canada, du Réseau pancanadien de santé publique, de Statistique Canada et de l'Institut canadien d'information sur la santé. https://sante-infobase.canada.ca/inegalites-en-sante/outil-de-donnees/.

Pachai, B. (1990). *Beneath the clouds of the promised land: The survival of Nova Scotia's Blacks (volume II).* Lancelot Press Ltd.

Pachai, B. (1997). *Blacks* (2e éd.). Nimbus.

Pachai, B. (2007). *The Nova Scotia Black experience through the centuries.* Nimbus Publishing Limited.

Pedlar, A., Arai, S., Yuen, F., et coll. (2018). *Community re-entry: Uncertain futures for women leaving prison.* Routledge.

Qureshi, S. (2004). Displaying Sara Baartman, the 'Hottentot Venus'. *History of Science, 42*(2), 233–257. https://doi.org/10.1177/007327530404200204.

Raphael, D. (2011). A discourse analysis of the social determinants of health. *Critical Public Health, 21*(2), 221–236.

Raphael, D. (2016). *Social determinants of health: Canadian perspectives* (3e éd.). Canadian Scholars' Press.

Remes, J. (2018). What we talk about when we talk about Africville. *African American Review, 51*(3), 223–231.

Rutland, T. (2011). Re-remembering Africville. *City, 15*(6), 757–761. https://doi.org/10.1080/13604813.20 11.595595.

Santé Canada. (2021). *Trousse d'information sur le plomb - questions couramment posées sur l'effet de l'exposition au plomb sur la santé humaine.* https://www.canada.ca/fr/sante-canada/services/sante-environnement-milieu-travail/contaminants-environnementaux/plomb/trousse-information-plomb-questions-couramment-posees-effet-exposition-plomb-sante-humaine.html.

Santé publique Ontario. (2020). *COVID-19 – Ce que nous savons jusqu'à présent sur... les déterminants sociaux de la santé. Imprimeur de la Reine pour l'Ontario.* https://www.publichealthontario.ca/-/media/documents/ncov/covid-wwksf/2020/05/what-we-know-social-determinants-health.pdf?la=fr.

Sharp, D. (2009). Environmental toxins, a potential risk factor for diabetes among Canadian Aboriginals. *International Journal of Circumpolar Health, 68*(4), 316–326.

Spence, J. D., et Rayner, B. L. (2018). Hypertension in Blacks: Individualized therapy based on renin/aldosterone phenotyping. *Hypertension, 72*, 263–269. https://doi.org/10.1161/HYPERTENSIONAHA.118.11064.

St-Pierre, L. (2015). *Quand faire une évaluation d'impact sur la santé (ÉIS)?* Centre de collaboration nationale sue les politiques publiques et la santé.

Statistique Canada. (2018). *Profil de l'ENM, 2011.* https://www12.statcan.gc.ca/nhs-enm/2011/dp-pd/prof/index.cfm?Lang=F.

Statistique Canada. (2019). *Profil du recensement, Recensement de 2016.* Nouvelle-Écosse. https://www12.statcan.gc.ca/census-recensement/2016/dp-pd/prof/details/page.cfm?Lang=F&Geo1=PR&Code1=12&Geo2=PR&Code2=01&SearchText=Canada&SearchType=Begins&SearchPR=01&B1=All&type=0.

Statistique Canada. (2020). *La population noire au Canada : éducation, travail et résilience.* https://www150.statcan.gc.ca/n1/pub/89-657-x/89-657-x2020002-fra.htm.

Tebes, J. K., Champine, R. B., Matlin, S. L., et coll. (2019). Population health and trauma-informed practice: Implications for programs, systems and policies. *American Journal of Community Psychology, 64*(3–4). https://doi.org/10.1002/ajcp.12382.

Teelucksingh, C. (2006). *Claiming space: Racialization in Canadian cities.* Wilfrid Laurier University Press.

Teelucksingh, C. (2018). Dismantling white privilege. The Black Lives Matter Movement and environmental justice. *Kalfou, 5*(2).

Teixeira, C. (2008). Barriers and outcomes in the housing searches of new immigrants and refugees: A case study of "Black" Africans in Toronto's rental market. *Journal of Housing and the Built Environment, 23*(4), 253–276.

Thompson, E., Edjoc, R., Atchessi, N., et coll. (2021). COVID-19: A case for the collection of race data in Canada and abroad. *Canada Communicable Disease Report, 47*(7/8).

Trinh-Shevrin, C., Islam, N. S., Nadkarni, S., et coll. (2015). Defining an integrative approach for health promotion and disease prevention: A population health equity framework. *Journal of Healthcare for the Poor and Underserved, 26*, 46–163.

Trocmé, N., Knoke, D., et Blackstock, C. (2004). Pathways to the overrepresentation of Indigenous children in Canada's child welfare system. *Social Service Review, 78*(4), 577–600.

Turcotte, M. (2020). *Résultats du Recensement de 2016 : parcours scolaire et intégration au marché du travail des jeunes Noirs au Canada. Regards sur la société canadienne.* N° 75-006-X au catalogue de Statistique Canada. https://www150.statcan.gc.ca/n1/pub/75-006-x/2020001/article/00002-fra.htm.

Turner, J. C. E. (2017). *Towards race equity in education: The schooling of Black students in the Greater Toronto Area.* York University.

Turner-Musa, J., Ajayi, O., et Kemp, L. (2016). Examining social determinants of health, stigma and COVID-19 disparities. *Healthcare (Basel), 8*(2), 168.

Turner, T. (2016). *One vision one voice: Changing the Ontario Child Welfare System to better serve African Canadians. Practice framework part 1: Promising practices and implementation toolkit.* Ontario Association of Children's Aid Societies. http://www.oacas.org/wp-content/uploads/2016/09/One-Vision-One-Voice-Part-1_digital_english-May-2019.pdf.

Ujima Design Team (2015). *The Nova Scotia Home for Colored Children Restorative Inquiry.* Halifax (Nouvelle-Écosse).

Université Dalhousie : African Nova Scotian Strategy Advisory Council. (s.d.). *African Nova Scotian strategy overview & recommendations*. https://cdn.dal.ca/content/dam/dalhousie/pdf/dalnews/ANS-Strategy%20(1).pdf.

Université Dalhousie (s.d.). *Support for Black students aspiring to a career in health*. https://medicine.dal.ca/departments/core-units/global-health/plans.html.

Veenstra, G., et Patterson, A. C. (2016). Black and White inequalities in Canada. *Journal of Immigrant Minority Health, 18*, 15–57.

Waldron, I., Price, S., et Grant, J. (2015). *Final study report for north end matters: Using the people assessing their health process (PATH) to explore the social determinants of health in the Black community in the North End.* Université Dalhousie.

Waldron, I. R. G. (2016). *Experiences of environmental health inequities in African Nova Scotian communities.* Université Dalhousie.

Waldron, I. R. G. (2018a). Rethinking waste: Mapping racial geographies of violence on the colonial landscape. *Environmental Sociology, 4*(1), 36–53.

Waldron, I. R. G. (2018b). *There's something in the water: Environmental racism in Indigenous and Black communities.* Fernwood Publishing.

Waldron, I. R. G. (2018c). Women on the frontlines: Grassroots movements against environmental violence in Indigenous and Black communities in Canada. *Kalfou, 5*(4).

Waldron, I. R. G. (2020). In your place: And out of your place: Mapping special violence in urban and rural African Nova Scotian communities. *Canadian Review of Sociology, 57*(4), 733–736.

Walker, J. W. St. G. (2015). *Communautés noires au Canada.* L'Encyclopédie canadienne, Historica Canada. https://www.thecanadianencyclopedia.ca/fr/article/noirs.

Walker, R. J., Williams, J. S., et Egeda, L. E. (2016). Impact of race/ethnicity and social determinants of health on diabetes outcomes. *American Journal of Medical Sciences, 351*(4), 366–373.

Warren, R. C., Forrow, L., Hodge, A., et coll. (2020). Trustworthiness before trust: COVID-19 vaccine trials and the black community. *New England Journal of Medicine, 383*, e121. https://doi.org/10.1056/NEJMp2030033.

Whitfield, H. A. (2006). *Blacks on the border: The Black refugees in British North America 1815-1860.* University of Vermont Press.

Williams, D. R., Lawrence, J. A., et Davis, B. A. (2019). Racism and health: Evidence and needed research. *Annual Review of Public Health, 40*, 105–125.

Williams, M.Y., Adams, Q., Hamilton-Hinch, B., et coll. (2018). *Toward an African Nova Scotia strategy for Dalhousie University.* Rapport interne de l'Université Dalhousie [inédit].

Woolf, S. H., Zimmerman, E., Haley, A., et coll. (2016). Authentic engagement of patients and communities can transform research, practice and policy. *Health Affairs, 35*(4), 590–594.

Yoshida-Montezuma, Y., Keown-Stoneman, C. D. G., Wantigaratne, S., et coll. (2021). The social determinants of health as predictors of adherence to public health preventive measures among parents and young children during the COVID-19 pandemic: A longitudinal cohort study. *Canadian Journal of Public Health, 112*(4), 552–564. https://doi.org/10.17269/s41997-021-00540-5.

2ELGBTQI+ [chap. 10, 12] : Acronyme reconnu par le Secrétariat 2ELGBTQI+ du gouvernement du Canada et qui signifie les identités « deux esprits, lesbiennes, gaies, bisexuelles, transgenres, queers et intersexuées ».

Acculturation [chap. 7] : Processus par lequel les membres d'un groupe culturel apprennent et adoptent des comportements d'une autre culture à la suite de contacts étroits, souvent continus.

Activiste [chap. 4] : Personne qui travaille pour apporter des changements sociaux ou politiques.

Acupuncture [chap. 8] : Thérapie qui consiste à insérer de fines aiguilles dans des points anatomiques spécifiques du corps (appelés points d'acupuncture) à des fins thérapeutiques. L'acupuncture signifie littéralement « piquer avec des aiguilles ».

Adaptation ou négociation des soins culturels [chap. 4] : Fait référence aux actions et aux décisions qui aident les patients ou les fournisseurs à s'adapter aux autres ou à négocier avec d'autres pour obtenir des résultats bénéfiques et significatifs en matière de soins de santé.

Afro-Néo-Écossais [chap. 16] : Descendants de loyalistes noirs libres et asservis, de réfugiés noirs, de Marrons, de Planteurs et d'autres personnes noires qui se sont établis dans les 52 communautés noires terrestres de Mi'kma'ki.

Aide médicale à mourir (AMM) [chap. 13] : Option de soins de fin de vie offerte aux personnes canadiens qui satisfont à un ensemble d'exigences légales évaluées par les fournisseurs de soins de santé autorisés.

Aîné [chap. 8] : Personne respectée au sein de la communauté qui est le détenteur de la sagesse et du savoir dans la communauté. Ces connaissances peuvent être acquises grâce à des visions, des rêves, des intuitions ou des ancêtres, et il semblerait qu'elles proviennent du monde spirituel et ancestral.

Alliance inclusive [chap. 4] : Processus par lequel une personne en position de pouvoir et de privilège est solidaire de ceux qui sont marginalisés. Le processus nécessite un engagement actif ainsi qu'un apprentissage et un désapprentissage continus.

Allié [chap. 4] : Personne qui s'associe à d'autres pour un but ou une cause communs. Le terme est souvent utilisé pour indiquer l'engagement à l'égard de la justice sociale et de la lutte contre le racisme sous toutes ses formes.

Antiraciste et anti-oppression [chap. 2] : Approche ou idéologie qui reconnaît l'injustice et le désavantage fondés sur la race, la classe, le genre et d'autres identités sociales marginalisées, et qui remet en question le pouvoir et les privilèges associés à la domination.

Approche du double regard [chap. 4, 8] : Cadre autochtone qui permet aux fournisseurs de soins de santé de voir et de comprendre la médecine sous deux perspectives différentes : une perspective adopte les connaissances et les forces du système occidental de la biomédecine et l'autre adopte les forces du savoir et des façons d'être autochtones; l'utilisation des deux perspectives ensemble mène à une approche intégrative. Le concept peut également être appliqué à d'autres visions du monde.

Approches fondées sur les forces [chap. 9] : Pratiques axées sur la reconnaissance des attributs positifs des individus et des groupes pour créer et maintenir la santé et le bien-être, tout en reconnaissant les inégalités systémiques en santé.

Assimilation [chap. 2] : Processus par lequel un groupe minoritaire adopte progressivement les coutumes et les attitudes de la culture dominante tout en perdant ses propres traits distinctifs au fil du temps.

Autodétermination [chap. 9] : Fait référence aux droits des peuples autochtones à déterminer leur développement politique, économique, social et culturel.

Autoréflexivité [chap. 3, 14] : Processus d'auto-examen critique qu'une personne peut utiliser pour remettre en question une attitude de neutralité et examiner plutôt ses propres suppositions, partis pris et préjugés.

Ayurveda [chap. 8] : L'Ayurveda, ou médecine ayurvédique, est un système médical complet qui a vu le jour en Inde il y a plus de 5 000 ans et qui est considéré comme un système de soins de santé holistique. Le terme Ayurveda signifie la connaissance de la vie ou la science de la vie. L'Ayurveda fournit une approche intégrée pour prévenir et traiter la maladie par le biais d'interventions liées au mode de vie et de thérapies naturelles.

Biculturel [chap. 6] : Appartenir à deux cultures ou bien connaître deux cultures. Les individus biculturels ont une certaine légitimité dans les deux cultures et peuvent servir de médiateurs entre les cultures pour combler le fossé culturel et négocier entre les malentendus culturels.

Bilingue [chap. 6] : Maîtrise de deux langues. Au Canada, le bilinguisme fait référence à la capacité de parler les deux langues officielles, soit le français et l'anglais.

Binarité de genre [chap. 10] : Classification du genre en deux catégories distinctes d'hommes et de femmes.

Biomédecine [chap. 8] : Aussi connue sous le nom de **médecine allopathique** ou de médecine occidentale, la biomédecine est la tradition de guérison dominante au Canada et aux États-Unis. La biomédecine considère généralement la santé comme l'absence de maladie.

Cadre des soins culturels [chap. 3] : Le cadre des soins culturels est une approche des soins qui rend la culture visible et offre aux fournisseurs de soins de santé un moyen de comprendre et de gérer les complexités et les influences culturelles liées à la santé et les soins de santé. Basé sur les concepts de base de la théorie de Madeleine Leininger (1978) sur la diversité et l'universalité des soins culturels, le cadre constitue une approche intégrative et pratique reflétant les questions de pouvoir ainsi que les modèles culturels.

Cécité culturelle [chap. 1] : Réticence ou incapacité à reconnaître l'existence de différences culturelles, souvent en raison d'un désir d'être impartial et de traiter tout le monde de la même manière.

Cisnormativité [chap. 10] : Supposition culturelle ou sociétale de l'identité selon laquelle l'identité de genre correspond au sexe assigné à la naissance.

Clitoridectomie [chap. 12] : Type de **mutilation génitale féminine** (MGF) qui consiste en l'ablation totale ou partielle du clitoris.

Collectivisme [chap. 5, 7, 14] : Modèle social selon lequel les individus se considèrent comme des parties inextricablement liées d'un groupe ou d'une communauté plus large. Les individus sont motivés principalement par les normes, les devoirs et les attentes du groupe (par opposition aux préférences et aux désirs individuels). Les cultures collectivistes considèrent la famille ou le groupe comme étant la plus petite unité de la société et accordent de l'importance aux obligations du rôle social.

Colonialisme [chap. 9] : Pratique historique et contemporaine de la domination (politique, sociale, économique et culturelle) d'un peuple par une puissance étrangère pendant une période prolongée. Au Canada, le terme est utilisé en référence aux migrants européens qui sont devenus des colons, ont acquis des terres autochtones et ont effacé la langue et la culture autochtones, ce qui a entraîné une dépossession et une dépendance multigénérationnelles des peuples autochtones à l'égard de l'État.

Colons [chap. 2] : Personnes qui sont venues de différents pays (en tant que migrants) et qui ont fait du Canada leur nouvelle patrie. Dans l'histoire du Canada, les colons ont déplacé les communautés autochtones, qui étaient les premiers habitants du territoire, par la colonisation.

Communication à contexte élevé [chap. 5] : Style de communication selon lequel l'intention et la signification du message dépendent fortement du contexte et moins des mots utilisés. Le sens est intégré à la façon dont quelque chose est dit, y compris ce qui n'est pas dit.

Communication à contexte faible [chap. 5] : Style de communication selon lequel l'information et le sens sont rendus explicites dans la langue utilisée. Ce qui est dit est plus important que la façon dont c'est dit.

Communication triadique [chap. 6] : Communication à laquelle participent trois parties : le fournisseur de soins de santé, l'interprète et le patient.

Compétence culturelle [chap. 1, 9] : Fait référence à la capacité des fournisseurs de soins de santé d'appliquer les connaissances et les compétences de manière appropriée lors des interactions avec les patients dans des situations interculturelles pour atteindre l'équité dans la qualité et les résultats en matière de santé. La compétence culturelle est souvent décrite comme un processus ou un parcours, et non comme une destination ou un résultat. La compétence culturelle est également considérée comme un « appel à l'action » pour les fournisseurs et les systèmes de soins de santé de développer les capacités et les compétences nécessaires pour fournir des soins culturellement sûrs aux peuples autochtones.

Compétence structurelle [chap. 9] : Capacité des fournisseurs de soins de santé à comprendre et à gérer les déterminants structurels de la santé; cela comprend l'adaptation des structures et des systèmes qui façonnent les interactions cliniques.

Concordance linguistique [chap. 6] : Le fournisseur de soins de santé parle la même langue que la langue préférée du patient.

Confiance [chap. 3] : Concept précieux et essentiel dans toutes les relations, surtout les relations entre le patient et le fournisseur de soins de santé, qui est basé sur les attentes selon lesquelles le fournisseur de soins de santé sera bien informé et compatissant, et qu'il assumera la responsabilité des soins nécessaires, menant à de bons résultats.

Connaissance constructiviste [chap. 9] : Reconnaissance du fait que les personnes construisent des connaissances par le biais de leurs interactions. Ainsi, les connaissances se situent dans un contexte historique, social et culturel et reflètent des valeurs et des expériences individuelles basées sur leurs propres réalités.

Connaissance détenue [chap. 3] : Expression inventée par Madeleine Leininger pour décrire les connaissances spécifiques des modèles culturels que possède le fournisseur de soins de santé et qui sont utilisées pour réfléchir sur les idées et les expériences. Détenir des connaissances ne signifie pas faire des jugements stéréotypés, mais cela peut guider l'évaluation.

Connaissances anticoloniales [chap. 9] : Approche qui reconnaît l'existence et l'importance des connaissances produites localement provenant du patrimoine et des antécédents culturels, de l'expérience humaine quotidienne et des interactions sociales.

Connaissances culturelles [chap. 3] : L'expression reconnaît que la compétence culturelle est une prestation de soins fondée sur les connaissances et fait référence aux renseignements et à la compréhension nécessaires pour comprendre et interpréter de manière efficace les expressions et comportements culturels. Les connaissances culturelles comportent deux volets : les **connaissances culturelles génériques** ou les connaissances fondamentales qui peuvent être appliquées à l'ensemble des populations culturelles et cliniques, et les **connaissances culturelles spécifiques** qui sont axées sur des populations culturelles particulières ou sur les processus de soins associés à des populations cliniques spécifiques.

Connaissances culturelles génériques [chap. 3] : Connaissances fondamentales qui peuvent être appliquées à l'ensemble des populations culturelles et cliniques.

Connaissances culturelles spécifiques [chap. 3] : Connaissances culturelles approfondies qui sont axées sur des populations culturelles spécifiques dans leur contexte ou les processus de soins associés à des populations cliniques spécifiques qui sont sensibles aux différences culturelles.

Connaissances émiques [chap. 4] : Connaissances culturelles locales, d'initiés ou autochtones.

Connaissances étiques [chap. 4] : Point de vue ou connaissances d'un observateur ou d'un inconnu (y compris ceux des fournisseurs de soins de santé) sur une question ou un phénomène particulier.

Conscience de soi [chap. 13] : Processus continu visant à comprendre et à connaître sa propre identité, ses croyances, ses pensées, ses traits, ses motivations, ses sentiments et son comportement, et à reconnaître la façon dont ces éléments affectent les autres personnes de différentes manières.

Continuum de la compétence culturelle [chap. 1] : Description des différents stades de la compétence culturelle. Les stades présentent des moyens possibles de réagir aux différences culturelles, y compris des moyens qui sont néfastes et destructeurs. Les individus peuvent être à différents stades avec différents groupes.

Contre-traduction [chap. 6] : Processus consistant à prendre un document qui a déjà été traduit dans une langue étrangère, puis à demander à un traducteur indépendant de le retraduire dans la langue source ou la langue d'origine pour vérifier l'exactitude de la traduction originale.

Conversations bidirectionnelles [chap. 5] : Conversations dans lesquelles l'information circule dans les deux sens, du fournisseur de soins de santé au patient ou à la famille et vice versa, et où les deux parties (fournisseurs de soins de santé et patients) passent autant de temps à écouter qu'à parler.

Couches [chap. 3] : Comme la notion d'intersectionnalité, les couches peuvent être décrites comme les différentes dimensions de l'identité et des expériences de vie d'une personne qui façonnent la perception. Elles peuvent inclure la race, l'ethnicité, le genre, l'âge, l'état matrimonial, le niveau de scolarité, le statut socioéconomique, la religion, l'orientation sexuelle, la profession, l'affiliation politique et les activités de loisirs. Les couches sont dynamiquement entremêlées avec les héritages et contribuent aux idées, aux convictions et aux perceptions sur une variété de situations et de problèmes.

Culture [chap. 1] : La culture est un concept complexe et dynamique qui reconnaît les valeurs communes, les traditions communément comprises, inconscientes ou apprises, et les façons d'être permettant de naviguer dans son environnement. La culture est une question de modèles et reflète la dynamique de pouvoir associée au privilège et à la marginalisation.

Culture de la santé [chap. 5, 7] : Capacité d'obtenir des renseignements et d'agir en fonction de ceux-ci pour être en bonne santé.

Culture occidentale [chap. 1] : Terme large qui décrit les valeurs et les normes sociales associées à la culture européenne et à la religion chrétienne.

Décolonisation [chap. 9] : Processus visant à défaire l'incidence du colonialisme et de la domination sur les peuples autochtones.

Défenseur [chap. 4] : Personne qui assume le rôle de parler au nom des autres et de faire pression pour le changement.

Désapprentissage [chap. 3] : Fait référence au choix conscient de se débarrasser d'une vieille conviction ou d'un modèle mental pour en adopter un autre.

Destructivité culturelle [chap. 1] : Situé à l'extrémité négative du continuum de la compétence culturelle, ce stade fait référence aux attitudes, pratiques et politiques organisationnelles qui sont axées sur la supériorité d'une culture dans la mesure où d'autres cultures sont déshumanisées et détruites.

Déterminants sociaux de la santé [chap. 11, 16] : Sous-ensemble de facteurs sociaux et économiques parmi les déterminants de santé plus larges qui sont liés à la place qu'occupe une personne dans la société, incluant le revenu, le niveau de scolarité ou l'emploi.

Déterminants structurels de la santé [chap. 16] : Déterminants fonctionnant au niveau du système (distal) (pouvoir économique, social et politique) qui entraînent le maintien du privilège pour certains et un désavantage inégal pour d'autres. Les déterminants structurels affectent les conditions sociales et physiques dans lesquelles les gens vivent, travaillent et vieillissent.

Directive préalable [chap. 13] : Document rédigé à l'avance qui indique les souhaits d'une personne au sujet des soins intensifs ou traitements médicaux de maintien de la vie en cas d'incapacité.

Discrimination [chap. 1, 11] : Fait référence aux actions, conditions ou comportements basés sur des stéréotypes et des préjugés qui reflètent un accès inégal et injuste et un traitement injuste des personnes et qui mènent à des résultats inéquitables. La discrimination peut être manifeste, mais elle est souvent subtile.

Distance de pouvoir [chap. 3, 5] : Décrit la mesure dans laquelle on s'attend à ce que le pouvoir soit réparti également (ou non) au sein de la famille et de la société. Une faible distance de pouvoir est associée à l'individualisme, tandis qu'une grande distance de pouvoir est associée au collectivisme.

Diversité [chap. 1] : Terme utilisé pour décrire les variations entre les personnes en ce qui a trait à un éventail de caractéristiques comme l'ethnicité, l'origine nationale, le genre, la classe sociale, l'orientation sexuelle, l'âge, la religion, les capacités physiques, les valeurs et les expériences de vie.

Dosha [chap. 8] : Concept de la médecine ayurvédique qui décrit les éléments de l'esprit et du corps. Les doshas interagissent avec d'autres composants du corps humain pour contrôler la façon dont fonctionne le corps.

Doula [chap. 12] : Travailleuse de la santé qualifiée qui fournit un soutien physique et émotionnel continu à une patiente avant, pendant et après l'accouchement.

Douleur [chap. 15] : Expérience sensorielle et émotionnelle désagréable associée à une blessure physique ou psychosociale réelle ou potentielle.

Douleur aiguë [chap. 15] : Douleur qui a l'habitude de se manifester soudainement, en réponse à une blessure particulière, et qui ne dure pas longtemps.

Douleur chronique [chap. 15] : Douleur qui a persisté pendant au moins six mois de plus que le temps de guérison tissulaire attendue.

Dramatisation de la douleur [chap. 15] : Tendance à exagérer la menace ou l'incidence de la douleur accompagnée de sentiments d'impuissance dans les capacités à gérer la douleur.

Dysphorie de genre [chap. 10] : Détresse liée au genre assigné à la naissance, à l'expression du genre ou à la perception qu'ont les autres de son genre.

Écoute active [chap. 5] : Écoute attentive et intentionnelle pour entendre les messages verbaux et non verbaux de manière engagée.

Effet de l'immigrant en bonne santé [chap. 11] : Phénomène selon lequel les nouveaux immigrants sont généralement en meilleure santé que la population née au Canada en ce qui concerne la santé mentale, les maladies chroniques, l'incapacité et les comportements à risque.

Engagement communautaire [chap. 16] : Approche délibérée pour établir des relations avec des individus et des groupes où les membres de la communauté participent directement à la prise de décision sur les développements qui affectent la communauté.

Entretien de formulation culturelle (EFC) [chap. 14] : Outil du DSM-5 qui a pour but de faciliter des évaluations complètes tenant compte des facteurs culturels qui influencent les patients et de la façon dont ces facteurs pourraient affecter la relation de travail entre le patient et le fournisseur de soins de santé. L'EFC comprend 16 questions portant sur quatre domaines : (1) les définitions culturelles du problème; (2) les perceptions culturelles de la cause, du concept et du soutien; (3) les facteurs culturels influençant l'auto-adaptation et les antécédents de recherche d'aide; et (4) les facteurs culturels influant sur la recherche d'aide actuelle.

Équité [chap. 2, 3] : Ancrée dans l'égalité des chances, l'équité est axée sur l'égalité des résultats et nécessite souvent qu'un traitement différencié soit accordé aux personnes, en fonction des besoins, pour obtenir les mêmes résultats.

Équité en santé [chap. 1, 16] : Absence de différences injustes et évitables ou réparables dans la santé à l'échelle des différentes populations. L'équité en santé crée l'égalité des chances d'être en bonne santé pour tous en (1) diminuant l'effet négatif des déterminants sociaux de la santé et en (2) en améliorant les services pour augmenter l'accès et réduire l'exclusion.

Équité en santé des Autochtones [chap. 9] : Prestation de soins pour les peuples autochtones qui reconnaît les facteurs socioculturels menant à des soins culturellement sûrs, à des résultats équitables et à un soutien pour qu'ils puissent réaliser tout leur potentiel.

Espace éthique [chap. 9] : Zone neutre entre les cultures caractérisées par le respect mutuel, l'humilité, l'honnêteté et l'engagement (qui offre une ouverture à la réconciliation).

Ethnicité [chap. 1] : Identité de groupe qui est fondée sur une homogénéité linguistique, historique, géographique, religieuse ou raciale particulière.

Ethnocentrisme [chap. 1] : Conviction que ses propres valeurs culturelles, croyances et comportements sont les meilleurs, les préférés et les plus supérieurs.

Évacuation en vue de l'accouchement [chap. 12] : Déplacement obligatoire vers des régions urbaines pour les femmes autochtones enceintes qui vivent dans des communautés éloignées et sont sur le point d'accoucher.

Évitement de l'incertitude [chap. 5] : Caractéristique culturelle qui fait référence à la tolérance à l'ambiguïté.

Exclusion sociale [chap. 11] : Manque d'accès aux ressources et aux possibilités de participer pleinement à la société.

Explications culturelles [chap. 14] : Significations, convictions et perspectives qu'une culture attribue à un phénomène particulier.

Face [chap. 5] : Fait référence à l'image projetée de soi-même dans une situation relationnelle comportant deux parties ou plus. Le terme « face » est associé à l'honneur ainsi qu'à des émotions connexes comme le respect, la honte, l'orgueil, la dignité et la culpabilité.

Facteurs de stress sociaux [chap. 14] : Événements ou expériences liés aux conditions sociales des individus et qui les affectent, incluant leurs situations, leurs rôles et leurs relations.

Familialisme [chap. 7] : Modèle social selon lequel la solidarité et les traditions familiales ont plus de valeur que les droits et les intérêts individuels.

Famille avec saut de génération [chap. 7] : Famille dans laquelle un grand-parent assume le double rôle de parent et de grand-parent.

Famille étendue [chap. 7] : Dans certaines cultures, le terme utilisé pour décrire la famille lorsque les parents et les enfants adultes et leurs familles vivent sous un même toit. Également connu sous les noms de famille ou ménage multigénérationnels.

Famille monoparentale [chap. 7] : Famille comprenant un seul parent et au moins un enfant.

Famille multigénérationnelle [chap. 7] : Au moins trois générations vivant dans le même ménage.

Famille nucléaire [chap. 7] : Vue de l'unité familiale composée de parents (qui sont généralement hétérosexuels, mais pourrait désigner des partenaires de même sexe) ayant des enfants.

Généralisations [chap. 2] : Attributs communs d'individus appliqués à un groupe. Les généralisations peuvent être un point de départ utile, indiquant les tendances et les modèles qui nécessitent des renseignements supplémentaires quant à leur pertinence et à leur applicabilité à des personnes et à des situations spécifiques.

Génocide [chap. 9] : Destruction délibérée d'un grand nombre de personnes d'un groupe ethnique ou culturel particulier, comme les peuples autochtones.

Grille de planification des soins à 6 P [chap. 14] : Outil qui permet au fournisseur de soins de santé d'intégrer toutes les données cliniques dans une évaluation globale du patient. Les 6P signifient « présentant, prédisposant, précipitant, perpétuant, (facteurs) protégeant, et plan ».

Groupes méritant l'équité [chap. 2] : Fait référence aux groupes ou communautés qui ont fait face à des obstacles à l'égalité d'accès et à l'égalité des chances en raison de la discrimination, des désavantages et des injustices historiques. Cette expression est souvent utilisée à la place de *groupes prioritaires en matière d'équité* ou *groupes à la recherche d'équité* ou de façon interchangeable avec ces expressions.

Guérison traditionnelle [chap. 8] : Pratiques de guérison, comme le jeûne, la prière, la méditation, la cérémonie ou la médecine traditionnelle, utilisées pour atteindre une santé qui inclut des
interactions spirituelles et l'harmonie avec la nature.

Héritages [chap. 3] : Événements historiques marquants vécus par nos ancêtres, notre famille
et notre communauté d'origine qui continuent d'avoir des répercussions dans nos vies
aujourd'hui.

Hétéronormativité [chap. 10] : Supposition culturelle ou sociétale de l'expression exclusivement
hétérosexuelle de la sexualité dans un système de genre binaire.

Hommes transgenres [chap. 12] : Personnes dont l'identité assignée à la naissance était féminine
et qui s'identifient comme des hommes.

Homonormativité [chap. 10] : Conviction que les personnes de la diversité sexuelle et de genre
(DSG) devraient se conformer aux normes sociétales et aux modèles de relations hétérosexuelles, indépendamment du genre de leur partenaire sexuel.

Humilité culturelle [chap. 1, 9] : Concept axé sur la conscience de soi, surtout en ce qui concerne
les questions de connaissances professionnelles, de pouvoir et de privilège. Grâce à l'humilité
culturelle, une personne reconnaît la nécessité d'apprendre des autres et de « désapprendre » les
préjugés, les partis pris et les stéréotypes préexistants.

Identité culturelle [chap. 3, 14] : Sentiment d'appartenance à un groupe ou à une culture fondé
sur des caractéristiques qui sont communes à d'autres membres du groupe culturel.

Identité de genre [chap. 12] : Façon dont une personne définit son genre.

Idiome culturel de détresse [chap. 14] : Expressions de détresse et de problèmes psychologiques
qui sont culturellement nuancées, qui pourraient être culturellement spécifiques et correspondre ou non à une étiquette ou à un diagnostic de maladie mentale comme déterminé par un
diagnostic occidental de maladie mentale.

Idiomes [chap. 5] : Phrases ou expressions dont la signification est basée sur la compréhension
culturelle plutôt que sur la somme des significations de chaque mot.

Immigrant [chap. 11] : Personne à qui on a accordé le droit de vivre dans un autre pays
(p. ex., le Canada) de façon permanente.

Imposition culturelle [chap. 1] : Croyance selon laquelle sa propre façon de faire les choses est
supérieure, et cette façon est de ce fait imposée aux autres, qui sont forcés à l'utiliser.

Incapacité culturelle [chap. 1] : Volet du continuum de la compétence culturelle qui signifie
l'incapacité des fournisseurs et établissements de soins de santé d'aider les patients de différentes cultures. L'incapacité culturelle est caractérisée par l'ignorance, les stéréotypes et les peurs
irréalistes.

Inclusion sociale [chap. 11] : Capacité de participer à la société et à contribuer à ses aspects
sociaux, politiques, culturels et économiques.

Inclusivité [chap. 2] : Mesures visant à garantir que chaque personne a un sentiment
d'appartenance et la capacité à participer.

Individualisme [chap. 5, 7] : Modèle social selon lequel les individus sont principalement
motivés par leurs propres préférences, besoins, droits et désirs et se perçoivent largement
comme indépendants de la communauté plus large. Les cultures individualistes accordent de
l'importance aux droits individuels en mettant l'accent sur l'expression de soi, la liberté de choix
personnelle, la responsabilité individuelle et l'indépendance.

Inégalité en santé [chap. 1] : Différences des états de santé entre les différents groupes. Ces différences peuvent être attribuées à de nombreux facteurs, y compris des facteurs biologiques, des
choix individuels et le hasard.

Infibulation [chap. 12] : Type de mutilation génitale féminine qui consiste à créer un orifice
vaginal étroit en scellant les grandes lèvres aux petites lèvres.

Iniquité en santé [chap. 1, 11, 16] : Différences dans les résultats en matière de santé qui peuvent être attribuées à une répartition inégale des ressources sociales ou économiques. Ces facteurs sont donc considérés comme inéquitables et injustes.

Interprétation [chap. 6] : Fait référence au processus de médiation d'une interaction verbale entre des personnes qui parlent deux langues différentes, sans omission, ajout, enrichissement ou quelconque distorsion de sens.

Interprétation à distance [chap. 6] : Fait référence aux situations où l'interprète n'est pas physiquement présent avec les interlocuteurs, mais pourrait être présent par vidéo virtuelle ou par téléphone.

Interprétation consécutive [chap. 6] : Séance d'interprétation au cours de laquelle l'interprète écoute des blocs d'information du fournisseur de soins de santé, puis les traduit dans l'autre langue.

Interprétation culturelle [chap. 6] : Interprétation dans laquelle un interprète pourrait offrir des renseignements supplémentaires sur les valeurs culturelles potentielles et les significations de la communication verbale et non verbale.

Interprétation linguistique [chap. 6] : Interprétation selon laquelle seule la parole est interprétée.

Interprétation simultanée [chap. 6] : Interprétation quasiment instantanée du message d'une langue à l'autre.

Interprétation simultanée chuchotée [chap. 6] : Séance d'interprétation au cours de laquelle l'interprète est assis à côté d'une ou de plusieurs personnes ayant une maîtrise limitée de l'anglais et murmure dans la langue cible le contenu du discours. Aussi appelée « chuchotage ».

Interprète médical [chap. 6] : Professionnel qualifié possédant des compétences en interprétation ainsi qu'en terminologie médicale.

Interprètes improvisés [chap. 6] : Personnes qui servent d'interprètes et qui n'ont reçu aucune formation en interprétation, également appelées interprètes informels. Ces personnes peuvent inclure des membres de la famille, des amis et des bénévoles de la communauté.

Intersectionnalité [chap. 1, 9, 10] : Approche ou cadre visant à comprendre la façon dont plusieurs identités sociales, comme la race, le genre, l'orientation sexuelle et le handicap, interagissent entre elles pour influencer les expériences individuelles de discrimination, de marginalisation et de privilège.

Jumelage ethnique [chap. 2] : Tentative de jumeler des patients avec des fournisseurs de soins de santé ayant les mêmes antécédents ethniques.

Justice réparatrice [chap. 7] : Approche qui vise à réparer les torts et à promouvoir la guérison en offrant la possibilité d'établir un lien entre les personnes qui ont été touchées et celles qui ont contribué aux torts.

Justice sociale [chap. 16] : La justice sociale est axée sur l'équité et l'égalité dans la répartition des ressources (richesse, possibilités, privilège) à l'échelle de toutes les personnes et de tous les groupes de la société afin d'éliminer les écarts évitables, injustes et inéquitables en matière d'équité en santé entre les populations.

LEARN [chap. 4, 14] : En tant qu'outil servant à comprendre les différentes cultures et à travailler avec celles-ci, LEARN fait référence à Listen (écouter) pour comprendre, Explain (expliquer) votre point de vue, Acknowledge (reconnaître) les différences, Recommend (recommander) des options, et Negotiate (négocier) les soins.

Littératie culturelle [chap. 2] : Connaissances d'un ou de plusieurs groupes culturels spécifiques, qui incluent les valeurs, les croyances, les modes de vie et le langage (verbal et non verbal) correspondants, menant à la capacité de comprendre et d'interagir de manière efficace avec ce groupe culturel.

Maîtrise culturelle [chap. 1] : Dernier stade du continuum de la compétence culturelle dans lequel les fournisseurs et les organisations valorisent la diversité, cherchent des forces et reconnaissent le rôle positif que la culture peut jouer dans la santé et les soins de santé. La maîtrise culturelle crée des possibilités de nouvelles connaissances, de pratiques novatrices et de changements transformateurs.

Marginalisation [chap. 1] : Processus social d'exclusion qui limite la capacité d'une personne à participer pleinement, remettant ainsi en question son droit d'appartenir et de participer à part entière, conduisant à des expériences où elle est tenue à l'écart ou réduite au silence.

Masculinité – féminité [chap. 5] : La dimension de masculinité et de féminité est associée au niveau de compétitivité et aux rôles définis des genres. Les cultures masculines sont associées à l'affirmation de soi, à la compétitivité et à l'indépendance et se concentrent sur les récompenses matérielles, tandis que les cultures féminines privilégient le consensus, la coopération, la modestie, l'interdépendance et la tendance à la sympathie.

Médecine allopathique [chap. 8] : Aussi connue sous le nom de **biomédecine**, il s'agit de la tradition de guérison que la plupart des gens connaissent le mieux au Canada et aux États-Unis comme le paradigme dominant.

Médecine alternative [chap. 8] : Traditions de guérison ou pratiques de santé qui ne font pas partie du système de soins de santé dominant de cette société.

Médecine autochtone [chap. 8] : Méthodes de guérison traditionnelles utilisées par les peuples autochtones depuis des milliers d'années, qui considèrent la santé comme un équilibre entre les dimensions physique, mentale, émotionnelle, environnementale et spirituelle.

Médecine chiropratique [chap. 8] : Système de diagnostic et de traitement basé sur le concept que le système nerveux sert de mécanisme de contrôle du corps humain et qu'une légère déviation de la colonne vertébrale pourrait avoir une incidence importante sur la santé d'une personne. Considérée comme un traitement médical complémentaire, cette approche joue maintenant un rôle important dans la gestion des conditions et des blessures liées au système musculosquelettique.

Médecine complémentaire et alternative (MCA) [chap. 8] : Traditions de guérison ou pratiques de soins de santé qui ne font pas partie de l'approche traditionnelle ou dominante du pays concerné en matière de santé et de soins de santé et qui peuvent être utilisées avec la tradition de guérison dominante du pays ou à la place de celle-ci.

Médecine naturopathique [chap. 8] : Système formel de médecine basé sur l'approche philosophique du pouvoir de guérison de la nature et où la maladie est due à un éloignement d'avec les modes de vie naturels.

Médecine traditionnelle [chap. 8] : Médecine qui est native de différentes cultures et utilise des connaissances locales (souvent anciennes) dans le maintien de la santé et le traitement de la maladie.

Médecine traditionnelle chinoise (MTC) [chap. 8] : Système de santé originaire de Chine il y a plus de 5 000 ans, qui est axé sur la notion de l'équilibre des opposés (*yin* et *yang*) et adopte une approche holistique de la santé.

Mentalité axée sur la culture (MC) [chap. 14] : Attitude et aptitude à l'égard des interactions et des situations interculturelles; semblable à la sensibilité culturelle et à la sensibilisation culturelle.

Méritocratie [chap. 3] : Conviction que la réussite individuelle est basée uniquement sur le mérite, le travail rigoureux, les habiletés et les réalisations, sans influence de facteurs systémiques ou sociaux.

Microagressions [chap. 1] : Interactions quotidiennes qui véhiculent un préjugé négatif envers un groupe marginalisé. Bien qu'à première vue, ces interactions ne soient généralement pas un « gros problème » (d'où le terme « micro ») et soient difficiles à contester, elles sont néanmoins humiliantes, entraînent l'exclusion et ont une incidence négative importante au fil du temps.

Minorité [chap. 1] : Existant en nombre proportionnellement plus petit et pouvant ne pas refléter la minorité numérique. Dans les contextes sociaux, il s'agit d'un terme trompeur pour décrire des identités ethniques non dominantes. Le statut de groupe minoritaire est généralement associé au statut marginalisé.

Minorités visibles [chap. 1] : Terme de Statistique Canada qui fait référence aux non-Blancs, à l'exclusion des personnes autochtones.

Modèle explicatif de la maladie [chap. 2, 3, 4, 14] : Perceptions et convictions au sujet des significations et des attentes associées à la maladie et à l'expérience de la maladie, incluant la cause de la maladie, sa gravité, le traitement attendu et le pronostic.

Mosaïque culturelle [chap. 2] : Terme utilisé pour décrire le large éventail de groupes ethniques, de langues et de cultures qui coexistent au sein de la société canadienne, chaque groupe conservant son patrimoine distinct.

Multiculturalisme [chap. 2] : Condition selon laquelle plusieurs cultures coexistent au sein d'une société et maintiennent leurs différences culturelles. Considéré comme une caractéristique fondamentale de la société canadienne, le multiculturalisme fait également référence à la politique publique de la gestion de la diversité culturelle dans une société multi-ethnique, en mettant l'accent sur la tolérance et le respect de la diversité culturelle.

Mutilation génitale féminine [chap. 12] : Pratique culturelle qui a cours principalement en Afrique et dans certaines parties du Moyen-Orient et de l'Asie consistant en des procédures pratiquées sur les organes génitaux féminins, à divers degrés de gravité. Elle est également connue sous le nom de circoncision génitale féminine.

Niveau de tolérance à la douleur [chap. 15] : Le plus grand niveau de douleur qu'une personne est capable de supporter.

Non binaire [chap. 12] : Fait référence aux personnes dont l'identité de genre ne correspond pas à la binarité homme ou femme (également appelée la non-binarité de genre).

Oppression [chap. 9] : Fait référence à un étouffement, à un fardeau et à une domination à cause de l'exercice injuste du pouvoir.

Organismes ethnospécifiques [chap. 2] : Organismes desservant des groupes culturels spécifiques.

Outils d'évaluation de la douleur [chap. 15] : Ceux-ci comprennent notamment l'échelle numérique de classement (ENC), les échelles des visages, les descripteurs verbaux de la douleur, ainsi que les outils comportementaux et d'observation pour évaluer la douleur chez les nourrissons et les adultes non verbaux.

Personne enceinte [chap. 12] : Personne qui attend un bébé, également connu comme une personne qui se prépare à accoucher.

Personne intersexuée/présentant des « différences du développement sexuel » (DDS) [chap. 10] : Personne née avec un corps qui n'est typiquement ni masculin ni féminin en raison d'organes génitaux ambigus ou d'anomalies chromosomiques.

Personnes autochtones, noires et de couleur (PANDC) [chap. 1, 12] : L'acronyme PANDC est devenu populaire en 2019-2020 pour reconnaître la violence et la discrimination subies par les personnes noires et autochtones. Bien que l'acronyme aspire à être inclusif, la référence aux personnes de couleur est controversée, car elle mélange plusieurs groupes en un seul et ne reconnaît et ne nomme pas les personnes et leurs expériences.

Personnes de la DSG [chap. 10] : Fait référence à la communauté de personnes qui ne s'identifient pas comme hétérosexuelles ou cisgenres, mais de la diversité sexuelle et de genre.

Perspectives [chap. 2] : Les perspectives peuvent être considérées comme des paysages conceptuels ou des ensembles d'idées qui forment le portrait global d'un sujet donné.

Piété filiale [chap. 7] : Valeur selon laquelle une personne fait preuve de respect et de révérence envers les aînés et les symboles d'autorité.

Plan de naissance [chap. 12] : Plan écrit indiquant les préférences et les souhaits pour l'expérience du travail et de l'accouchement.

Pratique anti-oppressive [chap. 9] : Approche philosophique qui reconnaît l'existence de différences de pouvoir basées sur l'histoire, les traumatismes et les identités sociales croisées. Grâce à une telle pratique, les gens travaillent à égaliser le déséquilibre des pouvoirs et à atténuer les injustices en s'appuyant sur les forces des individus et des communautés.

Pratique relationnelle [chap. 7, 9] : Pratique guidée par le contexte de la relation et qui reconnaît les patients comme ayant leurs propres antécédents et leur identité unique. Fondée sur des principes de partenariat, la pratique relationnelle utilise un certain nombre de compétences comme l'écoute, le questionnement, l'empathie, la mutualité, la réciprocité, l'auto-observation, la réflexion et une sensibilité aux contextes émotionnels.

Pré-compétence culturelle [chap. 1] : Fait partie du continuum de la compétence culturelle. À ce stade, il existe une prise de conscience ou une reconnaissance des besoins fondés sur la culture; toutefois, la capacité de prendre les mesures appropriées est limitée.

Préjugé [chap. 1] : Croyance, sentiment ou attitude, généralement négatif et manquant de légitimité, concernant une ou plusieurs autres personnes.

Préjugés culturels [chap. 1] : Préférence pour les valeurs, les croyances et les normes d'une culture particulière, souvent accompagnée de la conviction qu'il s'agit de la perspective la plus efficace pour guider la situation ou les décisions.

Préjugés implicites [chap. 1] : Fait référence aux attitudes, convictions et perceptions qui influencent le comportement, les interactions et la prise de décision, mais qui ne sont pas intentionnelles et qui, par conséquent, demeurent souvent non reconnues et ignorées. Aussi connu sous le nom de **préjugé inconscient**.

Préjugés inconscients [chap. 1, 4] : Fait référence aux attitudes, convictions et perceptions qui influencent le comportement, les interactions et la prise de décision, mais qui sont inconscientes et non intentionnelles et qui, par conséquent, demeurent souvent non reconnues et ignorées. Voir « **préjugés implicites** ».

Prière d'intercession [chap. 8] : Prier au nom des autres.

Privilège [chap. 3] : Concept omniprésent qui accorde des droits, des ressources et des avantages aux membres d'un groupe socioculturel particulier (généralement dominant). Le privilège est un concept difficile à rendre visible et à reconnaître.

Privilège blanc [chap. 3] : Pouvoir non mérité qui est fondé sur les valeurs de la société blanche dominante et attribué aux Blancs sans demande spécifique de la part des individus. Il est associé à des avantages économiques, sociaux et environnementaux et à l'absence de conséquences du racisme systémique.

Privilège inconscient [chap. 4] : De par sa nature même, le privilège est invisible et caché surtout à ceux qui l'ont; par conséquent, il demeure souvent non reconnu et ignoré.

Promotion de la santé [chap. 16] : Activités entreprises par des individus, consciemment ou inconsciemment, pour optimiser leur santé dans le cadre de la vie quotidienne.

Protection de la santé [chap. 16] : Fait référence aux activités de santé publique qui protègent les personnes, les groupes et les communautés contre les dangers environnementaux et les maladies infectieuses.

Purification par la fumée [chap. 8] : Acte sacré qui fait partie de plusieurs cérémonies et rituels autochtones traditionnels. Il consiste à brûler une petite quantité de remède traditionnel, comme le foin d'odeur, la sauge, le tabac ou le cèdre, et d'utiliser la fumée pour nettoyer et purifier les personnes et les lieux.

Qi [chap. 8] : Dans la médecine traditionnelle chinoise, le *qi* (prononcé « tchi ») est perçu comme l'énergie vitale qui circule le long de différentes voies de circulation (*jing luo* ou méridiens) dans le corps. La présence d'une libre circulation du *qi* a un rapport direct avec la santé et son blocage entraîne les troubles de santé ou la maladie.

Race [chap. 1] : Désigne le regroupement d'individus en fonction des caractéristiques physiques génétiquement transmissibles, comme la couleur de la peau, le type de cheveux et les proportions corporelles. Dans le discours contemporain, le concept est reconnu comme une construction sociale qui est utilisée pour catégoriser les personnes et désigner la supériorité et l'infériorité entre les groupes.

Racisme [chap. 1, 9] : Attitude et actions spécifiques par lesquelles un groupe exerce un pouvoir sur les autres en fonction de la couleur de la peau, des origines et d'autres identités sociales (p. ex., la diversité sexuelle et de genre). Cela a pour effet de marginaliser et d'opprimer certaines personnes tout en soutenant des avantages pour d'autres.

Racisme culturel [chap. 1] : Affirme l'infériorité des groupes culturels non dominants par le biais de politiques et de pratiques ou de représentations négatives stéréotypées des valeurs, de la langue, de l'imagerie, des symboles et des visions du monde. À cause des préjugés conscients et inconscients, la discrimination, les préjugés et les pratiques d'exclusion sont normalisés.

Racisme environnemental [chap. 16] : Placement disproportionné d'industries et d'autres activités dangereuses pour l'environnement dans les communautés autochtones et racialisées.

Racisme institutionnel [chap. 1] : Aussi connu sous le nom de **racisme systémique**, le racisme institutionnel se manifeste par le biais de politiques et de pratiques organisationnelles et entraîne des résultats négatifs pour des populations particulières.

Racisme ordinaire [chap. 1] : Concept qui souligne les injustices quotidiennes et les rencontres routinières avec des comportements discriminatoires du groupe dominant qui imprègnent les interactions sociales quotidiennes des gens. Le racisme ordinaire peut inclure des microagressions, des actes d'exclusion subtils, ainsi que des expériences racistes manifestes et graves.

Racisme structurel [chap. 1, 16] : Fait référence aux grands facteurs de la société (systèmes politiques et socioéconomiques) qui sont historiquement ancrés et culturellement normalisés au fil des générations, et qui mènent à une répartition inéquitable des ressources et des résultats selon laquelle certains groupes raciaux obtiennent des avantages tandis que d'autres groupes sont opprimés et désavantagés de différentes manières. Le racisme structurel est insidieux et persiste même s'il n'existe aucune intention ou personne qui exprime explicitement ces points de vue.

Racisme systémique [chap. 1, 9] : Discrimination adoptée par les systèmes, les structures et les institutions de la société sous la forme d'exigences, de conditions, de pratiques, de politiques ou de processus qui maintiennent et reproduisent des inégalités évitables et injustes à l'échelle des groupes ethniques et raciaux (voir aussi « **racisme institutionnel** »).

Rafle des années 1960 [chap. 9] : Décrit le génocide culturel au Canada qui a culminé dans les années 1960, lorsque des milliers d'enfants des Premières Nations, des Métis et des Inuits ont été retirés de force de leurs familles biologiques pour être placés dans des familles non autochtones ou dans des pensionnats.

Recadrage ou remodelage des soins culturels [chap. 4] : Fait référence aux actions et aux décisions qui aident les patients à réorganiser, à changer, ou à modifier leurs modes de vie pour découvrir de nouvelles possibilités et façons d'atteindre des objectifs de santé. Le recadrage consiste à voir quelque chose différemment; le remodelage consiste à changer nos modèles pour faire les choses différemment.

Réflexion critique [chap. 14] : Processus qui analyse, remet en question et critique continuellement les suppositions établies sur soi-même ainsi que les implications sociales et politiques des contextes et des systèmes dans lesquels les soins sont fournis.

Réfugiés [chap. 11] : Personnes qui ont obtenu le statut de résident permanent par crainte d'être persécutées dans leur pays d'origine, d'une guerre, d'un conflit armé, d'une catastrophe naturelle ou d'une violation massive des droits de la personne.

Réponses curieuses [chap. 5] : Réponses qui cherchent à en savoir plus sur les points de vue du patient et invitent à approfondir la conversation.

Résidents temporaires [chap. 11] : Personnes autorisées à séjourner dans un pays autre que leur pays d'origine, pendant des périodes précises et à des fins précises (p. ex., travailleurs étrangers temporaires, étudiants étrangers ou visiteurs).

Résilience [chap. 10] : Capacité de surmonter l'adversité ou d'y faire face en fonction des attributs personnels et des facteurs environnementaux.

Ressources culturelles [chap. 3] : En tant qu'élément du cadre des soins culturels, les ressources culturelles permettent de reconnaître que ce qui se passe lors d'une interaction clinique particulière dépend non seulement de la compétence des fournisseurs, mais aussi des ressources dont ceux-ci disposent dans leur environnement personnel et professionnel.

Risque inégal [chap. 4] : La dynamique de pouvoir inhérente au sein d'un groupe mène à différentes expériences en matière de sécurité et de vulnérabilité basées sur des différences dans l'identité et des expériences de discrimination antérieures. Un risque inégal se produit parce que les personnes qui sont déjà vulnérables sont souvent soumises à une surveillance plus étroite, à davantage de menaces et à un plus grand manque de respect lorsqu'elles soulèvent des préoccupations ou remettent en question un point de vue.

Santé [chap. 16] : État de bien-être physique, mental et social complet, et pas seulement l'absence de maladie ou d'infirmité.

Santé publique [chap. 16] : Approche organisée pour améliorer la santé des populations et prévenir les maladies et les blessures. Au Canada, la santé publique est fondée sur les principes de la justice sociale, des droits de la personne et de l'équité, sur des politiques et des pratiques éclairées par des données probantes et la prise en compte des déterminants sous-jacents de la santé.

Savoirs autochtones [chap. 9] : Les façons autochtones d'être, de savoir et de faire. Le terme est au pluriel pour reconnaître la diversité au sein des systèmes de savoirs des Premières Nations, des Inuits et des Métis au Canada.

Séance préalable [chap. 6] : Brève rencontre entre le fournisseur de soins de santé et l'interprète avant la séance à interpréter, qui peut servir à renforcer le rôle de l'interprète au sein de l'équipe, à clarifier le but de la rencontre et à établir les règles de base et les limites nécessaires pour la séance à venir.

Sécurité culturelle [chap. 1, 2, 9, 12, 14] : En tant qu'approche, la sécurité culturelle est utilisée pour attirer l'attention sur les effets négatifs dévastateurs de la colonisation sur les peuples autochtones en ce qui concerne tous les aspects de la vie et de la culture, y compris la santé. La sécurité culturelle est décrite à la fois comme un processus et un résultat, et la mesure dans laquelle la sécurité culturelle existe ne peut être déterminée que par la ou les personnes recevant des soins. Dans les rencontres et les milieux de soins de santé culturellement sûrs, les personnes se sentent en sécurité et respectées pour ce qu'elles sont dans le présent, pour la manière dont elles sont façonnées et situées par leur passé, et pour leurs attentes pour leur avenir.

Sensibilisation culturelle [chap. 3] : Dans le cadre des soins culturels, la sensibilisation culturelle est considérée comme un ensemble complexe de perceptions et de réalisations sur la culture, sur soi-même et sur la dynamique associée aux enjeux concernant les différences. La sensibilisation culturelle fait partie de la sensibilité culturelle et reflète le fait de « savoir que »; la sensibilité exige un plus grand degré de maîtrise et comprend « savoir comment ».

Sensibilité culturelle [chap. 3] : En tant qu'élément du cadre des soins culturels, la sensibilité culturelle fait référence à la conscience, à la compréhension et au respect de la culture et de son influence sur les personnes et les processus. La sensibilité culturelle est axée sur la conscience de soi et la perspicacité et comprend le « savoir-faire » pratique utilisé pour reconnaître la dynamique des différences ainsi que les façons d'être culturelles.

Seuil de douleur [chap. 15] : Le niveau ou l'intensité auxquels un stimulus est reconnu comme douloureux.

Sexe assigné à la naissance [chap. 10] : Détermination du sexe d'une personne en fonction de ses organes génitaux externes visibles à la naissance.

Soins culturellement congruents [chap. 3] : Soins qui intègrent les valeurs et les croyances importantes du patient dans une situation donnée.

Soins culturels [chap. 3] : Reflète l'objectif d'intégrer les enjeux culturels dans tous les aspects des soins de santé.

Soins de fin de vie [chap. 13] : Une étape des soins palliatifs, lorsque la mort active remplace la vie active. Dans cette phase, l'objectif consiste, pour les membres de l'équipe de soins de santé, à fournir des soins de soutien à la personne et à son réseau de soutien à l'approche de la fin de sa vie.

Soins intégratifs [chap. 8] : Approche intégrée des soins de santé, qui combine la connaissance des traitements conventionnels et traditionnels de manière coordonnée.

Soins palliatifs [chap. 13] : Soins pour les maladies graves qui se concentrent sur la gestion des symptômes, le confort et le soutien émotionnel plutôt que sur le traitement et la guérison.

Soins prénataux et néonataux axés sur la famille [chap. 12] : Approche des soins qui appuie le principe des soins holistiques, en reconnaissant et en respectant les différences culturelles entre les individus, les familles et les communautés, et en favorisant la prise de décisions éclairées basées sur les besoins et les attentes uniques pendant la grossesse.

Soins tenant compte des traumatismes [chap. 9] : Approche qui favorise une culture de sécurité, d'autonomisation et de guérison en présumant que les individus ont une expérience de traumatisme antérieure qui doit être reconnue pour prévenir d'autres préjudices. L'approche modifie la perspective de « ce qui ne va pas » à « ce qui s'est passé ».

Soins terminaux [chap. 13] : Fait référence aux soins prodigués à une personne en phase terminale pour fournir du réconfort et un soutien émotionnel au cours des derniers mois de la vie.

Somatisation [chap. 14] : Phénomène selon lequel la détresse émotionnelle ou mentale est exprimée sous forme de plainte physique.

Stéréotype [chap. 1, 2] : Généralisation préconçue d'un groupe de personnes, qui est consciemment ou inconsciemment imposée aux membres du groupe, sans tenir compte des différences individuelles.

Stoïque [chap. 15] : Faire preuve de retenue dans l'expression des émotions et sembler indifférent à la douleur, au chagrin, à la joie ou au plaisir.

Suerie [chap. 8] : Pour divers groupes autochtones, il s'agit d'une cérémonie de guérison traditionnelle dirigée par un Aîné, qui consiste en une purification physique et spirituelle.

Suprématie blanche [chap. 9] : Conviction que les Blancs sont supérieurs et que les gens qui ne sont pas blancs sont inférieurs. Cette idéologie est utilisée comme justification pour maintenir le pouvoir, la richesse, la domination du statut et l'exclusion des personnes qui ne sont pas blanches.

Système des pensionnats [chap. 9] : Écoles établies par le gouvernement dans les années 1870 dans le but bien précis d'assimiler les enfants autochtones à la culture dominante en les retirant et en les isolant de force de leur foyer, de leur communauté et de leur culture.

Temps monochronique (temps M) [chap. 5] : Le temps M ou temps linéaire est associé aux cultures à contexte faible et est axé sur les horaires, les rendez-vous, la ponctualité et l'exécution des choses de manière structurée dans l'optique « une chose à la fois ».

Temps polychronique (temps P) [chap. 5] : Le temps P ou temps circulaire est associé à une culture à contexte élevé et aux peuples autochtones où les personnes sont plus susceptibles de faire plusieurs choses à la fois et apprécient de collaborer avec les autres pour les horaires et les rendez-vous.

Terra nullius [chap. 9] : Principe du « territoire sans maître » (terres vides) affirmant que l'Amérique du Nord n'était pas peuplée d'humains avant l'arrivée des Européens et donnant ainsi une légitimité aux revendications territoriales des colons.

Thérapie cognitivo-comportementale culturellement adaptée (TCC-CA) [chap. 14] : Fait référence à un protocole de thérapie cognitivo-comportementale qui a été modifié pour inclure des considérations linguistiques et culturelles conformes aux valeurs des patients.

Traduction [chap. 6] : Processus selon lequel des documents écrits sont transcrits d'une langue vers une autre.

Traduction à vue [chap. 6] : Processus au cours duquel un interprète professionnel lit des documents écrits dans une langue, puis les exprime verbalement à haute voix dans une autre langue.

Traités [chap. 9] : Ententes officielles conclues par la Couronne avec les peuples autochtones du Canada.

Traumatisme intergénérationnel [chap. 7] : Traumatisme qui se transmet d'une génération à l'autre et selon lequel les descendants d'une personne qui a vécu un traumatisme présentent des réactions indésirables similaires à celles de la personne qui a vécu le traumatisme. Aussi connu sous le nom de traumatisme historique ou collectif.

Une belle mort [chap. 13] : Le concept de « belle mort » peut varier selon la culture. Il est synonyme de mourir paisiblement et de bien mourir, et est considéré comme un objectif crucial des soins palliatifs et de fin de vie.

Validation ou préservation des soins culturels [chap. 4] : Fait référence aux actions et décisions qui reconnaissent et, dans la mesure du possible, aident les patients à conserver leurs valeurs et leurs préférences significatives en matière de soins pour leur santé et leur bien-être.

Violence structurelle [chap. 9] : Une forme de violence dans laquelle une structure sociale ou une institution sociale peut nuire aux gens en les empêchant de répondre à leurs besoins fondamentaux.

Vision du monde [chap. 1] : Croyances et valeurs concernant la vie, les gens et le monde environnant, qui influencent la façon dont nous percevons et interprétons le monde qui nous entoure, et la relation que nous entretenons avec lui.

Les numéros de page suivis de *f* indiquent les figures; *t*, les tableaux; *e*, les encadrés